Chiara Noli · Fabia Scarampella

Praktische Dermatologie bei Hund und Katze
Klinik · Diagnose · Therapie

Chiara Noli · Fabia Scarampella

Praktische Dermatologie bei Hund und Katze
Klinik · Diagnose · Therapie

Ins Deutsche übertragen und bearbeitet von
Maurizio Colcuc und Regina Wagner

schlütersche

Bibliografische Information Der Deutschen Bibliothek

Die Deutsche Bibliothek verzeichnet diese Publikation in der Deutschen Nationalbibliografie; detaillierte bibliografische Daten sind im Internet über http://dnb.ddb.de abrufbar.

ISBN 3-87706-726-3

Autorinnen:
Dr. med. vet. Chiara Noli
Diplomate European College of Veterinary Dermatology
Studio Dermatologico Veterinario
Milano, Italia

Dr. med. vet. Fabia Scarampella
Diplomate European College of Veterinary Dermatology
Studio Dermatologico Veterinario
Milano, Italia

Ins Deutsche übertragen und bearbeitet von:
Dr. med. vet. Maurizio Colcuc, Wien, Österreich
Dr. med. vet. Regina Wagner, Wien, Österreich

© 2004, Schlütersche Verlagsgesellschaft mbH & Co. KG, Hans-Böckler-Allee 7, 30173 Hannover

Titel der Originalausgabe:
Dermatologia del cane e del gatto. © 2002, POLETTO EDITORE srl, via Galvani 28, 20083 Gaggiano, Milano, Italia

Alle Rechte vorbehalten. Das Werk ist urheberrechtlich geschützt. Jede Verwertung außerhalb der gesetzlich geregelten Fälle muss vom Verlag schriftlich genehmigt werden.

Eine Markenbezeichnung kann warenzeichenrechtlich geschützt sein, ohne dass dies besonders gekennzeichnet wurde. Die beschriebenen Eigenschaften und Wirkungsweisen der genannten pharmakologischen Präparate basieren auf den Erfahrungen der Autorinnen, die größte Sorgfalt darauf verwendet haben, dass alle therapeutischen Angaben dem derzeitigen Wissens- und Forschungsstand entsprechen. Darüber hinaus sind die den Produkten beigefügten Informationen in jedem Fall zu beachten.

Der Verlag und die Autorinnen übernehmen keine Haftung für Produkteigenschaften, Lieferhindernisse, fehlerhafte Anwendung oder bei eventuell auftretenden Unfällen und Schadensfällen. Die den Produkten beigepackten Informationen sind unbedingt zu beachten. Jeder Benutzer ist zur sorgfältigen Prüfung der durchzuführenden Medikation verpflichtet. Jede Dosierung oder Applikation erfolgt auf eigene Gefahr.

Satz: Dörlemann Satz, Lemförde
Druck: Werbedruck Aug. Lönneker GmbH & Co. KG, Stadtoldendorf
Bindung: Albert Rödiger GmbH, Langenhagen

Inhalt

Abkürzungsverzeichnis XIII

Vorwort zur deutschen Auflage XV

Vorwort zur italienischen Auflage XVI

Teil 1	Einführung in die dermatologische Diagnostik

1 Ökosystem Haut: Aufbau und Funktion

1.1	**Aufbau der Haut**	3
1.1.1	Epidermis und Basalmembran	3
1.1.2	Dermis	4
1.1.3	Hautadnexe	4
1.1.3.1	Haarfollikel und Haare	5
1.1.3.2	Haarzyklus	6
1.1.3.3	Drüsen	7
1.2	**Funktionen**	10
1.2.1	Schutz	10
1.2.2	Thermoregulation	10
1.2.3	Speicher	10
1.2.4	Produktion	10
1.2.5	Kognitive und soziale Aufgaben ..	11
1.3	**Mikroflora der Haut**	11

2 Geräte und Instrumente für die Dermatologie 13

3 Dermatologischer Untersuchungsgang

3.1	Einleitung	17
3.2	Signalement	17
3.3	Anamnese	17
3.4	**Dermatologische Untersuchung** ...	22
3.4.1	Primäre Effloreszenzen	23
3.4.2	Sekundäre Effloreszenzen	26
3.4.3	Alopezie	29
3.5	**Differentialdiagnosen**	30

4 Einfache Zusatzuntersuchungen für die Praxis

4.1	Kämmen	31
4.2	Wood-Licht	31
4.3	Tiefes Hautgeschabsel	32
4.4	Oberflächliches Hautgeschabsel ..	33
4.5	Trichoskopie	34
4.6	Mikroskopische Untersuchung der Schuppen und Klebestreifenabklatsch .	37
4.7	**Pilzkultur**	37
4.7.1	Haarezupfen	37
4.7.2	Geschabsel	38
4.7.3	McKenzie-Technik	38
4.7.4	Die Kralle als Untersuchungsmaterial ...	39
4.7.5	Nährböden für die Pilzuntersuchung ...	39
4.7.6	Bestimmung der Spezies	39

5 Zytologische Untersuchung

5.1	**Probengewinnung**	43
5.1.1	Probengewinnung durch Feinnadelaspiration (FNA)	43
5.1.2	Probengewinnung durch Nadelfission	44
5.1.3	Probengewinnung durch Abklatsch ...	44
5.1.4	Probengewinnung durch ein oberflächliches Hautgeschabsel ...	45
5.1.5	Probengewinnung mit Wattestäbchen (Stieltupfer)	45
5.1.6	Klebestreifenabklatsch	46
5.2	**Fixierung und Färbung**	46
5.3	**Beurteilung und Lagerung der Proben**	47
5.4	**Zytologischer Normalbefund der Haut**	47
5.5	**Entzündungszellen**	48
5.6	**Krankheitserreger**	51
5.7	**Entzündungsmuster in der Zytologie** ..	52

6 Zusatzuntersuchungen mit Unterstützung eines externen Labors

6.1	**Hautbiopsie**	55
6.1.1	Indikationen	55
6.1.2	Vorbereitungen des Tieres	55
6.1.3	Vorbereitungen des Biopsiefeldes .	55
6.1.4	Anästhesie	55
6.1.5	Entnahme mit der Hautstanze ...	56
6.1.6	Exzisionsbiopsie	57
6.1.7	Versenden der Proben	58
6.2	**Bakteriologische Untersuchung** ...	58
6.2.1	Indikationen	59
6.2.2	Probenentnahme bei oberflächlichen eitrigen Hautentzündungen	60

6.2.3	Probenentnahme bei tiefen eitrigen Hautentzündungen	60
6.3	**Spezielle Untersuchungen der Schilddrüse**	61
6.4	**Spezielle Untersuchungen der Nebennieren**	61
6.4.1	Kortisol- / Kreatinin-Verhältnis (U-C/C)	61
6.4.2	Niedrig-dosierter Dexamethason-Suppressionstest	62
6.4.3	Hoch-dosierter Dexamethason-Suppressionstest	63
6.4.4	ACTH-Stimulationstest	63
6.4.5	Sonstige Untersuchungen	63
6.5	**Intrakutantest und serologischer Allergietest**	63
6.5.1	In-vitro-Allergietests	64
6.5.2	In-vivo-Tests – Intrakutantest	64

Teil 2 Dermatologische Leitsymptome

7 Juckreiz beim Hund

7.1	**Pathogenese der Symptome**	69
7.1.1	Ursachen für Juckreiz	69
7.1.2	Juckreizschwelle	69
7.2	**Klinisches Bild**	70
7.3	**Klinisches Vorgehen**	71

8 Papel, Pustel, Kruste, Schuppenkranz und Furunkel beim Hund

8.1	**Pathogenese der Symptome**	75
8.2	**Klinisches Bild**	75
8.3	**Klinisches Vorgehen**	77

9 Fokale, multifokale und entzündliche Alopezie beim Hund

9.1	**Pathogenese der Symptome**	81
9.2	**Klinisches Bild**	81
9.3	**Klinisches Vorgehen**	82

10 Nicht-entzündliche Alopezie und diffuse Alopezie beim Hund

10.1	**Pathogenese der Symptome**	85
10.2	**Klinisches Bild**	85
10.3	**Klinisches Vorgehen**	87

11 Erosionen und Ulzera beim Hund

11.1	**Pathogenese der Symptome**	91
11.2	**Klinisches Bild**	91
11.3	**Klinisches Vorgehen**	93

12 Trockene Seborrhoe, fettige Seborrhoe und Exfoliation beim Hund

12.1	**Trockene Seborrhoe**	95
12.1.1	Pathogenese der Symptome	95
12.1.2	Klinisches Bild	98
12.1.3	Klinisches Vorgehen	99
12.2	**Fettige Seborrhoe**	100
12.2.1	Pathogenese der Symptome	100
12.2.2	Klinisches Bild	100
12.2.3	Klinisches Vorgehen	101

13 Pigmentstörungen des Hundes

13.1	**Pigmentverlust**	103
13.1.1	Pathogenese der Symptome	103
13.1.2	Klinisches Bild	103
13.1.3	Klinisches Vorgehen	105
13.2	**Hyperpigmentierung**	105
13.2.1	Pathogenese der Symptome	105
13.2.2	Klinisches Bild	106
13.2.3	Klinisches Vorgehen	108

14 Knötchen und Fisteln beim Hund

14.1	**Pathogenese der Symptome**	109
14.2	**Klinisches Bild**	109
14.3	**Klinisches Vorgehen**	111

15 Juckreiz bei der Katze

15.1	**Pathogenese der Symptome**	115
15.2	**Klinisches Bild**	115
15.3	**Klinisches Vorgehen**	116

16 Fokale und multifokale Alopezie bei der Katze

16.1	**Pathogenese der Symptome**	119
16.2	**Klinisches Bild**	119
16.3	**Klinisches Vorgehen**	120

17 Symmetrische Alopezie bei der Katze

17.1	Pathogenese der Symptome	123
17.2	Klinisches Bild	123
17.3	Klinisches Vorgehen	125

18 Papel, Pustel, Kruste, Schuppenkranz und Furunkel bei der Katze

18.1	Pathogenese der Symptome	129
18.2	Klinisches Bild	129
18.3	Klinisches Vorgehen	132

19 Erosionen und Ulzera bei der Katze

19.1	Pathogenese der Symptome	135
19.2	Klinisches Bild	135
19.3	Klinisches Vorgehen	138

20 Trockene Seborrhoe und Exfoliation bei der Katze

20.1	Pathogenese der Symptome	141
20.2	Klinisches Bild	141
20.3	Klinisches Vorgehen	142

21 Knötchen und Fisteln bei der Katze

21.1	Pathogenese der Symptome	145
21.2	Klinisches Bild	145
21.3	Klinisches Vorgehen	146

22 Erkrankungen des Nasenspiegels

22.1	Anatomie	149
22.2	Pathogenese der Symptome	149
22.3	Klinisches Bild	149
22.4	Klinisches Vorgehen	153

23 Erkrankungen der Krallen

23.1	Anatomie	157
23.2	Pathogenese der Symptome	157
23.3	Klinisches Bild	158
23.4	Biopsie der Kralle	161
23.5	Klinisches Vorgehen	161

24 Pododermatitis und Erkrankungen der Ballen

24.1	Anatomie	165
24.2	Pathogenese der Symptome	165
24.3	Klinisches Bild	165
24.4	Klinisches Vorgehen	169

25 Erkrankungen der Analbeutel und der Aftergegend

25.1	Anatomie	171
25.2	Erkrankungen der Analbeutel	172
25.2.1	Entzündliche Erkrankungen der Analbeutel	172
25.2.1.1	Verstopfung	173
25.2.1.2	Analbeutelentzündung	173
25.2.1.3	Abszesse	173
25.2.2	Neoplasien der Analbeutel	174
25.2.3	Perianale Fisteln	174
25.2.3.1	Ätiologie und prädisponierende Faktoren	174
25.2.3.2	Klinisches Bild	175
25.2.3.3	Therapie	175

26 Otitis externa

26.1	Einleitung	177
26.1.1	Anatomie	177
26.1.2	Otoskopische Untersuchung	178
26.2	**Krankheitsbild der Otitis externa**	178
26.2.1	Ätiologie und Pathogenese	178
26.2.2	Klinisches Bild	179
26.2.3	Diagnose	180
26.2.4	Therapie	183

Teil 3 Dermatologische Erkrankungen

27 Bakterielle Hauterkrankungen

27.1	Pyodermie	187
27.1.1	Ätiologie und Pathogenese	187
27.1.2	Klassifikation anhand des klinisches Bildes	188
27.1.3	Oberflächenpyodermien	188
27.1.3.1	Pyotraumatische Dermatitis	188
27.1.3.2	Intertrigo	189
27.1.4	Oberflächliche Pyodermien	190
27.1.4.1	Impetigo	190
27.1.4.2	Mukokutane Pyodermie	191
27.1.4.3	Oberflächliche bakterielle Follikulitis	192
27.1.5	Tiefe Pyodermien	193
27.1.6	Therapie	196
27.1.6.1	Allgemeine Richtlinien für den Einsatz von Antibiotika in der Veterinärdermatologie	196

27.1.6.2 Antibiotika bei Erstdiagnose der oberflächlichen Pyodermie . . . 197
27.1.6.3 Antibiotikaeinsatz bei tiefen Pyodermien und / oder Rezidiven . . . 197
27.1.6.4 Antibiotikaeinsatz bei stäbchenförmigen Bakterien und bei hartnäckigen Pyodermien . . . 197
27.1.6.5 Topische Therapie . . . 198
27.1.6.6 Idiopathische wiederkehrende Pyodermien . 198
27.1.7 Atypische Infektionen . . . 199
27.1.7.1 Bakterielles Pseudomyzetom . . . 199
27.1.7.2 Atypische Mykobakteriose . . . 200
27.1.7.3 Feline Lepra . . . 201
27.1.7.4 Aktinomykose und Aktinobazillose . . . 201
27.1.7.5 Nokardiose . . . 201
27.1.7.6 Infektionen mit Bakterien der L-Form . . . 201

28 Pilzerkrankungen

28.1 Einleitung . . . 203
28.2 Oberflächliche Mykosen . . . 203
28.2.1 Dermatophytose . . . 203
28.2.1.1 Ätiologie und Pathogenese . . . 203
28.2.1.2 Klinisches Bild . . . 204
28.2.1.3 Diagnose . . . 206
28.2.1.4 Therapie . . . 207
28.2.2 Malassezia-Dermatitis . . . 210
28.2.2.1 Einleitung . . . 210
28.2.2.2 Ätiologie . . . 211
28.2.2.3 Pathogenese . . . 211
28.2.2.4 Klinisches Bild . . . 211
28.2.2.5 Diagnose . . . 214
28.2.2.6 Therapie . . . 214
28.2.3 Candida-Dermatitis . . . 214
28.2.3.1 Ätiologie und Pathogenese . . . 214
28.2.3.2 Klinisches Bild . . . 214
28.2.3.3 Diagnose . . . 214
28.2.3.4 Therapie . . . 215
28.3 Tiefe Mykosen . . . 215
28.3.1 Subkutane Mykosen: mykotisches Myzetom und Phäohyphomykose . . . 215
28.3.1.1 Ätiologie, Pathogenese und klinisches Bild . . 215
28.3.1.2 Diagnose . . . 216
28.3.1.3 Therapie . . . 216
28.3.2 Tiefe Mykosen mit möglichen systemischen Komplikationen: Zygomykose und Sporotrichose . . . 216
28.4 Systemische Mykosen . . . 217

29 Virale Erkrankungen

29.1 Virale Erkrankungen der Katze . . . 219
29.1.1 Felines Leukämievirus (FeLV) und Felines Immundefizienzvirus (FIV) . . . 219
29.1.2 Katzenpocken (Orthopoxvirus) . . . 219
29.1.3 Feline Rhinotracheitis (Herpesvirus) . . . 220
29.1.4 Feline Papillomatose (Papovavirus) . . . 221
29.2 Virale Erkrankungen des Hundes . . . 221
29.2.1 Staupe (Paramyxovirus) . . . 221
29.2.2 Kanine Papillomatose (Papovavirus) . . . 222

30 Durch Protozoen hervorgerufene Erkrankungen

30.1 Leishmaniose . . . 223
30.1.1 Ätiologie . . . 223
30.1.2 Signalement und Anamnese . . . 223
30.1.3 Pathogenese . . . 224
30.1.4 Klinisches Bild . . . 224
30.1.5 Diagnose . . . 226
30.1.5.1 Direkter Parasitennachweis . . . 228
30.1.5.2 Tests zur Beurteilung der Immunantwort . . . 228
30.1.6 Therapie . . . 228
30.1.6.1 Alternative Therapien bei Resistenzen gegen Antimonpräparate und / oder Allopurinol . . . 229
30.1.6.2 Immuntherapie . . . 229
30.1.6.3 Therapie der Symptome, die durch die Ablagerung von Immunkomplexen hervorgerufen werden . . . 229
30.1.6.4 Verlaufskontrolle der Therapie . . . 230
30.2 Toxoplasmose . . . 230
30.2.1 Ätiologie und Pathogenese . . . 230
30.2.2 Klinisches Bild . . . 230
30.2.3 Diagnose . . . 230
30.2.4 Therapie . . . 231
30.3 Piroplasmose . . . 231
30.4 Neosporose . . . 231

31 Parasitäre Erkrankungen

31.1 Einleitung . . . 233
31.2 Hauterkrankungen durch Helminthen . . 233
31.2.1 Hakenwürmer . . . 233
31.2.2 *Pelodera strongyloides* . . . 233
31.2.3 *Dirofilaria immitis* . . . 233
31.2.4 *Dirofilaria repens* . . . 234
31.3 Hauterkrankungen durch Akarida . . . 234
31.3.1 Zecken . . . 234
31.3.2 Herbstgrasmilbe . . . 234
31.3.3 Ohrmilbe . . . 235
31.3.4 Raubmilbe . . . 236
31.3.5 Sarkoptes-Räude . . . 236
31.3.6 Notoedres-Räude . . . 238
31.3.7 Demodikose des Hundes . . . 238
31.3.7.1 Ätiologie . . . 239
31.3.7.2 Pathogenese . . . 239
31.3.7.3 Klinisches Bild . . . 240
31.3.7.4 Diagnose . . . 241
31.3.7.5 Therapie . . . 242
31.3.7.6 Prognose . . . 244
31.3.8 Demodikose der Katze . . . 244

31.4	Hauterkrankungen durch Insekten	244	33.2.1	Ätiologie und Pathogenese	271
31.4.1	Läuse und Haarlinge	244	33.2.2	Pemphigus foliaceus	272
31.4.1.1	Ätiologie	244	33.2.2.1	Signalement und Anamnese	272
31.4.1.2	Therapie und Prophylaxe	246	33.2.2.2	Klinisches Bild	272
31.4.2	Flöhe	246	33.2.3	Pemphigus erythematosus	274
31.4.2.1	Einleitung	246	33.2.4	Pemphigus vulgaris	274
31.4.2.2	Ökobiologie der Flöhe	246	33.2.5	Pemphigus vegetans	275
31.4.2.3	Therapie	246	33.2.6	Chronischer, gutartiger, familiärer Pemphigus (Hailey-Hailey-Syndrom)	275
31.4.2.4	Insekten-Wachstumsregulatoren (IGR)	247	33.2.7	Paraneoplastischer Pemphigus	275
31.5	Andere Parasiten	250	33.2.8	Diagnose	275
			33.2.9	Therapie	276

32 Allergische Hauterkrankungen

32.1	**Urtikaria und Angioödem**	251	33.3	**Lupus erythematodes**	277
32.1.1	Ätiologie und Pathogenese	251	33.3.1	Ätiologie und Pathogenese	277
32.1.2	Klinisches Bild	251	33.3.1.1	Autoantikörperproduktion	277
32.1.3	Therapie	251	33.3.1.2	Verursachende und fördernde Faktoren	277
32.2	**Atopische Dermatitis**	252	33.3.2	Diskoider Lupus erythematodes (DLE)	278
32.2.1	Ätiologie und Pathogenese	252	33.3.2.1	Klinisches Bild	278
32.2.2	Klinisches Bild	253	33.3.2.2	Diagnose	279
32.2.3	Diagnose	256	33.3.3	Systemischer Lupus erythematodes (SLE)	279
32.2.3.1	Intrakutantest	256	33.3.3.1	Klinisches Bild	279
32.2.3.2	Serologische Tests	257	33.3.3.2	Diagnose	280
32.2.4	Therapie	257	33.3.4	Therapie	282
32.2.4.1	Immuntherapie	257	33.4	**Bullöses Pemphigoid und andere Erkrankungen der dermoepidermalen Grenzschicht**	282
32.2.4.2	Symptomatische Therapie	258	33.4.1	Bullöses Pemphigoid	282
32.3	**Futtermittelallergie**	259	33.4.1.1	Ätiologie und Pathogenese	282
32.3.1	Ätiologie und Pathogenese	259	33.4.1.2	Signalement und Anamnese	283
32.3.2	Klinisches Bild	260	33.4.1.3	Klinisches Bild	283
32.3.3	Diagnose	261	33.4.1.4	Diagnose	283
32.3.4	Therapie	262	33.4.2	Epidermolysis bullosa acquisita	283
32.4	**Kontaktallergie**	263	33.4.2.1	Ätiologie und Pathogenese	283
32.4.1	Ätiologie und Pathogenese	263	33.4.2.2	Signalement und Anamnese	283
32.4.2	Klinisches Bild	263	33.4.2.3	Klinisches Bild	283
32.4.3	Therapie	264	33.4.2.4	Diagnose	284
32.5	**Flohbissallergie**	264	33.4.3	Bullöser systemischer Lupus erythematodes	284
32.5.1	Ätiologie und Pathogenese	264	33.4.4	Lineare bullöse IgA-Dermatose	284
32.5.2	Klinisches Bild	265	33.4.5	Vernarbendes Pemphigoid (Schleimhautpemphigoid)	284
32.5.3	Diagnose	266			
32.5.4	Therapie	266	33.4.6	Therapie und Prognose	284
32.6	**Überempfindlichkeit auf Stechmücken bei der Katze**	267	33.5	**Kälteagglutinationskrankheit**	285
			33.5.1	Ätiologie und Pathogenese	285
32.7	**Überempfindlichkeit auf Insekten und Akarida**	268	33.5.2	Klinisches Bild	285
			33.5.3	Diagnose	285
32.8	**Allergische Dermatitis bei Filariose**	268	33.5.4	Therapie	285
32.9	**Überempfindlichkeit auf Infektionserreger**	269	33.6	**Uveodermatologisches Syndrom**	286
			33.6.1	Ätiologie und Pathogenese	286
32.9.1	Überempfindlichkeit auf Bakterien	269	33.6.2	Signalement und Anamnese	286
32.9.2	Überempfindlichkeit auf Pilze	269	33.6.3	Klinisches Bild	286
			33.6.4	Diagnose	286
			33.6.5	Therapie	286

33 Immunvermittelte Erkrankungen

			33.7	**Therapie von Autoimmunerkrankungen**	286
			33.7.1	Lokale Therapie	287
33.1	**Einleitung**	271	33.7.2	Systemische Therapie	287
33.2	**Pemphigus-Komplex**	271	33.7.2.1	Tetracyclin und Nicotinamid	287

33.7.2.2	Glukokortikoide	287	34.2.1.1	Ätiologie und Pathogenese	303
33.7.2.3	Kombinationstherapien	287	34.2.1.2	Signalement	303
33.7.2.4	Goldtherapie	288	34.2.1.3	Klinisches Bild	303
33.7.3	Weitere Medikamente, die in der Therapie von Autoimmunerkrankungen Verwendung finden	288	34.2.1.4	Diagnose	304
			34.2.1.5	Therapie	306
			34.2.2	Hyperadrenokortizismus der Katze	307
33.7.3.1	Cyclosporin	288	34.2.2.1	Signalement	307
33.7.3.2	Cyclophosphamid	288	34.2.2.2	Klinisches Bild	307
33.7.3.3	Dapson	288	34.2.2.3	Diagnose	308
33.7.3.4	Pentoxifyllin	289	34.2.2.4	Therapie	308
33.7.3.5	Vitamin E	289	**34.3**	**Hypothyreoidismus**	**308**
33.7.3.6	Sonnenschutzfaktoren	289	34.3.1	Ätiologie und Pathogenese	308
33.8	**Arzneimittelexantheme**	**289**	34.3.2	Signalement	309
33.8.1	Ätiologie und Pathogenese	289	34.3.3	Klinisches Bild	309
33.8.1.1	Pharmakologische Wirkungen	289	34.3.4	Diagnose	310
33.8.1.2	Toxische Reaktionen	289	34.3.5	Therapie	311
33.8.2	Klinisches Bild und Differentialdiagnosen	290	**34.4**	**Hyperöstrogenismus der Hündin**	**311**
33.8.2.1	Urtikaria	291	34.4.1	Signalement	311
38.8.2.2	Erythroderma und exfoliatives Exanthem	292	34.4.2	Klinisches Bild	311
33.8.2.3	Makulo-papulöses Exanthem	292	34.4.3	Diagnose	311
33.8.2.4	Vaskulitis	292	34.4.4	Therapie	312
33.8.2.5	Vesikulo-pustulöses Exanthem: Pemphigus, Lupus und bullöses Pemphigoid	293	**34.5**	**Sertoli-Zell-Tumor**	**312**
			34.5.1	Klinisches Bild	312
33.8.2.6	Erythema multiforme	293	34.5.2	Therapie	313
33.8.2.7	Fixes Arzneimittelexanthem	294			
33.8.2.8	Toxische epidermale Nekrolyse	294			
33.8.2.9	Neue Systematik für das Erythema multiforme und die toxische epidermale Nekrolyse	295	**35**	**Umweltbedingte Erkrankungen**	
33.8.2.10	Injektionsreaktion	295	**35.1**	**Photodermatitiden**	**315**
33.8.2.11	Kontaktdermatitis	296	35.1.1	Solardermatitis	315
33.8.3	Diagnose der Arzneimittelallergie	296	35.1.1.1	Nasale Solardermatitis	315
33.8.4	Therapie	296	35.1.1.2	Solardermatitis des Rumpfes und der Extremitäten	316
33.8.5	Prognose	297			
33.9	**Vaskulitis**	**297**	35.1.2	Aktinische Keratose	317
33.9.1	Systematik	297	35.1.3	Solardermatitis der Katze	317
33.9.2	Ätiologie und Pathogenese	298	**35.2**	**Irritierende Kontaktdermatitis**	**318**
33.9.2.1	Infektionen	298	35.2.1	Klinisches Bild	318
33.9.2.2	Immunbedingte Ursachen	298	35.2.2	Therapie	318
33.9.2.3	Erblich bedingte und idiopathische Ursachen	298	**35.3**	**Verbrennungen und Verätzungen**	**318**
			35.3.1	Therapie	319
33.9.2.4	Andere Ursachen	298	35.3.2	*Erythema ab igne*	320
33.9.3	Klinisches Bild	298	**35.4**	**Schwielen**	**320**
33.9.4	Diagnose	299			
33.9.5	Therapie	299	**36**	**Erbliche und angeborene Krankheiten**	
33.10	**Alopecia areata**	**300**			
33.10.1	Ätiologie und Pathogenese	300			
33.10.2	Klinisches Bild	300	**36.1**	**Dermatomyositis**	**321**
33.10.3	Diagnose	300	36.1.1	Einleitung	321
33.10.4	Therapie	300	36.1.2	Ätiologie und Pathogenese	321
			36.1.3	Klinisches Bild	322
			36.1.4	Diagnose	322
34	**Hormonelle Erkrankungen**		36.1.5	Therapie	323
34.1	**Einleitung**	**303**	**36.2**	**Letale Akrodermatitis des Bull Terriers**	**323**
34.2	**Hyperadrenokortizismus**	**303**	**36.3**	**Epidermolysis bullosa**	**323**
34.2.1	Hyperadrenokortizismus des Hundes	303	**36.4**	**Primäre idiopathische Seborrhoe**	**324**

36.5	Ichthyose	327	38.5.5	Thymom-assoziiertes exfoliatives Erythem der Katze	346
36.6	Schnauzer-Komedo-Syndrom	328	38.5.6	Paraneoplastischer Pemphigus	346
36.7	Hyperkeratose der Ballen	328	38.5.7	FeLV-assoziierte Riesenzelldermatose der Katze	347
36.8	Natale und perinatale Alopezien	328			

36.5 Ichthyose ... 327
36.6 Schnauzer-Komedo-Syndrom ... 328
36.7 Hyperkeratose der Ballen ... 328
36.8 Natale und perinatale Alopezien ... 328
36.8.1 Kongenitale Alopezien und Hypotrichosen ... 328
36.8.2 Dysplasie der schwarzen Haare ... 329
36.9 Tardierte angeborene Alopezien ... 329
36.9.1 Farbmutantenalopezie ... 329
36.9.2 Schablonenkrankheit ... 330
36.9.3 Folliculäre Dysplasie des Irischen Wasserspaniels und des Portugiesischen Wasserhundes ... 330
36.10 Chèdiak-Higashi-Syndrom ... 331
36.11 Erbliche Kollagenopathien ... 331
36.11.1 Ehlers-Danlos-Syndrom ... 331
36.11.2 Kollagenapathie der Ballen des Deutschen Schäferhundes ... 332
36.11.3 Familiäre Vaskulopathie des Deutschen Schäferhundes ... 332

37 Psychogene Erkrankungen

37.1 Einleitung ... 333
37.2 Akrale Leckdermatitis ... 333
37.3 Psychogene Dermatitis und Alopezie der Katze ... 334

38 Neoplastische Erkrankungen mit Bezug zur Haut und paraneoplastische Syndrome

38.1 Kutanes Lymphom ... 337
38.1.1 Ätiologie und Pathogenese ... 337
38.1.2 Klinisches Bild ... 337
38.1.3 Diagnose ... 339
38.1.4 Therapie ... 340
38.2 Histiozytäre Neoplasien ... 340
38.2.1 Kutanes Histiozytom ... 340
38.2.2 Kutane Histiozytose ... 341
38.3 Übertragbarer venerischer Tumor ... 342
38.4 Plattenepithelkarzinom *in situ* ... 342
38.5 Paraneoplastische Syndrome ... 343
38.5.1 Noduläre Dermatofibrose ... 343
38.5.2 Hepatokutanes Syndrom ... 344
38.5.3 Amyloidose ... 345
38.5.4 Paraneoplastische Alopezie der Katze ... 345
38.5.5 Thymom-assoziiertes exfoliatives Erythem der Katze ... 346
38.5.6 Paraneoplastischer Pemphigus ... 346
38.5.7 FeLV-assoziierte Riesenzelldermatose der Katze ... 347
38.5.8 Toxische epidermale Nekrolyse ... 347
38.5.9 Cushing-Syndrom ... 347
38.5.10 Feminisierungssyndrom ... 347
38.5.11 Hyperöstrogenismus der Hündin ... 347

39 Idiopathische Erkrankungen

39.1 Sebadenitis ... 349
39.1.1 Klinisches Bild ... 349
39.1.2 Diagnose ... 350
39.1.3 Therapie ... 350
39.2 Vitamin-A-responsive Dermatose ... 350
39.3 Nasodigitale Hyperkeratose ... 350
39.4 Katzenakne ... 351
39.5 Plasmazelluläre Pododermatitis ... 352
39.6 Komplex des eosinophilen Granuloms und der miliaren Dermatitis ... 353
39.6.1 Eosinophile Plaque ... 353
39.6.2 Kollagenolytisches Granulom ... 354
39.6.3 Indolentes Ulkus ... 355
39.6.4 Eosinophile Dermatitis ... 356
39.6.5 Miliare Dermatitis ... 356
39.6.6 Therapie ... 356
39.7 Eosinophiles Granulom des Hundes ... 357
39.8 Juvenile Zellulitis ... 357
39.9 Steriles Pyogranulom ... 358
39.10 Metatarsale Fisteln des Deutschen Schäferhundes ... 358
39.11 Zink-reaktive Dermatose ... 359
39.12 Xanthomatose ... 360
39.13 Gesichtsdermatitis der Perserkatze ... 361
39.14 Folliculäre Dysplasien und idiopathische Alopezie ... 361
39.14.1 Saisonale Flankenalopezie ... 361
39.14.2 »Post clipping alopecia« ... 362
39.14.3 Alopecia X ... 362
39.14.4 Folliculäre Dysplasie des Dobermanns ... 363

Literatur ... 365

Stichwortverzeichnis ... 375

Abkürzungsverzeichnis

ACTH	Adrenokortikotropes Hormon	kDa	Kilo Dalton
AD	Atopische Dermatitis	LE	Lupus erythematodes
AK	Antikörper	Ll	Lamina lucida
ALT (GPT)	Alanin-Amino-Transferase	MAO	Monoaminooxidase
ANA	Anti-nuclear-antigen (Antinukleäre Antikörper)	MEN	Metabolische epidermale Nekrose (Hepatokutanes Syndrom; Erythema necrolyticum migrans)
BID	*bis in die* – zweimal täglich		
CD	Cluster of differentiation	MHC	Major histocompatibility complex (Haupthistokompatibilitätskomplex)
CLE	Kutaner Lupus erythematodes		
CT	Computertomographie	MRT	Kernspintomographie
cTSH	Canine Thyroid Stimulating Hormon (kanines Thyreotropin)	NNR	Nebennierenrinde
		o. B.	ohne Besonderheit
DAT	direkter Agglutinationstest	PAS	Perjodsäure-Schiff
DG I	Desmoglein I	PBMC	Peripheral Blood Mononuclear Cells (mononukleäre Zellen des peripheren Blutes)
DG III	Desmoglein III		
DLA	Dog leucocyte antigen (Histokompatibilitätsantigen)	PCR	Polymerase chain reaction (Polymerasekettenreaktion)
DLE	Diskoider Lupus erythematodes	PE	Pemphigus erythematosus
DMSO	Dimethylsulfoxid	PF	Pemphigus foliaceus
DNS	Desoxyribonukleinsäure	PU / PD	Polyurie / Polydypsie
Dot-ELISA	Dot-Enzyme-Linked-Immunosorbent Assay	PV	Pemphigus vulgaris
DTM	Dermatophyte Test Medium	RAST	Radio-Allergo-Sorbens-Test
EB	Epidermolysis bullosa	RFLP	Restriktionsfragment-Längenpolymorphismus
EDTA	Ethylene Diamine Tetra-Acetate (Ethylendiamintetraessigsäure)	RNS	Ribonukleinsäure
		s. c.	subkutan
ELISA	Enzyme-Linked-Immunosorbent Assay (heterologer Enzym-Immunoassay)	SH	Sulfhydrylradikale
		SID	*semel in die* – einmal täglich
EM	Erythema multiforme	SIS	Skin Immune System
ENA	extractable nuclear antigens	SLE	Systemischer Lupus erythematodes
ESS	Euthyroid-Sick-Syndrom	SPF	Sun Protection Factor
FeLV	Felines Leukämievirus	SRS-A	Slow Reacting Substance of Anaphylaxis
FIP	Feline infektiöse Peritonitis	T_3	3,5,3'-Triiodthyronin
FIV	Felines Immundefizienzvirus	T_4	Thyroxin
FNA	Feinnadelaspiration	TEN	Toxische epidermale Nekrolyse
G	Gauge	Th	T-Helferzelle
GABA	Gamma-Amino-n-Buttersäure	TID	*ter in die* – dreimal täglich
HMG	High mobility-group non histone chromosomal Protein	TNF	Tumornekrosefaktor
		TRH	Thyreotropin releasing hormone
IF	Immunfluoreszenz	TSH	Thyroideastimulierendes Hormon (Thyreotropin)
IGR	Insect growth regulator (Insekten-Wachstumsregulator)		
		U-C/C	Kortisol- / Kreatinin-Verhältnis im Harn
IKT	Intrakutantest	uPA	Urokinase-type Plasminogen activator
IL-2	Interleukin-2	UV	ultraviolett
i. m.	intramuskulär	VD	Verdacht
IU	International Unit (Internationale Einheit)	WHWT	West Highland White Terrier
i. v.	intravenös	ZNS	Zentralnervensystem
KGW	Körpergewicht	γ-INF	γ-Interferon

Vorwort zur deutschen Auflage

Die steigende Zahl an Neuveröffentlichungen dokumentiert mehr als ausreichend, dass die Veterinärdermatologie unter den klinischen Fächern zu einer der innovativsten und produktivsten Disziplinen herangewachsen ist.

Mit dem vorliegenden Buch ist den beiden italienischen Autorinnen Chiara Noli und Fabia Scarampella ein beachtliches Opus gelungen. Eine detailreiche Übersicht der Untersuchungstechniken ermöglicht eine rasche Einarbeitung und Aneignung dermatologischer Handfertigkeiten. In den ersten beiden Abschnitten des Buches ermöglichen kurze kompakte Kapitel zu den Grundlagen der Dermatologie und zu den wichtigsten dermatologischen Leitsymptomen ein rasches Nachschlagen auch unter zeitknappen Praxisbedingungen. Ausführliche Darstellungen praxisrelevanter Fakten im dritten Teil erlauben es, auch Grundlegendes zu den einzelnen Krankheiten zu erfahren. Als Beispiel sei hier das Kapitel über die durch Protozoen hervorgerufenen Erkrankungen genannt. Die gelungene Darstellung der Leishmaniose in Zeiten einer wachsenden Bedeutung der Reisekrankheiten sucht im deutschen Sprachraum seinesgleichen.

Neben Klinik und Diagnose kommt bei Chiara Noli und Fabia Scarampella auch die Therapie nicht zu kurz. Möglichkeiten und Alternativen in der Therapie werden von den beiden Autorinnen ausführlich besprochen.

Wien
November 2003

Maurizio Colcuc
Regina Wagner

Vorwort zur italienischen Auflage

Als uns das Verlagshaus Poletto anbot, ein Fachbuch über die Dermatologie von Hund und Katze zu schreiben, das in einer beachtlichen, mit viel Mut und Einsatz publizierten Reihe zur Klein- und Heimtiermedizin erscheinen sollte, sind wir dem Vorschlag mit Begeisterung nachgekommen.

Zwei Beweggründe sind es, die uns für diese Aufgabe motiviert haben. Erstens fehlte im nationalen Verlagswesen noch ein Werk zur Dermatologie, welches von italienischen Autoren abgefasst wäre und deshalb aus der Kenntnis der nationalen Gegebenheiten dem Praxisalltag in unserem Lande gerecht wird. Die italienische veterinärmedizinische Dermatologie ist reif für das Entstehen autochtoner Lehrbücher und sollte sich von der alleinigen Verwendung von übersetzten Texten aus dem angelsächsischen Raum lösen, die nicht ganz den lokalen Gegebenheiten entsprechen. Zweitens war es unsere Absicht durch klare und praxisorientierte Formulierung ein Buch vorzulegen, das dem Tierarzt im Alltag zur Hand geht. Diese Überlegungen ergaben eine Dreiteilung des Werkes:

1) Die **Einführung** (Kapitel 1–6) sollte mindestens einmal gelesen werden. Dieser Abschnitt beschreibt das notwendige Arbeitsgerät, zeigt die Vorgehensweise bei der Annäherung an den dermatologischen Patienten und erklärt die wichtigsten Zusatzuntersuchungen für die Praxis.
2) Der **problemorientierte Zugang** ist ein Leitfaden (Kapitel 7–26), der anhand von Symptomen im Zuge einer dermatologischen Problemstellung rasch konsultiert werden kann. Schritt für Schritt kann man sich zu einer Diagnose vorarbeiten.
3) Die systematische Darlegung der wichtigsten **dermatologischen Erkrankungen** (Kapitel 27–39) bietet ausführliche Informationen zu Ätiologie, Pathogenese, klinischem Bild, Diagnose und Therapie. Dieser Teil kann zur Diagnosebestätigung und zur Therapie herangezogen werden.

Indem das Buch sowohl einen problemorientierten Zugang als auch eine tiefgreifende Abhandlung der Krankheitsbilder bietet, ist es sowohl für den »raschen Blick ins Buch« als auch für eine intensive Befassung mit den einzelnen Krankheiten geeignet. Wir wünschen uns, in unserem Unterfangen erfolgreich gewesen zu sein.

Unser Dank gilt den Menschen, die uns hierbei geholfen haben:
- Dr. Eliana Maria Poletto und Herr Roberto Bosello für die fruchtbare und angenehme Zusammenarbeit;
- Dr. Ersilia Pappalardo, die das Kapitel 25 abgefasst hat und uns einige Abbildungen zur Verfügung gestellt hat;
- Dr. Federico Leone und Dr. Cinzia Cortelezzi für die Überlassung einiger Abbildungen;
- dem Verlagshaus Ferdinand Enke, Stuttgart, die uns die Abbildungen 1.1b, 1.3b, 1,4, 1.5, 1.8, 1.9a, 1.10a, 1.11a, 1.12a, 1.13a, 1.15, 23.1 sowie 25.1 zur Verfügung gestellt haben. Die Darstellungen sind dem Buch Peters, S. (1997): *Haut und Haarkleid beim Hund* entnommen.

Mailand
Januar 2002

Chiara Noli
Fabia Scarampella

Danksagung der Autorinnen

Gewidmet meinem Mann Fulvio und unserer kleinen Emma, die das Entstehen dieses Buches von einem privilegierten Beobachtungsposten aus verfolgen konnte: im Bauch der Mutter (CN).

Gewidmet Camillo, Carlo, Andrea und Marta, meiner rechten Hand (FS).

Gewidmet Luis Ferrer, Craig Griffin, Hans-Joachim Koch, Claudia von Tscharner, Steven White und Ton Willemse für all das, was sie uns gelehrt haben.

Teil 1

Einführung in die dermatologische Diagnostik

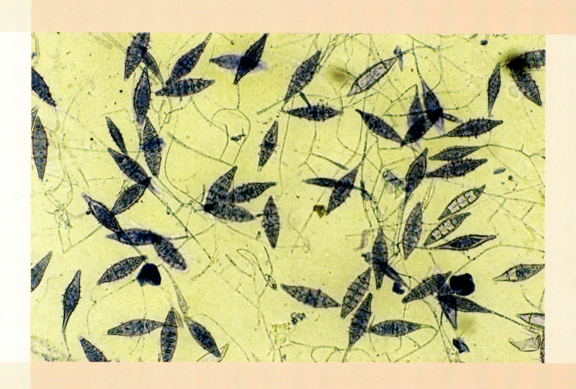

1 Ökosystem Haut: Aufbau und Funktion

1.1 Aufbau der Haut

Die Haut setzt sich aus Epidermis, Dermis, Subkutis und Hautanhangsorganen zusammen.

1.1.1 Epidermis und Basalmembran

Die Epidermis besteht aus mehrschichtigen Lagen von Epithelzellen, die Keratinozyten genannt werden. In den behaarten Bereichen (Abb. 1.1b) findet man eine zahlenmäßig geringere Schichtung als in haarlosen Stellen (Ballen, Nasenspiegel) (Abb. 1.2). Die Keratinozyten sind in der Basalmembran verankert. Ihre Entwicklung und Differenzierung verläuft von der Tiefe der Basalmembran zur Hautoberfläche vom Stratum basale, über das Stratum spinosum zum Stratum granulosum und Stratum corneum (Abb. 1.1a). Während der Proliferation und Migration zur Hautoberfläche durchlaufen die Keratinozyten einen Reifeprozess. Dabei verlieren sie ihren Kern und wandeln sich allmählich in starre Hornschuppen um. Ihr Hauptbaustoff ist das Keratin (Korneozyten). Intrazelluläre Lipide gewährleisten ein starkes Haften der Korneozyten aneinander und an den tieferliegenden Zellen. Gemeinsam bilden sie den Keratinschutzmantel, welcher wasserfest und für die meisten pathogenen Mikroorganismen undurchdringbar ist. Außerdem befindet sich auf dem Stratum corneum eine Emulsion, die sich aus Sebum und Schweiß zusammensetzt. Dort findet man etliche spezifische (wie z. B. die Immunoglobuline) und unspezifische (wie z. B. das Transferrin) Faktoren. Wenn diese empfindliche hydrolipide Schicht verletzt wird, wie bei der Sebadenitis oder durch wiederholtes Baden mit aggressiven und entfettenden Shampoos, kann dies zu bakteriellen Infektionen und Seborrhoe führen.

Die Epidermis ist auf der Membrana basalis verankert. Diese komplexe Schicht setzt sich aus unterschiedlichen Molekülen zusammen. Sie gewährleistet die Verbindung mit der tieferliegenden Dermis. Zwischen Epidermis und Dermis gelegen, ist

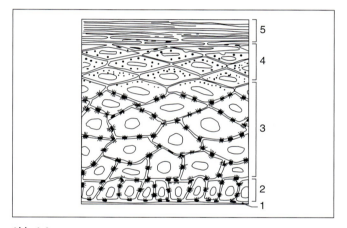

Abb. 1.1a
Schichtung der Epidermis. 1 – Basalmembran; 2 – Basalschicht; 3 – Stachelzellschicht; 4 – Körnerschicht; 5 – Hornschicht.

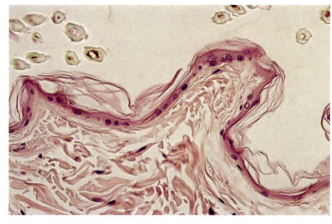

Abb. 1.1b
Histologischer Schnitt der normalen behaarten Haut einer Katze. Dünne Epidermis bestehend aus zwei bis drei Lagen von Zellen und lamellarer Hornschicht (Hämatoxylin-Eosin, 10x).

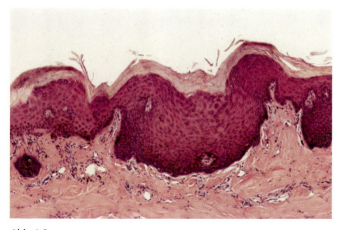

Abb. 1.2
Histologischer Schnitt der normalen Haut des Nasenspiegels einer Katze. Die Epidermis baut sich aus zahlreichen Lagen von Zellen auf. Sie ist von einer dichten lamellaren bzw. kompakten Hornschicht bedeckt. Keine Hautanhänge (Hämatoxylin-Eosin, 4x).

sie Filter für die aus dem Kapillarsystem der Dermis stammenden nutritiven Substanzen, da die Epidermis selbst nicht vaskularisiert ist. Sie ist aber auch eine wichtige Hürde für Mikroorganismen und Makromoleküle, welche die Epidermis überwunden haben und sich auf dem Weg zur Dermis befinden.

Zwischen den Keratinozyten an der Membrana basalis findet man Melanozyten. Diese schieben ihre zytoplasmatischen Fortsätze (Dendriten) zwischen die Keratinozyten (Abb. 1.3a). Die Melanozyten entstammen der Neuralleiste; ihre Aufgabe ist die Produktion von Melanin. Man kennt zwei Arten von Pigment: das schwarze oder braune Eumelanin und das rote Pheomelanin. Es wird in Form von Granula so genannter Melanosomen hergestellt und über die dendritischen Enden an die umliegenden Keratinozyten abgegeben. Ein Melanozyt ist so imstande, bis zu 36 umliegende Keratinozyten mit Melanin zu versorgen (Abb. 1.3b). Verteilung und Art des Pigmentes sind genetisch vorherbestimmt. Hauptaufgabe des Melanins ist der Schutz der Epidermis und der tieferliegenden Gewebe vor den schädlichen Auswirkungen der ultravioletten Sonneneinstrahlung. Die Melaninbildung wird durch Sonneneinwirkung gesteigert.

1.1.2 Dermis

Die Dermis enthält kollagene und elastische Fasern, die sie produzierenden Fibrozyten und eine mukopolysaccharide Grundsubstanz. Darin betten sich Fasern, Adnexe, Blutgefäße und Nerven ein. In der oberflächlichen Dermis sind diese Strukturen in einer lockereren Anordnung vertreten, in der tiefen Dermis sind sie dichter gepackt. Ihre Zugfestigkeit schützt vor Risswunden. Die elastischen Fasern kann man im histologischen Präparat nur mittels Spezialfärbungen sichtbar machen. Sie erlauben der Haut nach Zug oder Bewegung eine Rückkehr in ihre ursprüngliche Lage. Diese Eigenschaft gewinnt an Bedeutung in der Umgebung von Gelenken und Knochenvorsprüngen. Die Grundsubstanz ist sowohl Puffer als auch Speicher von Wasser und Elektrolyten (sie kann Wasser bis zu einem Vielfachen ihres Eigengewichtes einlagern). Sie gewährleistet außerdem eine große Bewegungsfreiheit für Fibrozyten, Entzündungszellen u. a.

Die Blutversorgung der Haut wird durch drei Plexus gewährleistet (Abb. 1.4): Das oberflächliche Netz nährt die Epidermis, das mittlere den Haarfollikelisthmus und die Talgdrüsen und das tiefe die Haarpapillen und Schweißdrüsen. Beinahe parallel erfolgt die nervale Versorgung der Haut. Eine ganze Reihe von Organen ermöglicht im Zusammenspiel mit dem Nervengewebe die Wahrnehmung von Schmerz, Juckreiz, Tastgefühl, Druck und Berührung. Zu diesen Organen zählen die Tasthaare (Vibrissae) (Abb. 1.6), die Vater-Pacini-Lamellenkörperchen (diese Mechanorezeptoren findet man vor allem in den Ballen) (Abb. 1.7), freie Nervenenden in der Epidermis (Schmerz und Juckreiz) und die Merkelschen Zellen (Druckempfindung) u. a. An den verschiedenen Körperstellen findet man je nach Tierart unterschiedliche dieser Organe.

Schließlich befindet sich in der Dermis auch die Haarbalgmuskulatur, die distal des Isthmus am Haarbalg verankert ist. Durch die Kontraktion der Muskulatur werden die Haare aufgerichtet.

1.1.3 Hautadnexe

In der Haut eingebettet sind:
- Haarbalg (Haarfollikel)
- Krallen
- Talgdrüsen
- Schweißdrüsen

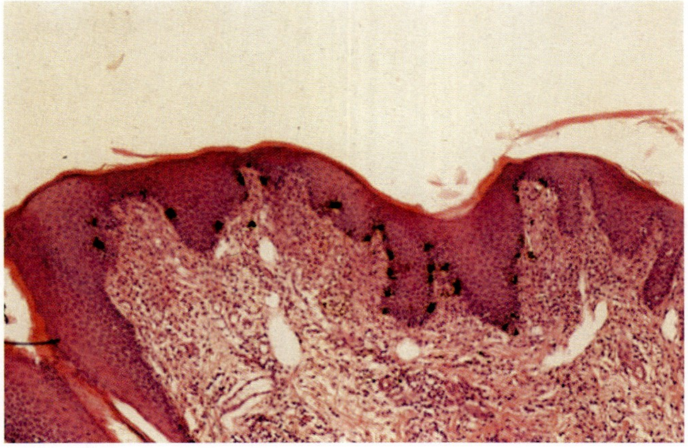

Abb. 1.3a
Histologischer Schnitt des Nasenspiegels eines Hundes. Zwischen den Zellen der Basalschicht sind die Melanozyten (dunkle Zellen) gut sichtbar (Hämatoxylin-Eosin, 4x).

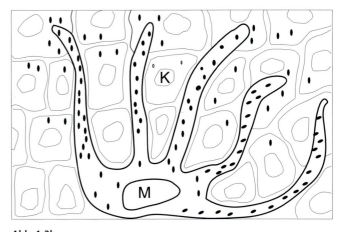

Abb. 1.3b
Melano-epidermale Einheit. M – Melanozyt; K – Keratinozyt.

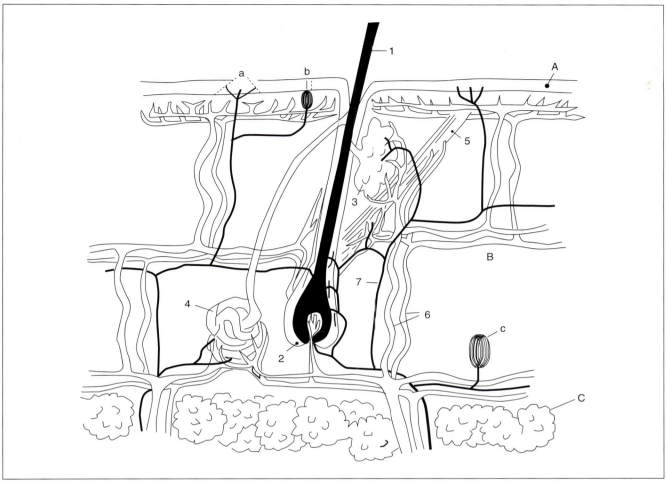

Abb. 1.4
Aufbau der Haut. A – Epidermis; B – Dermis; C – Subkutis; 1 – Haar; 2 – Haarwurzel; 3 – Talgdrüse; 4 – Apokrine Schweißdrüse; 5 – Haarbalgmuskel; 6 – Blutgefäße; 7 – Nerven (a – freie Nervenenden; b – Meissnersches Tastkörperchen; c – Vater-Pacinisches Lamellenkörperchen).

1.1.3.1 Haarfollikel und Haare

Haarbälge sind Invaginationen des epidermalen Gewebes: Dort entstehen Haare, die durch den Follikel gestützt werden (Abb. 1.5). Der Haarbalgtrichter (Infundibulum) als oberflächlichster Teil entspricht in seinem Aufbau der Epidermis. Im mittleren Teil, dem Haarbalghals, münden Schweiß- und Talgdrüsen, und der Musculus arrector pili findet dort seine Verankerung. Der Haarbalggrund, auch Bulbus oder Wurzel genannt, setzt sich aus Matrix-Epithelzellen und Melanozyten zusammen. Sie sind jeweils für Produktion und Pigmentierung des Haares verantwortlich. In seinem proximalen Teil umgeben innere und äußere Wurzelscheide den neugebildeten Haarschaft. Die innere Wurzelscheide keratinisiert und löst sich ab dem Isthmus auf. Ab hier ist der Schaft schon starr genug und bedarf nicht mehr dieser Stütze. Die äußere Wurzelscheide folgt dem Haarschaft bis zum Ostium des Balges, wo sie mit der Epidermis der Hautoberfläche in Verbindung tritt.

Bei erwachsenen Hunden und Katzen sind die Haarbälge in Gruppen angeordnet. Aus einem Haarbalgtrichter entspringen büschelförmig mehrere Haare (Abb. 1.8). Jedes besitzt eine eigene Wurzel. Unter den Haaren desselben Haarbündels erkennt man ein im Allgemeinen deutlich dickeres und gerades Leithaar (Primärhaar). Es besitzt eine Talg- und eine Schweißdrüse. Die Primärhaare bilden zusammen das Deckfell, schützen vor Regen und bestimmen sein Aussehen (Farbe, Länge). Die anderen Haare des Büschels, Sekundär- oder Wollhaare genannt, sind gewöhnlich dünner. Jedoch können Wollhaare im Durchmesser erhebliche Varianten aufweisen, von kaum dünner als ein Deckhaar bis sehr dünn. Wollhaare haben mit seltenen Ausnahmen keine Talg- und Schweißdrüsen. Sie bilden das schützende und isolierende Unterfell. Durch ihre oftmals vorhandene gewellte Form kommt es zur Ausbildung von kleinen Luftpolstern. Auch im Haarmark findet man Luft.

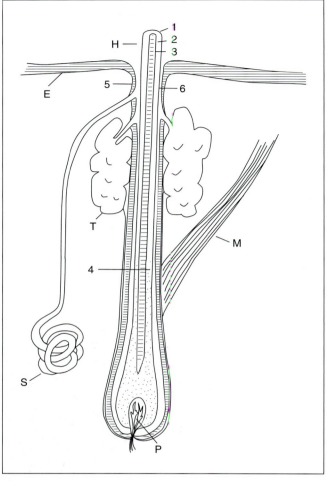

Abb. 1.5
Aufbau des Haarfollikels. E – Epidermis; H – Haar; M – Haarbalgmuskel; P – Dermalpapille; S – Apokrine Schweißdrüse; T – Talgdrüse; 1 – Haaroberhäutchen; 2 – Haarrinde; 3 – Haarmark; 4 – Haarmatrix; 5 – Äußere Wurzelscheide; 6 – Innere Wurzelscheide.

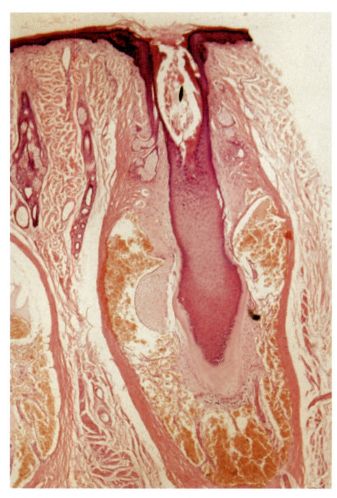

Abb. 1.6
Histologischer Schnitt eines Tasthaares (Vibrissae). Der Haarfollikel ist breiter als normale Follikel. Er steckt in einem Blutsinus, der von einem reichen Nervengeflecht umgeben ist (Hämatoxylin-Eosin, 4x).

Die Wurzeln von Haaren, die sich in der Wachstumsphase befinden, werden von kernhaltigen Keratinozyten gebildet. Diese sich vermehrenden Matrixzellen bauen den Haarschaft auf. Im Haar sieht man in der Mitte das Haarmark. Beim Leithaar findet man dort Glykogenvakuolen, im Wollhaar hingegen Luft. Auf das Mark folgt als nächste Schicht die Haarrinde. Sie produziert ein sehr starres Keratin, das dem Haar Widerstandskraft verleiht. Außen überzieht ein sehr dünnes Haaroberhäutchen das Haar (Abb. 1.9a, Abb. 1.9b).

1.1.3.2 Haarzyklus

Haare wachsen in der so genannten anagenen Phase. Die Wurzel ist rundlich und pigmentiert. Sie enthält zahlreiche aktiv produzierende Matrixzellen (Abb. 1.10a, Abb. 1.10b). In der Wachstumsphase umgibt die Wurzel fingerhutartig die Dermalpapille. Diese ist mesenchymalen Ursprungs und reich an Blutgefäßen, die die Matrixzellen mit Nährstoffen versorgen. Nachdem das Haar seine Länge erreicht hat und das Wachstum eingestellt wird, beobachtet man eine Loslösung der Wurzel von der Papille. Die Wurzel verliert ihre Pigmentierung und nimmt eine lancettartige Form an (Abb. 1.11a, Abb. 1.11b). Ein amorphes Keratin, das trichilemmale Keratin, verankert in der telogenen Phase das Haar im Haarbalg. Es kann viele Monate bis zum Beginn des nächsten vegetativen Zyklus in Ruhe verharren. Dann beobachtet man, dass sich um die Dermalpapille eine neue Wurzel anordnet und diese mit der Herstellung eines neuen Haares beginnt. Das Wachstum des neuen bedingt das Abstoßen des alten Haares (Abb. 1.12a, Abb. 1.12b).

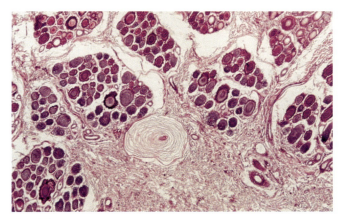

Abb. 1.7
Histologischer Schnitt durch ein Vater-Pacinisches Lamellenkörperchen einer Katze. Lamellare Struktur, die in der Tiefe zwischen den Haarfollikeln liegt (Perjodsäure-Schiff, 4x).

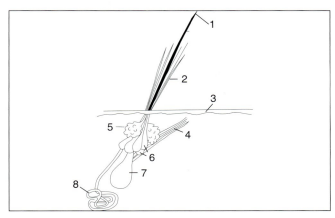

Abb. 1.8
Zusammengesetzter Haarfollikel. 1 – Deckhaar; 2 – Wollhaar; 3 – Epidermis; 4 – Haarbalgmuskel; 5 – Talgdrüse; 6 – Wurzeln der Sekundärhaare; 7 – Wurzel des Primärhaares; 8 – Apokrine Drüse.

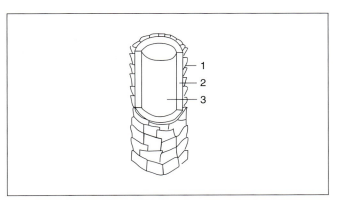

Abb. 1.9a
Aufbau des Haarschaftes. 1 – Haaroberhäutchen; 2 – Haarrinde; 3 – Haarmark.

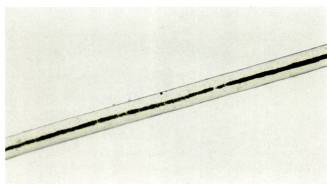

Abb. 1.9b
Foto eines Primärhaares (Trichoskopie).

1.1.3.3 Drüsen

In der Kutis sind Talg- sowie apokrine und ekkrine Schweißdrüsen eingebettet. Die ersten beiden Drüsen entleeren ihre Sekrete in den Haarbalgtrichter (Abb. 1.13a), während letztere in haarlosen Körperregionen unmittelbar an der Hautoberfläche münden (Ballen). Talgdrüsen (Abb. 1.13b) sind holokrine Drüsen. Die Zellen der Drüsen füllen sich mit Sebum und lösen sich im Zuge der Sekretion auf. Sie produzieren ein fettiges Sekret, welches das Fell geschmeidig hält und den oberflächlichen Schutzfilm der Haut bildet. Apokrine Drüsen (Abb. 1.14) produzieren ein wässriges Sekret, in welchem man Abwehrfaktoren wie z. B. Antikörper findet. Dieses Sekret vermengt sich zu einer Emulsion mit dem Sebum und bildet den hydrolipiden Film der Hautoberfläche. Die ekkrinen Drüsen, die den Schweißdrüsen des Menschen ähneln, bilden ein wässriges Sekret. Es benetzt die haarlose Haut und verleiht den Ballen Griffigkeit auf glatten Oberflächen.

Es gibt weitere Drüsen mit besonderen Aufgaben, die man als modifizierte Talg- und Schweißdrüsen bezeichnet. Zu den ersteren zählt man die Zirkumanaldrüsen, das dorsale Schwanzorgan, die Meibomschen Drüsen der Lider sowie die Zirkumoraldrüsen der Katze. Modifizierte Schweißdrüsen findet man in der Milchleiste, bei den Ohrschmalzdrüsen und in jenen Drüsen, die in die Analbeutel münden.

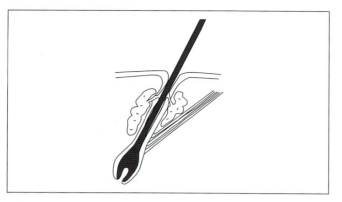

Abb. 1.10a
Die Matrix umgibt die Dermalpapille, das Haar ist deutlich pigmentiert und in der Wachstumsphase.

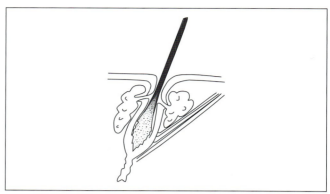

Abb. 1.11a
Haarfollikel in Katagenphase. Die Papille umgibt nicht mehr die Wurzel, die eine lanzettförmige Gestalt angenommen und das Pigment verloren hat.

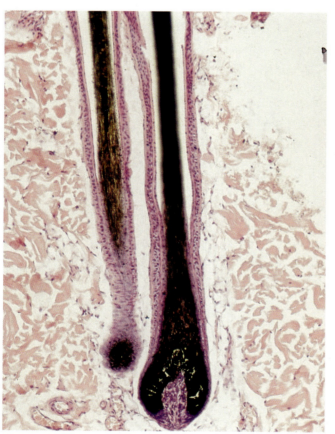

Abb. 1.10b
Histologischer Schnitt eines Haares in Anagenphase. Die Ummantelung der Dermalpapille durch die pigmentierte Haarmatrix ist klar ersichtlich.

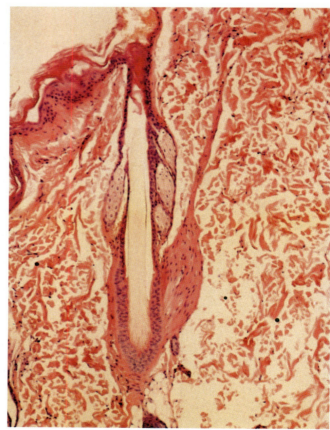

Abb. 1.11b
Histologischer Schnitt durch ein Haar in Katagenphase. Die Wurzel erscheint ausgefranst und ist durch trichilemmales Keratin an der Follikelwand verankert (Hämatoxylin-Eosin, 10x).

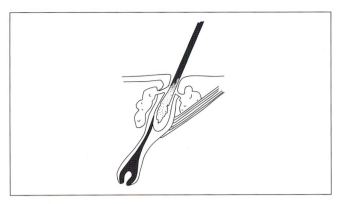

Abb. 1.12a
Haarfollikel in früher Anagenphase. Eine neue Wurzel bildet ein neues Haar, das alte Haar wird hinausgedrängt.

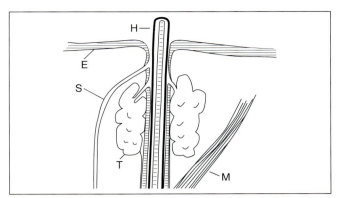

Abb. 1.13a
Mündung der Ausführungsgänge von Talg- und Schweißdrüsen in das Lumen des Haarbalges. E – Epidermis; H – Haar; M – Haarbalgmuskel; S – Apokrine Schweißdrüse; T – Talgdrüse.

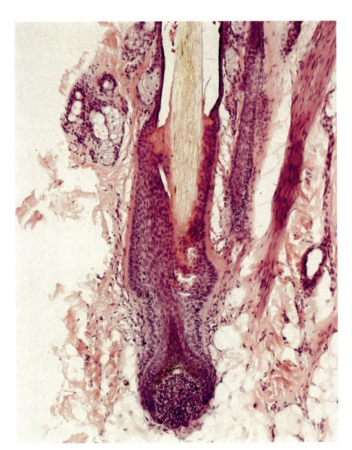

Abb. 1.12b
Histologischer Schnitt eines Haares in früher Anagenphase. Am unteren Bildrand sieht man eine Wurzel in Anagenphase, die eine darüber liegende Wurzel, die sich in Telogenphase befindet, hinausschiebt (Hämatoxylin-Eosin, 10x).

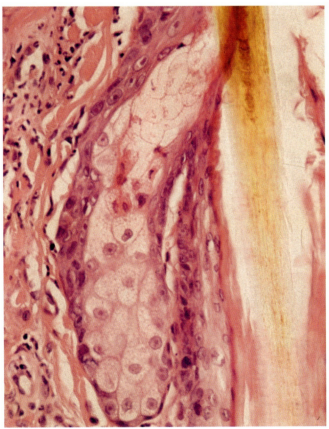

Abb. 1.13b
Histologischer Schnitt der Talgdrüse einer Katze. Der Ausführungsgang der Talgdrüse mündet in das Follikellumen, das rechts zu sehen ist (Hämatoxylin-Eosin, 40x).

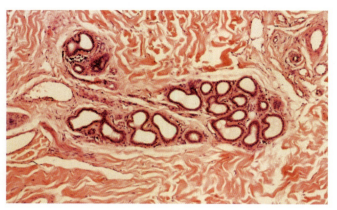

Abb. 1.14
Histologischer Schnitt einer apokrinen Schweißdrüse (Hämatoxylin-Eosin, 10x).

1.2 Funktionen

Die Haut ist das Organ mit der größten Ausdehnung, sie bildet die Außenverkleidung des Organismus. Ihre Aufgaben sind vielfältig und allesamt wichtig für die Homöostase und für das Überleben des Organismus.

- Schutz
- Thermoregulation
- Speicher
- Produktion
- Kognitive und soziale Aufgaben

1.2.1 Schutz

Die Haut und ihre Anhangsorgane bilden die erste starke Abwehrfront gegen Erreger, die dem Organismus fremd sind. Das Fell und das kompakte Stratum corneum sind von einem wasserundurchlässigen Lipidfilm überzogen; des Weiteren filtern sie dank Melaninpigment und Keratin die ultraviolette Strahlung, so dass für das darunterliegende Gewebe Schaden abgewendet werden kann. Wimpern schirmen z. B. die Augen vor Sonnenstrahlen und Wind ab. Die widerstandsfähige Hornschicht und die kollagenen und elastischen Fasern schützen die Kutis vor Risswunden durch Zug oder Prellungen. Für den Fall von Verwundungen zeichnet sich die Haut durch rasche Wundheilungsfähigkeiten aus. Abhängig von der Schwere der Verletzung kommt es teilweise innerhalb von nur wenigen Tagen zu einer Wiederherstellung der intakten Hautoberfläche.

Epidermis und Dermis sind für Moleküle (insbesondere für wasserlösliche) und Mikroorganismen schwer zu durchdringen. Für den Fall einer Penetration kann dank des Hautimmunsystems und seiner unspezifischen und spezifischen Abwehrreaktionen einer Infektion entgegentreten werden. Das so genannte SIS (Skin Immune System) (Abb. 1.15) ist einer der effizientesten Teile des Immunsystems und umfasst:

- Langerhanszellen. Es handelt sich dabei um dendritische Zellen in der Epidermis. Sie sind befähigt Fremdmoleküle abzufangen (z. B. Allergene) und diese den Lymphozyten zu präsentieren, damit jene eine spezifische Immunantwort auslösen können;
- Lymphozyten. Einige sind in der Epidermis lokalisiert, andere in der Dermis. Viele sind Gedächtniszellen, die bei entsprechender Stimulation imstande sind, rasch eine Immunreaktion auszulösen;
- Mastzellen. Man findet sie in der Nähe von Blutgefäßen. Bei Degranulation setzen sie Entzündungsmediatoren frei. Sie bewirken Vasodilatation, Ödembildung und zelluläre Diapedese der zirkulierenden Lymphozyten;
- Endothelzellen. Sie binden zirkulierende Leukozyten und leiten sie in Richtung Entzündungsherd.

1.2.2 Thermoregulation

Fell und subkutanes Fettgewebe tragen zusammen mit einer reichen dermalen Vaskularisierung wesentlich zur Konstanterhaltung der Körpertemperatur bei. Durch das Sträuben der Haare wird das wärmeisolierende Luftkissen vergrößert. Die periphere Gefäßerweiterung bzw. -verengung steuert die Wärmeabgabe durch Strahlung. Hund und Katze sind nicht in der Lage, ihre Schweißdrüsen zur Wärmesteuerung zu verwenden. Katzen können durch das Benetzen des Fells mit Speichel eine Körperabkühlung bewirken.

1.2.3 Speicher

In der Kutis und Subkutis werden Wasser und Elektrolyte in den Mukopolysacchariden der Dermis gespeichert, Fette und Vitamine sammeln sich im subkutanen Fettgewebe.

1.2.4 Produktion

Beim Menschen erfolgt durch die Einwirkung von ultravioletter Strahlung eine Vitamin-D-Produktion in der Haut. Anders verhält es sich beim Hund, da hier die Haut mit Fell überzogen ist. Bei allen Säugetieren findet in der Haut und in ihren Anhängen eine periphere Aromatisierung von östrogenen und androgenen Hormonen statt. Dabei können Hormone einer Gruppe in eine andere umgewandelt werden. Dies macht eine Beurteilung der Wirkung von Sexualhormonen, die exogen zugeführt werden, schwierig. Noch kennt man weder den peripheren Metabolismus von Sexualhormonen genau, noch die Endprodukte, die rezeptorwirksam sind.

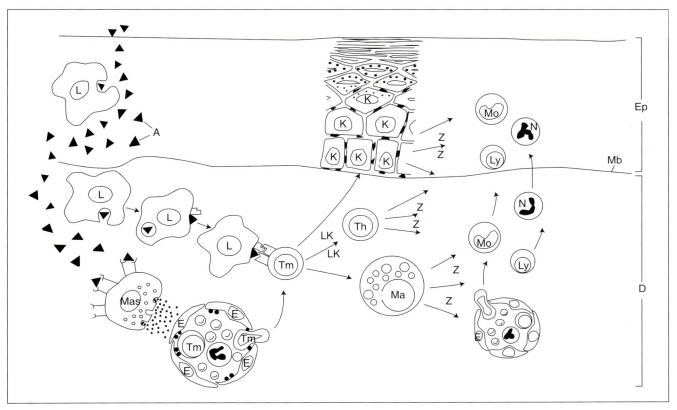

Abb. 1.15
Das Schema des SIS (Skin Immune System): A – Antigen; D – Dermis; E – Epithelzellen; Ep – Epidermis; K – Keratinozyten; L – Langerhanszellen; LK – Lymphokine (Interleukine); Ly – Lymphozyten; Ma – Makrophagen; Mas – Mastzellen; Mb – Basalmembran; Mo – Monozyten; N – Neutrophile, Th – T-Helferzellen; Tm – T-Memoryzellen; Z – Zytokine.

Auch Hautanhangsgebilde wie Haare und Krallen sowie Drüsensekrete wie Talg und Schweiß sind Erzeugnisse, die von der Haut produziert werden.

1.2.5 Kognitive und soziale Aufgaben

Viele kognitive Empfindungen wie Schmerz, Juckreiz, Wärme, Kälte, Druck und Berührung werden über die Haut wahrgenommen.

Die Pigmentierung des Fells stand ursprünglich im Dienste der Tarnung; die Farben grau-braun, die Wildfärbung und die Streifung trugen dazu bei, Räuber und Beute wenig sichtbar zu machen. Die Zucht verschiedener Rassen durch den Menschen hat sich oft auf das Aussehen des Felles und auf die Pigmentierung von Haut und Adnexen fokussiert. Dadurch sind Farbschläge und Scheckung entstanden, die in der Natur unbekannt sind.

Das Sträuben der Haare erlaubt eine Vergrößerung des Körperprofils, um in der Gefahr einen Aggressor abzuschrecken.

Mit dem Sekret der Anal- und der Zirkumanaldrüsen wird das Territorium markiert. Bei den Katzen nehmen auch die Zirkumoraldrüsen diese Aufgabe wahr. Drüsensekrete ermöglichen das Wiedererkennen von Individuen. Andere Drüsen wie die hepatoiden Drüsen im Perineum und das Suprakaudalorgan stehen unter dem Einfluss der Sexualhormone, und es ist wahrscheinlich, dass sie bei den wildlebenden Ahnen von Hund und Katze eine Bedeutung bei der Paarung hatten.

1.3 Mikroflora der Haut

Das Ökosystem Haut, d. h. das Mikroklima, das man auf der Oberfläche vorfindet, wird von biologischen, chemischen und physikalischen Faktoren und dem Verhältnis zueinander bestimmt. Zu den physikalischen und chemischen Faktoren zählt man den pH-Wert, das Wasser, Mineralsalze sowie spezifische und unspezifische Abwehrfaktoren im Sebum und im Schweiß. Zu den Mikroorganismen zählt man Bakterien, Hefen und Parasiten. Im Allgemeinen findet man zwischen »Gastgeber« und Mikroflora der Hautoberfläche stabile Verhältnisse. Diese stabilen Relationen tragen dazu bei, dass eine Besiedelung der Haut durch pathogene Mikroorganismen erschwert wird.

Bei der Isolierung von Bakterien der Hautoberfläche findet man meist aerobe Kokken und andere gram-positive Mikroorganismen. Staphylokokken nehmen in diesem Spektrum eine dominante Stellung ein. Bei dauerhafter Besiedelung spricht man von Kommensalen. Sie absolvieren ihren gesamten Lebenszyklus auf der Kutis, sie beziehen Nährstoffe und halten die Besiedelung pathogener Bakterien dank der Herstellung von toxischen Metaboliten, Enzymen, Bakterizinen und Antibiotika fern. Opportunistische (wie *St. intermedius*) oder pathogene Keime können nur schwer Fuß fassen und Infektionen hervorrufen. Beim Hund gelten Keime wie *Micrococcus* spp., Koagulase-negative Staphylokokken wie *St. epidermidis* und *St. xylosus* (und viele andere) und alpha-hämolysierende Streptokokken, *Acinetobacter* spp., *Propionibacterium* spp. und *Clostridium* spp. als normale Hautflora; bei der Katze findet man: *Micrococcus* spp., koagulase-negative Staphylokokken (hier ist *St. simulans* vorherrschend), alpha-hämolysierende Streptokokken und *Acinetobacter* spp. Die normale Hautflora ist im Allgemeinen nicht pathogen, manchmal jedoch kann sie sich pathogen verhalten. Eine Durchgangsflora kann nur fallweise von der Haut isoliert werden. Sie lebt hier nicht dauerhaft und vollbringt hier nicht ihren Lebenszyklus. Beim Hund findet man hier *E. coli*, *Proteus mirabilis*, *Corynebacterium* spp., *Bacillus* spp. und *Pseudomonas* spp. erwähnen; bei der Katze wurden alpha-hämolysierende Streptokokken, *E. coli*, *P. mirabilis*, *Pseudomonas* spp., *Alcaligenes* spp., *Bacillus* spp. und Staphylokokken angezüchtet. Wenn die Umweltbedingungen geeignet sind, wie z. B. in heißen und feuchten Gegenden, sowie nach Unterdrückung der Mikroflora, können diese Bakterien pathogen werden. *Staphylococcus intermedius* ist hauptverantwortlich für die meisten bakteriellen Hautentzündungen beim Hund. Der Erreger ist wahrscheinlich ein Bewohner der Schleimhäute und nicht der Haut. Außerdem wurde er aus den Haarbälgen und den Talgdrüsen gesunder Hunde isoliert, so dass man Haare und Schleimhäute als das große Reservoir dieser Mikroorganismen bei an Pyodermien erkrankten Hunden ansehen kann. Da bei der Fellpflege Haare abgeleckt werden, ist es denkbar, dass ihre Keimpopulation in Wahrheit von den Schleimhäuten stammt.

Malassezia pachydermatis ist eine Hefe. Sie lebt als Kommensale im Ohr, am Kinn, an der Unterlippe, im Zwischenzehenbereich, am und rund um den Anus und in den Analbeuteln von Hund und Katze. Die Anwesenheit dieser Hefe schränkt wahrscheinlich die Infektionsgefahr durch virulentere Pilze und Hefen ein. Von Haar und Haut kann man ebenso saprophytische Pilze isolieren. Die Gattungen Alternaria, Aspergillus, Cladosporium, Mucor, Penicillum und Rhizopus werden in der Umwelt aufgenommen und passiv vom Körper mitgeführt. Zufällige Wundkontaminationen können insbesondere bei immunsupprimierten Individuen (wie z. B. bei Katzen, die Träger des FIV, dem felinen Immunodefizienzvirus, oder des FeLV, dem felinen Leukämievirus, sind) tiefe Mykosen hervorrufen. Findet man bei gesunden Tieren Vertreter der geophilen Dermatophyten, wie z. B. *Microsporum gypseum*, *Trichophyton mentagrophytes*, *T. rubrum* und *T. terrestre*, so handelt es sich dabei wohl um eine Durchgangsflora, zum Unterschied von *Microsporum canis*, den man immer als pathogen einstufen muss.

Demodex canis, eine parasitär lebende Milbe, trifft man gelegentlich bei etwa der Hälfte der gesunden Tiere in kleiner Zahl an. Die Invasion der Demodexmilben erfolgt schon in den allerersten Lebenstagen durch Direktkontakt mit dem Muttertier beim Säugen. Die Parasiten besiedeln Haarbälge und Talgdrüsen, ohne diese zu schädigen. Prädisponierte oder immungeschwächte Tiere ermöglichen es den Milben, sich im Übermaß zu vermehren, und es bildet sich die klinische Symptomatik der Demodikose aus.

2 Geräte und Instrumente für die Dermatologie

Der Bedarf an Geräten und Instrumenten für die dermatologische Praxis ist weder groß noch kostspielig. Zum überwiegenden Teil erwächst der Bedarf aus Zusatzuntersuchungen.

Deshalb erschien es sinnvoll, die Geräte unter dem Gesichtspunkt der verschiedenen Tätigkeiten zu gruppieren.

Dermatologische Untersuchung (Abb. 2.1)
- Bajonettpinzette, um das Haar anzuheben und die Haut freizulegen;
- Schermaschine, um das Fell zu kürzen, so dass man Effloreszenzen besser darstellen kann;
- Schere für den gleichen Zweck;
- Photoapparat mit Makroobjektiv und Ringblitz zur Dokumentation von Hautveränderungen.

Hautgeschabsel (Abb. 2.2)
- Für das tiefe Hautgeschabsel einen scharfen Doppellöffel nach Volkmann mit 5–6 mm Durchmesser;
- für das oberflächliche Hautgeschabsel Skalpellklingen Nr. 10 oder Nr. 20;
- Paraffinöl (alternativ KOH oder Chlorlaktophenol);
- Objektträger ohne Mattrand;
- Deckgläschen von 18 × 18 bis 24 × 24 mm;
- Mikroskop in guter Qualität mit 4facher und 10facher Vergrößerung;
- Watte und Alkohol zur Hautdesinfektion nach Entnahme des Geschabsels.

Trichoskopie (Abb. 2.3)
- Arterienklemmen Mosquito nach Klemmer; die Maulschenkel der Klemme sollte man mit kleinen Gummiröhrchen überziehen (dafür kann man z. B. die Schutzkappen von Flügelkanülen [Butterflies] verwenden). Der Gummiüberzug ermöglicht ein festes, aber schonendes Fassen der Haare;
- Objektträger, Öl und Mikroskop wie für das Geschabsel.

Zytologie (Abb. 2.4)
- Objektträger mit Mattrand zum Beschriften der Proben;
- Graue Kanülen (21 G) zur Feinnadelfission;
- Orangefarbene Kanülen (24 G) zur Feinnadelaspiration von Pusteln und zum Abheben von kleinen Krusten;
- Spritzen zu 5 und 10 ml sowie graue Kanülen (21 G) zur Feinnadelaspiration;

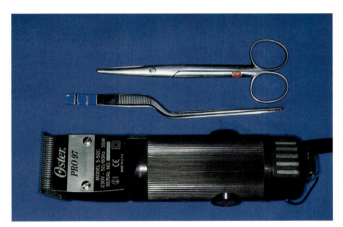

Abb. 2.1
Bedarf für die spezielle dermatologische Untersuchung: Schermaschine, Bajonettpinzette und Schere.

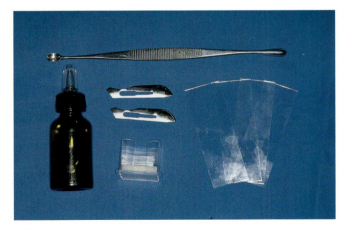

Abb. 2.2
Bedarf für das Hautgeschabsel: Scharfer Doppellöffel nach Volkmann, Skalpellklingen Nr. 10 oder Nr. 20, Objektträger, Deckgläschen und Paraffinöl.

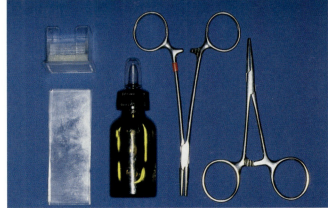

Abb. 2.3
Bedarf für die Trichoskopie: Arterienklemmen Mosquito nach Klemmer (bei einer Klemme sollte man die Maulschenkel mit Gummi überziehen), Objektträger und Deckgläschen, Paraffinöl.

- Ohrwattestäbchen zur Entnahme von Ohrenschmalz, Fistelexsudat oder zur Probenentnahme aus dem Zwischenzehenbereich;
- Skalpellklingen Nr. 10 oder Nr. 20 zur Entnahme von öligen Exsudaten von der Gewebeoberfläche;
- Klebestreifen zur Probengewinnung von haarlosen Stellen;
- Feuerzeug zum Abflammen von Objektträgern mit Proben von Ohrenschmalz und von einer öligen Seborrhoe;
- Wäscheklammer zum Eintauchen des Objektträgers in die Färbelösungen;
- Set für schnelle Färbung bestehend aus Fixier- und Färbelösung (drei kleine Wannen mit Alkohol, roter und blauer Lösung);
- Spritzflasche mit destilliertem Wasser zum Spülen der Objektträger oder der Klebestreifen nach dem Färben, wenn man nicht über fließendes Wasser unmittelbar am Arbeitsplatz verfügt;
- Saugpapier zur Lagerung der Objektträger während der Lufttrocknung oder ein Haarfön zur Schnelltrocknung;
- Mikroskop in guter Qualität mit bis zu 100facher Vergrößerung (Immersion);
- Immersionsöl;
- Deckgläschen von 40 × 20 bis 50 × 24 mm;
- Leim zum Kleben der Deckgläschen (Eukitt®);
- Objektträgerkasten zur Dunkellagerung der Proben.

Hautbiopsie (Abb. 2.5)
- Haarschere zum Kürzen der Haare über den Effloreszenzen;
- Farbstift mit mittlerer und dicker Spitze zum Kennzeichnen der zu entnehmenden Effloreszenzen;
- 1%iges Lidocain (für die Katze) und 2%iges Lidocain (für den Hund) ohne Adrenalin und Spritzen zu 2,5 oder 5 ml, um das Lokalanästhetikum subkutan unter der zu entnehmenden Effloreszenz zu injizieren;
- Alkohol oder ein anderes farbloses Desinfektionsmittel zur groben Vordesinfektion zu Beginn der Probenentnahme;
- Kaltdesinfektionsmittel zum Eintauchen des chirurgischen Besteckes und des Nahtmaterials;
- Biopsy-Punch mit 4, 6 und 8 mm Durchmesser;
- Skalpellgriffe und -klingen für Exzisionsbiopsien;
- Chirurgische Augenpinzette (mit einem sehr spitzen und genau schließenden Maul);
- kleine gebogene Schere für Weichteile;
- kleine Mosquitoklemmen zum Abbinden von eventuell auftretenden kleinen Blutungen;
- Nadelhalter;
- Nahtmaterial für Hautwunden. Besonders eignen sich Nadel-Fadenkombinationen mit einer Dreikantspitze;
- Behälter mit 5–20 ml Volumen mit 10%igem abgepuffertem Formalin;
- sterile Tupfer (5 × 5 cm oder Ähnliche).

Bakteriologische Untersuchung (Abb. 2.6)
- Sterile Stiltupfer mit Transportmedium im Transportbehälter;
- sterile Serumröhrchen ohne Gel mit steriler physiologischer Lösung zum Transport von Gewebe (z. B. zum Ansetzen von Bakterienkulturen aus Hautbiopsien).

Pilzuntersuchung (Abb. 2.7)
- Sterile Arterienklemme Mosquito nach Klemmer;
- einzeln verpackte Zahnbürste (z. B. preisgünstige Zahnbürsten für die Hotellerie);
- kleine Papiersäckchen (wie sie z. B. zum Verpacken von Briefmarken verwendet werden) zum Transport von Untersuchungsmaterial;

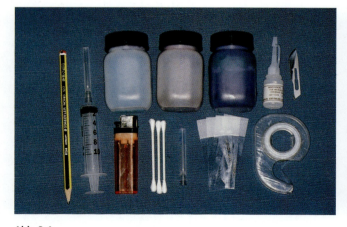

Abb. 2.4
Bedarf für die Zytologie: Bleistift, Spritze und Nadel, Schnellfärbemittel, Immersionsöl, Skalpellklingen Nr. 10 oder Nr. 20, Feuerzeug, Wattestäbchen, 21-G-Kanülen, Objektträger mit Mattrand, durchsichtiger Klebestreifen.

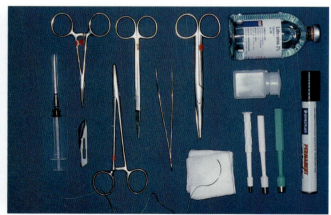

Abb. 2.5
Bedarf für die Entnahme von Hautbiopsien: Spritze für Lokalanästhesie, Skalpellklinge, Arterienklemme Mosquito, Nadelhalter, kleine Gewebescheren, kleine chirurgische Pinzette, Haarscheren, Nadel und Faden, sterile Tupfer, Punch mit 4, 6 und 8 mm Durchmesser, Probenbehälter mit 10%igem Formalin, 2%iges Lidocain, wasserunlöslicher Farbstift.

- Petrischalen mit Sabouraud- und DTM- (Dermatophyte Test Medium) Doppelnährboden;
- hochkonzentriertes Chlorhexidin und Bleichlauge zur Desinfektion der Geräte.

Sonstiges Instrumentarium (Abb. 2.8)
- Woodsche Lampe, besser mit Stromanschluss als mit Batterien betrieben;
- Kamm mit feiner Zahnung zur Untersuchung auf Parasiten;
- transparenter Klebestreifen für den Klebestreifenabklatsch (Scotch-Test);
- Kanülen und Spritzen, Stauschlauch, Serum- und EDTA-Röhrchen (Äthylendiamintetraessigsäure) für Blutabnahmen.

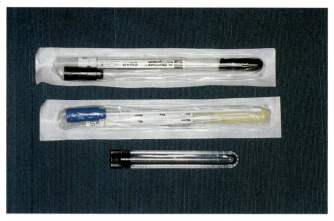

Abb. 2.6
Bedarf für die Entnahme von bakteriologischen Proben: Sterile Tupfer mit Transportmedium, steriles Röhrchen mit physiologischer Lösung.

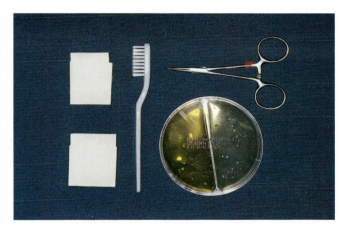

Abb. 2.7
Bedarf für die Entnahme und zum Ansetzen von Pilzproben: Papiersäckchen, neue oder sterile Zahnbürste, Arterienklemme Mosquito, Pilznährboden (hier eine Doppelschale mit Sabouraud-Nährboden und Dermatophyte Test Medium [DTM]).

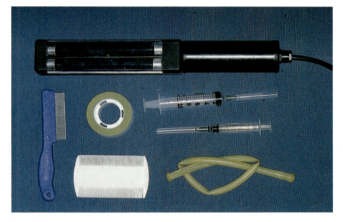

Abb. 2.8
Sonstiges Instrumentarium für die dermatologische Ordination: Wood-Licht, durchsichtiger Klebestreifen, Kamm mit feiner Zahnung aus Kunststoff oder Metall, Spritzen mit unterschiedlichem Volumen, Stauschlauch für die Blutentnahme.

3 Dermatologischer Untersuchungsgang

3.1 Einleitung

Eine dermatologische Untersuchung, die man mit Ruhe und Genauigkeit durchführt, dauert inklusive der Zusatzuntersuchungen zwischen 45 und 60 Minuten. Davon muss man etwa 20 Minuten für das vollständige Signalement und die ausführliche Anamnese, 10 Minuten für die klinische Untersuchung, 15 Minuten für die Zusatzuntersuchungen und weitere 15 Minuten für die Information und Unterweisung des Tierbesitzers einplanen. Dieser Zeitrahmen kann nur ein grobes Schema sein, das vom klinischen Bild und von der Gesprächigkeit des Tierbesitzers stark beeinflusst wird.

Alle erfassten Daten, die im Zuge der Visite erhoben werden, sollten in einem eigenen dermatologischen Datenblatt festgehalten werden. Der Datenbogen ist sinnvollerweise wiederum in verschiedene Abschnitte für das Signalement, die Anamnese, die klinische Untersuchung, die Liste der Differentialdiagnosen, die Zusatzuntersuchungen, die Enddiagnose, die Therapie und das Follow-up unterteilt. Im Folgenden wird auf die einzelnen Abschnitte näher eingegangen.

3.2 Signalement

Neben den Personalien des Tierbesitzers werden auch Tierart, Rasse, Geschlecht des Tieres und eine mögliche Kastration erhoben sowie Geburtsdatum und Name des Patienten erfragt (Tabelle 3.1). In der Veterinärdermatologie spielt die Rasseprädisposition für viele Hauterkrankungen eine wichtige Rolle. In den Tabellen 3.2 und 3.3 sind die wichtigsten Rassen und deren Dermatopathien und umgekehrt die wichtigsten Hauterkrankungen, geordnet nach Rassen, aufgelistet.

Ähnliches kann man auch für verschiedene Altersgruppen erwägen. Die Tabelle 3.4 sollte jedoch nur als Hinweisliste betrachtet werden.

Das Geschlecht und die Frage nach der Kastration liefern nur selten einen entscheidenden Hinweis bei der Diagnosefindung (Tabelle 3.5).

3.3 Anamnese

Eine gute allgemeine und dermatologische Anamnese bedingt etwa 70 % der Diagnose (Tabelle 3.6). Das Aufarbeiten der längeren wie der kürzeren Vergangenheit und das Dokumentieren der schon verabreichten Medikamente sind Schlüsselelemente dieser Erhebung.

Die Frage nach dem »Warum« des Tierarztbesuches setzt den Auftakt. Diese Information ist sehr wichtig um zu erfahren, welches Problem vom Tierbesitzer als größte Belastung oder welches klinisches Symptom als besonders gravierend empfunden wird. Wenn es hier gelingt, rasch eine Lösung herbeizuführen, wird man den somit zufrieden gestellten Besitzer besser zur Mitarbeit für die verbleibende Problemliste gewinnen können.

Es folgen einige allgemeinere Fragen über das Tier: »Wie alt war das Tier zum Zeitpunkt der Anschaffung?« (mit der Antwort auf diese Frage kann man die Glaubwürdigkeit von Aussagen zu Beobachtungen über die weiter zurückliegende Vergangenheit besser einschätzen), über Krankheiten in der Vergangenheiten (z. B. Ohrentzündungen), über Reisen in Gegenden mit endemischen Krankheiten (Leishmaniose, Ehrlichiose, usw.), familiäre Prädisposition für Hauterkrankungen (wichtig für Allergien, Demodikose und andere ansteckende Krankheiten). Es ist von Bedeutung zu verstehen, wie und ob sich der Besitzer um sein Tier kümmert: jährliche Impfung, regelmäßige Kotuntersuchungen auf Parasiten und, falls notwendig, die Prophylaxe gegen die kardiopulmonale Dirofilariose.

Anschließend versucht man sich ein Bild über die Lebensumstände und -gewohnheiten des Tieres zu machen: Was frisst das

Tabelle 3.1: Signalement

Überweisender Tierarzt _____ Datum _____
Besitzer _____
Adresse _____
Telefon _____ Rasse _____ Alter _____ Geschlecht _____ Gewicht _____
Name des Tieres _____

Tabelle 3.2: Prädisposition von Hunderassen für wichtige dermatologische Erkrankungen

Rasse	Erkrankung	Rasse	Erkrankung
Kurzhaarrassen	■ Bakterielle Follikulitis	Deutscher Schäferhund (Fortsetzung)	■ Demodikose
Airdale Terrier	■ Saisonale Flankenalopezie		■ Diskoider Lupus erythematodes
Akita Inu	■ Pemphigus foliaceus		■ Systemischer Lupus erythematodes
	■ Sebadenitis		■ Mukokutane Pyodermie
	■ Uveodermatologisches Syndrom		■ Perianalfistel
Basset Hound	■ Malassezia-Dermatitis		■ Metatarsale / Metakarpale Zellulitis
	■ Atopische Dermatitis		■ Calcinosis circumscripta
	■ Intertrigo		■ Noduläre Dermatofibrose
Belgischer Schäferhund	■ Vitiligo		■ Ohrranddermatitis durch Insektenstiche
Berner Sennenhund	■ Malignes Histiozytom		■ Vitiligo
Bordeauxdogge	■ Follikulitis	Dobermann	■ Demodikose
	■ Demodikose		■ Saisonale Flankenalopezie
	■ Intertrigo		■ Schablonenkrankheit
	■ Furunkulose / Pododermatitis		■ Follikulitis
	■ Liegeschwielen		■ Furunkulose / Pododermatitis
Boxer	■ Atopische Dermatitis		■ Hypothyreose
	■ Futtermittelallergie		■ Alopezie der Farbmutanten
	■ Urtikaria und Angioödem		■ Follikuläre Dysplasie des roten und schwarzen Dobermanns
	■ Saisonale Flankenalopezie	Englische Bulldogge	■ Demodikose
	■ Cushing-Syndrom		■ Atopische Dermatitis
	■ Hypothyreose		■ Follikulitis und Pododermatitis
	■ Bakterielle Follikulitis		■ Intertrigo
	■ Furunkulose / Pododermatitis und Kinnakne		■ Schablonenkrankheit
	■ Mastozytom und andere Tumore		■ Saisonale Flankenalopezie
Bullterrier	■ Furunkulose		■ Malassezia-Dermatitis
	■ Letale Akrodermatitis	Französische Bulldogge	■ Cushing-Syndrom
	■ Sonnenbrand		■ Schablonenkrankheit
	■ Atopische Dermatitis		■ Atopische Dermatitis
	■ Liegeschwielen	Golden und Labrador Retriever	■ Atopische Dermatitis
Chihuahua	■ Schablonenkrankheit		■ Futtermittelallergie
	■ Demodikose		■ Pododermatitis
Chow-Chow	■ Pemphigus foliaceus		■ Juvenile Zellulitis
	■ Alopecia X	Husky	■ Diskoider Lupus erythematodes
	■ Follikulitis / Furunkulose		■ Zinkmangelsyndrom
	■ Uveodermatologisches Syndrom		■ Alopecia X
Cocker Spaniel	■ Atopische Dermatitis		■ Eosinophiles Granulom
	■ Primäre idiopatische Seborrhoe		■ Uveodermatologisches Syndrom
	■ Ohrenentzündungen	Jack Russel Terrier	■ Atopische Dermatitis
	■ Malassezia-Dermatitis		■ Demodikose
	■ Intertrigo	Mops	■ Demodikose
Dackel	■ Cushing-Syndrom		■ Intertrigo
	■ Alopecia areata		■ Atopische Dermatitis
	■ Demodikose		■ Follikulitis
	■ Schablonenkrankheit	Neufundländer	■ Hypothyreose
	■ Alopezie der Farbmutanten		■ Follikulitis / Furunkulose
Dalmatiner	■ Atopische Dermatitis		■ Pemphigus foliaceus
	■ Bakterielle Follikulitis	Pudel	■ Cushing-Syndrom
	■ Sonnenbrand		■ Sebadenitis
Dänische Dogge	■ Follikulitis		■ Talgdrüsenadenom
	■ Furunkulose / Pododermatitis		■ Alopecia X
	■ Kinnakne	Riesenschnauzer	■ Hypothyreose
	■ Liegeschwielen		■ Saisonale Flankenalopezie
	■ Demodikose	Rottweiler	■ Follikulitis / Furunkulose
	■ Hypothyreose		■ Vitiligo
Deutscher Schäferhund	■ Atopische Dermatitis	Samojede	■ Alopecia X
	■ Flohbissallergie		■ Sebadenitis
	■ Schäferhund-Pyodermie		■ Uveodermatologisches Syndrom

Tabelle 3.2: Prädisposition von Hunderassen für wichtige dermatologische Erkrankungen (Fortsetzung)

Rasse	Erkrankung	Rasse	Erkrankung
Shar Pei	■ Kutane Muzinose ■ Ohrenentzündungen ■ Atopische Dermatitis ■ Futtermittelallergie ■ Demodikose ■ Intertrigo ■ Follikulitis ■ Malassezia-Dermatitis	Shih-Tzu	■ Atopische Dermatitis ■ Intertrigo ■ Demodikose
		West Highland White Terrier (WHWT)	■ Atopische Dermatitis ■ Futtermittelallergie ■ Malassezia-Dermatitis ■ Demodikose
Sheltie und Collie	■ Diskoider Lupus erythematodes ■ Pemphigus erythematosus ■ Dermatomyositis ■ Ulzerative Dermatitis des Collies ■ Intertrigo	Yorkshire Terrier	■ Atopische Dermatitis ■ Alopezie der Farbmutanten ■ Dermatophytose
		Zwergspitz	■ Alopecia X

Tabelle 3.3: Prädisposition von Hunderassen gelistet nach Krankheiten

Erkrankung	Rasse
Alopecia X	Wolfspitz, Chow-Chow, Husky, Malamute, Pudel
Alopezie der Farbmutanten	Dobermann, Dackel, Yorkshire Terrier, alle Windhunde
Atopische Dermatitis	Dalmatiner, Boxer, Retriever, Terrier, WHWT
Bakterielle Follikulitis	Kurzhaarrassen, Shar Pei, Bordeauxdogge
Demodikose	Dobermann, Mops, Shih-Tzu, Bordeauxdogge, Bull Terrier, Boxer, Shar Pei
Dermatophytose	Perser und Katzen im Allgemeinen, Yorkshire Terrier
Diskoider Lupus erythematodes	Deutscher Schäferhund, Collie, Sheltie
Hyperadrenokortizismus	Pudel, Yorkshire Terrier, Französische Bulldogge, kleine Hunde im Allgemeinen, Boxer, Dackel
Hypothyreose	Riesenschnauzer, Neufundländer, mittlere und große Hunde im Allgemeinen, Boxer
Intertrigo	Französische und Englische Bulldogge, Shar Pei, Mops, Shih-Tzu, Pekingese
Kinnakne	Dobermann, Boxer, Dänische Dogge, Bordeauxdogge
Malassezia-Dermatitis	WHWT, Basset Hound, Pudel, Cocker, Rex-Katzen
Pododermatitis	Englische Bulldogge, Bull Terrier, Boxer, Kurzhaarrassen
Schablonenkrankheit	Dackel, Boxer, Französische Bulldogge, Pitbull, Dobermann, Kurzhaarwindhunde
Tiefe Pyodermien	Englische Bulldogge, Bull Terrier, Boxer, Kurzhaarrassen
Vitiligo	Englische Bulldogge, Rottweiler, Boxer, Belgischer Schäferhund, Dobermann
Zinkmangelsyndrom	Husky, Malamute

Tabelle 3.4: Prädisposition von Altersgruppen für einige dermatologische Erkrankungen

Altersgruppe	Erkrankung
Welpe	Demodikose, Dermatophytose, Cheyletiella-Dermatitis, Futtermittelallergie, angeborene Krankheiten, Naevus, ektodermale Defekte, Impetigo, juvenile Zellulitis, Dermatomyositis
Jungtier (1–3 Jahre)	Flohbissallergie, Atopische Dermatitis, oberflächliche Pyodermie, nicht-entzündliche und nicht-hormonbedingte Alopezien (Alopezie der Farbmutanten, Schablonenkrankheit, saisonale Flankenalopezie, Alopecia X)
Ausgewachsenes Tier (4–7 Jahre)	Schäferhund-Pyodermie, Hypothyreose, Autoimmunkrankheiten
Ältere Tiere (> 8 Jahre)	Hyperadrenokortizismus, epitheliotropes Lymphosarkom

Tabelle 3.5: Prädisposition des Geschlechts für einige dermatologische Erkrankungen

Nicht-kastrierter Rüde / Kater

- Verweiblichungssyndrom des Rüden durch Hodentumore
- Verletzungen und Abszesse beim Kater durch Kämpfe, tiefe Mykosen und Infektionen durch atypische Bakterien
- Durch Kastration behebbare Alopezie des Rüden
- Zirkumanaldrüsenadenome
- »Hengstschwanz«

Nicht-kastrierte Hündin / Katze

- Nicht-entzündliche Alopezie durch Ovarialzysten oder -tumore
- Mammatumore und kutane Metastasen von Mammatumoren
- Analdrüsenkarzinome
- Rekrudeszenz oder Remission einiger Dermatopathien während der Läufigkeit oder der Trächtigkeit
- Telogenes Effluvium *post partum*

Tabelle 3.6: Erkennungsbogen zur Anamnese

Warum wird das Tier vorgestellt? _____

Vorgeschichte:

Herkunft _____ Verwandte Tiere mit Hautproblemen _____

Reisen _____

Krankheiten _____

Anamnese:

Nahrung _____

Wohnumgebung _____

Appetit _____ Trinken _____ Harn _____ Kot _____

Läufigkeit _____ Interesse für läufige Hündinnen _____ Verhalten beim Harnabsetzen _____

Prophylaxe:

Impfstatus _____ Entwurmung _____ Dirofilariose _____

Flöhe _____

Bäder und Art des verwendeten Shampoos _____

Hautproblem:

Alter und Umstände bei erstmalig auftretender Symptomatik _____

Erste Lokalisation _____

Derzeitige Lokalisation _____

Effloreszenzen bei Erstauftreten _____

Effloreszenzen zum Zeitpunkt der Untersuchung _____

Juckreiz:

o. B. _____ ngr. _____ hgr. _____ jahreszeitlich _____

Lokalisation _____

Andere Tiere:

Hautveränderungen bei anderen Tieren oder Familienmitgliedern _____

Therapie:

Medikament	Datum und Dauer	Wirkung
_____	_____	_____
_____	_____	_____
_____	_____	_____
_____	_____	_____

Tier, wo lebt es, gibt es andere Tiere, mit denen es engeren Kontakt hat und gibt es bei diesen oder bei deren Besitzern Hautveränderungen? Dann werden die physiologischen Körperfunktionen abgeklärt: Frisst das Tier mit Appetit, wie viel trinkt es (Hyperadrenokortizismus), wie oft werden Urin- und Kot abgesetzt, gibt es hier Besonderheiten, wie ist das Allgemeinverhalten? Bei weiblichen Tieren erkundigt man sich nach den Läufigkeiten: Verlaufen sie still oder stellen sich im Anschluss Scheinträchtigkeiten ein? Bei männlichen Tieren wird nach dem Interesse für läufige Weibchen gefragt und ob es beim Harnabsatz des Rüden zum Heben des Beines kommt (im Zusammenhang mit Hodentumoren, die mit einer Verweiblichung einhergehen).

Erst jetzt beginnt die dermatologische Anamnese: Seit wann besteht das Problem und in welchem Alter sind erstmals Symptome aufgetreten (Tabelle 3.4). Für die Beurteilung des Geschehens sind folgende Informationen entscheidend: Juckreiz, der schon seit Jahren besteht, spricht eher für ein allergisches Problem. Wenn das Entstehen des Juckreizes jüngeren Datums ist, so liegt der Verdacht eines parasitären Befalls nahe. Das jahreszeitliche Auftreten von Symptomen führt zum Verdacht von Parasitenbefall (Flöhe, Zecken) oder atopischer Dermatitis, im Falle von bilateral symmetrischem Haarausfall an den Flanken sollte man an eine zyklische Flankenalopezie denken.

In Bezug auf die zeitliche Entwicklung der Effloreszenzen ist es wichtig, Informationen über Beginn, Ort des Ersterscheinens, Veränderungen und Ausbreitung bis zum Zeitpunkt des Besuchs beim Tierarzt zu erfragen. Anhand solcher Auskünfte ist es oft möglich, Primärerkrankungen von sekundären Infektionen wie z. B. mit Bakterien oder Hefen zu unterscheiden.

Eine etwas genauere Ausführung verdient das Symptom Juckreiz: Schweregrad (Tabelle 3.7) und topographische Lokalisation (Tabelle 3.8) sind von besonderer Bedeutung. Hochgradigen Juckreiz findet man bei: Sarkoptes-Räude, schweren Allergien (z. B. Futtermittelallergie der Katze), schweren bakteriellen und durch Hefen bedingten Infektionen. Eine nicht sekundär infizierte Atopie und eine hormonelle Dermatitis oder eine Demodex-Räude mit sekundärer Bakterienbeteiligung sind oft von mittelgradigem Juckreiz begleitet. Nicht-infektiöse Alopezien, hormonelle Erkrankungen, Demodikosen und Leishmaniosen, die nicht durch Sekundärinfektionen mit Bakterien oder Hefen überlagert sind, jucken selten bzw. gar nicht.

Das Gefühl des Juckreizes wird individuell sehr unterschiedlich wahrgenommen und ist auch rasseabhängig, so dass nervöse Tiere (z. B. Deutscher Schäferhund) bei gleichem Schweregrad der Krankheit mehr Juckreiz entwickeln können als ruhigere (z. B. Englische Bulldogge).

Juckreiz am Rücken und auf der Kruppe ist sehr häufig Symptom einer Flohbissallergie, manchmal einer Cheyletiella-Dermatitis oder einer Futtermittelallergie. Wenn man insbesondere beim Hund Juckreiz an den Körperspitzen (Pfoten, Kinn, Lippen, Ohren und Augen) und an den ventralen Körperflächen findet, so sollte an Atopie und an Futtermittelallergie gedacht werden. Bei der Katze findet man Juckreiz am Kopf gepaart mit der Futtermittelallergie, der Otodektes- und der Notoedres-Räude. Effloreszenzen am Hals treten bei Katzen auch im Verlauf einer Flohbissallergie auf. Starker Juckreiz am gesamten Körper inklusive der Lateralflächen der Extremitäten ist ein Hinweis für die Sarkoptes-Räude des Hundes.

Abschließend erfragt man vom Besitzer eine möglichst vollständige Liste der topischen und systemischen Medikationen, die dem Tier im Zusammenhang mit dermatologischen Problemen verabreicht wurden. Idealerweise erfährt man neben dem Präparat auch Dosierung, Behandlungsdauer, Wirkung und Länge der Periode zwischen Absetzen des Medikamentes und Rückfall der Erkrankung. Besonders wichtig sind die Informationen in Bezug auf Antibiotika, da primäre und sekundäre Pyodermien zumindest beim Hund einen Großteil der dermatologischen Fälle stellen. Von geringer Bedeutung sind Informationen in Bezug auf Antibiotika, wenn:
- das verabreichte Antibiotikum nicht beta-Laktamase-resistent (z. B. kein potenziertes Amoxicillin) war;
- das Antibiotikum weniger als 20 Tage bei oberflächlichen und weniger als 40 Tage bei tiefen Hautentzündungen verabreicht wurde;
- das Antibiotikum zusammen mit einem Glukokortikoid verabreicht wurde;
- das Antibiotikum unterdosiert verabreicht worden ist (Näheres zur Antibiotika-Therapie *siehe* Kapitel 27.1).

Auskünfte zu durchgeführten Therapien mit Glukokortikoiden sind nur dann von Bedeutung, wenn sich dadurch die klinische Symptomatik verschlechtert hat, da man bei den meisten dermatologischen Krankheiten mit Kortisonen aufgrund ihrer entzündungs- und juckreizhemmenden Wirkung eine Verbesserung erfährt.

Antiparasitika sind ein wichtiger Bestandteil eines jeden Therapieplanes. Vom Besitzer sollte man Folgendes ermitteln:

Tabelle 3.7: Intensität des Juckreizes bei verschiedenen veterinärdermatologischen Erkrankungen

Grad des Juckreizes	Erkrankung
Ohne Befund	■ Nicht-entzündliche Alopezien ■ Endokrinopathien ohne Komplikationen ■ Leishmaniose ■ Demodikose ohne Komplikationen ■ Dermatophytose ohne Komplikationen
Mittelgradig	■ Atopische Dermatitis ohne Komplikationen ■ Futtermittelallergie normalen Schweregrades ■ Bakterielle Infektionen ■ Ggr. Malassezia-Dermatitis ■ Demodikose mit Pyodermie ■ Endokrinopathie mit Pyodermie ■ Cheyletiella-Dermatitis
Hochgradig	■ Sarkoptes-Räude des Hundes ■ Ggr. Malassezia-Dermatitis ■ Hgr. Futtermittelallergie (besonders bei der Katze) ■ Einige Fälle von Pemphigus foliaceus ■ Notoedres-Räude der Katze

Tabelle 3.8: Lokalisation des Juckreizes bei verschiedenen veterinärdermatologischen Erkrankungen

Lokalisation des Juckreizes	Erkrankung
Rücken	■ Flohbissallergie ■ Cheyletiella-Dermatitis ■ Selten Futtermittelallergie ■ Bakterielle Follikulitis bei Kurzhaarrassen
Pfoten, Gesicht, Ohren, Augen, Bauch	■ Atopische Dermatitis (Hund) ■ Futtermittelallergie (Hund) ■ Kontaktallergie (selten)
Kopf	■ Ohrräude ■ Futtermittelallergie (Katze) ■ Notoedres-Räude
Hals	■ Flohbissallergie (Katze) ■ Futtermittelallergie (Katze)
Abdomen (Katze, Alopezie durch übermäßige Fellpflege)	■ Atopische Dermatitis ■ Flohbissallergie ■ Futtermittelallergie ■ Flohbissdermatitis ■ Cheyletiella-Dermatitis
Laterale Extremitäten (Hund)	■ Sarkoptes-Räude

- Namen des Produktes;
- Verabreichungsform (Spray oder Spot-on);
- Anwendungsfrequenz in Sommer und Winter;
- Mitbehandlung von anderen Tieren, die in der Familie leben;
- Behandlung der Umgebung;
- fielen Therapie und Baden zusammen;
- Anzahl der Bäder, Shampooapplikationen und Schwimmgewohnheiten des Tieres in den Behandlungsintervallen.

Nur eine gründliche Anamnese erlaubt es, Lücken in der Behandlung parasitärer Infektionen zu finden und den Besitzer zu überzeugen, Antiparasitika gezielter einzusetzen.

3.4 Dermatologische Untersuchung

Die dermatologische Untersuchung beginnt tatsächlich schon mit der Erhebung der Anamnese, bei der man sich nur vordergründig nicht mit dem Tier beschäftigt. Da sich in dieser Zeit das Tier nicht im Zentrum der Aufmerksamkeit fühlt, hat es die Möglichkeit zur Entspannung. In dieser Zeit kann man das Verhalten beobachten. Kratzt sich das Tier? Wenn ja, so ist dies ein Zeichen für starken Juckreiz (z. B. bei Sarkoptes-Räude), da normalerweise Tiere mit mittelgradigem Juckreiz von der ungewohnten Umgebung so stark abgelenkt sind, dass sie sich weder kratzen noch lecken. Wenn im Unterschied dazu ein Tier an der Umgebung kein Interesse zeigt, ja vielleicht sogar einschläft (ein nicht zu erwartendes Verhalten in einer Tierarztpraxis, wo Tiere sonst nervös und aufgeregt sind), kann die Ursache in einer Schilddrüsenunterfunktion oder einer anderen systemischen Erkrankung liegen.

Während der eigentlichen dermatologischen Untersuchung muss man anfangs das Tier als Ganzes beurteilen, insbesondere:
- Ernährungszustand;
- Haarglanz;
- Haardichte;
- Haarfarbe (Handelt es sich um einen Farbmutanten? Gibt es Körperregionen, die eine unnatürliche Färbung aufweisen, wo gibt es abgeleckte Bereiche?);
- Geruch des Fells und der Haut;
- Lokalisierung der sichtbaren Effloreszenzen.

Anschließend unterzieht man das gesamte Fell und die Haut einer gründlichen Untersuchung.

 Die Autorinnen folgen hier einer standardisierten Reihenfolge, um keine Region des Körpers zu vergessen.

1) Untersucher stellt sich hinter das Tier:
   - Untersuchung von der Schwanzwurzel über den dorsalen Thorax bis zum Hals;
   - Untersuchung der Schwanzunterseite, rund um den Anus, Perianalbezirk, bei weiblichen Tieren Perivaginalbezirk;
   - Hinterextremitäten (Ertasten von eventuellen linearen Granulomen);
   - Kaudale Pfoten mit Untersuchung aller dorsalen und plantaren / palmaren Zwischenzehenbereiche sowie der Krallenbette (bei der Katze sollten alle Krallen ausgefahren werden).

2) Untersucher stellt sich seitlich des Tieres:
   - Untersuchung der seitlichen Thoraxwand und des seitlichen Halses, der dazugehörigen Vorderextremitäten mit Pfote;
   - Untersuchung des Ohres und Beurteilung des Geruches;
   - Wiederholung auf der anderen Körperseite.

3) Tier in Seitenlage, die Extremitäten sind dem Untersucher zugewandt:
   - Untersuchung der medialen Flächen der Hinterextremitäten, der Leiste und der Bauchwand;
   - Untersuchung der äußeren Genitalien mit Ausschachten des Penis und Adspektion der Vulva;
   - Untersuchung der ventralen Thoraxwand und der Axilla sowie der medialen Flächen der Vordergliedmaßen.

4) Untersuchung seitlich und von vorne:
   - Untersuchung des Kopfes inklusive der Konjunktivalschleimhäute und der Maulöffnung.

Will man bei mittel- und langhaarigen Hunden die Haut untersuchen, so kann man sich mit einer Bajonettpinzette helfen. Mit ihrer Hilfe wird das Haar gescheitelt und die Haut sichtbar gemacht (Abb. 3.1). Neben der Adspektion sollte auch eine Palpation der Haut am ganzen Körper vorgenommen werden, da das Fell Effloreszenzen verdecken kann und diese nur mittels der Palpation wahrgenommen werden.

Lokalisation und Art der Effloreszenzen werden auf einem Datenblatt erfasst. Damit kann man bei Folgeuntersuchungen den Fortschritt beurteilen (Tabelle 3.9). Neben dem Datenfeld für die Effloreszenzen befindet sich im Datenerfassungsblatt eine schematische Abbildung eines Tierkörpers. Hier kann man rasch Informationen festhalten und kurze Anmerkungen aufführen.

Das Erkennen und die genaue Beschreibung der verschiedenen Effloreszenzen erleichtern die Verständigung mit anderen Kollegen (z. B. wenn diese die Kontrolluntersuchungen vornehmen sollen, oder wenn man sich zu einer Überweisung entscheidet) oder mit dem Pathologen (wenn man den Hautbiopsien ein Begleitschreiben mit einer Beschreibung des klinischen Bildes beilegt).

Üblicherweise werden Effloreszenzen in primäre und sekundäre Effloreszenzen unterteilt. Die sekundären Effloreszenzen entstehen aus den primären durch Sekundärinfektionen oder durch Selbsttraumatisierungen durch das Tier.

3.4.1 Primäre Effloreszenzen

Die primären Effloreszenzen sind unmittelbarer Ausdruck des pathologischen Vorgangs im Organ Haut. Sie sind von großer Bedeutung, nicht nur für den untersuchenden Kliniker, sondern auch für den Pathologen, wenn die Effloreszenzen für eine histopathologische Beurteilung entnommen werden.

Fleck *(macula)*. Eine umschriebene, nicht erhabene Hautstelle mit klarer Veränderung der Hautfarbe (Abb. 3.2). Hyperpigmentierte Flecken (Sprossen) sind auf den Schleimhäuten der rothaarigen Katzen ein physiologischer Befund. Nichtentzündete, hypopigmentierte Maculae mit einer landkartenartigen Abgrenzung sind charakteristisch für die Vitiligo. Erythematösen Flecken können verschiedene Ursachen zugrunde liegen. Zum einen sind sie die Folge einer peripheren Vasodilatation, wie man sie bei Hautentzündungen (z. B. Pyodermie)

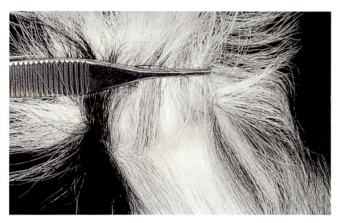

Abb. 3.1
Mit einer Pinzette kann man die Haare scheiteln, um die darunter liegende Haut sichtbar zu machen.

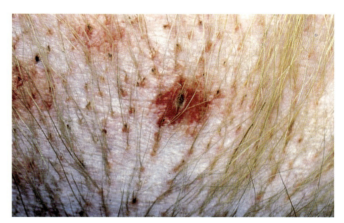

Abb. 3.2
Macula erythematosa.

Tabelle 3.9: Datenerfassungsblatt für die dermatologische Untersuchung

Allgemeiner Untersuchungsgang:

Schleimhäute _____ Körpertemperatur _____

Lymphknoten _____ Puls _____ Atemfrequenz _____

Dermatologischer Untersuchungsgang: **Effloreszenzen:**

Makula	Papula	Pustula
Vesikel / Blase	Schuppenkranz	Quaddel
Alopezie	Schuppen	Krusten
Ulkus	Exkoriation	Lichenifikation
Hyperkeratose	Komedon	Knötchen
Tumor	Plaque	Zysten
Zellulitis		

Farbe: **Geruch:**

Erythem   Hyperpigmentation   Depigmentierung   Seborrhoe   Pseudomonas

Krallen _____ Fell _____ Sonstiges _____

Zusammenfassung der Symptome _____

findet; zum anderen die Folge des Austrittes von roten Blutkörperchen, wie man es bei Vaskulitis, bei Ekchymosen oder bei Koagulopathien sieht. Um die beiden Pathogenesen zu unterscheiden, drückt man einen Objektträger auf den veränderten Hautbezirk (Diaskopie): Bei einer Vasodilatation verschwindet die Färbung, bei einem Blutaustritt bleibt sie erhalten (Abb. 3.3). Bei großflächigen Erythemen spricht man von Erythroderma (Abb. 3.3). Der Sonnenbrand, das epitheliotrope Lymphosarkom und das Arzneimittelexanthem sind Beispiele für Pathogenesen dieser Effloreszenz.

Ein hyperpigmentierter Fleck ist oft eine Entwicklungsstufe eines abgegrenzten Entzündungsprozesses, wie z. B. eine Pustel in Abheilung.

Papel *(papula).* Bei der Papel handelt es sich um eine kleine, gerötete und solide Erhabenheit der Haut von bis zu einem halben Zentimeter Durchmesser. Sie ist die Folge einer Zellansammlung im kutanen Gewebe (Abb. 3.4). Die Papel ist oft der Vorläufer einer Pustel. In diesem Fall kommt es zu einer Ansammlung von neutrophilen Granulozyten in der Dermis. Von hier wandern sie in die Epidermis und bilden später den Inhalt der Pustel. Papeln beobachtet man auch bei Parasitenbefall (Stiche von Insekten, Mücken, Flöhen und bei der Sarkoptes-Räude des Hundes) sowie fallweise bei der Futtermittelallergie.

Pustel *(pustula).* Eine Ansammlung von abgestorbenen Entzündungszellen (Eiter) in der Epidermis oder in der Dermis (Abb. 3.5). Histologisch kann man Pusteln anhand der Lokalisation (intrakorneal, subkorneal, oberflächlich intradermal, tief intradermal, panepidermal und suprabasal) und anhand ihres Inhaltes (neutrophile und eosinophile Granulozyten, Lymphozyten und Histiozyten) unterscheiden. Als klinischen Befund kann man Pusteln bei der Pyodermie, beim Pemphigus foliaceus und bei seltenen Formen der Leishmaniose sehen. Kommt es zu einer sekundären Infektion mit Bakterien, so findet man auch bei anderen Hauterkrankungen Pusteln (z. B. Demodikose).

Bläschen *(vesicula).* Eine Ansammlung von klarer oder bluthaltiger (seröser) Flüssigkeit kleinen Umfangs, die in der Epidermis oder darunter zu liegen kommt.

Blase *(bulla).* Eine Ansammlung von klarer oder bluthaltiger Flüssigkeit größeren Umfangs (Durchmesser > 0,5 cm), die in der Epidermis oder darunter zu liegen kommt (Abb. 3.6).

Bläschen und Blasen werden nur vereinzelt gesehen, da sie bei seltener auftretenden Krankheiten vorkommen und aufgrund der dünnen Hornschicht von Hund und Katze nur von kurzer Lebensdauer sind. Bläschen mit seröser Flüssigkeit entstehen bei Verbrennungen, bei Autoimmunerkrankungen wie dem Pemphigus vulgaris, bei Erkrankungen, die mit einer dermoepidermalen Ablösung einhergehen (z. B. bullöses Pemphigoid) und seltenen Formen des Arzneimittelexanthems. Bluthaltige Bläschen und Blasen entstehen, wenn die Flüssigkeitsan-

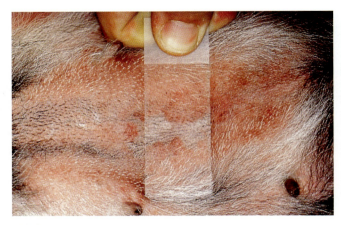

Abb. 3.3
Erythroderma. Die Färbung verschwindet nicht durch Druck (Diaskopie). Hier durch Blutung in der Haut hervorgerufen.

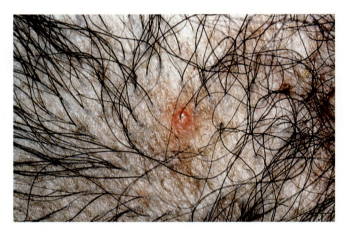

Abb. 3.4
Eine kleine Papel, eine rötliche erhabene Effloreszenz.

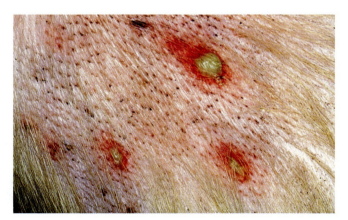

Abb. 3.5
Pusteln mit rotem Hof.

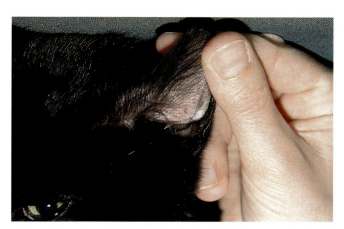

Abb. 3.6
Blase auf der Ohrmuschel einer Katze.

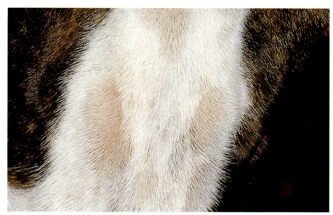

Abb. 3.7
Zahlreiche Quaddeln am Hals eines Boxers mit Nesselausschlag.

sammlung in der Dermis abläuft (hier liegen Blutgefäße). Sie entwickeln sich in Folge von Vaskulitiden, Blutgerinnungsstörungen und Furunkulosen (bei komplizierten Demodikosen).

Quaddel *(urtica)*. Eine Erhabenheit der Haut, die sich sehr rasch entwickelt (innerhalb weniger Stunden) und ebenso rasch verschwindet (innerhalb einiger Stunden bis zu einigen Tagen). Dabei handelt es sich um ein lokal begrenztes Ödem der oberflächlichen Dermis (Abb. 3.7). Die Quaddel ist die typische Überempfindlichkeitsreaktion vom Typ 1 (Soforttyp oder anaphylaktischer Typ). Sie tritt bei Urtikaria auf (fast ausschließlich beim Boxer) und beim Intrakutantest in den Injektionsstellen mit positiver Reaktion. Wenn man das Ödem auch in tieferliegenden Geweben und über größere Körperregionen ausgebreitet vorfindet (insbesondere in der Kopfregion), so spricht man von einem Angioödem.

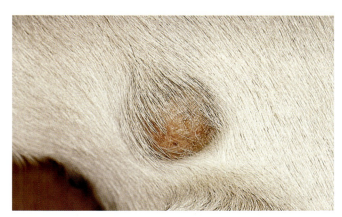

Abb. 3.8
Knötchen.

Knötchen *(nodulus)*. Die verhärtete Erhabenheit der Haut besteht aus Infiltrat oder Zellwucherungen und/oder aus einer Zunahme von Bindegewebsstroma (Abb. 3.8). Knötchen treten bei Infektionskrankheiten bakteriellen (z. B. Abszess), mykotischen (z. B. tiefe Mykosen, Kerion) oder parasitären (Leishmaniose, Hautform der Filariose) Ursprungs auf; außerdem durch Ansammlung amorphen Materials (z. B. Calcinosis cutis, Xanthomatose) sowie als granulomatöse Fremdkörperreaktion (Nahtmaterial, Lösungsmittel in Injektionslösungen), bei einem chronischen Geschehen durch ein externes Trauma (Leckgranulom, Liegeschwiele), als sterile, entzündliche, idiopathische Reaktion (kutane Histiozytose) und bei Neoplasien.

Plaque. Eine Plaque ist eine größere, abgeflachte und verhärtete Erhebung (Abb. 3.9). Sie ist das Ergebnis einer begrenzten Infiltration von Entzündungszellen (z. B. eosinophile Plaque) oder neoplastischer Zellen (epitheliotropes Lymphosarkom) in die Haut.

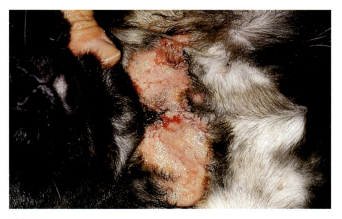

Abb. 3.9
Ausgedehnte eosinophile Plaque einer Katze.

Naevus (hamartoma). Es handelt sich um eine umschriebene, angeborene Veränderung der Haut. Sie zeigt sich linear oder rundlich und besteht aus einem oder mehreren Produkten der Haut, die im Übermaß gebildet wurden (Abb. 3.10). Die bekanntesten Naevi sind der Kollagennaevus und der Talgdrüsennaevus sowie der epidermale, follikuläre und der organoide Naevus (letzterer besteht aus zwei oder mehreren Hautelementen).

3.4.2 Sekundäre Effloreszenzen

Sekundäre Effloreszenzen sind eine Folge der primären Läsionen oder das Ergebnis von selbstzugefügten Traumen. Sie sind im Vergleich zu den primären Effloreszenzen weniger aussagekräftig, dennoch kann man sie in Abwesenheit von diesen für histopathologische Bioptate heranziehen.

Mitesser (comedo). Er entsteht durch die Ansammlung von keratinhaltigem Material im Inneren eines Haarbalges (Abb. 3.11). In diesen Pfropfen findet man auch dünne Haare. Dabei handelt es sich um Sekundärhaare, die nicht durch die Keratinmassen an die Oberfläche des Haartrichters dringen. Mitesser gehen mit Keratinisationsstörungen (Akne der Katze, Vitamin-A-reaktive Dermatose der Cocker) einher. Man beobachtet sie auch im Zusammenhang mit Erkrankungen der Talgdrüsen (Sebadenitis, Leishmaniose). Talgdrüsen produzieren die »Schmiere« für den Haartrichter und sind für das Haarwachstum mitverantwortlich. Des Weiteren findet man Komedonen bei Follikulitis (bakterielle Infektionen, Demodikose), bei hormonellen Störungen und bei Haarfollikeldysplasien, wo eine physiologische »Reinigung« des Haarbalges durch Arretierung und Entstellung im Haarwachstum unterbunden wird (Cushing-Syndrom, Nackthunde und -katzen, Alopezie der Farbmutanten).

Kruste (crusta). Sie bildet sich durch das Eintrocknen und Verhärten von Exsudaten oder Blut (Abb. 3.12). Aus der Farbe der Kruste kann man auf das Ursprungsmaterial schließen: gelb – Eiter; rotbraun – Blut; hell – Serum. Eine Kruste von geronnenem Blut weist darauf hin, dass die Verletzung bis in die Dermis reicht, in der Blutgefäße liegen; eine gelbe oder helle Kruste kann sich nur im Zusammenhang mit lokalisierten Verletzungen der Epidermis bilden. Auch die Form der Kruste kann ein Hinweis auf den Ursprung sein: Kleine runde Schorfe sind das Produkt von Pusteln und Bläschen, längliche Krusten (meistens braun gefärbt) sind die Folge von selbstzugefügten Traumen.

Schuppen (squama). Schuppen sind großflächige, trockene und helle Anteile der Hornschicht (Abb. 3.13). In der gesunden Haut erfolgt die Exfoliation Zelle für Zelle, und sie ist für das freie Auge nicht wahrnehmbar. Im Verlauf verschiedener pathologischer Entwicklungen kommt es zu sehr großflächigen Abschilferungen vom Stratum corneum (man fasst sie mit dem Begriff »Seborrhoea sicca« zusammen). Sie sind makros-

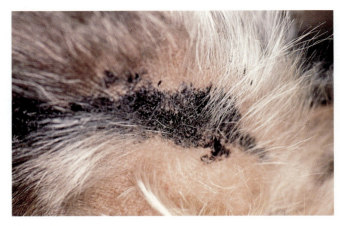

Abb. 3.10
Lineares organoides Naevus.

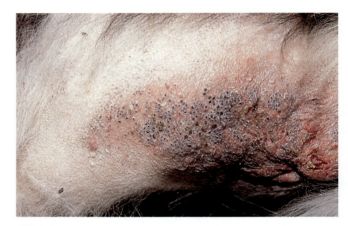

Abb. 3.11
Haut am ventralen Thorax, die mit zahlreichen Komedonen übersät ist.

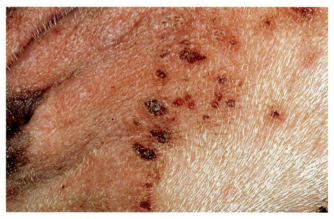

Abb. 3.12
Rotbraune Krusten, bestehend aus getrocknetem Blut (Exkoriationen).

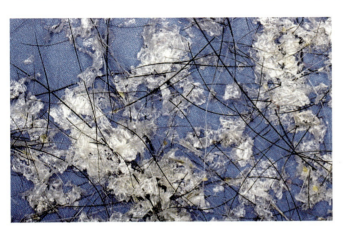

Abb. 3.13
Großflächige Schuppen.

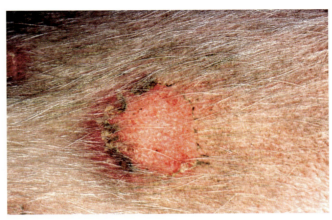

Abb. 3.14
Schuppenkranz mit mittiger Alopezie.

kopisch wahrnehmbar. Diese Läsion wird im Allgemeinen von einer übermäßigen Produktion der Hornschicht verursacht. Es handelt sich um einen Schutzmechanismus gegen mechanische Verletzungen, gegen externe Chemikalien (zu häufiges Baden und aggressive Mittel), bei Hautentzündungen (oberflächliche Pyodermie), bei Störungen des oberflächlichen Hydrolipid-Schutzfilms (Leishmaniose, Sebadenitis) oder bei angeborenen Krankheiten (Ichthyose, primäre idiopathische Seborrhoe).

Schuppenkranz *(collerette).* Es handelt sich um eine runde oder polyzyklische Ansammlung von Hautschuppen (Abb. 3.14). Schuppenkränze sind das Endprodukt einer Pustel, eines Bläschens oder einer Blase. Sie bildeten dort die Wand der Primäreffloreszenz, deren Inhalt nach Ruptur verloren ging. Im Inneren des Kranzes kann die Haut hyperpigmentiert sein (normaler Vorgang bei einer chronischen Hautentzündung), während der Rand bei noch aktivem Entzündungsprozess erythematös und leicht nässend sein kann.

Exkoriation *(excoriatio).* Dies ist eine vom Tier selbstzugefügte Läsion, die als Folge von Kratzen, Knabbern, Lecken und Aufreiben (Abb. 3.15) aufblüht. Sie ist ein wichtiger Hinweis auf Juckreiz und hilft bei dessen Lokalisierung.

Erosion *(erosio).* Hierbei handelt es sich um einen Gewebsverlust der Oberhaut, der bis zur Lamina basalis reicht, aber die Dermis intakt lässt (Abb. 3.16). Nach Verlust der oberflächlichsten epidermalen Schichten sind Erosionen das Endprodukt von epidermalen Läsionen wie Pusteln oder Vesikeln. Der Boden der Effloreszenz ist zwar nie hämorrhagisch, da es nicht zu einer Verletzung der Dermis kommt, aber er kann leicht nässend sein. Diese Verletzungen heilen stets ohne Narbenbildung ab. Ausgedehnte Erosionen beobachtet man im Verlauf von Autoimmunerkrankungen (Pemphigus vulgaris, Erkrankungen mit dermo-epidermaler Ablösung) und bei

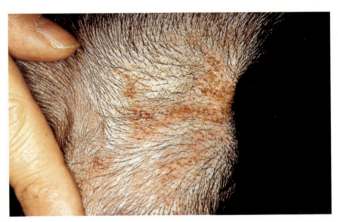

Abb. 3.15
Durch Kratzen hervorgerufene Exkoriationen in der Achsel eines Hundes.

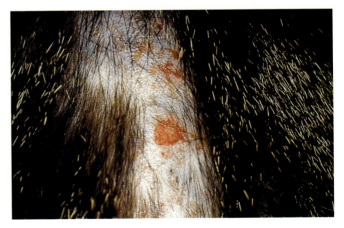

Abb. 3.16
Kleine Erosion, die bei einer Katze durch Lecken hervorgerufen wurde.

eosinophilen Plaques im Anfangsstadium, bei denen das Lecken der Katze Ursache für den Abrieb ist.

Geschwür *(ulcus)*. Der Gewebsverlust umfasst die gesamte Epidermis und die darunterliegenden Gewebeschichten (Dermis, seltener die Unterhaut) (Abb. 3.17). Da die Verletzung auch die Dermis betrifft und Blutgefäße in Mitleidenschaft zieht, ist der Boden des Ulkus hämorrhagisch. Ist der Gewebsverlust umfangreich und betrifft er auch die Haarbälge, so verläuft die Heilung stets mit Narbenbildung und geht mit einer bleibenden Haarlosigkeit einher. Geschwüre können die Folge von bakteriellen (Schäferhund-Pyodermie) oder mykotischen Infektionen sein. Man sieht sie in Zusammenhang mit Demodikose, tiefen Pyodermien oder bei Hauttumoren.

Rhagade *(ragade)*. Eine ulzerierende Fissur, die man vor allem bei Hyperkeratose von Ballen und Nasenspiegel findet (Abb. 3.18). Wenn sie sekundär mit Bakterien infiziert ist, kann sie dauerhaft bluten und schmerzen.

Fistel *(fistula)*. Die Fistel ist eine Gewebsöffnung, aus der Exsudat quillt, welches seinen Ursprung von einem in der Tiefe liegenden Infektionsherd nimmt (Dermis oder Subkutis) (Abb. 3.19). Die Fisteln eines Abszesses oder anderer Infektionsherde (Furunkulosen, sterile Pannikulitiden, Fremdkörpergranulome, u. a.) dienen dem natürlichen Abfluss von Eiter (und von eventuellen Infektionserregern) bzw. dem Abstoßen von Fremdkörpern oder von abgestorbenem Gewebe aus der Tiefe.

Hyperpigmentierung. Eine Dunkelverfärbung von Haut und/oder Haar (Abb. 3.20). Die Hyperpigmentierung kann durch Sonneneinwirkung auf die Haut zustande gekommen sein, aber sie kann ebenso als Folge einer chronischen Hautentzündung oder einer Hormonstörung auftreten. Aus all die-

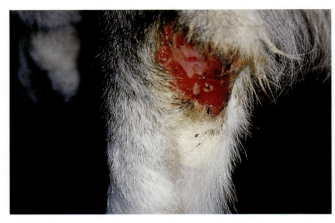

Abb. 3.17
Ulkus mit hämorrhagischem Boden am Ellbogen eines Hundes (Abb. freundlicherweise zur Verfügung gestellt von Dr. C. Cortellezzi).

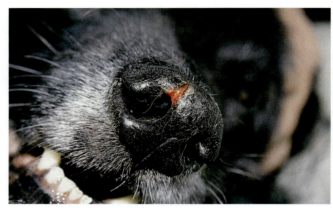

Abb. 3.18
Rhagade oder Fissur am Nasenspiegel eines Hundes.

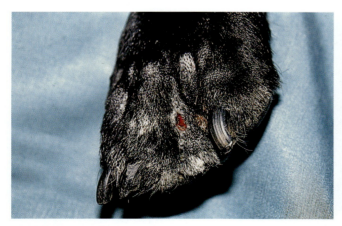

Abb. 3.19
Interdigitale Fistel.

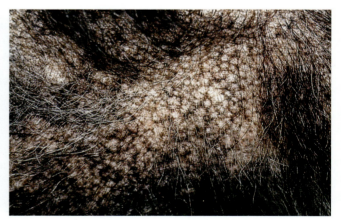

Abb. 3.20
Hyperpigmentierung der Haut eines Hundes. Die Ursache war eine chronische Entzündung.

sen Gründen muss man einerseits die kutane Hyperpigmentierung als unspezifisches Symptom ansehen, das charakteristisch für chronische Krankheitsverläufe ist. Andererseits tritt eine umschriebene Hyperpigmentierung (dunkler Fleck) als Lentigo (rote Katzen, ältere Tiere) und im Zusammenhang mit erhabenen Effloreszenzen als Melanom, Melanozytom und pigmentiertes Basaliom auf.

Die vorübergehende Hyperpigmentierung des Haares kann man an Stellen beobachten, an denen Haar nach dem Scheren oder nach Haarverlust wieder nachwächst. Davon betroffen sind Siamkatzen und einige Hunderassen (z. B. Boxer). Nach dem darauffolgenden Haarwechsel erlangt das Haar meist seine ursprüngliche Farbe wieder.

Depigmentierung. Dies ist der Farbverlust in Haut und/oder Haar (Abb. 3.21). Wenn Entzündungsvorgänge die Basalschicht – sie beherbergt auch die Melanozyten – schädigen, so kann das zu einer Depigmentierung führen (z. B. diskoider Lupus erythematodes). Ebenso beobachtet man den Vorgang im Verlauf von immunvermittelten Erkrankungen, bei denen Melanozyten Angriffspunkt sind (Vitiligo, uveodermatologisches Syndrom). Pigmentverlust an den Haaren stellt einen physiologischen Vorgang beim älteren Hund dar. Betroffen ist vor allem der Kopf. Manchmal sieht man dies auch bei einer Vitiligo, bei mechanischen Traumen der Haut, bei Dermatomyositis und beim uveodermatologischen Syndrom.

Lichenifikation *(lichenificatio)*. Die Haut nimmt an Dicke zu. Das pachydermatische Erscheinungsbild ist von Hyperpigmentierung und Faltenbildung begleitet (Abb. 3.22). Die Lichenifikation ist ein sehr unspezifisches Symptom. Sie tritt als Folge von langwierigen Entzündungsvorgängen der Haut auf.

Narbe *(cicatrix)*. In Folge von tiefgehenden Gewebsschädigungen und nach Verlust von Teilen des Bindegewebes und der Haarfollikel kommt es in den betroffenen Bezirken zur Bildung von nicht pigmentiertem und haarlosem Bindegewebsersatz (Abb. 3.23).

Schwiele *(callus)*. Ein gut abgegrenzter, verdickter, hyperkeratotischer und haarloser Hautbezirk, der oft über Knochenvorsprüngen zu liegen kommt. Druck und Zug sind Auslöser einer permanenten Traumatisierung, was zur Bildung einer Schwiele führt (Abb. 3.24).

3.4.3 Alopezie

Gerade weil die Alopezie weder zu den primären noch zu den sekundären Effloreszenzen zählt, muss man sie gesondert behandeln. Korrekterweise sollte man dann von Alopezie sprechen, wenn man zumindest in einem Bezirk eine vollkommene Haarlosigkeit vorfindet. Wenn aber nur eine Ausdünnung des Haarkleides vorliegt, so spricht man von Hypotrichose. Meist wird jedoch der Begriff Alopezie ohne Unterscheidung

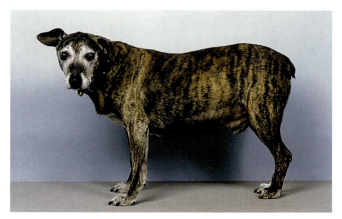

Abb. 3.21
Physiologischer Pigmentverlust am Kopfhaar eines Hundes.

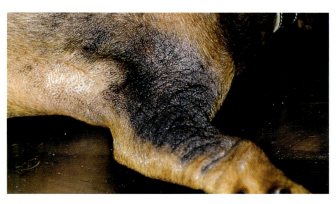

Abb. 3.22
Lichenifikation und Hyperpigmentierung in der Achsel bei einem Hund mit einer chronischen atopischen Dermatitis.

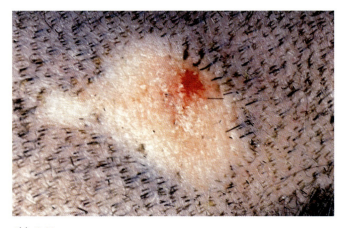

Abb. 3.23
Narbengewebe. Die hellere Farbe und die Haarlosigkeit im Unterschied zum umgebenden Gewebe sind gut sichtbar.

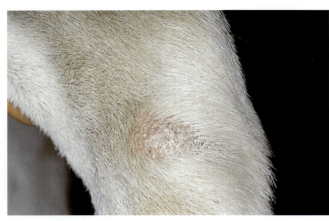

Abb. 3.24
Liegeschwiele am Tarsus eines Hundes.

für beides angewandt. Wichtig ist es zu differenzieren, ob der Haarverlust vollständig mit Schaft und Wurzel erfolgt oder ob nur ein Verlust des Schaftes vorliegt. Im ersten Fall (z. B. bei Hormonerkrankungen des Hundes) lassen sich die Haare am Rande der Alopezie durch Zug sehr leicht ausziehen. Diese Art von Haarverlust kann diffus und symmetrisch oder fokal bzw. multifokal sein und geht mit einer Missbildung der Wurzel und des Schaftes einher. Wenn hingegen ein Abriss an der Basis des Schaftes vorliegt (z. B. durch Lecken bei der Katze), kann man diese mit Hilfe eines Vergrößerungsglases sehen oder die sehr kurzen Schaftstümpfe tasten, die aus dem Haarbalgtrichter herausstehen. In diesem Falle sind die Haare am Rand nicht leicht auszureißen und haben ein gesundes Aussehen. Diese Haarlosigkeit ist auf ein externes Trauma zurückzuführen, im Allgemeinen auf Lecken oder Kratzen, wobei sich intakte Wurzeln und Follikel feststellen lassen.

3.5 Differentialdiagnosen

Mit den Informationen aus Anamnese und klinischer Untersuchung erfolgt nun die Erstellung der Liste der Differentialdiagnosen. Sie sollte nicht übermäßig lang (maximal vier bis fünf mögliche Erkrankungen) und nach ihrer Wahrscheinlichkeit geordnet sein. Diese Liste verwendet man als Leitfaden um zu entscheiden, welche fortführenden Untersuchungen sinnvoll sind. Entscheidungskriterien dafür sind die Wahrscheinlichkeit der Erkrankung, die Dauer und die Kosten für die einzelnen Untersuchungen. Die aufgelisteten Möglichkeiten sollten sich in einer der folgenden großen Kategorien wiederfinden:

- Bakterielle Infekte
- Pilzinfektionen
- Parasitosen
- Immunvermittelte Erkrankungen (Allergien, Autoimmunerkrankungen, usw.)
- Hormonerkrankungen
- Neoplasien
- Angeborene und Erbkrankheiten
- Umwelterkrankungen
- Idiopathische Erkrankungen

Liste der Differentialdiagnosen, Ergebnisse der Zusatzuntersuchungen und Therapieansatz können in Folge im letzten Teil des Datenblattes festgehalten werden (Tabelle 3.10).

Tabelle 3.10: Differentialdiagnosen, Zusatzuntersuchungen, Enddiagnose, Therapie und Follow-up

Problemliste und Differentialdiagnosen _____

Ergebnisse der Zusatzuntersuchungen: Allergietests _____

Geschabsel _____ Trichoskopie _____

Zytologie _____

Biopsie _____

Blut / Harn _____

Kulturen _____

Diagnosen _____

Therapie und Follow-up _____

4 Einfache Zusatzuntersuchungen für die Praxis

> **Einfache Zusatzuntersuchungen für die Praxis**
> - Kämmen
> - Wood-Licht
> - Tiefes Hautgeschabsel
> - Oberflächliches Hautgeschabsel
> - Trichoskopie
> - Mikroskopische Untersuchung der Schuppen und Klebestreifenabklatsch
> - Zytologie (wird in Kapitel 5 abgehandelt)
> - Pilzkultur

4.1 Kämmen

Um größere Parasiten (Flöhe, Läuse), ihren Kot und bei einer trockenen Seborrhoe Schuppen zu sammeln, muss das Fell sorgfältig gekämmt werden.

Der Kamm sollte eine enge Zahnung (13 Zähne pro Zentimeter) (Abb. 4.1) aufweisen. Er kann aus Kunststoff oder Metall sein und muss vor jeder Anwendung gründlich gereinigt werden. Um aussagekräftige Ergebnisse zu erzielen, wird mehrere Minuten lang der ganzen Rumpf des Tieres gekämmt. Flöhe und Läuse werden vom Kamm abgefangen und so sichtbar gemacht. Um den Flohkot sichtbar zu machen, kann man die mit dem Kamm gesammelten Haare mit einem weißen, leicht angefeuchteten Papiertaschentuch umfassen und vom Kamm entfernen. Wenn sich nun Haare und Schuppen zwischen zwei Lagen des Taschentuches befinden, wird das Papier am gewonnenen Material angedrückt. Da Flohkot zu 95 % aus getrocknetem Blut besteht, wird dieser, falls vorhanden, nach einigen Minuten am Papiertaschentuch durch die Bildung eines bräunlichen Randes sichtbar werden (Abb. 4.2).

Um Schuppen einzusammeln, sucht man sich Hautbezirke aus, die starke exfoliative Effloreszenzen aufweisen, und kämmt diese so lange, bis genügend Material vorliegt. Auf einen Objektträger gibt man einen Tropfen Paraffinöl, legt vorsichtig die gesammelten Haare darauf, deckt es mit einem Deckgläschen ab und betrachtet es im Mikroskop bei 4- und 10facher Vergrößerung. Diese Untersuchung ist sehr nützlich, wenn man Milben der Spezies *Cheyletiella* sucht.

4.2 Wood-Licht

Das Wood-Licht (Abb. 4.3) strahlt ein ultraviolettes Licht mit einer Wellenlänge von 253,7 nm aus. Wenn man die Hyphen einiger Stämme von *Microsporum canis* auf diese Weise bestrahlt, fluoreszieren sie ein apfelgrünes Licht (ca. 60 %). Will man die Lampe richtig verwenden, so muss man einige einfache Regeln beachten: Um ein konstantes Licht mit der richtigen Wellenlänge zu erzeugen, muss man die Lampe einige Minuten vorwärmen. Außerdem wird diese Untersuchung in einem abgedunkelten Raum durchgeführt (z. B. in der Dunkelkammer), nachdem man den Augen eine Dunkeladaptierung ermöglicht hat. Das Fell des untersuchten Tieres wird für einige Minuten bestrahlt, da einige Pilzstämme nicht sofort fluoreszieren.

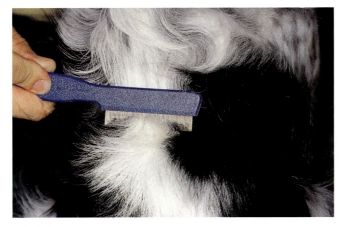

Abb. 4.1
Kämmen des Fells auf der Suche nach Parasiten.

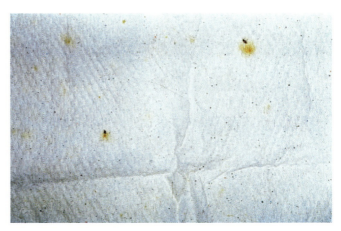

Abb. 4.2
Flohkot hinterlässt einen bräunlichen Rand auf einem angefeuchteten Saugpapier.

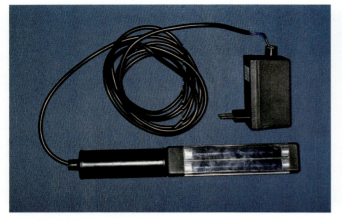

Abb. 4.3
Wood-Licht.

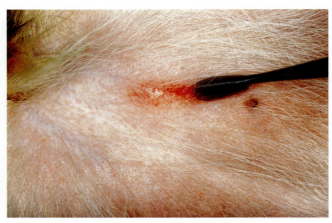

Abb. 4.4
Tiefes Hautgeschabsel (bis zur Kapillarblutung) mit dem scharfen Löffel nach Volkman.

Nur eine glänzend grüne Fluoreszenz ist aussagekräftig. Andere Farben (weiß, blau oder gelb) sind nicht auf die Anwesenheit von Pilzen zurückzuführen. Des Weiteren muss die Fluoreszenz am Schaftzylinder des Haares sichtbar werden: an der Basis des Haares, wenn das Tier noch nie behandelt wurde, oder mehr distal, wenn sich das Tier in der Genesungsphase befindet. Den letzteren Befund wird man als ein Zeichen für gesund nachwachsendes Haar interpretieren. Findet man die Fluoreszenz auf der Haut oder krümelig wirkende am Haar, so handelt es sich um Schuppen oder Staub und ist nicht aussagekräftig. Zuletzt darf man nicht vergessen, dass auch Rückstände von lokal verabreichten Medikamenten fluoreszierendes Licht emittieren können. Aufgrund von zahlreichen falsch-positiven (unspezifische Fluoreszenz) und falsch-negativen Befunden (nicht fluoreszierende Stämme) kann man die Untersuchung mit der Woodschen Lampe nicht als endgültig betrachten. Einem positiven Befund muss eine trichoskopische Untersuchung der fluoreszierenden Haare folgen (siehe unten), einem negativen Befund sollte man eine Pilzkultur anschließen (siehe unten).

4.3 Tiefes Hautgeschabsel

Das tiefe Hautgeschabsel wird ausschließlich bei Verdacht auf Demodikose angewandt. Die Demodexmilbe lebt in den Tiefen der Haarfollikel und in den Talgdrüsen. Es ist ratsam, alle zu einer dermatologischen Visite vorgestellten Tiere einem Geschabsel zu unterziehen, da die Demodikose mit sehr unterschiedlicher Symptomatik einhergehen und mit vielen anderen Dermatopathien vergesellschaftet sein kann.

Zur Durchführung dieser Art von Geschabsel empfiehlt sich der scharfe Löffel nach Volkman mit einem Durchmesser von 5–6 mm (2–3 mm, wenn das Geschabsel bei kleinen Säugetieren und Vögeln gewonnen wird). Der Löffel wird mit Paraffinöl angefeuchtet, so dass das Einsammeln des abgeschab-

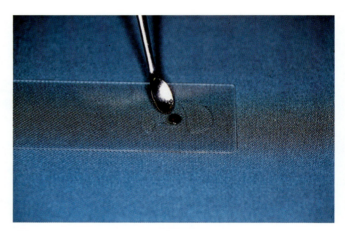

Abb. 4.5
Die gesammelte Probe wird mit einem Tropfen Paraffinöl auf einem Objektträger vermischt.

ten Materials erleichtert wird. Wenn der zu schabende Bezirk behaart ist (auch bei sehr kurzen Haaren), muss man ihn vorher scheren. Mit Daumen und Zeigefinger wird die Haut gespannt und mit senkrecht zur Hautoberfläche gestelltem Löffel wird eine Stelle mehrfach in Richtung des Haarstriches solange geschabt (im Allgemeinen ein Streifen mit einer Länge von 2–3 cm), bis es zu einer kapillaren Blutung kommt (Abb. 4.4). Dann überträgt man mit Hilfe einer Pinzette das in der konkaven Fläche des Löffels gewonnene Material auf einen Objektträger, auf den ein Tropfen Paraffinöl aufgetragen wurde. Bevor man das Ganze mit einem Deckgläschen abdeckt, ist es wichtig, dass Gewebeprobe und Öl gut vermengt werden. Dabei erfolgt die Durchmischung mit der konvexen Seite des Löffels, um Klumpenbildung zu unterbinden (Abb. 4.5). Bei 4- und 10facher Vergrößerung wird die Probe im Mikroskop beurteilt. Alternativ zum Paraffinöl wird von einigen Autoren Chlorlaktophenol oder 10%ige Kalilauge bevorzugt. Durch ihre keratinolytische Wirkung haben beide Substanzen den

Vorteil, dass Parasiten besser darstellbar sind. Da aber beide Stoffe hautreizend sind und man deshalb den Löffel nicht benetzen kann, birgt es den Nachteil in sich, dass man ein Trockengeschabsel durchführen muss. Chlorlaktophenol ist nicht im Handel erhältlich, kann aber vom Apotheker schnell zubereitet werden (Tabelle 4.1). Es hat den Vorteil, dass es zu einer augenblicklichen Klärung der gewonnenen Probe führt. Wenn man hingegen Kalilauge verwendet, muss man das Präparat 20 Minuten bei Zimmertemperatur ruhen lassen (besser auf die eingeschaltete Mikroskoplampe legen), um denselben Effekt zu erzielen. Alternativ dazu kann man das Ganze vorsichtig erhitzen, ohne es kochen zu lassen.

Bei Tieren mit noch nicht behandelter Demodikose ist die Anzahl der gefundenen Milben im Allgemeinen sehr hoch, so dass es selten erforderlich ist, mehr als zwei oder drei Geschabsel durchzuführen. Liegen verschiedene Effloreszenzen vor, so empfiehlt es sich von jedem Typus Geschabsel zu nehmen. Ist es aus verschiedensten Gründen schwierig (periokulär), schmerzhaft für das Tier (im Zwischenzehenbereich) oder gefährlich für den Tierarzt (Lefze bei aggressiven Tieren), so bietet sich alternativ die Trichoskopie an (*siehe* Kapitel 4.5).

4.4 Oberflächliches Hautgeschabsel

Das oberflächliche Hautgeschabsel kommt bei der Suche nach Parasiten wie Sarcoptes, Notoedres und Cheyletiella, für die Probengewinnung von fettigem Material sowie für die Zytologie bei einer öligen Seborrhoe zum Einsatz. Seltener wird es zur Diagnosefindung der Dermatophytose angewandt.

Wenn man sich auf die Suche nach Parasiten begibt, so ist es wichtig, dass man sich ein Hautareal von einer Größe von ca. 10 cm² aussucht und dieses schert, ohne dabei die Schuppen abzutragen. Für das Geschabsel kommen saubere und trockene Skalpellklingen Nr. 10 oder 20, die aber nicht neu sein müssen, zum Einsatz. Klinge und/oder Haut müssen mit Paraffinöl gut angefeuchtet werden, damit die sonst sehr trockenen Schuppen besser haften. Die Klinge wird mehrfach und vorsichtig über die gesamte Fläche geführt, so dass die größtmögliche Menge an Schuppen gewonnen werden kann (Abb. 4.6). Bei Verdacht einer Sarcoptes-Räude beim Hund – die sehr geringe Anzahl der Parasiten steht in keinem Verhältnis zur klinischen Symptomatik – empfiehlt es sich, nach gründlichem Scheren beide Außenflächen der Ohrmuscheln zu schaben (Abb. 4.7). Man muss auch darauf achten, die zahlreichen Schuppen am Ohrrand zu gewinnen. Wie beide Autorinnen aus Erfahrung wissen, ist dies der Bezirk, wo man am ehesten fündig wird. Das gewonnene Material wird vorsichtig mit Hilfe einer Pinzette auf einem Objektträger zusammen mit einem Tropfen Paraffinöl aufgetragen, gut vermengt, mit einem Deckgläschen abgedeckt und mit dem Mikroskop bei 4facher Vergrößerung beurteilt.

Wenn man Sarcoptes- oder Cheyletiella-Milben sucht, muss man die Oberfläche des Objektträgers systematisch und vollständig absuchen. Im Unterschied dazu lässt sich die Katzenmilbe Notoedres leichter finden, da sie immer sehr zahlreich in Erscheinung tritt. Fallweise stößt man auf Haarreste, die von Hyphen durchdrungen und von Sporen bedeckt sind. Sporen stellen sich als kleine, das Licht doppelbrechende Sphären dar (Abb. 4.8).

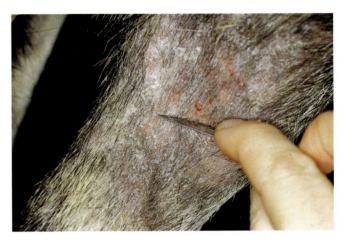

Abb. 4.6
Oberflächliches Hautgeschabsel mit einer Skalpellklinge.

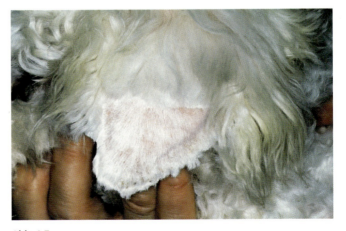

Abb. 4.7
Rasierte Ohrmuschel, wie sie für ein oberflächliches Hautgeschabsel auf der Suche nach Sarcoptes-Räudemilben benötigt wird.

Tabelle 4.1: Rezeptur für Chlorlaktophenol

Chloralhydrat	50 g
Phenol, flüssig	25 ml
Milchsäure, flüssig	25 ml

Nach dem Mischen der Bestandteile lässt man das Ganze für 24–48 Stunden ruhen. So können die Kristalle ganz in Lösung gehen.

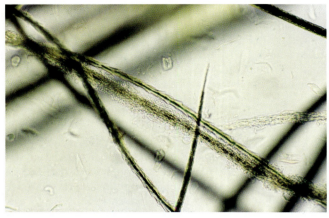

Abb. 4.8
Mikroskopisches Präparat eines Haares, das von Dermatophyten befallen ist. Der Haarschaft ist von Hyphen durchdrungen und mit Pilzsporen bedeckt.

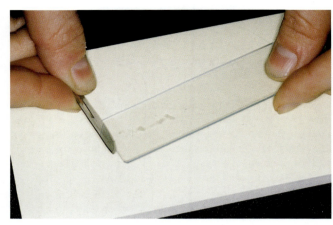

Abb. 4.9
Nachdem man das seborrhoeische Probenmaterial mit einer Rasierklinge gewinnen konnte, streicht man es auf einem Objektträger aus.

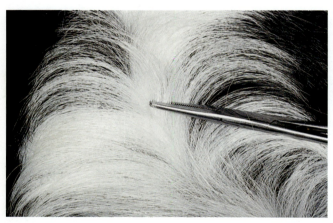

Abb. 4.10
Entnahme von Haaren für die Trichoskopie.

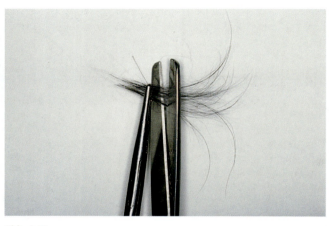

Abb. 4.11
Die gewonnenen Haare werden basisnah gekürzt.

Das oberflächliche Geschabsel zur Gewinnung von fettigen Proben erfolgt in ähnlicher Art und Weise, aber mit trockenen Klingen. Das an der Klinge haftende Material wird »wie Butter« auf einem Objektträger aufgetragen (Abb. 4.9). Im Anschluss wird das Präparat angefärbt (*siehe* Kapitel 4.5).

4.5 Trichoskopie

Wenn der Verdacht auf Demodikose oder Dermatophytose vorliegt, so ist die Beurteilung von Wurzeln, Schäften und Spitzen der Haare sehr nützlich. Auch bei Erkrankungen, die mit Alopezie einhergehen, bietet sich diese Methode an. Das Ausziehen der Haare sollte mit einer geraden Arterienklemme Mosquito nach Klemmer erfolgen. Wenn man die Spitzen der Arterienklemme mit zwei Gummi- oder Silikonschläuchen überzieht, so werden die Haare schonend entnommen und man erhält einen besseren Griff um die Haare. So wird eine aussagekräftige Probe mit Haaren in allen Entwicklungsphasen gewonnen und nicht nur von solchen, die sich in Ruhephase befinden und somit dem Follikel etwas lockerer anhaften. Um ein Abbrechen der Haare an der Basis zu verhindern, entnimmt man sie in Richtung des Haarstrichs (Abb. 4.10). Sie werden auf einem Objektträger in einem Tropfen Paraffinöl, Chlorlaktophenol oder Kalilauge gebettet. Möchte man nur die Wurzeln beurteilen, so kann man die gewonnenen Haare auf 1 cm über den Wurzeln kürzen (Abb. 4.11). Die Haarschäfte werden nun parallel geordnet auf einen Objektträger gelegt, so dass alle Wurzeln nebeneinander zu liegen kommen (Abb. 4.12). Die Probe bedeckt man mit einem Deckgläschen und bewertet sie bei 4- und 10facher Vergrößerung im Mikroskop.

Das Aussehen gesunder Haare wird im Kapitel 1 beschrieben. Im Folgenden wird auf die wichtigsten pathologischen Befunde eingegangen.

Wenn man bei einem sehr unruhigen Tier den Verdacht auf Demodikose stellt, die Anfertigung eines Hautgeschabsels nicht möglich ist und man dem Tier eine Sedierung ersparen möchte, so drängt sich die trichoskopische Untersuchung geradezu auf. Ebenso lässt sich die trichoskopische Untersuchung anwenden, wenn ein Hautgeschabsel in bestimmten Körperregionen wie Lippen, Augenlidern und im Zwischenzehenbereich nicht oder nur sehr schmerzhaft durchgeführt werden kann. Einschränkend muss festgehalten werden, dass die Anzahl der mit dieser Technik gewonnenen Parasiten geringer ist als mit dem Geschabsel, so dass sie wegen der hohen Anzahl von falsch-negativen Ergebnissen nicht als Technik für eine Verlaufskontrolle geeignet ist. Die Parasiten leben im Inneren des Infundibulums des Haares und lassen sich sehr leicht mit dem Haar gewinnen. Man sieht sie dann entweder freiliegend im Paraffinöl oder am Haarschaft haftend, manchmal teilweise von Keratinklumpen verdeckt (Abb. 4.13). Bei einem negativen Befund empfiehlt es sich, das Präparat einige Zeit ruhen zu lassen. Nach 10 bis 30 Minuten treten die Parasiten hinter den Keratinklumpen hervor und sind dann besser zu erkennen.

Mit der Trichoskopie kann man je nach Erfahrung des Untersuchers Dermatophytosen in 60–70 % der Fälle diagnostizieren. Die infizierten Haare sind oft mit Sporen überzogen und von Hyphen durchsetzt (Abb. 4.8): Die Haare haben eine unregelmäßige (schmutzig aussehende) Oberfläche und sind an einem Ende abgebrochen. Die Sporen sind sphärisch, doppelt lichtbrechend, haben einen Durchmesser von 3–8 nm und sind perlschnurartig oder traubenförmig an der Haaroberfläche angeordnet. Es ist sinnvoll, jene Haare zu untersuchen, die fluoreszenzpositiv sind, was das Auffinden von Hyphen erleichtert. Keratinklumpen und ausgefranste Haare können fälschlicher Weise mit Hyphen verwechselt werden. Aufgrund der geringen Sensibilität der Methode sollte man bei zweifelhaften und negativen Befunden eine Pilzkultur folgen lassen. Damit kann man die Diagnose Dermatophytose bestätigen oder ausschließen (*siehe* Kapitel 4.7).

Manchmal findet man am Haar haftend Läuse oder Cheyletiella oder deren Nissen.

Auch bei der Diagnose von Pathogenesen nicht entzündlicher Alopezien kann die Trichoskopie von Nutzen sein. Die Beurteilung von Wurzel und Spitze kann darüber Aufschluss geben, ob die Haarlosigkeit selbstverursacht ist (durch Lecken bei der Katze). Findet man zahlreiche Haarwurzeln in der Anagenphase (Abb. 4.14) und sind die Haarspitzen abgebrochen, so ist dies diagnostisch für Selbsttraumen. Findet man im Unterschied dazu einen Großteil oder die Gesamtheit der Wurzeln in der telogenen Phase vor (Abb. 4.15) und sind die Spitzen intakt, so kann der Haarlosigkeit eine metabolische oder hormonelle Ursache zu Grunde liegen. Noch gibt es keine end-

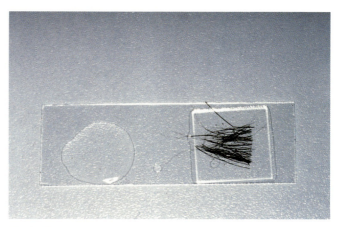

Abb. 4.12
Nur der proximale Teil des Haares wird zur Beurteilung der Wurzeln herangezogen.

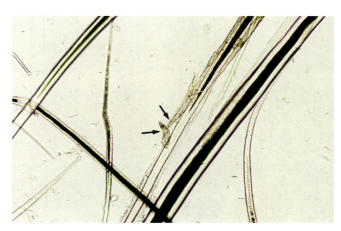

Abb. 4.13
Zwei Demodexmilben im Inneren der Wurzelscheide (Pfeile) (Lichtmikroskop 4x).

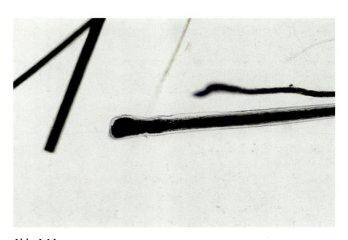

Abb. 4.14
Haarwurzel in Anagenphase. Die Wurzel ist abgerundet und dicht pigmentiert (Lichtmikroskop 4x).

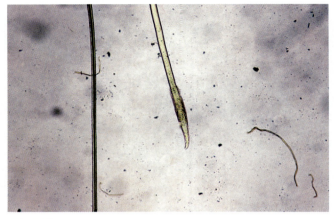

Abb. 4.15
Spindelförmige Haarwurzel in der Telogenphase (Lichtmikroskop 4x).

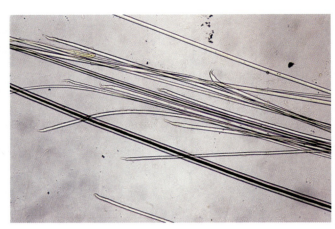

Abb. 4.16
Einige Wurzeln mit unphysiologischem Aussehen (Lichtmikroskop 4x).

Tabelle 4.2: Verhältnis zwischen Haarwurzeln in Anagen- und Telogenphase (hinweisende Werte)

Winter	10 / 90
Sommer	50 / 50
Pudel	90 / 10 bis 100 / 0

gültigen Erkenntnisse über das physiologische Verhältnis zwischen Haaren im Wachstum und Haaren in Ruhe. Dies schwankt sehr stark zwischen den Jahreszeiten, und es gibt große Rasseunterschiede (Tabelle 4.2). Wenn man ausschließlich Wurzeln in der Telogenphase findet, die Haare sehr leicht epilierbar sind und dann haarlose Haut überbleibt, so ist dies pathologisch.

Missgebildete Wurzeln kann man bei Follikeldystrophien / -dysplasien und bei der Alopecia areata finden. (Abb. 4.16). Die häufigsten Ursachen für Missbildungen des Schaftes sind die Alopezie der Farbmutanten oder Dysplasien der schwarzen Haare. In diesen Haaren ist das Melanin nicht fein verteilt, sondern neigt zu Klumpenbildung. Diese kann zur Verletzung der Oberflächenintegrität des Haaroberhäutchens und zum Bruch des Haares führen. In schwerwiegenderen Fällen findet man Melaninaggregate frei in den Keratinklumpen, die den Haarschäften anliegen. Bei den Farbmutanten (Abb. 4.17) findet man solche Melaninansammlungen auch in den hellen Haaren; sie erreichen jedoch nicht diese Größe und sind nicht zahlreich genug, um einen Haarbruch und in Folge eine Hypotrichose zu verursachen. Unregelmäßigkeiten und Missbildungen der Haare kann man auch bei Nahrungskarenz und einseitiger Ernährung und bei Tieren, die dauerhaft mechanischen oder chemischen Einflüssen ausgesetzt sind, sehen (Baden mit aggressiven Mitteln, Kratzen, topische Antiparasitika). Sie können aber auch Artefakte, die durch die Pinzette verursacht wurden, oder idiopathischen Ursprungs sein, wie bei der seltenen Trichorrhexis nodosa.

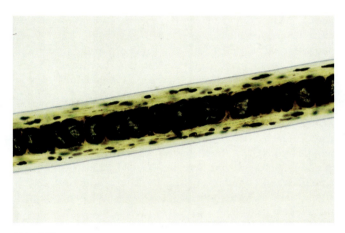

Abb. 4.17
Haarschaft eines Farbmutanten. Im Inneren der Haarrinde sind Pigmentaggregate zu erkennen (Lichtmikroskop 10x).

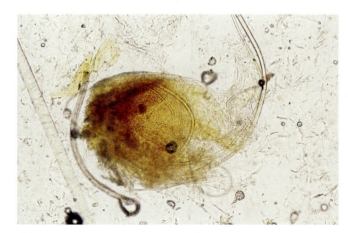

Abb. 4.18
Ein aus Keratin bestehender Follikelpfropf. Im Inneren erkennt man kleine gekrümmte Sekundärhaare (Lichtmikroskop 10x).

Wenn Hautkrankheiten Komedonen ausbilden, die Follikel dilatieren, oder wenn es zu einer follikulären Keratose kommt, wie bei Hormonerkrankungen, bei der Sebadenitis, bei der Demodikose oder bei der Vitamin-A-reaktiven Dermatose, so können großflächige Keratinaggregate beobachtet werden, die manchmal als »Keratinmanschetten« (»follicular cast«) anzusprechen sind. Im Inneren dieser Ansammlungen sieht man dünne Sekundärhaare. Die Keratinklumpen erlauben es den Haaren nicht, an die Hautoberfläche zu treten, weshalb sie sich im Verlauf des Wachstums einringeln (Abb. 4.18).

4.6 Mikroskopische Untersuchung der Schuppen und Klebestreifenabklatsch

Die mikroskopische Untersuchung der Schuppen erweist sich von Vorteil bei einer trockenen Seborrhoe, um die Diagnose einer Cheyletiella-Dermatitis oder seltener einer Dermatophytose zu bestätigen. Die Schuppen sammelt man am besten mit einem Kamm mit enggestellten Zinken (Abb. 4.19), wie oben beschrieben, oder man sammelt sie direkt vom Tisch ein, nachdem man das Tier mit der Hand energisch gestriegelt hat und die Schuppen auf den Untersuchungstisch gefallen sind. Ebenso kann man mit Hilfe eines durchsichtigen Klebestreifens die Schuppen direkt durch Abklatsch gewinnen. Dabei presst man den Klebesteifen mehrmals auf jene Hautstellen, die besonders stark mit Schuppen bedeckt sind (Abb. 4.20). Anschließend drückt man den Klebestreifen auf einen Objektträger und betrachtet ihn bei 4- und 10facher Vergrößerung im Mikroskop. Zusätzlich kann man noch einen feinen Paraffinölfilm zwischen Streifen und Objektträger aufbringen. Dies unterbindet die Bildung von Luftblasen, welche bei der Untersuchung störend sein können. Die Untersuchung des Präparates muss systematisch und vollständig erfolgen, da bei Cheyletiella-Befall die Anzahl der Parasiten meist sehr gering ist, so dass selbst ein negativer Befund die Diagnose nicht ausschließt. Dieselbe Technik des Klebesteifenabklatsches kann man auch verwenden, um das gewonnene Material zytologisch beurteilen zu können. Hier wird man insbesondere Malassezia suchen. Ebenso verfährt man, wenn man Hyphen und Pilzkulturen von einem Nährboden beurteilen will. Beides wird im Folgenden beschrieben.

4.7 Pilzkultur

Die Pilzkultur ist immer dann angezeigt, wenn man fokale oder multifokale Alopezie, Hautschuppung, Paronychia und Läsionen an den Krallen vorfindet. Beim Hund kommen noch noduläre oder plaqueartige Effloreszenzen hinzu, die verdächtig für ein Kerion erscheinen. Es gibt vielfältige Methoden zum Sammeln und Anzüchten von Proben.

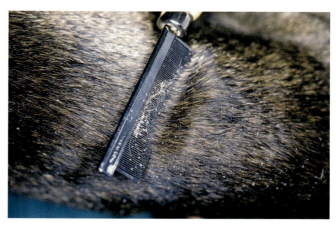

Abb. 4.19
Zum Sammeln von Schuppen wird das Haarkleid gekämmt.

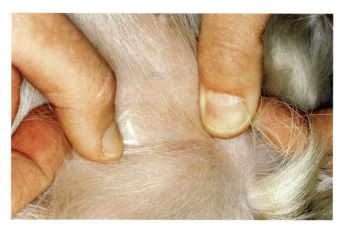

Abb. 4.20
Mittels Klebestreifenabklatsch kann man Schuppen von der Hautoberfläche sammeln unc auf Parasiten und Malassezia untersuchen.

4.7.1 Haarezupfen

Liegen pilzverdächtige Haare vor, so genügt es, diese mit einer sterilen Arterienklemme auszuzupfen. Dabei muss aber versucht werden, auch den intrainfundibulären Teil des Haares zu erfassen. Ebenso empfiehlt es sich, Haaren, die bei der Untersuchung mit dem Wood-Licht Fluoreszenz-positiv waren, den Vorzug zugeben. Lange Haare werden wurzelseitig bis auf einen Zentimeter gekürzt (Abb. 4.11) und der proximale Teil wird auf den Nährboden aufgebracht, ohne die Bodenoberfläche zu durchstoßen, so dass die Haare gleichmäßig und gut haftend auf dem Nährboden zu liegen kommen (Abb. 4.21).

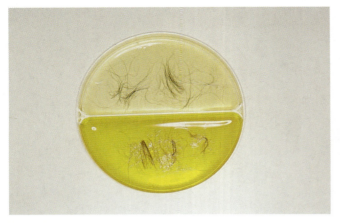

Abb. 4.21
Pilzkultur auf einem Doppelnährboden Sabouraud / DTM.

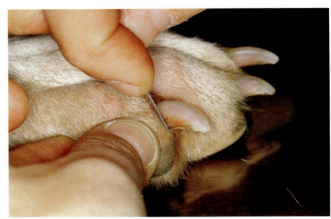

Abb. 4.22
Gewinnung von Probenmaterial aus dem Krallenbett.

4.7.2 Geschabsel

Hegt man den Verdacht, dass eine Infektion des Stratum corneum vorliegt und das Keratin des Follikels (wie z. B. bei *M. persicolor*) nicht betroffen ist, so gewinnt man am besten mit Hilfe eines vorsichtigen oberflächlichen Geschabsels Hautschuppen. Die Skalpellklingen Nummer 10 oder 20 müssen dafür steril sein. Ähnlich gestaltet sich die Entnahmetechnik, wenn Untersuchungsmaterial von der Kralle oder vom Krallenbett gewonnen werden soll (Abb. 4.22). Die Schuppen werden dann auf dem Nährboden verteilt und mit Hilfe der Klinge am Nährboden leicht angedrückt.

4.7.3 McKenzie-Technik

Will man beim Fehlen von Effloreszenzen eine Probe des gesamten Fells ansetzen (z. B. zur Therapiekontrolle), empfiehlt es sich, eine neue, sterile Zahnbürste oder sterilisierte Rundbürsten zu verwenden. Das gründliche Bürsten wird für mindestens 5 Minuten durchgeführt (Abb. 4.23). Insbesondere sollten jene Bezirke, in denen die ursprünglichen Läsionen gefunden wurden und jene Hautareale (Schnauze und Pfoten), die bekannterweise häufig betroffen sind, mit eingeschlossen werden. Beim Ansetzen der Kultur sollte man jene Haare nicht vergessen, die zwischen den Borsten zu liegen kommen. Durch leichtes Andrücken der Borsten auf den Nährboden kann man auch jene Sporen gewinnen, die auf den Borsten haften. Mit einer sterilen Pinzette überträgt man einige Haare in die Schale (Abb. 4.24).

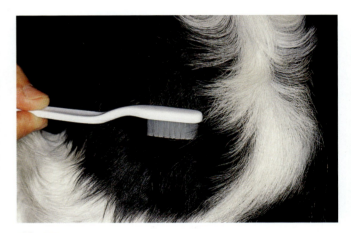

Abb. 4.23
Durch Bürsten der Haare gewinnt man Material für eine Pilzkultur (Technik nach McKenzie).

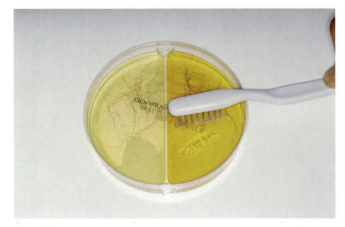

Abb. 4.24
Ansetzen des mit der Zahnbürste gewonnen Materials auf Doppelnährboden.

4.7.4 Die Kralle als Untersuchungsmaterial

Wenn sich die Kralle von der Matrix löst, kann sie für eine Pilzkultur verwendet werden. Dafür muss man sie allerdings zuerst in Alkohol legen und anschließend gut trocknen. Danach schneidet man mit steriler Schere und Pinzette kleine Teile vom proximalen Ende ab. Anschließend verteilt man sie homogen auf den Nährboden und drückt sie vorsichtig an (Abb. 4.25).

4.7.5 Nährböden für die Pilzuntersuchung

Für die Pilzkultur eignen sich DTM-Nährböden (Dermatophyte Test Medium). Es handelt sich dabei um einen modifizierten Sabouraud-Agar, der mit Cyclohexamid, Gentamicin und Chlortetracain zur Hemmung des Wachstums von saprophytären Pilzen und Bakterien und mit dem Indikator Phenolrot versetzt ist. Im sauren Milieu ist er gelb, wird der Boden alkalisch, schlägt die Farbe in ein Rot um. Dermatophyten, die mit Vorliebe Proteine verstoffwechseln, erzeugen basische Produkte rascher als andere Pilze, die in erster Linie Kohlenhydrate nutzen. Dies führt zu einem frühen Umschlagen des Indikators nach rot. Wenn der rote Farbumschlag zeitgleich mit dem Myzelwachstum erfolgt, spricht dies für Dermatophyten. Findet der Umschlag erst einige Tage nach dem Myzelwachstum statt (10 bis 14 Tage), so liegt mit aller Wahrscheinlichkeit ein Saprophyt vor. Darum sollte man beimpfte Böden täglich begutachten. Ausnahme zu dieser Regel sind einige saprophytäre Stämme von Aspergillus, die zu einem frühzeitigen Farbumschlag führen, und einige pathogene Keime, die auf diesem Boden überhaupt nicht anwachsen, wie z. B. *Cryptococcus neoformans*, einige Arten von Candida und einige Erreger der Pheohyphomykose.

Weil die Probengewinnung von Böden aus Petrischalen einfacher ist als von Böden in Flaschen, sollte ersteren der Vorzug gegeben werden. Doppelnährböden – DTM auf der einen und Sabouraud auf der anderen Seite – erlauben die Erkennung des Dermatophyten sowohl durch den Farbumschlag als auch durch die makroskopische Beurteilung der Kolonie, da auch die Rückseite des Myzels beurteilt werden kann. Dies ist nur auf Sabouraud-Böden möglich.

Beimpfte Platten werden bei Zimmertemperatur oder im Brutkasten bei 25 °C mit dem Deckel nach oben (nicht umgekehrt) bebrütet und täglich beurteilt.

4.7.6 Bestimmung der Spezies

Farbumschlag sowie makro- und mikroskopische Beurteilung der Kolonie erlauben eine Bestimmung von pathogenen Arten. Die am häufigsten anzutreffenden Spezies, *Microsporum*

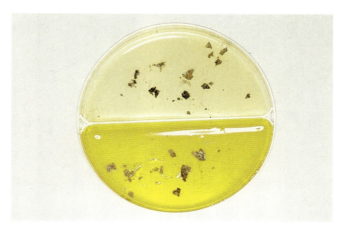

Abb. 4.25
Ansetzen von Krallenstücken auf Doppelnährboden.

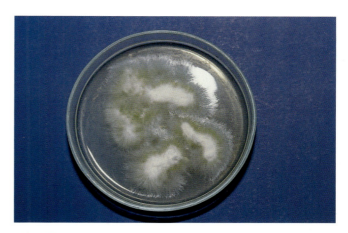

Abb. 4.26
Myzel von *M. canis* auf einem Nährboden nach Sabouraud. Cremeweiße, watteartige Kolonien.

und *Trichophyton*, haben eine milchigweiße Farbe auf der oberen Seite und eine gelblichbraune auf der unteren Seite. *Microsporum canis* ist watteartig und scharf abgegrenzt (Abb. 4.26), *Trichophyton mentagrophytes* macht einen pudrigen Eindruck und zeigt zentripetale Speichen (Abb. 4.27). Wenn Kolonien andere Farben ausbilden als weiß (grün, grau, wie Aspergillus und Penicillus) oder wenn sie an Vorder- und Rückseite schneeweiß sind (Mucor), so kann man davon ausgehen, dass es sich um eine Kontamination handelt.

Proben zur mikroskopischen Betrachtung können von Kolonien ab dem 5. Tag gewonnen werden (Abb. 4.28). Die Entnahme selbst erfolgt folgendermaßen: Ein kleines Stück Klebestreifen wird sehr vorsichtig auf eine Kolonie aufgedrückt. Dabei muss gewährleistet sein, dass sowohl von der Mitte als auch vom Rand Material entnommen wird (Abb. 4.29a). Auf einem Objektträger platziert man einen Tropfen Lakto-

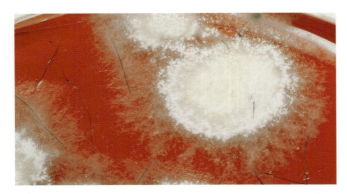

Abb. 4.27
Myzel von *T. mentagrophytes* auf einem DTM-Nährboden nach erfolgtem Farbumschlag. Pudrige Oberfläche mit zentrifugaler Speichenbildung

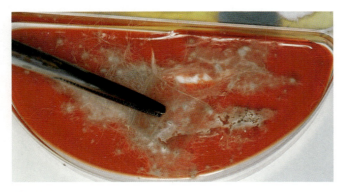

Abb. 4.29a
Probenentnahme mit einem Klebestreifen von einem Myzel.

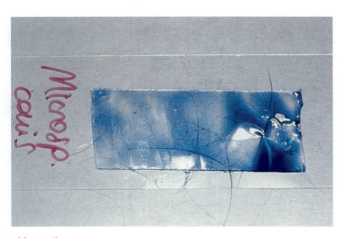

Abb. 4.29b
Ein Objektträger wird mit einem Tropfen Laktophenol-Baumwollblau versehen und der Klebestreifen aufgedrückt.

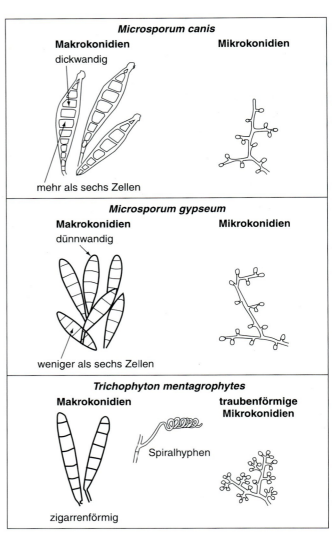

Abb. 4.28
Schematische Darstellung der Makrokonidien der wichtigsten Dermatophyten.

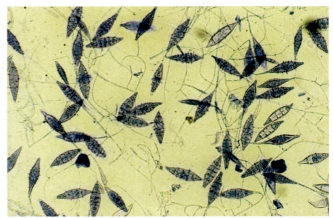

Abb. 4.30
Mikroskopische Ansicht der Makrokonidien von *M. canis* (Laktophenol-Baumwollblau, 10x).

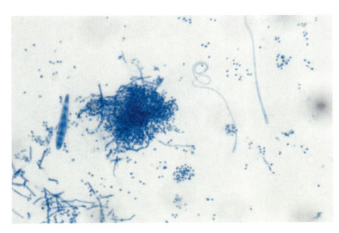

Abb. 4.31
Mikroskopische Ansicht von Spiralhyphen, Mikrokonidien (in der Mitte), und einer Makrokonidie (links im Bild) von *T. mentagrophytes* (Laktophenol-Baumwollblau, 10x).

phenol-Baumwollblau und streicht anschließend den Streifen mit der klebenden Seite zum Objektträger auf den Träger (Abb. 4.29b). Die Beurteilung erfolgt bei 10- und 40facher Vergrößerung. Um einen besseren Kontrast zu erzielen, schließt man den Kondensor ein wenig. Die Dermatophyten bilden sehr dünne und durchsichtige Hyphen. Zum Unterschied dazu sind die Hyphen der Saprophyten dicker, ungeschliffen und bräunlich. *Microsporum* spp. bringt spindelförmige, dickwandige und septierte Makrokonidien (Makrogameten) hervor (Abb. 4.30). Wanddicke und Septen sind für jede Spezies charakteristisch. *Trichophyton mentagrophytes* erkennt man an der Anwesenheit von Spiralhyphen, traubenförmigen Mikrokonidien und vereinzelten, zigarrenförmigen Makrokonidien (Abb. 4.31). Im Zweifel sollte man aber die Kolonie der Expertise eines Mykologen überantworten.

5 Zytologische Untersuchung

Die zytologische Untersuchung von Proben ist eine nützliche, rasche und preisgünstige Methode, um innerhalb von fünf Minuten wichtige Informationen über eine Effloreszenz zu erhalten. Sie kommt überall dort zum Einsatz, wo noduläre, exsudative, pustulöse, krustige und seborrhoeische Veränderungen – also bei sehr vielen dermatologischen Erkrankungen – vorliegen. In Kapitel 2 wurde eine Liste der notwendigen Geräte und Instrumente erstellt. Bei der Probengewinnung sollte man eindeutig der Qualität den Vorzug vor der Quantität geben. Eine dünn ausgestrichene Probe ist besser zu beurteilen als dicke Schichten von Zellhaufen. Man muss sich vergewissern, dass das entnommene Material für die Effloreszenz, die man untersuchen möchte, aussagekräftig ist.

Die aspirierten Zellen befinden sich nun in der Kanüle. Wenn der Stempel durch Lufteintritt nicht mehr in die Basisposition zurückkehrt, empfiehlt es sich, die Entnahme zu wiederholen, da sich das gewonnene Material im Spritzenkonus angesammelt hat, aus dem es nur schwer zu entnehmen ist. Nun zieht man die Kanüle ab (Abb. 5.2), zieht Luft in die Spritze, setzt die Spritze wieder auf die Kanüle und drückt jetzt kräftig den Stempel, so dass die Zellen in der Kanüle auf einen sauberen Objektträger »gespritzt« werden (Abb. 5.3). Wenn das gewonnene Material sehr flüssig ist, so kann man es wie eine Blutprobe ausstreichen (Abb. 5.4). Ist die Probe dickflüssiger, so kann das ganze Material sehr vorsichtig zwischen zwei Objektträgern gequetscht werden (Abb. 5.5).

5.1 Probengewinnung

5.1.1 Probengewinnung durch Feinnadelaspiration (FNA)

Diese Technik kommt bei knotigen Veränderungen, bei Effloreszenzen mit Inhalt oder bei tastbaren Lymphknoten zum Einsatz. Eine mit einer grauen Kanüle (21 G) versehene 5- oder 10-ml-Spritze wird in die Mitte des Knotens gesetzt. Während die Nadel in der Masse steckt (Abb. 5.1), aspiriert man mit dem Stempel 1–2 ml und lässt ihn wieder los. Dies wiederholt man öfters, indem man den Einstichwinkel verändert, ohne aber jemals die Nadel vollkommen aus der Umfangsvermehrung herauszuziehen. Bevor die Kanüle entnommen wird, lässt man den Stempel los, der bei korrekter Technik wieder in die Anfangsposition zurückkehrt (0 ml).

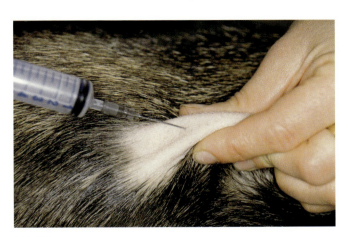

Abb. 5.1
Feinnadelaspiration (FNA) aus einem Hautknötchen.

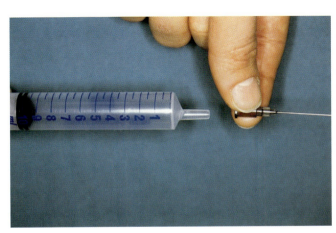

Abb. 5.2
Nach der Aspiration setzt man die Nadel vom Konus ab und füllt die Spritze mit Luft.

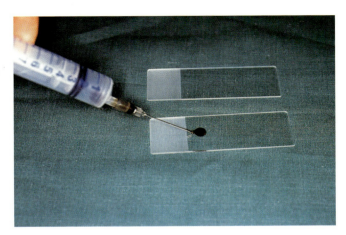

Abb. 5.3
Der Inhalt der Nadel wird auf einem Objektträger aufgetragen.

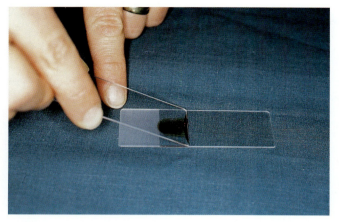

Abb. 5.4
Liegt viel flüssiges Gewebe auf, wird es ausgestrichen.

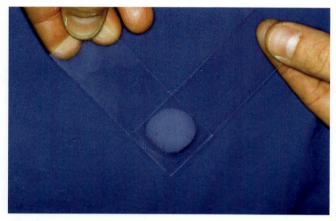

Abb. 5.5
Wurde viel, aber dichteres Material gewonnen, kann es zwischen zwei Objektträgern gequetscht und ausgestrichen werden.

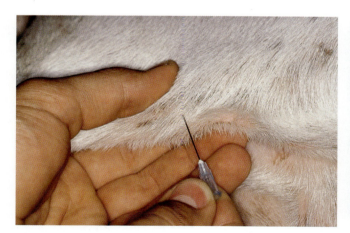

Abb. 5.6
Probengewinnung durch Fission.

5.1.2 Probengewinnung durch Nadelfission

Wenn das Untersuchungsmaterial, das bei der FNA durch Aspiration gewonnen wurde, gänzlich aus Blut besteht oder hauptsächlich Blut enthält, so hat es nur eine geringe Aussagekraft für die Beurteilung des untersuchten Gewebes. Man kann durch einfaches Einstechen einer nicht mit einer Spritze versehenen Nadel versuchen einige Zellen zu gewinnen, was man mehrmals aus verschiedenen Winkeln wiederholt (Abb. 5.6). Anschließend setzt man eine mit Luft gefüllte Spritze auf die Nadel und versucht, die an der Innenwand der Nadel eventuell haftenden Zellen mit Druck auf einen Objektträger zu spritzen. Diese Technik eignet sich besonders für die Probenentnahme aus Lymphknoten.

5.1.3 Probengewinnung durch Abklatsch

Diese Technik kommt zum Einsatz bei exsudativen Effloreszenzen, bei fettig-schuppigen Hautoberflächen, bei Pusteln, bei Krusten und bei Schnittflächen von Hautstanzen oder bei Exzisionsbiopsien, nachdem man das entnommene Knötchen halbiert hat. Bei den Hautstanzen und Exzisionsbiopsien versucht man rasch Vorinformationen der Proben zu erhalten, bevor sie einer histopathologischen Untersuchung zugeführt werden. Mit dem vorsichtigen und mehrfach wiederholten Abklatschen der Läsion gewinnt man Untersuchungsmaterial. Methodisch ähnlich wird ein Objektträger auf die fettig-schuppige Haut gedrückt (Abb. 5.7) oder die gestanzte Biopsie wird auf einem Objektträger abgerollt (Abb. 5.8). Um Proben von einer Pustel oder von einer Kruste herzustellen, ist es wichtig, die Effloreszenz mit einer 24-G-Kanüle (Abb. 5.9) zu öffnen und die kleine, hervortretende Eitermenge vorsichtig mit einem Objektträger abzunehmen (Abb. 5.10). Die Pro-

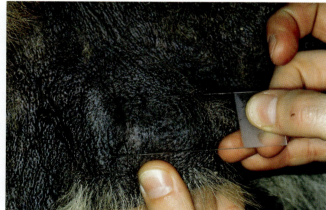

Abb. 5.7
Probengewinnung durch Abklatsch. Seborrhoeische Haut mit Malassezia-Dermatitis.

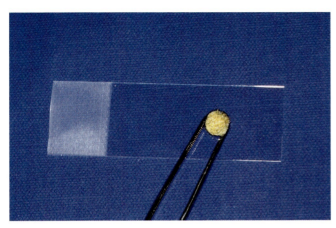

Abb. 5.8
Abklatsch einer Hautstanze auf einem Objektträger.

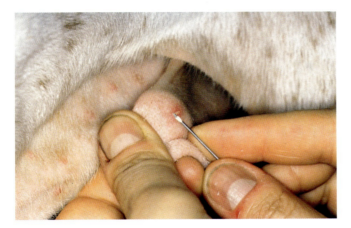

Abb. 5.9
Eröffnung einer Pustel.

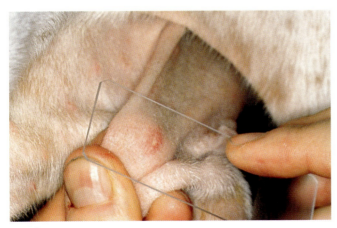

Abb. 5.10
Abklatsch der eröffneten Pustel.

benentnahme durch Abklatsch hat den Vorteil, dass die Zellen nicht alteriert werden. Wenn jedoch die Zellen auf dem Objektträger zu dick aufgetragen sind, muss man den Rand nach jenen Arealen absuchen, in denen die Zellen einlagig zu liegen kommen.

5.1.4 Probengewinnung durch ein oberflächliches Hautgeschabsel

Wie oben beschrieben, eignet sich das oberflächliche Geschabsel, mit einer 10er- oder 20er-Skalpellklinge für die »Sammlung« von seborrhoeischem Material von der Hautoberfläche ausgeführt, auch zur Darstellung von Hefen. Das gewonnene Material wird auf einem Objektträger dünn ausgestrichen (siehe Kapitel 4), und, indem man es durch die Flamme zieht, fixiert (Abb. 5.11) sowie anschließend mit handelsüblichen Färbemitteln angefärbt (siehe Kapitel 5.2).

5.1.5 Probengewinnung mit Wattestäbchen (Stieltupfer)

Will man Proben aus Fisteln, dem Zwischenzehenbereich, aus dem Ohrkanal und aus Veränderungen in der Mundhöhle gewinnen, kann man ein Wattestäbchen verwenden. Wird der Stieltupfer mit physiologischer Kochsalzlösung leicht angefeuchtet, eignet sich diese Methode auch für schuppige Hautoberflächen. Nach der Entnahme rollt man das Wattestäbchen auf einem Objektträger aus (Abb. 5.12).

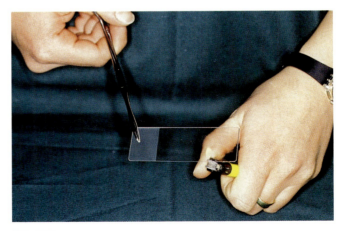

Abb. 5.11
Proben mit fettigem Material oder Zerumen müssen fixiert werden, indem man sie kurz durch die Flamme zieht.

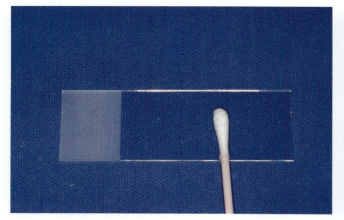

Abb. 5.12
Wattestäbchen wird auf einem Objektträger ausgerollt.

5.1.6 Klebestreifenabklatsch

Der Nachweis von Malassezien oder Bakterien bei einer fettig-schuppigen Hautoberfläche gelingt gut mit dem Klebestreifenabklatsch. Hierfür drückt man den Klebestreifen mehrmals auf die Kutis, um die notwendige Menge an Schuppen und fettigem Material zu gewinnen. Im Anschluss wird der Klebestreifen nach derselben Methode wie ein Objektträger gefärbt (*siehe* Kapitel 5.2) (Abb. 5.13). Nachdem der Klebestreifen an der Luft getrocknet ist, wird er mit der klebrigen Seite nach unten auf einem Objektträger aufgebracht (Abb. 5.14). Einen besseren Befund erhält man, wenn man zwischen Klebestreifen und Objektträger einen Tropfen Paraffinöl aufbringt.

5.2 Fixierung und Färbung

Kommen Schnellfärbesysteme zur Anwendung, müssen alle Proben vorher luftgetrocknet werden. Bei der Entnahme von fettigem Material (Seborrhoe und Ohrenschmalz) sollten die Objektträger durch die Flamme gezogen werden. Dadurch haftet das Material besser am Objektträger und wird bei der Fixierung im Alkohol nicht abgeschwemmt. Unter Praxisbedingungen kommen meistens die für die Hämatologie modifizierten Schnellfärbungen nach Wright zum Einsatz, wie z. B. Diff Quick® oder Hemacolor®. Hat man frische Lösungen, so taucht man den Objektträger jeweils 5 Sekunden zuerst in die Fixierung (im Allgemeinen Ethylalkohol), dann in das rote und zuletzt in das blaue Färbemittel. Anschließend spült man den Träger entweder unter Leitungswasser oder destilliertem Wasser ab und lässt ihn an der Luft trocknen. Da die Färbekapazität der Färbelösungen, vor allem der blauen Lösung, rasch verloren gehen kann, sollte man diese häufig erneuern. Die Qualität der Färbung reicht aus, um entzündliches Exsudat und neoplastische Gewebe grob zu beurteilen. Für eine endgültige zytologische Beurteilung von Krebszellen ist sie aber nicht ausreichend. Für solche Fälle empfiehlt es sich, gleich mehrere Präparate vorzubereiten, um sie ungefärbt einem Diagnostiklabor zu einer zytologischen Beurteilung zukommen zu lassen. In der Tumordiagnostik empfiehlt es sich, mit weni-

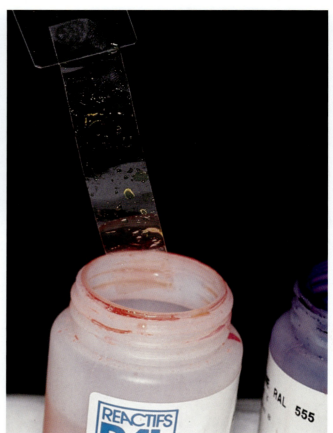

Abb. 5.13
Färbung eines durchsichtigen Klebestreifens.

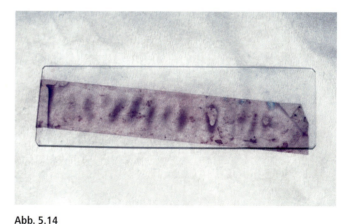

Abb. 5.14
Nach dem Färben wird der Klebesteifen mit der Klebeseite nach unten auf einem Objektträger aufgebracht.

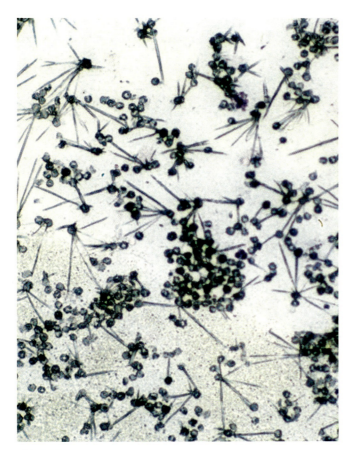

Abb. 5.15
Mikroskopische Ansicht von Artefakten in einem zytologischen Präparat (Hemacolor®, 4x).

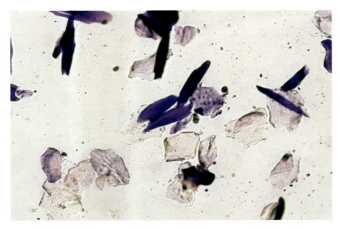

Abb. 5.17
Korneozyten (Hornschuppen): kernlos, polygonal oder zigarrenförmig aufgerollt (Hemacolor®, Lichtmikroskop 10x).

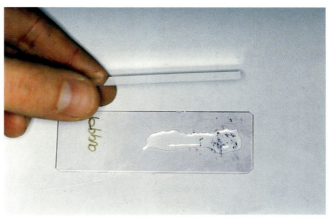

Abb. 5.16
Ein mit einem Tropfen Klebestoff versetzter Objektträger vor Aufbringen eines Deckgläschens.

5.3 Beurteilung und Lagerung der Proben

Bei der Beurteilung am Mikroskop beginnt man zunächst mit der 4fachen Übersichtsvergrößerung, um dann zur 10-, 40- und 100fachen Vergrößerung überzugehen. Bei geringer Vergrößerung werden Zellreichtum, die Qualität des Präparates und die Färbung beurteilt. Zur Diagnose werden nur ganze Zellen und keine »nackten« Kerne herangezogen. Die Kerne färben sich dunkelblau, eosinophile Granulozyten enthalten orangerote Granula. Wenn die Färbung blass erscheint, so kann man das Präparat von neuem und etwas länger in die Färbelösungen tauchen. Eventuell sollte man frische Färbelösungen verwenden. Artefakte wie Kristalle (Abb. 5.15), Schmutz oder Schimmel entstehen in alten, nicht gefilterten oder kontaminierten Färbemitteln.

Wenn man Objektträger länger aufbewahren möchte, muss man sie mit einem Tropfen Spezialkleber (Eukitt®, Cristal mount®) (Abb. 5.16) versetzen und mit einem Deckgläschen bekleben. Die Lagerung erfolgt in lichtgeschützten Behältern.

5.4 Zytologischer Normalbefund der Haut

Es ist wichtig, die verschiedenen Zellen von Epidermis, Dermis und Subkutis sowie die verschiedenen Entzündungszellen zu kennen und zu unterscheiden.

Zu den Zellen aus der Epidermis gehören Korneozyten, Keratinozyten aus der Körner- und aus der Basalschicht sowie Melanozyten. **Korneozyten** sind große, vollkommen keratinisierte Zellen. Sie haben keinen Zellkern und sind flach. Ihr Rand ist geradlinig und eckig, und sie färben sich rötlich-blau.

gen offensichtlichen Ausnahmen (z. B. bei einem Mastzellentumor), sich nicht nur auf eine schnelle Diagnostik unter Praxisbedingungen zu verlassen.

Manchmal rollen sie sich ein und erscheinen dann zigarrenförmig (Abb. 5.17). Die **Keratinozyten** aus den tieferen Schichten sind etwas kleiner und abgerundeter, sie erscheinen dunkler, färben sich basophil und enthalten einen Kern (Abb. 5.18). Manchmal kann man eine durchsichtige Granulierung erkennen. Dies ist Ausdruck eines noch nicht abgeschlossenen Keratinisierungsprozesses der Zellen im Stratum granulosum. **Melanozyten** erkennt man an der typischen schwarzen oder braunen Granula, die leicht lichtbrechend ist. Diesen Effekt kann man erkennen, indem man mit dem Feintrieb die Fokussierungsebene leicht verändert (Abb. 5.19).

In der Dermis liegen **Fibroblasten** und **Fibrozyten**. Man erkennt sie an ihrem spindelförmigen Aussehen und dem ovalen Kern (Abb. 5.20). Des Weiteren sind **Blutzellen** (meistens Erythrozyten) und **Talgdrüsenzellen** zu erkennen. Letztere sind große Zellen mit viel Zytoplasma. Darin sind Fettvakuolen und ein runder Zellkern enthalten (Abb. 5.21).

In der Subkutis liegen vor allem **Adipozyten**. Diese erkennt man an der großen Fettvakuole und dem randständigen Kern (Abb. 5.22).

5.5 Entzündungszellen

Bei jedem entzündlichen Vorgang werden Entzündungszellen vom Entzündungsherd angezogen. Die ersten Zellen, die mobilisiert werden, sind die **neutrophilen Granulozyten** (Abb. 5.23). Dieses typische Bild entsteht z. B. bei Hautentzündungen mit pyogenen Bakterien (Staphylokokken). Jüngere Neutrophile erkennt man an ihrem segmentierten, bzw. zwei- bis dreiteilig gelappten Kern; ältere Zellen weisen eine vier- oder fünffache Segmentierung auf. Neutrophile sind die wichtigsten phagozytierenden Zellen, weshalb im Inneren ihres Zytoplasmas oft Bakterien zu sehen sind

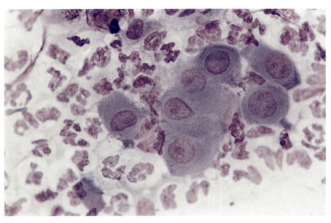

Abb. 5.18
Rundliche Epithelzellen mit rundem Zellkern, gut sichtbare Zellgrenzen, im Zellverband liegend (Hemacolor®, Lichtmikroskop 100x).

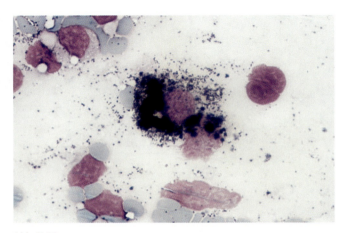

Abb. 5.19
Melanozyt mit Melaningranula (Hemacolor®, Lichtmikroskop 100x).

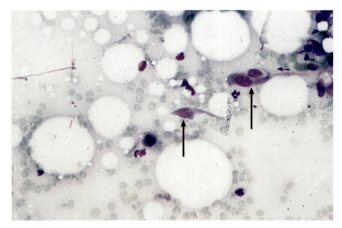

Abb. 5.20
Spindelförmige Mesenchymzellen (Fibrozyten) (Pfeile) mit ovalem Zellkern, unscharfe Zellgrenzen, vereinzelt liegend (Hemacolor®, Lichtmikroskop 40x).

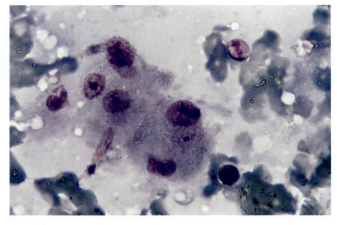

Abb. 5.21
Epithelzellen der Talgdrüsen. Sie kennzeichnen sich durch ein üppiges Zytoplasma und einen randständigen Kern (Hemacolor®, Lichtmikroskop 100x).

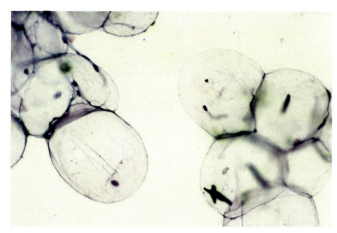

Abb. 5.22
Adipozyten. Man erkennt sie am reichlich mit Fett gefüllten Zytoplasma und dem randständigen Kern (Hemacolor®, Lichtmikroskop 100x).

(Abb. 5.24). Wenn die Bakterien Toxine herstellen, erfahren die Neutrophilen eine toxische Degeneration, was durch eine Kernschwellung sichtbar wird. Alte Neutrophile erkennt man an den Kernveränderungen: Wenn der Kern klein ist und sich sehr dunkel anfärbt, so spricht man von Kernschrumpfung (Karyopyknose, bzw. wenn der Kern sich noch stärker fragmentiert, Karyorrhexis) (Abb. 5.25). Neutrophile Granulozyten werden bei allen akuten, subakuten oder chronischen Entzündungen angetroffen sowie bei autoimmunvermittelten Geschehen.

Nach einigen Stunden wandern **Histiozyten** (Makrophagen) (Abb. 5.26) in den Entzündungsherd ein. Diese Zellen sind deutlich größer und haben einen großen runden oder nierenförmigen Kern. Das Zytoplasma kann verschieden große und verschieden gefärbte Vakuolen enthalten, je nachdem, was die Zellen phagozytiert haben. Makrophagen sind in der Lage, Bakterien, Pilzelemente (Hefen), Parasiten (Leishmanien) und

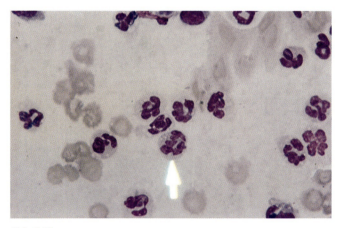

Abb. 5.23
Neutrophiler Granulozyt (Pfeil) (Hemacolor®, Lichtmikroskop 100x).

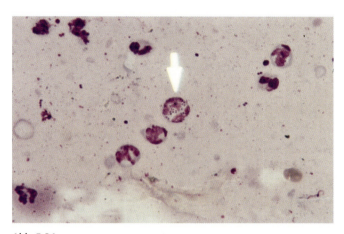

Abb. 5.24
Neutrophiler Granulozyt mit intrazellulären phagozytierten Kokken (Pfeil) (Hemacolor®, Lichtmikroskop 100x).

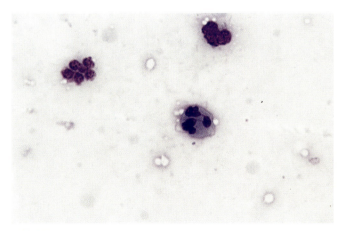

Abb. 5.25
Neutrophiler Granulozyt mit beginnender Pyknose (Hemacolor®, Lichtmikroskop 100x).

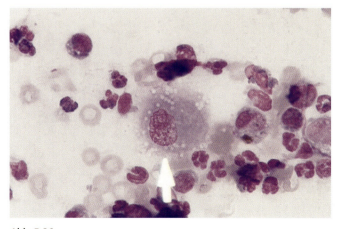

Abb. 5.26
Makrophage mit reichlichem Zytoplasma und kleinlumigen Vakuolen (Pfeil) (Hemacolor®, Lichtmikroskop 100x).

Fremdkörperfragmente sowie rote Blutkörperchen (in Hämatomen) und andere degenerierte Entzündungszellen zu phagozytieren. Kleine helle Vakuolen sind ein Zeichen für Aktivität. Darüber hinaus können Makrophagen vor allem im Verlauf einer Fremdkörperreaktion mehrkernige Riesenzellen bilden (Abb. 5.27).

Im Verlauf chronischer Entzündungen (nach 7 bis 10 Tagen) findet man Lymphozyten (Abb. 5.28) und Plasmazellen. **Lymphozyten** weisen einen kleinen, runden Kern auf. **Plasmazellen** haben ein etwas üppigeres, basophiles Zytoplasma. Darin findet sich eine kleine Aufhellung, der Golgi-Apparat (Abb. 5.29). Plasmazellen sind verantwortlich für die Herstellung von Antikörpern. Wenn diese Zellen sehr aktiv sind, sammeln sich die Antikörper in großen Vakuolen, den so genannten Russel-Körperchen (Abb. 5.30). Bei Allergien, Parasitosen oder Furunkulosen beobachtet man auch **eosinophile Granulozyten** (Abb. 5.31). Diese Zellen erkennt man an

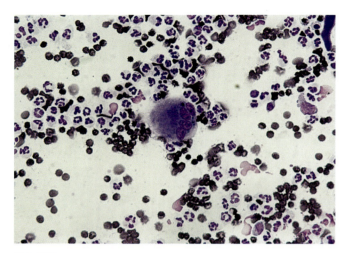

Abb. 5.27
Mehrkernige Riesenzelle (Hemacolor®, Lichtmikroskop 40x).

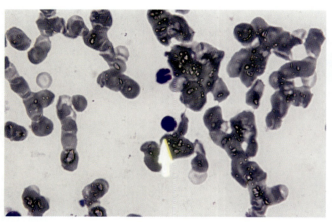

Abb. 5.28
Lymphozyt (Pfeil) (Hemacolor®, Lichtmikroskop 100x).

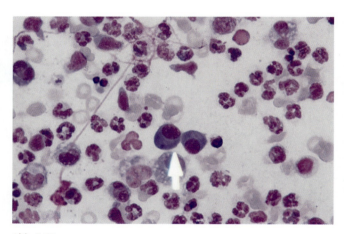

Abb. 5.29
Zwei Plasmazellen (Pfeil) mit basophilem Zytoplasma. Die Aufhellung ist durch den Golgiapparat bedingt (Hemacolor®, Lichtmikroskop 100x).

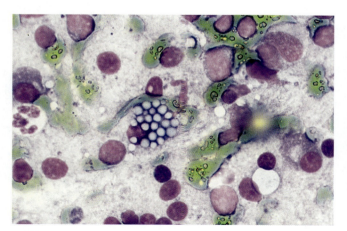

Abb. 5.30
Plasmazelle mit Russel-Körperchen (Hemacolor®, Lichtmikroskop 100x).

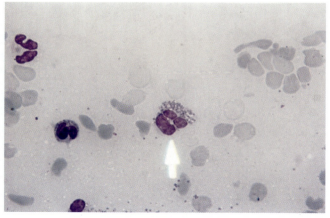

Abb. 5.31
Eosinophiler Granulozyt (Pfeil) (Hemacolor®, Lichtmikroskop 100x).

ihrer Segmentierung in zwei Teile. Die Granula ist beim Hund eosinophil, rund und von unterschiedlicher Größe; bei der Katze ist sie länglich und uniform. Häufige Begleiter der Eosinophilen sind die **Mastzellen** (Abb. 5.32). Es sind große Zellen mit purpurfarbener Granula.

5.6 Krankheitserreger

Bakterien sind die am häufigsten vorkommenden Krankheitserreger. Sie werden anhand ihrer Zahl, ihrer intra- oder extrazellulären Lage und ihrer Form beurteilt. Kokken (rundliche Bakterien, im Allgemeinen sind es Staphylokokken) sind häufig anzutreffen (Abb. 5.24); seltener findet man Stäbchen, wie z. B. *Pseudomonas* spp.(Abb. 5.33) oder gemischte Infektionen. Da eine zytologische Differenzierung der Stäbchen nicht möglich ist, empfiehlt es sich, bei Vorliegen dieser Erreger eine Bakterienkultur und ein Antibiogramm anzusetzen. Lassen sich phagozytierte, intrazelluläre Bakterien in den Neutrophilen erkennen, so ist dies diagnostisch für eine Pyodermie; findet man extrazellulär Bakterien, so ist dies Zeichen für eine Kontamination, die nicht aussagekräftig für die Effloreszenz ist. Bei tiefen Pyodermien sind Bakterien in geringer Anzahl vorhanden und nur schwer aufzufinden.

In Probematerial von Haut und Ohrkanal sieht man des Öfteren vereinzelte Malassezien (Abb. 5.34). Dies ist ein physiologischer Befund. Sie sind zahlreich anzutreffen, wenn es sich um eine Seborrhoea oleosa oder eine Otitis ceruminosa handelt. Malassezien sind größer als Bakterien und haben die Form von Erdnüssen (breite unipolare Sprossung). Sie färben sich unterschiedlich von hellblau bis dunkelviolett an. Hefen treten immer extrazellulär auf, oft haften sie den Korneozyten an. Das Vorkommen von neutrophilen Granulozyten im Zusammenhang mit einer Malassezia-Infektion ist eine Selten-

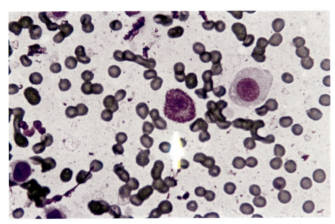

Abb. 5.32
Mastzelle (Pfeil) (Hemacolor®, Lichtmikroskop 100x).

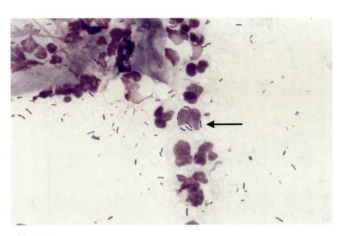

Abb. 5.33
Neutrophiler degenerierter Granulozyt (Kernschwellung) (Pfeil) mit intrazellulären Stäbchen (Hemacolor®, Lichtmikroskop 100x).

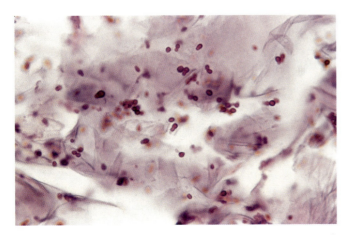

Abb. 5.34
Mikroskopisches Erscheinungsbild von erdnussförmigen Malassezien (Perjodsäure-Schiff, 100x).

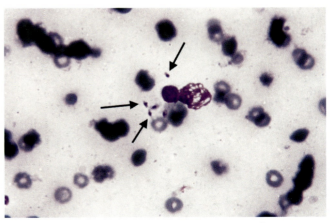

Abb. 5.35
Einige Leishmania-Zellkörperchen (Pfeile) (Hemacolor®, Lichtmikroskop 100x).

heit. Sehr selten ist das Vorkommen anderer Hefen, wie Candida oder Kryptokokkus.

Leishmania (Abb. 5.35), ein einzelliger Parasit, wird mit Hilfe der FNA durch Aspiration aus Hautknötchen oder aus Lymphknoten von infizierten Hunden nachgewiesen. In beiden Fällen findet man die parasitären Organismen sowohl phagozytiert in den Makrophagen als auch frei im Hintergrund des Präparates.

5.7 Entzündungsmuster in der Zytologie

Man unterscheidet in der Zytologie vier wichtige Typen von Entzündungsmustern.

1) An Entzündungszellen sind nur neutrophile Granulozyten aufzufinden (Abb. 5.36)

Es handelt sich mit aller Wahrscheinlichkeit um eine bakterielle Infektion, insbesondere, wenn die vorkommenden Neutrophilen eine Kernschwellung zeigen und degeneriert erscheinen. Beim Mikroskopieren mit starker Vergrößerung und Immersionsöl lassen sich sehr leicht phagozytierte Bakterien finden. Dieses für die oberflächliche eitrige Hautentzündung charakteristische Muster erkennt man bei Probenmaterial, das typischerweise von Pusteln oder unter Krusten liegenden Hautläsionen stammt. Wenn man Untersuchungsmaterial unter den Krusten entnimmt, so trifft man auch auf extrazelluläre Bakterien.

Im Verlauf von seltenen sterilen pustulösen Erkrankungen sieht man gut erhaltene, intakte und hypersegmentierte Neutrophile. Wenn sie mit kernhaltigen, runden und basophilen Akanthozyten vergesellschaftet vorkommen, so sollte man an einen Pemphigus foliaceus denken (Abb. 5.37). Für eine weiterführende Abhandlung der zytologischen Befunde bei Pusteln wird auf das Kapitel 8 verwiesen. Manchmal findet man neutrophile Granulozyten auch im Zusammenhang mit anderen Erkrankungen wie Demodikose (pustulöse Form), dem Kerion mit Hyphen und Sporen von Pilzen oder der Leishmaniose (pustulöse Form).

2) Zwischen den Entzündungszellen sind Histiozyten und Makrophagen zu finden (Abb. 5.38)

Die Zellreihe der Makrophagen / Monozyten wandert erst einige Stunden nach den Neutrophilen in den Entzündungsherd ein. Diese Zellen treten bei tiefen eitrigen Hautentzündungen auf. Sie werden mit degenerierten Neutrophilen und wenigen intrazellulären Bakterien gesehen. Eine pyogranulomatöse Entzündung liegt vor, wenn die Neutrophilen den Hauptanteil der Zellpopulation bilden. Ein Beispiel dafür ist die Furunkulose. Stellen aber die Makrophagen mehr als die Hälfte der anwesenden Zellen, bezeichnet man dies als granu-

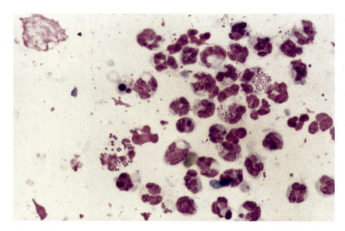

Abb. 5.36
Ansammlung von neutrophilen Granulozyten mit intrazellulären Kokken (Hemacolor®, Lichtmikroskop 100x).

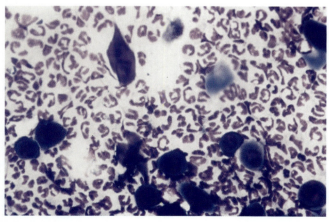

Abb. 5.37
Ansammlung von gut erhaltenen neutrophilen Granulozyten und zahlreichen runden, basophilen und akantolytischen Zellen (Hemacolor®, Lichtmikroskop 40x).

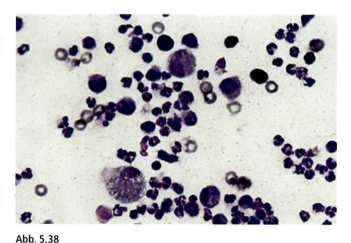

Abb. 5.38
Ansammlung von Entzündungszellen, bestehend aus neutrophilen Granulozyten und Makrophagen (Hemacolor®, Lichtmikroskop 40x).

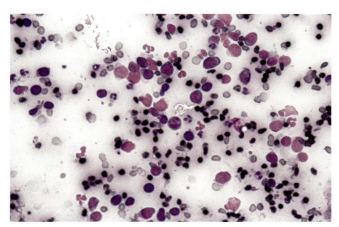

Abb. 5.39
Präparat mit zahlreichen lymphatischen Zellen (Hemacolor®, Lichtmikroskop 40x).

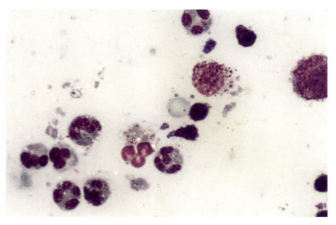

Abb. 5.40
Präparat mit zwei Mastzellen (rechts) und zahlreichen eosinophilen Granulozyten (Hemacolor®, Lichtmikroskop 100x).

lomatöse Entzündung. Im Allgemeinen begleitet diese Pilzinfektionen, atypische Bakterieninfektionen, Leishmaniosen, Fremdkörperreaktionen oder sterile granulomatöse Entzündungen. Beispiele für die Letztgenannten sind die feline Xanthomatose, die kutane und die systemische Histiozytose, das (pyo-)granulomatöse Syndrom des Hundes und die noduläre sterile Pannikulitis. Wenn das Präparat für ein granulomatöses Entzündungsmuster spricht und die Ätiologie nicht offensichtlich ist, so empfiehlt sich eine Probenentnahme in Form einer Hautstanze oder von Exsudaten aus tieferliegenden Geweben zur Bakterien- und Pilzkultur. Für das Labor ist die Information, dass es sich möglicherweise um eine tiefe Mykose oder eine atypische Bakterieninfektion handelt, sehr wichtig. Deshalb muss darauf hingewiesen werden.

3) Zwischen den Entzündungszellen sind Lymphozyten und Plasmazellen zu finden (Abb. 5.39)

Bei chronischen Veränderungen (älter als 7 Tage) ist das Auftreten von Lymphozyten nichts Ungewöhnliches. Sind Lymphozyten und Plasmazellen vorherrschend, kann das ein Hinweis auf einen starken Antigen-Stimulus, eine Entgleisung des Immunsystems oder einen Tumor sein. Beispiele für dieses Muster sind die plasmazelluläre Pododermatitis der Katze, einige Autoimmunerkrankungen und das epitheliotrope Lymphom. In jedem Fall ist es angeraten, eine Biopsie zur Diagnosebestätigung zu entnehmen.

4) Zwischen den Entzündungszellen sind Eosinophile und Mastzellen zu finden (Abb. 5.40)

Bei der Katze ist der eosinophile Granulozyt eine Entzündungszelle, die bei sehr vielen felinen Dermatopathien vorkommt. Deshalb findet man sie bei vielen Effloreszenzen der Katze. Zum Unterschied dazu ist das Auftreten dieser Zelle beim Hund weniger häufig. Hier sind sie Hinweis auf Allergien, Parasitosen und Arthropoden (Sarkoptes-Räude, Flohbefall, nasale eosinophile Furunkulose), auf eosinophile Granulome (Prädisposition des Siberian Husky) oder auf eine bakterielle Furunkulose. Manchmal findet man sie auch im Verlauf eines Pemphigus foliaceus und anderer seltener Autoimmunerkrankungen.

6 Zusatzuntersuchungen mit Unterstützung eines externen Labors

> **Zusatzuntersuchungen mit Unterstützung eines externen Labors**
>
> - Hautbiopsie
> - Bakterienkultur
> - Schilddrüsen-Funktionstests
> - Nebennieren-Funktionstests
> - Intrakutantest und serologischer Allergietest

6.1 Hautbiopsie

6.1.1 Indikationen

Eine Indikation für eine Hautbiopsie besteht,
- wenn Effloreszenzen ein ungewöhnliches Aussehen haben;
- wenn der Therapieerfolg ausbleibt;
- wenn man eine Erkrankung vermutet, die eine lang andauernde Therapie nach sich zieht, oder wenn die Biopsie die einzige Diagnosemöglichkeit bietet (z. B. eine Autoimmunerkrankung);
- wenn man eine Erkrankung vermutet, die eine bedenkliche oder für den Patienten kontraindizierte Therapie zur Folge hätte und die Biopsie die einzige Diagnosemöglichkeit bietet (z. B. eine Autoimmunerkrankung);
- wenn man einen Tumorverdacht hegt und man eine präoperative Abklärung des Gewebes wünscht (z. B. Mastozytom) oder wenn eine chirurgische Exzision auf Grund der Art des Tumors nicht möglich ist (z. B. beim epitheliotropen Lymphom) und die zytologische Untersuchung nicht diagnostisch war;
- bei Verdacht einer nicht-entzündlichen Alopezie und nach Ausschluss aller Hormonstörungen;
- bei Juckreiz nach Ausschluss aller parasitären, allergischen und infektiösen Erkrankungen;
- bei Verdacht von angeborenen Krankheiten (z. B. Naevus);
- bei Verdacht von Keratinisationsstörungen (z. B. Sebadenitis);
- im Allgemeinen bei jeder diagnostisch unklaren Lage.

6.1.2 Vorbereitungen des Tieres

Wenn es der Zustand des Patienten erlaubt, ist es sinnvoll, Biopsien nur nach Verabreichung von Antibiotika über ein oder zwei Wochen zu nehmen. So kann man bestehende sekundäre Infektionen beseitigen, die in der histopathologischen Beurteilung hinderlich sein könnten. Es bieten sich Cefadroxil 20–30 mg/kg SID (semel in die – einmal täglich), Cefalexin 20–30 mg/kg BID (bis in die – zweimal täglich) oder Amoxicillin/Clavulansäure 20–25 mg/kg BID an. Um eine Infektion der Biopsiestellen und eine sichtbare Narbenbildung zu unterbinden, wird das Antibiotikum bis eine Woche nach Biopsieentnahme verabreicht. Steht das Tier unter Kortisontherapie, so sollte, wenn es der Allgemeinzustand erlaubt, die Biopsieentnahme um 15 bis 20 Tage nach Absetzen der Glukokortikoidtherapie verschoben werden.

6.1.3 Vorbereitungen des Biopsiefeldes

Das Ziel ist es, die oberflächlichen Hautschichten unberührt zu lassen, da diese oft sehr wichtig für die Diagnose sind (Krusten, Pusteln, Schuppen), deshalb **darf das Kürzen der Haare nur sehr schonend vorgenommen und die Haut auf gar keinen Fall mit chirurgischen Desinfektionsmitteln behandelt werden**. Das Haar wird mit einer Haarschere auf eine Länge von 0,5 cm gekürzt. Dabei müssen die Effloreszenzen erhalten bleiben. Wenn das Haar zu lang ist, stört es bei der Entnahme und Verarbeitung der Biopsieprobe, wenn das Haar zu kurz ist (kürzer als 5 mm) kann es für das Labor schwer sein sich an der Stanze zu orientieren. Zur Reinigung der Haut reicht es, sie mit einer nicht färbenden Sprühdesinfektion zu behandeln und anschließend trocknen lassen, ohne die Hautoberfläche zu betupfen. Wenn man die Biopsieentnahme unter Lokalanästhesie durchführt, kennzeichnet man die Entnahmestellen mit einem Kreis, der mit einem wasserunlöslichen Stift aufgetragen wird.

6.1.4 Anästhesie

Die Biopsieentnahme wird im Allgemeinen unter Lokalanästhesie durchgeführt, da diese sehr rasch erfolgen kann, die Entnahme nur ein kleines Gebiet betrifft und das Setzen von einer oder zwei Hautnähten ausreicht. Nachdem man die Stelle der Entnahme mit einem unlöslichen Farbstift gekennzeichnet hat, injiziert man zwischen 0,5 und 1 ml 2%iges Lidocain ohne Adrenalin (für die Katze verwendet man 1%iges Lidocain. Die Gesamtmenge für die Katze darf 2 ml nicht überschreiten) oder eines Analogon subkutan unter die zu entnehmende Effloreszenz. Dabei verteilt man das Mittel gleichmäßig in mehrere Richtungen. Man wartet einige Mi-

nuten ab und bereitet in der Zwischenzeit das restliche für die Entnahme notwendige Besteck vor. Eine Allgemeinnarkose ist unumgänglich, wenn:
- die Patienten Katzen sind; bei sehr ruhigen Katzen und bei Biopsien vom Körperstamm kann die Entnahme unter Lokalanästhesie versucht werden; für Katzen verwendet man 1%iges Lidocain (eventuell mit physiologischer Kochsalzlösung verdünnt), die Gesamtmenge sollte 2 ml nicht überschreiten, wodurch maximal drei bis vier Stanzen entnommen werden können;
- die Entnahmestellen an den Extremitäten unterhalb von Ellbogen und Knie liegen;
- die Entnahme von Ballen und Krallenbett erfolgen soll;
- die Entnahme vom Kopf (Nasenspiegel, Lippe, Augenlider und Ohrmuscheln) erfolgen soll;
- die Entnahmestellen an Genitalien, Skrotum oder Anus liegen;
- die Tiere unruhig oder aggressiv sind;
- die Läsionen in der Unterhaut liegen und deshalb eine Lokalanästhesie nicht möglich ist.

6.1.5 Entnahme mit der Hautstanze

Nach Möglichkeit sollten größere Stanzmesser (6 oder 8 mm) verwendet werden. Dies erleichtert die Arbeit des Labortechnikers und erhöht die diagnostische Aussagekraft der Biopsie. Der 8-mm-Punch wird am Stamm und an den Schenkeln verwendet, 6-mm-Stanzen kommen an den Ballen und dem Nasenspiegel von mittelgroßen und großen Hunden zum Einsatz. Stanzen von 4 mm Durchmesser sollten nur bei schwierigen anatomischen Verhältnissen verwendet werden, wie Nasenspiegel und Ballen von Katzen und kleinen Hunden und Ohrmuscheln (besonders auf der Innenseite, an der die Haut über dem Knorpel nicht beweglich ist).

Außerdem empfiehlt es sich, immer mehrere Proben (mindestens drei) zu entnehmen. Dies ist besonders wichtig, wenn unterschiedliche Effloreszenzen vorliegen, z. B. eine Papel, eine Pustel, ein Schuppenkranz und ein Fleck. Ebenso ist es ratsam, für Biopate von verschiedenen Läsionen auch unterschiedliche, durchnummerierte Behälter zu verwenden und im Begleitschreiben auf die Unterschiede (nach Nummern geordnet) einzugehen.

Die Hautoberfläche wird zwischen Daumen und Zeigefinger gespannt und die Biopsiestanze senkrecht darauf gesetzt (Abb. 6.1). Die zu entnehmende Probe liegt in der Mitte des Punch, da sie im Labor zur Verarbeitung immer entlang des Durchmessers halbiert wird. Indem man gleichmäßigen Druck ausübt, wird das Messer so lange in eine Richtung gedreht, bis man die Haut durchstoßen und die Unterhaut erreicht hat. Jetzt zieht man die Stanze zurück, erfasst mit einer Pinzette den Stanzzylinder an der Unterhaut, hebt ihn hoch und schneidet die Biopsie am noch haftenden Gewebefaden ab (Abb. 6.2). Man sollte den Gewebezylinder nicht mit der Pinzette an Epidermis oder Dermis festhalten, da es sonst zu Artefakten kommen und die Beurteilung erschwert werden kann.

Entnimmt man Hautstanzen in Bezirken, in denen keine oder nur eine sehr dünne Subkutis vorliegt (Ohrmuschel), so wird die Gewebeprobe vorsichtig von der Unterfläche gelöst. Dabei muss versucht werden, die Integrität der Epidermis so gut wie möglich zu wahren.

Einige Körperregionen erfordern besonderes Augenmerk, da ein höheres Risiko für Verletzungen an darunter liegenden Gewebestrukturen besteht. Dazu zählen die Phalangen (Beuge- und Strecksehnen), die Lippen (am Lippenrand verlaufen Arterien), die Ohrmuschel (hier liegt die Haut unmittelbar auf dem Knorpel auf), der Nasenspiegel (ebenfalls Knorpelgewebe) und jene Bezirke, in denen man offensichtlich Blutgefäße wahrnehmen kann (Venen des Mammagewebes, Vena cephalica an der Extremität usw. müssen umgangen werden). Wenn man in den oben aufgelisteten Bereichen Probenentnahmen vornimmt, so wird man mit der gebotenen Vorsicht

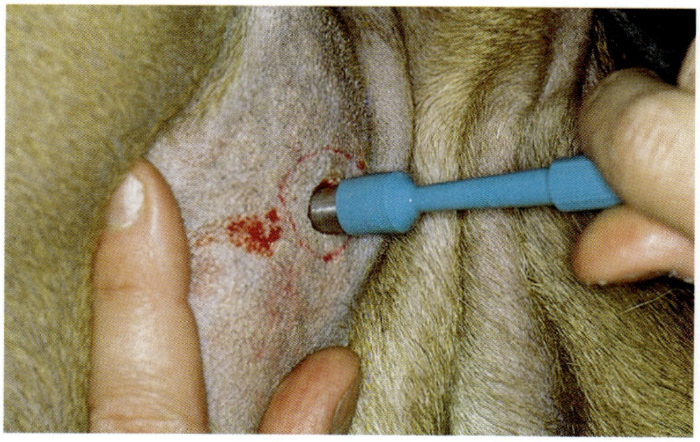

Abb. 6.1
Hautbiopsie mit einer Stanze. Die Stanze wird senkrecht zur Hautoberfläche gehalten und immer nur in eine Richtung gedreht.

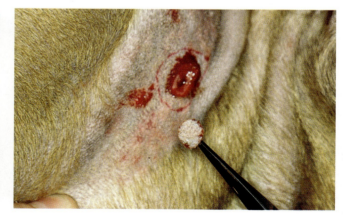

Abb. 6.2
Das gestanzte Stück wird vorsichtig von unten genommen und abgetrennt.

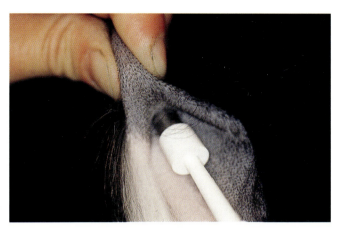

Abb. 6.3
Durch das Hochheben einer Hautfalte schont man darunterliegende Gewebestrukturen.

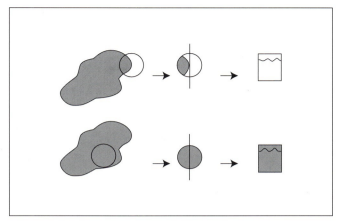

Abb. 6.4a
Für großflächige Effloreszenzen ist die Technik der Stanzbiopsie nicht geeignet, da beim histologischen Schnitt die Übergänge außerhalb der Schnittfläche zu liegen kommen können.

vorgehen und mit der Stanze weniger tief vordringen. Dort, wo es möglich ist, kann man darunter liegendes Gewebe durch das Hochheben einer Falte schützen (Abb. 6.3).

Nach der Entnahme werden die Bioptate auf einem Stück Gaze vorsichtig abgetupft, um das Blut, das bei einer histopathologischen Beurteilung störend wäre, zu entfernen. Im Anschluss wird der Zylinder in 10%iges gepuffertes Formalin gelegt.

Die Wundränder des ausgestanzten Hautbezirks werden je nach Größe mit ein oder zwei Nähten adaptiert. Eine Ausnahme stellen die Stanzlöcher an der Ohrmuschel dar (insbesondere an der Innenseite). Aufgrund der geringen Beweglichkeit der Haut über dem Knorpel ist eine Adaptierung ohne den Knorpel zu verziehen nur schwer möglich. Man wird hier die Verletzung mit einer Tamponade versehen und das Ohr anschließend straff verbinden, um eine Blutstillung zu erreichen. Die Wunde wird dann sekundär vernarben (Hautstanzen werden dort im Allgemeinen mit einem 4-mm-Punch entnommen).

6.1.6 Exzisionsbiopsie

Eine Entnahme mittels chirurgischer Exzision ist indiziert, wenn:
- fragile oder sehr ausgedehnte Pusteln oder Vesikel vorliegen (Durchmesser größer als der Punch), die bei einer Punchbiopsie bersten würden;
- sehr flache und ausgedehnte Erosionen oder Ulzera vorliegen; für die Diagnosefindung ist die Beurteilung des Randes der Läsion wichtig. Bei einer Rundstanze kann die Schnittführung nicht gewährleisten, dass der Rand der Effloreszenz in den histologischen Schnitt zu liegen kommt

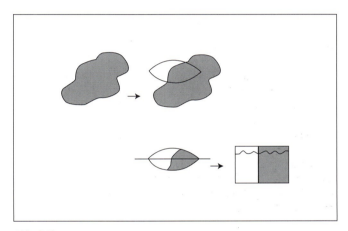

Abb. 6.4b
Für großflächige Effloreszenzen eignet sich die Technik der chirurgischen Exzision.

(Abb. 6.4a); da bei der Verarbeitung von Biopsien diese vereinbarungsgemäß der Längsachse nach geschnitten werden, wird man die Exzision so ansetzen, dass die Längsachse senkrecht zum Läsionsrand liegt. So kann man sich sicher sein, dass im histologischen Präparat die Übergänge der Läsion dargestellt sind (Abb. 6.4b);
- Knötchen zur Exzision anstehen; diese werden *in toto* entnommen.

Die rautenförmige Exzision führt man mit Skalpell und Klinge aus (Abb. 6.5), so dass entweder eine Effloreszenz *in toto* oder der Rand einer Läsion in die Mitte der Biopsie zu liegen kommen. Um ein Einrollen der Biopsie zu verhindern, muss man diese entweder auf ein Stück Karton oder Holz legen (z. B. Teilstück eines Zungenspatels) und eventuell auch mit Injektionskanülen fixieren (Abb. 6.6). Biopsie und Unterlage

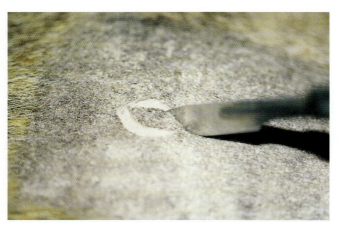

Abb. 6.5
Biopsieentnahme mittels Exzision.

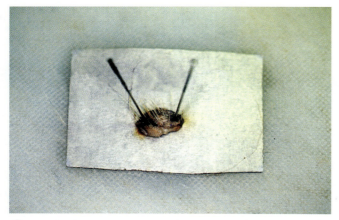

Abb. 6.6
Um zu verhindern, dass sich Exzisionsbiopsien aufrollen, fixiert man diese auf einem Stück Karton.

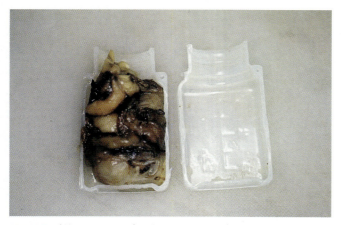

Abb. 6.7
Mangelhafte Aufbereitung einer Gewebeprobe. Eine zu große Probe wurde in einen zu kleinen Behälter mit zu wenig Formalin gegeben. Um die Probe verarbeiten zu können, musste der Behälter aufgeschnitten werden.

werden anschließend in Formalin gelegt. Die Probe darf dabei nicht an der Oberfläche schwimmen, und das Gewebe muss vollständig in das Formalin getaucht sein. Wenn man Knoten mit einem Durchmesser von > 2 cm einschickt, so werden diese von der Oberfläche her scheibchenweise mit einem Abstand von 1–2 cm eingeschnitten. Diese Schnitte bleiben an der Basis miteinander verbunden. Der Pathologe kann sich dann an der Form und Größe orientieren. Wenn große Gewebeproben zur Untersuchung eingeschickt werden, so sollte das Volumenverhältnis 1:10 zwischen Gewebe und Formalin nicht unterschritten werden. Ebenso ist es sinnvoll, dass die Öffnung des Transportgefäßes größer ist als die Gewebeprobe selbst, da das Formalin das eingelegte Gewebe verhärtet und so die Entnahme aus engen Öffnungen unmöglich gemacht wird (Abb. 6.7).

6.1.7 Versenden der Proben

Biopsieproben werden nicht im Kühlschrank aufbewahrt, denn falls die Probe und das Formalin gefrieren sollten, kommt es im histologischen Schnitt zu Artefakten. In Gegenden, in denen im Winter die Gefahr des Einfrierens einer Probe während des Transportes besteht (Temperaturen unter dem Gefrierpunkt), sollte man dem Formalin 10 % Alkohol hinzufügen, um dies zu verhindern.

Ausführliche und vollständige Anamnesebögen (Tabelle 6.1) sind für den untersuchenden Pathologen sehr wichtig. Je vollständiger der Bogen ausgefüllt ist, umso genauer wird der Befund werden bzw. umso nützlicher die Hinweise sein. Wichtig sind das Signalement des Tieres (Tierart, Rasse und Alter), allgemeine klinische Symptome, eine vollständige Beschreibung der Art und Lokalisationen der Effloreszenzen, die Entwicklung und die Dauer der Erkrankung, die Art und der Erfolg der Therapie und der Zeitabstand seit Absetzen des Medikamentes. Auch ist es empfehlenswert, jede Probe in einen unterschiedlichen Behälter zu geben und den Entnahmeort und die Art der Effloreszenz getrennt zu beschreiben.

6.2 Bakteriologische Untersuchung

Die Entnahmetechnik von Gewebe für die bakteriologische Untersuchung ist einfach. Für die Kultur und das Antibiogramm sollte ein Labor beauftragt werden. Es ist ratsam, sich für diese Art der Untersuchungen an ein **veterinärmedizinisches** Labor zu wenden, da die Bakterientypisierung und die Auswahl der zu testenden Antibiotika von Tierart zu Tierart große Unterschiede aufweist.

Tabelle 6.1: Beispiel eines Anamnesebogens für die dermatopathologische Untersuchung

Einsendender Tierarzt _____ Datum _____

Besitzer _____ Telefon _____

Tierart _____ Rasse _____ Alter _____ Geschlecht _____ Name _____

DERMATOLOGISCHE KLINISCHE BEFUNDE

Juckreiz: o. B.   mgr.   hgr.   jahreszeitlich _____

Alopezie: Ja   Nein   Lokalisation _____

Lokalisation der Effloreszenzen (einzeichnen):   **Entnahmestelle der Biopsie**

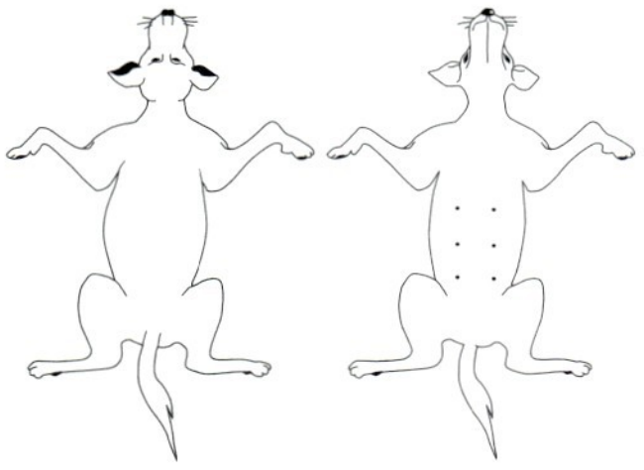

1 _____

2 _____

3 _____

4 _____

Beschreibung der Läsionen (ankreuzen):

| Makula | Papel | Pustel | Bläschen | Kruste | Schuppen |
| Ulkus | Knötchen | Lichenifikation | Depigmentation | Hyperkeratose | Hyperpigmentation |

Sonstiges _____

SONSTIGE SYMPTOME

PU / PD   Polyphagie   Apathie / Lethargie   Fieber

Sonstiges _____

ERGEBNISSE DER ZUSATZUNTERSUCHUNGEN

Allergietests _____ Bakterienkulturen _____

Zytologie _____

Pilzuntersuchung _____ Hautgeschabsel _____

Blut- und Harnuntersuchungen / Hormontests _____

THERAPIE (ankreuzen)   topisch   systemisch   keine

Medikament	Dauer der Behandlung	Seit wann abgesetzt?	Erfolg
_____	_____	_____	_____
_____	_____	_____	_____

DIFFERENTIAL- UND VERDACHTSDIAGNOSEN

_____

_____

_____

6.2.1 Indikationen

Eine bakteriologische Untersuchung ist dann notwendig, wenn:
- eine wiederkehrende, mit Antibiotika vorbehandelte oberflächliche Pyodermie vorliegt;
- eine auf Antibiotika therapieresistente oberflächliche Pyodermie vorliegt;
- eine tiefe Pyodermie vorliegt;
- eine nach 4 bis 6 Wochen auf Antibiotika therapieresistente tiefe Pyodermie vorliegt;
- eine oberflächliche oder tiefe Pyodermie vorliegt, die in der zytologischen Untersuchung eine Infektion mit Stäbchen oder eine gemischte bakterielle Infektion aufweist;
- bei einer eitrigen Otitis mikroskopisch Stäbchen zu sehen sind;
- eine Mittelohrentzündung diagnostiziert wird (Entnahme vom Mittelohr);

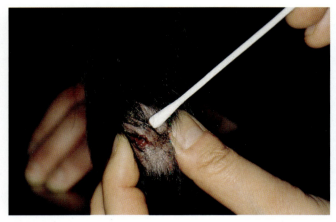

Abb. 6.8
Tupferentnahme aus der Tiefe von Läsionen: Um den Eiter an die Oberfläche zu bringen, presst man das betroffene Gewebe zusammen.

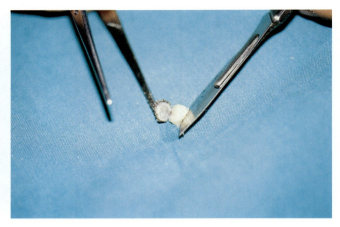

Abb. 6.9
Für die bakterielle Untersuchung aus tiefen Gewebeschichten wird die Probe zwischen Dermis und Epidermis getrennt.

- postoperativ Ausfluss in nicht heilenden Wunden gefunden wird (atypische Bakterien- oder tiefe Pilzinfektionen);
- bei dermalen oder subkutanen Läsionen eine pyogranulomatöse Entzündung diagnostiziert wird (atypische Bakterien- oder subkutane Pilzinfektionen).

6.2.2 Probenentnahme bei oberflächlichen eitrigen Hautentzündungen

Die Probenentnahme bei oberflächlichen Pyodermien erfolgt mit einem sterilen Tupfer mit Transportmedium. Die Effloreszenz darf vorab **nicht** desinfiziert werden, da sonst Gefahr besteht, auch die gesuchte Bakterienflora abzutöten. Für die Entnahme besonders geeignet sind Pusteln und leicht nässende Schuppenkränze. Liegen solche Effloreszenzen nicht vor, so kann – und nur dann – die Entnahme unter einer Kruste vorgenommen werden. Krusten sind im Allgemeinen älter und stärker mit Sekundärkeimen kontaminiert. Pusteln werden mit einer sterilen Nadel für Insulinspritzen perforiert, und mit einem Stieltupfer nimmt man anschließend den austretenden Eiter auf. Exsudat von Schuppenkränzen und von der Hautoberfläche unter den Krusten gewinnt man direkt mit dem Tupfer. Dabei darf die umliegende Haut nicht berührt werden, da es sonst zu einer Verschmutzung mit kontaminierenden Keimen kommt. Im Anschluss gibt man den Tupfer in das Transportmedium und lagert es bis zum Abtransport (spätestens nach 24 bis 48 Stunden) im Kühlschrank.

6.2.3 Probenentnahme bei tiefen eitrigen Hautentzündungen

Für eine Probenentnahme von Läsionen tiefer Pyodermien – sei es, dass sie geschlossen sind, sei es, dass sie offen und fistelnd sind – muss das Gewebe vorher desinfiziert werden. Danach kann man die Proben von der abgetrockneten Haut entnehmen. Liegt ein breiter Fistelkanal vor, so kann man den Stieltupfer direkt in den Kanal einführen und Eiter aus der Tiefe gewinnen. Wenn die Fistelöffnung kleiner dimensioniert ist, so drückt man das umliegende Gewebe zusammen, um ein paar Tropfen Eiter aus der Tiefe auszupressen. Diesen kann man mit dem Tupfer aufnehmen (Abb. 6.8). Bei geschlossenen Effloreszenzen (Furunkel, Granulome aus dem Zwischenzehenbereich, hämorrhagische Blasen) kann die Probenentnahme mit Hilfe der Nadelaspiration mit sterilen Nadeln und Spritzen vorgenommen werden. Anschließend wird das Material mit der Spritze auf einen Tupfer gespritzt (siehe Kapitel 4). Alternativ dazu kann man mit einer dicken Kanüle (18 G) die Effloreszenz perforieren und den austretenden Eiter verwenden.

Wenn man sehr tief liegendes Gewebe (Dermis und Subkutis) zur Untersuchung heranziehen möchte, muss man eine leicht abgeänderte Biopsietechnik anwenden (siehe oben). Nach einer sehr gründlichen Rasur der Hautoberfläche und einer chirurgischen Desinfektion kann mit sterilem chirurgischen Besteck und neuem Punch eine Hautstanze entnommen werden. In diesem Fall trennt man im Hautzylinder mit einem Skalpell Epidermis und Dermis transversal (Abb. 6.9). Das kleine Stückchen Dermis wird sofort in ein Röhrchen mit steriler physiologischer Kochsalzlösung gegeben und ins Untersuchungslabor geschickt. Liegt der Verdacht auf besonders tiefgehende Infektionen vor, kann in dem soeben gestanzten Loch mit der Stanze noch einmal nachgesetzt und tiefer liegendes Gewebe hervorgeholt werden.

6.3 Spezielle Untersuchungen der Schilddrüse

Wenn der Besitzer bei einem Patienten Lethargie und ein erhöhtes Wärmebedürfnis feststellt, eine Gewichtszunahme und eine verringerte Libido zu beobachten ist, und wenn der Patient eine nicht-entzündliche Alopezie vor allem an Nasenrücken, Schwanz und Stamm aufweist, so sind Schilddrüsenfunktionstests angezeigt. Da das bovine TSH, mit dem der Stimulationstest durchgeführt wurde, als Medikament nicht mehr zugelassen ist, herrscht Unklarheit und Verunsicherung über die verlässlichste Prüfung der Schilddrüsenfunktion. Im Verlauf von chronischen Erkrankungen anderen Ursprungs oder unter Medikamenteneinfluss (z. B. Trimethoprim-Sulfonamide und Glukokortikoide) kann es zum Phänomen des »Euthyroid-Sick-Syndroms« kommen, deshalb reicht die Bestimmung des Basisspiegels der Schilddrüsenhormone (T_4 oder T_3) nicht aus. Zurzeit scheint die gemeinsame Blutspiegelbestimmung von Gesamt-T_4 und von endogenem cTSH die zuverlässigste Methode. Ergebnisse und Interpretation sind in Tabelle 6.2 zusammengefasst.

Die Blutabnahme sollte am nüchternen Patienten erfolgen, auch wenn dies nicht unbedingt notwendig ist. Nach erfolgter Zentrifugation schickt man das Serum dem untersuchenden Labor. Da sowohl T_4 als auch cTSH stabile Moleküle sind, kann man eine Probe über Nacht auch im Kühlschrank lagern und am Tag darauf versenden. Um falsch-positive Ergebnisse zu verhindern, setzt man Medikamente wie Schilddrüsenhormone, Sulfonamide, Glukokortikoide und andere Hormone 6 bis 8 Wochen vor einer Blutabnahme ab. Chronische oder schwächende Krankheitszustände können ebenfalls falsch-positive Werte liefern. So erscheint es sinnvoll, die Schilddrüsenuntersuchung erst nach erfolgter Genesung etwaiger Krankheiten anzusetzen.

Auf der Suche nach zuverlässigeren diagnostischen Methoden wurden in letzter Zeit zahlreiche Alternativen erkundet, wie z. B. die Blutspiegelbestimmung von freiem T_4, von Gesamt- und freiem T_3 sowie ein TRH-Stimulationstest (mit Basalwert- und Stimulationswertbestimmung von endogenem cTSH und T_4). Zum jetzigen Zeitpunkt bringt keine Untersuchungsmethode wesentliche Vorteile gegenüber der Bestimmung von T_4 und cTSH. Deshalb sollte man in Zweifelsfällen gegebenenfalls die Untersuchung nach einigen Monaten wiederholen.

6.4 Spezielle Untersuchungen der Nebennieren

Kleine, ältere Hunde mit einer Alopezie am Stamm, einer dünnen Haut, einem birnenförmigen Abdomen, mit Polyurie, Polydipsie und Polyphagie lassen an das Cushing-Syndrom denken. Zur diagnostischen Abklärung sowie zur Lokalisation der Ursache (hypophysäre Form oder funktioneller NNR-Tumor) des Hyperadrenokortizismus stehen zahlreiche Untersuchungsmöglichkeiten zur Verfügung. Die Autorinnen untersuchen bei Verdacht das Kortisol-/Kreatinin-Verhältnis (U-C/C). Dieser Test stellt ein gutes Screening dar, er ist preisgünstig und einfach in der Durchführung. Bei eindeutigen Fällen und bei einem positiven U-C/C (*siehe* Kapitel 6.4.1) wird der Patient zur Ultraschalluntersuchung überwiesen oder ein niedrig-dosierter (Low-Dose-) Dexamethason-Suppressionstest durchgeführt. Der ACTH-Test bleibt dem Verdacht auf iatrogenen Morbus Cushing und der Verlaufskontrolle bei Therapie mit Mitotane vorbehalten. In Tabelle 6.3 werden die wichtigsten Untersuchungen kurz dargestellt, die Indikationen erläutert und Vor- und Nachteile besprochen. Immer dann, wenn eine Blutabnahme vorgenommen wird, sollte das Serum zentrifugiert werden. Dieses kann anschließend auch im Kühlschrank bis zum darauf folgenden Tag gelagert werden. Kortisol ist ein relativ stabiles Molekül.

6.4.1 Kortisol- / Kreatinin-Verhältnis (U-C/C)

Das U-C/C wird im Morgenharn bestimmt. Wenn das Verhältnis den Wert 10 übersteigt, so kann die Diagnose Cushing-Syndrom mit großer Wahrscheinlichkeit verworfen werden. Liegt das Verhältnis unter 10, besteht die Möglichkeit eines Hyperadrenokortizismus. In solchen Fällen führt man entweder einen niedrig-dosierten Dexamethason-Suppressionstest oder eine Ultraschalluntersuchung durch. Wenn die Werte sehr niedrig sind (nahe 0), so kann man einen iatrogenen Hyperadrenokortizismus vermuten.

Kortisolwerte im Harn können stark schwanken. Wenn man den Harn an drei aufeinanderfolgenden Tagen gewinnt, in allen drei Proben das U-C/C misst und den Durchschnitt bildet, so erhöht man die Aussagekraft dieses Tests.

Das U-C/C ist auch für die Katze validiert worden. Die Katzentoilette kann mit nichtresorbierendem Sand oder Kies, wie er in Aquarien verwendet wird, gefüllt werden. Auf diese Weise kann der Urin von Katzen gesammelt werden.

Tabelle 6.2: Ergebnisse und Interpretation für die Blutspiegelbestimmung von Gesamt-T_4 und endogenem cTSH

Basalwert T_4	Basalwert cTSH	Interpretation
Niedrig	Hoch	Hypothyreose
Normal	Normal	Euthyreose
Normal	Hoch	Beginnende oder subklinische Hypothyreose (Test nach 2 bis 6 Monaten wiederholen)
Niedrig	Normal	»Euthyroid sick syndrome«, Medikamentenverabreichung

Tabelle 6.3: Diagnosesicherung bei Verdacht auf Cushing-Syndrom bei Hund und Katze (Hyperadrenokortizismus)

Untersuchung	Vorgehen	Indikation	Vorteil	Nachteil
Kortisol- / Kreatinin-Verhältnis im Harn	Auffangen einer Morgenharnprobe durch den Besitzer	Screening-Test, sensitiv für negative Ergebnisse und bei iatrogenem Hyperadrenokortizismus	Einfache, rasche und preisgünstige Durchführung	Sehr viele falsch-positive Ergebnisse, kann die Diagnose spontaner Hyperadrenokortizismus bestätigen
Niedrig-dosierter Dexamethason-Suppressionstest	Entnahme einer Blutprobe zur Bestimmung des Basalwertes, Injektion von 0,01 mg/kg Dexamethason i. v. beim Hund und von 0,1 mg/kg bei der Katze, Entnahme zweier Proben nach 4 und 8 Stunden	Diagnose des Hyperadrenokortizismus, erste Hinweise auf eine mögliche Lokalisation des Tumors	Wahrscheinlich zuverlässigster Test	Falsch-positive und falsch-negative Ergebnisse, diese suggerieren manchmal die hypophysäre Form bei Vorliegen eines funktionellen NNR-Tumors und umgekehrt
Hoch-dosierter Dexamethason-Suppressionstest	Entnahme einer Blutprobe zur Bestimmung des Basalwertes, Injektion von 0,1 mg/kg Dexamethason i. v. beim Hund und von 1 mg/kg bei der Katze, Entnahme zweier Proben nach 4 und 8 Stunden	Differenzierung zwischen der hypophysären und funktionellen Form von NNR-Tumoren		Die Ergebnisse sprechen manchmal für die hypophysäre Form bei Vorliegen eines funktionellen NNR-Tumors und umgekehrt
ACTH-Stimulationstest	Entnahme einer Blutprobe zur Bestimmung des Basalwertes, Injektion von 0,25 mg/Hund oder 0,125 mg/Katze ACTH i. v., Entnahme der Proben nach 1 Stunde beim Hund und nach 30 Minuten bei der Katze	Beurteilung der Stimulationsreserve der NNR, Diagnose des iatrogenen Hyperadrenokortizismus, Verlaufskontrolle bei Therapie mit Mitotane	Einfache und rasche Durchführung	Nicht immer zuverlässig bei der Diagnose eines spontanen Hyperadrenokortizismus
Bildgebende Verfahren	Abdominale Ultraschalluntersuchung, CT und MRT von Abdomen und Hypophyse	Diagnose des Hyperadrenokortizismus und die Tumorlokalisation	Rasche, vollständige und meist zuverlässige Diagnose	CT und MRT sind Kliniken mit Spezialeinrichtungen vorbehalten, sie sind teuer und nur in Allgemeinnarkose durchführbar

Mit der Kombination von U-C/C-Test und Suppression mit Dexamethason wurde ein Test entwickelt, der sich auch für die Unterscheidung der Cushingformen eignet. Der Besitzer sammelt an drei aufeinanderfolgenden Tagen den Morgenharn. Dieser wird in unterschiedlichen, nummerierten Behältern im Kühlschrank aufbewahrt. Am zweiten Tag wird unmittelbar nach Abnahme des Morgenharnes 0,1 mg/kg Dexamethason, *per os,* alle 8 Stunden verabreicht (z. B. um 8.00, um 16.00 und um 24.00 Uhr). Die dritte Harnprobe wird 8 Stunden später (in diesem Beispiel ist es 8.00 Uhr) gewonnen. Für die Beurteilung der Ergebnisse verweist man auf die Ausführungen zum niedrig-dosierten Dexamethason-Suppressionstest.

6.4.2 Niedrig-dosierter Dexamethason-Suppressionstest

Dieser Test beurteilt die Suppression der Kortisolausschüttung der hypertrophen NNR oder eines funktionellen NNR-Tumors nach intravenöser Verabreichung von Dexamethason (Überprüfung der negativen Feedbackschleife der Hypophyse). Der niedrig-dosierte Dexamethason-Suppressionstest wird durchgeführt, indem man eine Blutprobe zur Bestimmung des Kortisol-Basalwertes entnimmt, anschließend 0,01–0,015 mg/kg Dexamethason i. v. appliziert und die Blutabnahmen zur Bestimmung des Kortisol-Suppressionswertes nach 3 bis 4 und nach 8 Stunden wiederholt. Bei der Katze wird das 10fache an Dexamethason (0,1 mg/kg) verabreicht. Bei gesunden Tieren fällt der Wert nach 4 und 8 Stunden auf weniger als 50 % des Basalwertes. Bei Tieren mit Hyperadrenokortizismus kann zwar der 4-Stunden-Wert stark fallen, er kehrt aber nach 8 Stunden zu den Ausgangswerten zurück. Wenn der 4-Stunden-Wert auch keine Suppression erfährt, kann ein funktioneller Tumor der NNR vermutet werden, dessen Ausschüttung nicht von der Dexamethasonverabreichung beeinflusst wird (die Feedbackschleife ist nur in der Hypophyse wirksam). Dieser Verdacht muss durch eine Ultraschalluntersuchung oder einen hoch-dosierten Dexamethason-Suppressionstest bestätigt werden.

Obwohl der niedrig-dosierte Dexamethason-Suppressionstest eine hohe Spezifität und Sensitivität zeigt, ist es nicht immer möglich, eine Diagnose zu stellen. In jedem Fall empfiehlt es sich, die Diagnose durch eine Ultraschalluntersuchung bestätigen zu lassen.

6.4.3 Hoch-dosierter Dexamethason-Suppressionstest

Die Durchführung des hoch-dosierten Dexamethason-Suppressionstests erfolgt wie beim niedrig-dosierten Test. Die injizierte Menge Dexamethason ist aber zehnmal so hoch, 0,1 mg/kg beim Hund und 1 mg/kg bei der Katze. Wenn einer der beiden Werte nach 3 bis 4 und nach 8 Stunden oder beide Werte nicht gefallen sind, bestätigt der Test einen funktionellen NNR-Tumor. Es empfiehlt sich, die Diagnose durch eine Ultraschalluntersuchung zu ergänzen.

6.4.4 ACTH-Stimulationstest

Diese Untersuchung testet die Stimulationsreserve in der Produktion der NNR. Sie eignet sich deshalb zur Bestätigung eines iatrogenen Hyperadrenokortizismus, eines Hypoadrenokortizismus und für die Verlaufskontrolle in der Therapie mit Mitotane. Nach Abnahme einer Blutprobe zur Bestimmung des Kortisol-Basalwertes wird eine Ampulle ACTH (0,25 mg) i. v. verabreicht. Eine Stunde später wird eine zweite Blutprobe zur Bestimmung des Stimualtionswertes genommen. Bei der Katze kommt nur eine halbe Ampulle (0,125 mg) zum Einsatz, die zweite Blutabnahme erfolgt bereits nach 30 Minuten.

In einigen Ländern wird der Dexamethason-Suppressionstest mit dem ACTH-Stimulationstest kombiniert, ohne dass sich daraus Vorteile ableiten ließen.

6.4.5 Sonstige Untersuchungen

Weitere diagnostische und differenzierende Tests sind die Bestimmung des endogenen ACTH sowie bildgebende Verfahren (Ultraschall, Computertomographie [CT] und Kernspintomographie [MRT]).

Wenn die Diagnose Cushing-Syndrom mit Sicherheit gestellt ist, so bietet sich die Differenzierung zwischen hypophysärem und NNR-Tumor mittels endogener ACTH-Bestimmung als Test der Wahl an. Ist der Wert sehr hoch, liegt ein Tumor der Hypophyse vor; wenn der Wert sehr niedrig ist, handelt es sich um einen NNR-Tumor oder ein iatrogenes Cushing-Syndrom (negativer Feedback auf die Hypophyse). Da aber die Ausschüttung von ACTH pulsatil und im zirkadianen Rhythmus erfolgt und die Haltbarkeit von ACTH im Serum nicht gegeben ist, scheitert der Test an der praktischen Durchführung: Das Blut muss gekühlt zentrifugiert, anschließend tiefgefroren und mit Trockeneis zu einem Speziallabor geschickt werden. Die Zugabe von Aptoprotein bremst den Abbau von ACTH. Ebenso ist es von Vorteil, vorgekühlte Nadeln und Röhrchen aus Kunststoff zu verwenden (keine Glasröhrchen). Die Blutabnahme erfolgt zweimal im Abstand von 48 Stunden und nach hospitalisiert verbrachten Nächten, um die Stressauswirkung auf die Ausschüttung dieses Hormons zu minimieren.

Ein erfahrener Ultraschalluntersucher ist imstande, beide Nebennieren zu finden und zu vermessen. Er kann auch eine vorhandene Hypertrophie (bilateral bei hypophysärem Morbus Cushing und monolateral bei funktionellen NNR-Tumoren) oder eine Hypoplasie (bilateral bei iatrogenem Cushing-Syndrom und monolateral bei einem Tumor an der kontralateralen NNR) feststellen. Gelegentlich sieht man eine bilaterale Hypertrophie auch bei Tumoren, die beide Nebennieren betreffen. Die CT und die MRT bieten den Vorteil, dass man nicht nur die Nebenniere, sondern auch die Hypophyse beurteilen sowie Mikro- und Makroadenome unterscheiden kann. Diese Kenntnisse sind für die Formulierung einer Prognose (bei Makroadenomen kommt es zu neurologischen Symptomen und die Lebenserwartung ist geringer) und für die Therapie (partielle oder totale Hypophysektomie) von Vorteil. Die CT und MRT sind Kliniken mit Spezialeinrichtungen vorbehalten, sie sind teuer und nur in Allgemeinnarkose durchführbar.

6.5 Intrakutantest und serologischer Allergietest

Allergietests, wie der Intrakutantest (IKT) und der serologische Test werden eingesetzt, wenn man im Verlauf einer atopischen Dermatitis (AD) die verursachenden Allergene der Überempfindlichkeit bestimmen möchte, um dann eine Desensibilisierungslösung anfertigen zu können. Auch wenn diese Tests **nicht** geeignet sind, die Diagnose AD an sich zu stellen, bestätigen sie diese bei positiven Reaktionen. Viele nicht atopische Tiere, die an Juckreiz durch Dermatitiden anderen Ursprungs leiden (z. B. Futtermittelallergie oder Räude) und auch klinisch gesunde Tiere zeigen positive Reaktionen bei beiden Testarten. In-vitro- und In-vivo-Tests sind absolut unzuverlässig, um bei Verdacht auf Futtermittelallergie allergieauslösende Futtermittelbestandteile auszutesten.

Bei einem berechtigten Verdacht einer AD kann es trotzdem zu negativen Ergebnissen kommen. Die Ursachen dafür können vielfältig sein:

- beide Tests
  - im Test sind nicht jene Substanzen enthalten, auf die der Patient allergisch reagiert;
  - der Patient ist kein Atopiker;
- In-vitro-Test
  - das Serum wurde mehrfach vor der Untersuchung gekühlt bzw. eingefroren und wieder erwärmt bzw. aufgetaut;
  - Verarbeitungsfehler im Labor;
- IKT
  - der Patient befindet sich im Östrus, oder er leidet an Hormonstörungen (z. B. spontaner oder iatrogener Hyperadrenokortizismus);

- dem Patienten wurde vor weniger als sechs Wochen ein Depotpräparat eines Steroids verabreicht;
- dem Patienten wurden kurzwirksame Glukokortikoide, Antihistaminika, Hemmer der Mastzelldegranulation (Palmidrol), essentielle Fettsäuren oder Ketokonazol vor weniger als zwei Wochen verabreicht;
- die eingesetzten Allergene sind abgelaufen, waren zu lange in den Kunststoffspritzen oder die Kühlkette war zu lange unterbrochen;
- die Allergene sind zweifelhafter Herkunft oder stammen aus Chargen mit Produktionsmängeln.

6.5.1 In-vitro-Allergietests

Die kommerziellen In-vitro-Tests bedienen sich in überwiegender Zahl der enzymgekoppelten Immunabsorptionstechnik ELISA (Enzyme-Linked-Immunosorbant Assay). Sie werden in Spezialabors entweder mit monoklonalen (höhere Spezifität, geringere Sensibilität) oder polyklonalen Antikörpern (höhere Sensibilität, geringere Spezifität) hergestellt. Im Allgemeinen wird dieser Test mit landesweiten Standardallergenen ausgeführt. Hier kann es sein, dass Allergene, die für diejenige Region von Bedeutung sind, aus welcher der Patient stammt, nicht erfasst werden. Die Untersuchung kann rasch und einfach durchgeführt werden. Es genügt, eine Blutprobe zu entnehmen und das Serum an das Labor zu schicken. Glukokortikoide stören den Test nur dann, wenn sie in so hohen Dosen verabreicht wurden, dass die Antikörperproduktion unterdrückt wird.

In letzter Zeit sind Screening-Tests für die tierärztliche Praxis auf den Markt gekommen. Wenn diese positiv ausfallen, wird das Serum in der Folge dem Labor zugesandt, um ein detaillierteres Paneel auszutesten. Im Allgemeinen gelten serologische Tests als weniger zuverlässig als IKT, da sie eine höhere Anzahl an falsch-positiven Ergebnissen hervorbringen. Sie sind teurer und es dauert länger, bis man ein Resultat erhält.

Die neuesten Techniken, die auf dem Einsatz von hochaffinen rekombinanten Rezeptoren für IgE beruhen, werden die Zuverlässigkeit dieser Tests erhöhen. Bis zum jetzigen Zeitpunkt sollten sie nur dann zum Einsatz kommen, wenn man den IKT in der eigenen Praxis nicht durchführen kann und wenn es in der Umgebung keine Überweisungsmöglichkeiten gibt.

6.5.2 In-vivo-Tests – Intrakutantest

Der Intrakutantest stellt für die Allergenbestimmung im Verlauf einer atopischen Dermatitis den so genannten »Goldstandard« dar. Dieser Test findet sich deshalb in diesem Kapitel wieder, da er meist nur von Spezialisten oder von Tierärzten mit dermatologischer Erfahrung verwendet wird. Die hohen

Tabelle 6.4: Liste der von den Autorinnen in der Lombardei verwendeten Allergene

Kontrollen
1 – Positivkontrolle (Histamin 1:100.000)
2 – Negativkontrolle (Trägerlösung, im Allgemeinen physiologische phenolhaltige Kochsalzlösung)

Baumpollen
3 – *Betulla alba*
4 – *Olea europea*
5 – *»Drei-Eichen-Mischung«*
6 – *Corylus americana*

Pollen von Wildgramineen und Wildkräutern
7 – *Antoxanthum odoratum*
8 – *Cynodon dactylon*
9 – *Wildkräutermischung*
10 – *Hocus lanatus*
11 – *Plantago lanceolata*
12 – *Tarassacum officinalis*
13 – *Parietaria officinalis*
14 – *Ambrosia artemisifolia*
15 – *Artemisia volgaris*
16 – *Lolium perenne*

Schimmelpilze
17 – *Alternaria alternata*
18 – *Aspergillus fumigatus*
19 – *Cladosporium herbarum*

In-door-Allergen
20 – Hausstaub
21 – *Dermatophagoides farinae*
22 – *Dermatophagoides pteronyssinus*
23 – *Acarus siro*
24 – *Tyrophagus putrescentiae*
25 – *Glycyphagus domsticus*
26 – *Lepidoglyphus destructor*
27 – Schabenmischung
28 – Floh
29 – Katzenepithel

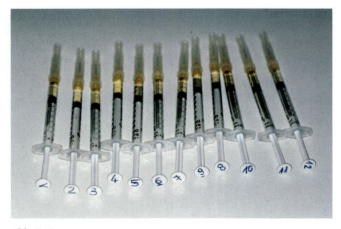

Abb. 6.10
Spritzenset, wie es bei einem Intrakutantest (IKT) zum Einsatz kommt.

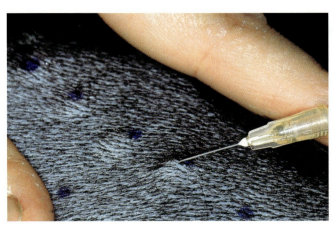

Abb. 6.11
Durchführung eines Intrakutantests.

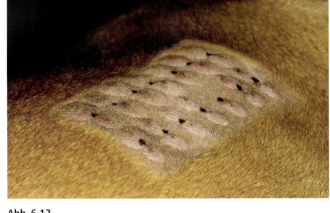

Abb. 6.12
Intrakutantest mit zahlreichen positiven Reaktionen.

Anschaffungskosten rechnen sich nur, wenn man ein bis zwei Tests pro Woche durchführt. Wenn ein Tierarzt sich nicht ausrüsten möchte und keine Überweisungsmöglichkeit in der Nähe hat, kann er auf serologische Tests zurückgreifen, auch wenn diese im Augenblick noch als weniger zuverlässig gelten.

Die eingesetzten Allergene variieren je nach Region, in der sich die Tierarztpraxis befindet und aus der vermutlich die Kundschaft stammt (Tabelle 6.4).

Zur Auswahl der jahreszeitlichen Allergene und/oder der Allergene pflanzlichen Ursprungs (Pollen, Pflanzen, Gräser, usw.) fragt man am besten bei einem humanmedizinischen Allergologen nach, was beim Menschen in dieser Region getestet wird. Bei den ganzjährigen Allergenen nicht pflanzlichen Ursprungs sollte man die Hausstaubmilbe (*Dermatophagoides farinae* und *Dermatophagoides pteronyssinus*), die Vorratsschadmilben (*Acarus siro*, *Tyrophagus putrescentiae*, *Lepidoglyphus destructor*, *Glycyphagus domesticus*), die Schimmelpilze (*Alternaria* spp., *Cladosporum* spp., *Mucor* spp.), das Katzenepithel und den Flohextrakt in die Liste der auszutestenden Allergene aufnehmen. Die Positiv- und die Negativkontrolle sind das Histamin (1:100.000) und eine phenolhaltige Kochsalzlösung (Trägerlösung der Allergene).

Allergene werden im Allgemeinen von den Herstellerfirmen vorverdünnt geliefert. Zum Spritzen der Allergene werden durchnummerierte Insulinspritzen (die Nummerierung entspricht der Anzahl der Allergene plus Positiv- und Negativkontrolle) mit kurzen, wenig biegsamen 27-G-Kanülen verwendet (Abb. 6.10). In die Spritzen sollten geringe Mengen an Allergen (max. 0,3 ml) aufgezogen werden. Das Volumen richtet sich nach dem geschätzten Bedarf für ein bis zwei Wochen. Allergenextrakte büßen bei Kontakt mit Kunststoff an Wirksamkeit ein und man sollte sie spätestens alle 7 bis 15 Tage erneuern. Auch die Kanülen sollte man öfter austauschen, da die Spitzen abstumpfen. In jedem Fall austauschen muss man sie, wenn man eine Katze getestet hat (Übertragungsrisiko für FIV und FeLV auf andere Katzen).

Am Thorax wird ein 10 × 15 cm großes Feld sorgfältig geschoren. Rasierklingen sind nicht geeignet, da sie das Hautfeld irritieren und es dann bei der Testinterpretation zu Artefakten kommen kann. Unruhige Hunde und Katzen müssen sediert werden. Acepromazin und seine Derivate interferieren mit dem Testergebnis, so dass Diazepam, Ketamin, Xylazin, Medetomidin und Propofol zum Einsatz kommen. Mit einem Stift kennzeichnet man jene Stellen, an denen die Allergene gespritzt werden sollen. So kann man später positive und negative Reaktionen erkennen. Die Kanüle wird mit dem Schliff nach oben fast parallel zur Hautoberfläche in die Epidermis geführt (Abb. 6.11). Anschließend werden 0,025–0,05 ml der Lösung gespritzt und man sollte eine regelmäßige Reihe von ungefähr gleich großen Schwellungen erhalten. Nach 10 bis 20 Minuten wird das Testergebnis beurteilt. Eine erhabene und gerötete Quaddel wird als positive Reaktion angesprochen. (Abb. 6.12). Für eine einfache Beurteilungsmethode zieht man die Reaktion auf das Histamin als Maßstab heran und stuft alle ebenso großen Quaddeln als »3+« ein, »4+« sind die nächst größeren und »2+« alle gut sichtbaren und erhabenen, aber etwas kleineren Quaddeln. Alle anderen Reaktionen werden als negativ eingestuft. Die Beurteilung der Reaktion auf den Flohextrakt muss nach 24 und 48 Stunden wiederholt werden, da hier auch Reaktionen vom verzögerten Typ möglich sind.

Teil 2

Dermatologische Leitsymptome

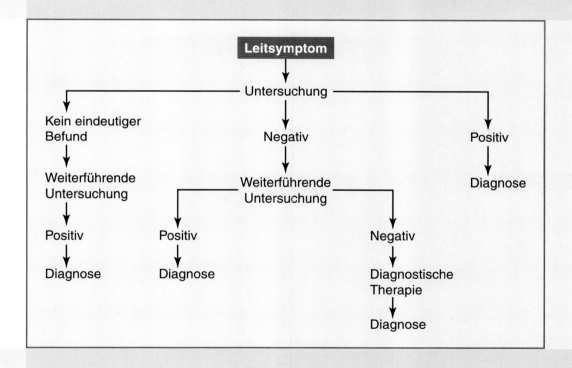

7 Juckreiz beim Hund

7.1 Pathogenese der Symptome

Die Wahrnehmung von Schmerz und Juckreiz erfolgt über dünne, nicht-myelinisierte freie Nervenenden. Man findet sie in der Epidermis, der Dermis und um die dermalen Adnexe herum. Nach dem Übergang der freien Enden auf myelinisierte Nervenfasern läuft die Reizleitung entlang der grauen Substanz im Dorsalhorn des Rückenmarks bis zum Thalamus und weiter zur Hirnrinde. Die Perzeption von Juckreiz wird zweigestaltig erfahren: epikritisch und protopatisch. Bei der ersten Wahrnehmung handelt es sich um einen gut lokalisierbaren, kurzen Sinneseindruck; die zweite erfährt man als dumpfe und brennende Empfindung. Zurzeit geht man davon aus, dass dieser Unterschied darauf beruht, dass auf ein und dieselbe Nervenfaser unterschiedliche Mediatoren einwirken. Je nach Intensität des Juckreizes, je nach Juckreiztoleranzschwelle und je nachdem, wie sehr ein Tier abgelenkt ist, führt dieser Sinneseindruck zum motorischen Reflex des Kratzens. Diese Reaktion wiederum führt zur Stimulation von Mechano- und Schmerzrezeptoren der Haut. Sie sind in der Lage, eine interneuronale Hemmung auszulösen, dies führt zumindest für kurze Zeit zu einer Erleichterung und einem Abklingen des Juckreizes. Ähnliches geht vor sich, wenn die Thermorezeptoren mit Hitze- und Kältereizen stimuliert werden. Es gibt zahlreiche Mediatorsubstanzen, die imstande sind, durch Reizung der freien Nervenenden Juckreiz auszulösen. Nachfolgend werden die Wichtigsten aufgelistet.

Histamin. Histamin löst bei dermaler Applikation Ödem, Erythem und Juckreiz aus. Dieser Mediator wird in den Granula der Mastzellen gespeichert. Er hat eine Affinität zu H_1-Rezeptoren, die sich auf den freien Nervenenden und im Gewebe finden. Im Gegensatz zum Menschen, bei welchem Antihistaminika eine beachtliche Wirkung auf die Juckreizempfindung entfalten können, haben sie bei Hund und Katze nur geringe bis gar keine Wirkung. Bei diesen beiden Tierarten spielen wahrscheinlich zusätzlich andere Mediatoren eine wichtigere Rolle.

Serotonin. Für das Verständnis der Pathogenese des Juckreizes beim Hund spielt das Serotonin (oder 5-Hydroxytryptamin), ein vasoaktives Amin, eine wichtigere Rolle als Histamin. Serotonin findet man in den basophilen und neutrophilen Granulozyten, in Mastzellen, Blutplättchen und im Hypothalamus.

Substanz P. Das Neuropeptid Substanz P ist für die Juckreiz- und Schmerzleitung in Nervenfasern verantwortlich. Es ist auch imstande, Entzündungszellen wie Mastzellen und Makrophagen zu aktivieren. So könnte es sein, dass es bei Tieren mit psychischem Stress durch Freisetzung von gespeicherten Mediatoren zum Auslösen von Juckreiz kommt (z. B. psychogene Alopezie durch Lecken bei der Katze, Leckgranulome durch Stress beim Hund).

Prostaglandine, Leukotriene, Thromboxane. Bei dieser Gruppe von Entzündungsmediatoren handelt es sich um Produkte, die im Laufe einer Entzündung synthetisiert werden. Unter den Prostaglandinen ist alleine PGE_2 fähig Juckreiz auszulösen, die anderen, wie PGE_1, setzen die Schwelle für Juckreiz herab oder sie wirken reizverstärkend.

Kinine, Bradykinin. Diese vasoaktiven Mediatoren werden von den Mastzellen sezerniert und sind in ihrer Wirkung dem Histamin nicht unähnlich. Sie verstärken ebenfalls die Wirkung einiger Prostaglandine.

Proteolytische Enzyme. Sogar in Kleinstkonzentrationen sind die Endopeptidasen wie die Chymase und die Tryptase der Mastzelle imstande, Juckreizempfindung hervorzurufen, indem sie ihrerseits die Herstellung aktiver Metaboliten verschiedener Mediatoren unterstützen. Proteolytische Enzyme scheinen eine zentrale Rolle als juckreizauslösende Mediatoren für Hund und Katze zu spielen.

Exogene Mediatoren. Unter den Juckreizmediatoren exogenen Ursprungs sind vor allem das Protein A, ein Produkt der Staphylokokken, und das Zymogen, ein Erzeugnis der Malassezien, hervorzuheben. Beide Erreger können beim Wirt beachtlichen Juckreiz verursachen. Andere erwähnenswerte exogene Mediatoren sind Enzyme und Toxine mit proteolytischer und peptidolytischer Aktivität. Schlangengifte und der Speichel von stechenden Arthropoden gehören in diese Substanzklasse.

7.1.1 Ursachen für Juckreiz

Allergien, Parasiten, Tumore, immunbedingte Erkrankungen oder Infektionskrankheiten (Tabelle 7.1) sind primäre Auslöser für Juckreiz. Seltener sind systemische Erkrankungen wie Diabetes mellitus, Niereninsuffizienz, Urämie und der portosystemische Shunt mit Juckreiz vergesellschaftet. Allerdings ist der exakte pathologische Mechanismus nach wie vor unbekannt (extrakutane Ursachen für Juckreiz).

7.1.2 Juckreizschwelle

Die Wahrnehmung von Juckreiz erfolgt nur, wenn der Stimulus stark genug ist, um die so genannte Juckreizschwelle zu überwinden. Diese Schwelle schwankt individuell sehr stark.

Tabelle 7.1: Ursachen für Juckreiz

Allergie	■ Futtermittelallergie ■ Flohbissallergie ■ Atopie ■ Kontaktdermatitis ■ Überempfindlichkeit auf Insektenstiche ■ (Bakterienüberempfindlichkeit)
Parasiten	■ Sarkoptes-Räude ■ Flöhe ■ Läuse und Haarlinge ■ *Cheyletiella* spp. ■ Trombicula ■ (Endoparasiten)
Infektionskrankheiten	■ Bakterieninfektion ■ Malassezia-Infektion ■ (Dermatophytose)
Tumore	■ Epitheliotropes Lymphom ■ Mastozytom
Immunvermittelte Erkrankungen	■ Pemphigus foliaceus
Metabolische Erkrankungen	■ Portosystemischer Shunt ■ Diabetes mellitus ■ Niereninsuffizienz / Urämie

Bei einem niedrigen Schwellenwert wird ein Tier den Juckreiz sehr bald und intensiv empfinden; im gegenteiligen Fall, bei einem hohen Schwellenwert, wird der Juckreiz seltener und im geringeren Ausmaß wahrgenommen. Auslösende Ursachen, die allein nicht zu Juckreiz führen, können sich bei gleichzeitigem Vorhandensein in ihrer Wirkung addieren, zur Überschreitung des Schwellenwertes führen und Juckreiz bewirken. Neben den klassischen Faktoren (z. B. Allergie, Parasitosen) zählt man auch Stress, trockene Haut, hohe Temperaturen und Kontakt mit Wasser dazu.

7.2 Klinisches Bild

Da der Juckreiz keine Effloreszenz darstellt, kann man als Tierarzt nur die Traumen sehen, die sich das Tier selbst zufügt, und die Beobachtungen des Tierbesitzers erfragen. Diese können jedoch manchmal in die Irre führen. Wenn der Tierbesitzer wenig Zeit mit seinem Tier verbringt und er es dementsprechend selten beobachten kann, so neigt er dazu, das Ausmaß des Juckreizes zu unterschätzen. Im umgekehrten Fall kommt es zu Übertreibungen, wenn der Besitzer in Sorge und verzweifelt ist. Man wird in jedem Fall sorgsam Anzeichen von Juckreiz suchen, die über Lokalisation und Intensität Auskunft geben können. Das offensichtlichste Symptom sind Exkoriationen. Typischerweise findet man sie mit Alopezie vergesellschaftet. Diese entsteht durch das Abbrechen der Haare. Ebenso findet man längliche braune Blutkrusten, welche durch Kratzen entstehen (Abb. 7.1). Zusammen sind alle ein Anzeichen für hochgradigen Juckreiz. Wenn die Hautoberfläche gerötet und verdickt und das Fell schütter ist, und wenn man Papeln und eitrig-seröse Exsudate sieht, so drängt sich der Verdacht sekundärer bakterieller Infektionen auf (Abb. 7.2).

Ständiges Lecken ist ein Zeichen für milden Juckreiz. Bei Hunden mit hellem Fell kommt es durch das ständige Belecken bestimmter Körperregionen (z. B. Pfoten, Genitalbereich) zu einer durch den Speichel bedingten Braunverfärbung sowie zu einer Ausdünnung des Haarkleides (Abb. 7.3). Weitere Hinweise für Belecken oder Benagen sind das Auffinden von Haaren im Kot oder eingeklemmt zwischen Schneidezähnen und in Zahnfleischtaschen.

Die Antwort auf die Frage, in welchem **Alter** der Juckreiz aufgetreten ist, gibt sehr wichtige Hinweise für die Diagnose (Tabelle 7.2).

Wenn Welpen von Züchtern oder in Tierhandlungen erworben wurden, insbesondere wenn sie über zweifelhafte Kanäle aus dem Ausland kommen, werden sie oft mit Dermatophyto-

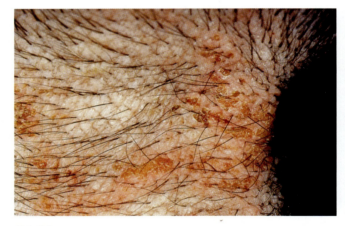

Abb. 7.1
Exkoriationen und bräunliche Krusten (trockenes Blut) werden durch Kratzen und Juckreiz hervorgerufen.

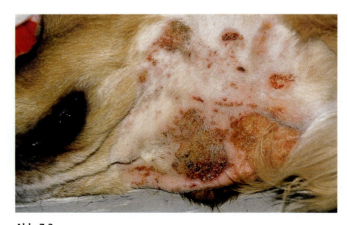

Abb. 7.2
Seröses Exsudat und sekundäre bakterielle Infektion (pyotraumatische Dermatitis); das betroffene Gebiet ist geschoren worden.

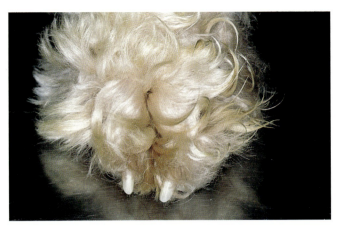

Abb. 7.3
Braunverfärbung der Zwischenzehenbereiche. Sie entsteht durch fortwährendes Belecken.

Tabelle 7.2: Altersprävalenz

0–6 Monate	■ Parasitosen ■ Futtermittelallergie ■ (Dermatophytose)
1–3 Jahre	■ Atopie
3–5 Jahre	■ Flohbissallergie ■ Pemphigus foliaceus
> 8–10 Jahre	■ Epitheliotropes Lymphom

Tabelle 7.3: Lokalisationen des Juckreizes

Rücken	■ Flohbissallergie ■ *Cheyletiella* spp. ■ (Futtermittelallergie)
Kopf, Pfoten	■ Atopie ■ Futtermittelallergie ■ (Trombikulose)
Ohren, Lateralseite der Pfoten	■ Sarkoptes-Räude

Tabelle 7.4: Intensität des Juckreizes

Geringgradig	■ Atopie ■ Bakterielle Infektion ■ Cheyletiellose
Mittelgradig	■ Schwere Atopie ■ Futtermittelallergie ■ Malassezia-Infektion ■ Schwere bakterielle Infektion
Hochgradig	■ Sarkoptes-Räude ■ Schwere Futtermittelallergie ■ Schwere Malassezia-Infektion ■ Pemphigus foliaceus

se oder Ektoparasiten infiziert in der Sprechstunde vorgestellt. Eine Futtermittelallergie kommt oft zwischen dem 3. und 6. Lebensmonat zum Ausbruch, die Atopie hingegen manifestiert sich häufig zwischen dem 1. und 3. Lebensjahr. Bei erwachsenen Tieren finden wir eine Prävalenz für Flohbissallergie und Autoimmunerkrankungen, während beim älteren Tier häufiger Tumore vorkommen.

Das **Fortbestehen** des Juckreizes über längere Zeit ist ein wichtiger Hinweis: Juckreiz, der schon seit langem besteht, wird eher allergischen Ursprungs sein und weniger wahrscheinlich auf Parasiten (diese Leiden neigen dazu, sich innerhalb kurzer Zeit zu verschlechtern) oder auf Neoplasien (da das Tier in vielen Fällen schon verstorben wäre) zurückzuführen sein. Ein **jahreszeitlich** begrenzter Juckreiz deutet auf eine Parasitose (Flöhe) oder auf eine Atopie (Pollen, Gräser) hin.

Auch die **Lokalisationen** des Juckreizes und der Läsionen liefern wichtige Hinweise (Tabelle 7.3).

Bei Juckreiz im Bereich der kaudalen Körperflächen, am Schwanzansatz, an den Schenkeln und am Abdomen kann eine Flohdermatitis oder -allergie vermutet werden; bei einer dorsalen Lokalisation muss man an Cheyletiella denken; beim Auftreten von Juckreiz an Kopf und den Extremitäten liegt die Vermutung von Atopie oder Futtermittelallergie nahe.

Kontagiosität auf andere Tiere oder Menschen oder der Kontakt mit Tieren mit dermatologischen Problemen lässt den Schluss einer Parasitose (Sarkoptes-Räude, Cheyletiella, Flöhe) oder einer Dermatophytose zu.

Abschließend wird die **Intensität** des Juckreizes beurteilt (Tabelle 7.4).

7.3 Klinisches Vorgehen

Wenn ein Patient mit Juckreiz vorgestellt wird, bietet sich folgendes Prozedere an (*siehe auch Algorithmus, Abb. 7.5*):

1) Kommt eine **ansteckende Infektion** mit Parasiten wie z. B. Sarkoptes- oder Cheyletiella-Räude in Frage? Für eine Beurteilung muss der Besitzer folgende Fragen beantworten: Hatte das Tier Kontakt mit verdächtigen Tieren wie beispielsweise Katzen, Füchsen, Kaninchen? War das Tier in einer Tierpension oder wurde es im Zwinger gehalten? Wurde das Tier vor kurzem in einem Geschäft oder aus einer Zucht erworben? Anschließend sollte ebenfalls erfragt werden, ob auch Menschen aus dem selben Haushalt an Juckreiz leiden, bzw. ob irgendwo an ihrem Körper rötliche Papeln aufgetreten sind (Abb. 7.4).
   a) Wenn **hochgradiger Juckreiz** vorliegt, der **erst kürzlich aufgetreten** ist und sich vor allem an den

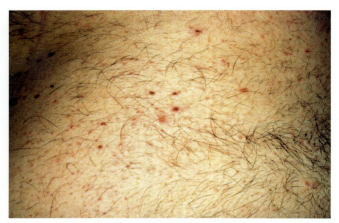

Abb. 7.4
Papeln und kleine Krusten am Abdomen eines Tierhalters, dessen Hund an Sarkoptes-Räude erkrankt ist.

Lateralflächen der Extremitäten (Ellbögen) sowie mit einer Hyperkeratose der Ohrmuschelränder manifestiert, wenn das Tier mit anderen verdächtigen Tieren Kontakt hatte und/oder wenn auch der Besitzer über Juckreiz klagt, so muss die Sarkoptes-Räude in Erwägung gezogen werden. Ein guter Hinweis auf diese Parasitose ist, dass sich der Juckreiz mit einer antiinflammatorischen Dosierung von Glukokortikoiden kaum bessert. Ein oberflächliches Geschabsel zum Nachweis von Milben kann dabei durchaus negativ ausfallen. Es empfiehlt sich in diesem Fall eine diagnostische Therapie mit Selamectin Spot-on (dreimal im Abstand von 15 bis 30 Tagen) oder fünf Waschungen mit 0,5%igem Amitraz jeden fünften Tag.

b) Bei einem Tier mit **mittelgradigem Juckreiz** und mit Schuppen **am Rücken** sowie dann, wenn der Besitzer selbst an hochgradigem Juckreiz leidet und die Vorgeschichte einen Kontakt zu potentiellen Trägern (inklusive Kaninchen) ergibt, drängt sich der begründete Verdacht einer Cheyletiella-Infestation auf. Die Milben können in den Hautschuppen und veränderten Hautbezirken mit Hilfe eines **Klebestreifen-Abklatsches** ausfindig gemacht werden. Sehr oft liegen sie aber in zu geringer Zahl am Körper vor, um gefunden zu werden. Im Verdachtsfall wird man Waschungen mit 0,5%igem Amitraz, wie oben beschrieben, anordnen. Andere Tiere im Haushalt, auch wenn sie asymptomatisch sind, müssen miteinbezogen werden (0,3%iges Ivermectin s. c. dreimal im Abstand von 7 bis 15 Tagen für Katzen und Kaninchen). Die Wohnumgebung der Tiere wird mit antiparasitären Sprays zweimal wöchentlich für die Dauer von 2 bis 3 Wochen behandelt.

c) **Jahreszeitlich beschränkter Juckreiz an Kopf und Ohrmuscheln** von Tieren, die in Risikogebieten wohnen, ist symptomatisch für eine Infestation mit den kleinen orangefarbenen Larven von *Trombicula* spp., der parasitären Form der sonst freilebenden Herbstgrasmilben. Die Therapie erfolgt analog jener für Cheyletiellose.

Für eine ausführlichere Abhandlung der Hautparasiten *siehe* Kapitel 31.

2) Sind bakterielle Infektionen und/oder Infektionen mit Malassezia vorhanden, die einen Juckreiz verursachen können? Im Rahmen der klinischen Untersuchung schaut man auf Effloreszenzen, die Hinweis auf ein infektiöses Geschehen sein können, wie z. B. rötliche Flecken, Papeln, Pusteln, Schuppenkränze, fokale Alopezien, nässende Hautareale mit Lichenifikation und Hyperpigmentierung. Mit der zytologischen Untersuchung lässt sich die Diagnose wie in Kapitel 5 dargelegt bestätigen. Für die Therapie greift man auf Antibiotika und/oder Antimykotika über drei Wochen *per os* zurück, kombiniert mit Shampoos. Zeitgleich bis zur Kontrollvisite kann man auch eine akarizide Therapie *ex juvantibus*, wie unter Punkt 1 beschrieben, oder eine Behandlung gegen Flohbefall (*siehe* Punkt 3a) durchführen. Wenn der Juckreiz nach erfolgter Therapie fortbesteht und Parasitosen und Infektionskrankheiten ausgeschlossen sind, wird man die Verdachtsdiagnosen auf einen allergischem Hintergrund ausweiten. Für eine ausführlichere Abhandlung der Infektionskrankheiten mit Bakterien und Malassezien *siehe* Kapitel 27 und 28. Ein für den Hund selteneres Vorkommnis – eine Infektion mit Dermatophyten – kann ebenfalls Juckreiz hervorrufen. Dies wird man immer dann beobachten, wenn zu einem primären Geschehen eine bakterielle Sekundärinfektion hinzukommt (*siehe* Kapitel 27). Durch Trichoskopie, Wood-Licht oder Pilzkultur kann die Diagnose bestätigt oder verworfen werden. Die ein- bis dreiwöchige Wartezeit bis zum Ergebnis der Auswertung der Pilzkultur nutzt man für eine Therapie mit Antibiotika und/oder Akariziden, wie oben ausgeführt.

3) Wurden bei Juckreiz Ektoparasiten, bakterielle Infektionen, Pilz- oder Malassezia-Infektionen ausgeschlossen, leidet das Tier wahrscheinlich an einer allergischen Erkrankung. Die **Lokalisation** von Juckreiz ist nun für eine erste Orientierung von entscheidender Bedeutung.

a) Tritt Juckreiz vor allem im Bereich der **kaudalen Körperhälfte** und dazu noch saisonal auf, so ist dies für eine Flohbissallergie bezeichnend. Die daraus folgende (auch bei Abstreiten des Flohbefalls durch den Besitzer) energische Flohbehandlung besteht aus der Verabreichung eines Adultizids für alle Tiere, die im Haushalt leben, und eines ovi- und larviziden Wachstumsregulators für die Dauer von sechs bis acht Wochen (bezüglich einer gründlichen Flohbehandlung *siehe* Kapitel 31). Am Ende dieses Zyklus sollte das Tier noch einmal vorgestellt werden, um eine Beurteilung des Juckreizes auch an anderen Körperregionen vorzunehmen.

b) Wenn der Juckreiz an den **Extremitäten**, **Gesicht** und **Ohren**, in der **Achsel** und im **Abdominal-** und

Inguinalbereich lokalisiert ist, so handelt es sich wahrscheinlich um eine Futtermittelallergie oder Atopie. Vor allem bei Tieren, die jünger als 6 bis 8 Monate sind, steigt hier die Wahrscheinlichkeit einer Futtermittelallergie. Sie kann beim Hund mit einem Symptombild einhergehen, das dem der Sarkoptes-Räude ähnlich ist: starker Juckreiz und erythematöse Areale mit Papeln am Abdomen. Wenn der Juckreiz nicht saisonal begrenzt auftritt, kann man Atopie und Futtermittelallergie nur nach Fütterung einer speziell zubereiteten Eliminationsdiät über mindestens acht Wochen unterscheiden. Ingredienzien der Diät sind nur Bestandteile, die das Tier bisher noch nicht auf dem Speiseplan hatte (*siehe* Kapitel 32). Bei Tieren mit ganzjährig bestehendem Juckreiz sollte man Allergietests nicht vor der Eliminationsdiät ansetzen, da nachgewiesen wurde, dass Nicht-Atopiker falsch-positive Reaktionen zeigen können. Tests mit Umweltallergenen sollten nur mit jenen Tieren mit fortwährendem Juckreiz durchgeführt werden, bei denen eine Futtermittelallergie schon ausgeschlossen wurde. Allergietests geben Auskunft über Allergene, auf die ein Tier empfindlich reagiert, und die für eine Desensibilisierung herangezogen werden sollten. Allergietests stellen nicht die Diagnose Atopie (sie ist eine klinische Diagnose) und sind sinnlos, wenn der Besitzer eine Desensibilisierung von vornherein ausschließt.

Bei saisonalem Juckreiz kann mit großer Wahrscheinlichkeit von einer atopischen Dermatitis ausgegangen werden. Wenn der Juckreiz kürzer als vier Monate im Jahr andauert, erscheint es sinnvoller, für diese Zeitspanne eine symptomatische Therapie zu wählen. Hält der Juckreiz hingegen mehr als vier Monate im Jahr an, oder verträgt das Tier die Therapie mit Glukokortikoiden nicht und eine symptomatische Therapie mit Antihistaminika und essentiellen Fettsäuren bringt keine Besserung, sind allergologische Proben und im Anschluss eine Desensibilisierung angezeigt.

c) Eine klar abgegrenzte Lokalisation des Juckreizes an Kontaktstellen wie Lippen, Pfoten und Sternum weist auf für eine Kontaktdermatitis hin. Diese für Hund und Katze äußerst seltene Krankheit wird diagnostiziert, indem aus der Umgebung des Tieres alle möglichen Quellen (Futterschüsseln aus Kunststoff, Teppiche und Hundedecken, Waschmittel und andere chemische Substanzen) einer Kontaktdermatitis entfernt werden. In der Veterinärdermatologie wird der Patch-Test nicht routinemäßig eingesetzt.

4) Wenn der Juckreiz nach einer Eliminationsdiät anhält oder der **Intrakutantest** (IKT) negativ verläuft, oder wenn die Desensibilisierung keinen Erfolg zeigt, kann eine **symptomatische Dauertherapie** mit steroidalen und nichtsteroidalen Medikamenten in Erwägung gezogen werden (*siehe* Kapitel 32). Gelegentlich kann man bei solchen Patienten auch mit zyklisch eingesetzten Antibiotika oder Antimykotika gute Erfolge erzielen, da überwuchernde Bakterien und/oder eine Überempfindlichkeit auf Bakterien und/oder Malassezien Gründe für Juckreiz sein können.

5) Des Weiteren existieren noch andere **seltene Krankheiten**, die mit dem Symptom Juckreiz einhergehen können und deren klinisches Bild über die hier angeführten Punkte hinausgeht. Im Allgemeinen diagnostiziert man diese Erkrankungen unter Zuhilfenahme der histologischen Untersuchung von Hautbiopsien.

Die erste dieser Krankheiten ist das **epitheliotrope Lymphom**. Man findet es vor allem bei sehr alten Tieren. In seiner pruriginösen Variante präsentiert es sich mit Erythroderma und Desquamation. Wenn ein Tier nach einer antibiotischen Therapie keine Verbesserung der Hautveränderungen zeigt, so ist eine Hautbiopsie angezeigt.

Auch einige Fälle von Pemphigus foliaceus sind von hochgradigem Juckreiz begleitet. Die Effloreszenzen treten als Papeln, Pusteln, Krusten, Schuppen und multifokale Alopezien auf. Diese werden im Kapitel 9 abgehandelt.

Die beim Hund seltenen Fälle von **Mastozytomen / Mastozytosen** können ebenfalls mit Juckreiz vergesellschaftet auftreten. Den Primärtumor kann man nicht immer identifizieren. Als weitere Symptome kommen vor: Eosinophilie, Mastzellen in der Leukozytenmanschette des Blutsediments, Erbrechen und Ultraschallveränderungen an Leber und Milz.

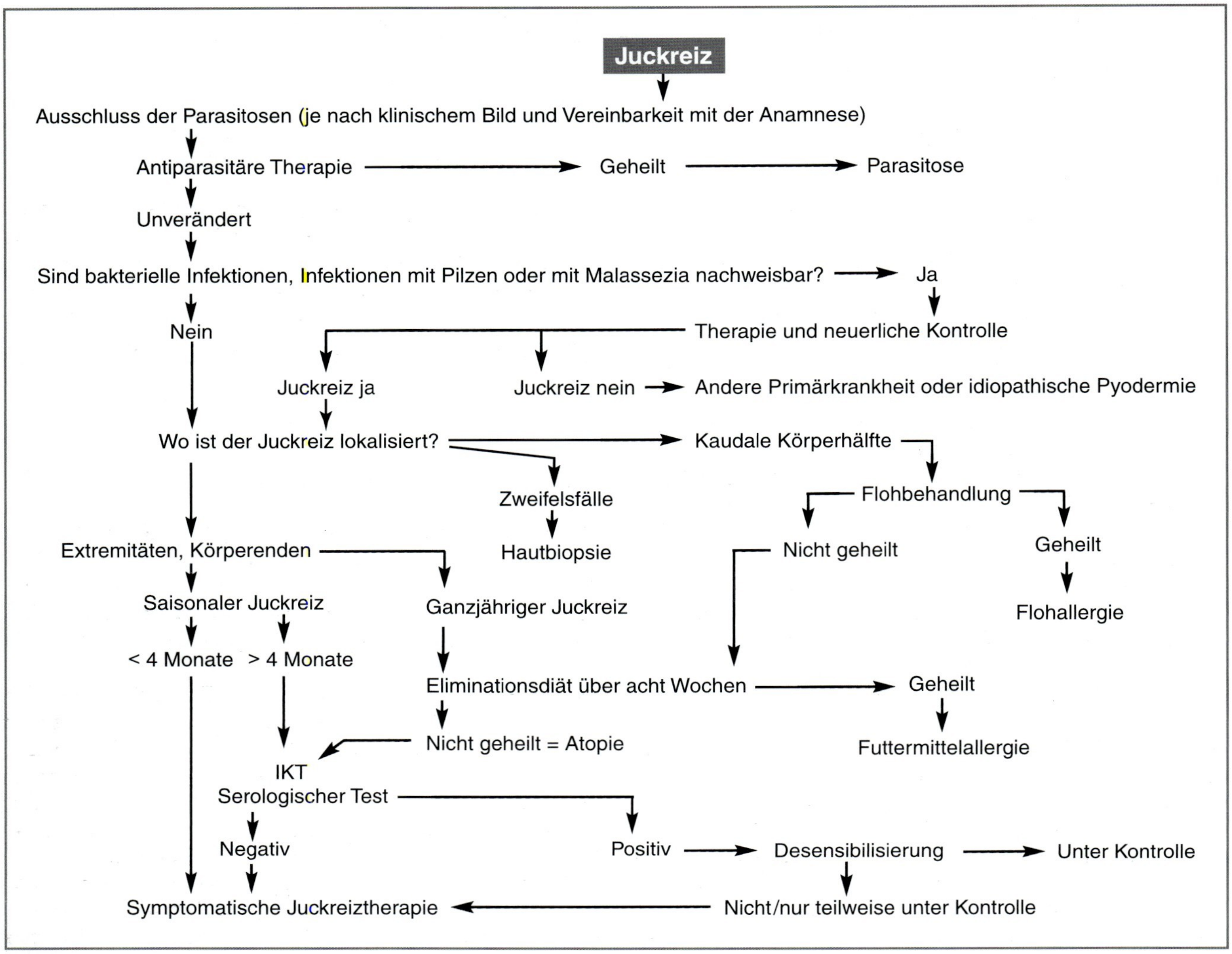

Juckreiz beim Hund

Juckreiz
↓
Ausschluss der Parasitosen (je nach klinischem Bild und Vereinbarkeit mit der Anamnese)
↓
Antiparasitäre Therapie → Geheilt → Parasitose
↓
Unverändert
↓
Sind bakterielle Infektionen, Infektionen mit Pilzen oder mit Malassezia nachweisbar? → Ja
↓ Nein ↓
Therapie und neuerliche Kontrolle
↓
Juckreiz ja / Juckreiz nein → Andere Primärkrankheit oder idiopathische Pyodermie
↓
Wo ist der Juckreiz lokalisiert? → Kaudale Körperhälfte
↓ Zweifelsfälle ↓ Flohbehandlung
↓ Hautbiopsie Nicht geheilt / Geheilt
Extremitäten, Körperenden ↓
↓ Flohallergie
Saisonaler Juckreiz / Ganzjähriger Juckreiz
< 4 Monate / > 4 Monate ↓
Eliminationsdiät über acht Wochen → Geheilt
↓ ↓
Nicht geheilt = Atopie Futtermittelallergie
↓
IKT
Serologischer Test
Negativ / Positiv → Desensibilisierung → Unter Kontrolle
↓ ↓
Symptomatische Juckreiztherapie ← Nicht/nur teilweise unter Kontrolle

Abb. 7.5
Diagnostischer Algorithmus zum Juckreiz beim Hund.

8 Papel, Pustel, Kruste, Schuppenkranz und Furunkel beim Hund

8.1 Pathogenese der Symptome

Papel, Pustel, Kruste und Schuppenkranz sind klinisch sichtbare Resultate kleiner umschriebener Ansammlungen von Entzündungszellen (in erster Linie degenerierter Granulozyten = Eiter) in der oberflächlichen Dermis (Papel) oder Epidermis (Pustel). Die kleinen Eiteransammlungen trocknen aus. Sie bilden Krusten, diese lösen sich ab und hinterlassen kreisförmige Spuren (Schuppenkranz). Entzündungszellen werden in vielen Fällen aufgrund der Anwesenheit von Erregern wie Bakterien (Pyodermie), Parasiten (Sarkoptes-Räude, Demodikose, Leishmaniose, Stechmücken) oder Pilzen (oberflächliche Dermatophytose) in die oberflächlichsten Schichten der Haut gelockt. In anderen Fällen sind Ansammlungen von Entzündungszellen Ausdruck einer Dysregulation des Immunsystems, wie man sie im Verlauf von Autoimmunerkrankungen (Pemphigus), allergischen (Futtermittelallergie, Atopie) oder tumorösen Geschehen (epitheliotropes Lymphom) sehen kann (Tabelle 8.1).

Der Furunkel bildet sich im Verlauf von Entzündungsgeschehen im Lumen oder in der Wand des Haarbalges mit nachfolgender Ruptur desselben. Ätiologisch kommen dafür eine bakterielle Follikulitis, die Demodikose und die Dermatophytose in Betracht. Bei der Furunkulose kommt es zum Eindringen des Follikellumeninhaltes (Erreger, Entzündungszellen, nekrotisches Material und Keratin) in die Dermis und dadurch zu einer Fremdkörperreaktion. Die nasale Furunkulose des Hundes, wahrscheinlich eine Überempfindlichkeitsreaktion auf Insektenstiche, ist ein steriler Entzündungsprozess mit eosinophilem Charakter. Die juvenile Zellulitis ist ein steriler, idiopathischer Entzündungsprozess. Sie ist der bakteriellen Furunkulose im Erscheinungsbild nicht unähnlich. Es liegt in beiden Fällen ein dichtes, pyogranulomatöses Infiltrat in der oberflächlichen und tiefen Dermis vor.

8.2 Klinisches Bild

Die **Papel** ist eine kleine erhabene, erythematöse Verhärtung mit wenigen Millimetern Durchmesser, die sich zu einer Pustel weiterentwickeln kann (Abb. 8.1). Die Zellansammlung besteht aus Entzündungszellen und seltener aus Tumorzellen (z. B. epitheliotropes Lymphom).

Die **Pustel** ist eine Ansammlung von Eiterzellen unter der Hornschicht, in der Epidermis oder zwischen Epidermis und Basalmembran. Wenn sich Pusteln rund um einen Haarfollikel bilden (folliculäre Pusteln) (Abb. 8.2), so sind sie ein Symptom für folliculäre Erkrankungen wie die bakterielle Follikulitis, eine sekundär infizierte Demodikose oder für Pemphigus foliaceus. Nicht-folliculäre Pusteln sieht man bei Impetigo (die Welpenpyodermie erfasst die oberflächlichen Schichten der Haut meist im Abdominalbereich), beim Pemphigus foliaceus ohne folliculäre Beteiligung, bei Leishmaniose und bei den sehr seltenen sterilen Pustulosen, deren Existenz wissenschaftlich umstritten ist. Eine Pustel kann einen großen Umfang erreichen und mehrere Haarfollikel und deren Zwischenräume

Tabelle 8.1: Ätiologie von Papel, Pustel, Kruste, Schuppenkranz und Furunkel

Papel	■ Pyodermie
	■ Sarkoptes-Räude
	■ Futtermittelallergie
	■ Floh-Dermatitis / Flohbissallergie
	■ Mückenstiche
	■ Leishmaniose
	■ Tumor (epitheliotropes Lymphom)
Pustel	■ Pyodermie
	■ Pemphigus foliaceus
	■ Leishmaniose
	■ Demodikose
Kruste und Schuppenkranz	■ Entwicklungsphasen der beiden Erstgenannten
Furunkel	■ Tiefe Pyodermie / Bakterielle Follikulitis
	■ Demodikose
	■ Dermatophytose
	■ Nasale eosinophile Furunkulose
	■ Juvenile Zellulitis

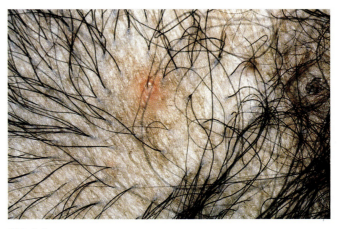

Abb. 8.1
Kleine Papel am Abdomen eines Hundes.

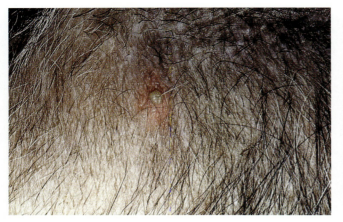

Abb. 8.2
Follikuläre Pustel. Aus der Mitte der Effloreszenz wächst ein Haar.

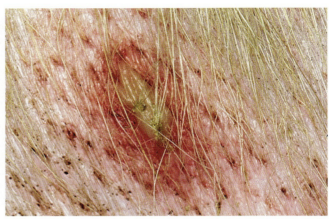

Abb. 8.3
Ausgedehnte Pustel, die mehrere Haarfollikel umfasst.

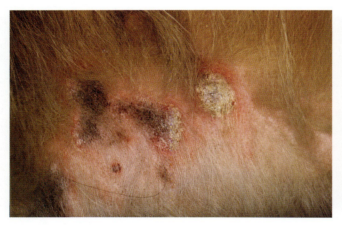

Abb. 8.4
Der eingetrocknete Eiter bildet eine gelbe Kruste (rechts), daneben zwei Schuppenkränze (links).

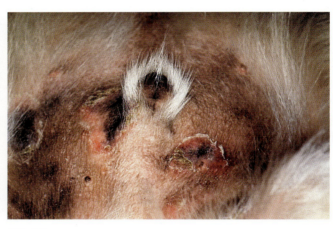

Abb. 8.5
Großer Schuppenkranz mit rötlichem Fleck und zentraler Hyperpigmentierung in der Leiste eines Hundes.

umfassen (Abb. 8.3). Von einigen Autoren werden diese großlumigen Pusteln als Zeichen einer Immunschwäche angesehen, wie sie bei spontanem und iatrogenem Hyperadrenokortizismus oder bei Hypothyroidismus auftreten.

Wenn das eitrige Exsudat einer Pustel eintrocknet, bildet sich eine **Kruste**. Sie entspricht in ihrer Gestalt der Pustel (Abb. 8.4). Die Farbe dieser Krusten ist honiggelb, kann aber auch dunkler sein, wenn Blut beigemengt ist. Letzteres tritt meist nach selbstzugefügten Verletzungen durch Kratzen auf. Follikuläre Pusteln können beim Eintrocknen des Exsudates (Kruste) Haare miteinander verkleben. Die Haare lassen sich leicht auszupfen, und es bleibt eine fokale Alopezie zurück (*siehe* Kapitel 9).

Geht die Kruste verloren oder wird die frische Pustel gekappt, bleibt der **Schuppenkranz** (**Collerette**) zurück. Die Collerette ist eine rundliche Effloreszenz, die in der Mitte meist dunkler ist (Abb. 8.5). Sie ist am Rand von einem schuppigen, oft erythematösen Wall umgeben. Am Rand unter diesen Schuppen findet man oft noch frisches Exsudat, das für eine zytologische Untersuchung herangezogen werden kann. Großflächige, bogenförmige, serpiginöse und polyzyklische Schuppenkränze ohne eigentliche Pustelbildung sieht man bei der so genannten »diffusen« oberflächlichen eitrigen Hautentzündung. Schuppenkränze kann man auch beim Pemphigus foliaceus und anderen immunvermittelten Erkrankungen (z. B. bei einigen Formen des Erythema multiforme oder bei einigen Formen des Arzneimittelexanthems) sehen.

Der **Furunkel** ist histologisch klar definierbar, während er makroskopisch wie eine große Pustel mit dicken Wänden und mit eitrigem oder blutigem Inhalt erscheinen kann (Abb. 8.6). Durch die Palpation lässt sich der Furunkel manchmal als klei-

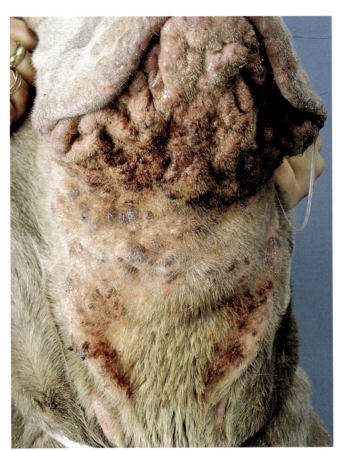

Abb. 8.6
Zahlreiche Furunkel und hämorrhagische Blasen im Kinnbereich eines Hundes mit Demodikose, die mit einer sekundären tiefen Pyodermie vergesellschaftet ist.

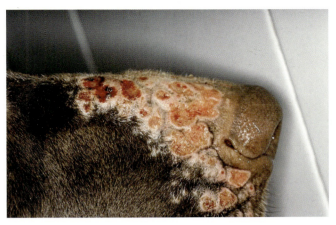

Abb. 8.7
Eosinophile Furunkulose auf dem Nasenrücken eines Jagdhundes.

Wenn man Furunkel am Nasenrücken bei Tieren findet, die jagdlich geführt werden oder die meiste Zeit im Freien verbringen, so wird mit aller Wahrscheinlichkeit eine eosinophile Furunkulose, eine Überempfindlichkeitsreaktion auf Insektenstiche, vorliegen (Abb. 8.7). Der Furunkulose ähnliche Veränderungen an Kinn, Lippen und Ohrmuscheln, aus denen seropurulentes Exsudat austritt, findet man bei der juvenilen Zellulitis (Abb. 8.8). Diese Krankheit manifestiert sich nur bei Welpen. Sie ist begleitet von einer Vergrößerung der Unterkieferlymphknoten und Fieber und muss therapeutisch mit immunsuppressiven Dosierungen von Glukokortikoiden über mehrere Monate therapiert werden. Für die beiden oben genannten sterilen Prozesse ist nur die histologische Beurteilung diagnostisch.

8.3 Klinisches Vorgehen

1) Sind Papeln der einzige Befund, so gilt es, die Krankengeschichte genau zu betrachten (*siehe auch* Algorithmus. Abb. 8.13).

a) **Am Abdomen auftretende Papeln beim Hund**, insbesondere beim Welpen, verbunden mit starkem Juckreiz können ein Hinweis für eine Sarkoptes-Räude oder auch für eine Futtermittelallergie sein. In diesem Zusammenhang wird auf Kapitel 7 verwiesen, sowie auf die Ausführungen, wie ein Hund mit starken Juckreizbeschwerden behandelt werden sollte.

b) Wenn bei einem Tier mit Juckreiz, der eventuell nur saisonal auftritt, **Papeln im kaudalen Rückenbereich** zu finden sind, kann man diese mit aller Wahrscheinlichkeit auf einen Flohbefall oder eine Flohallergie zurückführen. Oft entstehen die Papeln als Folge einer leichten sekundären bakteriellen Infektion. Neben einer rigorosen Flohbehandlung von Tier und Umgebung sowie allen anderen im Haushalt lebenden

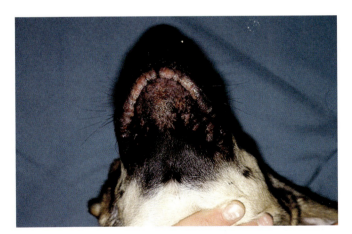

Abb. 8.8
Exsudative Läsionen an Kinn und Lippen bei einem Welpen mit juveniler Zellulitis.

nes, intradermales Granulom ausmachen. Gelegentlich zeigt er eine Fistelöffnung an der Oberfläche. Diese Öffnung ist dann mit einer Kruste aus eingetrocknetem Fistelexsudat bedeckt.

potenziellen Flohträgern ist es ratsam, dem Patienten auch für drei Wochen Antibiotika zu verabreichen und ihn nach dem Therapiezyklus wieder zu einer Beurteilung in die Praxis zu bestellen (*siehe* Kapitel 31 und 32).

c) **Verhärtete Papeln**, die gemeinsam mit Juckreiz auftreten und eine reichliche Zellansammlung in der oberflächlichen Dermis erahnen lassen, sind ursächlich mit Mückenstichen (Kurzhaarrassen), neoplastischen Infiltraten und anderen seltenen Krankheiten in Verbindung zu bringen. Um Klarheit über die Ursache zu gewinnen, empfiehlt es sich, eine Hautbiopsie von einer Effloreszenz vorzunehmen.

2) Finden sich zeitgleich auch **Pusteln**, so wird man, um den Inhalt zu beurteilen, sinnvollerweise zytologische Proben ziehen (für die Vorgehensweise *siehe* Kapitel 5).

a) **Degenerierte neutrophile Granulozyten mit intrazellulären Bakterien** (Abb. 8.9). Ihre Anwesenheit ist diagnostisch für die Pyodermie. Findet man stäbchenförmige Bakterien, so ist ein Antibiogramm für die Auswahl des Antibiotikums zwingend notwendig. Sowohl eine Therapie mit Antibiotika als auch die Suche nach den Primärursachen, die das Angehen einer bakteriellen Infektion begünstigen (z. B. Allergien, hormonelle Erkrankungen) sind angezeigt. Für die Therapie der Pyodermien wird auf Kapitel 27 verwiesen.

b) **Intakte neutrophile Granulozyten und akantholytische Zellen** (Abb. 8.10). Dieser Befund passt zu einem Pemphigus foliaceus. Da sich die Therapie mit immunsupressiven Medikamenten über lange Zeiträume erstreckt, wird dringend empfohlen, die Diagnose durch eine histopathologische Untersuchung bestätigen zu lassen. Für die Therapie des Pemphigus foliaceus *siehe* Kapitel 33.

c) **Neutrophile Granulozyten mit intrazytoplasmatischen Bakterien und akantholytische Zellen**. Dieser Befund ist zweideutig, da er sowohl mit einer Pyodermie (Akantholyse durch die Enzyme der Neutrophilen) als auch mit einem Pemphigus foliaceus (Sekundärinfektion) einhergehen kann. Hier ist ein dreiwöchiger Zyklus mit Antibiotika angezeigt. Wenn es zu einer Abheilung der Effloreszenzen kommt, so lag eine Pyodermie vor, wenn sie hingegen bestehen bleiben, so wird ein Pemphigus sehr wahrscheinlich, und man entnimmt Hautstanzen für eine histopathologische Bestätigung (für die Vorgehensweise *siehe* Kapitel 6).

d) **Neutrophile Granulozyten ohne Bakterien und ohne akantholytische Zellen**. In diesem seltenen Fall kann eine pustulöse Form der Leishmaniose, der Demodikose oder eine sterile Erkrankung vorliegen. Nach einem tiefen Hautgeschabsel mit negativem Befund wird man bei Verdacht auf Leishmaniose eine serologische Untersuchung und eine Serumelektrophorese anschließen und/oder Hautbiopsien für die Histologie entnehmen. Selten wird man parasitäre Ele-

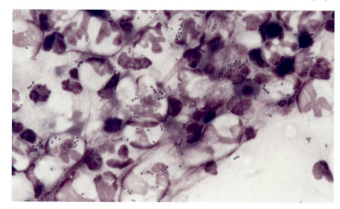

Abb. 8.9
Zahlreiche degenerierte Neutrophile mit intrazellulären Kokken (Hemacolor®, 100x).

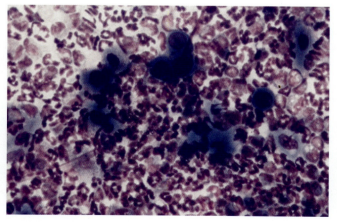

Abb. 8.10
Zahlreiche neutrophile Granulozyten und akantholytische Zellen (Hemacolor®, 40x).

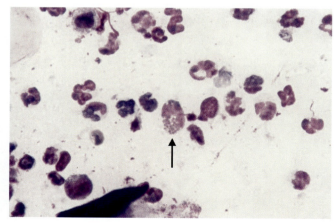

Abb. 8.11
Eosinophile Granulozyten.

mente der Leishmanien im zytologischen Ausstrich einer Pustel nachweisen können.

e) **Eosinophile Granulozyten** (Abb. 8.11). Sie sind ein seltener Befund. Man kann sie im Verlauf von Sarkoptes-Räude und Futtermittelallergie (*siehe* Punkt 1a), Flohdermatitis und Flohbissallergie (*siehe* Punkt 1b), Pemphigus foliaceus (zusammen mit Akanthozyten, *siehe* Punkt 2b) und der sterilen eosinophilen Pustulose sehen. Die Existenz der sterilen eosinophilen Pustulose wird von zahlreichen Autoren und auch von den Verfasserinnen dieses Buches angezweifelt. Wenn sich als Folge einer Furunkulose Pusteln in die Tiefe der Dermis ausdehnen, kann es zu einer Einwanderung von Eosinophilen kommen. Der Befund »eosinophile Pustel« lässt nach Erwägung und Ausschluss der allergischen und parasitären Ursachen (*siehe* Kapitel 7) eine Hautbiopsie als nächsten Schritt zum diagnostischen Ausschluss von Pemphigus foliaceus und von steriler eosinophiler Pustulose ratsam erscheinen.

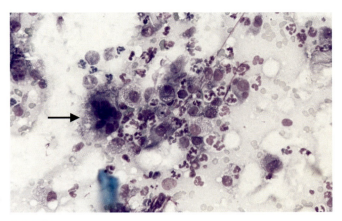

Abb. 8.12
Pyogranulomatöse Entzündung. Zahlreiche Neutrophile, Makrophagen und eine Riesenzelle (Pfeil) (Hemacolor®, 40x).

3) Bei einer **Furunkel** wird der Inhalt und das an die Oberfläche tretende Exsudat zytologisch untersucht.
   a) **Zahlreiche Makrophagen** (Abb. 8.12) und wenige, degenerierte Neutrophile mit intrazellulären Bakterien sind mit aller Wahrscheinlichkeit Anzeichen einer tiefen Pyodermie. Es ist empfehlenswert, in jedem Falle ein tiefes Hautgeschabsel zu nehmen, und von den umliegenden Haaren eine mykologische Kultur anzusetzen, um eine Demodikose bzw. eine Dermatophytose auszuschließen. Bevor man ein Antibiotikum verabreicht, ist es notwendig, eine bakteriologische Untersuchung sowie ein Antibiogramm durchzuführen (tiefe Pyodermie).
   b) Findet man **Eosinophile** aus Veränderungen am Nasenrücken, so handelt es sich wahrscheinlich um eine durch Insektenstiche allergisch bedingte eosinophile Follikulitis/Furunkulosis. Die Bestätigung der Diagnose erfolgt durch Entnahme einer Hautbiopsie. Im Falle der Bestätigung der Verdachtsdiagnose verabreicht man Glukokortikoide bis zur vollständigen Remission der Symptome.
   c) Wird ein **Welpe mit Furunkulose** im Gesicht, Lymphadenopathie der Mandibularlymphknoten und Fieber vorgestellt, und sind in der zytologischen Untersuchung zahlreiche Makrophagen und Neutrophile, jedoch keine Bakterien ersichtlich (wenn die Proben aus intakten nicht-ulzerativen Läsionen gewonnen wurden), dann liegt mit aller Wahrscheinlichkeit eine juvenile Zellulitis vor. Zur Diagnosebestätigung zieht man Hautstanzen und verabreicht Antibiotika, solange man auf das Ergebnis wartet. Nach Diagnosebestätigung ergänzt man die Therapie mit einer immunsuppressiven Dosierung eines Glukokortikoides. Die Therapie wird einige Monate durchgeführt und nach und nach ausgeschlichen.

4) In Abwesenheit von intakten Pusteln verwendet man für die zytologische Untersuchung **Krusten und Schuppenkränze**, indem man von einer nässenden Oberfläche einen Abklatsch anfertigt. Die Interpretation erfolgt wie in Punkt 2 dargestellt. Extrazelluläre Bakterien sind als Kontamination, Neutrophile mit phagozytierten Bakterien hingegen als sekundäre Infektion zu beurteilen. Wenn man akantholytische Zellen findet, so könnte ein Pemphigus foliaceus vermutet werden, welcher jedoch nur durch die Histologie bestätigt werden kann. Der Probenentnahme sollten zwei Wochen Antibiotikaverabreichung vorangehen, da eine sekundäre Pyodermie die Interpretation beeinträchtigen kann.

5) Wenn eine Antibiotikatherapie Pusteln, Furunkel, Krusten und Schuppenkränze nicht zum Verschwinden bringt, sowie bei allen anderen unklaren Fällen, sollten zahlreiche Biopsien entnommen werden. Diese sind notwendig, um seltene Krankheiten wie z. B. das Arzneimittelexanthem oder andere immunbedingte Krankheitsbilder zu diagnostizieren.

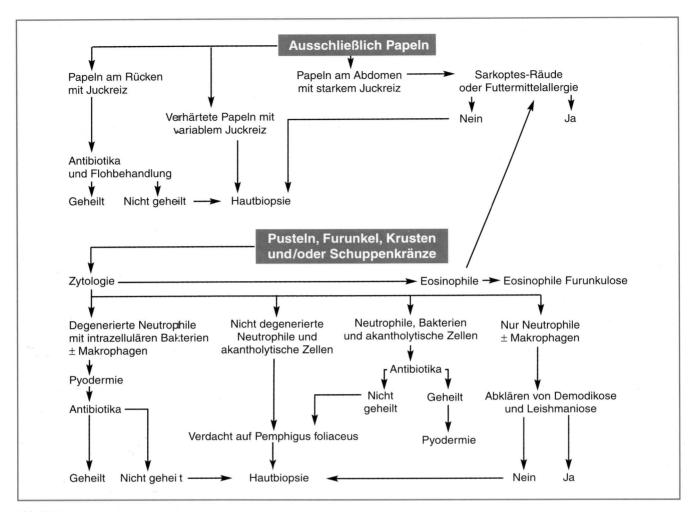

Abb. 8.13
Diagnostischer Algorithmus zu Papeln, Pusteln, Furunkeln, Krusten und Schuppenkränzen beim Hund.

9 Fokale, multifokale und entzündliche Alopezie beim Hund

9.1 Pathogenese der Symptome

Wenn Haarausfall (Alopezie, Hypotrichose) vorliegt und dieser eine oder mehrere Lokalisationen am Tierkörper aufweist, so ist er meistens auf einen fokalen pathologischen und entzündlichen Vorgang im Haarfollikel (z. B. Infektionen) zurückzuführen. Systemische Ursachen (z. B. Endokrinopathie) kommen hierfür nicht in Frage, da die Haarlosigkeit dann generalisiert auftreten würde.

Lokale pathologische Vorgänge, die das physiologische Haarwachstum beeinträchtigen und zu Haarausfall führen, sind Infektionen, Infestationen mit Parasiten und immunbedingte Vorgänge (Tabelle 9.1).

Da sich bei einer bakteriellen und mykotischen Infektion sowie bei Demodikose der Erreger im Haarfollikel befindet, stört er die Haarentwicklung und es kommt zu Haarausfall. Dabei kann einer luminalen Follikulitis eine Furunkulose folgen. Im Unterschied dazu sind bei immunbedingten Erkrankungen die Strukturen des Follikels (Wand, Wurzelscheide, Blutgefäße usw.) Ziel des autoimmunbedingten Angriffes. In der Folge können weder gesunde Haare heranwachsen noch kann den Haaren im Follikel Halt gegeben werden.

9.2 Klinisches Bild

Die Effloreszenz »fokale Alopezie« ist bei Kurzhaarrassen besser zu sehen (Mottenfraßalopezie) als bei Rassen mit langem Haar (Abb. 9.1). Bei den Langhaarrassen muss man daher durch sorgfältige Inspektion des Felles die haarlosen Stellen suchen. Die umschriebene Alopezie kann am Rand scharf oder unscharf begrenzt sein; dies ist aber meistens kein entscheidender Faktor für die Diagnosestellung. Im Gegensatz dazu lenkt das Auffinden von Schuppenkränze (Abb. 9.2) oder Krusten am Rand der Läsionen (Zeichen vorangegangener Pusteln) den Verdacht in Richtung bakterielle Infektion und Pemphigus foliaceus, seltener auf ein Arzneimittelexanthem.

Lassen sich Haare ausgedehnt und büschelweise ohne großen Widerstand ausreißen, so liegt eine hochgradige Störung des Haarfollikels vor. Ist die darunterliegende Haut unauffällig, so kann für den Follikelschaden eine metabolische und nicht-

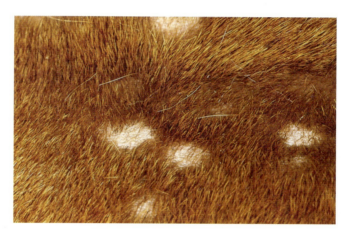

Abb. 9.1
Multifokale Alopezie bei einem Hund mit Demodikose.

Tabelle 9.1: Ursachen der fokalen und multifokalen Alopezie

Infektionskrankheiten	■ Bakterielle Follikulitis ■ Dermatophytose
Infestationskrankheiten	■ Demodikose
Immunbedingte Erkrankungen	■ Pemphigus foliaceus ■ Alopecia areata ■ Dermatomyositis
Andere Ursachen	■ Epitheliotropes Lymphom ■ Arzneimittelexanthem, inklusive Haarausfall an Injektionsstellen ■ Narben ■ Traktionsalopezie

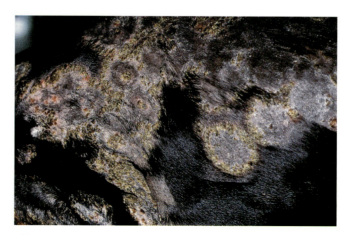

Abb. 9.2
Multifokale Alopezie bei einem Hund mit Pemphigus foliaceus. Die haarlosen Stellen sind von gelben Krusten gesäumt (eingetrockneter Eiter).

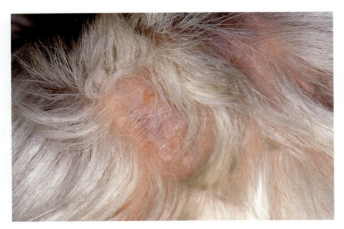

Abb. 9.3
Haarloses abgegrenztes Narbengewebe am Nacken eines Hundes. Eine über lange Zeiträume gesetzte Haarspange war die Ursache für die Traktionsalopezie.

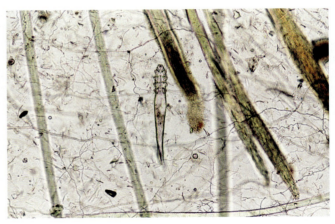

Abb. 9.4
Adulte Milbe von *Demodex canis*.

entzündliche Ursache angenommen werden, wie z. B. eine hormonelle Erkrankung. Ist die darunterliegende Haut aber erythematös, erodiert oder schuppig und lösen sich mit den Haaren auch Krusten und großflächige Schuppen ab, so handelt es sich um einen entzündlichen Vorgang wie z. B. eine bakterielle Follikulitis oder eine Arzneimittelunverträglichkeit. Rundliche, haarlose Bezirke mit Narbengewebe (kein Haarwuchs, nichtpigmentierte, glatte und glänzende Haut) beobachtet man im Falle von Hautverletzungen, die sekundär verheilt sind, sowie bei dauerhaften Schäden nach subkutanen Injektionen, bei Traktionsalopezie durch zu straff angesetzte Haarspangen (Abb. 9.3) und als Folge einer Dermatomyositis.

Der diffuse und symmetrische, meist nicht-entzündliche Haarausfall wird in Kapitel 10 erläutert.

9.3 Klinisches Vorgehen

Signalement und Anamnese können von Nutzen sein, sie sind aber für die Diagnosefindung nicht ausschlaggebend.

Ein junges Tier kann z. B. für Demodikose und Dermatophytose prädisponiert sein, beide Krankheiten kann man aber bei Patienten jeden Alters finden. Man findet Rassen, die zu Demodikose neigen (*siehe* Kapitel 31) und andere wie die kurzhaarigen Rassen, die oft an idiopathischer Follikulitis leiden (*siehe* Kapitel 26). Allergische oder immunsupprimierte Tiere stellen eine Risikogruppe für Follikulitis dar. Hingegen neigen Patienten, die in ihrer Jugend an Demodikose erkrankt sind, auch im Erwachsenenalter während der Läufigkeiten oder bei Stress (Geburt, Laktation, Krankheiten, Tumor usw.) zu Rückfällen.

Unabhängig von Signalement und Vorgeschichte wird der Weg zur Diagnose, den man im Falle von fokaler und multifokaler Alopezie beschreiten muss, im Folgenden beschrieben (Details zu den angeführten Untersuchungsmethoden *siehe* Kapitel 4, 5 und 6).

1) **Tiefes Hautgeschabsel und trichoskopische Untersuchung**. Die Entnahme zum Nachweis der Demodikose erfolgt von mehreren Effloreszenzen. Wenn Geschabsel und Trichoskopie negativ sind und das Tier noch nie mit akariziden Mitteln behandelt wurde, kann mit aller Voraussicht eine Infestation mit *Demodex canis* ausgeschlossen werden. Bleiben die Veränderungen bestehen, sollte bei jeder Kontrolluntersuchung ein Hautgeschabsel wiederholt werden. Das Auffinden von Demodex-Milben ist diagnostisch für Demodikose (Abb. 9.4). Neben der Durchführung einer spezifischen Therapie (*siehe* Kapitel 31) ist es wichtig, sekundäre bakterielle Infektionen und primäre Erkrankungen abzuklären.

2) **Untersuchung mit dem Wood-Licht und Trichoskopie zur Beurteilung der Dermatophytose**. Die Woodsche Lampe lässt nur 50 % der Stämme von *Microsporum canis* fluoreszieren. Andere Pilzarten, die Ursache einer Dermatophytose sein können, fluoreszieren nicht (z. B. *Trichophyton* spp.). Deshalb ist ein negativer Befund bei der Untersuchung mit dem Wood-Licht kein Grund, die Dermatophytose auszuschließen. Um trichoskopisch Hyphen und Sporen nachzuweisen, muss man sowohl Haare vom Rand als auch vom Zentrum der Veränderung entnehmen (Abb. 9.5). Werden im Wood-Licht positive Haare mikroskopisch beurteilt, erhält man meist ebenfalls einen positiven Befund. Im Wood-Licht negative Haare können allerdings auch mikroskopisch negativ sein, obwohl eine Dermatophytose vorliegt.

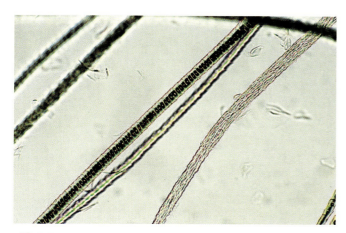

Abb. 9.5
Ein von Dermatophyten befallenes Haar. Der Haarschaft ist von Pilzhyphen befallen (rechts). Links sind einige gesunde Haare zu sehen.

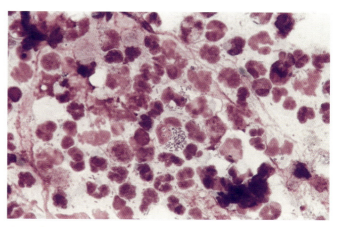

Abb. 9.6
Neutrophile Granulozyten mit phagozytierten Bakterien.

3) **Pilzkultur.** Wenn Hautgeschabsel, Trichoskopie und das Wood-Licht negative Ergebnisse hervorbringen, muss eine Pilzkultur angesetzt werden, um eine Infektion mit Dermatophyten bestätigen oder ausschließen zu können. Die Haarprobe wird steril in der Mitte und am Rand der veränderten Stelle entnommen und auf einem DTM-Nährboden und eventuell zusätzlich auf einem Sabouraud-Nährboden aufgebracht. Für weitere Details und Ergänzungen zur Dermatophytose *siehe* Kapitel 28.

4) **Zytologie.** Finden sich am Rand der haarlosen Stellen Krusten oder Schuppenkränze, so kann versucht werden, von nässenden Oberflächen einen Abklatsch zu nehmen. Wenn man im zytologischen Präparat degenerierte neutrophile Granulozyten mit intrazellulären Bakterien (Abb. 9.6) findet, so ist dies ein diagnostischer Befund für eine Pyodermie (bakterielle Follikulitis, *siehe* Kapitel 27). Finden sich hingegen intakte Neutrophile und akantholytische Zellen, drängt sich der Verdacht eines Pemphigus foliaceus auf, der aber einer Bestätigung mittels Hautbiopsie bedarf.

5) **Diagnostische Therapie.** Wenn keine zytologische Untersuchung vorgenommen wurde oder wenn das Ergebnis nicht ausreichend aussagekräftig war und man auf die Ergebnisse der Pilzkultur wartet (im Allgemeinen zwei Wochen), kann man eine Therapie mit empirisch ausgewählten Antibiotika beginnen und versuchen, die Diagnose bakterielle Follikulitis *ex juvantibus* zu stellen. Zu diesem Zweck kann man, sofern dieses Medikament in letzter Zeit nicht zum Einsatz kam, Cefadroxil (20–30 mg/kg SID), Cefalexin (20–30 mg/kg BID) oder Amoxicillin/Clavulansäure (15–25 mg/kg BID) verschreiben. Antibiotika, die im Rahmen einer bakteriellen Follikulitis verordnet werden, müssen über einen Zeitraum von drei Wochen gegeben werden. Der Patient sollte jedoch schon nach zwei Wochen zur Beurteilung des Therapieerfolges wieder vorgestellt werden, auch um dem Besitzer das Ergebnis der Pilzkultur mitteilen zu können. Für weitere Informationen zur Pyodermie *siehe* Kapitel 27.

6) **Hautbiopsie.** Verläuft auch die Pilzkultur negativ und kommt es zu keiner Besserung im Verlauf der Therapie mit Antibiotika, sollte zur Erzielung einer Diagnose auf eine Biopsie zurückgegriffen werden. Nach zweiwöchiger Verabreichung eines Antibiotikums befinden sich die Effloreszenzen (keine sekundäre bakterielle Infektion) für die histopathologische Beurteilung im Idealzustand und die Wahrscheinlichkeit ist höher, eine Diagnose stellen zu können. Über die Hautstanze gelingt die Diagnose von selteneren Erkrankungen, die manchmal mit fokaler oder multifokaler Alopezie einhergehen können, wie Alopecia areata, Pemphigus foliaceus, Arzneimittelexanthem, Haarausfall an Injektionsstellen, Traktionsalopezie und epitheliotropes Lymphom.

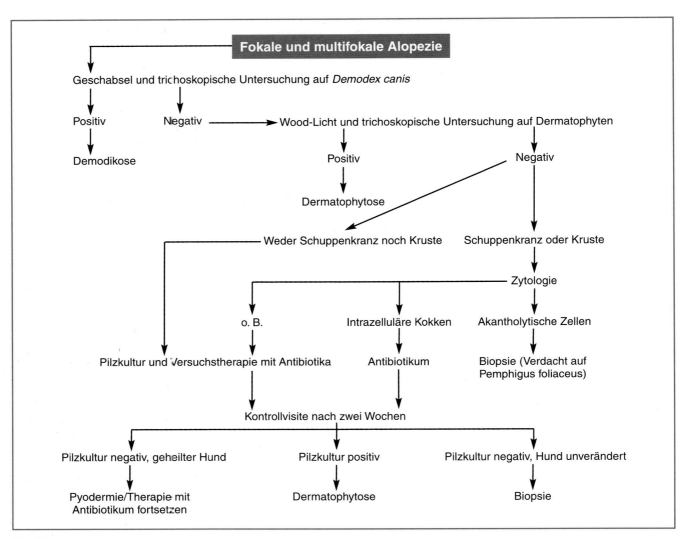

Abb. 9.7
Diagnostischer Algorithmus zur fokalen und multifokalen Alopezie beim Hund.

10 Nicht-entzündliche Alopezie und diffuse Alopezie beim Hund

10.1 Pathogenese der Symptome

Der Haarverlust im Rahmen eines nicht-entzündlichen Prozesses kann die Folge einer Telogenisierung der Haarwurzel sein, die durch systemisch-metabolische Ursachen (Hormonerkrankungen, telogenes Effluvium aus Stress) bedingt ist. Weitere Gründe sind im Haarfollikel auf lokaler Ebenen zu suchen (Alopecia X, »post clipping alopecia«, Schablonenkrankheit und saisonale Flankenalopezie). Eine nicht-entzündliche Alopezie entsteht auch durch angeborene oder erworbene Produktionsmängel des Haares (z. B. kongenitale Alopezie, follikuläre Dysplasie und Herstellungsmängel von Melanin). Auch iatrogen ausgelöste Matrixschäden führen zu Haarlosigkeit (anagenes Effluvium nach einer Chemotherapie) und ebenso können ursprünglich entzündlich bedingte Haarverluste manchmal ursächlich für nicht-entzündlichen Haarverlust sein (Haarlosigkeit des Narbengewebes). Dieser Entwicklung gehen ein autoimmun-bedingter Angriff auf Follikelstrukturen (Alopecia areata, Sebadenitis) oder heftige Abwehrreaktionen gegen Erreger (Bakterien, Demodex-Milben) im Inneren des Follikels voraus. Die Entwicklung endet in der Zerstörung (Furunkulose, *siehe* Kapitel 8) und im Verschwinden des Follikels.

Die wichtigsten Ursachen sind in Tabelle 10.1 zusammengefasst.

Tabelle 10.1: Ursachen für nicht-entzündliche Alopezie und diffuse Alopezie beim Hund

Kongenitale und hereditäre Alopezien
- Nackthunde (Chinesischer Schopfhund, Mexikanischer Nackthund)
- Kurzhaarrassen, die normalerweise nicht haarlos sind
- »Black hair follicle dysplasia« (Dysplasie der schwarzen Haare)
- Alopezie der Farbmutanten

Alopezie durch Endokrinopathien
- Cushing-Syndrom
- Hypothyreoidismus
- Störungen bei den Sexualhormonen / Tumore der Gonaden

Immun-vermittelte Alopezien
- Alopecia areata
- Sebadenitis

Andere systemisch bedingte Alopezien
- Telogenes Effluvium
- Anagenes Effluvium
- Paraneoplastische Alopezie

Alopezie durch Infektions- und Infestationskrankheiten
- Leishmaniose
- Ausgedehnte Dermatophytose
- Demodikose mit Vernarbung
- Furunkulose mit Vernarbung

Nicht systemisch bedingte Alopezien mit unbekannter Ätiologie
- »Post clipping alopecia«
- Wiederkehrende Haarlosigkeit der Flanken
- Schablonenkrankheit
- Alopecia X*

Dystrophien – Follikuläre Dysplasien, Störung der Melaninbildung
- Follikuläre Dysplasien besonderer Rassen (Husky, Rottweiler, Irish Water Dog, usw.)
- Alopezie der Farbmutanten
- Alopezie der schwarzen Haare

* Weitere Namen sind: Wachstumshormonmangel des erwachsenen Hundes, Kastrations-reaktive-, o,p-DDD-reaktive-, Testosteron-reaktive-, Biopsie-reaktive Dermatose des Hundes

10.2 Klinisches Bild

Die nicht-entzündliche Alopezie manifestiert sich als vollständige oder partielle Alopezie (Hypotrichose) und ist dadurch gekennzeichnet, dass die darunterliegende Haut ohne jegliche Veränderung ist. Der Haarausfall kann alle oder nur bestimmte Haargruppen erfassen. Sind die Haare nur schwarz oder Farbmutanten, so hat man es mit einer Melaninmissbildung zu tun, wie der Alopezie der Farbmutanten oder der Dysplasie der schwarzen Haare (Abb. 10.1). Das Fehlen von Deckhaar bei intaktem Wollhaar (Welpenfell) sieht man bei Hunden mit dichtem Fell und bei den nordischen Rassen bei der Alopecia X (Abb. 10.2) sowie bei der »post clipping alopecia«. Ähnliche Veränderungen, insbesondere an den Friktionspunkten und

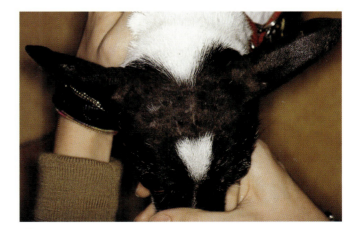

Abb. 10.1
Dysplasie der schwarzen Haare bei einem Hund. Bezirke mit weißem Haar sind gut erhalten, Bezirke mit schwarzem Haar zeigen Haarlosigkeit.

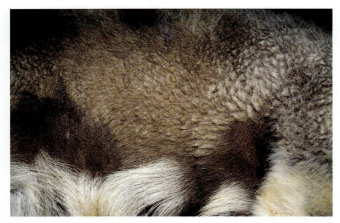

Abb. 10.2
Alopecia X. Es gehen vor allem Primärhaare verloren; das verbleibende Sekundärhaar ist weniger dicht und trockener; das Fell erinnert an das eines Welpen.

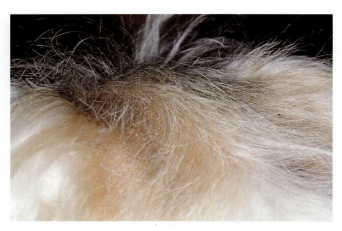

Abb. 10.3
Sebadenitis. Es gehen vor allem Wollhaare verloren, durch das verbleibende Deckhaar erscheint das Fell sehr stark ausgedünnt.

am Stamm, werden von hormonproduzierenden Tumoren der Gonaden und bei Hyperadrenokortizismus hervorgerufen. Ein symptomatisches Krankheitsbild für eine chronische Sebadenitis ist ein Ausfallen des Wollhaares, wobei das Deckhaar erhalten bleibt (Abb. 10.3). Außerdem wird man den altersmäßigen Beginn (Tabelle 10.2), die Lokalisation (Tabelle 10.3) und die Art des Felles (Tabelle 10.4) in die klinische Beurteilung mit einfließen lassen müssen.

Das Aussehen der darunterliegenden Haut kann nur in manchen Fällen eine Diagnose nahe legen. Bei der Schablonenkrankheit ist sie in Farbe und Konsistenz vollkommen normal. Betrifft die Alopezie den Stamm, so kann es durch die Sonneneinwirkung zu einer dunkleren Färbung kommen, die allerdings unspezifisch und ohne Bedeutung ist. Bei kongenitaler Alopezie (Nackthunde), follikulärer Alopezie und bei hormonellen Erkrankungen kann man Komedonen – kleine

Tabelle 10.2: Beginn des Haarverlustes nach Lebensalter

Junge Hunde (< 4 Jahre)
- Hypotrichose: kongenitale Alopezie, Nackthund
- Farbmutanten: Alopezie der Farbmutanten (Störung in der Melaninbildung)
- Schwarzhaarige Bezirke: Follikuläre Dysplasie
- Kurzhaarrassen: Schablonenkrankheit
- Hunde mit dichtem Fell und nordische Rassen: Alopecia X, »post clipping alopecia«
- Wiederkehrende Alopezie der Flanken
- Chronische Sebadenitis

Hunde mittleren Alters (> 4 Jahre)
- Hypothyreoidismus
- Hormonproduzierende Ovarialzysten
- (Tumore der Gonaden)

Ältere Hunde
- Spontaner Hyperadrenokortizismus
- Hormonproduzierende Tumore der Gonaden

Hunde jeden Alters
- Alopecia areata
- Telogenes / Anagenes Effluvium
- Iatrogener Hyperadrenokortizismus

Tabelle 10.3: Lokalisation der Alopezie

Hinter den Ohren, ventraler Hals, ventraler Thorax, Abdomen, mediale Seite der Extremitäten bei jungen Kurzhaarrassen	■ Schablonenkrankheit
Nasenrücken, Schwanz, Sitzbeinhöcker, unter dem Hundehalsband, andere Friktionspunkte	■ Hypothyreoidismus
Ausschließlich Bezirke mit schwarzem Fell oder Farbmutanten	■ Melaninmissbildungen: Dysplasie der schwarzen Haare Alopezie der Farbmutanten
Ausschließlich am Stamm	■ Hyperadrenokortizismus ■ »Post clipping alopecia« ■ Alopecia X
Unter dem Halsband	■ Tumor der Gonaden
Flanken	■ Wiederkehrende Alopezie der Flanken ■ Hyperadrenokortizismus ■ Hypothyreoidismus
Gesicht	■ Alopecia areata ■ Hypothyreoidismus (Nasenrücken)

Tabelle 10.4: Rasseprädisposition
(Auch Individuen aus nicht-prädisponierten Rassen können erkranken!)

Kurzhaarrassen	Schablonenkrankheit Wiederkehrende Alopezie der Flanken
Rassen mit dichtem Fell und nordische Rassen	Alopecia X »Post clipping alopecia«
Rassen mit Farbmutanten	Alopezie der Farbmutanten
Kleine Hunderassen und Boxer	Hyperadrenokortizismus
Große und mittelgroße Rassen	Hypothyreoidismus
Akita Inu, Pudel	Sebadenitis
Dackel	Alopecia areata

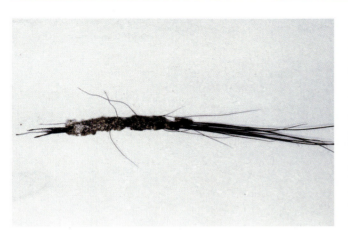

Abb. 10.4
Keratinmanschetten (»follicular cast«), die Haare verkleben.

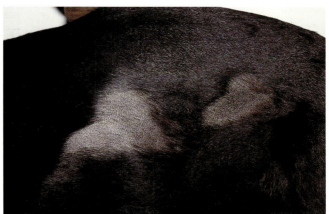

Abb. 10.5
Wiederkehrende Alopezie der Flanken bei einem Rottweiler.

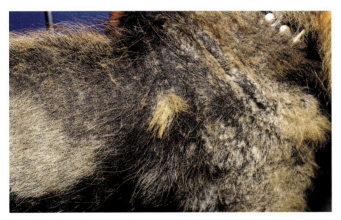

Abb. 10.6
Alopecia X bei einem Chow-Chow. Dort, wo die Hautstanze entnommen wurde, kommt es wieder zu Haarwuchs.

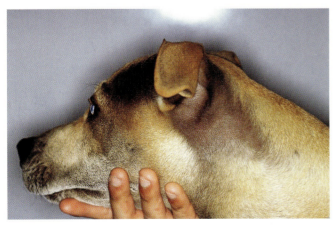

Abb. 10.7
Schablonenkrankheit. Sie ist hinter dem Ohr und im Schläfenbereich lokalisiert.

Keratinpfröpfe, welche die Follikelöffnung verstopfen – entdecken. Bei einer Schilddrüsenunterfunktion und bei Tumoren der Gonaden kommt es zu einer Zunahme der Hautdicke und sie erscheint fettiger. Oft entsteht eine Sekundärinfektion mit Malassezia.

Gewisse Besonderheiten (Schlüsselelemente) können zu spezifischen Diagnosen führen. So sind Keratinmanschetten (»follicular cast«) charakteristisch für die Sebadenitis (Abb. 10.4). Haarausfall in der Flanke mit einer scharfen Abgrenzung ist verräterisch für die wiederkehrende Alopezie der Flanken (Abb. 10.5). Wenn ausschließlich dunkles Haar vom Ausfall betroffen ist und weißes und rotes Haar ausgespart wird, so spricht das für Melaninmissbildungen (Abb. 10.1). Sind Schwanz und Nasenrücken haarlos, so kann an eine Schilddrüsenunterfunktion gedacht werden. Das Wachsen eines Haarbüschels nach einer Biopsie an der Stelle der Hautstanze lässt Alopecia X als Diagnose vermuten (Abb. 10.6). Bei nicht scharf begrenztem Haarausfall hinter der Ohrmuschel drängt sich der Vedacht der Schablonenkrankheit auf (Abb. 10.7).

10.3 Klinisches Vorgehen

(Für die Durchführung der Zusatzuntersuchungen *siehe* Kapitel 4, 5 und 6 sowie Algorithmus, Abb. 10.10.)

1) In jedem einzelnen Fall von erworbener nicht-entzündlicher Alopezie ist es wichtig, ein oder mehrere tiefe Hautgeschabsel zu nehmen, um eine Demodikose auszuschließen (*siehe* Kapitel 31).

2) Wenn das Hautgeschabsel ein negatives Ergebnis hat, so ist es wichtig, eine trichoskopische und eine Pilzuntersu-

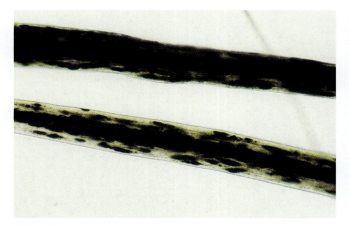

Abb. 10.8
Mikroskopische Ansicht von Haaren bei einem farbmutanten Hund. Zahlreiche Melaninklumpen in der Haarrinde krümmen die Haarkutikula.

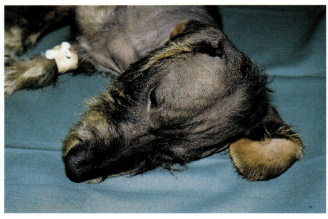

Abb. 10.9
Alopecia areata bei einem Rauhaardackel.

chung durchzuführen, um eine Dermatophytose auszuschließen (siehe Kapitel 28).

3) Sind Trichoskopie und Pilzuntersuchung negativ, versucht man Pigmentanomalien im Haarschaft zu beurteilen, indem man die Verteilung des Melanins im Haarschaft bewertet. Trifft man Makromelanosomen an (Abb. 10.8), so kann es sich um eine Alopezie der Farbmutanten handeln (im Allgemeinen wird man die Farbmutation bereits klinisch wahrnehmen), die weiß und rötlich behaarte Bezirke ausspart. Hat man es im Gegensatz dazu nur mit schwarz behaartem Fell zu tun, so ist es wahrscheinlich, dass eine Dysplasie der schwarzen Haare vorliegt. Beide zeigen in der Trichoskopie und in der Histologie ähnliche Bilder, und beide Erkrankungen müssen histologisch bestätigt werden. Für vertiefendes Wissen über diese Veränderungen siehe Kapitel 36.

4) Liegen keine Melaninmissbildungen vor, so werden Alter des Tieres, Verteilungsmuster der Haarlosigkeit und Felltyp zu entscheidenden Elementen für die Fallbeurteilung.
   a) **Ältere Tiere** (> 5 Jahre). In dieser Altersgruppe sind hormonelle Erkrankungen, wie der Hyperadrenokortizismus, der Hypothyreoidismus und Tumore der Gonaden oft die Primärursache für Fellveränderungen. Beim Rüden wird man die Hoden tasten und im Ultraschall untersuchen; kleine Hunde werden in erster Linie auf Hyperadrenokortizismus und große und mittelgroße Hunde auf Hypothyreoidismus getestet (für die Testdurchführung siehe Kapitel 6). Bei Hündinnen, insbesondere solchen mit unregelmäßiger oder verlängerter Läufigkeit, wird man mit einer Ultraschalluntersuchung des Abdomens versuchen, Ovarialzysten oder Ovarialtumore nachzuweisen. Für weitergehende Informationen zu hormonellen Erkrankungen siehe Kapitel 34.

   Wenn die Testergebnisse in der Norm liegen, scheint es zweckmäßig einige Hautstanzen zu nehmen und histologisch beurteilen zu lassen und/oder den Diagnoseweg unter Punkt 4b zu beschreiben. Da die Hypotrichose auch paraneoplastischer Ausdruck bösartiger Neoplasien innerer Organe sein kann, sollte man ebenso eine vollständige allgemeine klinische Untersuchung sowie ein Blutscreening vornehmen.

   b) **Jungtiere und Tiere mittleren Alters** (0–5 Jahre). In dieser Gruppe kommt der Art des Fells und dem Verteilungsmuster der Alopezie entscheidende Bedeutung zu. Folgende Kombinationen treten auf:
   - Jungtier (6 Monate – 2 Jahre), Kurzhaarrassen, Alopezie hinter den Ohrmuscheln (Abb. 10.7), am ventralen Hals und Thorax, Abdomen und an der medialen Seite der Hinterextremität: Schablonenkrankheit (siehe Kapitel 36);
   - Hund im Alter zwischen 1 und 5 Jahren, Kurzhaar- oder Drahthaarrassen (Airdale Terrier, Lagotto) mit wiederkehrendem Haarausfall in scharf abgegrenzten Arealen an den Flanken (Abb. 10.5) (haarlose Bezirke erscheinen im Frühling und verschwinden im Sommer): zyklische Flankenalopezie (siehe Kapitel 39);
   - Hund im Alter zwischen 1 und 5 Jahren, dichtes Fell und nordische Rasse mit Verlust des Primärhaares am Stamm unter dem Halsband und persistierendem Welpenfell (Abb. 10.2 und 10.6): Alopecia X;
   - der Haarausfall betrifft vor allem die Wollhaare, man findet Keratinmanschetten (»follicular cast«): Sebadenitis (Abb. 10.3 und 10.4) (siehe Kapitel 38);
   - Haarlosigkeit beginnt im Gesicht: Alopecia areata (Abb. 10.9) (siehe Kapitel 33);
   - Haarlosigkeit tritt ein bis zwei Monate nach einer schweren Krankheit, starkem Stress, Trächtigkeit, Laktation oder Chemotherapie auf: telogenes/anagenes Effluvium.

Bei allen oben aufgelisteten Krankheiten ist eine Hautbiopsie obligatorisch, um die Diagnose zu bestätigen. Da all diese Erkrankungen nur ein ästhetischer Mangel und nicht Symptombild einer systemischen Erkrankung sind, kann man dann auf eine Biopsie verzichten, wenn sie nur unter Allgemeinnarkose durchführbar ist, oder die Kosten die finanziellen Möglichkeiten des Besitzers übersteigen. Für eine ausführliche Schilderung dieser Gruppe von Krankheiten sowie ihre therapeutischen Möglichkeiten wird auf die Kapitel 39 (Sebadenitis), 33 (Alopecia areata), 36 und 39 (andere nicht-entzündliche Alopezien) verwiesen.

Wenn ein klinischer Fall sich nicht einer der oben beschriebenen Gruppen zuordnen lässt, so sollte man hormonelle Erkrankungen (Punkt 4a) in Erwägung ziehen und/oder Hautstanzen durchführen.

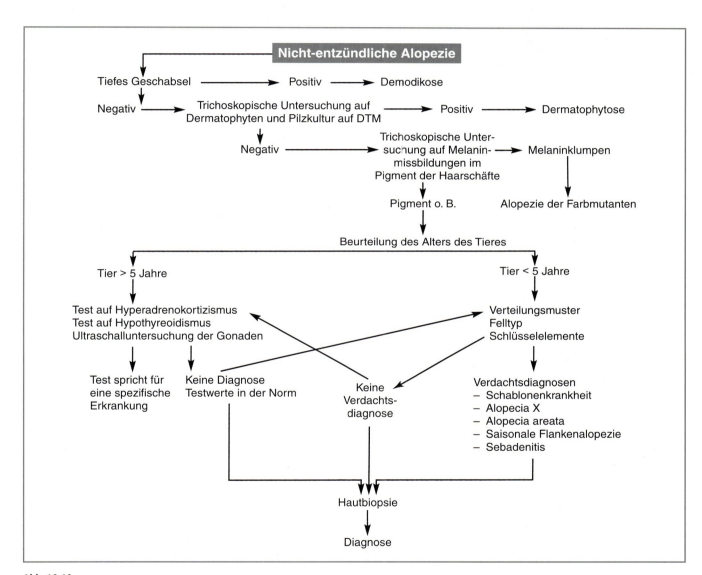

Abb. 10.10
Diagnostischer Algorithmus zur nicht-entzündlichen Alopezie beim Hund.

11 Erosionen und Ulzera beim Hund

11.1 Pathogenese der Symptome

Unter einer **Erosion** versteht man den Verlust der Epidermis bis zur Basalmembran ohne Beteiligung der Dermis. Bei einem **Geschwür** (**Ulkus**) geht der Gewebeverlust über die Basalmembran hinaus, umfasst die Dermis und kann auch in die Subkutis vordringen. Traumata, Entzündungen (z. B. Pyodermien), immun-/autoimmun-bedingte Erkrankungen (z. B. Pemphigus vulgaris), degenerative und nekrotische Vorgänge und Neoplasien können zur Bildung von Erosionen und Geschwüren führen (Tabelle 11.1).

11.2 Klinisches Bild

Kutane Erosionen und Geschwüre können je nach Krankheitsursache klinisch sehr unterschiedliche Gestalt annehmen. Die Lokalisation kann bei der Diagnosefindung von großer Hilfe sein (Tabelle 11.2).

Findet man in den Hautfalten von Gesicht und Lippen, um die Vulva herum, zwischen den Zehen, unter der Achsel und in der Leiste oberflächliche, leicht nässende Effloreszenzen, so ist dies diagnostisch für Intertrigo zu werten (Abb. 11.1). Besonders betroffen sind übergewichtige Hunde. Rundliche, erodierte, stark nässende und von hochgradigem Juckreiz betroffene Bezirke am kaudodorsalen Rücken sprechen für eine pyotraumatische Dermatitis, die oft von einer Überempfindlichkeit auf Flohbisse ausgelöst wird (Abb. 11.2). Bei der tiefen Schäferhund-Pyodermie findet man häufig in der Leiste tiefe ulzerative Veränderungen mit körniger Oberfläche (Abb. 11.3). Erosive, aber oberflächliche Effloreszenzen (Abb. 11.4) sind eher Ausdruck eines immun-vermittelten Geschehens (autoimmun, Arzneimittelexanthem usw.). Im Zusammenhang damit kann man oft das Nikolski-Phänomen auslösen (bei seitlichem Druck lässt sich die oberste Epidermislage leicht ablösen). Im perioralen Bereich, an den Lippen und an den mukokutanen Übergängen werden oft Symptome von Autoimmunerkrankungen sichtbar, aber auch die Leishmaniose und das epitheliotrope Lymphom können mit sehr ähnlichen Veränderungen auftreten (Abb. 11.5). Geschwüre an der Ohrmuschelspitze und am Ohrmuschelrand, über den Knochenvorsprüngen und an der Spitze von Schwanz und Ballen sind charakteristisch für eine Vaskulitis (Abb. 11.6).

Die Tiefe der Läsion, das Vorhandensein von Exsudat und Krusten und eventuell von Narbengewebe geben gute Hinweise bei der Diagnosestellung (Tabelle 11.3).

Tabelle 11.1: Ätiologie von Erosionen und Ulzera

Traumata
- Verletzungen, Abschürfungswunden
- Verbrennung, Verätzung, Sonnenbrand

Nicht-sterile Entzündungen
- Oberflächliche und tiefe Pyodermie
- Andere tiefe Infektionen mit atypischen Bakterien
- Tiefe Mykosen
- Hochgradige Demodikose
- Leishmaniose

Immun-vermittelte Ursachen
- Diskoider / systemischer Lupus erythematodes
- Pemphigus foliaceus und Pemphigus vulgaris
- Bullöses Pemphigoid und andere Erkrankungen der dermo-epidermalen Verbindung
- Arzneimittelexanthem, TEN, EM
- Vaskulitis

Neoplasien
- Epitheliotropes Lymphom
- Plattenepithelkarzinom
- Andere ulzerative Tumore

EM: Erythema multiforme
TEN: Toxische epidermale Nekrolyse

Tabelle 11.2: Lokalisation von Erosionen und Ulzera

Hautfalten	■ Intertrigo
Kaudodorsal am Rücken, Schwanz	■ Pyotraumatische Dermatitis (»Hot spot«)
Leiste	■ Intertrigo ■ Schäferhund-Pyodermie ■ Ulzerative Colliedermatitis ■ Bullöses Pemphigoid und Erkrankungen der dermo-epidermalen Verbindung ■ Toxische epidermale Nekrolyse ■ Ulzerative Mammatumore und kutane Metastasen
Lippen	■ Intertrigo ■ Mukokutane Pyodermie ■ Schäferhund-Pyodermie ■ Lupus erythematodes und andere Autoimmunerkrankungen ■ Leishmaniose ■ Epitheliotropes Lymphom
Apex von Ohren, Schwanz und Ballen	■ Vaskulitis
Stamm, rechteckige Läsionen	■ Verbrennungen durch eine Wärmflasche, Heizdecke o. Ä.
Haarlose nicht-pigmentierte Bezirke der Haut, die der Sonneneinstrahlung ausgesetzt sind	■ Sonnenbrand ■ Plattenepithelkarzinom

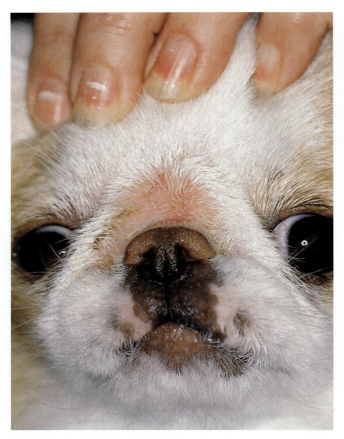

Abb. 11.1
Intertrigo in einer Gesichtsfalte bei einem Shih-Tzu.

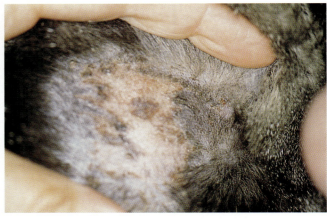

Abb. 11.2
Umschriebener exsudativer Bezirk bei einer pyotraumatischen Dermatitis (»hot spot«).

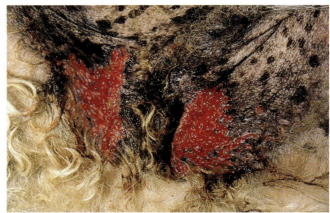

Abb. 11.3
Geschwüre in der Leiste bei einem Deutschen Schäferhund, der an Schäferhund-Pyodermie leidet.

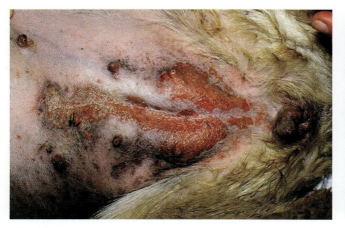

Abb. 11.4
Erosion und Pigmentverlust in der Leiste bei einem Mischling, der an TEN erkrankt ist (ein Arzneimittelexanthem auf Trimetoprim-Sulfadimetazol).

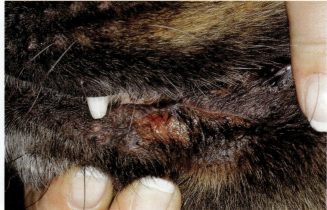

Abb. 11.5
Erosion / Ulzeration an der Unterlippe eines Schäferhundmischlings, der an diskoidem Lupus erythematodes erkrankt ist.

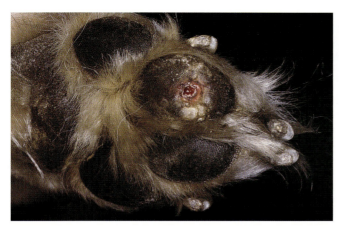

Abb. 11.6
Runde Geschwüre, die sich an der plantaren Spitze der Zehenballen befinden, sind charakteristisch für eine Vaskulitis.

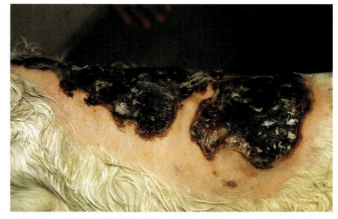

Abb. 11.7
Verbrennungen, die von einem Heizkissen verursacht wurden: großflächige Krusten und Nekrolyse. Sie sind scharf begrenzt und weisen eine rechteckige Form auf.

Tabelle 11.3: Beschreibung der Läsionen

Oberflächliche Erosionen	■ Intertrigo ■ Pyotraumatische Dermatitis ■ Autoimmunerkrankungen (diskoider und systemischer Lupus erythematodes, Pemphigus foliaceus und Pemphigus vulgaris, bullöses Pemphigoid und andere Erkrankungen der dermo-epidermalen Verbindungen ■ Arzneimittelexanthem, TEN, EM ■ Epitheliotropes Lymphom ■ Schürfwunden
Tiefe Ulzera	■ Tiefe Pyodermie ■ Schäferhund-Pyodermie ■ Infektion mit atypischen Bakterien ■ Tiefe Mykosen ■ Ulzeröse Tumore ■ Vaskulitis ■ Verletzungen ■ Hochgradige und sekundär infizierte Demodikose
Exsudat und Krusten	■ Pyodermie ■ Infektion mit atypischen Bakterien ■ Tiefe Mykosen ■ Demodikose mit tiefer bakterieller Pyodermie
Narbengewebe	■ Verbrennungen ■ Hochgradiger Sonnenbrand ■ Ulzerative Colliedermatitis ■ Tiefe Pyodermie / hochgradige Demodikose ■ Verletzungen

EM: Erythema multiforme
TEN: Toxische epidermale Nekrolyse

Wenn Erkrankungen nur die Epidermis in Mitleidenschaft ziehen, wie z. B. oberflächliche bakterielle Infektionen, Schürfwunden, Autoimmunerkrankungen, toxische epidermale Nekrolyse und Erythema multiforme, manifestieren sie sich nur mit Erosionen. Die darunter liegende Dermis bleibt verschont und der Effloreszenzboden ist deshalb nicht hämorrhagisch. Wenn Erkrankungen hingegen Dermis und Subkutis angreifen, wie bei Verbrennungen, tiefen bakteriellen Infektionen, tiefen Mykosen, Vaskulitiden, ulzerativen Neoplasien und Verletzungen, bilden sich Geschwüre. Der Boden dieser Effloreszenzen ist blutig und exsudativ. Wenn Läsionen zur Zerstörung von kutanem Gewebe und der Hautanhänge führen, wie man es bei Verbrennungen, hochgradigen bakteriellen Infektionen und Vaskulitiden beobachtet, so kommt es beim Abheilen zur Bildung von Narbengewebe.

11.3 Klinisches Vorgehen

1) Beurteilung, ob eine offensichtliche Ursache für die Erosion bzw. für das Geschwür vorliegt (*siehe* Algorithmus, Abb. 11.8):
- Intertrigo in den Hautfalten (Abb. 11.1);
- Verbrennung, z. B. Lagerung des Hundes während eines chirurgischen Eingriffes auf einem zu heißen Heizkissen. Die Folge sind rechteckige Läsionen am Rücken (Abb. 11.7);
- Verätzung (Befragung des Besitzers, ob das Tier mit chemischen Substanzen in Berührung gekommen ist) oder Kontaktdermatitis als Folge einer bestimmten Medikation (z. B. Otologika);
- Sonnenbrand. Hier sind vornehmlich haarlose und nichtpigmentierte Hautareale, die der Sonne ausgesetzt waren, betroffen;
- Exkoriationen treten in Folge von Kratzen auf, traumatische Verletzungen nach Unfällen.

2) Hautgeschabsel zur Beurteilung einer Infektion mit Demodex-Milben (insbesondere bei tiefen ulzerativen Veränderungen).

3) Bei einem negativen Hautgeschabsel folgt eine zytologische Probenentnahme, um das Vorhandensein von Bakterien beurteilen zu können. Im Allgemeinen sind Bakterien sekundäre Kontaminanten. Wenn man im zytologischen Präparat auf Akanthozyten stößt, so drängt sich der Verdacht von Pemphigus auf. Die diagnostische Bestätigung durch die Histopathologie ist allerdings unerlässlich.

4) Wenn tiefe ulzerative Veränderungen vorliegen, so wird man Proben entnehmen und sowohl eine Bakterienkultur (auch Nachweis von atypischen Bakterien) als auch eine Pilzkultur (auch Nachweis von Erregern der tiefen Mykosen) anlegen.

5) Erlaubt es der Allgemeinzustand des Patienten zwei oder drei Wochen abzuwarten, verabreicht man ein Antibiotikum (Cephalosporine, Amoxicillin und Clavulansäure) und wartet das Ergebnis der Kulturen ab. So kann man oberflächliche Pyodermien ausschließen (sie heilen ab). Tiefe Pyodermien müssten sich deutlich verbessern, wenn das Antibiogramm die Empfindlichkeit der isolierten Stämme auf das ausgesuchte Antibiotikum bestätigt. Und nicht zuletzt wird die Haut optimal auf eine Hautbiopsie vorbereitet, da sekundäre Infektionen das Ergebnis nicht mehr verfälschen können.

6) Kann man nach diesem Prozedere immer noch keine Diagnose erstellen, so sollte man vom Rand der Erosionen und der Ulzera mehrere Exzisionsbiopsien entnehmen.

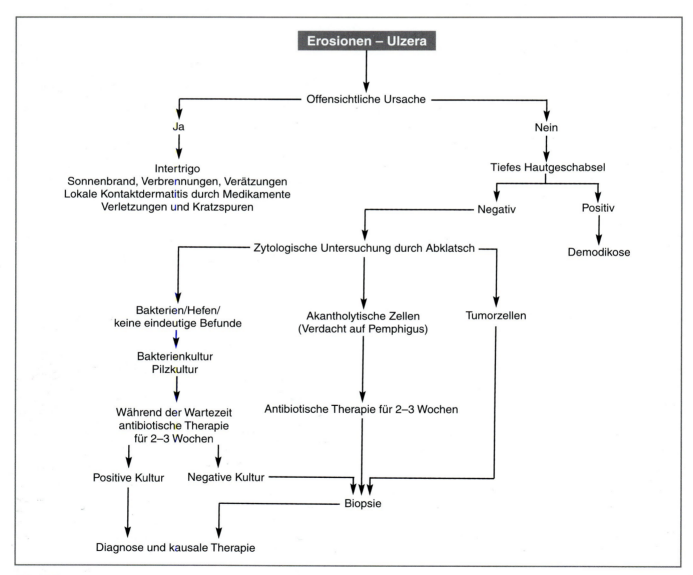

Abb. 11.8
Diagnostischer Algorithmus zu Erosionen und Ulzera beim Hund.

12 Trockene Seborrhoe, fettige Seborrhoe und Exfoliation beim Hund

Der Begriff »Seborrhoe« bedeutet wörtlich eine übermäßige Produktion von Sebum. Üblicherweise wird aber sowohl die Überproduktion an Sebum (fettige Seborrhoe) als auch die übermäßige Schuppenbildung (trockene Seborrhoe) der Haut darunter zusammengefasst. Im Allgemeinen ist die Seborrhoe ein sekundäres Symptom der Haut oder einer systemischen Erkrankung. Als primäre Effloreszenz tritt sie bei einer primären Keratinisationsstörung (idiopathische Seborrhoe) auf.

12.1 Trockene Seborrhoe

12.1.1 Pathogenese der Symptome

Die kernlosen Keratinozyten werden in der Hornschicht vom interzellulären Lipid wie von einem Klebestoff zusammengehalten. Außerdem liegt ein Hydrolipidfilm, eine Emulsion der Talg- und Schweißdrüsen, der die Haut vor der Außenwelt schützt, der Hornschicht auf (siehe Kapitel 1). Nachdem die Cholesterolsulfatase und andere Enzyme die interzellulären Lipide abgebaut haben, lösen sich die jeweils oberflächlichsten Korneozyten einzeln von der Haut ab. Aus neuen Keratinozyten differenzieren sich in der Tiefe der Epidermis gleichzeitig Korneozyten. Sie bewegen sich in Richtung Epidermisoberfläche und ersetzen diese. Dieser »turnover« befindet sich beim gesunden Tier im Gleichgewicht, und die sich ablösenden Korneozyten sind zu klein, um mit freiem Auge wahrgenommen zu werden. Im Unterschied dazu lösen sich bei der trockenen Seborrhoe die Korneozyten großflächig als makroskopisch sichtbare Schuppen. Die wichtigsten Ursachen für diese Entwicklung sind einerseits in einer übermäßigen Produktion, andererseits in einer ungleichen Verteilung des Stratum corneum, einer fehlerhaften Produktion des Lipidfilmes oder einer Beschädigung und Verlust des Schutzfilmes der Haut zu finden (Tabelle 12.1).

1) Übermäßige Produktion von Stratum corneum

Hierbei kann es sich um einen angeborenen Defekt handeln, wie man ihn bei der Ichthyose findet. Dies ist eine schwere und seltene Erkrankung, bei der die Welpen mit einer dicken, fest der Haut anhaftenden Schicht von Schuppen auf die Welt kommen. Andere, milder verlaufende Formen angeborener Seborrhoen sind die primäre idiopathische Seborrhoe des Cocker Spaniels (Abb. 12.1) und die sehr milde trockene Seborrhoe des Dobermanns und des Yorkshire Terriers (siehe Kapitel 36). Häufiger jedoch zählen ein rascher »turnover« und in Folge eine Dickenzunahme zu den Verteidigungsmaßnahmen der Haut gegen externe Noxen. Dabei erreichen die

Tabelle 12.1: Ursachen der trockenen Seborrhoe

Übermäßige Produktion des Stratum corneum
Kongenitale Ursachen
- Geringgradige Seborrhoe einiger Rassen (Dobermann, Yorkshire Terrier, Pinscher, usw.)
- Primäre idiopathische Seborrhoe des Cocker Spaniels (besonders des American Cocker Spaniel)
- Ichthyose (epidermolytische Hyperkeratose)

Reaktion auf externe Noxen
- Physikalische Einwirkung (Druck, Abschürfungen, UV-Licht, Wasser)
- Infektion (Bakterien, Hefen)
- Infestation (Sarkoptes-Räude, Cheyletiella)

Reaktion auf interne Noxen
- Mit Bildung von Pusteln und Schuppenkränzen (Pyodermie, Pemphigus foliaceus)
- Mit Grenzschichtdermatitis (Epitheliotropes Lymphom, Erythema multiforme mit Hyperkeratose)

Metabolische Störungen der Keratinisierung
- Zink-reaktive Dermatose
- Hepatokutanes Syndrom (metabolische epidermale Nekrolyse)
- Billigfutterdermatose (Mangel an essentiellen Fettsäuren)

Ungenügender Abbau des Stratum corneum
Kongenitale Ursachen
- Ichthyose (X-Chromosom gebundene Ichthyose)

Mängel des Hydrolipid-Schutzfilmes
Produktionsmängel
- Mangel an ungesättigten Fettsäuren
- Beeinträchtigung der Talgdrüsen (Sebadenitis, Leishmaniose, Cushing-Syndrom)

Übermäßige Abnutzung
- Zu viel Feuchtigkeit, Mazeration
- Zu häufiger Shampooeinsatz und zu stark entfettende Shampoos

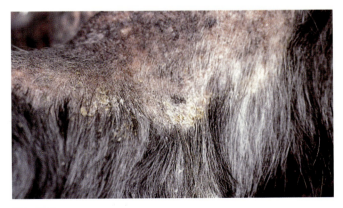

Abb. 12.1
Cocker Spaniel mit primärer idiopathischer Seborrhoe. Man sieht Klumpen von seborrhoeischem Material (Keratin und Talg), das an der Basis der Haare haftet (»follicular cast«).

Zellen die Hautoberfläche bevor sie ihre Reifung abgeschlossen haben und bilden eine schadhafte Hornschicht, die großflächig Schuppen hervorbringt. Wenn die Korneozyten ihren Kern behalten, spricht man von Parakeratose. Bei Korneozyten ohne Kern spricht man von lamellärer oder kompakter Hyperkeratose – je nachdem, wie dicht die Hornschichten gestapelt sind. Physische Traumata sowie Infektionen und Infestationen sind als wichtigste exogene Ursachen für solche Entwicklungen verantwortlich. Unter den physikalischen Traumen sind mechanischer Druck und Friktion (Hyperkeratose der Liegeschwielen, das Abreiben der Lefzen bei AD), Sonnenlicht (aktinische Dermatose) und eine zu trockene Umgebung (kutane Dehydratation) zu erwähnen. Infektions- und Infestationserreger wie Bakterien, Hefen, Grab- und Raubmilben reizen durch Toxinbildung und Kautätigkeit die Haut (Abb. 12.2). Der Organismus versucht, sich dieser Krankheitserreger an der Hautoberfläche mittels Erhöhung des »turnovers« und der kutanen Desquamation zu entledigen.

Endogene Ursachen können ebenfalls in einer exzessiven Hornproduktion zu Tage treten. Wenn Entzündungsinfiltrate im Inneren der Epidermis liegen, kann es an der Oberfläche zur Bildung einer fehlerhaften Keratinisation kommen. Intraepidermale Infiltrate zeigen sich als Pustel (*siehe* Kapitel 8) oder betreffen die dermo-epidermale Verbindung (Grenzflächendermatitis). Im ersten Fall, wenn die Pusteln und die sich daraus entwickelnden Schuppenkränze sehr zahlreich sind, findet man ausgedehnte desquamative Dermatitiden wie die diffuse oberflächliche Pyodermie und die generalisierte, stark schuppende Form des Pemphigus foliaceus (Abb. 12.3). Im zweiten Fall findet man Krankheitsbilder, die von entzündlichen Infiltraten an der dermo-epidermalen Grenzschicht geprägt sind wie das epitheliotrope Lymphom (Abb. 12.4) und einige Formen des Erythema multiforme. Auch metabolische Erkrankungen zählen zu den endogenen Ursachen, die zu einer fehlerhaften Keratinisierung durch Mangel an Aminosäuren oder an Mengenelementen führen. Diesbezüglich sind das Zinkmangel-Syndrom (Abb. 12.5) (Syndrom I

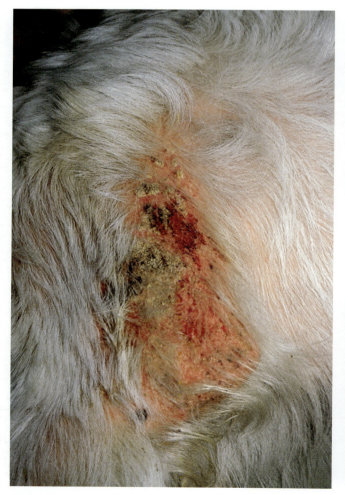

Abb. 12.2
Alopezie, Erythem und ausgeprägte Hyperkeratose am Ellbogen eines Hundes mit Sarkoptes-Räude.

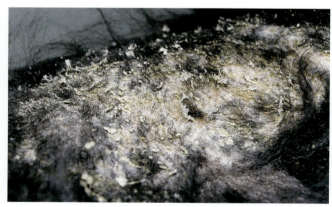

Abb. 12.3
Exfoliative Form eines generalisierten Pemphigus foliaceus bei einem Mischlingshund.

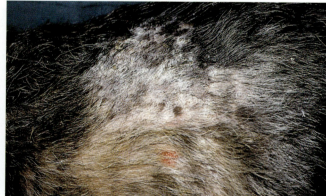

Abb. 12.4
Erythroderma und Schuppenbildung bei einem Rauhhaardackel mit epitheliotropem Lymphom.

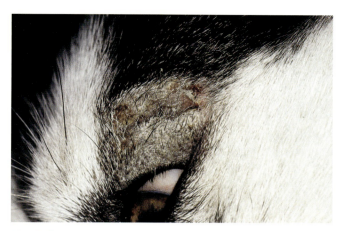

Abb. 12.5
Schuppige Hyperkeratose, die an Haut und Haaren haftet, bei einem Husky mit zinkreaktiver Dermatose.

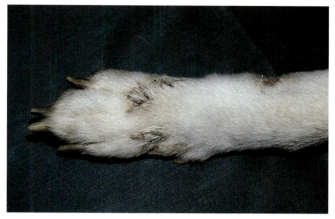

Abb. 12.6
An den Haaren haftende Keratinmanschetten (»follicular cast«). Der Hund leidet an einer Sebadenitis.

und II, letale Akrodermatis des Bull Terriers), das hepatokutane Syndrom (auch nekrolytisch-migratorisches Erythem oder metabolische epidermale Nekrolyse genannt) oder die Billigfutterdermatose (Mangel an essentiellen Aminosäuren) zu nennen.

2) Ungenügender Abbau des Stratum corneum

Die einzige Krankheit in dieser Gruppe ist die X-Chromosom gebundene Ichthyose. Es handelt sich um eine sehr seltene und schwere, kongenitale Erkrankung, die durch den Mangel des Enzyms Cholesterolsulfatase hervorgerufen wird, welche das interzelluläre Lipid spaltet und so eine physiologische epidermale Desquamation ermöglicht.

3) Störung der epidermalen Lipide

Der Hydrolipid-Schutzfilm und die interzellulären Lipide beugen dem Flüssigkeits- und Elastizitätsverlust der Haut vor und erhalten sie geschmeidig. Kommt es zu einer Veränderung dieser beiden Elemente, trocknet die Haut aus und eine übermäßige Desquamation ist die Folge. Diese Veränderungen werden durch eine mangelhafte Produktion des Lipidfilmes, durch Mangel an essentiellen Fettsäuren (sie sind Teil des Schutzfilms) und durch Störungen der Talgdrüsen verursacht.
Der **Mangel an essentiellen Fettsäuren** ist eine äußerst seltene Erkrankung und wurde vor allem experimentell hervorgerufen. Bei Patienten mit trockener Seborrhoe kann durch Gaben von ungesättigten Fettsäuren – sowohl bei Enzymmangel als auch bei Mangel an einer einzelnen Fettsäure – eine deutliche Verbesserung von Haut und Haar erzielt werden. Die zugrunde liegenden Mechanismen sind noch nicht gänzlich erforscht.

In der Gruppe der **Störungen der Talgdrüsen** stellt die Sebadenitis (Abb. 12.6) die Erkrankung mit den weitreichendsten Folgen dar. Bei dieser Erkrankung handelt es sich wahrscheinlich um einen Autoimmunangriff auf die talgproduzierenden Drüsen. Im Endstadium kommt es zu einer vollständigen Zerstörung der Drüsen (*siehe* Kapitel 39).

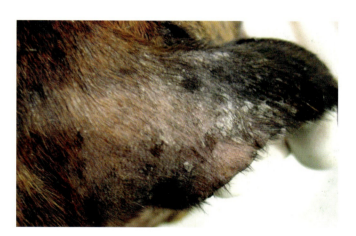

Abb. 12.7
Asbestartige Schuppen an der Ohrmuschel bei einem Hund mit Leishmaniose (Abb. freundlicherweise zur Verfügung gestellt von F. Leone).

Auch bei einer Leishmaniose kann es in Folge eines granulomatösen Infiltrates, das sich in und um die Talgdrüsen sammelt, zu einer Zerstörung dieser Drüsen kommen. Klinisch kann man in diesem Fall an der Hautoberfläche die typische »asbestartige« Schuppung wahrnehmen (Abb. 12.7).

Bei einem Hyperadrenokortizismus kommt es zu einer Atrophie der Talgdrüsen und die Haut erscheint bei der Palpation trocken und zeigt eine leichte Schuppung.

Wird der **Lipid-Schutzfilm** der Haut wiederholt abgetragen, kann es bei zu häufigem Einsatz von Detergenzien (zu häufiges Shampoonieren oder bei Verwendung von zu stark entfettenden Produkten) und durch die Wirkung von Wasser (übermäßig langes Verweilen im Wasser) zu einer Seborrhoea sicca kommen.

12.1.2 Klinisches Bild

Man kennt unterschiedliche Formen der trockenen Seborrhoe. Beschaffenheit und Lokalisation sind wichtige Unterscheidungsmerkmale (Tabelle 12.2).

Betrachtet man die **topographische Verteilung**, so sind die perilabiale und die periokuläre Region, die Ohrmuscheln und die Ballen bei metabolischen Störungen (Zink-reaktive Dermatose, metabolische epidermale Nekrolyse, Billigfutterdermatose) bevorzugt betroffen. Die Ohrmuscheln als spezifisch beteiligte Bezirke sind typischerweise bei der Leishmaniose (Gesicht kann betroffen sein und manchmal der ganze Körper, wenig Juckreiz) und bei der Sarkoptes-Räude (Hyperkeratose der Ellbögen und starker Juckreiz) involviert. Andere Ursachen der Seborrhoe haben eine unspezifische topographische Verteilung, oder man findet die Schuppung im Allgemeinen am Körperstamm.

Auch die **Form** der Schuppung kann Hinweise für die Diagnose liefern (Tabelle 12.3).

Haften die Schuppen stark an Haut und Haar und bleibt nach einem Versuch, sie zu entfernen, eine Alopezie zurück (Abb. 12.8), ist dies ein Hinweis auf besondere Erkrankungen wie die Leishmaniose, metabolische Erkrankungen, das epitheliotrope Lymphom oder den Pemphigus foliaceus. Zur Enddiagnose ist eine histopathologische Untersuchung notwendig. Kleine, diffus verteilte und nicht an Haut und Haar haftende Schuppen (Abb. 12.9) sprechen für unspezifische Erkrankungen und treten zusammen mit Infestationen, Infektionen, zu häufigem Shampoonieren und / oder beim Einsatz von zu aggressiven Shampoos und bei milden Formen der idiopathischen Seborrhoe auf. Wenn eine hochgradige Schuppung vorliegt und diese gemeinsam mit Schuppenkränzen und Krusten auftritt, so kann auch eine besondere Variante des Pemphigus foliaceus – die generalisierte, exfoliative Form – vorliegen.

Da alle hier aufgelisteten Krankheiten primär oder sekundär mit einer bakteriellen Infektion vergesellschaftet sein können (bei der Zink-reaktiven Dermatose treten z. B. üblicherweise sekundäre Infektionen auf), ist ein mehr oder weniger starker Juckreiz nicht sehr aussagekräftig.

Tabelle 12.3: Form und Größe der Schuppung bei trockener Seborrhoe

Kleine, trockene Schuppe (z. B. ptiriasiform), die man sehr leicht mit einem Kamm einsammeln kann	■ Infestation der Cheyletiellose ■ Infektion mit Bakterien ■ Generalisierter exfoliativer Pemphigus foliaceus ■ Zu häufiges Shampoonieren und / oder Einsatz von zu scharfen Mitteln
Trockene, umschriebene, üppige, gut abgegrenzte Hyperkeratose	■ Sarkoptes-Räude
An Haut und Haar haftende Schuppen (asbestiform bzw. psoriasiform)	■ Leishmaniose ■ Epitheliotropes Lymphom ■ Einige Formen des Pemphigus foliaceus
Krustige, mit Haut und Haar verklebte Schuppen in Anwesenheit von eingetrocknetem Exsudat	■ Zink-reaktive Dermatose ■ Metabolische epidermale Nekrolyse (Hepatokutanes Syndrom) ■ Billigfutterdermatose
Am Haarschaft haftende Schuppen (Keratinmanschetten [»follicular cast«])	■ Sebadenitis ■ Primäre idiopathische Seborrhoe

Tabelle 12.2: Lokalisationen bei trockener Seborrhoe

Stamm, Rücken	■ Cheyletiella ■ Bakterielle Infektion ■ Primäre idiopathische Seborrhoe ■ Generalisierter exfoliativer Pemphigus foliaceus ■ Epitheliotropes Lymphom ■ Zu häufiges Shampoonieren und / oder Einsatz von zu scharfen Mitteln ■ Sebadenitis
Ellbögen, Ohrmuscheln	■ Sarkoptes-Räude
Kopf, Ohren und in Folge Ausbreitung auf den restlichen Körper	■ Leishmaniose
Periokulär, perilabial, Ballen, Ohrmuscheln	■ Zink-reaktive Dermatose ■ Metabolische epidermale Nekrolyse (Hepatokutanes Syndrom) ■ Billigfutterdermatose

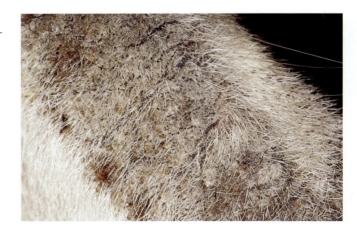

Abb. 12.8
Große, dicke, psoriasiforme Schuppen, die an Haut und Haaren haften (Husky mit Zink-reaktiver Dermatose).

12.1.3 Klinisches Vorgehen

1) Mit einem tiefen Hautgeschabsel kann eine Demodikose, die sich manchmal in einer trockenen und schuppenden Form zeigt, ausgeschlossen werden.

2) Ist das Hautgeschabsel negativ, beurteilt man die Verteilung, Form und Größe der Schuppen (Abb. 12.10).
   A) Trockene Schuppen, die am ganzen Stamm zu finden sind, mit mehr oder weniger starkem Juckreiz.
      a) Nachdem man mit Kamm oder Klebestreifen Schuppen eingesammelt hat, sucht man im Mikroskop nach Raubmilben (*Cheyletiella* spp.).
      b) Leidet das Tier unter hochgradigem Juckreiz und findet man an den Ohrmuscheln eine Hyperkeratose, ist ein oberflächliches Geschabsel der gesamten Oberfläche der Ohrmuschel zum Nachweis der Grabmilbe (*Sarcoptes* spp.) angezeigt.
      c) Wenn der Befund der mikroskopischen Untersuchung negativ ist und das Tier hochgradigen Juckreiz aufweist, so kann man eine diagnostische Therapie mit 0,5%igem Amitraz (fünf Waschungen alle fünf Tage) und mit einer Behandlung der Umwelt mit Antiparasitika versuchen. Damit kann man Grab- und Raubmilbe ausschließen. Vermutet man eine alleinige Sarkoptes-Räude, so kann auch eine dreimalige Behandlung mit Selamectin Spot-on alle 15 bis 30 Tage ins Auge gefasst werden (Selamectin ist nicht für die Behandlung von Cheyletiella zugelassen).
      d) Gelegentlich geht auch eine Allergie, die durch eine bakterielle Überwucherung kompliziert wird, mit Juckreiz und diffuser Schuppung einher: Drei Wochen Antibiotika-Therapie und begleitend zweimal wöchentlich Shampoonierung mit Salicylsäure- und Schwefelpräparaten führen zu einer deutlichen Verminderung der Schuppung. In der Zwischenzeit sucht man die Ursache der Allergie. Drängt die Zeit, kann man Antibiotika und Antiparasitika, wie unter Punkt c) ausgeführt, kombinieren und beim Patienten nach drei Wochen den verbleibenden Juckreiz beurteilen: Bei Vorhandensein von Juckreiz wird man sich auf die Suche nach den Ursachen einer Allergie begeben. Wenn kein Juckreiz mehr vorliegt, kann von einer abgeheilten Parasitose ausgegangen werden.
      e) Bleiben alle Untersuchungen und die therapeutischen Versuche erfolglos und gehört der Patient einer Rasse mit einer Prädisposition für die idiopathische Seborrhoe an (Cocker Spaniel, Dobermann usw.) sollte man versuchen, eine Erhaltungstherapie mit Shampoos (Präparate mit Salicylsäure und Schwefel, abwechselnd mit Feuchtigkeitsspendern und Weichmachern), essentiellen Fettsäuren *per os* und bei hochgradigen Fällen Retinoide *per os* zu etablieren. Primäre Störungen der Keratinisation werden im Kapitel 36 eingehender besprochen.
   B) Dicke, an Kutis und Haarbasis haftende Schuppen, die am Kopf oder generalisiert am Körper zu finden sind.
      a) Wenn Tiere in Gebieten waren oder leben, in denen die Leishmaniose auftritt, sollte man mit einer serologischen Untersuchung diese Krankheit ausschließen.
      b) Sind diese Untersuchungen negativ, wird man Hautstanzen nehmen, um eine Sebadenitis nachzuweisen. Der Probenentnahme sollte ein Zyklus mit Antibiotika über 2 bis 3 Wochen vorangehen, um die Aussagekraft der Biopsie zu erhöhen.
   C) Die Veränderungen beschränken sich auf das Gebiet rund um Augen und Lippen und rund um die Ballenränder. Dabei könnte es sich um eine metabolische Erkrankung handeln.
      a) Hat man es mit einem Jungtier einer nordischen Rasse zu tun, so ist eine Zink-reaktive Dermatose wahrscheinlich; eine Hautbiopsie hat meistens diagnostische Beweiskraft (bessere Ergebnisse erzielt man, wenn zwei Wochen die Gabe von Antibiotika vorausgegangen ist).
      b) Bei älteren Tieren, egal welcher Rasse, ist ein hämatologisches und biochemisches Screening angezeigt, um eine metabolische epidermale Nekrolyse (hepatokutanes Syndrom) auszuschließen.
   D) In allen anderen Fällen und in Zweifelsfällen empfiehlt es sich eine Hautbiopsie zu nehmen.

Abb. 12.9
Kleine, trockene, nicht haftende pitiriasiforme Schuppen (idiopathische Seborrhoe des Dobermanns).

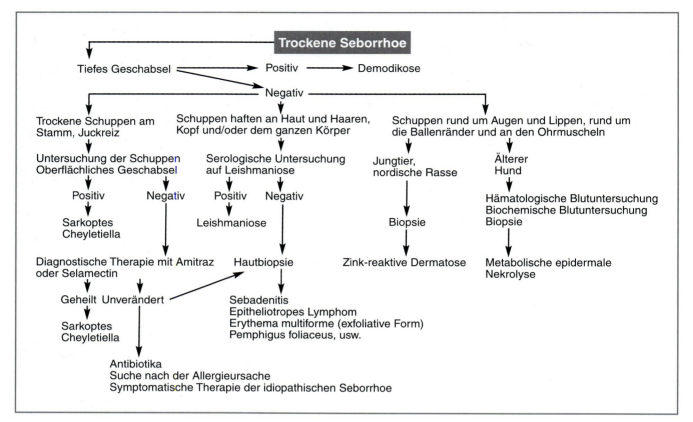

Abb. 12.10
Diagnostischer Algorithmus zur trockenen Seborrhoe beim Hund.

12.2 Fettige Seborrhoe

12.2.1 Pathogenese der Symptome

Bei der fettigen oder öligen Seborrhoe fühlt sich die Haut fettig an, und das Haar erscheint ölig und verklumpt. Die fettige Seborrhoe kann das Ergebnis einer übermäßigen Talgproduktion seitens der Talgdrüsen sein oder einer falschen Zusammensetzung der Hautoberflächenlipide, die flüssiger sind und makroskopisch besser wahrgenommen werden (Tabelle 12.4).

Die Störung der Hautoberflächenlipide kann angeboren, wie man es manchmal bei Terriern oder bei lokalen Naevi sieht, oder erworben sein. Häufigste Ätiologie einer erworbenen fettigen Seborrhoe ist eine Infektion mit Malassezien. Eine Malassezia-Dermatitis führt zu einer Hyperplasie der Talgdrüsen und verändert durch die Lipase-Produktion der Hefen die Konsistenz des Lipidfilmes auf der Hautoberfläche, der flüssiger wird. Die übermäßige Produktion von kurzkettigen Fettsäuren (sie reizen die Haut) ist sowohl für den vermehrten Juckreiz als auch für den käseartigen Geruch verantwortlich.

Zuletzt können auch Hormon-sezernierende Tumore der Gonaden eine Hyperplasie der Talgdrüsen hervorrufen und zu einem fettigen Erscheinungsbild der Kutis führen.

12.2.2 Klinisches Bild

Die angeborene, fettige und diffuse Seborrhoe ist selten und manifestiert sich mit einem generalisierten, schmierigen Erscheinungsbild von Fell und Haut. Krusten und schmierige Plaques sind nicht Teil des Symptombildes (Abb. 12.11).

Eine fettige Seborrhoe, die im Verlauf einer Infektion mit Malassezia auftritt, ist selten generalisiert. Meistens ist sie auf die Hautfalten von Achsel, Leiste, Scheide, ventralem Hals, des Zwischenzehenbereichs, der Wange und des Eingangs zum Gehörgang (Abb. 12.12) beschränkt. Die Haut erscheint gerötet und von gelblichem, fettigem / wachsigem Material bedeckt. Das Material fühlt sich schmierig an und riecht ranzig

Tabelle 12.4: Ursachen der fettigen Seborrhoe

Angeborene Ursachen
- Idiopathische fettige Seborrhoe (verschiedene Terrier)
- Talgdrüsennaevus und organoide Naevi mit Talgdrüsenanteil

Erworbene Ursachen (Hyperplasie der Talgdrüsen, fehlerhafte Zusammensetzung der Hautoberflächenlipide)
- Malassezia-Infektion
- Hormonproduzierender Hodentumor

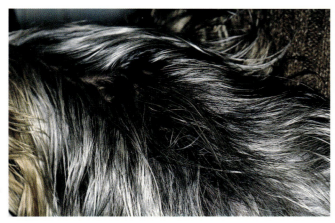

Abb. 12.11
Fettiges Haarkleid (wirkt nass) eines Yorkshire Terriers mit einer idiopathischen fettigen Seborrhoe.

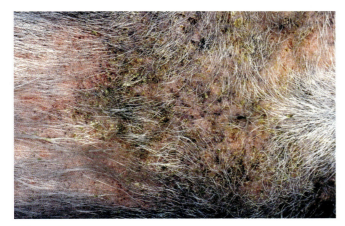

Abb. 12.12
Gelbliche, fettige / wachsige, seborrhoeische Schuppen bei einem Hund mit einer Malassezia-Dermatitis.

(nach Käse). Wenn ein Hodentumor vorliegt, so beobachtet man neben einer fettigen Seborrhoe und einer Malasseza-Dermatitis häufig auch Verweiblichungserscheinungen wie ein hängendes Präputium, die Zunahme des subkutanen Lendenfettes und eine Alopezie an den Friktionspunkten (Halsband). Eine weitere, häufig gemachte Beobachtung ist, dass Rüden beim Harnabsetzen nicht mehr die Hinterextremität heben (»wie eine Hündin Harn lassen«).

12.2.3 Klinisches Vorgehen

1) Liegt eine fettige Seborrhoe vor, so ist es wichtig, die Anwesenheit von Malassezien abzuklären. Dazu bedient man sich eines oberflächlichen Geschabsels, das man auf einem Objektträger ausstreicht, oder eines Klebestreifenabklatsches (die Untersuchungsmethoden werden im Kapitel 5 beschrieben), und beurteilt das gewonnene Material zytologisch.

2) Nach der Diagnose Malassezia-Dermatitis ist eine Abklärung der Primärerkrankung angezeigt. Malassezia-Infektionen sind immer sekundär. Die häufigsten Primärursachen sind Allergien, Hormonstörungen und andere immunsuppressive Erkrankungen. Die Malassezia-Dermatitis wird im Kapitel 28 eingehender besprochen.

3) Wird ein nicht kastrierter Rüde als Patient vorgestellt, so muss sehr genau die Möglichkeit eines Hodentumors abgeklärt werden.

4) Wenn ein Jungtier mit einer fettigen Seborrhoe vorgestellt wird, bei dem man eine primäre idiopathische Seborrhoe vermutet, muss die Diagnose mittels einer Biopsie bestätigt werden. In der histologischen Untersuchung sieht man eine Hyperplasie der Talgdrüsen.

13 Pigmentstörungen des Hundes

13.1 Pigmentverlust

13.1.1 Pathogenese der Symptome

Ein Pigmentmangel der Haut und/oder des Haares kann dauerhaft oder vorübergehend sein. Im ersten Fall ist dies auf ein Fehlen oder auf eine vollkommene Zerstörung der Melanozyten in Epidermis und Follikel zurückzuführen. Damit geht die Fähigkeit der Pigmentierung der Haut und/oder ihrer Adnexe verloren. Diese Anomalie kann kongenital (z. B. Albinismus) oder erworben sein. Hier wiederum unterscheidet man zwischen physiologischen Entwicklungen (Alterungsprozess), Entzündungen (z. B. Vitiligo, uveodermatologisches Syndrom) und Traumata (Narben) (Tabelle 13.1).

Die Ursachen für einen temporären Pigmentverlust sind in einer partiellen Schädigung der Melanozyten zu suchen. Dabei kommt es oft zur so genannten Pigmentinkontinenz, das heißt zu einer Pigmentfreisetzung in die Dermis. Diese Art der Depigmentierung ist unspezifisch und tritt immer dann auf, wenn es zur Einwanderung von Entzündungszellen in die dermoepidermale Grenzregion kommt. Diese Vorgänge sind charakteristisch für den Lupus erythematodes, die Leishmaniose, das epitheliotrope Lymphom, die mukokutane Pyodermie usw. Nach Abheilung der Primärursache werden die betroffenen Gebiete repigmentiert.

Tabelle 13.1: Ursachen für Depigmentierung

Kongenitale Ursachen
- Albinismus
- (Saisonaler) nasaler Pigmentverlust der nordischen Rassen, des Retrievers u. A.

Erworbene Ursachen (dauerhaft)
Physiologisch
- Alterung (Fell)

Außeneinwirkung
- Traumata, abgeheilte Wunden (Haare)
- Narben (Haut)

Immunvermittelt (autoimmun)
- Vitiligo (Haut und Haare)
- Einige chronische Formen des Uveodermatologischen Syndromes (Haut und Haare)
- Dermatomyositis (Haare)

Erworbene Ursachen (temporär)
- Diskoider und Systemischer Lupus erythematodes (Haut)
- Leishmaniose (Haut)
- Epitheliotropes Lymphom (Haut und Haar)
- Mukokutane Pyodermie (Haut)
- Pemphigus erythematosus (Haut)
- Einige chronische Formen des Uveodermatologischen Syndromes (Haut und Haare)

13.1.2 Klinisches Bild

Kongenitale Depigmentierungen bestehen seit der Geburt und können je nach Störung mit blauen, fast weißen oder gänzlich pigmentlosen Augen (sie erscheinen rot) vergesellschaftet sein. Wenn es keine Informationen über den Zeitraum vor dem Erwerb des Tieres gibt, so kann ein asymptomatischer und konstanter Pigmentmangel als kongenitale Veränderung angesprochen werden. Eine Ausnahme stellt die saisonale Depigmentierung des Nasenspiegels bei nordischen Rassen, beim Retriever und bei einigen Jagdhunden dar. Das betroffene Gebiet am Nasenspiegel ist homogen depigmentiert, aber unscharf begrenzt. Manchmal ist auch nur ein mehr oder weniger breiter Mittelstreifen am Nasenspiegel ohne Pigment (Abb. 13.1) zu beobachten.

Der **altersbedingte, physiologische Pigmentverlust** betrifft nur die Haare und verleiht dem Fell eine »salt and pepper«-Erscheinung. Die perilabiale und die periokuläre Region sind als erstes davon betroffen, dann breitet sich der Pigmentverlust am Kopf und restlichen Körper aus.

Narben und **Traumata** können pigmentlose Hautstellen hinterlassen (z. B. eine lineare Effloreszenz am Maul des Hundes [Abb. 13.2] kann die Folge eines zu eng gesetzten Halsbandes sein).

Ein **nicht-entzündlicher, landkartenartiger Pigmentverlust** am Nasenspiegel (dabei bleibt die Oberflächenstruktur erhalten und es treten weder Erythem noch Krusten und Erosionen auf) und an den mukokutanen Übergängen (Lip-

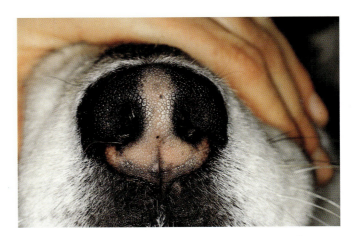

Abb. 13.1
Typische Erscheinung eines Nasenspiegels mit physiologischer Depigmentierung (saisonal?). Man erkennt am Rande des Gebietes die unscharfe Begrenzung des Pigmentverlustes sowie die intakte Nasenoberflächen-Konfiguration.

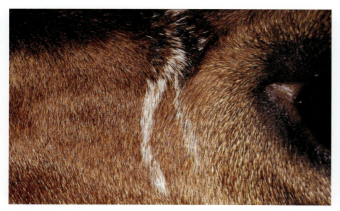

Abb. 13.2
Felldepigmentierung infolge eines starken Traumas der Haut (ein zu eng gesetztes Halsband).

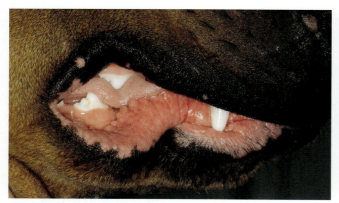

Abb. 13.4
Pigmentverlust an der Lippe bei dem Hund aus Abb. 13.3.

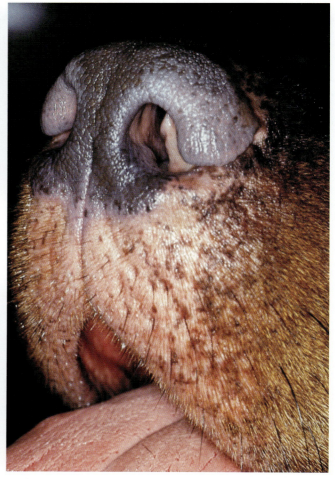

Abb. 13.3
Nicht-entzündliche, landkartenartige Depigmentierung, mit scharf begrenzten Rändern und Erhalt der Nasenoberflächen-Konfiguration bei einem Rottweiler mit Vitiligo.

pen, periokulär sowie um Anus und Genitalien), der manchmal in betroffenen Bezirken mit Depigmentierung der Haare einhergeht, ist charakteristisch für Vitiligo (Abb. 13.3, 13.4). Die Ätiologie dieser Erkrankung ist autoimmun (Angriff auf die Melanozyten), eine Rasseprädisposition liegt bei Rottweiler, Boxer sowie Deutschem und Belgischem Schäferhund vor; eventuell ist die Krankheit erblich. Da die Histologie für die Erkrankung nicht schlüssig ist, muss die Diagnose klinisch gestellt werden.

Entzündliche Depigmentierungen (mit Verlust der Nasenoberflächenkonfiguration, Erythem, Krusten und Erosionen) am Nasenspiegel und an den mukokutanen Übergängen (vor allem an den Lippen) passen zum symptomatischen Bild von Autoimmunerkrankungen (diskoider und systemischer Lupus erythematodes, Pemphigus erythematodes, uveodermatologisches Syndrom), einer Leishmaniose und eines epitheliotropen Lymphomes (Abb. 13.5, 13.6). Das uveodermatologische Syndrom zeigt sich mit Symptomen am Auge in Form einer Uveitis und all ihren Konsequenzen. Wenn der Pigmentverlust nur die mukokutanen Übergänge an den Lippen und am Nasenspiegelrand betrifft, so muss man auch die mukokutane Pyodermie in Erwägung ziehen. Eine histologische Untersuchung, die idealerweise nach einem dreiwöchigen Zyklus mit Antibiotika durchgeführt wird, ist im Allgemeinen diagnostisch.

Einen **dauerhaften Pigmentverlust** sieht man als Spätfolge einer Dermatomyositis (zusammen mit haarlosen Hautnarben) oder des uveodermatologischen Syndroms.

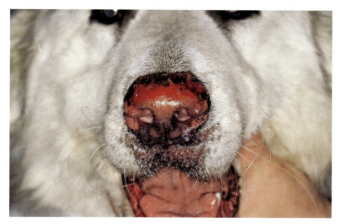

Abb. 13.5
Entzündliche Depigmentierung mit Verlust der Nasenoberflächenkonfiguration und Ulzeration des Nasenspiegels bei einem Maremmaner Schäferhund mit diskoidem Lupus erythematodes.

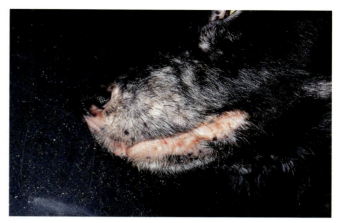

Abb. 13.6
Depigmentierung und Erosionen / Ulzerationen bei einem Belgischen Schäferhund mit epitheliotropem Lymphom.

13.1.3 Klinisches Vorgehen

1) Der erste Schritt besteht in einer Unterscheidung von entzündlicher und nicht-entzündlicher Depigmentierung (kongenitale Pigmentlosigkeit und Vitiligo) (Abb. 13.7).

2) Liegt dem Pigmentverlust eine entzündliche Ursache zugrunde, ist es unerlässlich, eine Augenuntersuchung durchzuführen, um das uveodermatologische Syndrom auszuschließen (vor allem bei den nordischen Rassen). Liegt ein Verdacht auf diese Krankheit vor, werden sofort Hautbiopsien genommen. Eine rasche Abklärung ist wichtig, da die Krankheit in kurzer Zeit zur Erblindung führen kann. Während auf den histologischen Befund gewartet wird, wird mit einer antibiotischen Therapie begonnen und der Patient einer speziellen Augenuntersuchung zugeführt.

3) Wenn keine Symptome eines Augenleidens festgestellt werden, kann von möglicherweise vorhandenen Erosionen und Krusten (siehe Kapitel 5 und 8) eine Abklatschzytologie vorgenommen werden. Dabei beurteilt man intrazelluläre Bakterien (Hinweis auf Pyodermie), akantholytische Zellen (Hinweis auf Pemphigus) oder neoplastische Lymphozyten (epitheliotropes Lymphom).

4) Bei gefährdeten Tieren wird durch eine serologische Untersuchung eine Leishmaniose abgeklärt.

5) Bei Anwesenheit von Erosionen und Krusten ist es empfehlenswert, einen dreiwöchigen antibiotischen Zyklus zu beginnen und das Tier im Anschluss noch einmal vorstellig werden zu lassen. Wenn es zur Abheilung aller Läsionen (auch des Pigmentverlustes) gekommen ist, so lag eventuell eine mukokutane Pyodermie vor.

6) Sind die Effloreszenzen nach einer antibiotischen Therapie nicht vollständig abgeheilt und fällt die serologische Untersuchung auf Leishmaniose negativ aus, wird man zur weiteren Abklärung eine Hautbiopsie entnehmen. Nach der dreiwöchigen Antibiotika-Therapie ist der Zeitpunkt für diese Untersuchung besonders günstig. Die histologische Untersuchung liefert in vielen Fällen gute und aussagekräftige Befunde.

13.2 Hyperpigmentierung

13.2.1 Pathogenese der Symptome

Bei der Hyperpigmentierung kommt es zu einer Zunahme der Melanozyten oder der Menge an Melanosomen (Melanozytengranula), die an das umgebende Gewebe abgegeben werden. Mit Ausnahme der Pigmentnaevi (Sprossen) handelt es sich um erworbene Effloreszenzen, die physiologisch, entzündlich oder neoplastisch sein können (Tabelle 13.2).

Eine chronische Entzündung ist die häufigste Ursache für eine diffuse Hyperpigmentierung. Sie ist eine unspezifische Reaktion. Eine weitere, wenn auch seltenere Ursache für eine diffuse Hyperpigmentierung, ist die Sonnenbräune. Man beobachtet sie in Bezirken, die kürzlich kahl geschoren wurden. In diesem Zusammenhang ist es denkbar, dass die Pigmentzunahme, die man mit Endokrinopathien aufgrund der für diese Krankheitsgruppe typischen Alopezie beobachtet, nichts anderes ist als das Ergebnis einer Einwirkung der UV-Strahlung.

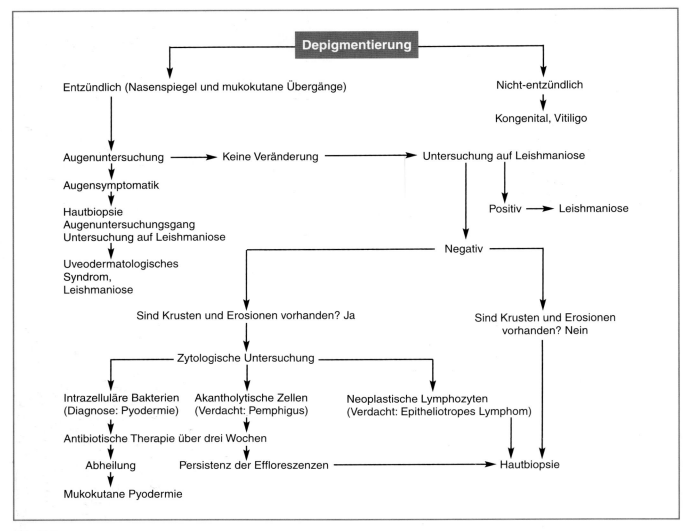

Abb. 13.7
Diagnostischer Algorithmus zur Depigmentierung.

Tabelle 13.2: Ursachen für Hyperpigmentierung

Kongenitale Ursache
- Naevi und Lentigines

Erworbene Ursachen

Physiologisch
- Einwirkung von UV-Strahlung (»Sonnenbräune«)
- Altersflecken

Metabolisch
- Hormonstörungen (?)

Entzündlich
- Areale mit chronischer Entzündung (Pyodermie, Malassezia-Infektion, Allergien)
- Pigmentierte Dyskeratosen durch das Papillomavirus

Neoplastisch
- Melanozytom (gutartig)
- Melanom (bösartig)
- Pigmentierte Basaliome und Trichoblastome

Eine Proliferation der Melanozyten tritt auch bei Naevi (Abb. 13.8) sowie bei gut- und bösartigen Neoplasien auf.

13.2.2 Klinisches Bild

Das Verteilungsmuster der Hyperpigmentierung ist von großer Bedeutung für ihre Beurteilung. Eine diffuse, sich über den ganzen Stamm ausbreitende Hyperpigmentierung, die keine sonstigen Effloreszenzen (Lichenifikation, Erythem, Krusten, Schuppenkränze) zeigt, und die von einer allgemeinen Hypotrichose oder von einer bilateral symmetrischen Alopezie an den Flanken begleitet ist, spricht für eine hormonelle Erkrankung (Abb. 13.9). Wenn die diffuse Pigmentzunahme mit Lichenifikation, Erythem, Seborrhoe und Schuppenkränzen mit besonderem Schwerpunkt in den Hautfalten vergesellschaftet ist (Achsel, Leiste, Zwischenzehenraum), so

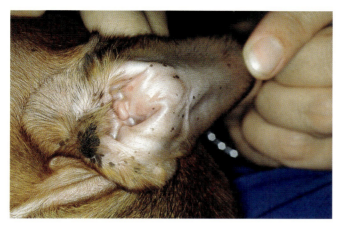

Abb. 13.8
Hyperpigmentierte Makulae (Lentigines) an der Ohrmuschel bei einem Mischlingshund.

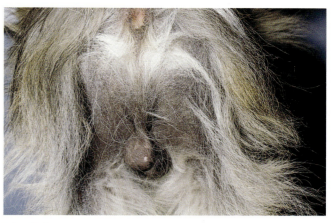

Abb. 13.9
Diffuse Hyperpigmentierung in der Leiste bei einem Sheltie, der an Cushing-Syndrom erkrankt ist.

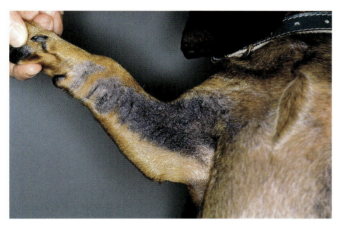

Abb. 13.10
Entzündliche Hyperpigmentierung und Lichenifikation in der Achsel eines Dackels mit einer chronischen Atopie, der sekundär mit Bakterien und Malassezia infiziert ist.

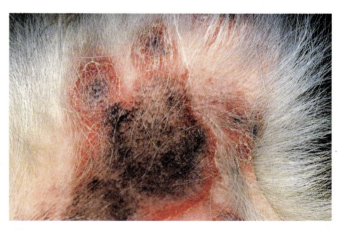

Abb. 13.11
Entzündliche Hyperpigmentierung in der Mitte einer Collerette. Die dunkelroten Veränderungen sind eine Folge des Erythems, das am Rand der Effloreszenz zu sehen ist.

ist es wahrscheinlicher, dass es sich um eine chronische Entzündung handelt, die ihren Ursprung in einer Bakterien- oder Malassezia-Infektion oder einer Allergie hat (Abb. 13.10). Unscharf begrenzte hyperpigmentierte Flecken, die manchmal von Colleretten gesäumt sind, sprechen für eine in Abheilung befindliche Pyodermie (im angelsächsischen Raum spricht man von »dem Abdruck« der Pyodermie) (Abb. 13.11). Auch die Demodikose zeigt gemeinsam mit fokaler und multifokaler Alopezie Ähnliches. Nicht erhabene Maculae mit einer scharfen Begrenzung sind bezeichnend für Lentigines. Sie sind angeboren oder im Alter erworben; letztere sind vor allem am Abdomen und Stamm zu finden. Eine hyperpigmentierte Proliferation kann reaktiver Natur sowie neoplastischen Ursprungs sein. Hyperpigmentierte Papeln und Plaques (Keratosen) sind als Folge einer Papillomavirus-Infektion beschrieben worden. Das Melanozytom, das Basaliom und Trichoblastom, welche alle drei pigmenthaltig sein können, sind gutartige Neoplasien (es handelt sich hier um eine Proliferation der Basalzellen der Epidermis bzw. des Haarfollikels). Das Melanom mit seinen Prädilektionsstellen an den Extremitäten, Lippen und in der Mundhöhle ist die bösartige Variante. Die entarteten Melanozyten weisen ein hohes Risiko für Metastasen und Rezidive auf.

13.2.3 Klinisches Vorgehen

1) Eine diffuse, über den ganzen Stamm verteilte Hyperpigmentierung, die mit Hypotrichose oder Flankenalopezie einhergeht, sollte den Verdacht in Richtung Endokrinopathie lenken (*siehe* Algorithmus, Abb. 10.10).

2) Wird eine diffuse Hyperpigmentierung der Haut von Lichenifikation, Erythem, Seborrhoe und unangenehmem Geruch begleitet, sollte an eine chronische Entzündung gedacht werden. Wenn ein tiefes Geschabsel auf Demodikose negativ ausfällt, sollte man versuchen, mittels einer zytologischen Untersuchung Infektionen mit Bakterien und Malassezien nachzuweisen und bei einem positiven Befund zu therapieren. Da diese Infektionen meist aber nur sekundärer Natur sind, wird man das Augenmerk auf mögliche Primärerkrankungen wie die Allergien richten (*siehe* Algorithmus, Abb. 7.5).

3) Ist die Hyperpigmentierung umschrieben, von unscharfen Rändern begrenzt und von multifokaler Alopezie, die mit einem Schuppenkranz versehen sein kann, begleitet, so liegt ein Spätstadium einer Follikulitis vor. Es empfiehlt sich, dem Diagnoseweg für die fokalen und multifokalen Alopezien (*siehe* Algorithmus, Abb. 9.7) oder dem zur Abklärung von Pusteln (*siehe* Algorithmus, Abb. 8.13) zu folgen.

4) Nicht erhabene, pigmentierte Flecken mit scharfem Rand sind meistens Naevi oder Maculae, die im Verlauf des Alterungsprozesses auftreten. Beobachten und Abwarten sollte hier die Handlungsmaxime sein. Eine Biopsie ist nur dann angebracht, wenn diese Effloreszenzen proliferieren.

5) Bei proliferierenden, stark pigmentierten Veränderungen sollte man so bald wie möglich eine Exzision *in toto* mit einem breiten Saum vornehmen und einem Labor zur histopathologischen Beurteilung zusenden.

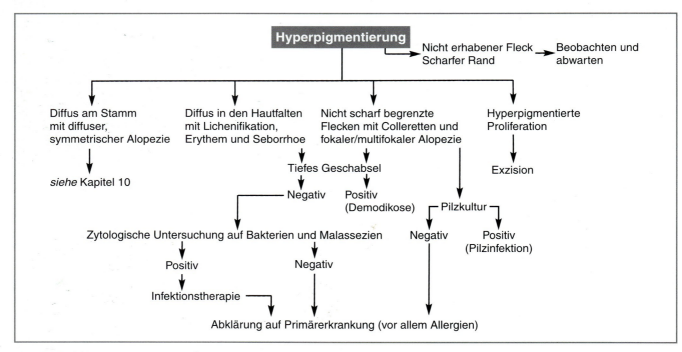

Abb. 13.12
Diagnostischer Algorithmus zur Hyperpigmentierung.

14 Knötchen und Fisteln beim Hund

14.1 Pathogenese der Symptome

Das Knötchen ist eine umschriebene, feste und erhabene Umfangsvermehrung mit mindestens einem Zentimeter Durchmesser. Man kann es auch in tieferliegenden Hautschichten finden. Ein Knötchen entsteht durch Einwandern von Entzündungszellen oder neoplastischen Zellen in die Dermis und/oder die Subkutis. Weitere Möglichkeiten sind die Ablagerung von Fibrin (Reorganisation in einem Hämatom), die Einlagerung von kristallinem Material (z. B. Kalzium), oder die Bildung von Zysten mit flüssigem oder festem Inhalt (Tabelle 14.1). Wenn die Oberfläche eines Knötchens ulzeriert und Inhalt austritt (Eiter, nekrotisches Gewebe, Keratin usw.), so spricht man von Fistelung.

14.2 Klinisches Bild

Jede Erhebung, die ertastbar ist, kann als **Knötchen** angesprochen werden; entscheidend ist, dass Umfangsvermehrungen in Haut und Unterhaut von tieferliegenden unterschieden werden, wie z. B. einem Schleimbeutel. Das Knötchen seinerseits kann wiederum von intakter Epidermis überzogen oder ulzeriert und/oder fistelnd sein. Wenn Knötchen mit intakter Haut überzogen sind, handelt es sich oft um Tumore oder Zysten, Entzündungsprozesse können aber nicht ausgeschlossen werden. Haarlosigkeit auf der Oberfläche eines Knötchens (Abb. 14.1) ist ein Hinweis auf die Zerstörung der Adnexe (wie man es bei Histiozytom und Histiozytose beobachten kann), was aber nicht allein entscheidend für die Diagnostik sein sollte.

Tabelle 14.1: Differentialdiagnosen

Nicht-neoplastische Knötchen
Bakterielle Infektionen
- Abszesse
- Leckgranulom, infizierte Schwiele
- Atypische Bakterien, Botryomykose

Pilzinfektionen
- Tiefe Mykosen: Myzetom, Pseudomyzetom, Phäohyphomykose
- Systemische Mykosen: Kryptokokkose, Sporotrichose, Blastomykose usw.
- Kerion

Parasitäre Infestation
- Noduläre Myiasis
- Noduläre Leishmaniose

Sterile Knötchen
- Eosinophiles Knötchen
- Fremdkörpergranulom
- Sterile noduläre Pannikulitis
- Calcinosis cutis / Calcinosis circumscripta
- Steriles Pyogranulom
- Noduläre Dermatofibrose

Neoplastische Knötchen
(es sind nur die am häufigsten vorkommenden aufgelistet)
Rundzellen
- Mastozytom
- Histiozytom / Histiozytose
- Lymphom
- Melanom

Epitheliale Zellen
- Plattenepithelkarzinom
- Basaliom und Tumore der Adnexe

Mesenchymale Zellen
- Fibrosarkom
- Lipom
- Hämangioperizytom

Follikel-, Talg- und apokrine Zysten, Serome

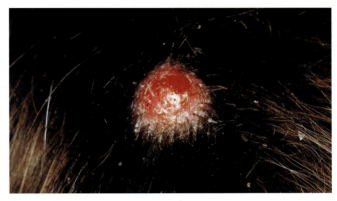

Abb. 14.1
Haarloses und erythematöses Histiozytom bei einem 5 Monate alten Hund.

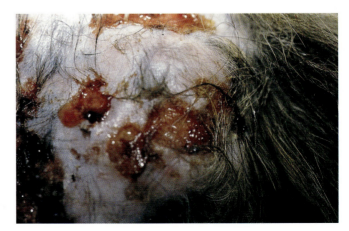

Abb. 14.2
Ulzeriertes Knötchen auf der Hautoberfläche. Die Ursache war eine tiefe Mykose.

Fremdkörpergranulome (Abb. 14.2) präsentieren sich als fistelnde Umfangsvermehrungen. Bei Austritt von Blut und/ oder Eiter sind sie primär oder sekundär infiziert (z. B. Zwischenzehengranulom, Leckgranulom, Kerion). Wenn Tiere aus tropischen oder subtropischen Ländern stammen, muss man auch tiefe Mykosen in Erwägung ziehen (*siehe Kapitel 28*). Auch Hautzysten und einige gutartige Follikeltumore (z. B. das Keratoakanthom) können ihren Inhalt ausstoßen, wenn sie eine Pore besitzen (Abb. 14.3). Dieser ist talgig oder speckig. Unter dem Mikroskop kann die Diagnose rasch erfolgen. Schließlich können auch Tumore, die normalerweise nicht fisteln, an der Hautoberfläche ulzerieren.

Manchmal beobachtet man **multiple Knötchen** (Tabelle 14.2), die alle dieselben Eigenschaften aufweisen, z. B. bei der nodulären Dermatofibrose des Deutschen Schäferhundes (Abb. 14.4). Dabei handelt es sich um eine systemische Erkrankung, bei der kutane Fibrome mit einem Zystadenom oder einem Zystadenokarzinom vergesellschaftet sind (*siehe Kapitel 38*). Auch das Talgdrüsenadenom, das Keratoakanthom und die Follikelzysten sowie die Knötchen, die sich im Verlauf von Leishmaniose und tiefen Mykosen bilden, können multipel in Erscheinung treten. Beim Shar Pei sind auch vereinzelte Fälle von multiplen Histiozytomen beschrieben worden (Abb. 14.5).

Das **Verteilungsmuster** gibt uns über die Natur der Knötchen Auskunft (Tabelle 14.3): Leckgranulome und die Calcinosis cutis entwickeln sich an den Extremitäten; Lipome und die noduläre Pannikulitis findet man am Stamm dort lokalisiert, wo das Fettgewebe reichlicher vorkommt; die Knötchen des Histiozytoms und der Histiozytose trifft man häufig am Kopf an.

Das **Alter** ist ein wesentlicher Hinweis für die Diagnosefindung. Wenn das Tier sehr jung ist (< 3 Jahre), sind bis auf das Histiozytom Tumore sehr selten. Das Histiozytom kann aber auch ältere Tiere treffen. Die Calcinosis cutis tritt bei jungen Deutschen Schäferhunden auf. Die noduläre Dermatofibrose trifft Hunde im mittleren Alter. Das epitheliotrope Lymphom und die Talgdrüsenadenome gehören zu den Alterskrankheiten des Hundes.

Weitere wichtige Informationen erhält man durch die **Rassebestimmung** (Tabelle 14.4). So findet man z. B. beim Boxer

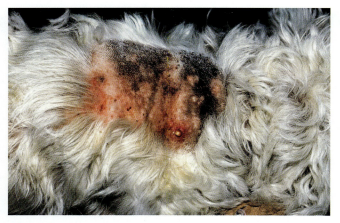

Abb. 14.3
Zahlreiche Follikelzysten bei einem WHWT. Bei einer geöffneten Zyste ist der Inhalt sichtbar (das Fell wurde geschoren).

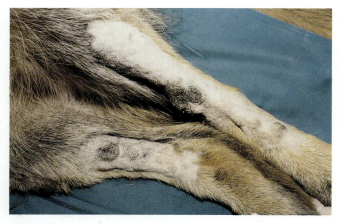

Abb. 14.4
Knötchen an den Extremitäten bei einem Deutschen Schäferhund. Ursache ist eine noduläre Dermatofibrose.

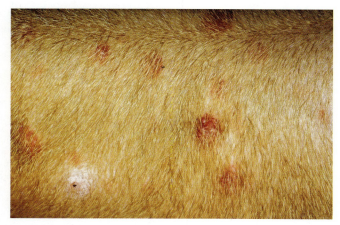

Abb. 14.5
Zahlreiche Histiozytome bei einem Shar Pei.

Tabelle 14.2: Multiple Knötchen

- Leishmaniose
- Noduläre Dermatofibrose
- Epitheliotropes Lymphom, noduläre Form
- Talgdrüsenadenom
- Histiozytom
- Keratoakanthom
- Tiefe Mykosen
- Calcinosis cutis (Cushing-Syndrom)
- Kutane und systemische Histiozytose

Tabelle 14.3: Lokalisation (nur Hinweise)

Kopf
- Histiozytom / Histiozytose
- Meibom-Adenom (an den Augenlidern)

Stamm
- Lipom
- Noduläre Pannikulitis
- Talgdrüsenadenom
- Keratoakanthom

Extremitäten
- Calcinosis circumscripta
- Leckgranulom
- Zwischenzehengranulom
- (entzündete) Schwielen
- Hämangioperizytom

Tabelle 14.4: Rasseprädisposition

Boxer
- Mastozytom
- Hämangioperizytom
- Lymphom
- Histiozytom
- Follikelzysten

Deutscher Schäferhund
- Noduläre Dermatofibrose
- Calcinosis circumscripta
- Keratinzysten / Keratoakanthom
- Hämangiom
- Hämangioperizytom
- Lymphom

Cocker Spaniel
- Lipom
- Talgdrüsenadenom
- Lymphom
- Gutartige Follikeltumore

Pudel
- Talgdrüsenadenom

Mittelgroße und große Hunde
- Leckgranulom
- (entzündete) Liegeschwielen

Kurzhaarrassen
- Zwischenzehengranulom

vermehrt den Mastzelltumor, beim Deutschen Schäferhund die noduläre Dermatofibrose und die Calcinosis circumscripta, beim Husky tritt häufiger das eosinophile Granulom auf, Pudel und Cocker Spaniel haben eine Prädisposition für Talgdrüsenadenome und der Norwegische Elchhund für multiple Kerathoakanthome.

Auch wenn Signalement und Anamnese wichtige Angaben für eine mögliche Ätiologie liefern, so wird man trotzdem alle Knötchen einer systematischen Untersuchung unterziehen.

14.3 Klinisches Vorgehen

Werden noduläre Effloreszenzen festgestellt, beginnt die Aufarbeitung des Falles mit einer zytologischen Beurteilung. Die Probengewinnung erfolgt mittels Feinnadelaspiration oder -fission (für die Durchführungsmodalitäten *siehe* Kapitel 5). Zusätzlich kann man aus Fisteln oder Geschwüren Exsudat mittels eines Tupfers oder durch Abklatsch gewinnen. Mit Hilfe der Zytologie kann sehr schnell Klarheit gewonnen werden, ob ein entzündlicher oder ein neoplastischer Prozess vorliegt. Diese Unterscheidung ist entscheidend für das weitere Vorgehen. Im Folgenden werden die vier häufigsten Befunde, die bei knotigen Veränderungen angetroffen werden, beschrieben (Abb. 14.9).

1) Die zytologische Untersuchung zeigt ein für eine **Neoplasie** typisches Bild mit Uniformität der Zellen und relativ wenig Entzündungszellen. In gewissen Fällen ist die zytologische Untersuchung diagnostisch, wie z. B. beim Mastzellentumor (Abb. 14.6), wo die präoperative Abklärung extrem wichtig ist (breiter Exzisionsrand). Es ist aber ratsam, die Diagnose histologisch abzusichern. In anderen Fällen wird die Zytologie nur die Diagnose Neoplasie er-

▶▶

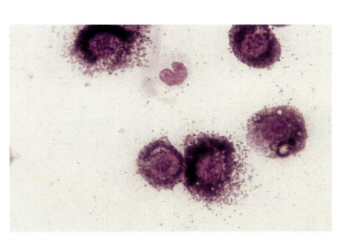

Abb. 14.6
Zytologie eines Mastzellentumors. Zahlreiche Zellen mit purpurfarbener Granula (Hemacolor®, 100x).

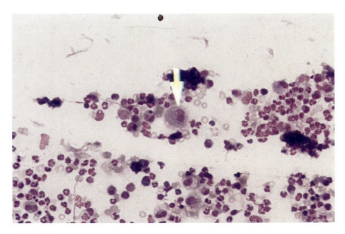

Abb. 14.7
Zytologie eines pyogranulomatösen Gewebes. Der Pfeil weist auf einen Makrophagen (Hemacolor®, 10x).

möglichen. Man wird nun die Probe zu einer weiteren Beurteilung einem Veterinärzytologen schicken und/oder die Umfangsvermehrung *in toto* entfernen und einem Labor zwecks histologischer Beurteilung zukommen lassen.

2) Der zytologische Befund ist kompatibel mit einem **Entzündungsprozess**. Man findet Entzündungszellen, meist Makrophagen und Neutrophile, und mesenchymale Zellen (Abb. 14.7). Bei einer sorgfältigen Untersuchung des Präparates kann man Erreger entdecken (Bakterien, Leishmanien, Hefen wie z. B. Kryptokokken usw.) und die Diagnose stellen. Finden sich keine Erreger, wird folgendermaßen vorgegangen.
   a) Wenn bei ulzerierten und fistelnden Knötchen die Exploration des Fistelkanals und die Suche nach Fremdkörpern unergiebig war, kann man mit einem sterilen Tupfer Proben für Bakterien- und Pilzkulturen entnehmen (inklusive atypischer Bakterien). Während man auf die Ergebnisse wartet, wird der Patient sinnvollerweise mit Antibiotika (Cephalosporine, Enrofloxacin) behandelt.
   b) Sind die Knötchen nicht ulzeriert, so kann versucht werden, eine Gewebeprobe für eine Bakterien- und Pilzkultur durch FNA zu gewinnen. Das so gewonnene Material wird auf einen sterilen Tupfer ausgeblasen. Alternativ dazu kann man zwei Biopsien des Knötchens nehmen. Während man versucht, aus der einen Probe Erreger einer möglichen, tiefen Infektion anzuzüchten (für die Entnahmemodalitäten *siehe* Kapitel 6), verwahrt man die andere in Formalin und führt sie bei negativer bakterieller Kultur und negativer Pilzuntersuchung einer histologischen Untersuchung zu. Ebenso könnte man ein Knötchen *in toto* entnehmen, die Probe teilen und einen Teil auf einem Nährboden ansetzen und den anderen Teil histologisch untersuchen lassen. Während man auf die Ergebnisse wartet, wird der Patient bereits mit Standardantibiotika behandelt.

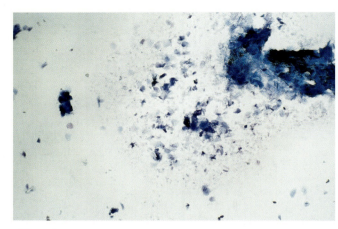

Abb. 14.8
Zytologie des Inhaltes einer Follikelzyste mit Korneozyten und amorphem Material (Hemacolor®, 4x).

3) Zytologisch weist man **Korneozyten** oder **amorphes Material** (Abb. 14.8) (Talg, trichilemmales Keratin) oder Kalziumkristalle nach. In solchen Fällen handelt es sich um Zysten oder eine Calcinosis cutis. Obwohl wenn dies meist gutartige Umfangsvermehrungen sind, erscheint es sinnvoll, auch diese Knötchen nach erfolgter Exzision histologisch befunden zu lassen.

4) Das zytologisch untersuchte Material ist **wenig aussagekräftig**. Die Anzahl der Zellen ist sehr gering, sie sind verformt, man findet nur nackte Kerne (ohne Zytoplasma) und Kernstriae, und/oder die Probe ist sehr blutreich. Um aussagekräftigere Proben zu gewinnen, kann man versuchen, mittels Nadelfission eine bessere Qualität zu erzielen. Wenn auch dies nicht den gewünschten Erfolgt erbringt, so wird man mit einer Stanze eine Biopsie des Knötchens entnehmen oder dieses *in toto* entfernen.

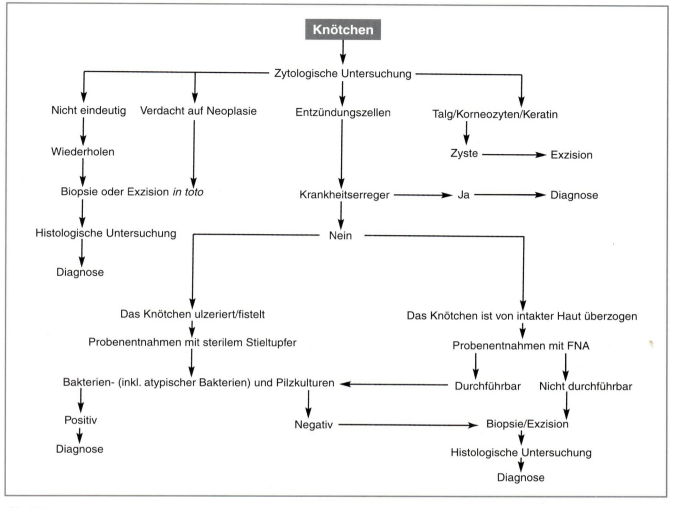

Abb. 14.9
Diagnostischer Algorithmus zu Knötchen beim Hund.

15 Juckreiz bei der Katze

15.1 Pathogenese der Symptome

Weder für den Hund noch für die Katze sind die Mechanismen und Akteure (Mediatoren) des Juckreizes bekannt. Im Kapitel 7 wird ausführlicher auf die allgemeinen Aspekte der Pathogenese des Juckreizes eingegangen.

In Bezug auf die Ätiologie des Juckreizes sind Hund und Katze sehr ähnlich: Ektoparasiten, Allergien und – bei der Katze weniger häufig – infektiöse Ursachen (Bakterien, Pilze und Viren), Tumore (epitheliotropes Lymphom) oder Autoimmunerkrankungen (Pemphigus foliaceus) (Tabelle 15.1).

15.2 Klinisches Bild

Die klassische Manifestation von Juckreiz ist das Kratzen. Bei der Katze betrifft es vor allem Kopf und Hals. Man findet dann bräunliche Krusten und gelegentlich Ulzera, sehr selten benagen sich Katzen. Andere Erscheinungsformen von Juckreiz, die für den Tierhalter weniger offensichtlich sind (es kann sogar sein, dass dem Besitzer der Juckreiz gar nicht aufgefallen ist), sind die symmetrische Alopezie, die miliare Dermatitis und die eosinophile Plaque. Die symmetrische Alopezie (*siehe* Kapitel 17) umfasst das Abdomen, die Flanken, den Rücken und weniger häufig die Vorderextremitäten und die Areale rund um das Ohr. Bei den betroffenen Tieren ist das Haar an der Basis abgebrochen. Oft genug kann man es nur ertasten, im Gegenlicht oder mit einer Lupe sehen. Im Verlauf einer trichoskopischen Untersuchung können die abgebrochenen Haarspitzen und die Haarwurzeln in der Wachstumsphase festgestellt werden. Kleine, korngroße Krusten, die über dem Stamm verteilt sind und mehr ertastet als gesehen werden können, sind das Kennzeichen der miliaren Dermatitis (*siehe* Kapitel 18). Eosinophile Plaques (*siehe* Kapitel 19) sind erodierte oder ulzerierte oberflächliche Läsionen mit Prädilektion für das Abdomen und die Leiste. Sie sind gut abgrenzbar, meist von einer dünnen exsudativen Kruste bedeckt und, bei einer Sekundärinfektion, übel riechend. Durch Abklatsch kann Material für eine zytologische Untersuchung gewonnen werden. Hier stechen die zahlreichen eosinophilen Granulozyten sowie Neutrophile und kontaminierende Bakterien hervor.

Die Altersprävalenz (Tabelle 15.2) und das Verteilungsmuster (Tabelle 15.3) von Juckreiz können bei der Diagnosefindung von Nutzen sein. Parasitäre Erkrankungen und Pilzinfektionen trifft man eher bei Katzenwelpen an, besonders dann, wenn sie aus überfüllten Beständen stammen und wenn sie Kontakt zu anderen Tieren haben (Züchter, Tierhandlung, Tierheim und Mehrkatzenhaushalte). Bei jungen Katzen findet man Allergien, während ältere Tiere zu Neoplasien neigen.

Einige Erkrankungen zeigen ein charakteristisches Verteilungsmuster (Tabelle 15.3). Notoedres-Räude hat eine Prädilektion für Kopf (insbesondere den Ohrrand) (Abb. 15.1) und Genitalbereich, die Otodectes-Räude beginnt im Ohrkanal und kann sich über die Umgebung an Kopf und Hals ausbreiten. Die Futtermittelallergie führt häufig zu Juckreiz an Kopf und Hals. Zwar kann sich eine Flohbissallergie auch am Hals

Tabelle 15.1: Wichtigste Ursachen für Juckreiz bei der Katze

Wichtigste Ursachen für Juckreiz oder häufig damit im Zusammenhang stehend
Ektoparasiten
- Notoedres-Räude
- Otodektes-Räude
- Cheyletiellose
- Demodex (insbesondere *D. gatoi*, die kurze Milbe)
- Insektenstiche
- Läuse
- Befall mit *Trombicula* spp.

Allergie
- Flohbissallergie
- Futtermittelallergie
- Atopie
- Überempfindlichkeit auf Insektenbisse

Infektionen
- Bakterien (insbesondere »neck lesion«)
- Dermatophytose

Weniger häufigere Ursachen für Juckreiz, die auch nicht immer Juckreiz auslösen
Virale Erkrankungen
- Herpesvirus
- Poxvirus

Immunvermittelte Erkrankungen
- Pemphigus foliaceus
- Arzneimittelexanthem
- Sebadermitis / Lymphozytäre murale Follikulitis

Neoplasie
- Epitheliotropes Lymphom

Tabelle 15.2: Altersprävalenz

Welpen (< 6 Monate)	Junge Tiere
■ Notoedres-Räude	■ Flohbissallergie
■ Otodektes-Räude	■ Futtermittelallergie
■ Cheyletiella	■ Atopie
■ Läuse	■ Überempfindlichkeit auf Insektenbisse
■ Dermatophytose	**Ältere Tiere**
■ Poxvirus	■ Epitheliotropes Lymphom

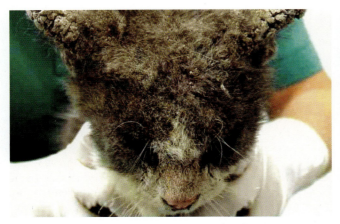

Abb. 15.1
Krusten und Exkoriationen im Gesicht bei einer Notoedres-Räude (Abb. freundlicherweise zur Verfügung gestellt von F. Leone).

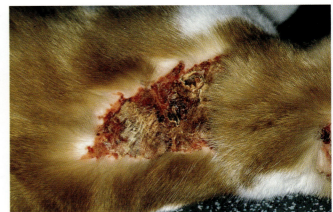

Abb. 15.2
Krusten und Geschwüre, die bei einer Katze durch Kratzen am Hals entstanden sind (»neck lesion«).

Tabelle 15.3: Lokalisation des Juckreizes

Kopf und Hals
- Notoedres-Räude
- Otodectes-Räude
- Futtermittelallergie
- Herpesvirus
- Überempfindlichkeit auf Insektenbisse (Ohrspitze und Nasenrücken)
- Befall mit *Trombicula* spp. (Ohren, Henry-Tasche)

Stamm
- Flohbissallergie (insbesondere im kaudodorsalen Bereich)
- Cheyletiellose (am Rücken)
- Demodikose
- Dermatophytose

Abdomen (Alopezie durch Lecken)
- Flohbissallergie
- Futtermittelallergie
- Atopie
- Cheyletiellose

Tabelle 15.4: Intensität des Juckreizes

Hochgradig (Exkoriationen, Krusten und Ulzera)
- Notoedres-Räude
- Otodectes-Räude
- Futtermittelallergie
- (Bakterielle Infektionen)
- Vereinzelte Fälle von Flohbissallergie und Atopie

Mittelgradig (Alopezie durch Lecken, eosinophile Plaques)
- Flohbissallergie
- Futtermittelallergie
- Atopie

Geringgradig (Kaum sichtbare, manchmal asymptomatische Effloreszenzen)
- Cheyletiellose
- Pedikulose
- Demodikose
- Dermatophytose

manifestieren, doch meist zeigt sie sich an der kaudalen Körperhälfte im Bereich von Abdomen und Rücken. Cheyletiellose und Demodikose findet man am ganzen Stamm.

Zuletzt kann auch die Intensität des Juckreizes Hinweise für die Diagnose geben (Tabelle 15.4). Einen sehr heftigen Juckreiz, der mit Exkoriationen und braunen Krusten (eingetrocknetes Blut) einhergeht, findet man oft im Zusammenhang mit der Notoedres- und Otodectes-Räude sowie bei einigen Fällen von Futtermittelallergie. Von »neck lesion« (Abb. 15.2) sprechen wir dann, wenn durch sehr starkes Kratzen tiefe, bis in die Muskulatur reichende Ulzera entstehen. Man findet sie am Hals, am Kinn, an den Wangen und seltener auch im Bereich der Ohrmuscheln. Mehrere Faktoren können dafür verantwortlich sein: Allergie (oft Futtermittelallergie), bakterielle Infektionen und ein zwanghaftes Kratzverhalten.

Milder Juckreiz führt zu übertriebenem Putzverhalten und infolgedessen entstehen eosinophile Plaques und haarlose Bezirke. Er ist oft Zeichen für eine Allergie oder Parasitose, wie z. B. Cheyletiellose und die Demodikose.

15.3 Klinisches Vorgehen

1) Mit Hilfe von oberflächlichen und tiefen Hautgeschabseln, dem Kämmen des Haares, Untersuchung der Schuppen, Klebestreifentest und zytologischer Untersuchung des Zerumens wird die Diagnose von Ektoparasiten bestätigt oder verworfen (Durchführungsmodalitäten der Zusatzuntersuchungen werden im Kapitel 4 erläutert).

Die Zusatzuntersuchungen sind sehr hilfreich beim Nachweis der Notoedres-Räude (Geschabsel der krustigen Effloreszenzen am Kopf), der Otodektes-Räude (Untersuchung des Zerumens), von Läusen und Haarlingen (Kämmen des Felles), der Demodex-Räude (oberflächliches und tiefes Hautgeschabsel) und der Herbstgrasmilbe (Geschabsel in der Henry-Tasche). Andere Parasiten wie *Cheyletiella* spp. und Flöhe können auch unentdeckt bleiben. Ein Ausschluss dieser Parasitosen kann dann nur nach einer »diagnostischen Therapie« mit Ivermectin bzw. mit einer Flohbekämpfung erfolgen (*siehe* Punkt 4).

2) Man überprüft die Möglichkeit einer Dermatophyteninfektion mit dem Wood-Licht und der trichoskopischen Untersuchung (*siehe* Kapitel 4). Bei einem negativen Befund sollte man dennoch Haare und Schuppen entnehmen und eine Pilzkultur ansetzen (*siehe* Kapitel 4). Während man auf das Ergebnis wartet (im Allgemeinen 1 bis 2 Wochen), kann man – um Parasitosen auszuschließen – eine »diagnostische Therapie« durchführen, wie es unter Punkt 4 beschrieben wird.

3) Werden exsudative Veränderungen vorgefunden (Plaques, Exkoriationen, Ulzera), erscheint es sinnvoll, einen Abklatsch für eine zytologische Untersuchung vorzunehmen. Phagozytierte Bakterien im Inneren der Granulozyten sind Beweis für eine bakterielle Infektion. Erkennt man zahlreiche Eosinophile, so ist dies kompatibel mit einem allergischen Vorgang oder einer parasitären Erkrankung. Hefen sprechen für eine sekundäre Malassezia-Dermatitis. Bei Akanthozyten und intakten neutrophilen Granulozyten sollte man an einen Pemphigus foliaceus denken.

4) Konnte mit Hilfe der Zusatzuntersuchungen, die man in der eigenen Praxis durchführen kann, keine Diagnose gestellt werden, empfiehlt es sich, Ivermectin in der Dosierung von 0,3 mg/kg, s. c., alle 7 bis 10 Tage dreimal in Folge zu verabreichen (nur bei Katzen, die älter als 12 Wochen sind!). Damit kann man schwer nachweisbare Parasiten (z. B. Cheyletiella) ausschließen. Ebenso wird man eine Flohkontrolle etablieren. Dabei werden alle im Haushalt lebenden Katzen und Hunde alle drei Wochen mit Spot-on-Präparaten behandelt, und für die Umgebung greift man auf Methopren-Sprays zurück. Wenn ulzerative Veränderungen (»neck lesion«, eosinophile Plaque, hochgradige Exkoriationen) vorliegen, und wenn man in der zytologischen Untersuchung eine bakterielle Infektion und / oder eine Malassezia-Überwucherung nachgewiesen hat, kann man, während man auf den Erfolg der antiparasitären Therapie wartet (etwa einen Monat), parallel dazu Antibiotika (im Allgemeinen Amoxicillin / Clavulansäure), und / oder Antimykotika (im Allgemeinen Itraconazol) verabreichen. Bei Geschwüren am Hals wird sinnvollerweise eine antibiotische Therapie zehn Tage über das Abheilen der Läsion hinaus durchgeführt. Um neue Verletzungen zu vermeiden, kann ein fünf Zentimeter breites Halsband aus Baumwolle (ein quergefaltetes Stofftaschentuch) um den Hals der Katze gewickelt werden. In der Zwischenzeit wird auch das Ergebnis der Pilzkultur vorliegen (*siehe* Punkt 2).

5) Die Katze wird nach einem Monat wiederbestellt. Das Tier wird untersucht und die Besserung des Juckreizes beurteilt. Wenn der Juckreiz verschwunden ist, wird man dem Besitzer nahelegen, die Flohkontrolle fortzusetzen – es sei denn, es handelt sich um ein Tier, das ausschließlich im Haus / in der Wohnung lebt. Wenn aber nach wie vor Juckreiz vorhanden ist, wird der nächste Schritt eine Eliminationsdiät sein, da Parasiten und Flohbissallergien ausgeschlossen wurden. Damit diese aussagekräftig ist, muss sie mindestens acht Wochen verabreicht und sehr streng eingehalten werden. Sie sollte vorzugsweise selbstzubereitet sein, und muss ausschließlich aus Bestandteilen zusammengesetzt sein, die bisher nicht im Speiseplan der Katze enthalten waren. Um die Akzeptanz der Diät bei der Katze zu gewährleisten, kann man mehrere »unübliche« Proteinquellen verwenden wie z. B. Pferd, Strauß, Wachtel, Perlhuhn, Ziege, Lamm und Hase. Es macht keinen Sinn, die Katze zum Verzehr von Kohlenhydraten (Kartoffel, Gerste) zu zwingen, wenn sie diese ablehnt. Man sollte das Fleisch gegebenenfalls auch roh anbieten, falls die Akzeptanz von Gekochtem nicht gegeben ist. Nur in Extremfällen, wenn das Tier jegliche Form von Selbstzubereitetem ablehnt, sollten hypoallergene, kommerzielle Futter mit Ingredienzien, die das Tier bisher nicht gekannt hat, zum Einsatz kommen (Fisch und Reis sollten vermieden werden). Im Idealfall haben die Katzen keinen Zugang zu anderem Futter sowie zu den Futterschüsseln anderer im Haus lebender Tiere (im Zweifelsfall müssen alle im Haushalt befindlichen Tiere mit der Diät gefüttert werden). Auch werden die Katzen über die acht Wochen nicht ins Freie gelassen, um zu verhindern, dass sie auswärts an Futter gelangen. Wenn keine komplette Heilung eintritt, so wird zu einer Fortsetzung der Diät für weitere 2 bis 6 Wochen geraten und beobachtet, ob es dann zu einer vollkommenen Heilung kommt oder nicht.

6) Wenn die Ausschlussdiät nicht den gewünschten Erfolg bringt, die Katze die Diät nicht annimmt oder der Besitzer die Mitarbeit verweigert, wird man die Hypothese aufstellen, dass die Katze an einer atopischen Dermatitis leidet, und einen IKT in Erwägung ziehen. Erläuterungen zum Test und Besonderheiten bei der Katze werden im Kapitel 6 beschrieben. Wenn der Test positive Reaktionen zeigt, kann eine Desensibilisierung versucht werden. Führt dies zu keinem Ergebnis, wird der Juckreiz symptomatisch behandelt, oder man entnimmt Hautstanzen zur Diagnose seltenerer Erkrankungen.

7) Manchmal sind Effloreszenzen kennzeichnend für bestimmte Erkrankungen. Kleine Papeln an den Ohrspitzen und am Nasenrücken treten oft als Folge einer Überempfindlichkeit auf Insektenstiche auf. Manchmal legt die zy-

tologische Untersuchung den Verdacht eines Pemphigus foliaceus (akantholytische Zellen und nicht-degenerierte neutrophile Granulozyten) oder eines epitheliotropen Lymphoms (zahlreiche, einheitliche lymphatische Zellen) nahe. In solchen und bei allen zweifelhaften Fällen empfiehlt es sich, mehrere Biopsieproben zu entnehmen, um eine endgültige Diagnose zu erhalten.

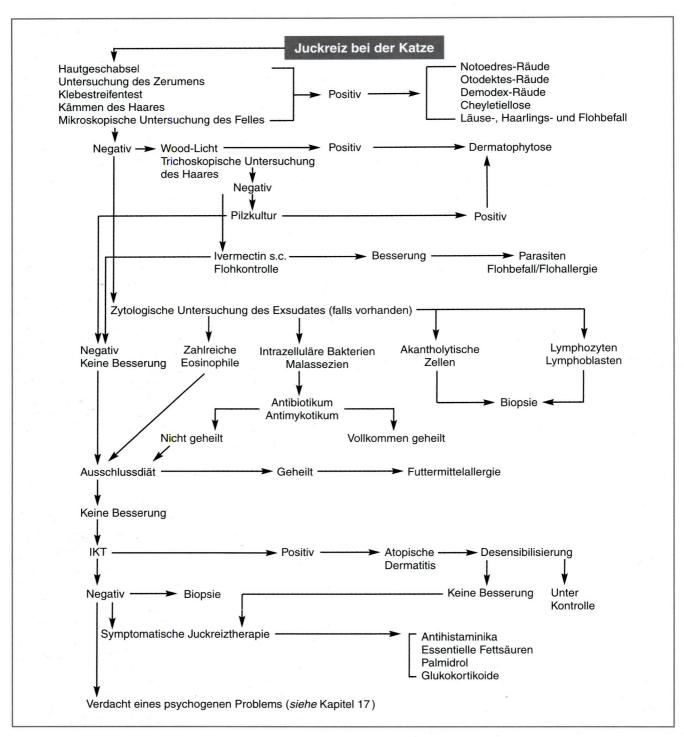

Abb. 15.3
Diagnostischer Algorithmus zum Juckreiz bei der Katze.

16 Fokale und multifokale Alopezie bei der Katze

16.1 Pathogenese der Symptome

Obwohl Pathogenese und Ätiologie bei Hund und Katze ähnlich sind (siehe Kapitel 9), beobachtet man fokale und multifokale Alopezie bei der Katze weit weniger häufig. Man kann sie auf Traumata (Auszupfen und Belecken durch das Tier als Folge von Juckreiz oder psychogener Motive), auf Infektionen und Entzündungen (Dermatophytose, Demodikose, Alopecia areata und selten Pyodermie) oder auf Degeneration und Atrophie der Haarwurzel (Glukokortikoidinjektionen, Narben, Reaktionen an der Injektionsstelle, paraneoplastische Alopezie) zurückführen. Bei Perserkatzen beobachtet man gelegentlich im Verlauf des physiologischen Haarwechsels sichtbare haarlose Flecken. Die wichtigsten Ursachen der fokalen und multifokalen Alopezie sind in Tabelle 16.1 zusammengefasst.

16.2 Klinisches Bild

Eine Unterscheidung, ob der Haarausfall selbstverursacht (Ausreißen) oder spontan (Follikulitis) erfolgt ist, oder ob der haarlose Bezirk durch Fehlen oder Atrophie von Haarfollikeln (atrophische Alopezie oder Narben) entstanden ist, ist sehr wichtig.

Bei selbstverursachtem Haarausfall kann man mit Hilfe einer Lupe die Haarstümpfe in den Haarbälgen sehen, die zwar hervorsprießen, aber an der Basis abgebrochen sind. Die Haare rund um die Alopeziegebiete widerstehen dem Zug des Untersuchers und erscheinen intakt. Mit der trichoskopischen Untersuchung (siehe Kapitel 4) kann man erkennen, ob sich die Wurzeln in der Wachstumsphase befinden und ob die Spitzen abgebrochen sind. Manchmal wird man vom Tierhalter erfahren, dass die Katze selbst sich diese Läsionen durch Ausreißen, Benagen, Belecken oder Kratzen zufügt. Oft genug entgeht dem Besitzer aber dieses Verhalten.

Hat man es mit einer Follikulitis (Abb. 16.1) oder einer Atrophie der Follikel zu tun, erscheint die Haut haarlos, es sind keine aus den Haarschäften hervorstehenden Haarstümpfe zu erkennen, und die Haare, die den Bezirk umgeben, sind mit großer Leichtigkeit zu entfernen. Gelegentlich erlaubt die Trichoskopie bei einer Dermatophytose das Erkennen von Sporen und Hyphen, oder bei Fällen von Wurzelatrophie die Wahrnehmung von Haarwurzeln in der Ruhephase bei intakten Spitzen (Alopecia areata, topische oder systemische Verabreichung von Glukokortikoiden, Cushing-Syndrom, paraneoplastische Alopezie durch Bauchspeicheldrüsenkarzinom). Liegt bei einer Follikulitis eine infektiöse oder parasitäre Ätiologie vor, kann man auf der Hautoberfläche Erythem und geringgradige Desquamation beobachten. Wenn im Unterschied dazu ein Patient an Hyperadrenokortizismus leidet, so findet man eine extrem ausgedünnte Haut (diese Veränderung kann man auch lokal in Arealen feststellen, die mit kortisonhaltigen Präparaten topisch behandelt wurden). Schon bei geringstem Traktionszug kann die Haut verletzt werden. Die paraneoplastische Alopezie zeigt eine meist vollkommen haarlose und glänzende Haut (Abb. 16.2).

Tabelle 16.1: Ursachen für fokale und multifokale Alopezie bei der Katze

Auszupfen / Belecken – selbstinduzierte Alopezie
(*siehe auch* Algorithmen Kapitel 15 und Kapitel 17)
- Parasitäre Ursachen
- Allergische Ursachen
- Psychogene Ursachen

Follikelentzündung
- Dermatophytose
- Demodikose (bakterielle Follikulitis)
- Autoimmunerkrankungen (Pemphigus foliaceus)
- Immunvermittelte Erkrankungen (Alopecia areata, lymphozytäre murale Follikulitis, Sebadenitis)

Atrophie und Degeneration des Follikels
- Subkutane Injektionen von Glukokortikoiden (insbesondere bei Depotpräparaten)
- Wiederholte lokale Verabreichung von Glukokortikoiden
- Spontaner und iatrogener Hyperadrenokortizismus
- Paraneoplastische Alopezie in Folge eines Bauchspeicheldrüsenkarzinomes
- Arzneimittelreaktion an der Injektionsstelle (meist in Form eines Granulomes)
- Andere Ursachen, die zu einer permanenten Vernarbung führen (inklusive des Halsgeschwürs, auch »neck lesion« genannt)

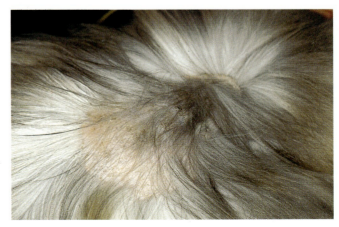

Abb. 16.1
Fokale Alopezie bei einer Perserkatze mit Dermatophytose.

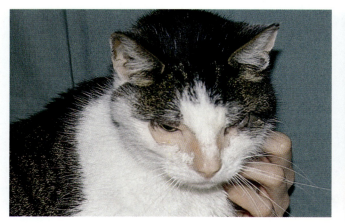

Abb. 16.2
Periokuläre Alopezie bei einer Katze. Die betroffene Haut ist vollkommen haarlos und glänzend. Das Tier leidet an einem paraneoplastischen Syndrom, das durch ein Bauchspeicheldrüsenkarzinom hervorgerufen wurde.

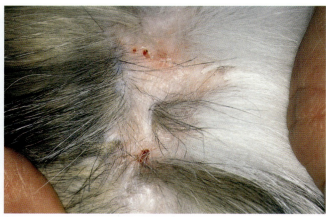

Abb. 16.3
Fokale Alopezie durch Narbenbildung als Folge eines Geschwüres am Hals (»neck lesion«).

In Hautarealen, in denen Narbengewebe die Ursache für Alopezie darstellt, sieht man auf der Hautoberfläche keinen einzigen Haarschaft, die Haut ist depigmentiert und erscheint dünn und glänzend. Dies ist das typische Aussehen von Narbengewebe (Abb. 16.3). Die Haare, die den Bereich der Läsion umgeben, erscheinen gesund lassen sich nicht leicht auszupfen. Sie sind gegen Traktion widerstandsfähig.

16.3 Klinisches Vorgehen

1) Zunächst sollte abgeklärt werden, ob es sich um eine Narbe handelt. Vorgeschichte (granulomatöse und ulzerative Reaktion an der Injektionsstelle, an der Stelle der Verletzung, des Traumas), Aussehen der Haut, das Fehlen jeglicher Haarschäfte im Zentrum der Effloreszenz, und der Widerstand der die Läsion umgebenden Haare gegenüber dem Ausreißen sind Hinweise für diese Diagnose. Man sollte auch erwägen, dass es sich um eine Follikelatrophie handeln kann. Sie wird als Spätfolge auf die Injektion von Depotsteroidpräparaten beobachtet (dünne Haut).

2) Sieht man eine glänzende und vollkommen haarlose Haut und der Besitzer hat bei der Erhebung der Vorgeschichte von Erbrechen, Anorexie und Diarrhoe berichtet, so liegt wahrscheinlich eine paraneoplastische Alopezie vor, die zusammen mit einem Bauchspeicheltumor in Erscheinung tritt. Eine gründliche Untersuchung von Bauchspeicheldrüse und Leber ist angezeigt.

3) Wenn Dicke und Aussehen der Haut unauffällig sind, sollten die nächsten Schritte zur Abklärung einer Infektion mit Demodex-Milben ein oberflächliches und tiefes Hautgeschabsel sein.

4) Mit dem Wood-Licht versucht man, eine durch *Microsporum canis* verursachte Dermatophytose abzuklären.

5) Zeigen Hautgeschabsel und Wood-Licht ein negatives Ergebnis, schließt man eine trichoskopische Untersuchung von Haaren aus dem Zentrum und vom unmittelbaren Rand der Effloreszenz an.
   a) Sind die Wurzeln in der anagenen Phase, die Schäfte intakt und die Spitzen abgebrochen, so handelt es sich mit aller Wahrscheinlichkeit um selbstzugefügte Läsionen. Daraufhin sollte man mit dem Tierhalter über Anzeichen und Besonderheiten des Juckreizes bei der Katze diskutieren. Die weiteren Untersuchungen richten sich nach dem in Kapitel 15 (Juckreiz) und 17 (symmetrische Leckalopezie) dargelegten Prozedere.
   b) Finden sich im Inneren eines Haares Hyphen oder außen am Haar Sporen, so steht die Diagnose Dermatophytose fest.
   c) Lassen sich die Haare leicht auszupfen, sind die Wurzeln in der telogenen Phase und die Haarspitzen unauffällig, so kann es sich um eine lokale (Injektionsstelle von subkutanen Depotglukokortikoiden, topische Applikation von kortisonhaltigen Präparaten) oder systemische (spontaner oder iatrogener Hyperadrenokortizismus) Hormonstörung handeln. Gelegentlich kann man einen solchen Befund auch bei einer Alopecia areata, beim inhomogenen Fellwechsel der Perserkatzen und beim paraneoplastischen Syndrom erheben (*siehe* Punkt 2).

6) Ist die Alopezie nicht selbstverursacht und die Trichoskopie ohne eindeutigen Befund, wird man einige Haare für

eine Pilzuntersuchung entnehmen. Während man auf das Ergebnis wartet, können über einen Zyklus von 2 bis 3 Wochen Antibiotika verabreicht werden, um die Diagnose einer bakteriellen Follikulitis *ex juvantibus* zu stellen. Im Allgemeinen gilt aber, dass diese Erkrankung bei den Katzen selten ist.

7) Nach negativem Befund der Pilzkultur und wenn eine antibiotische Therapie erfolglos war, geht man zur Biopsie für die histologische Untersuchung über. Dabei empfiehlt es sich, jeweils eine Probe aus der Mitte und eine vom Rand der Effloreszenz zu entnehmen.

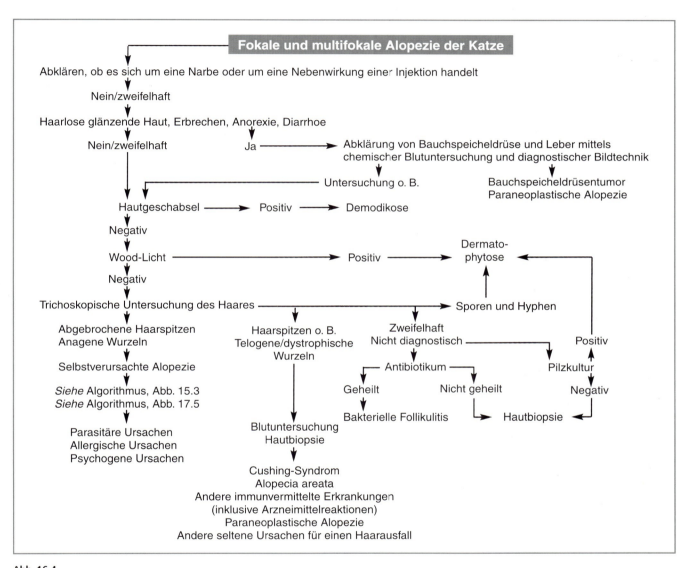

Abb. 16.4
Diagnostischer Algorithmus zur fokalen und multifokalen Alopezie bei der Katze.

17 Symmetrische Alopezie der Katze

17.1 Pathogenese der Symptome

Die symmetrische Alopezie der Katze ist fast immer die Folge übermäßiger Fellpflege durch das Tier selbst: Die Ursache dafür ist Juckreiz (Allergie oder Parasitose) (*siehe* Kapitel 15) oder eine psychologische Störung, die das Tier zu stereotypen Verhaltensmustern zwingt (obsessiv-kompulsive Störung).

Psychogene stereotype Störungen spiegeln stets tierarttypische Verhaltensmuster wider, weshalb es bei Katzen zur Ausprägung von übertriebenem Putzverhalten kommt. Verhaltensstörungen entstehen aus einer Konfliktsituation in der Umwelt, die zwar das Tier starken Reizen aussetzt, es ihm aber nicht erlaubt, angeborene Verhaltensweisen auszuleben. Wenn z. B. eine Katze in eine für sie als gefährlich empfundene Situation gebracht wird, ohne dass ihr eine Fluchtmöglichkeit offengelassen wird (Aufenthalt fremder Personen im Haus, die Katze kann dabei das Haus aber weder verlassen noch ein Versteck aufsuchen). Ein zweites Beispiel wäre, wenn das Tier trotz Anblick eines möglichen Beutetieres am Ausleben des Jagdtriebes gehindert wird (Vogel im Käfig). In anderen Fällen sind die Verhaltensstörungen auf Veränderungen in der Wohnumgebung (Umzug) oder im gewohnten sozialen Gefüge (ein neues Tier, ein neues Mitglied kommt in die Familie oder eine Person / ein Tier kommt abhanden) zurückzuführen. Wenn ein Tier Stress ausgesetzt wird, den es nicht verarbeiten kann, so reagiert es manchmal mit – auf sich selbst gerichteter – Aggression. Bei einem fortwährenden Konflikt kann es zu repetitivem und stereotypem Verhalten kommen. Die erworbenen Verhaltensmuster können, auch nach Beseitigung des ursprünglichen Stressfaktors, erhalten bleiben oder können bei jeder anderen als negativ empfundenen Situation wieder auftreten. Stereotype Verhaltensweisen führen nicht zu einer Reizbewältigung, sondern sie sind nur ein Symptom für pathologische Veränderungen, die im ZNS vor sich gehen. In Stresssituationen werden im Hirn Endorphine freigesetzt, die zu einer Sensibilisierung einiger Nervenbahnen befähigt sind. Einmal gebahnt, werden sie bei jeder Art von Erregung bevorzugt verwendet, was erst recht zu Stereotypien führt.

Seltener wird die symmetrische Alopezie der Katze durch Infektion oder Infestation des Haarbalges, z. B. durch generalisierte Dermatophytose oder Demodikose, hervorgerufen.

Auch immunvermittelte Erkrankungen oder Neoplasien können den Haarfollikel mittels eines lymphozytären Infiltrates der Haarwurzel oder der Haarwurzelscheide schädigen. Zu dieser Gruppe zählt man die Alopecia areata, die murale lymphozytäre Follikulitis und das epitheliotrope Lymphom.

Außerdem können selten auftretende metabolische (telogenes Effluvium infolge einer starken physischen Belastung), hormonelle (Cushing-Syndrom, vereinzelt Diabetes mellitus) und paraneoplastische (Bauchspeicheldrüsentumore) Erkrankungen zeitgleich eine telogene Phase der Haarfollikel induzieren, was zu Haarverlust führen kann.

Letztendlich sind auch Fälle von kongenitaler Alopezie bekannt. Sie betreffen die Nacktkatzen (Rex, Sphynx) oder seltene Fälle bei Katzenwelpen, die mit ektodermalen Defekten, nackt oder mit wenigem, meist dystrophischem Flaumhaar das Licht der Welt erblicken.

Die wichtigsten Ursachen für die feline symmetrische Alopezie sind in Tabelle 17.1 aufgelistet.

17.2 Klinisches Bild

Besteht die Haarlosigkeit oder das schüttere Haar von Geburt an, so liegt eine angeborene Erkrankung vor. Dieses Phänomen ist aber bisher selten beschrieben. Die betroffenen Rassen sind Siam, Birma und Burma. Ein »normaler« Befund ist es hingegen für Sphinx- und Rex-Katzen (Abb. 17.1). Tritt die Haarlosigkeit bei einer erwachsenen Katze in Erscheinung, so ist dies eher auf einen unmäßigen Putztrieb zurückzuführen; bei alten Katzen kann der Ursprung auch hormonell, neoplastisch oder paraneoplastisch sein.

Tabelle 17.1: Ursachen für die symmetrische Alopezie bei der Katze

Angeborene Alopezie
- Nacktkatzen
- Kongenitale dystrophische Alopezie

Leckalopezie
- Juckreiz
  - Futtermittelallergie
  - Flohbissallergie
  - Atopie
  - Cheyletiellose
  - Psychologische Störungen

Erkrankungen des Haarfollikels
- Dermatophytose
- Demodikose
- Alopecia areata
- Murale lymphozytäre Follikulitis
- Epitheliotropes Lymphom

Metabolische Erkrankungen
- Paraneoplastisches Syndrom (Bauchspeicheldrüsenneoplasie)
- Cushing-Syndrom
- Telogenes Effluvium
- (Diabetes mellitus)

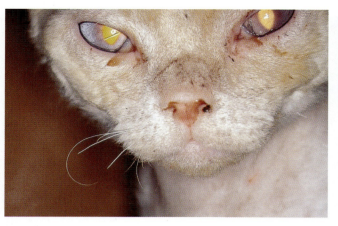

Abb. 17.1
Bei der abgebildeten Katze handelt es sich um eine Devon Rex, eine »Nacktkatze«, die entweder kein oder nur ein sehr kurzes Fell hat. Die Vibrissae sind missgestaltet und kürzer als normal.

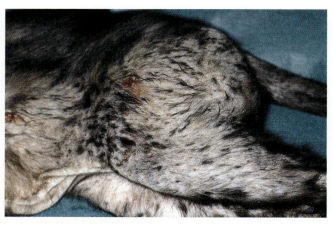

Abb. 17.2
Eine sich über den ganzen Körper ausbreitende generalisierte Alopezie bei einer Katze mit Allergie.

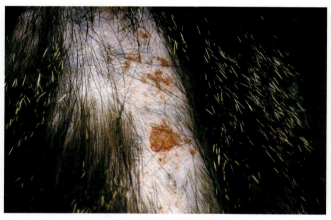

Abb. 17.3
Kleine eosinophile Plaque im Bereich einer Leck-Alopezie, hervorgerufen durch den ständigen Abrieb der Haut durch die raue Zunge.

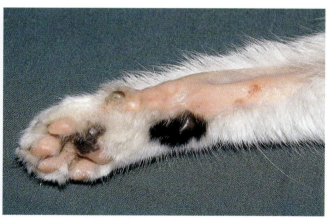

Abb. 17.4
Vollständige Alopezie und glänzende Haut bei einer Katze mit paraneoplastischem Syndrom im Zusammenhang mit einem Bauchspeicheldrüsenkarzinom.

Das Signalement der Katze gibt wichtige Hinweise: Allergische oder parasitäre Erkrankungen zeigen keine Rasseprädisposition, aber Siam, Burma, Himalaja und Abessiner weisen bei psychogenen Störungen eine signifikante Häufung von Fällen auf. Langhaarkatzen wie Perser besitzen eine Prädisposition für die Dermatophytose. Wenn ein klarer, jahreszeitlicher Zusammenhang mit der Haarlosigkeit besteht (Frühling / Sommer), so ist eine Leckalopezie mit allergischem Hintergrund (Flohbissallergie, Atopie) wahrscheinlich, und man kann den Verdacht einer Futtermittelallergie oder einer psychogenen Störung verwerfen.

Um die Leckalopezie von anderen, sehr seltenen Ursachen der symmetrischen Alopezie der Katze zu unterscheiden, beurteilt man die Haut, die in diesem Fall ohne Besonderheiten ist (keine Schuppung, kein Erythem oder andere Effloreszenzen), und die umgebenden Haare, welche schwer auszureißen sind, da es sich ja um gesundes Haar handelt. Außerdem geht die Leckalopezie mit Haarverlusten am Abdomen, am Rücken, an der medialen und lateralen Seite der Oberschenkel und an den Pfoten der Vorderextremitäten (Abb. 17.2) einher. Eine den ganzen Stamm umfassende Haarlosigkeit ist selten. Auf der Hautoberfläche findet man entweder gar keine Haare oder einzelne, von der Zunge der Katze ausgesparte Haarbüschel. Die betroffenen Bezirke betrachtet man im Gegenlicht oder tastet die Haut mit den Fingern ab: Die an der Basis abgebrochenen Haarschäfte sind wahrzunehmen, sie ragen aus den Follikelöffnungen hervor. Gelegentlich kann man dann auch Effloreszenzen entdecken, die einer eosinophilen Plaque nicht unähnlich sind (runde, kleine und gerötete Effloreszenzen). Diese entstehen durch den Abrieb der Haut durch die raue Zunge (Abb. 17.3). Durch die übermäßige Fellpflege verschluckt das Tier sehr viele Haare. Diese Haare können dann in Erbrochenem oder im Kot wiedergefunden werden. Bei der psychogenen Alopezie stellt man neben dem Lecken auch noch andere Verhaltenssymptome fest, wie das Ausreißen von Haar, grundlose Aufgeregtheit, starrer Blick und halbdilatierte Pupillen.

Wenn der Haarausfall nicht auf den Putztrieb der Katze zurückzuführen, sondern das Haar selbst leicht auszupfen ist, ist es umso wichtiger, die Haut selbst zu beurteilen: Werden keine weiteren Effloreszenzen beobachtet und erscheint sie haarlos und glänzend, so sollte auch an das seltene paraneoplastische Syndrom gedacht werden, eine kutane Symptomatik, die durch einen Tumor des Pankreas hervorgebracht wird (Abb. 17.4). Bei diesem Syndrom zeigen sich parallel dazu gastrointestinale Symptome wie Erbrechen, Diarrhoe und Gewichtsabnahme. Bei Schuppung, bei einem leichten Erythem und bei unvollständiger Hypotrichose sollte auch die Möglichkeit einer Dermatophytose, einer Demodikose und des epitheliotropen Lymphomes erwogen werden. Wenn sich zur Alopezie andere Symptome wie ein schwer zu kontrollierender Diabetes mellitus, Polyurie / Polydipsie, eine papierdünne und leicht verletzbare Haut und ein birnenförmiges Abdomen gesellen, kann es sich um ein Cushing-Syndrom handeln. Der Hyperadrenokortizismus ist bei der Katze eine seltene Krankheit. In ihrer Symptomatik deckt sie sich weitgehend mit der des Hundes.

17.3 Klinisches Vorgehen

1) Beim Vorliegen einer felinen symmetrischen Alopezie sollte man folgende Zusatzuntersuchungen vornehmen:
   a) Oberflächliches und tiefes Hautgeschabsel auf der Suche nach den Milben *Demodex gatoi* (oberflächliches Geschabsel) und *Demodex cati* (tiefes Geschabsel).
   b) Trichoskopie, Wood-Licht und Pilzkultur zur Abklärung einer Dermatophytose.
   Diese Erkrankungen können die Symptome anderer Differentialdiagnosen der felinen symmetrische Alopezie nachahmen.

2) Als Nächstes ist es unumgänglich festzustellen, ob der Haarausfall durch die Katze selbst zugefügt, oder ob er die Folge einer follikulären oder metabolischen Erkrankungen ist. Deshalb wird man:
   a) Den Tierbesitzer fragen, ob ihm bei der Katze eine übermäßige Fellpflege aufgefallen ist (eine negative Antwort schließt eine Leckalopezie NICHT aus!); gelegentlich berichtet der Katzenhalter von Haaren in Erbrochenem oder im Kot.
   b) Einen Zug auf die Haare in der Mitte und am Rand der Effloreszenz ausüben; wenn sich die Haare sehr leicht und büschelweise ausziehen lassen, so ist eine Leckalopezie unwahrscheinlich.
   c) Sich die haarlose Hautoberfläche im Gegenlicht eventuell mit Hilfe einer Lupe anschauen oder mit den Fingerkuppen die abgebrochenen Haarschäfte ertasten; wird man fündig, so ist dies Beweis genug für eine Leckalopezie, auch wenn das betroffene Areal vollkommen haarlos ist.
   d) Haarschäfte aus der Mitte und vom Rand der Effloreszenz trichoskopisch beurteilen (*siehe* Kapitel 4); erscheinen die Haarspitzen abgebrochen und die Haarwurzeln in der Wachstumsphase, so liegt eine Leckalopezie vor;
   e) Der Katze gelegentlich für einige Wochen einen Halskragen verordnen. Man beobachtet, ob in jenen haarlosen Bezirken, die die Katze mit ihrer Zunge nicht mehr erreichen kann, die Haare nachwachsen. Es sind im Wesentlichen zwei Gründe, die eine solche, bei der Katze unbeliebte Maßnahme, rechtfertigen: die diagnostische Abklärung von Zweifelsfällen oder um einen skeptischen Besitzer zu überzeugen.

3) Einmal festgestellt, dass der Haarausfall durch den Putztrieb der Katze hervorgerufen wird, versucht man den Juckreiz (Parasiten oder Allergie) von psychologischen Störungen zu unterscheiden. Kann der Katzenhalter keinen eindeutigen und plausiblen Grund für die psychologische Störung nennen, wird man sich auf die Suche nach einer möglichen parasitären Ursache für den Juckreiz begeben:
   a) Gründliches Durchkämmen des Felles, um Flöhe oder deren Kot zu finden (ein negativer Befund schließt Flohbefall und Flohbissallergie NICHT aus!).
   b) Mikroskopische Untersuchung der Schuppen, um *Cheyletiella* spp. zu finden (ein negativer Befund schließt eine Infestation NICHT aus!).
   c) Ein diagnostischer Therapieversuch mit Ivermectin 0,3 mg/kg, s. c., dreimal im Abstand von 10 Tagen; parallel dazu beginnt man über den Zeitraum eines Monats mit einer Flohprophylaxe (*siehe* Kapitel 31) (in der Zwischenzeit wird das Ergebnis der Pilzkultur vorliegen – *siehe* Punkt 1). Im Anschluss daran wird man den Patienten zu Kontrolle wiederbestellen.

4) Ist bis zur Kontrolluntersuchung keine Besserung eingetreten, wird man sich den allergischen Ursachen zuwenden. Da man nach einer geeigneten Flohprophylaxe, wie in Punkt 3 ausgeführt, die Flohbissallergie ausgeschlossen hat, stellt man die Hypothese einer Futtermittelallergie auf, und schlägt dem Besitzer eine zweimonatige Ausschlussdiät vor. Im Allgemeinen wird einer selbstzubereiteten Diät mit für das Tier neuen Eiweißquellen der Vorzug gegeben. Um die Akzeptanz bei der Katze zu erhöhen, wird die Diätzusammensetzung im Wochenverlauf abwechslungsreich gestaltet. Die Autorinnen empfehlen dafür Pferd, Perlhuhn, Wachtel, Strauß, Hase, Ziege und Kaninchen. Es muss aber gewährleistet sein, dass das Tier bis-

her nicht mit einer dieser Fleischsorten – auch nicht im Katzenfutter – in Berührung gekommen ist. Idealerweise ergänzt man die Diät mit Kohlenhydraten (Kartoffel, Kartoffelpüree, gekochte Gerste). Wenn es aber Akzeptanzprobleme gibt, kann die Diät auch nur mit Fleisch durchgeführt werden, vorausgesetzt man entfernt das Fett nicht. Wenn das Tier selbstzubereitetes Futter verweigert und nur kommerzielles akzeptiert, wird ein kommerzielles hypoallergenes Produkt ausgesucht. Auch hier gilt, dass die Proteinquelle bisher nicht im Speiseplan der Katze vorgekommen sein sollte. Um zu verhindern, dass die Tiere Zugang zu anderen Futterquellen haben, sollten man Freigängern, solange die Ausschlussdiät durchgeführt wird, den Freigang untersagen. Damit wird der Zugang zu anderen Futterquellen verhindert. Wenn noch andere Tiere im Haus leben, muss sichergestellt sein, dass der Patient keinen Zugang zu anderen Futterschüsseln bekommt. Manchmal ist es deshalb einfacher, alle Tiere im Haus auf Diät zu setzen, als zu versuchen, die Tiere getrennt zu füttern. Weitere Ausführungen folgen im Kapitel 32.

5) Stellt sich nach zwei Monaten Eliminationsdiät keine Verbesserung oder Heilung der Symptome ein, wird die Möglichkeit einer Atopie wahrscheinlicher. Falls die Chance zu einem IKT besteht, sollte man sie wahrnehmen. Mit dem IKT kann man versuchen, die für das Krankheitsgeschehen verantwortlichen Allergene zu bestimmen (Indikationen und Durchführungsmodalitäten werden im Kapitel 6 erläutert). Es bleibt zu bedenken, dass der Test für die Katze einige gravierende Nachteile birgt: Er muss in Vollnarkose durchgeführt werden, und er zeigt auch bei atopischen Katzen zu 50 % negative Befunde.

6) Was ist zu tun, wenn der Tierbesitzer die Durchführung eines IKTs verweigert? Mit der Gabe von Prednisolon in einer entzündungshemmenden Dosierung (0,5–1 mg/kg/Tag) kann man versuchen, die Atopie von einer psychogenen Störung zu unterscheiden. Eine Katze mit psychogener Alopezie wird ihr Verhalten nicht verändern, eine allergische Katze wird das Belecken deutlich reduzieren. Die Methode ist insofern nicht ganz zuverlässig, als die Dosierung zu gering sein kann, um bei einer allergischen Katze eine Wirkung zu erzielen, oder das Kortison hat bei der psychogenen Alopezie eine beruhigende Wirkung.

7) Wenn die Alopezie nicht durch das übermäßige Putzverhalten und nicht durch eine Infektion (Dermatophytose) hervorgerufen wird, so kann es sich um eine metabolische Störung (z. B. Cushing-Syndrom, paraneoplastisches Syndrom durch einen Bauchspeicheldrüsentumor), um eine immunvermittelte Erkrankung (Alopecia areata, murale lymphozytäre Follikulitis) oder um eine Neoplasie (epitheliotropes Lymphom) handeln. Um diese Differentialdiagnosenliste aufzuarbeiten, kommen eine histologische Untersuchung einer oder mehrerer Hautstanzen und/oder Blutuntersuchungen und bildgebende Verfahren zum Einsatz.

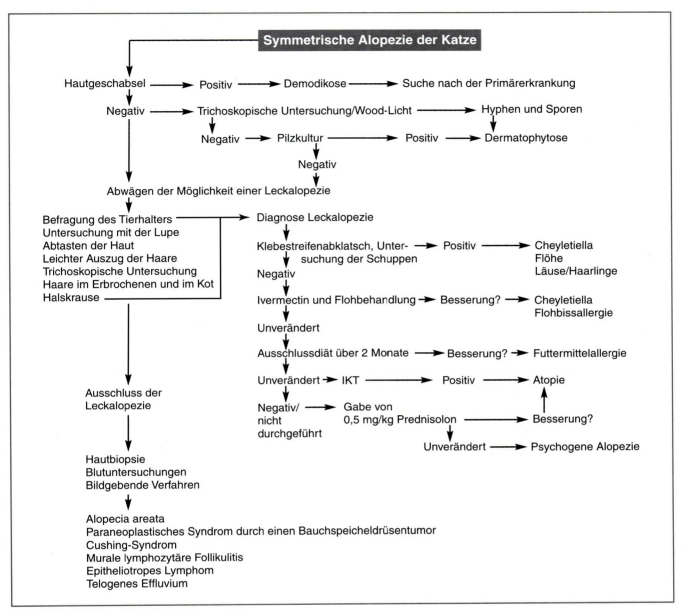

Abb. 17.5
Diagnostischer Algorithmus zur symmetrischen Alopezie der Katze.

18 Papel, Pustel, Kruste, Schuppenkranz und Furunkel bei der Katze

18.1 Pathogenese der Symptome

Bei Papel, Pustel, Kruste, Schuppenkranz und Furunkel der Katze sind Pathogenese (*siehe* Kapitel 8) und Ursache (Tabelle 18.1) denen beim Hund sehr ähnlich. Es gibt allerdings Formen der Pathogenese, die nur bei der Katze vorkommen, wie z. B. die miliare Dermatitis, das eosinophile Granulom, die Xanthomatose, die Urticaria pigmentosa und die »dirty face disease« der Perserkatze.

18.2 Klinisches Bild

Wichtige Informationen für die Diagnosefindung erhält man durch die Anamnese. Ein wichtiger Umstand dabei ist, ob andere im Haushalt lebende Katzen ähnliche Effloreszenzen aufweisen: Notoedres- und Otodektes-Räude sowie die Dermatophytose zeigen sich als kontagiöse, krustige Dermatitiden. Die Otodektes-Räude ist für im Haushalt lebende Hunde, die Dermatophytose für Hunde und Menschen ansteckend.

Entscheidend ist die Frage, ob die Dermatitis **Juckreiz** verursacht (*siehe auch* Kapitel 15). Hochgradig juckende Krankheiten sind die Notoedres- und die Otodektes-Räude. Diese beiden Räudeformen zeigen besonders am Kopf bräunliche Krusten. Auch Allergien (vor allem die Futtermittelallergie) manifestieren sich unter Auftreten von Krusten, die durch Kratzverletzungen entstehen. Exfoliative und krustige Erkrankungen, die im Allgemeinen ohne Juckreiz auftreten, sind die Dermatophytose, das Plattenepithelkarzinom und der Pemphigus foliaceus. Wenn der Juckreiz nur saisonal auftritt, kommen insbesondere die Flohbissallergie, die Überempfindlichkeit auf Insektenstiche und die atopische Dermatitis infrage.

Wichtig ist auch das **Verteilungsmuster** der Läsionen: Am Kinn findet man Symptome der Akne der Katze, am Rand der Ohrmuscheln der Notoedres-Räude und des Plattenepithelkarzinoms und an den Schläfen manifestieren sich die miliare Dermatitis und das Carcinoma in situ (Abb. 18.1); kleine Pusteln und Krusten an der Konkavfläche der Ohrmuschel sind Hinweis auf Pemphigus foliaceus und auf eine Infektion mit Poxvirus; kleine Krusten am Stamm sieht man als typische Effloreszenz bei der miliaren Dermatitis.

Die Qualität der Effloreszenz liefert weitere wichtige Hinweise (Tabelle 18.1). Bei der Katze sind **Papeln** oft eine granulomatöse Reaktion der Dermis auf Fremdkörper. Dazu zählt man die Xanthomatose und das inzipiente kollagenolytische Granulom. Erstere entsteht durch Ablagerung von Lipiden (der Auslöser ist eine Dyslipidämie) und die zweite Erkrankung ist gekennzeichnet durch fokale Ansammlungen von degeneriertem Kollagen. Diese Herde sind von einer entzündlichen granulomatösen Reaktion umgeben.

Bei der Sphynx- und bei der Devon-Rex-Katze wurde eine besondere Hautreaktion, die mit der Bildung zahlreicher Papeln einhergeht, beschrieben: die Urticaria pigmentosa (Abb. 18.2), die besser als papuläre mastozytäre Hyperplasie bezeichnet werden sollte. Sie ist histologisch durch ein dichtes

Tabelle 18.1: Ursachen für Papeln, Pusteln, Schuppenkränze, Furunkel und Krusten bei der Katze

Papeln
- Insektenstiche, Überempfindlichkeit auf Insektenstiche
- Dermatophytose
- Kollagenolytisches Granulom
- Xanthomatose
- Inzipientes Plattenepithelkarzinom
- Urticaria pigmentosa
- Mastozytom
- Bakterielle Infektionen (selten)

Pusteln (sehr selten)
- Pyodermie
- Pemphigus foliaceus
- Poxvirus

Furunkel
- Kinnakne
- Eosinophile Furunkulose

Schuppenkränze
- Arzneimittelexanthem / Erythema multiforme
- Als Folge von Pyodermie
- Als Folge von Pemphigus foliaceus

Krusten
- Miliare Dermatitis (Allergien, Dermatophytose, Parasitosen)
- Automutilation (Allergien, Parasitosen)
- Als Folge von Pyodermie / Kinnakne
- Als Folge von Pemphigus foliaceus
- Infektionen mit Pox- / Herpesviren
- Tiefe oder systemische Pilzinfektionen (Phäohyphomykose, Kryptokokkose)
- Atypische bakterielle Infektion
- Notoedres-Räude
- Otodektes-Räude
- Lupus erythematodes
- Andere Autoimmunerkrankungen, Arzneimittelexanthem
- »Dirty face syndrom« der Perserkatze
- Plattenepithelkarzinom (speziell die In-situ-Variante)
- Kutanes epitheliotropes Lymphom

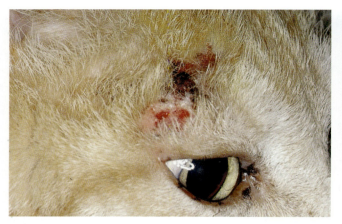

Abb. 18.1
Papeln und Pusteln im Schläfenbereich bei einer Katze mit einem Carcinoma squamosum *in situ*.

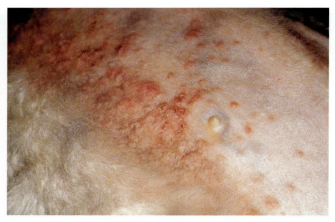

Abb. 18.2
Urticaria pigmentosa. Lineare papuläre Effloreszenzen am Abdomen einer Devon-Rex-Katze.

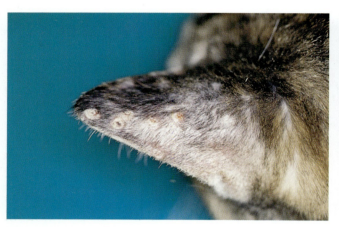

Abb. 18.3
Papeln an der dorsalen Fläche der Ohrmuschel bei einer Katze, die an einer Überempfindlichkeit auf Insektenstiche leidet.

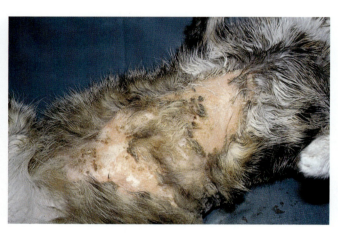

Abb. 18.4
Pusteln und Krusten am Abdomen einer Katze mit Pemphigus foliaceus.

Mastzelleninfiltrat gekennzeichnet. Diese Veränderungen findet man vor allem in ventralen Arealen, mit aller Wahrscheinlichkeit sind sie allergischen Ursprungs. Papeln und Krusten auf der Nase und auf den Ohrmuscheln (Abb. 18.3) sind ein Hinweis auf eine Überempfindlichkeit gegenüber Insektenstichen (Stechmücken).

Das Auffinden einer Pustel kommt bei der Katze selten vor. Die Pusteln bersten sehr leicht, und es bleiben entweder **Schuppenkränze** oder kleine gelbe Krusten übrig. Da die Katze im Unterschied zum Hund weder zur Pyodermie noch zur bakteriellen Follikulitis neigt, sollte man Pusteln, aber auch Colleretten mit großer Aufmerksamkeit behandeln (es wird eine sofortige Biopsie der Effloreszenz angeraten). Sie treten im Zusammenhang mit immunvermittelten Erkrankungen (Pemphigus-Komplex, Erythema multiforme, Arzneimittelexanthem) oder viralen Infektionen (Poxvirus) (Abb. 18.4, 18.5) in Erscheinung. Auch die **Furunkulose** tritt bei der Katze selten auf. Sie ist teil des klinischen Bildes der Kinnakne (Abb. 18.6). **Krusten** sind das Endprodukt selbstzugefügter Traumata als Folge von Juckreiz. Ebenso können sich aus Krankheiten, die mit Geschwüren (z. B. Plattenepithelkarzinom), mit Pusteln (z. B. Pemphigus foliaceus), mit Furunkulosen (Kinnakne) oder mit tiefen Infektionen (z. B. Pheohyphomykose) einhergehen, Krusten bilden. Ihre Farbe gibt entscheidende Hinweise auf die Art der Dermatose: Wenn Blut eintrocknet, bildet es bräunliche Krusten. Man sieht sie im Zusammenhang mit Automutilationen oder Geschwüren (Abb. 18.7). Eine gelbgraue Farbe ist das Endprodukt von Exsudat und von zusammenhaftendem Keratin, sie entsteht bei Notoedres-Räude, aber auch beim Pemphigus foliaceus. Die miliare Dermatitis mit ihren kleinen Papeln und hirsekorngroßen Krusten ist eine Form der krustigen Dermatitis, die nur die Katze ausbildet (Abb. 18.8). Man findet sie meist am

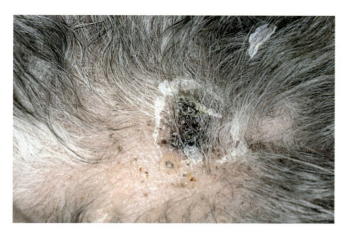

Abb. 18.5
Collerette am Abdomen einer Katze mit Pemphigus vulgaris.

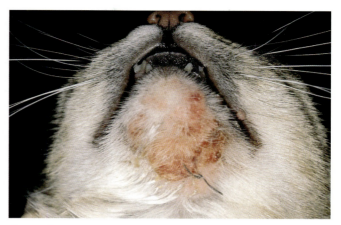

Abb. 18.6
Furunkel, Ulzera und Krusten am Kinn einer Katze mit Kinnakne.

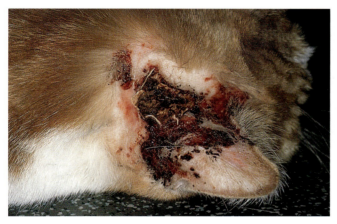

Abb. 18.7
Selbstverletzung (Kratzen) bei einer Katze und ihre Folgen. Braune Krusten (eingetrocknetes Blut).

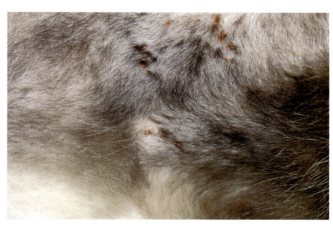

Abb. 18.8
Katze mit miliarer Dermatitis. Kleine hirsekorngroße Krusten am Stamm.

Stamm, und sie geht mit Juckreiz und gelegentlich mit selbstinduzierter Alopezie und/oder eosinophiler Plaque einher. Die miliare Dermatitis kann Ausdruck einer Allergie, einiger Parasitosen (Cheyletiellose) oder einer Dermatophytose sein. In der Histologie sieht man ein Bild, das der eosinophilen Plaque nicht unähnlich ist (wenn auch deutlich milder ausgeprägt), weshalb einige Autoren davon ausgehen, dass es sich dabei um Anfangsstadien oder um eine mildere Form derselben handelt (*siehe auch* Kapitel 19).

Bei der Perserkatze wurde eine besondere Form einer krustigen Dermatitis des Gesichtes, die »dirty face disease«, beschrieben. Die Pathogenese und eine ätiologische Therapie sind noch weitgehend unbekannt (Abb. 18.9).

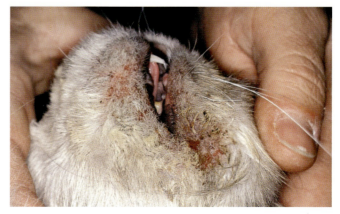

Abb. 18.9
Periorale Krusten und exsudative Effloreszenzen bei einer Perserkatze mit »dirty face disease«.

18.3 Klinisches Vorgehen

1) Auch wenn eine Parasitose oder eine Dermatophytose unwahrscheinlich erscheinen, sollte man sich auf jeden Fall absichern und oberflächliche (*Notoedres cati*, *Demodex gatoi* und *Cheyletiella* spp.) und tiefe (*Demodex cati*) Hautgeschabsel nehmen. Ergeben diese einen physiologischen Befund, ist es wichtig, eine Pilzinfektion mit dem Wood-Licht, einer trichoskopischen Untersuchung und mittels einer Pilzkultur auszuschließen.

2) Liegen Krusten vor, bzw. sind die Effloreszenzen eindeutig selbst beigefügt und/oder liegt ein hochgradiger Juckreiz vor, kann man sich an den Algorithmus zur Aufarbeitung des Juckreizes halten (*siehe* Algorithmus, Abb. 15.3).

3) Liegen nur Papeln vor, so kann man eine FNA versuchen und die Probe zytologisch befunden. Wenn dies nicht gelingt, so kann man die Papel leicht anritzen und einen Abklatsch anfertigen. Eine Vermengung mit Blut ist bei dieser Technik unvermeidlich. Für die Interpretation der Befunde siehe Punkt 4. Sollte die zytologische Untersuchung zu wenig aussagekräftig sein, werden Hautbiopsien entnommen. Liegen eosinophile Papeln vor, die am Nasenrücken bzw. an den Ohrspitzen zu finden sind, so kann man von einer (Überempfindlichkeits-)Reaktion auf Insektenstiche ausgehen. Vor weiteren Untersuchungen kann an den betroffenen Körperregionen eine Therapie mit mikroinkapsulierten Pyrethroiden versucht werden. (Achtung! Nur für die Katze zugelassene Produkte verwenden.)

4) In Pusteln, am Rand von Schuppenkränzen, unter Krusten und in Furunkeln kann Exsudat gefunden werden. In solchen Fällen bietet sich eine zytologische Untersuchung desselben an. Details sind im Kapitel 5 nachzulesen.
   a) **Neutrophile Granulozyten und intrazelluläre Bakterien**. Die Diagnose lautet primäre oder sekundäre Pyodermie. Darauf folgt ein dreiwöchiger (oberflächliche Form) oder ein sechswöchiger (tiefe Pyodermie und Kinnakne) Zyklus mit einer peroralen Antibiotikaverabreichung. Gegebenenfalls kann man die Therapie mit Chlorhexidinpräparaten in Shampoo- (vorausgesetzt die Katze ist kooperativ) oder Schaumform unterstützen. Mehr zur Pyodermie und ihrer Therapie findet sich im Kapitel 27. Am Ende des Antibiotikazyklus wird das Tier erneut untersucht, und es werden zu diesem Zeitpunkt Biopsien entnommen, wenn noch keine Heilung vorliegt.
   b) **Hauptbefund Eosinophile**. Allergische oder parasitäre Ursachen sowie ein kollagenolytisches Granulom kleinen Umfangs können dem Problem zugrunde liegen. Hier folgt man am besten dem Prozedere, das in Kapitel 15 dargestellt ist.
   c) **Makrophagen mit Vakuolisierung**. Die Ursache dafür ist in einer Xanthomatose oder in einer atypischen, bakteriellen Infektion zu suchen. Eine Biopsie ist anzuraten, auch sollte man vom Untersuchungslabor Spezialfärbungen für die gesuchten Mikroorganismen anfordern.
   d) **Zahlreiche Mastzellen**, die mehr oder weniger von eosinophilen Granulozyten begleitet sind. Bei Verdacht auf einen Mastzelltumor oder auf Urticaria pigmentosa sollte man zur Bestätigung der Diagnose Biopsien entnehmen.
   e) **Neutrophile**, eine unterschiedliche Anzahl an Eosinophilen und Akanthozyten. Bei Vorliegen eines solchen Befundes sollte an einen Pemphigus foliaceus gedacht werden. Es empfiehlt sich, eine Hautbiopsie zu entnehmen, um den Verdacht zu bestätigen.
   f) Wenn im Präparat **epitheliale Zellen** zu finden sind, die durch einen pleomorphen Kern, große und gut sichtbare Vakuolen im Zytoplasma und eine beginnende Keratinisierung des Zytoplasmas gekennzeichnet sind, so ist dies mit einem Plattenepithelkarzinom kompatibel. Wie für die vorangegangenen Fälle wird man nur nach einer Biopsie eine endgültige Diagnose erhalten.

5) Wenn die Zytologie kein eindeutiges Bild zeigt (z. B. bei einer viralen Infektion und bei Autoimmunerkrankungen), wenn die Zytologie eine Krankheit vermuten lässt, die nur mittels einer histopathologischen Untersuchung bestätigt werden kann (Punkt 4c–f), und wenn es der Allgemeinzustand des Patienten zulässt, so erscheint es ratsam, vor der Probenentnahme zwei bis drei Wochen Antibiotika zu verabreichen. Damit wird die Aussagekraft der Befunde deutlich verbessert.

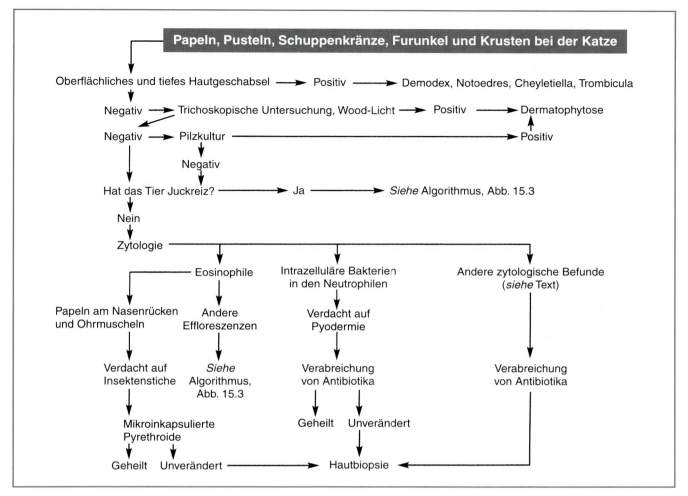

Abb. 18.10
Diagnostischer Algorithmus zu Papel, Pustel, Kruste, Schuppenkranz und Furunkel bei der Katze

19 Erosionen und Ulzera bei der Katze

In diesem Kapitel werden ausschließlich Krankheiten der Katze besprochen, die Ulzera und Erosionen an der Hautoberfläche und an den mukokutanen Übergängen hervorrufen. Erosionen und Ulzera in der Mundschleimhaut werden nur insofern besprochen, als sie gemeinsam mit kutanen Läsionen in Erscheinung treten. Explizit ausgenommen sind Erkrankungen mit ulzerösen Veränderungen ausschließlich an der Mundschleimhaut (feline Stomatitis), da diese Gruppe nach Ansicht der Autorinnen in den ausschließlichen Kompetenzbereich der Odontostomatologie fällt.

19.1 Pathogenese der Symptome

Bei einer **Erosion** lösen sich die oberflächlichsten Schichten – genaugenommen die Epidermis bis zur Membrana basalis – der Haut ab. Die Dermis ist davon nicht betroffen. Der Boden der Erosion ist rosa und exsudativ aber nicht hämorrhagisch, da das betroffene Gewebe keine Blutgefäße führt. Das **Geschwür** (**Ulkus**) ist in seinem Aufbau sehr ähnlich, geht aber tiefer bis in die Dermis und umfasst manchmal auch Subkutis und Muskelschichten. Hier kann der Boden der Ulzera exsudativ, hämorrhagisch und nekrotisch erscheinen.

Pathogenese und Ursachen für Erosionen und Ulzera decken sich mit denjenigen, die für den Hund beschrieben wurden (*siehe* Kapitel 11). Zwei Sonderformen bei der Katze sollten hier Erwähnung finden: das eosinophile Geschwür und die eosinophile Plaque. Das eosinophile Geschwür ist eine mono- oder bilateral auftretende, verhärtete Läsion an der Oberlippe. Es ist ulzerös, und der Boden ist nekrotisch. Die eosinophile Plaque entwickelt sich mit Vorliebe an der lateralen Seite der Oberschenkel und am Abdomen. Es ist charakterisiert durch rundliche, manchmal konfluierende und geringgradig exsudative Erosionen. Weitere Ursachen für Geschwüre und Erosionen sind in Tabelle 19.1 aufgelistet.

19.2 Klinisches Bild

Bei der Katze kennt man zahlreiche und vielfältige Ursachen für ulzeröse und erosive Effloreszenzen. Um eine endgültige Diagnose zu stellen, sollte die Liste der möglichen Differentialdiagnosen mit den Elementen aus dem Signalement (Tabelle 19.2), den Hinweisen aus der Anamnese (Tabelle 19.3) sowie der klinischen Untersuchung (Tabelle 19.4) eingrenzt werden.

Die »dirty face disease« und das Pseudomyzetom sind bisher nur bei Perserkatzen beschrieben worden. Bei ersterem handelt es sich um eine idiopathische krustige und ulzeröse Erkrankung. Sie betrifft das Gesicht und insbesondere die darin befindlichen Hautfalten, die erodierte, ulzeröse, exsudative und krustige Veränderungen zeigen (Abb. 19.1). Eine Diagnose kann nur klinisch und nach dem Ausschlussverfahren gestellt werden. Mit Hilfe der Zusatzuntersuchungen sieht man manchmal sekundär infizierende Bakterien und/oder Dermatophyten und/oder *Malassezia* und/oder *Demodex* spp. Eine Behandlung führt nicht immer zu einer dauerhaften und häufig nur partiellen Remission der Symptome. Sehr häufig treten Rezidive auf. Beim jetzigen Stand der Erkenntnis um-

Tabelle 19.1: Ursachen für kutane Erosionen und Ulzera bei der Katze

Kongenitale Erkrankungen
- Kutane Asthenie / Dermatosparaxis
- Epidermolysis bullosa junctionalis / dystrophica

Automutilation
- »Neck lesion«
- Eosinophile Plaque
- Indolentes Ulkus

Nicht selbstzugefügte Traumata
- Verletzungen, Schürfwunden
- Verbrennungen, Verätzungen

Infektionen
- Pyodermie
- Infektion mit atypischen Bakterien
- Tiefe und systemische Mykosen
- Virale Infektionen (Herpes-, Calici-, Pox-, FIV- und FeLV-Virus)

Autoimmunerkrankungen
- Diskoider und systemischer Lupus erythematodes
- Pemphigus foliaceus und vulgaris
- Bullöses Pemphigoid und andere Erkrankungen der dermo-epidermalen Grenzschicht

Andere immunvermittelte Erkrankungen
- Generalisierte Arzneimittelexantheme, EM, TEN
- Lokale Reaktionen an Injektionsstellen
- Vaskulitis (auch im Zusammenhang mit der FIP beschrieben)

Metabolische Erkrankungen
- Kutanes Fragilitätssyndrom (iatrogenes und spontanes Cushing-Syndrom, Diabetes mellitus)
- Metabolische epidermale Nekrolyse

Neoplasien
- Kutanes epitheliotropes Lymphom
- Plattenepithelkarzinom
- Andere ulzeröse Tumore

Idiopathische Erkrankungen
- »Dirty face disease« der Perserkatze

EM: Erythema multiforme
FeLV: Felines Leukämievirus
FIV: Felines Immundefizienzvirus
FIP: Feline infektiöse Peritonitis

Tabelle 19.2: Rasse-, Geschlechts- und Altersprädisposition für ulzeröse und erosive Erkrankungen der Katze

Rasse
Perser
- »Dirty face disease«
- Pseudomyzetom

Geschlecht
Nicht-kastrierter Kater
- Kampfverletzungen
- Atypische bakterielle Infektionen
- Tiefe und systemische Pilzinfektionen

Alter
Katzenwelpen
- Kutane Asthenie

Ältere Katzen
- Spontanes Cushing-Syndrom
- Neoplasien
- Metabolische epidermale Nekrolyse

Tabelle 19.3: Wichtige anamnestische Informationen

Juckreiz	■ »Neck lesion« ■ Eosinophile Plaque ■ Einige bakterielle Infektionen ■ Einige virale Infekte ■ »Dirty face disease« der Perserkatze
Vorangegangene Atemwegserkrankungen	■ Ulzeröse Dermatitis durch Herpes- / Caliciviren
FIP	■ Vaskulitis
Freigänger, ländliche Umgebung	■ Verletzungen, Traumata ■ Atypische bakterielle Infektionen ■ Tiefe Pilzinfektionen ■ Poxvirus Infektionen ■ Durch UV-Licht hervorgerufenes Plattenepithelkarzinom (Tiere mit hellem Haarkleid, an haarlosen Stellen)
Medikamentenverabreichung	■ Lokales oder systemisches Arzneimittelexanthem ■ EM ■ TEN
Erbrechen, Diarrhoe und Anorexie	■ Metabolische epidermale Nekrolyse (infolge einer Bauchspeicheldrüsen- oder einer Leberneoplasie)
Andere systemische Symptome	■ Systemischer Lupus erythematodes
Plötzliches Auftreten der Läsionen	■ Arzneimittelexanthem ■ TEN

EM: Erythema multiforme
TEN: Toxische epidermale Nekrolyse

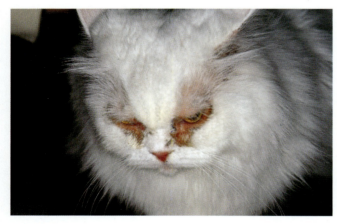

Abb. 19.1
Erosionen und Ulzera rund um die Augen und im Gesicht bei einer Katze mit »dirty face disease«.

fasst die Therapie neben einer Behandlung eventueller Sekundärinfektionen eine tägliche Reinigung des Gesichtes der Katze. Das Pseudomyzetom ist eine subkutane Infektion durch *Microsporum canis* mit ulzerösem, oft nodulärem Aussehen (*siehe* Kapitel 21).

Nicht-kastrierte Kater sind häufig in Raufereien verwickelt und haben dementsprechend öfter mit Folgeverletzungen zu tun. Diese oft sehr tief gehenden Verletzungen können mit atypischen Bakterien (Mykobakterien als Erreger der felinen Lepra sowie atypischen Mykobakterien, Nokardiose, Aktinomykose) kontaminiert oder mit tiefen Pilzinfektionen (Pheohyphomykose, Myzetom) vergesellschaftet sein. Charakteristikum dieser Erreger sind Ulzera, die mit herkömmlichen antibiotischen und desinfizierenden Maßnahmen nicht abheilen, und es kommt nach Biopsieentnahme oder nach einer Exzision der Läsionen *in toto* zu Nahtdehiszenz.

Auch das Alter des Tieres kann nützliche Informationen für die Diagnosefindung liefern. Bei Katzenwelpen (*siehe* Kapitel 36) beobachtet man kongenitale Missbildungen des dermalen Kollagens (Dermatosparaxis und kutane Asthenie) und fehlerhafte Bildung der Basalmembran und der Epidermis (Epidermolysis bullosa junctionalis und dystrophica). Diese Fehlbildungen führen zu Ulzera, die alle Schichten erfassen können, sowie zu kutanen Erosionen. Ältere Tiere sind hingegen mehr von neoplastischen und metabolischen Erkrankungen betroffen, z. B. von spontanem Cushing-Syndrom und von Diabetes mellitus. Beide Krankheiten führen zum so genannten »skin fragility syndrome« und zu wenig blutenden Ulzerationen (Abb. 19.2).

Zu den wichtigsten Informationen, die man aus der Vorgeschichte gewinnen kann, zählen Grad und Intensität des Juckreizes. Bei eindeutig selbstzugefügten Effloreszenzen wird man sehr genau nach möglichen Ursachen für den Juckreiz fragen (*siehe* Kapitel 15) und eventuell Sekundärinfektionen, die bakteriell bedingt sind, davon abgrenzen. Typische Automutilationen der Katze sind die »neck lesion« (Läsionen am Hals) und die eosinophile Plaque.

Klinisches Bild **137**

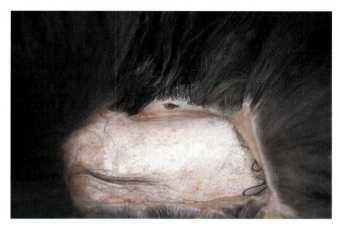

Abb. 19.2
Großflächige ulzeröse Läsion als Folge einer stark gesteigerten Fragilität der Haut bei einer Katze mit Cushing-Syndrom.

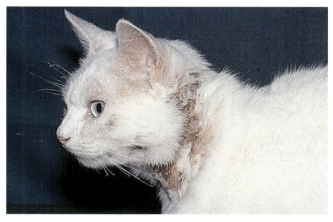

Abb. 19.3
Ulzeröse, durch Automutilation entstandene Effloreszenz bei einer Katze mit »neck lesion«.

Erstere entstehen nach heftigen, ungestümen Juckreizanfällen der Katze. Sie können ein sehr tiefgehendes Ausmaß der Zerstörung der Haut bis in die darunterliegenden Faszien erreichen. Die ulzerierten Läsionen können einzeln oder multipel sein, rundlich erscheinen oder sie ziehen sich wie ein Band um den Hals der Katze (Abb. 19.3). Bei diesen Tieren kann man häufig Blut auf den Krallen der Hinterextremitäten sehen. Der Besitzer berichtet auch, dass diese massiven Veränderungen innerhalb weniger Minuten entstanden sind. Für die Patienten ist es nicht nur wichtig, die Ursache für den Juckreiz zu finden, sondern auch, eine antibiotische Therapie zu beginnen. Außerdem muss man über sehr lange Zeiträume, das heißt zwei Wochen über den vollständigen Wundschluss hinaus, auch die Selbstverletzungen unterbinden (dazu eignet sich ein um den Hals gelegtes Stofftuch, oder man verbindet die Hinterextremitäten).

Die eosinophile Plaque ist eine hochgradig juckende, gut abgegrenzte, runde bis ovale, rötliche, exsudative und ulzeröse Effloreszenz, die sich mit Vorliebe am Abdomen und an der (kaudolateralen) Seite des Oberschenkels zeigt (Abb. 19.4). Man kann sowohl die »neck lesion« als auch die eosinophile Plaque bei Katzen aller Rassen und jeden Alters im Zusammenhang mit Allergien und Parasitosen (Cheyletiellose) beobachten. Die Ursache für die Plaque ist wohl in der chronischen Traumatisierung von juckenden Hautstellen durch die Katzenzunge zu suchen. Plaque und symmetrische feline selbstzugefügte Alopezie haben die selben Ätiologien. Während man sich Klarheit über die Ursache des Juckreizes verschafft, muss man die häufig auftretenden bakteriellen Begleitinfektionen behandeln (*siehe* Kapitel 15). Die Anamnese kann noch weitere wertvolle Hinweise geben (Tabelle 19.3). Die Vorgeschichte einer vorangegangenen oder immer wiederkehrenden Rhinotracheitis (Herpes- oder Calicivirus), die mit ulzerösen und krustigen Läsionen insbesondere im Gesicht und an den oralen Schleimhäuten vergesellschaftet ist,

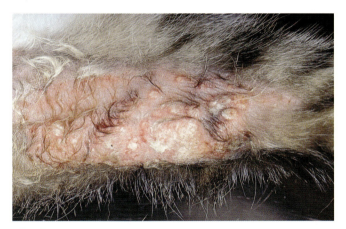

Abb. 19.4
Erosive und exsudative Effloreszenz mit oberflächlichem nekrotischem Gewebe wie es bei einer eosinophilen Plaque vorgefunden wird.

ist mit der jüngst beschriebenen kutanen Form dieser eher seltenen viralen Erkrankung kompatibel (*siehe* Kapitel 29). Wenn die Katze Freigänger ist und sie mit Kleinnagern in Kontakt kommt, so muss man an atypische bakterielle Infektionen (*siehe* Kapitel 27) und an die Möglichkeit eines Infekts mit Poxvirus (*siehe* Kapitel 28) denken.

Berichtet der Tierhalter in der Anamnese von plötzlich auftretenden Läsionen, vor allem wenn sie ulzerös sind, die mit einer allgemeinen Schmerzempfindlichkeit, mit starkem Speichelfluss (orale Läsionen) und mit Anorexie verbunden sind, kann man auch eine Arzneimittelallergie (bei vorangegangener Medikamenteneinnahme) (Abb. 19.5), EM und TEN vermuten. Hier ist es zwingend, sofort eine Hautbiopsie für die histologische Untersuchung zu entnehmen,

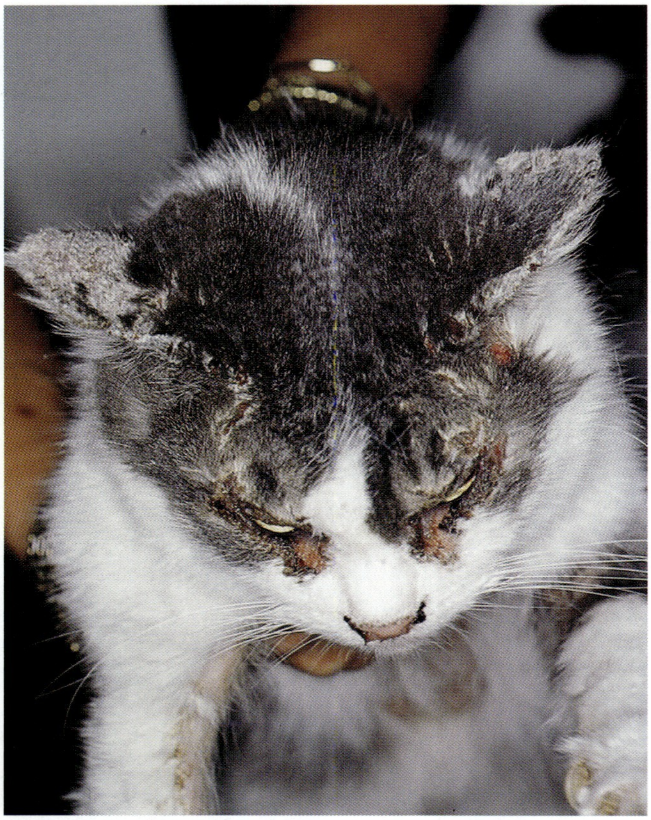

Abb. 19.5
Periokuläre ulzeröse Läsionen bei einer Katze mit Arzneimittelexanthem.

Tabelle 19.4: Prädilektionsstellen von ulzerösen und erosiven Effloreszenzen bei der Katze

Lokalisation	Erkrankung
Oberlippe (ein- oder beidseitig)	■ Indolentes Ulkus
Ohrenspitzen, Nasenspiegel	■ Plattenepithelkarzinom ■ Vaskulitis
Gesicht	■ »Dirty face disease« ■ Virale Infektionen, Herpes- oder Calicivirus ■ Diskoider und systemischer Lupus erythematodes ■ Arzneimittelexanthem ■ Andere Autoimmunerkrankungen
Leiste, Abdomen	■ Eosinophile Plaque
Ohrmuschel, Nase, Abdomen, Krallenbett	■ Pemphigus foliaceus
Ulzeröse Läsionen an den oralen Schleimhäuten und an den mukokutanen Übergängen	■ Virale Infekte ■ Autoimmun- und immunvermittelte Erkrankungen ■ Arzneimittelexanthem, EM major, TEN
Hals	■ »Neck lesion« ■ Ulzeröse Reaktion an Injektionsstellen
Ballen (siehe Kapitel 24)	■ Verbrennungen, Verätzung ■ Ulzerierte plasmazelluläre Pododermatitis ■ Autoimmun- und immunvermittelte Erkrankungen ■ Vaskulitis

EM: Erythema multiforme
TEN: Toxische epidermale Nekrolyse

jede begonnene Therapie zu stoppen und das Tier dem Schweregrad der Krankheit entsprechend systemisch zu behandeln.

Im Verlauf einer klinischen Untersuchung wird das Verteilungsmuster der Effloreszenzen beurteilt (Tabelle 19.4). Einige Lokalisationen sind pathognostisch (wie z. B. das indolente Ulkus, das immer an der Oberlippe entsteht).

19.3 Klinisches Vorgehen

1) Liegt eine Brüchigkeit der Haut vor, so dass schon bei geringem Traktionsdruck Verletzungen entstehen können, lässt sich für diese besondere Form des Ulkus sofort eine Diagnose stellen. Bei Katzenwelpen liegt meist ein kongenitaler Defekt (Dermatosparaxis, kutane Asthenie und Synthesemängel beim Kollagen) vor, bei erwachsenen Tieren ein spontanes oder iatrogenes Cushing-Syndrom. Bei den kongenitalen Erkrankungen ist eine Diagnosebestätigung nur durch Vergleich der histologischen Hautproben mit denen eines gesunden Welpen unter dem Elektronenmikroskop möglich. Im zweiten Fall erfolgt die Diagnose von iatrogenem oder spontanem Cushing mittels endokrinologischer Tests (siehe Kapitel 6). Häufig entwickelt sich bei der Katze ein sekundärer Diabetes mellitus. Auch andere erosive und ulzeröse Erscheinungsformen können anhand von Anamnese und klinischem Bild diagnostiziert werden. Dazu zählen Verletzungen und Abschürfungen nach Traumata, Verbrennungen, das indolente Ulkus und die lokalen Reaktionen auf Injektionen.

2) Bei physiologischem Zugwiderstand der Haut und einer nicht eindeutigen Ursache der Läsionen ist es wichtig, eine Unterscheidung zu treffen, ob die Veränderungen selbst zugefügt sind und deshalb Juckreiz vorliegt oder nicht. In diesem Falle kann man dem unter Kapitel 15 beschriebenen Weg folgen. Zu den selbst verursachten erosiven und ulzerösen Läsionen zählt man die eosinophile Plaque und die »neck lesion« (Effloreszenzen am Hals). Häufig findet man bei juckenden, erosiven und ulzerösen Läsionen bakterielle Sekundärinfektionen, die man mit Antibiotika therapieren sollte, während man sich über die möglichen Ursachen Klarheit verschafft. Ebenfalls empfehlenswert ist die

Gewinnung eines zytologischen Abklatsches (*siehe* Kapitel 5), wenn sich stäbchenförmige Bakterien finden, sollte auch eine Probe für die bakterielle Untersuchung und für das Antibiogramm entnommen werden.

3) Sind die Effloreszenzen nicht juckend oder herrscht über den Juckreiz keine Klarheit, so wird im nächsten Schritt eine Abklatschprobe für eine zytologische Untersuchung entnommen (*siehe* Kapitel 5).
   a) **Hauptsächlich Eosinophile**: Es handelt sich vermutlich um eine eosinophile Plaque. Wenn das Präparat Anzeichen für eine Entzündung zeigt, so ist eine antibiotische Therapie ratsam und man folgt dem Algorithmus zur Aufarbeitung von Juckreiz (Abb. 15.3).
   b) **Neutrophile und intrazelluläre Bakterien**: Hier liegt vermutlich eine bakterielle Infektion vor. Die Pyodermie tritt selten auf und ist meistens sekundär bedingt. Nach einem Antibiotikazyklus über drei bis vier Wochen wird das Tier nachuntersucht. Wenn die Effloreszenzen nicht zur Gänze abgeheilt sind, wird eine Biopsie entnommen. Für die Behandlung der Pyodermie und ihrer prädisponierenden Ursachen *siehe* Kapitel 27.
   c) **Zahlreiche Makrophagen**: Es kann sich um eine tiefe bakterielle Infektion, z. B. eine Infektion mit atypischen Bakterien oder eine tiefe Pilzinfektion handeln. Manchmal sind die Mikroorganismen (z. B. bei der Kryptokokkose) im zytologischen Präparat nachzuweisen, manchmal müssen sie erst im histologischen Schnitt von Hautbiopsien mit Hilfe von Spezialfärbungen sichtbar gemacht werden oder auf besonderen Nährböden für Bakterien- oder Pilzkulturen angezüchtet werden. Hier ist es empfehlenswert – bei Exsudatproben und Gewebeproben – sowohl für bakterielle als auch für mykotische Kulturen Untersuchungsmaterial zu gewinnen (zur Probengewinnung *siehe* Kapitel 6). Während man auf die Ergebnisse wartet, wird mit einer antibiotischen Therapie begonnen. Dabei wird das Antibiotikum nach bewährter Indikation ausgesucht (Cephalosporine, Amoxicillin und Clavulansäure).
   d) **Intakte Neutrophile und akantholytische Zellen**: Die Effloreszenzen sprechen für einen Pemphigus foliaceus. Die Diagnosebestätigung erfolgt mittels Hautbiopsie. Lassen sich sehr viele Bakterien erkennen, insbesondere dann, wenn sie intrazellulär zu liegen kommen, erscheint es sinnvoll, das Tier vor der Biopsieentnahme über zwei oder drei Wochen mit Antibiotika zu behandeln.
   e) **Homogene Zellpopulation**: Je nach Art der Zellen, z. B. Lymphozyten / Lymphoblasten (Verdacht auf Lymphom), Mastzellen (Mastozytom) und epitheliale Zellen (Plattenepithelkarzinom), kommen die verschiedenen kutanen Neoplasien infrage. Eine endgültige Diagnose erhält man erst durch eine histologische Untersuchung der Biopsien oder nach einer vollständigen Exzision.
   f) **Das Präparat lässt keinen eindeutigen, endgültigen Schluss zu**: Hautbiopsie.

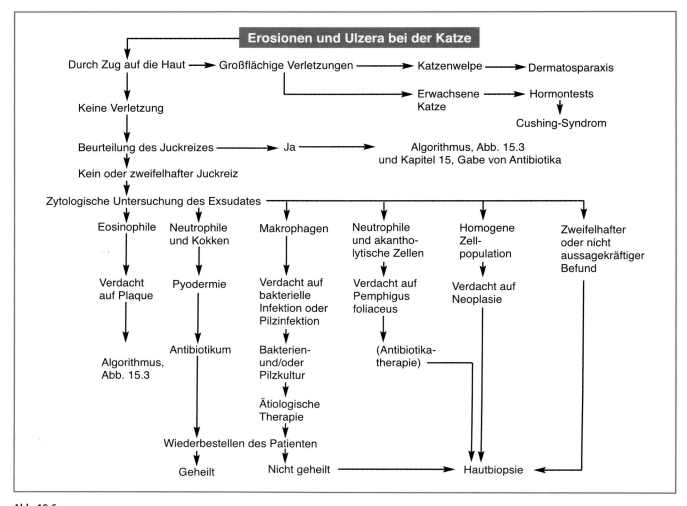

Abb. 19.6
Diagnostischer Algorithmus zu Erosionen und Ulzera bei der Katze.

20 Trockene Seborrhoe und Exfoliation bei der Katze

Bei der Katze findet man fast ausschließlich die trockene Seborrhoe. Es wurde bisher nur bei Perser- und Himalajakatzen sowie bei einigen, wenig verbreiteten Kurzhaarrassen, eine seltene, angeborene und idiopathische Form der fettigen Seborrhoe beschrieben. Noch seltener sind die Fälle von erworbener fettiger Seborrhoe. Sie wurden nur im Verlauf einer chronischen hepatischen, pankreatischen oder enteralen Erkrankung beobachtet.

20.1 Pathogenese der Symptome

Analog zu der Erkrankung beim Hund spricht man auch bei der Katze von trockener Seborrhoe, wenn eine übermäßige Schuppenbildung der Haut vorliegt. Sie entsteht entweder durch exzessive Produktion oder durch mangelhaften Abbau der Hornschicht. Die Ursache dieser Schuppung ist im Wesentlichen deckungsgleich mit jener des Hundes (*siehe* Kapitel 12). Eine originäre desquamative Dermatitis der Katze sieht man im Zusammenhang mit dem Thymom. Dicke Keratinbeläge auf der Haut sind ein Wesensmerkmal dieses seltenen paraneoplastischen Syndroms. In der histologischen Untersuchung sieht man eine lymphozytäre Emigration in die Epidermis. Sie ist wahrscheinlich die Ursache für die Keratinmissbildung, die zu einer unmäßigen Produktion des Stratum corneum führt. Eine weitere originäre Form der trockenen Seborrhoe der Katze beobachtet man bei jenen Tieren, die sich wenig belecken und wenig Fellpflege betreiben. Übergewicht ist eine der Ursachen, warum die Tiere nicht mehr alle Körperteile zur Fellpflege erreichen, systemische Krankheiten, welche die Tiere stark beeinträchtigen, sind eine andere. Anhand des wenig gepflegten Fells, das manchmal sogar schmutzig erscheint, sowie der verfilzten und fettigen Haare und der kleinflächigen, weißen Schuppen, die im ganzen Fell zu finden sind, erkennt man diese Tiere. Ein ähnliches Bild sieht man auch bei Patienten mit metabolischen Störungen wie Diabetes mellitus, Nierenversagen und Schilddrüsenüberfunktion. Bei dieser Krankheitsgruppe kann man davon ausgehen, dass die Seborrhoe auf eine metabolische Beeinträchtigung der Epidermis zurückzuführen ist.

Weitere Ursachen für Seborrhoe sind in Tabelle 20.1 aufgelistet.

20.2 Klinisches Bild

Man findet auch bei der Katze kleinflächige, trockene Exfoliationen, die sich leicht von der Hautoberfläche lösen lassen. Sie kommen häufig am Stamm vor. Die Art und Lokalisation der Schuppen ist mit einer Infestation mit Cheyletiella, mit einer Dermatophytose (wenn sie mit haarlosen Stellen einhergeht), mit ungenügender Fellpflege (kranke oder übergewichtige Katzen) oder mit metabolischen Störungen (Diabetes mellitus, Hyperthyreoidismus, Nierenversagen) kompatibel. Liegen andere Verteilungsmuster vor, drängen sich andere Diagnosen in den Vordergrund. Ist der Ohrrand betroffen, sollte an eine aktinische Dermatose gedacht werden (Abb. 20.1). Sind Druckpunkte betroffen (im Allgemeinen die Sprunggelenke), kommen Schwielen und manchmal auch allergische Krankheiten infrage. Eine Schuppenbildung an den Ballen ist normal bei älteren Tieren, durchaus aber auch ein Symptom für eine immunvermittelte Erkrankung (Pemphigus, Arzneimittelexanthem usw.).

Dickere und stärker an der Hautoberfläche haftende Schuppen, die am ganzen Körper zu finden sind, gehören zum Symptombild des exfoliativen Arzneimittelexanthems (dabei lässt sich das Haar zusammen mit den Schuppen relativ leicht auszupfen) (Abb. 20.2), des schon erwähnten paraneoplastischen Syndroms, das in Folge eines Thymoms in Erscheinung tritt (Abb. 20.3), des Erythema multiforme (zyklische und polyzyklische Effloreszenzen), der weniger häufigen Sebadenitis und der seltenen Fälle von generalisiertem Pemphigus foliaceus. Vergleichbar in der Art, jedoch mit einem stärker auf

Tabelle 20.1: Ursachen für Seborrhoe bei der Katze

Übermäßige Produktion von Stratum corneum
Angeborene Ursachen
- Ichthyose (epidermolytische Hyperkeratose)

Reaktion auf externe Ursachen
- Physische Traumata (Druck, Schürfwunden, UV-Strahlung, geringe Luftfeuchtigkeit)
- Infektionen (Bakterien, Dermatophytosen)
- Infestationen (Notoedres-Räude, Cheyletiellose)

Reaktion auf interne Ursachen
- Mit Bildung von Pusteln und Colleretten (Pemphigus foliaceus)
- Mit Grenzflächendermatitis (Epitheliotropes Lymphom, Erythema multiforme, Paraneoplastisches Syndrom in Folge eines Thymoms)

Metabolische Ursachen
- Hepatokutanes Syndrom (Metabolische epidermale Nekrolyse)
- Übergewicht, Diabetes mellitus
- Nierenversagen und Urämie
- Hyperthyreoidismus

Ungenügender Abbau von Stratum corneum
- Ichthyose (X-Chromosom gebunden)
- Übergewicht
- Ungenügende Fellpflege wegen systemischer Erkrankungen

Störungen des Hydrolipidschutzfilmes
- Störung der Talgdrüsen (Sebadenitis, Cushing-Syndrom)

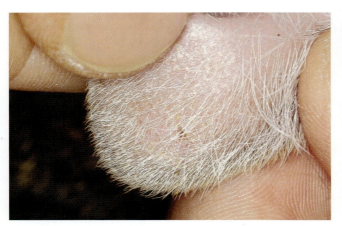

Abb. 20.1
Geringgradige Exfoliation mit Erythem bei einer Katze mit aktinischer Dermatose.

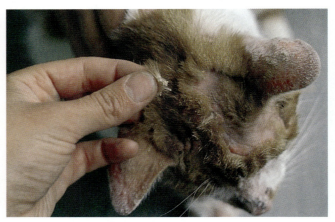

Abb. 20.2
Exfoliative Dermatitis und Alopezie bei einer Katze mit Arzneimittelexanthem.

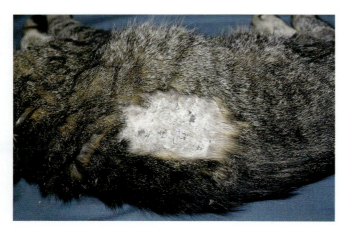

Abb. 20.3
Generalisierte exfoliative Dermatitis bei einer Katze mit paraneoplastischem Syndrom als Folge eines Thymomes (die Hautstelle wurde geschoren, um die Effloreszenz besser darstellen zu können).

Ohrmuscheln und Kopf beschränkten Verteilungsmuster, gestalten sich die Notoedres-Räude (sie ist mit hochgradigem Juckreiz verbunden) oder der Pemphigus foliaceus. Bei beiden Krankheitsbildern kann man auch stärkere exsudative und krustige Effloreszenzen beobachten.

20.3 Klinisches Vorgehen

1) Werden Katzen mit Schuppenbildung vorgestellt, so muss man sehr sorgfältig die Möglichkeit einer parasitären Infestation abklären, durch oberflächliche und tiefe Hautgeschabsel, durch Auskämmen des Fells und mittels eines Klebestreifenabklatsches (für die Durchführung der Tests *siehe* Kapitel 4). Bei negativen Testergebnissen kann man eine diagnostische Therapie mit Ivermectin (0,3 mg/kg KGW, s. c., dreimal im Abstand von 7 bis 14 Tagen) zum Ausschluss der Cheyletiellose durchführen.

2) Eine weitere wichtige Krankheit ist die Dermatophytose. Zur Abklärung werden hier eine mikroskopische Untersuchung von Haaren und das Wood-Licht eingesetzt (*siehe* Kapitel 4). Wenn diese Tests negativ verlaufen, so gibt es nur eine einzige sichere Methode, um eine Pilzinfektion auszuschließen: das Ansetzen einer Pilzkultur mit Haaren und Schuppen, die man aus der Mitte und vom Rand der Läsionen entnommen hat (*siehe* Kapitel 4). Während man auf die Befunde wartet, kann eine Therapie mit Ivermectin, wie unter Punkt 1 beschrieben, begonnen werden.

3) Eine eingehende allgemeine Untersuchung, die schon bei der Erstvisite erfolgen sollte, ermöglicht es, den generellen Gesundheitszustand des Tieres zu beurteilen. Systemische, metabolische oder stark schwächende Krankheiten sowie Übergewicht können die Ursache für eine Seborrhoe mit kleinen trockenen Schuppen sein.

4) Findet sich unter den Schuppen Exsudat, eröffnet sich die Möglichkeit einer zytologischen Untersuchung (*siehe* Kapitel 5). Sie kann Hinweise auf eine bakterielle Infektion (neutrophile Granulozyten und intrazelluläre Bakterien), auf eine Parasitose (eosinophile Granulozyten bei einer Notoedres-Räude), auf einen Pemphigus foliaceus (akantholytische Zellen) und auf ein epitheliotropes Lymphom (uniforme lymphozytäre Zellpopulation) liefern. Für die beiden letzten Verdachtsdiagnosen bedarf es einer Bestätigung durch eine histologische Untersuchung (*siehe* Kapitel 6). Wenn zytologisch eine Pyodermie diagnostiziert wird, so wird eine dreiwöchige Gabe von Antibiotika

vorgenommen und anschließend die Katze erneut zur Untersuchung bestellt (man kann in der Zwischenzeit auch Ivermectin verabreichen – *siehe* Punkt 1 – und parallel eine Pilzkultur ansetzen – *siehe* Punkt 2). Ist es nicht zu einer Besserung der Symptomatik gekommen, empfiehlt sich eine Hautbiopsie.

5) Haben sich bei dem Tier bei der allgemeinen klinischen Untersuchungen keine Auffälligkeiten gezeigt, hat eine antibiotische Therapie keine Veränderung des Hautbildes erbracht, und weist die Pilzkultur auch einen negativen Befund auf, so empfiehlt sich als nächster Schritt, der über die Ursache einer Seborrhoe sehr viel Aufschluss geben kann, die Entnahme einer Hautbiopsie. Dies gilt insbesondere dann, wenn die vorliegenden Schuppen dick und großflächig sind, an Haut und Haaren haften und sich über sehr große Körperteile ausbreiten.

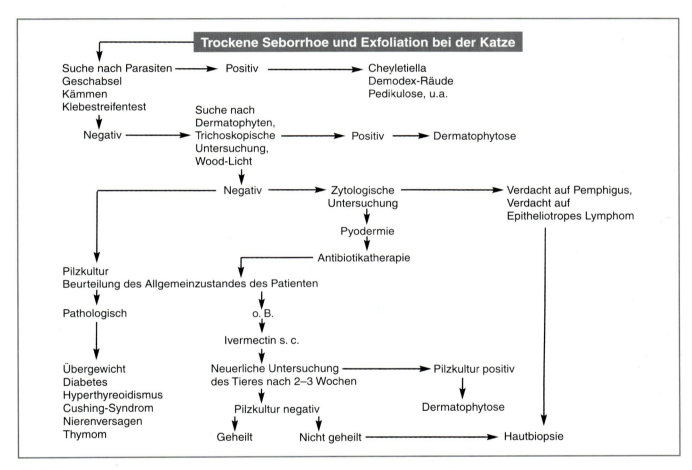

Abb. 20.4
Diagnostischer Algorithmus zur trockenen Seborrhoe und Exfoliation bei der Katze.

21 Knötchen und Fisteln bei der Katze

21.1 Pathogenese der Symptome

Den Knötchen liegen sowohl beim Hund als auch bei der Katze eine Wucherung von Zellen zugrunde. Ihre Ursache ist in entzündlichen – sterilen oder infektiösen – oder neoplastischen Prozessen zu suchen (Tabelle 21.1). Gelegentlich entstehen Knötchen durch die Ablagerung von amorphem Material in der Dermis, wie zum Beispiel von Lipiden (Xanthomatose) und Kalksalzen (kutane Calcinosis). Wenn Knötchen ulzerieren und sich eine Fistel bildet, kann Exsudat austreten.

21.2 Klinisches Bild

Die Liste an Differentialdiagnosen der Knötchen und Fisteln bei der Katze ist sehr umfangreich. Die Informationen, die man aus dem Signalement erhält, können für die diagnostische Abklärung sehr hilfreich sein (Tabelle 21.2).

Anamnestische Hinweise über Herkunft und Lebensart der Katze sowie über Erkrankungen in der jüngeren und älteren Vergangenheit erlauben es, viele Diagnosen aus der Liste zu streichen (Tabelle 21.3). Eine wichtige Frage gilt dem Umstand, ob das Auftreten des Knötchens erstmalig ist, ob es sich um Rezidive von bereits entfernten Knoten handelt und ob es in diesem Falle dafür bereits histologische Befunde gibt. Bei Vorliegen einer Umfangsvermehrung zwischen den Schulterblättern oder am Thorax ist zu erheben, ob Injektionen an diesen Stellen verabreicht wurden (ein durch eine Impfung induziertes Fibrosarkom).

Tabelle 21.1: Ursachen für Knötchen und Fisteln bei der Katze

Entzündliche Knötchen bakteriellen Ursprungs
- Feline Lepra
- Atypische mykobakterielle Infektion
- Nokardiose, Aktinomykose
- Abszess
- Botryomykose
- Hochgradige Kinnakne

Entzündliche Knötchen mykotischen Ursprungs
- Pseudomyzetom *(M. canis)*
- Echtes Myzetom (mit Granula)
- Phäohyphomykose (ohne Granula)
- Kryptokokkose
- Sporotrichose
- Andere tiefe und systemische Mykosen

Sterile entzündliche Knötchen
- Sterile noduläre Pannikulitis
- Xanthomatose
- Kollagenolytisches Granulom
- Kutane Calcinosis
- Fremdkörpergranulom (mit eventueller Sekundärinfektion)

Neoplastische Knötchen
- Plattenepithelkarzinom / Carcinoma squamosum *in situ*
- Mastzellentumor
- Fibrosarkom
- Trichoblastom
- Lymphom

Tabelle 21.2: Alters-, Rasse- und Geschlechtsprädisposition

Alter
Ältere Tiere
- Neoplasie

Jungtiere
- Kollagenolytisches Granulom

Rasse
Perser
- Pseudomyzetom

Siam
- Xanthomatose (hereditäre Dyslipidämie)

Geschlecht
Nicht-kastrierter Kater
- Abszesse
- Atypische bakterielle Infektionen
- Subkutane und tiefe Pilzinfektionen

Tabelle 21.3: Wichtige anamnestische Informationen

Der Patient stammt aus oder war in tropischen oder subtropischen Gebieten
- Subkutane oder tiefe Mykosen

Die Katze ist Freigänger
- FeLV- und / oder FIV-positiv
- Atypische bakterielle Infektionen
- Feline Lepra
- Tiefe Mykosen
- Kryptokokkose
- Abszesse
- Fremdkörpergranulom

Allgemeine klinische Symptomatik (Anorexie, vermindertes Allgemeinverhalten)
- Bakterielle Infektionen, Abszesse
- Pilzinfektionen

Besserung der Symptome durch Glukokortikoidtherapie
- Kollagenolytisches Granulom
- Sterile noduläre Pannikulitis
- Mastzellentumor

FeLV: Felines Leukämievirus
FIV: Felines Immundefizienzvirus

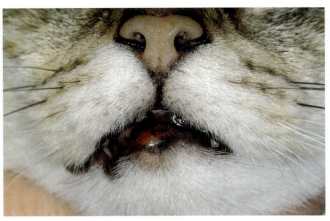

Abb. 21.1
Knötchen am Kinn einer Katze. Es handelt sich um ein eosinophiles Granulom (geschwollenes Kinn).

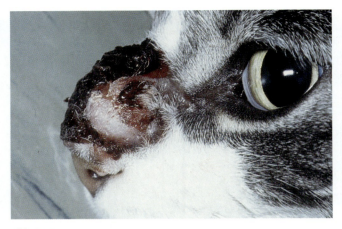

Abb. 21.2
Aus dem ulzerierten Knoten tritt blutig-eitriges Exsudat aus. Die Katze hat sich mit Phäohyphomykose infiziert.

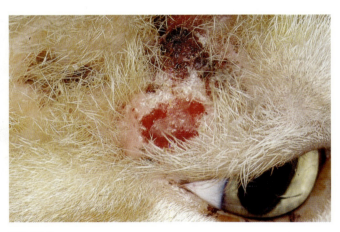

Abb. 21.3
Ulzeröser Tumor (Plattenepithelkarzinom).

Tabelle 21.4: Lokalisation von Knötchen und Fisteln

Kopf und Schwanzansatz
- Abszess

Regio intrascapularis / Körperstamm
- Fibrosarkom (durch Impfung induziert)

An der kaudalen Kante der Hinterextremität, am Kinn, an der Lippenkommissur, an den Pfoten, in der Maulhöhle
- Kollagenolytisches Granulom

Ohrenspitzen, Schläfen, Nase
- Plattenepithelkarzinom

Körperstamm
- Atypische bakterielle Infektion
- Pseudomyzetom
- Sterile noduläre Pannikulitis

Nasenrücken
- Kryptokokkose

Einzelknötchen
- Fremdkörpergranulom
- Abszess
- Neoplasie (der Mastzellentumor ist ausgenommen)

Multiple Knötchen
- Alle anderen

Aussehen und Lokalisation von Knötchen und Fisteln (Tabelle 21.4) liefern ebenfalls wertvolle Hinweise über wahrscheinliche Diagnosen.

Bei sehr kleinen (etwas größer als eine Papel), gelb-rötlichen, derbelastischen Umfangsvermehrungen besteht die Möglichkeit, dass es sich um eine Xanthomatose oder ein kollagenolytisches Granulom handelt (Abb. 21.1). Wenn die Umfangsvermehrung voluminöser ist und/oder wenn das Tier eine Lymphadenopathie und eine Fistelung mit bluthaltigem Eiteraustritt zeigt, so lässt dies die Vermutung eines bakteriellen oder mykotischen Infektes zu (Abb. 21.2). Ähnliches gilt, wenn nach Exzision oder Biopsie einer Gewebeprobe für die histologische Untersuchung eine Nahtdehiszenz entsteht. Verhärtete und oberflächlich ulzerierte Knötchen, die mit einer Blutkruste bedeckt sind und an wenig pigmentierten Stellen des Kopfes (Ohren, Nase) lokalisiert sind, können auf ein Plattenepithelkarzinom hindeuten (Abb. 21.3). Finden sich Knötchen am Stamm, aus denen ein rötlicher, schmieriger Eiter austritt, so sollte an eine sterile noduläre Pannikulitis gedacht werden (Abb. 21.4).

21.3 Klinisches Vorgehen

Die im Folgenden dargestellte Aufarbeitung eignet sich für jene Knötchen, die mit Sicherheit als Abszesse auszuschließen sind. Abszesse sind einfach zu erkennen, sie werden chirurgisch behandelt und werden hier nicht besprochen.

1) Liegt Exsudat vor, sollte es mit Hilfe einer FNA oder eines Abklatsches beurteilt werden (Methodik und Interpretation *siehe* Kapitel 5).
2) Bei Verdacht auf Neoplasie (uniforme Zellpopulation, keine oder geringe Anzahl an Entzündungszellen wie Makrophagen und Neutrophile) sollte das Präparat von einem erfahrenen Veterinärzytologen befundet werden und/ oder, wenn möglich, eine vollständige Exzision vorgenommen und diese dem Pathologen zur histologischen Untersuchung übermittelt werden. Für ausführlichere Informationen über kutane neoplastische Knötchen wird auf die veterinäronkologische Fachliteratur verwiesen.
3) Sind in der Zytologie nicht in erster Linie Eosinophile zu erkennen, sondern Neutrophile und Makrophagen, ist die Entnahme einer Gewebsprobe aus den unteren Schichten der Haut für eine Bakterien- (atypische bakterielle Infekte nicht vergessen) und Pilzkultur angezeigt. Die Befundung durch ein spezialisiertes Labor wird hier dringend angeraten. Zur Entnahmetechnik *siehe* Kapitel 6.
4) Sollten sich die verschiedenen Kulturen als steril erweisen, kann man das Knötchen *in toto* entfernen und dem Pathologen für eine histologische Untersuchung schicken (sterile entzündete Knötchen). Verlaufen die Kulturen positiv, so wird mit einer entsprechenden Therapie begonnen (eine ausführliche Abhandlung zu bakteriellen und mykotischen Infekte erfolgt in den Kapiteln 27 und 28).
5) Findet man hauptsächlich eosinophile Granulozyten, die von mehr oder weniger zahlreichen Mastzellen begleitet werden, und sind die dazugehörigen Effloreszenzen an der kaudalen Kante der Hinterextremitäten, am Kinn, an der Lippenkommissur oder in der Maulhöhle lokalisiert, handelt es sich wahrscheinlich um ein kollagenolytisches Granulom (*siehe* Kapitel 32). Finden sich die Läsionen an anderen Körperstellen, so sollte die Verdachtsdiagnose durch eine Biopsie bestätigt werden.
6) Bei allen zweifelhaften oder unklaren zytologischen Befunden wird das Knötchen *in toto* entfernt oder bei größeren Umfangsvermehrungen biopsiert und histologisch beurteilt.

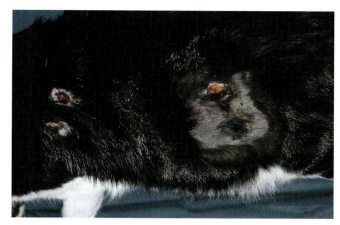

Abb. 21.4
Zahlreiche ulzeröse Knötchen am Stamm bei einer Katze mit steriler nodulärer Pannikulitis.

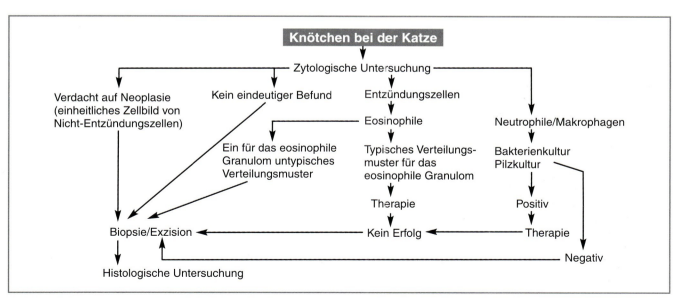

Abb. 21.5
Diagnostischer Algorithmus zu Knötchen bei der Katze.

22 Erkrankungen des Nasenspiegels

22.1 Anatomie

An der Nase von Hund und Katze unterscheidet man zwei unterschiedliche Regionen: den Nasenrücken und den Nasenspiegel. Während der Nasenrücken von behaarter, äußerer Haut überzogen ist, findet man am Nasenspiegel eine spezielle anatomisch-histologische Struktur vor. Sie ist in ihrem Aufbau durch das Fehlen von Haarfollikeln und -anhangsdrüsen gekennzeichnet. Die Kutis des Nasenrückens unterscheidet sich in ihrem histologischen Aufbau nicht von anderen Körperregionen. Am Nasenspiegel hingegen findet man eine kompakte Hornschicht und eine dichte Epidermis. Sie wird von mehreren Zellschichten und papillären Ausstülpungen gebildet, die tief in die darunterliegende Dermis reichen (*siehe* Kapitel 1). Da der Nasenspiegel keine Drüsen besitzt, sorgen die Zunge und das Sekret des Tränennasengangs für die Feuchtigkeitszufuhr.

22.2 Pathogenese der Symptome

Der haarlose Nasenspiegel wird nicht von Krankheiten befallen, die ausschließlich den Haarfollikel betreffen (wie z. B. die Demodikose); für ultraviolette Strahlung und Traumata ist er aber anfällig. Die Nasenöffnungen am Nasenspiegel sind ein Bereich der mukokutanen Übergänge, daher verursachen Autoimmunerkrankungen hier sehr häufig Veränderungen.

Der Nasenspiegel ist in erster Linie bei Infektionskrankheiten sowie immunvermittelten, neoplastischen und idiopathischen Erkrankungen betroffen. Sie sind in Tabelle 22.1 aufgelistet.

22.3 Klinisches Bild

Rasseprädispositionen können Auslöser für Erkrankungen des Nasenspiegels sein wie z. B. das uveodermatologische Syndrom bei den nordischen Rassen, der Lupus erythematodes bei dolichocephalen Rassen sowie dem Deutschen Schäferhund oder die Vitiligo bei Rottweiler, Dobermann, Neufundländer und Boxer (Tabelle 22.2).

Das Alter des erstmaligen Erscheinens der Effloreszenzen kann von großer Hilfe bei der Diagnosefindung sein. Vitiligo und Dermatomyositis sind eher Jungtierkrankheiten, neoplastische Geschehen sieht man vornehmlich bei älteren Individuen.

Die aktinische Dermatitis findet sich bei Tieren, die den Großteil des Tages im Freien verbringen und die sich immer wieder über längere Perioden sonnen (Abb. 22.1). Bei Katzen,

Tabelle 22.1: Erkrankungen des Nasenspiegels

Infektiöse und parasitäre Erkrankungen
- Pyodermie (meist sekundären Ursprungs als Folge von immunvermittelten Reaktionen oder Neoplasien)
- Dermatophytose des Stratum corneum (*M. persicolor, T. mentagrophytes*)
- Tiefe Mykosen (Kryptokokkose, Blastomykose)
- Mykosen der Nasenschleimhaut (Aspergillose)
- Leishmaniose (Hund)

Immunvermittelte Erkrankungen
- Insektenstichallergie (Stechmücken) (Katze)
- Kutaner und systemischer Lupus erythematodes
- Pemphiguskomplex
- Bullöses Pemphigoid und andere Erkrankungen der dermo-epidermalen Grenzschicht
- Uveodermatologisches Syndrom (Hund)
- Vaskulitis / Kälteagglutininkrankheit
- Vitiligo
- Dermatomyositis

Umwelterkrankungen
- Erythem / Sonnenbrand
- Traumata
- (Erfrierungen)

Keratinisationsstörungen
- Zink-reaktive Dermatose (Hund)
- Idiopathische Trockenheit des Nasenspiegels (insbesondere beim Deutschen Schäferhund)
- Primäre Seborrhoe des Cocker Spaniels
- Nasale Hyperkeratose der brachiocephalen Rassen

Neoplasien
- Plattenepithelkarzinom
- Epitheliotropes Lymphom

Tabelle 22.2: Rasseprädisposition für Erkrankungen des Nasenspiegels

Uveodermatologisches Syndrom	- Akita Inu - Siberian Husky - Samojede
Lupus erythematodes	- Collie - Sheltie - Deutscher Schäferhund
Pemphigus foliaceus	- Akita Inu - Chow-Chow - Dobermann - Dackel
Vitiligo	- Dobermann - Deutscher Schäferhund - Rottweiler - Boxer - Belgischer Schäferhund - Collie - Neufundländer
Plattenepithelkarzinom	- Tiere mit wenig pigmentiertem Nasenspiegel

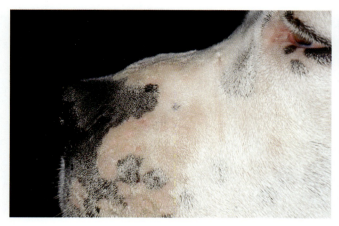

Abb. 22.1
Ödem, Erythem, Alopezie und Papeln in den pigmentlosen Bezirken der Nase bei einem Dogo Argentino mit einer aktinischen Dermatose.

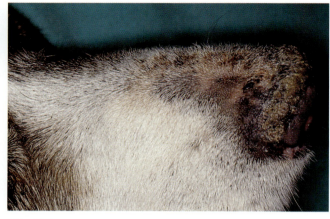

Abb. 22.2
Krusten am Nasenspiegel und am Nasenrücken bei einem Welsh Corgi mit Pemphigus foliaceus.

Tabelle 22.3: Lokalisation der Effloreszenzen bei Erkrankungen des Nasenspiegels

Lokalisation	Erkrankungen
Dorsalfläche des Nasenspiegels, Übergänge zur behaarten Haut	▪ Pemphigus foliaceus ▪ Pemphigus erythematosus ▪ Idiopathische Hyperkeratose der Cocker und der brachiocephalen Rassen ▪ Trockene Nase des Deutschen Schäferhundes ▪ Dermatophytose ▪ Überempfindlichkeit auf Mückenstiche ▪ Sonnenbrand ▪ Zink-reaktive Dermatose
Mitbetroffenheit der behaarten Haut am Nasenrücken	▪ Pemphigus foliaceus ▪ Pemphigus erythematosus ▪ Dermatophytose ▪ Überempfindlichkeit auf Mückenstiche ▪ Sonnenbrand ▪ Zink-reaktive Dermatose
Mukokutane Übergänge	▪ Lupus erythematodes ▪ Bullöses Pemphigoid ▪ Mukokutane Pyodermie
Nasenspiegel (haarloser Bereich)	▪ Lupus erythematodes ▪ Epitheliotropes Lymphom ▪ Leishmaniose ▪ Tiefe Mykosen ▪ Uveodermatologisches Syndrom ▪ Vitiligo
Einseitig	▪ Nasale Mykosen (Aspergillose) ▪ Fremdkörper mit chronischer Rhinitis

Tabelle 22.4: Wichtigste Effloreszenzen bei Erkrankungen des Nasenspiegels

Effloreszenz	Erkrankungen
Nicht-entzündlicher Pigmentverlust	▪ Saisonaler Pigmentverlust ▪ Vitiligo ▪ Albinismus
Entzündlicher Pigmentverlust	▪ Diskoider Lupus erythematodes ▪ Epitheliotropes Lymphom ▪ Uveodermatologisches Syndrom ▪ Leishmaniose ▪ Pemphigus erythematosus
Erosionen und Ulzera	▪ Diskoider Lupus erythematodes ▪ Epitheliotropes Lymphom ▪ Uveodermatologisches Syndrom ▪ Leishmaniose ▪ Pemphigus erythematosus ▪ Tiefe Mykosen ▪ Vaskulitis / Kälteagglutininkrankheit ▪ Bullöses Pemphigoid und andere Erkrankungen des dermo-epidermalen Überganges
Krusten und Hyperkeratose	▪ Alle ulzerösen Erkrankungen ▪ Pemphigus foliaceus ▪ Hyperkeratose der brachiocephalen Rassen ▪ Trockene Nase des Deutschen Schäferhundes ▪ Primäre idiopathische Seborrhoe des Cockers Spaniels ▪ Dermatophytose

die in befallenen Gebieten leben, beobachtet man hauptsächlich im Frühling und im Sommer eine Überempfindlichkeit auf Stechmückenstiche.

Niesen die Tiere, zeigen sie Epistaxis oder eine andere begleitende klinische Symptomatik, so weist dies auf tiefe mykotische Infektionen (Aspergillose beim Hund und Kryptokokkose bei der Katze) oder auf protozoäre Infektionen (Leishmaniose) oder auch auf Autoimmunerkrankungen wie den Lupus erythematodes oder das uveodermatologische Syndrom hin.

Das Verteilungsmuster der Effloreszenzen liefert weitere wichtige Informationen (Tabelle 22.3). Zum Beispiel begin-

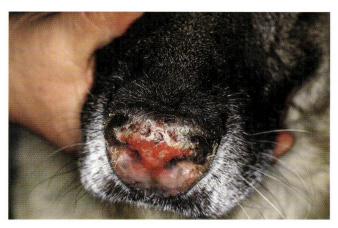

Abb. 22.3
Entzündliche Depigmentierung, Ulzera und Krusten auf dem Nasenspiegel bei einem Deutschen Schäferhundmischling mit einem diskoiden Lupus erythematodes.

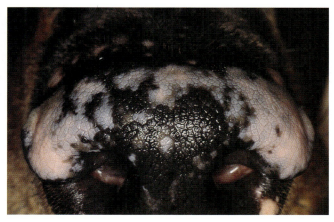

Abb. 22.4
Landkartenartige, nicht-entzündliche Depigmentierung bei einem Dobermann mit Vitiligo.

nen autoimmune bullöse Dermatitiden meistens am Übergang vom Nasenspiegel zur behaarten Haut (Abb. 22.2). Kontaktdermatitiden werden am rostralen Ende der Nasenflügel sichtbar; ist der Boden der Nasenhöhle, oft auch nur einseitig, betroffen, so ist dies charakteristisch für die Aspergillose.

Einer vielfältigen Ätiologie der Krankheiten stehen einander ähnliche, klinische Symptome gegenüber. Sie sind auf Pigmentverlust, Erosionen / Ulzera und Krusten / Hyperkeratose beschränkt (Tabelle 22.4).

Die Depigmentierung ist das am häufigsten angetroffene Symptom. Sie entsteht durch direkten oder indirekten Schaden der pigmentproduzierenden Zellen (Melanozyten). Durch den Pigmentverlust verliert der Nasenspiegel auch seinen natürlichen Schutz gegenüber der UV-Strahlung. Es kann nun zusätzlicher Schaden durch aktinische Läsionen und / oder photoaktive Erkrankungen entstehen. Wesentlich ist die Beurteilung, ob die Depigmentierung entzündlichen Ursprungs ist, ob sie mit Erythem, Ödem und Verlust der Oberflächenarchitektur des Nasenspiegels (Abb. 22.3) einhergeht, oder ob sie nicht-entzündlichen Ursprungs ist, in diesem Falle gekennzeichnet von Farbverlust ohne Erythem, ohne Ödem und ohne Ulzera (Abb. 22.4). Der entzündliche Pigmentverlust ist eine unspezifische Reaktion, die durch ein entzündliches Infiltrat in der oberflächlichen Dermis und in der dermo-epidermalen Verbindung bedingt ist. Er ist Begleitsymptom vieler autoimmunbedingter, parasitärer und neoplastischer Erkrankungen (Tabelle 22.4). Es ist nicht ungewöhnlich, dass im Verlauf dieser Krankheiten die depigmentierten Stellen, die ödemisiert und erythematös sind, Erosionen und Ulzera entwickeln. Am Ende der Entwicklung entstehen auf ihnen häufig wieder Krusten. In anderen Fällen, insbesondere wenn sie an der Dorsalfläche des Nasenspiegels zu liegen kommen, sind die Krusten Zeichen einer übermäßigen Zubildung der Hornschicht (wie bei der idiopathischen

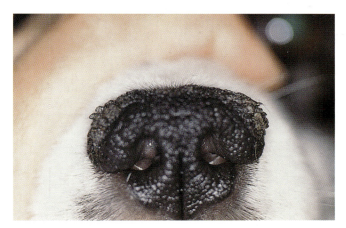

Abb. 22.5
Hyperkeratose des Nasenspiegels.

Seborrhoe des Cocker Spaniels) oder einer mangelhaften Befeuchtung, wie man es bei den brachiocephalen Rassen beobachtet. Die Tränennasengänge dieser Rassen sind oft unterentwickelt (Abb. 22.5).

Abschließend wird erhoben, ob sich die Krankheit nur auf die Nase beschränkt und ihre kutane und / oder mukokutane Umgebung betrifft, oder ob auch systemische Symptome vorliegen (Tabelle 22.5). Es sei aber darauf hingewiesen, dass viele Erkrankungen, die mit allgemeinen Symptomen einhergehen, anfänglich oder auch dauerhaft Läsionen nur am Nasenspiegel zeigen können.

Anmerkungen zu besonderen Krankheiten des Nasenspiegels

Physiologischer Pigmentverlust (Abb. 22.6)
Retriever, bestimmte Jagdhundrassen, nordische Rassen u. a. können einen diffusen und geringgradigen Pigmentverlust des Nasenspiegels zeigen. Davon hauptsächlich betroffen ist das zentrale Areal. Die Erscheinung ist nicht entzündet und hat einen rezidivierenden Charakter (wahrscheinlich saisonal). Abgesehen vom Pigmentverlust ist der Nasenspiegel ohne Besonderheiten und auch die Oberflächenstruktur bleibt unverändert. Da es sich um eine physiologische Erscheinung handelt, ist eine Therapie nicht nötig.

Aktinische Dermatitis (Abb. 22.1)
Ist an einigen Stellen der Nase eine Depigmentierung festzustellen, so kann dies auf eine aktinische Dermatitis zurückzuführen sein.
An den betroffenen Arealen manifestieren sich frühe Effloreszenzen als Erythem, Ödem und leichte Schuppung.
Die Folgen einer fortgesetzten Einwirkung der Sonne vor allem am Nasenrücken können auch zu Ulzera und Krustenbildung führen.
Bei älteren Tieren kann sich daraus ein Plattenepithelkarzinom entwickeln.
Die Therapie umfasst Vermeidung von direkter Sonneneinwirkung sowie Verwendung von Cremes oder Gels mit hohem Sonnenschutzfaktor.

Nasale Trockenheit und Hyperkeratose (Abb. 22.5)
Nasale Trockenheit und Hyperkeratose betrifft jene Rassen, die auch an Keratinisierungsstörungen leiden wie z. B. Cocker Spaniel, einige brachiocephale Rassen wie Boxer (ihre Tränennasengänge sind teilweise verschlossen) sowie den Deutschen Schäferhund.
In Folge von Trockenheit und Hyperkeratose können Fissuren und sekundäre Infektionen entstehen, die oft an den Nasenflügeln lokalisiert sind.
Manchmal entsteht durch eine unspezifische Reaktion eine fokale Depigmentierung an der Nasenkuppe, die, wenn sie mit Ulzera und Krusten verbunden ist, eine Autoimmunkrankheit oder das epitheliotrope Lymphom vortäuschen kann.
Die systemische Verabreichung von Antibiotika (Cefalexin, 20–30 mg/kg, BID oder Amoxicillin / Clavulansäure (15–25 mg/kg, BID) sowie topische Therapie (Mupirocin 2–3 x täglich), gepaart mit rehydrierenden (Propylenglykol topisch 2–3 x täglich) und keratoplastischen (Vitamin-A-Cremes) Wirkstoffen – alles für die Dauer eines Monats –, dient zur Unterscheidung dieser Krankheiten. Wenn die Effloreszenzen nicht oder nur teilweise abheilen, sollte man eine Biopsie vornehmen. Diese wird aussagekräftig sein, da nach der antibiotischen Behandlung die vorher bestehenden sekundären Infektionen die Beurteilung des Präparates nicht mehr beeinträchtigen werden.

Überempfindlichkeit auf Mückenstiche (Abb. 22.7)
Die Überempfindlichkeit auf Mückenstiche ist eine allergische Erkrankung der Katze. An der Einstichstelle entsteht als Reaktion auf das Antigen im Speichel des Insekts eine papulo-krustöse Dermatitis, die anfänglich auf dem Nasenrücken und an den Ohrmuscheln zu sehen ist.
Daraus können sich Erosionen und Ulzera entwickeln. Die Effloreszenzen umfassen im chronischen Zustand Knötchen, Haarlosigkeit und Pigmentverlust (Leukoderma).
Die wichtigsten Differentialdiagnosen dieser durch Überempfindlichkeit hervorgerufenen Dermatitis der Katze sind der Pemphigus foliaceus, die Dermatophytose und die Herpesvirusinfektion.

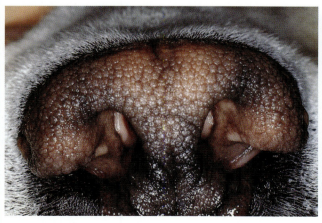

Abb. 22.6
Nicht-entzündliche Depigmentierung mit unscharfer Begrenzung bei einem Hund.

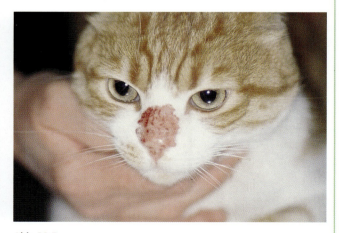

Abb. 22.7
Effloreszenz auf der Nase einer Katze mit Überempfindlichkeit auf Mückenstiche.

Eine Diagnose erhält man, indem man die Patienten so lange in geschützten Räumen hält, bis die Läsionen ohne iatrogenes Zutun verschwunden sind. Eine zusätzliche topische und systemische Glukokortikoid-Therapie verkürzt die Zeit bis zur Genesung beträchtlich.

Dermatophytose des Nasenspiegels (Abb. 22.8)
Erst kürzlich wurde eine Variante der Dermatophytose beschrieben, die nur das Stratum corneum (und nicht den Haarschaft) befällt. *Microsporum persicolor* und *Trichophyton mentagrophytes* führen zu einer krustigen und mit Hyperkeratose einhergehenden Dermatitis, welche die Dorsalfläche der Nase, manchmal auch den Nasenrücken, betrifft. Die klinischen Symptome, die auch einen entzündlichen Pigmentverlust beinhalten können, ähneln denen der Autoimmunerkrankungen (insbesondere Pemphigus foliaceus). Auch die zytologische Untersuchung kann akantholytische Zellen zeigen.
Die Diagnose wird durch das Anlegen einer Pilzkultur von den Krusten sowie mittels einer histologischen Untersuchung der Hautbiopsien gestellt (Abb. 22.8).

Die Therapie erfolgt mit herkömmlichen Antimykotika (*siehe* Kapite 28).

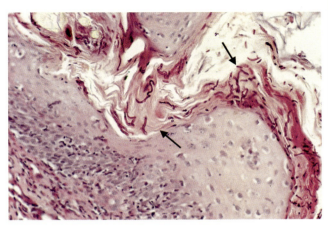

Abb. 22.8
Histologischer Schnitt bei einer Dermatophytose im Stratum corneum durch *T. mentagrophytes*. Man kann die zahlreichen Hyphen (magentafarben) in der Hornschicht sehen (Perjodsäure-Schiff, 20x).

Tabelle 22.5: Verteilungsmuster der Symptome bei Erkrankungen des Nasenspiegels

Ausschließlich Nasenspiegel	■ Trockene Nase des Deutschen Schäferhundes ■ Nasale Hyperkeratose der brachiocephalen Rassen
Nasenspiegel und andere kutane Bezirke	■ Überempfindlichkeit auf Mückenstiche (Ohrmuscheln und Nasenrücken) ■ Diskoider Lupus erythematodes (Lippen, andere mukokutane Übergänge) ■ Pemphiguskomplex ■ Uveodermatologisches Syndrom (Auge) ■ Vaskulitis (Extremitäten) ■ Vitiligo (Lippen, mukokutane Übergänge) ■ Sonnenbrand (Mitbetroffenheit von anderen nicht-pigmentierten Bezirken) ■ Plattenepithelkarzinom (andere nicht-pigmentierte Bezirke sind ebenfalls betroffen) ■ Zink-reaktive Dermatose (Lippen, Ohrmuscheln, Ballen) ■ Idiopathische Seborrhoe des Cocker Spaniels (generalisiert) ■ Epitheliotropes Lymphom
Nasenspiegel und systemische Symptome	■ Leishmaniose ■ Systemischer Lupus erythematodes ■ Tiefe Mykose ■ Nasale Mykose

22.4 Klinisches Vorgehen

1) Liegt ein **Pigmentverlust** vor, so ist es wesentlich zu unterscheiden, ob er entzündlich oder nicht-entzündlich bedingt ist. Albinismus, Vitiligo und der saisonale physiologische Pigmentverlust sind Ursachen für eine nicht-entzündliche Depigmentierung. Die Diagnose wird anhand der Vorgeschichte (Albinismus ist ein angeborener Pigmentmangel, der seit Geburt besteht, der saisonale Pigmentverlust ist ein wiederkehrendes Ereignis) und nach der klinischen Untersuchung gestellt. Vitiligo erkennt man an dem landkartenartigen, scharf begrenzten Verteilungsmuster (Abb. 22.4). Die physiologische Depigmentierung ist nicht scharf begrenzt, wobei der Schwerpunkt der Aufhellung im Zentrum des Nasenspiegels zu finden ist, um zum Rand hin zu verschwimmen (Abb. 22.6). Weitere Untersuchungen sind nicht notwendig.

2) Findet man bei einem Vertreter einer brachiocephalen Rasse oder beim Cocker Spaniel eine **Hyperkeratose** an der Dorsalfläche des Nasenspiegels (Abb. 22.5), sieht dabei aber keine Depigmentierung und keine Ulzera, so wird man zunächst eine rehydrierende Therapie mit Propylenglykol (50–100 %) zweimal täglich lokal durchführen. Kommt es zu keiner Besserung, wird eine Biopsie von der veränderten Stelle entnommen.

3) Sind bei einem Hund auch **Läsionen am Auge** sichtbar (Uveitis bei einem Vertreter der nordischen Rassen), so

sollte man sofort eine oder mehrere Hautbiopsien für eine histologische Untersuchung entnehmen und das Tier einer speziellen Augenuntersuchung zuführen. Ein nicht diagnostiziertes uveodermatologisches Syndrom führt zu irreversibler Blindheit.

4) **Krusten und Ulzera** eignen sich gut für eine zytologische Untersuchung, indem man einen Abklatsch des Geschwürs anfertigt oder indem man eine Kruste mit ihrer Unterseite auf einem Objektträger abtupft. In dem Präparat kann man im Falle einer Pyodermie (meist sekundär und als Komplikation) neutrophile Granulozyten mit intrazytoplasmatischen Bakterien, im Falle eines Pemphigus foliaceus akantholytische Zellen finden. Um den Verdacht zu erhärten, bedarf es im zweiten Fall einer histologischen Beurteilung (*siehe* Kapitel 5). Nur selten ist die zytologische Untersuchung diagnostisch; eindeutig jedoch ist das Auffinden von Pilzelementen wie z. B. bei tiefen Mykosen (Kryptokokkose) oder von Histiozyten mit phagozytierten Leishmanien.

5) Liegt eine **entzündlich bedingte Depigmentierung mit Erosionen, Ulzera und Krusten** vor, so kann es sich um eine Infektion, einen immunbedingten oder einen neoplastischen Prozess handeln. Wenn es der allgemeine Gesundheitszustand des Tieres erlaubt und wenn man in der zytologischen Untersuchung Bakterien diagnostizieren kann, so wird ein zwei- bis dreiwöchiger Antibiotikazyklus angesetzt, bevor eine Biopsie entnommen wird. Ein korrekt verabreichtes Antibiotikum ermöglicht es, die Beurteilbarkeit und die Aussagekraft von histologischen Präparaten zu steigern. In der Zwischenzeit kann man von den Krusten und von den umliegenden Haaren auch Pilzkulturen ansetzen sowie eine Abklärung der Leishmaniose vornehmen, falls Hunde in Risikogebieten leben.

6) Bleibt die Therapie mit Antibiotika erfolglos, weil nach wie vor Effloreszenzen vorhanden sind, ist es wichtig, Hautproben für eine histologische Untersuchung zu gewinnen (falls das Tier nach der Antibiotikatherapie geheilt ist, so handelt es sich wahrscheinlich um eine mukokutane Pyodermie mit der seltenen Lokalisation Nasenflügel). Da der Nasenspiegel stark vaskularisiert ist, wird die Entnahme in Vollnarkose durchgeführt. Hier eignet sich eine elliptische Exzisionsbiopsie entlang der Grenze von veränderter und nicht-veränderter Haut. Wird die Entnahme aus der Mitte von exfoliativen, krustigen oder depigmentierten Läsionen vorgenommen, so können auch 6-mm-Stanzen verwendet werden. Knotige Effloreszenzen am Nasenspiegel und aus den umgebenden Geweben können eine bakterielle oder mykotische Ätiologie haben. In solchen Fällen ist es angezeigt, auch sterile Gewebeproben für bakterielle und mykotische Kulturen (*siehe* Kapitel 6) zur Einsendung an ein Labor zu entnehmen.

7) Wird eine **systemische Erkrankung** (systemischer Lupus erythematodes) vermutet, können eine hämatologische und chemische Blut- und Harnuntersuchung sowie spezifische serologische Tests (Leishmania, systemische Pilzinfektionen), der ANA- (Test zur Untersuchung auf antinukleäre Antikörper) und der Coombs-Test wertvolle diagnostische Hinweise liefern.

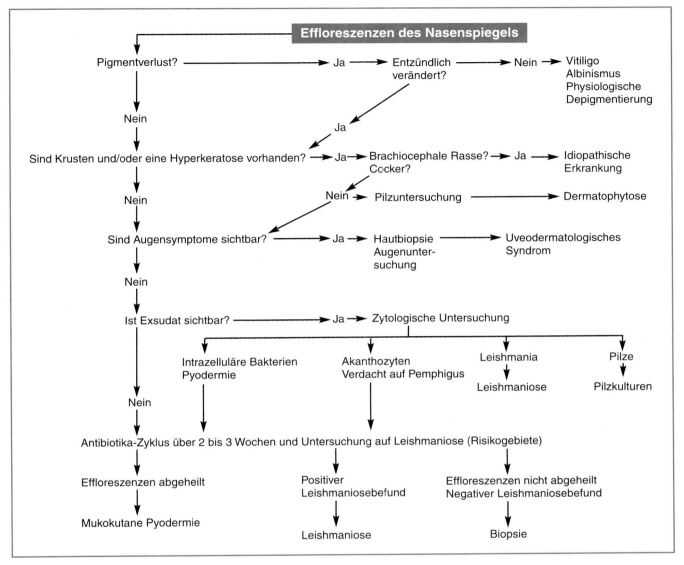

Abb. 22.9
Diagnostischer Algorithmus zu Effloreszenzen des Nasenspiegels.

23 Erkrankungen der Krallen

23.1 Anatomie

Die Kralle ist eine spezialisierte Struktur der Epidermis. Sie besteht aus dichtem, rigidem Keratin und ist eine direkte Fortsetzung des Krallenfalzes (Abb. 23.1). Das Keratin wird von Matrixzellen der Epidermis gebildet, die – von der Basalmembran gelöst – der dünnen, aber sehr widerstandfähigen Dermis aufsitzen. Die Dermis ihrerseits ist sehr straff mit dem Periost der distalen Phalanx verbunden. Dies ermöglicht eine überaus feste Verbindung von Kralle und Knochen. Eine gesunde Kralle lässt sich nicht ohne Amputation des Krallenbeines entfernen.

Die Kralle besteht aus der dorsalen Platte, den beiden Seitenwänden und der Sohle. Die dorsale Matrix ist aktiver als die ventrale und bedingt dadurch die gebogene Form der Kralle. Eine vollständige Wiederherstellung einer Kralle bedarf 6 bis 9 Monate, wobei an der dorsalen Oberfläche im Durchschnitt 2 mm Krallenhorn pro Woche gebildet werden.

23.2 Pathogenese der Symptome

Krankhafte Prozesse an Krallenfalz, Krallenbett und an der Kralle selbst sind bei den Fleischfressern selten. Sie können traumatischen, bakteriellen, mykotischen, parasitären (Leishmaniose), immun-vermittelten, metabolischen, ernährungsbedingten, neoplastischen und idiopathischen Ursprungs sein. Eine Liste möglicher Ursachen wird in Tabelle 23.1 angeführt.

Tabelle 23.1: Die häufigsten Ursachen krankhafter Prozesse der Kralle und des Krallenbettes

Traumata
- Quetschung der Pfote
- Katzen, die mit den Krallen hängen bleiben bzw. sich verfangen
- Traumatisierung durch unsachgemäßes Krallenschneiden
- Chronisches Belecken / Benagen

Bakterielle Infektionen (sind immer sekundär)

Pilzinfektionen
- M. canis
- M. gypseum
- T. mentagrophytes
- Andere geophile Pilze
- Malassezia-Infektion
- Tiefe Mykosen (Kryptokokkose)

Parasitäre Infestationen
- Leishmaniose (Hund)
- (Demodikose, die sich nur im Krallenfalz entwickelt)

Immunvermittelte Erkrankungen
- Pemphigus foliaceus (insbesondere die Katze)
- Pemphigus vulgaris
- Bullöses Pemphigoid und andere Erkrankungen der dermo-epidermalen Grenzschicht
- Kutaner und systemischer Lupus erythematodes
- Toxische epidermale Nekrolyse
- Vaskulitis/Kälteagglutinationskrankheit, disseminierte intravasale Koagulopathie
- Kollagenolytisches Granulom des Krallenfalzes (Katze)

Systemische Erkrankungen
- Hypothyreoidismus (Hund) (verlangsamtes Wachstum, mangelhafter Abrieb durch ungenügende Bewegung des Hundes)
- Hyperthyreoidismus (Katze) (beschleunigtes Wachstum, Onychogryposis)
- Diabetes mellitus

Keratinisationsstörungen
- Zink-reaktive Dermatose
- Kongenitale Ichthyose
- Andere Keratinisationsstörungen

Neoplasien
- Plattenepithelkarzinom des Krallenbettes
- Melanom (bösartig)
- Epitheliale Zysten des Krallenbettes
- Kerathoakanthome
- Inverses Papillom
- Metastasen des Lungenkarzinoms (Katze)

Idiopathische Erkrankungen
- Lupoide Onychodystrophie
- Idiopathische Onychodystrophie

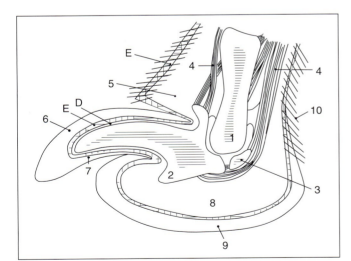

Abb. 23.1
Anatomischer Aufbau der distalen Phalanx und der Kralle. 1 – Phalanx media; 2 – Phalanx distalis; 3 – Distales Sesambein; 4 – Sehnen und Bänder; 5 – Krallenfalz; 6 – Krallenplatte; 7 – Krallensohle; 8 – Krallenpolster; 9 – Hornschicht; 10 – Haare; E – Epidermis; D – Dermis (Lederhaut).

23.3 Klinisches Bild

Die Terminologie zur Beschreibung pathologischer Prozesse der Kralle wird in Tabelle 23.2 angeführt.

Für Hund und Katze sind kaum Rasseprädispositionen bekannt. Diese sind in Tabelle 23.3 aufgelistet.

Der Krankheitsprozess kann eine einzige Kralle, die Krallen einer einzigen Pfote oder alle Krallen des Tieres inklusive der Afterkrallen betreffen (Tabelle 23.4). Veränderungen an einer einzigen Kralle sprechen mit einiger Wahrscheinlichkeit für ein Trauma oder eine Neoplasie. Sind mehrere Krallen an nur einer Pfote betroffen, so muss an eine Dermatophytose gedacht werden (Abb. 23.2). Manifestieren sich die Symptome an mehreren Krallen an verschiedenen Pfoten, so kommen bakterielle Infektionen, Leishmaniose, Autoimmunerkrankungen und idiopathische Störungen infrage.

Eine **Entzündung des Krallenfalzes** (Paronychie) (Abb. 23.3) kann man klinisch erheben. Sie ist gekennzeichnet durch Ödem, Erythem und Alopezie und kann gelegentlich erodiert sein und Exsudat produzieren. Unter den möglichen Ursachen findet man Infektionen (Bakterien, Pilze), Infestationen (Demodikose), Traumata (akut nach Unfällen und chronisch als Folge von ständigem Belecken / Benagen) oder Autoimmunerkrankungen (Pemphigus foliaceus oder kollagenolytisches Granulom bei der Katze, Durchblutungsstörungen beim Hund usw.). Eine chronische Paronychie führt sekundär zu Missbildungen der Kralle, was sich darin zeigt, dass sie übermäßig und zu stark gebogen wächst (Onychogryposis – siehe im Folgenden).

In anderen Fällen betreffen die Symptome hauptsächlich die Kralle selbst, und sie sind mehr oder weniger mit einer Paronychie vergesellschaftet. Im Wesentlichen findet man an den Krallen zwei Arten von Veränderung:

1) **Braune Verfärbung** der Krallenplattenoberfläche an der Basis der Kralle und unter dem Krallenbett mit einer ansonsten unveränderten Kralle (Abb. 23.4). Diese Art der Verfärbung wird von Malassezia hervorgerufen.

Tabelle 23.2: Terminologie der pathologischen Prozesse der Kralle

Paronychie	Entzündung des Krallenfalzes
Onychie / Onychitis	Entzündung des Krallenbettes
Onychopathie	Veränderung / Erkrankung der Kralle
Onychodystrophie	Erworbene Entwicklungsstörung der Kralle
Onychomalazie	Krallenplattenerweichung
Onychoschisis	Horizontale (lamelläre) Aufspaltung der Krallenplatte
Onychorhexis	Longitudinale Aufspaltung der Krallenplatte
Onychoklasie	Brüchiger Zerfall der Kralle
Onychomadesis	Abhebung und Trennung der Kralle von der Matrix
Onychogryposis	Übermäßiges Wachstum und Wölbung der Kralle
Onychalgie	Krallenschmerz

Tabelle 23.3: Rasseprädisposition einiger Krallenerkrankungen

Lupoide Onychodystrophie	■ Rottweiler ■ Deutscher Schäferhund
Zink-reaktive Dermatose	■ Husky ■ Malamut ■ Nordische Rassen
Plattenepithelkarzinom des Krallenbettes	■ Riesenschnauzer ■ Gordon Setter ■ Briard ■ Kerry Blue Terrier ■ Schwarze Hunde
Malassezia-Infektion	■ Rex-Katzen ■ Rassen, die für die Atopie prädisponiert sind (*siehe* Kapitel 3)

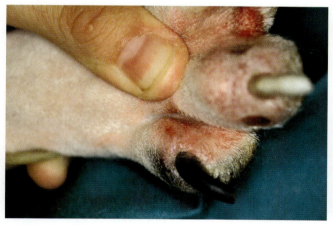

Abb. 23.2
T. mentagrophytes ist die Ursache dieser Paronychie.

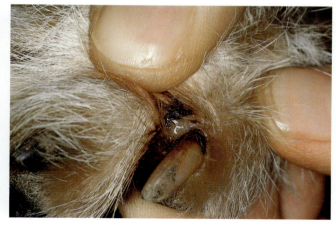

Abb. 23.3
Bakterielle Paronychie. Im Krallenfalz ist Eiter zu erkennen.

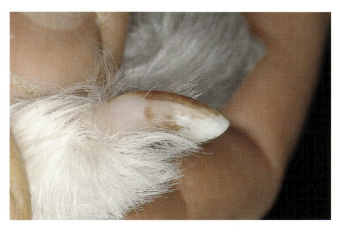

Abb. 23.4
Die Braunverfärbung der Krallenoberfläche ist typisch für eine Malassezia-Infektion, die im Krallenfalz stattfindet. Die Aufnahme wurde nach einigen Wochen Therapie gemacht: Eine gesunde, rosarote Kralle wächst nach.

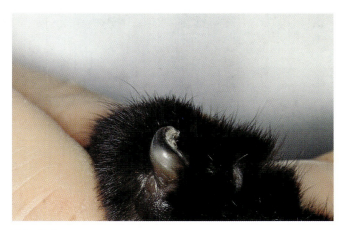

Abb. 23.5
Stark verkrümmte Kralle.

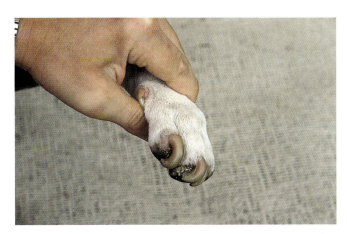

Abb. 23.6
Ausgeprägte Onychogryposis bei einem Bull Terrier, der an einer Zink-reaktiven Dermatose erkrankt ist.

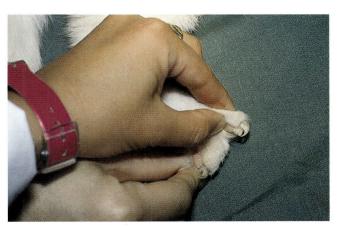

Abb. 23.7
Keratinhaltiges Horn unter einer zu langen Kralle bei einer Katze mit plantigradem Gang.

2) **Veränderung in der Struktur der Kralle**. Sie zeigt sich missgebildet, weich, abgebrochen, gespalten und von der Matrix gelöst (Abb. 23.5). Eine pathologische Veränderung der Matrix mit entweder infektiöser, immun-vermittelter, neoplastischer oder idiopathischer Ätiologie (Tabelle 23.1). Wenn es zu Bruch, Spaltung der Kralle und Ablösung von der Matrix kommt, können starke Schmerzen, Lahmheiten und sekundäre bakterielle Infektionen eine häufige Begleiterscheinung sein.

Die **Onychogryposis** entsteht durch übermäßiges Wachstum und Wölbung der Kralle und ist die Folge einer chronischen Krallenbettentzündung (Abb. 23.6). Eine systemische Krankheit wie die Leishmaniose, eine lokalisierte Dermatitis wie die bakterielle Pododermatitis, ein allergisches Krankheitsgeschehen oder Läsionen, die von den Wanderlarven der Hakenwürmer, von Demodex und von einer Dermatophytose des Kral-

Tabelle 23.4: Verteilungsmuster der Krallenläsionen

Eine einzige Kralle ist betroffen	■ Trauma ■ Neoplasie ■ Dermatophytose ■ Bakterielle Infektion (sekundär aufgrund eines Traumas)
Mehrere Krallen an der selben Pfote	■ Trauma ■ Dermatophytose ■ Bakterielle Infektion (sekundär aufgrund eines Traumas)
Mehrere Krallen an mehreren Pfoten	■ Alle anderen Ursachen ■ Bakterielle Infektion (sekundär aufgrund eines Traumas) ■ Multiples Plattenepithelkarzinom bei schwarzen Hunden ■ Metastasen eines Lungenkarzinoms bei der Katze

lenfalzes hervorgerufen werden, liegen dem Krankheitsprozess zugrunde. Ein Trauma oder eine Neoplasie (dafür kommen vor allem inverse Papillome infrage), die nur den Krallenfalz betreffen, können ebenfalls zu Missbildungen der Krallen führen. Bei alten, übergewichtigen und bewegungsunwilligen Tieren oder solchen mit plantigradem Gang (Hand- und Fußwurzel liegen sehr tief und das Zehenendorgan ist nach proximal gerichtet) können die Krallen als zu groß erscheinen und zu einer Lahmheit führen. Die Ursache ist eine zu geringe Abnutzung. Bei diesen Tieren kann am Ballen unmittelbar hinter der Krallensohle eine Hyperkeratose festgestellt werden (Abb. 23.7).

Katzen, die an einer Hyperthyreose leiden, können Onychogryposis aufweisen. Sie ist auf zu rasches Wachstum zurückzuführen.

Eine Katze, die ein reichliches, **käsiges Exsudat** in Krallenfalz zeigt, ist sehr verdächtig für einen Pemphigus foliaceus (Abb. 23.8). Dann sollte man mit großer Sorgfalt nach den anderen für die Krankheit typischen Symptome suchen (*siehe* Kapitel 32).

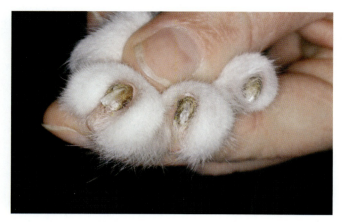

Abb. 23.8
Käsiges Exsudat im Krallenfalz bei einer Katze, die an Pemphigus foliaceus leidet.

Anmerkungen zu besonderen Erkrankungen der Krallen und des Krallenbettes

Bakterielle Infektionen (Abb. 23.3)
Durch eine zytologische Untersuchung (*siehe* Kapitel 5) von Exsudat aus dem Krallenfalz oder aus dem Krallenbett lässt sich die Diagnose bakterielle Infektion stellen. Sie kann die Ursache für einen teilweisen oder gänzlichen Verlust von Krallen sein. Das Exsudat lässt sich gut mit einem Stieltupfer gewinnen und muss, um diagnostisch verwertbar zu sein, Bakterien zeigen, die von neutrophilen Granulozyten phagozytiert wurden. Wegen der besonderen anatomischen Lage sind Kontaminationen des Präparates häufig.

Bakterielle Infektionen der Krallen und der Krallenbetten sind meist sekundär bedingt. Bei der Katze erscheint es ratsam, virale Erkrankungen wie die FIV und die FeLV oder hormonelle Krankheiten wie den Diabetes mellitus oder den Hyperadrenokortizismus abzuklären. Beim Hund sollten auch Traumata (wenn nur eine Kralle oder eine einzige Pfote betroffen ist), hormonelle Erkrankungen (Hypothyreoidismus, Hyperadrenokortizismus, Diabetes mellitus), Allergien, Keratinisierungsstörungen, Ernährungsimbalancen und Onychodystrophie (siehe im Folgenden) berücksichtigt werden.

Da Pfoten und Krallen direkt mit dem Boden in Kontakt treten, muss die ätiologische Ursache für eine bakterielle Paronychie und Onychie nicht immer *Staphylococcus intermedius* sein.

Es ist ratsam, einer Therapie mit Antibiotika eine bakterielle Untersuchung und ein Antibiogramm voranzustellen. Das Antibiotikum sollte mindestens zwei Monate verabreicht werden. Während der Behandlung können Schmerz und Lahmheit vergehen. Das Exsudat nimmt häufig ab oder verschwindet vollständig, und in einigen Fällen sieht man auch wieder ein normales Krallenwachstum. Nach Absetzen des Antibiotikums kann es innerhalb einiger Wochen bis einiger Monate zu Rückfällen bis zum Austritt von eitrigem Exsudat kommen. In manchen Fällen, wenn es nicht gelingt, die ätiologische Ursache zu erforschen, ist man gezwungen, immer wieder – bei jedem Rezidiv – Antibiotika zu verabreichen.

Infektionen mit Dermatophyten (Abb. 23.2)
Microsprum canis, M. gypseum und *Trichophyton mentagrophytes* sind als Erreger am häufigsten beteiligt. Als diagnostische Methoden eignen sich die trichoskopische Untersuchung von Haaren, eine Pilzkultur von denjenigen Haaren, welche die kranke Kralle umgeben, oder von Ablagerungen im Krallenbett und von abgebrochenen oder mit einer Krallenzange abgeschnittenen Splittern (Details zu Probengewinnung und Aufbringung auf einen Nährboden *siehe* Kapitel 4). Die Therapie mit pilzwirksamen Medikamenten (Griseofulvin, 25–50 mg/kg, BID; Ketokonazol, 5–10 mg/kg, BID; Itrakonazol, 5 mg, BID) wird bis zur vollständigen Wiederherstellung einer gesunden Kralle durchgeführt. Mindestens sollte man jedoch 6 Monate veranschlagen. In jüngster Zeit wurde Terbinafin (20 mg/kg, SID oder in zwei Gaben) als Pilzmittel der Wahl bei Onychomykosen vorgestellt. Im ersten Monat wird das Medikament täglich, ab dem zweiten Monat jeden zweiten Tag ver-

abreicht. Mit diesem Schema wird große Wirksamkeit mit möglichst geringen Nebenwirkungen gepaart. Die Onychomykose ist bei der Katze eine sehr seltene Erkrankung.

Infektionen mit Malassezia spp. (Abb. 23.4)
Eine Malassezia-Infektion erkennt man an der Braunverfärbung der Krallenbasis. Außerdem beobachtet man manchmal auch braune, wachsige Ablagerungen im Krallenfalz. Mit der zytologischen Untersuchung dieser Ablagerungen, die mit Hilfe einer Skalpellklinge abgeschabt und anschließend auf einen Objektträger aufgetragen werden (*siehe* Kapitel 5), kann man rasch eine Diagnosebestätigung erhalten. Eine Hefeinfektion kann mit hochgradigem Juckreiz (Benagen und Belecken) einhergehen und ist immer sekundär bedingt.

Allergien (Futtermittelallergie, Atopie), Hormonstörungen und andere systemische Erkrankungen sind hier häufig die Primärerkrankungen (*siehe* Kapitel 28). Bei der Katze gibt es eine mögliche Rasseprädisposition bei Rex-Katzen.

Zur Therapie der Kralleninfektion eignet sich eine Therapie mit einem Schaum oder einem Shampoo mit mindestens 4 % Chlorhexidin über einige Wochen. Parallel dazu sollte man versuchen, die Primärkrankheit zu diagnostizieren und therapeutisch zu behandeln.

Pemphigus foliaceus (Abb. 23.8)
Beim Pemphigus foliaceus der Katze wird oft eine Paronychie aller oder fast aller Krallen mit reichlicher käsiger Exsudatbildung in der Tiefe des Krallenfalzes beobachtet. Das Exsudat kann vorsichtig auf einen Objektträger aufgetragen werden. Mit Hilfe einer zytologischen Untersuchung lassen sich akantholytische Zellen, die für diese Krankheit typisch sind, gut darstellen. Es ist aber empfehlenswert, eine Biopsie von kutanen Läsionen oder eine Amputation des ersten Zehenglieds (Kralle und Krallenbein) vorzunehmen, um die Krankheit zu bestätigen. Beim Hund sind zwar auch Veränderungen am Zehenendglied im Laufe von Pemphigus foliaceus oder anderer Autoimmunerkrankungen beschrieben worden. Sie sind aber sehr selten und im Allgemeinen von Veränderungen an den Ballen begleitet (*siehe* Kapitel 24).

Lupoide Onychodystrophie und idiopathische Onychodystrophie (Abb. 23.5)
Hartnäckige Fälle mit generalisierter Onychomalazie, Onychorrhexis, Onychoschisis und Onychomadesis zeigen zwar durch den Einsatz von Antibiotika eine Besserung, aber nach ihrem Absetzen kommt es zu Rezidiven, und es ist auch keine Primärursache zu finden. In der dermato-histopathologischen Untersuchung (Kralle, Krallenbett und dritte Phalanx), zeigt ein Teil dieser Patienten histologische Veränderungen, die jenen eines Lupus erythematodes sehr ähnlich sind, weshalb die Krankheit auch vor kurzem »lupoide Onychodystrophie« benannt wurde. Bei einem anderen Teil dieser Patientengruppe sieht man keine derart gestalteten Veränderungen, sondern unspezifische entzündliche Infiltrate (idiopathische Onychodystrophie).

Bei Tieren, die an einer Krankheit dieser Gruppe leiden, wird neben der Therapie mit Antibiotika auch eine Dauerverabreichung von essentiellen n-6- und n-3-Fettsäuren empfohlen. In vielen Fällen konnte damit erfolgreich agiert werden. Chirurgische Maßnahmen mit dem Ziel einer radikalen und endgültigen Onychotomie stellen die Alternative dazu dar (*siehe* Literatur).

23.4 Biopsie der Kralle

Die histologische Untersuchung einer abgelösten Krallenplatte ist selten aussagekräftig. Für den Pathologen ist es sehr wichtig, das Krallenbett beurteilen zu können. Deshalb ist eine vollständige Krallenamputation des distalen Zehengliedes angebracht. Sollten auch die rudimentären ersten Zehen von den Symptomen betroffen sein, so wird man diesen den Vorzug vor den tragenden Zehen geben. Falls jedoch eine Amputation einer Stützkralle unumgänglich ist, so führt dieser Eingriff zu keiner wesentlichen Beeinträchtigung des Tieres. Der einzige Nachteil eines fehlenden Zehenendgliedes liegt im Ästhetischen. Nur bei Rennhunden kann es zu einer Beeinträchtigung der Laufleistung kommen, weshalb der Eingriff in diesen Fällen sehr gründlich abgewogen werden muss. Eine alternative Methode besteht in der Entnahme von Probematerial mit einer 6-mm-Stanze. Dabei wird die Stanze parallel zur Zehenachse tief bis in den Knochen geführt. Die gewonnene Stanze sollte Teile des Krallenbettes und des Krallenfalzes beinhalten (Abb. 23.9).

23.5 Klinisches Vorgehen

1) Bei Vorhandensein einer Paronychie werden Haare, die rund um die betroffenen Krallen entnommen werden, trichoskopisch und mit dem Wood-Licht untersucht (*siehe* Kapitel 4). Ein Geschabsel vom Krallenfalz wird zur Beurteilung von Dermatophyten und Demodex-Milben durchgeführt.

2) Wenn die trichoskopische Untersuchung negativ verläuft, sollte man bei Krallenveränderungen und Paronychien in jedem Fall Proben für eine Pilzkultur entnehmen, sowohl

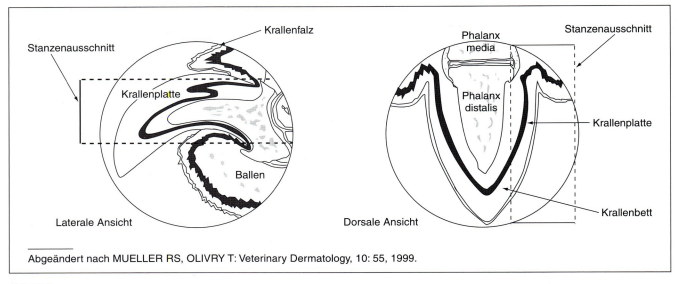

Abb. 23.9
Korrekte Entnahmemethode für Krallenplatte und Krallenbett mit Hilfe eines 6-mm-Punch. Die Stanze wird lateral und parallel der Krallenachse in die Tiefe geführt. So erhält man eine signifikante Gewebeprobe mit Teilen der Krallenmatrix.

von der Haut (Haare und Schuppen) als auch von der Kralle (*siehe* Kapitel 4).

3) Mit einer sorgfältigen Untersuchung aller Krallen und aller Krallenbetten (indem man bei der Katze alle Krallen – auch die der ersten Zehe – einzeln aus der jeweiligen Hauttasche ausstülpt) wird untersucht, ob eine Kralle oder mehrere Krallen an derselben Pfote betroffen sind, oder ob eine generalisierte Erkrankung vorliegt, die mehrere Pfoten betrifft. Ist eine einzelne Kralle oder eine einzige Pfote betroffen, so liegt ein neoplastisches, ein traumatisches Geschehen oder eine Dermatophytose vor. Wenn ein Trauma auszuschließen und die Pilzkultur negativ ist, und wenn eine Antibiotika-Therapie nicht den gewünschten Erfolg nach sich zieht (Schmerzhaftigkeit sollte verschwinden), wird eine chirurgische Abtrennung der distalen Phalanx (vor allem bei Verdacht auf eine Neoplasie) und eine Einsendung in ein Labor zur histologischen Untersuchung empfohlen.

4) Sind Krallen mehrfach an unterschiedlichen Pfoten betroffen und zeigen sich an der Basis der Krallenplatte braune Verfärbungen und im Falz braune, zeruminöse Massen, sollte versucht werden, dieses Material mit einer Skalpellklinge zu gewinnen und zytologisch auf Malassezien zu untersuchen (*siehe* Kapitel 5). Bekommt man einen positiven Befund, so muss eine allergische, hormonelle oder eine systemische Primärursache mitbedacht werden (*siehe* Kapitel 28).

5) Eitriges Exudat wird zytologisch untersucht. Finden sich in den neutrophilen Granulozyten intrazytoplasmatische Bakterien, wird die Diagnose Pyodermie gestellt. Man nimmt eine Tupferprobe für eine bakterielle Untersuchung und für ein Antibiogramm und wählt dann ein passendes Antibiotikum aus. Dieses wird mindestens acht Wochen verabreicht. In dieser Zeit sollten der Schmerz und die Lahmheit verschwinden. Wenn dies nicht eintrifft, ist es ratsam, das betroffene Zehenendglied mit Krallenbein zu amputieren und histologisch untersuchen zu lassen.

6) In den meisten Fällen ist eine bakterielle Infektion nur sekundär:
   a) Für die Katze ist eine serologische Abklärung der viralen Infektionen FIV und FeLV und anderer immunsuppressiver Erkrankungen (Diabetes, andere systemische und schwächende Erkrankungen) notwendig.
   b) Beim Hund müssen chemische Blutuntersuchungen durchgeführt werden, um eventuelle Hormonstörungen auszuschließen.

   Befindet sich das Tier in gutem Allgemeinzustand, erscheint eine Krallenamputation inklusive des Krallenbeins nach einer vorausgehenden, dreiwöchigen Antibiotika-Verabreichung sinnvoll (Verdacht auf lupoide oder idiopathische Onychodystrophie).

7) Werden (besonders bei der Katze) Akanthozyten sowie neutro- und/oder eosinophile Granulozyten gefunden, ist dies ein Befund, der für einen Pemphigus foliaceus spricht (*siehe* Kapitel 33). Zur Absicherung wird eine Biopsie von veränderten Stellen (falls vorhanden) oder einer Kralle (wenn dies die einzige Veränderung ist) genommen und histologisch untersucht.

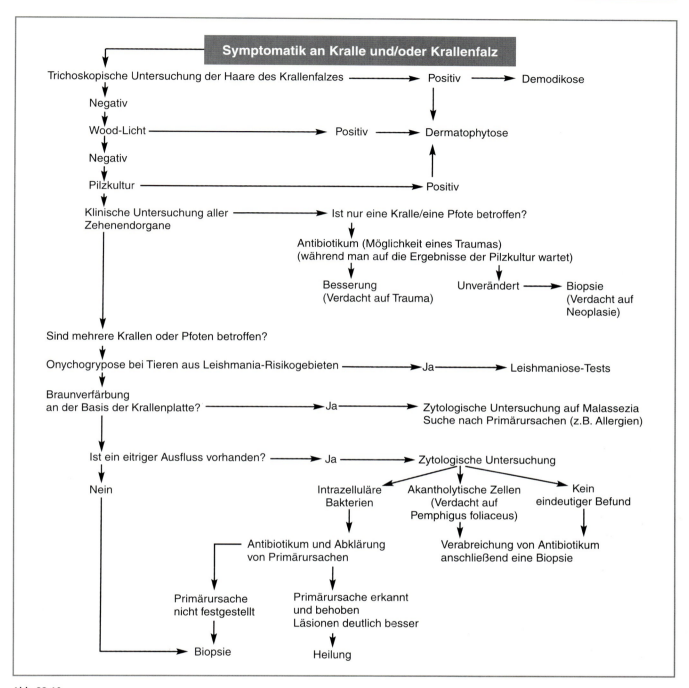

Abb. 23.10
Diagnostischer Algorithmus zur Symptomatik an Kralle und / oder Krallenfalz.

24 Pododermatitis und Erkrankungen der Ballen

24.1 Anatomie

Die Pfoten sind von äußerer Haut überzogen, wie man sie am restlichen Körper vorfindet. Einen besonderen Aufbau haben die Ballen. Sie sind haarlos und besitzen eine dicke, kompakte Hornschicht, die sich aus einer mehrschichtigen Epidermis entwickelt (*siehe* Kapitel 1). Tief im subkutanen Fettpolster liegen die einzigen Adnexe der Ballen, die ekkrinen Schweißdrüsen. Sie münden an der Hautoberfläche und sind für den Feuchtigkeitsgehalt der Ballen verantwortlich. Da die Schweißdrüsen der Ballen auf adrenerge Stimuli mit Sekretion reagieren, ermöglichen sie bei einer Flucht eine bessere Bodenhaftung der Ballen.

24.2 Pathogenese der Symptome

Die Pododermatitis – entzündliche Prozesse der Ballen und der Hautareale zwischen und um die Zehen – hat viele Ätiologien. Die Liste ist vielfach deckungsgleich mit jener anderer Körperteile (Tabelle 24.1). Es gibt aber Ätiologien, die entweder ausschließlich oder in erster Linie diese Körperregionen betreffen. Beim **Hund** sind zu erwähnen: interdigitales Granulom, steril oder bakteriell bedingt oder durch Fremdkörper (Grannen der Mäusegerste) hervorgerufen; Pododemodikose; durch die Wanderlarve der Hakenwürmer verursachte Dermatitis; metakarpale und metatarsale Fisteln des Deutschen Schäferhundes; Dermatitiden, die durch Reizung und Verätzung herbeigeführt werden. Mit einer typischen Lokalisation an den Pfoten findet man bei der **Katze** die plasmazelluläre Pododermatitis und den Pemphigus foliaceus. Andere Erkrankungen erfassen ebenfalls, wenn auch nicht ausschließlich, die Pfoten (Tabelle 24.1). Die häufigsten Ursachen einer Pododermatitis sind Allergien, sterile, infektiöse und Fremdkörper-bedingte interdigitale Granulome, Pododemodikose und Pemphigus foliaceus.

24.3 Klinisches Bild

Während der klinischen Untersuchung ist es wichtig festzuhalten, ob nur eine (Trauma, Dermatophytose), zwei oder mehrere Extremitäten betroffen sind. Sinnvoll ist es auch, die dermatologische Untersuchung auf das ganze Tier auszudehnen um festzustellen, ob die Veränderungen sich auf die Pfoten beschränken, oder ob auch noch andere Körperteile betroffen sind (Tabelle 24.2).

Das Alter gibt wenig diagnostische Hinweise: Bei Jungtieren kommen Dermatophytose, Demodikose, virale Infekte (Pox-,

Tabelle 24.1: Pododermatitis bei Hund und Katze

Bakterielle Infektionen (Knötchen, Ulzera, Fistel)
- Pyodermie / Interdigitale Granulome (Hund)
- Mykobakteriosen
- Atypische bakterielle Infektionen
- Nokardiose
- Aktinomykose

Virale Infektionen (Katze) (Krusten)
- Poxvirus
- (Herpes- / Calicivirus)
- FIV und FeLV

Pilzinfektionen (Alopezie und Erythem bei einer oberflächlichen Pyodermie; Knötchen, Ulzera, Fisteln bei einer tiefen Pilzinfektion)
- *M. canis*
- (*M. gypseum*)
- (*T. mentagrophytes*)
- Subkutane und tiefe Mykosen

Parasitäre Infestationen (Erythem, Krusten)
- Demodikose (vor allem Hund)
- *Neotrombicula autumnalis*
- Larven der Gattungen Ankylostoma und Uncinaria (Hund)
- Notoedres-Räude (Katze)

Eosinophiler Hintergrund (Katze)
- Eosinophiles Granulom
- Eosinophile Plaque

Allergischer Hintergrund (Alopezie, Erythem und Exkoriationen)
- Futtermittelallergie
- Atopische Dermatitis
- Kontaktallergie

Immun-vermittelter Hintergrund (Krusten, Ulzera, Epithelverlust)
- Pemphigus foliaceus, Pemphigus vulgaris (insbesondere die Katze)
- Bullöses Pemphigoid und andere Erkrankungen der dermo-epidermalen Grenzschicht
- TEN u. a. Arzneimittelallergien
- Vaskulitis / Dermatomyositis (Hund)
- Metakarpale und metatarsale Fisteln des Deutschen Schäferhundes
- Plasmazelluläre Pododermatitis (Katze)

Umwelt-bedingter Hintergrund
- Trauma
- Verätzungen
- Verbrennungen
- Fremdkörper
- Nicht-allergische Kontaktdermatitis

Neoplasien (Knötchen, Ulzera)
- Fibrosarkom (besonders Katze)
- Metastasen des Lungenkarzinoms
- Noduläre Dermatofibrose
- Andere Tumore

Automutilationen
- Amputation nach Beteiligung sensibler Nerven (N. radialis)
- Psychogene Dermatose, akrale Leckdermatose

Metabolischer Hintergrund (Krusten)
- Zink-reaktive Dermatose (Hund)
- Metabolische epitheliale Nekrolyse (Hepatokutanes Syndrom)
- Xanthomatose (Katze) (kleine Knötchen)

TEN: Toxische epidermale Nekrolyse

Herpes-, Calicivirus) und Genodermatosen (idiopathische Hyperkeratose) infrage; ältere Tiere hingegen zeigen eine Prädisposition für Tumore und jene Dermatitiden, die durch metabolische Störungen hervorgerufen werden (MEN). Es gibt aber bedeutende Rasseprädispositionen, die in Tabelle 24.3 aufgelistet sind. Bei Rasseprädispositionen für Krankheiten (Demodikose, Atopie usw.), die über den Pfotenbereich hinausgehen, sind jene zu berücksichtigen, die im Kapitel 2 genannt sind.

Bedeutender für die Diagnosefindung ist das Erfassen des Verteilungsmusters und das Erscheinungsbild der Läsionen, da es eine erhebliche Anzahl an Prädispositionen gibt (Tabelle 24.4).

Krankheiten, die nur den **Sohlenballen** betreffen, können ulzerös oder hyperkeratotisch sein. Rundliche, stecknadelkopfgroße, scharf begrenzte **Ulzera** mit vorstehendem Saum sind mit einer Vaskulitis (Abb. 24.1) und mit immun-bedingten Pathologien, die im Verlauf von Lupus erythematodes, von Kälteagglutininkrankheit, Dermatomyositis, Leishmaniose und bakteriellen Infektionen auftreten, in Verbindung zu bringen. Ulzera und Epithelverlust an den Sohlenballen – häufig lösen sich ganze Hautfetzen ab – sind charakteristisch bei bullösen und pustulösen Erkrankungen wie dem Pemphigus foliaceus, dem bullösen Pemphigoid und anderen Erkrankungen der mukokutanen Übergänge und der toxischen epidermalen Nekrolyse (Abb. 24.2, 24.3). Werden ulzeröse und krustige Effloreszenzen am Rand der Ballen wahrgenommen, so müssen neben den Autoimmunerkrankungen (Lupus und Pemphigus) auch Arzneimittelexantheme und metabolische Störungen wie die Zink-reaktive Dermatose (beim Hund) und die MEN (hepatokutanes Syndrom) (Abb. 24.4) auf die Liste der Differentialdiagnosen gesetzt werden. Ulzeröse Läsionen und eine weichelastische Umfangsvermehrung an den Ballen sind typisch für die plasmazelluläre Pododermatitis der **Katze** (Abb. 24.5). Solche Veränderungen findet man hauptsächlich an den Sohlenballen, sie können aber auch die Zehenballen erfassen. Bezüglich der Ätiologie dieser Krankheit besteht noch Unklarheit.

Hyperkeratose an den Ballen (Abb. 24.6) als Symptom findet sich bei einer idiopathischen Keratinisierungsstörung (Cocker Spaniel, Irish Terrier, Bordeauxdogge, Kerry Blue Terrier), bei Autoimmunerkrankungen (Pemphigus, Lupus), bei metabolischen Störungen (Zink-reaktive Dermatose) oder bei Infektionskrankheiten (Hartballenbildung durch Staupe).

Läsionen im **Zwischenzehenbereich** und der die **Ballen umgebenden Haut** können durch Haarlosigkeit und Rötung oder Geschwüre und Krusten geprägt sein.

Tiere, die an einer Futtermittelallergie oder Atopie leiden, können im Bereich der Extremitäten einen starken Juckreiz verspüren. Dieser kann vor allem beim Hund durch fortwährendes Belecken mit **Alopezie** und **Erythem** enden (Abb. 24.7). Bei Tieren mit hellem Fell entsteht die charakte-

Tabelle 24.2: Verteilungsmuster der Läsionen bei Pododermatitis

Eine einzige Kralle ist betroffen	■ Traumata / Schnittverletzungen ■ Fremdkörpergranulome (Granne) ■ Dermatophytose ■ Tumore
Ausschließlich die Pfoten sind betroffen, keine anderen Köperteile	■ Zwischenzehengranulome (Hund) ■ Metakarpale und metatarsale Fisteln des Deutschen Schäferhundes ■ Plasmazelluläre Pododermatitis (Katze) ■ Verbrennungen und Verätzungen an den Ballen ■ Fremdkörpergranulome und -fisteln ■ Läsionen durch die Wanderlarve von Ankylostoma
Ballen und mukokutane Übergänge	■ Autoimmunerkrankungen ■ Arzneimittelallergien (TEN, EM) ■ Metabolische Dermatose (Zink, MEN)
Ballen, Ohrenspitzen, Schwanzspitze und die Haut über Knochenvorsprüngen	■ Vaskulitis

EM: Erythema multiforme
MEN: Metabolische epidermale Nekrolyse
TEN: Toxische epidermale Nekrolyse

Tabelle 24.3: Rasseprädispositionen bei Pododermatitis

Kurzhaarrassen mit struppigem Fell
■ Zwischenzehengranulome

Deutscher Schäferhund
■ Metakarpale und metatarsale Fisteln
■ Noduläre Dermatofibrose
■ Zwischenzehengranulome

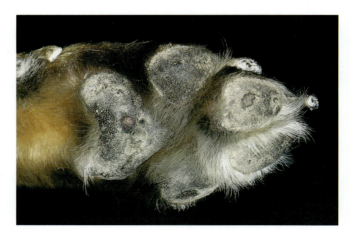

Abb. 24.1
Auf den Ballen sieht man rundliche ulzeröse Läsionen. Sie sind typisch für eine Vaskulitis.

Tabelle 24.4: Lokalisation und Art der Effloreszenzen

Ballen und Ulzera
- Pemphigus foliaceus, Pemphigus vulgaris, diskoider und systemischer Lupus erythematodes
- Bullöses Pemphigoid und andere Erkrankungen der mukokutanen Übergänge
- TEN u. a. Arzneimittelexantheme
- Vaskulitis / Dermatomyositis (Hund)
- Plasmazelluläre Pododermatitis (Katze)

Haut in der unmittelbaren Umgebung der Ballen sowie Ulzera und Krusten
- Pemphigus foliaceus, Pemphigus vulgaris, diskoider und systemischer Lupus erythematodes
- Bullöses Pemphigoid und andere Erkrankungen der mukokutanen Übergänge
- TEN u. a. Arzneimittelexantheme
- Zink-reaktive Dermatose (Hund)
- MEN (Hepatokutanes Syndrom)

Ballen und Hyperkeratose
- Idiopathische Hyperkeratose
- Leishmaniose
- Autoimmunerkrankung
- Zink-reaktive Dermatose (Hund)
- MEN (Hepatokutanes Syndrom)
- Hartballenbildung (Hundestaupe)

Haut der Zehenendorgane sowie Erythem und Alopezie
- Dermatophytose durch *M. canis*, (*M. gypseum*), (*T. mentagrophytes*)
- Demodikose
- Larven von Ankylostoma und Uncinaria (Hund)
- Futtermittelallergie
- Atopische Dermatitis
- Kontaktallergie

Haut der Zehenendorgane sowie Ulzera, Exsudat und Krusten
- Pyodermie (Hund)
- Mykobakteriosen
- Infektion mit atypischen Bakterien
- Nokardiose
- Aktinomykose
- Poxvirus (Katze)
- (Herpes- / Calicivirus) (Katze)
- Subkutane und tiefe Mykosen
- Demodikose, die mit einer tiefen Pyodermie vergesellschaftet ist (Hund)
- Eosinophile Plaque (Katze)
- Traumata
- Verätzungen
- Verbrennungen
- Metakarpale und metatarsale Fisteln des Deutschen Schäferhundes

Haut der Zehenendorgane und interdigitale Knötchen
(können auch fistelnd sein)
- Mykobakteriosen
- Infektion mit atypischen Bakterien
- Nokardiose
- Aktinomykose
- Subkutane und tiefe Mykosen
- Eosinophiles Granulom (Katze)
- Steriles und bakteriell infiziertes interdigitales Granulom (kurzhaarige Hunderassen)
- Interdigitales Fremdkörpergranulom (Granne)
- Neoplasie
- Noduläre Dermatofibrose des Deutschen Schäferhundes
- Xanthomatose (Katze) (kleine Knötchen)

MEN: Metabolische epidermale Nekrolyse
TEN: Toxische epidermale Nekrolyse

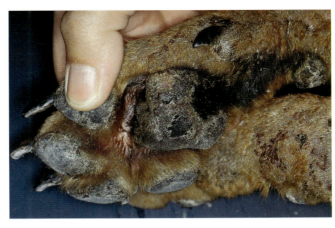

Abb. 24.2
Krustige und ulzeröse Effloreszenzen an den Ballen und der sie umgebenden Haut bei einem Dobermann mit Pemphigus foliaceus.

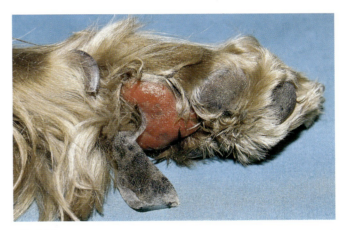

Abb. 24.3
Vollständige Ablösung des Epithels an einem Sohlenballen bei einem Irish Setter mit bullösem Pemphigoid.

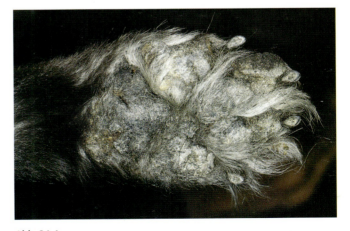

Abb. 24.4
Exsudative und krustöse Effloreszenzen bei einem Mischling mit metabolischer epidermaler Nekrolyse (Hepatokutanes Syndrom).

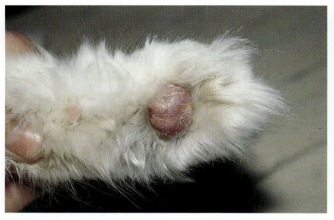

Abb. 24.5
Stark geschwollener, weichelastischer Ballen bei einer Katze mit plasmazellulärer Pododermatitis.

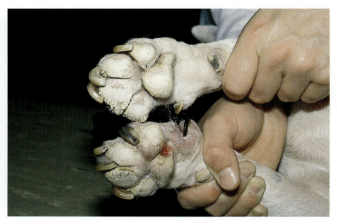

Abb. 24.6
Hyperkeratose der plantaren Ballen bei einem Bull Terrier mit Zink-reaktiver Dermatose.

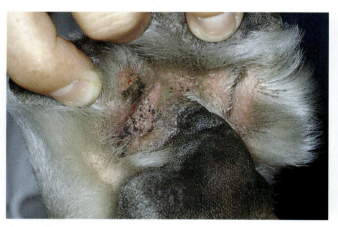

Abb. 24.7
Zwischenzehenerythem bei einem Hund mit atopischer Dermatitis.

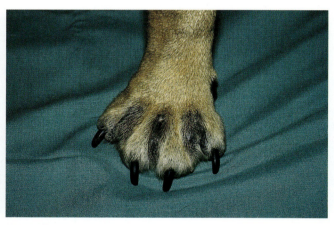

Abb. 24.8
Zwischenzehengranulome bei einem Hund mit Pododemodikose.

ristische, durch den Speichel hervorgerufene, bronzefarbene Verfärbung. Wenn die Selbstverletzung über längere Zeit anhält und die Situation eventuell durch Benagen verschlimmert wird, können sich die Exkoriationen sekundär infizieren und in einer durch Bakterien oder Malassezien komplizierten Pododermatitis münden. Beim Hund kann auch eine sehr therapieresistente, auf die Extremitäten beschränkte Infestation mit *Demodex canis* eine Pododermatitis mit Haarlosigkeit und Erythem (Pododemodikose) auslösen (siehe Kapitel 31). Bei Hund und Katze gehen auch Dermatophytosen, von *Microsporum canis*, *Trichophyton mentagrophytes* oder anderen geophilen Pilze hervorgerufen, mit Erythem und Alopezie einher.

Ulzera und Fisteln, Eiteraustritt sowie Ödem und Erythem der Haut zwischen den Zehen beobachtet man beim Hund im Verlauf von bakteriellen Pyogranulomen (bakterielle Pododermatitis) (Abb. 24.8). Bei Kurzhaarrassen entstehen auch sterile Granulome, wahrscheinlich durch die Friktion der Haut im Zwischenzehenbereich, die mit sprödem, hartem Haar bedeckt ist; sekundär entstehen Infektion und Ulzera. Auch bei der Pododemodikose können sekundäre Infektionen mit Ulzera und Eiteraustritt beobachtet werden. Eine Erkrankung, die mit Ödem und Ulzera gleich proximal des Sohlenballens im Bereich von Metakarpus bzw. Metatarsus (Abb. 24.9) einhergeht, stellt eine Besonderheit des Deutschen Schäferhundes dar. Sie entspricht klinisch einer pyogranulomatösen, sterilen Zellulitis. Ihre Ätiologie ist weitgehend unbekannt, auch wenn eine Autoimmunerkrankung vermutet wird. Bei der Katze weiß man, dass die eosinophile Plaque bzw. das Granulom in der Haut nahe den Ballen und im Zwischenzehenbereich Ulzera hervorrufen kann. Auch wenn diese Lokalisationen beschrieben wurden, so sind sie doch nur selten befallen. Letztendlich kann es bei immunsupprimierten Katzen (infiziert mit FIV oder FeLV) zu bakteriellen Infektionen (atypische Mykobakterien oder Nokardia)

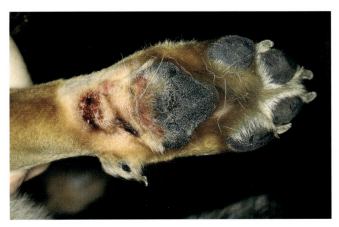

Abb. 24.9
Metatarsale Fistel und idiopathische Zellulitis bei einem jungen Deutschen Schäferhund.

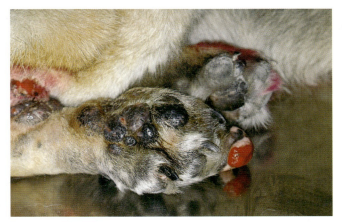

Abb. 24.10
Knotenartige und ulzeröse Veränderungen bei einem Deutschen Schäferhund mit nodulärer Dermatofibrose.

oder Pilzinfektionen (Kryptokokkose, Pheohyphomykose) kommen. Diese Entzündungen gehen mit Ulzera, Fisteln und Austritt von blutigem Eiter einher.

Noduläre Effloreszenzen sieht man bei Tumoren und Granulomen (im Zwischenzehenbereich), bevor sie zu fisteln beginnen. Der Deutsche Schäferhund kann an einer nodulären Dermatofibrose (Abb. 24.10) erkranken. Sie ist gekennzeichnet durch die Bildung von zahlreichen intradermalen, derbelastischen Knötchen, die hauptsächlich – wenn auch nicht ausschließlich – an den Extremitäten zu finden sind. Diese Veränderungen sind mit Nierenzysten oder dem Zystenadenom und -adenokarzinom vergesellschaftet. Bei der Katze trifft man gelegentlich auf kleine, gelblichrote Knötchen in den Zehenballen oder in der Haut im Zwischenzehenbereich. Man beobachtet sie an den Extremitäten im Zusammenhang mit dem eosinophilen Granulom oder mit einer Xanthomatose.

24.4 Klinisches Vorgehen

1) Wie bei jeder dermatologischen Untersuchung sollte man auch im Bereich der Extremitäten ein Hautgeschabsel, eine trichoskopische Untersuchung der Haare, eine Untersuchung mit dem Wood-Licht und eine Pilzkultur durchführen. Damit kann man einen Parasitenbefall oder eine Dermatophytose bestätigen oder ausschließen.

2) Verlaufen die Untersuchung mit dem Wood-Licht und die trichoskopische Untersuchung negativ, werden die Lokalisation und die Art der Läsion beurteilt. Handelt es sich dabei um nicht-knotige Veränderungen an einer einzigen Pfote, so liegt mit aller Wahrscheinlichkeit ein traumatisches bzw. infektiöses (Pilze) Geschehen vor. Der Verdacht auf Fremdkörper (Granne) muss abgeklärt werden. Während man auf das Ergebnis einer Pilzkultur wartet, werden für den Zeitraum von zwei Wochen Antibiotika verabreicht. Ist das Ergebnis der Pilzkultur negativ und sind die Effloreszenzen an der Extremität unverändert, so empfiehlt es sich, eine Hautbiopsie zu entnehmen. Liegt ein Knötchen vor, so sind eine chirurgische Exzision (eventuell auch eine Biopsie) und eine histologische Untersuchung angezeigt.

3) Wenn die Veränderungen mehrere Pfoten betreffen, so müssen die Effloreszenzen genau erhoben werden: Handelt es sich um Rötung und Haarlosigkeit? Sind sie ulzerös, exsudativ und krustig, oder sind sie knotig?

a) Nachdem bei Erythem und Alopezie die Demodikose und die Dermatophytose ausgeschlossen werden konnten, rücken Selbstverletzungen durch Belecken und / oder Benagen in den Vordergrund, häufig zu sehen bei Futtermittelallergie und Atopie. Für die diagnostische Abklärung wird auf die Kapitel 7 (Hund) und 15 (Katze) verwiesen. Allergische und nicht-allergische Kontaktdermatitiden sind sehr selten. Zeigen auch andere Körperstellen (Sternum, Abdomen), die in unmittelbarem Bodenkontakt sind, ähnliche Effloreszenzen, sollte man die beiden Krankheiten in die Überlegungen miteinbeziehen.

b) Bei Vorliegen von ulzerösen, exsudativen und krustigen Läsionen kann man vom Exsudat eine zytologische Abklatschprobe gewinnen und beurteilen. Das Vorliegen von intrazellulären Bakterien ist diagnostisch für eine Pyodermie, das Auffinden von Hyphen oder Hefen (Malassezia, Kryptokokken) hingegen für eine mykotische Infektion. In beiden Fällen sollte eine Kultur angesetzt werden, um den Erreger zu bestimmen. Im Falle einer tiefen Pyodermie empfiehlt sich auch ein Antibiogramm zur Auswahl eines wirksamen

Antibiotikums. Bei davon divergierenden Befunden sollte man (auch wenn akantholytische Zellen den Verdacht auf Pemphigus erhärten) einen Zyklus von zwei bis drei Wochen mit Antibiotika-Verabreichung dazwischenschalten – vorausgesetzt, der Allgemeinzustand des Patienten erlaubt es – bis man das Tier wiederbestellt (man wird auch auf den Pilzbefund warten, *siehe* Punkt 1). Sind nach dieser Zeit die Effloreszenzen unverändert, wird eine Hautbiopsie für eine histologische Untersuchung genommen. Macht es der Allgemeinzustand des Tieres notwendig, wird die Biopsien umgehend entnommen und es wird eine symptomatische Therapie eingeleitet, während man auf die histologischen Befunde wartet. Werden bei der Katze zytologisch eine bakterielle Pododermatitis oder histologisch eine Infektion mit atypischen Bakterien oder eine tiefe Mykose (Phäohyphomykose, Kryptokokkose) diagnostiziert, sollte das Tier auf FIV und FeLV getestet werden, da diese Infektionen sehr selten sind und die Folge einer Immunsuppression sein können.

c) Treten knotige Läsionen auf, sollte man diese zytologisch aufarbeiten und sich anschließend an dem im Kapitel 14 (Hund) und 21 (Katze) beschriebene Prozedere orientieren.

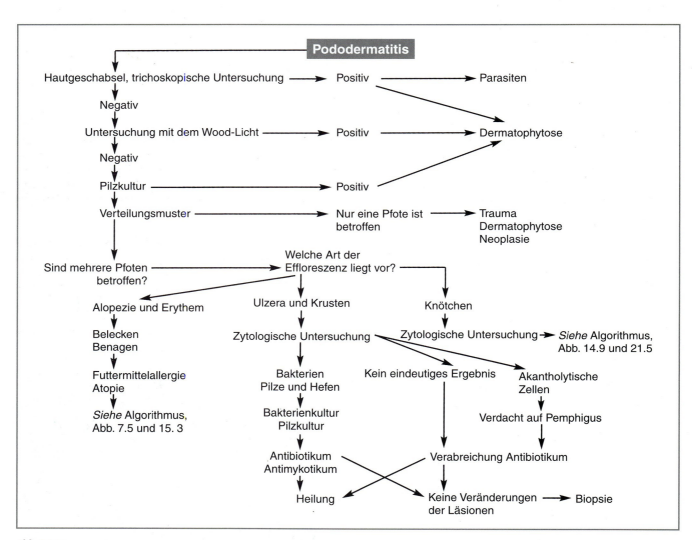

Abb. 24.11
Diagnostischer Algorithmus zur Pododermatitis.

25 Erkrankungen der Analbeutel und der Aftergegend

Ersilia Pappalardo

25.1 Anatomie

Analbeutel sind sackartige Hohlräume, die vom Musculus sphincter ani internus (glatte Muskulatur) und Musculus sphincter ani externus (quergestreifte Muskulatur) umgeben sind. Die Analbeutel weisen eine halbkugelige Form auf und liegen ventrolateral des Anus. Die Ausführungsgänge münden am mukokutanen Übergang des inneren Afterrandes. Beutel und Ausführungsgang sind von verhornendem, geschichtetem Plattenepithel ausgekleidet. Die Wände werden vom reichlich vorhandenen Bindegewebe gebildet. Apokrine Schweißdrüsen münden am Boden des Analbeutelsackes, die Talgdrüsen finden hingegen im trichterförmigen Teil des Beutels ihren Ausgang (Abb. 25.1).

Der Inhalt des Analbeutels besteht aus Drüsensekret, abgeschilferten Epithelzellen und Bakterien. Farbe, Geruch und Konsistenz können unterschiedlich sein. Die Farbe variiert zwischen dunkelbraun und hellbraun, gelbbraun, gelb und graubraun (Abb. 25.2). Der stechende Geruch ist auf bakterielle Eiweiß- und Kohlenhydratabbauprodukte zurückzuführen: Buttersäure, Indol und Skatol. Die Geruchsintensität ist recht unterschiedlich, sie wird aber immer als unangenehm empfunden.

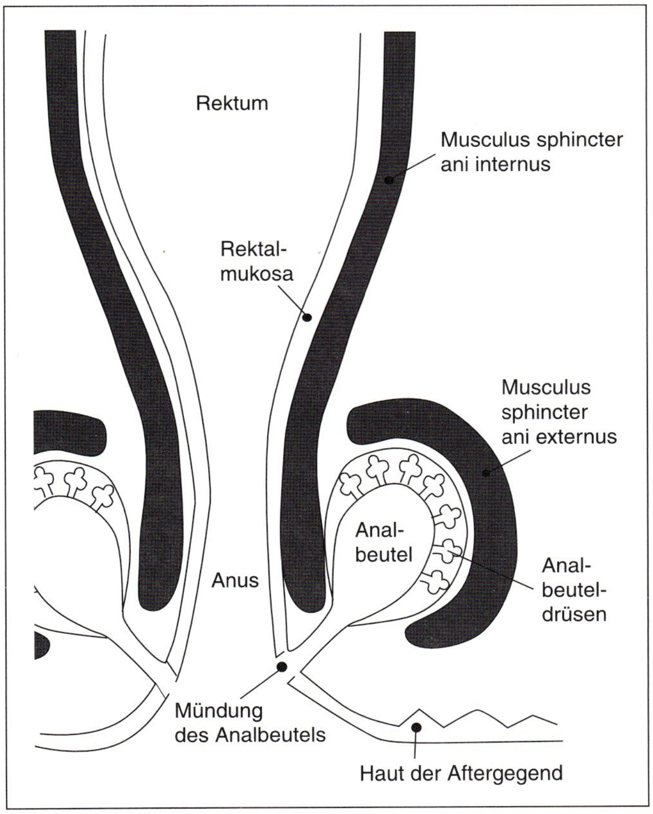

Die Konsistenz des Sekretes bei gesunden Tieren (die Erhebung erfolgte bei gesunden, kastrierten und nicht kastrierten Beagles) kann flüssig, zähflüssig und teigig-pastös sein, wobei der Unterschied individuell sehr groß sein kann. Mit der Verweildauer im Analbeutel wird die Konsistenz fester, während Farbe und Geruch davon nicht beeinflusst werden. Geruch, Konsistenz und Farbe sind vom Geschlecht und dem Stadium des Reproduktionszyklus abhängig.

Die Flora des Analsekretes zeigt in der Hundepopulation folgende Verteilung: 30 % der Hunde weisen *Streptococcus faecalis*, 20 % Mikrokokken, 20 % *Escherichia coli* und 10 % Staphylokokken auf. Ebenfalls als physiologisch sind Hefen wie *Malassezia* spp. anzusehen. Bei der zytologischen Untersuchung kann man zusätzlich Zelldetritus und vereinzelt Leukozyten erheben (Abb. 25.3).

Über die genaue Funktion der Analbeutel ist man sich noch im Unklaren; fest steht jedoch, dass sie für den Hund nicht lebensnotwendig sind. Man vermutet, dass sie eine Rolle im sozialen Verhalten wie zum Beispiel beim Balzverhalten, Abgrenzen des eigenen Territoriums oder in der Verteidigung spielen. Beim letztgenannten Beispiel werden die Drüsen in Anwesenheit eines Feindes entleert. Ein ähnliches Verhalten ist

Abb. 25.1
Anatomie des Analbeutels.

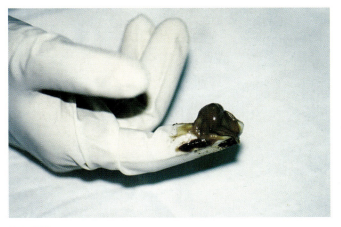

Abb. 25.2
Physiologisches Analbeutelsekret.

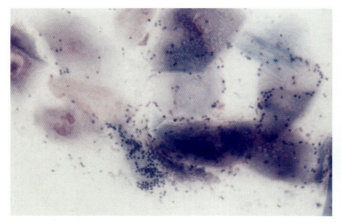

Abb. 25.3
Mikroskopische Ansicht eines physiologischen Analbeutelsekretes. Korneozyten und zahlreiche Bakterien (Hemacolor®, 100x).

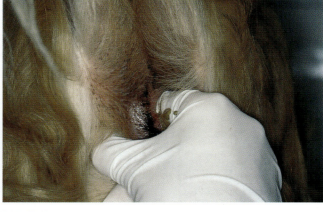

Abb. 25.4
Korrekte Methode zum Ausmassieren eines Analbeutels. Der Analbeutel kommt zwischen rektal eingeführtem Zeigefinger und Daumen zu liegen.

vom Stinktier und von der Manguste bekannt. Während des Kotabsatzes erfolgt auf natürliche Weise ein teilweises Ausmassieren des Analbeutels. Dabei wird der Kot und damit das Territorium mit Duftmarken versetzt.

25.2 Erkrankungen der Analbeutel

Es lassen sich drei nicht-neoplastische Erkrankungen der Analbeutel differenzieren: der Verschluss, die Analbeutelentzündung und der Abszess. Auch wenn diese drei Krankheiten unterschiedliche Symptome zeigen, stellen sie wahrscheinlich lediglich drei unterschiedliche Stufen derselben Erkrankung mit ein und demselben Pathomechanismus dar. Kleine Hunde, und hier insbesondere Pudel, Chihuahua, Yorkshire Terrier, West Highland White Terrier und jene Cocker Spaniel, die auch an einer Seborrhoe leiden, zeigen die Erkrankung häufiger als andere Rassen.

Warum es zu diesen Veränderungen kommt, ist noch weitgehend unbekannt. Man glaubt einige prädisponierende Faktoren zu kennen, wie z. B. eine Überproduktion von Drüsensekret, die gemeinsam mit einer allgemeinen Seborrhoe auftritt, ein übermäßiges Sekretverhalten im Zusammenhang mit enteralen Störungen und Durchfall (das Ausmassieren der Beutel wird nicht gewährleistet), einen verminderten Muskeltonus oder Übergewicht. In einer Versuchsanordnung wurden die Ausführungsgänge künstlich verschlossen, und es wurden Bakterien in den Beutel inokuliert. So ist es gelungen, eine Analbeutelentzündung zu reproduzieren. Das Verhalten des Analsekretes (Analsekretstau) ist bewiesenermaßen einer der wichtigsten Gründe für diese Erkrankung.

Tumore des Analbeutels sind selten, wenn sie auftreten, bilden sich bösartige Adenokarzinome, die vom Drüsenepithel ausgehen. Der Tumor hat eine niedrige Inzidenz und betrifft zu 90 % Hündinnen im Alter von über 10 Jahren, unabhängig davon, ob sie kastriert sind oder nicht. Es handelt sich um einen sehr invasiven Tumor, der häufig in die regionären Lymphknoten (Lymphocentrum lumbale) metastasiert. Rasseprädispositionen sind nicht bekannt.

Obwohl perianale Fisteln keine primäre Erkrankung der Analbeutel darstellen, können sie im fortgeschrittenen Stadium auch diese erfassen. Deshalb werden auch sie in diesem Kapitel besprochen.

25.2.1 Entzündliche Erkrankungen der Analbeutel

Das Symptombild dieser Krankheitsgruppe umfasst: Tenesmus, Dyschezie, Schmerzen im Analbereich bei »hundesitziger« Stellung, Belecken und Benagen der Aftergegend und das »Schlittenfahren«. Der Bereich um den Anus kann gerötet und stark geschwollen sein, und das Symptombild wird von übelriechendem Exsudat begleitet.

Farbe, Geruch und Konsistenz des Analbeutelinhaltes sowie das zytologische Bild sind in Hinblick auf die Diagnose nicht immer aussagekräftig. Im Allgemeinen findet man ein teigigpastöses und braunes Sekret im Zusammenhang mit einem Verschluss und Verstopfung, ein eitriges und blutiges Sekret bei einem akuten Entzündungsgeschehen, und einen wässrigen oder cremigen Ausfluss mit Flocken oder Granula beobachtet man bei chronischen Infekten. Bevor die Diagnose einer Erkrankung der Analbeutel gestellt wird, sollten andere mögliche Ursachen für Juckreiz und Fistelbildung des perianalen Bereiches wie Vaginitis, Proktitis, Fisteln der perianalen Drüsen, Flohallergien, Atopie und Endoparasitosen bedacht und abgeklärt werden.

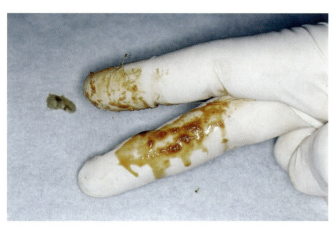

Abb. 25.5
Makroskopische Ansicht eines veränderten Sekretes mit Granula.

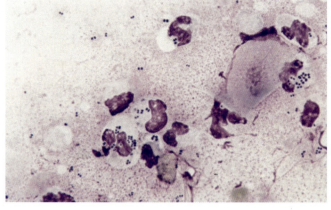

Abb. 25.6
Mikroskopische Ansicht eines Sekretes bei Analbeutelentzündung. Degenerierte Neutrophile mit intrazellulären Bakterien.

25.2.1.1 Verstopfung

Die am häufigsten angetroffene Veränderung des Analbeutels ist eine Dilatation. Sie tritt infolge einer Anschoppung von Sekret auf, es liegt aber meist keine allzu starke Entzündung vor. Klinisch findet sich Juckreiz im Analbereich; die Haut in der Aftergegend ist jedoch unverändert. Ist sie gerötet, so ist dies eine Folge von Selbsttraumatisierung. Die angeschoppten Beutel können relativ leicht von außen ertastet werden, aber nicht jeder gefüllte Sinus paranalis darf als verstopft oder erkrankt angesehen werden. Der Verschluss kann monolateral sein, ist aber meist bilateral. Oft kann man einen Pfropfen, der das Ostium verschließt, ausmachen. Der Inhalt der verschlossenen Sinus ist im Allgemeinen teigig-pastös und von dunkelbrauner Farbe.

Regelmäßiges Ausdrücken der Analbeutel ist das Mittel der Wahl, um das Problem zu beheben. Dafür gibt es zwei Methoden: Entweder kann man die Beutel von außen durch die Haut zusammendrücken oder man presst sie einzeln aus, indem man einen Finger in den Anus einführt und auf diese Weise Druck ausübt (Abb. 25.4). Die zweite Technik ist vorzuziehen, weil sie eine vollständigere Entleerung ermöglicht und bei Hunden mit Stummelschwanz einfacher anzuwenden ist. Eine zu häufige Entleerung führt zu Rezidiven oder zu einer Sinusitis. Mittels einer Diät kann man versuchen, das Kotvolumen zu steigern und so eine physiologische Entleerung der Analbeutel herbeizuführen.

25.2.1.2 Analbeutelentzündung

Von einer Sinusitis perianalis spricht man, wenn eine Sinusdilatation mit einer Entzündung einhergeht. Die klinische Symptomatik entspricht jener der einfachen Verstopfung, das Sekret ist allerdings trüb, eitrig, blutig und granulös (Abb. 25.5). Die mikroskopische Betrachtung zeigt Leukozyten und Bakterien in großer Zahl (Abb. 25.6). Bakterienkultur und Antibiogramm geben Hinweise auf das geeignete Antibiotikum. Im Sekret von Patienten mit Sinusitis wurden *Clostridium welchii*, *Pseudomonas* spp., *Proteus* spp., *Diphteroides* spp., Staphylokokken, *Streptococcus faecalis* und *E. coli* nachgewiesen. Die Befundinterpretation ist nicht einfach, da der Analbeutel kein steriles Organ ist und in unmittelbarer Nachbarschaft zur Rektalampulle liegt.

Die Therapie beginnt mit einer Entleerung der Analbeutel. Da aber eine Entzündung vorliegt, kann das Organ sehr schmerzempfindlich sein. In solchen Fällen wird man eine Sedierung vornehmen müssen. Jetzt kann eine Spülung der entzündeten Beutel vorgenommen werden. Dafür eignet sich eine sterile physiologische Lösung, die mit einer Knopfkanüle und einer Spritze instilliert wird. Zum Schluss wird eine Lösung mit einem Antibiotikum, das mit Hilfe des Antibiogramms ausgewählt wurde (falls angefertigt), mit oder ohne Glukokortikoid in den Beutel appliziert.

Als wirksame Medikamente gelten Chloramphenicol, Sulfonamide, Penicillin, Aminoglykoside und Streptomycin. Wenn die Entzündung in Begleitung von Hefen auftritt, kann auf otologische Produkte mit Nystatin oder Clotrimazol zurückgegriffen werden. Bei immer wieder rekurrierenden Entzündungen scheint eine chirurgische Entfernung der Analbeutel angezeigt.

25.2.1.3 Abszesse

Die meist einseitigen Analbeutelabszesse sind charakterisiert durch beachtlichen perianalen Schmerz, ein allgemeines Unwohlsein und häufig auch durch Hyperthermie. Gelegentlich kann der Abszess eine Fistel bilden. In solchen Fällen tritt Eiter an die Körperoberfläche oder ins Rektum aus.

Bei Fieber sollte man systemische Antibiotika, möglichst nach Erstellung eines Antibiogramms, zum Einsatz bringen. Um die Reifung des Abszesses zu beschleunigen, können warme Um-

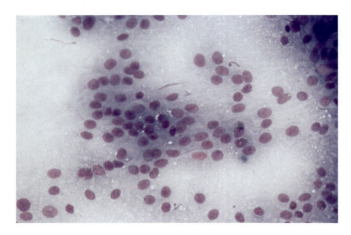

Abb. 25.7
Mikroskopische Ansicht eines Karzinoms.

schläge verordnet werden. Reife Abszesse sind zu spalten, mit einem Drain zu versehen und mit einer sterilen antiseptischen Lösung zu spülen (0,5%iges Chlorhexidin oder Polyvidon-Jod mit 10 % verfügbarem Jod). Zum Schluss appliziert man wie bei der Sinusitis lokal ein Antibiotikum. Bei Rezidiven sollte an eine chirurgische Exzision der Analbeutel gedacht werden.

25.2.2 Neoplasien der Analbeutel

Das bösartige Adenokarzinom der Analbeutel ist meist einseitig, es wurden aber auch Fälle mit beidseitigen Tumoren beschrieben. Manchmal werden diese Umfangsvermehrungen zufällig erhoben, teilweise werden die Tiere mit Kotabsatzbeschwerden und wegen einer Umfangsvermehrung zur Untersuchung gebracht. Palpatorisch lässt sich eine derbelastische, nicht auspressbare Umfangsvermehrung erheben, weshalb sie als Knötchen angesprochen werden sollten. Gelegentlich ist der Tumor von Polyurie / Polydipsie, Erbrechen, Verstopfung und Muskelschwäche begleitet. Diese paraneoplastischen Symptome sind durch eine Hyperkalzämie bedingt, welche wiederum durch die Produktion eines dem Parathormon ähnlichen Hormons (Parathyroid-hormone-related-protein) durch die Tumorzellen entsteht. Die Hyperkalzämie kann so hochgradig sein, dass sich daraus ein Nierenversagen entwickelt.

Zur Diagnose gewinnt man mit der FNA eine Probe für eine zytologische Untersuchung (Abb. 25.7). Ebenso notwendig sind eine umfangreiche blutchemische Untersuchung, eine Harnuntersuchung und Röntgenaufnahmen von Thorax und Abdomen sowie eine rektale Exploration, um mögliche Metastasen festzustellen. In 50 % der Fälle bestehen zum Zeitpunkt der Erstdiagnose Metastasen.

Eine rasche chirurgische Entfernung ist das Mittel der Wahl. Zur chirurgischen Vorgehensweise wird auf Fachliteratur zur Kleintierchirurgie verwiesen. Die Prognose ist in jedem Fall zweifelhaft oder infaust.

25.2.3 Perianale Fisteln

Perianale Fisteln betreffen in erster Linie das Gewebe und die Haut in der Aftergegend. In fortgeschrittenen Fällen können auch die Analbeutel einbezogen sein. Bei dieser Krankheit handelt es sich um ein chronisches und progressives Geschehen mit Prädisposition bei Deutschen Schäferhunden mittleren Alters und beiderlei Geschlechtes. Hunde mit ausgedehnten Läsionen fressen schlecht und magern ab. Es können aber auch Vertreter anderer Rassen betroffen sein.

25.2.3.1 Ätiologie und prädisponierende Faktoren

Die Ätiologie dieser Erkrankung ist unbekannt. Man glaubt aber, für den Deutschen Schäferhund einige prädisponierende Faktoren erkannt zu haben: die sehr massive Schwanzbasis, das üppige Vorhandensein apokriner Schweißdrüsen im kutanen Teil des Enddarms, Veränderungen im Immunsystem, Hypothyreoidismus und die sehr tiefe anatomische Lage der Analbeutel. Eine derart breite Schwanzwurzel verhindert die Ventilation dieser Körperregion und könnte die Ansammlung von fäkalem Material und Sekret der Analbeutel begünstigen. Dies kann zur Infektion der apokrinen Drüsen des Areals führen. Diese Hypothese wird durch die guten Therapieergebnisse im Anschluss an eine Schwanzamputation untermauert, es erklärt aber nicht, warum bei dem Großteil der Deutschen Schäferhunde dieses Problem nicht auftritt und warum andere Rassen mit ähnlichem Schwanzansatz nicht ebenfalls daran erkranken.

Eine Vermutung der Störung des Immunsystems und eine immunvermittelte Ätiologie als Ursache wird durch die Tatsache widerlegt, dass die Veränderungen im Immunsystem mit der Abheilung ebenfalls verschwinden. Sie sind wahrscheinlich sekundären Ursprungs. Letztendlich leidet nur ein Teil der Patienten an einer Schilddrüsenunterfunktion.

Eine weitere Hypothese zur Entstehung von perianalen Fisteln lautet, dass Deutsche Schäferhunde im Vergleich zu kleinwüchsigeren Rassen anatomisch sehr tiefliegende Analbeutel besitzen. Diese entzünden sich und es kommt in Folge zu einer Analbeutelruptur. Diese Hypothese lässt sich nicht erhärten, wenn man bedenkt, dass die Analbeutel nicht immer involviert sind, und es sich um eine sekundäre Folge der Krankheit handelt.

25.2.3.2 Klinisches Bild

Das Symptombild ist deckungsgleich mit jenem der Erkrankungen des Analbeutels (Juckreiz, Benagen, »Schlittenfahren«, Kotdrang, Schmerz und Kotverhalten), auch wenn es massiver ausgeprägt ist. Ulzera, einzelne und mehrfache Fisteln und manchmal reichlich Exsudat rund um den Anus können sich hinzugesellen (Abb. 25.8).

25.2.3.3 Therapie

Therapeutisch kommen Kombinationen von Antibiotika und Glukokortikoiden in immunsuppressiver Dosierung zum Einsatz. Neueren Datums ist der Einsatz von Cyclosporinen (5 mg/kg, SID, über einen Monat und anschließende sukzessive Reduzierung) in der Behandlung des Krankheitsbildes. Die Erfolge scheinen bei sehr kleiner Rezidivquote vielversprechend zu sein. Ein deutlicher Nachteil des Medikamentes ist der Preis. Der finanzielle Aufwand kann gemindert werden, wenn Ketoconazol (5 mg/kg, BID) oder Pampelmusensaft verabreicht wird. Diese beiden letztgenannten Stoffe sind in der Lage, die hämatologische Konzentration und Halbwertszeit von Cyclosporin zu erhöhen, so dass die pharmakologische Wirkung, aber auch die Nebenwirkungen, erhöht werden.

Wenn die konservative Behandlung keinen Erfolg zeigt, oder wenn es wiederholt zu Rezidiven gekommen ist, empfiehlt es sich, das Problem chirurgisch anzugehen. Zur chirurgischen Vorgehensweise wird auf die Fachliteratur zur Kleintierchirurgie verwiesen.

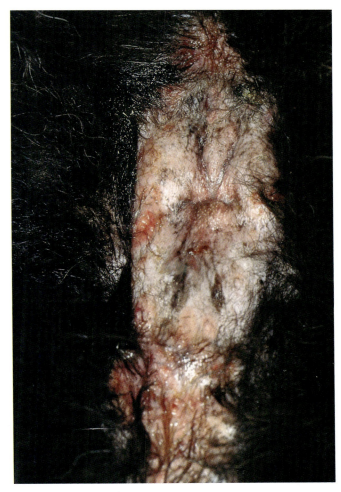

Abb. 25.8
Fisteln, Ulzera und Exsudat in der Aftergegend bei einem Deutschen Schäferhund.

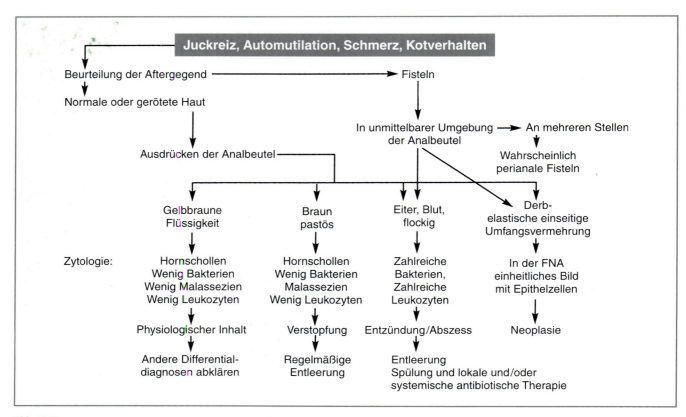

Abb. 25.9
Diagnostischer Algorithmus zu Juckreiz, Automutilation, Schmerz, Kotverhalten.

26 Otitis externa

26.1 Einleitung

Die Erkrankungen des äußeren Ohres betreffen die Ohrmuschel und den äußeren Gehörgang. Dieses Krankheitsbild trifft man sehr häufig beim Hund, weitaus seltener dagegen bei der Katze. Die Otitis externa kann sowohl für den Tierarzt als auch den Tierbesitzer eine frustrierende und hartnäckig zu behandelnde Erkrankung sein. Oft genug entsteht die Frustration aus Unkenntnis über die Pathogenese und dem daraus folgenden ungenügenden Wissen um therapeutische Möglichkeiten.

Funktion und Erkrankung des äußeren Ohres sind das Thema dieses Kapitels; betreffend Erkrankungen des mittleren und inneren Ohres (Otitis bei Hund und Katze) wird auf die Fachliteratur auf diesem Gebiet verwiesen.

26.1.1 Anatomie

Im Allgemeinen werden am Ohr von Hund und Katze vier unterschiedliche anatomische Strukturen unterschieden: Ohrmuschel, äußerer Gehörgang, das mittlere Ohr und das innere Ohr.

Die Ohrmuschel und der äußere Gehörhang bilden das äußere Ohr (Abb. 26.1). Dessen Hauptaufgabe besteht im Leiten der Schallwellen zum Trommelfell. Beim Hund gibt es beachtliche rassebedingte Unterschiede in Form und Aufbau des äußeren Ohres. Die Unterschiede in Länge und Durchmesser des äußeren Gehörganges haben einen entscheidenden Einfluss auf die Neigung zu Ohrenerkrankungen.

Die Ohrmuschel baut sich aus dem Muschelknorpel und der ihn überziehenden äußeren Haut auf. Der Muschelknorpel hält und formt den freien Teil der Ohrmuschel. Gegen den Muschelgrund hin greifen der vordere und hintere Muschelrand übereinander, bilden auf diese Weise den ventralen Tütenwinkel und setzen so den Beginn des absteigenden Teiles des äußeren Gehörgangs.

Der äußere Gehörgang wird vom Muschel- und vom Küraßknorpel sowie von der sie überziehenden Haut gebildet. Man unterscheidet zwei anatomische Anteile: den absteigenden und den horizontalen Teil. Der absteigende Teil des äußeren Gehörgangs wird vom Muschelknorpel gebildet. Er zeigt eine deutliche Knickung nach distal und medial und führt in den horizontalen Teil, den er gemeinsam mit dem Küraßknorpel bildet.

In der Haut, welche die Ohrmuschel und den Gehörgang bedeckt, finden sich zahlreiche Talgdrüsen, apokrine Ohrschmalzdrüsen und Haarfollikel. Die apokrinen Drüsen liegen sehr tief, während die Talgdrüsen oberflächlicher zu finden sind.

Im absteigenden Teil des äußeren Gehörgangs findet man eine gut entwickelte Haut mit reichlicher Vaskularisierung und zahlreichen Haarfollikeln. Sie sind in der Umgebung des Orificium externum dichter gesät. Die Dichte der Ohrschmalzdrüsen nimmt im Gehörgang nach distal zu. Der horizontale Teil des äußeren Gehörgangs ist charakterisiert durch eine sehr dünne Kutis. Man findet dort kaum Subkutis oder Hautadnexen. Das Ohrschmalz ist eine Mischung von Epidermisschuppen und Drüsensekreten, die in das Gehörgangslumen abgesondert werden. Im gesunden Ohr findet eine Migration des Ohrenschmalzes nach außen statt, so dass es nicht zu einer Ansammlung im Gehörgang kommt.

Das Trommelfell ist eine dünne, häutige Membran, die das äußere Ohr nach innen und das mittlere Ohr nach außen abschließt. Im Zentrum des Trommelfells ist die Membran am dünnsten und nimmt sukzessive zur Peripherie hin an Dicke zu. An ihr unterscheidet man zwei Anteile: einen dorsalen, kleineren und schlaffen Teil – die Pars flaccida – und einen

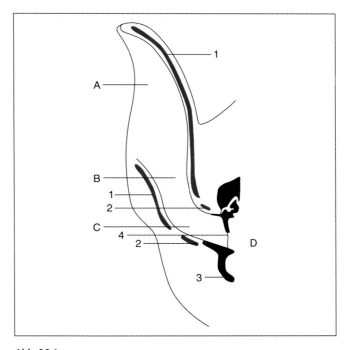

Abb. 26.1
Aufbau des äußeren Ohres. A – Ohrmuschel; B – Absteigender Teil des äußeren Gehörgangs; C – Horizontaler Teil des äußeren Gehörgangs; D – Mittelohr; 1 – Muschelknorpel; 2 – Küraßknorpel; 3 – Schläfenbein und Paukenhöhle; 4 – Trommelfell.

ventralen, größeren und straffen Teil – die Pars tensa. Die Pars flaccida ist ein dreieckiges, rosarotes Gebiet mit guter Vaskularisierung. Sie lässt sich durch die otoskopische Untersuchung darstellen und liegt im oberen Quadranten. Die Pars tensa ist gespannt, glänzend, sehr dünn und durch den Annulus fibrocartilagineus am Paukenring befestigt.

26.1.2 Otoskopische Untersuchung

Bei der otoskopischen Untersuchung stellt sich das Epithel, das den äußeren Gehörgang überzieht, blassrosa und von kleinen Mengen an Zerumen überzogen dar. Unter der Hautoberfläche kann man auch ein dünnes Geflecht an Gefäßen erkennen. Im absteigenden Teil des Gehörgangs ist die Behaarung dichter als im horizontalen Teil.

Am Ende des horizontalen Teiles des äußeren Gehörgangs liegt das Trommelfell, eine dünne, glänzende Membran, vergleichbar mit Reispapier. Durch diese Membran erkennt man den dreieckigen und dünnen Umriss des freien Endes des Malleus (Hammerstiel – Manubrium mallei), ein nach kranial gebogener Haken. Der dorsale, schlaffe und blassrosa Teil des Trommelfells (Pars flaccida) ist von einem Geflecht an Blutgefäßen durchzogen. Daraus entspringen auch Gefäßäste für die Vaskularisierung der Pars tensa. Dieses Geflecht hat eine entscheidende Rolle bei der Reparatur und in der Reepithelialisierung von Trommelfellverletzungen. Wird, wie im Verlauf einer hochgradigen Otitis media, das Geflecht zerstört, sinken die Chance für eine Wundheilung der Membran sehr stark.

26.2 Krankheitsbild der Otitis externa

26.2.1 Ätiologie und Pathogenese

Die Otitis externa bezeichnet einen entzündlichen Vorgang, der die Ohrmuschel und den äußeren Gehörgang umfasst. Eine Entzündung im äußeren Ohr löst eine Kaskade von Ereignissen aus. Sie macht das Ohr zu einem geeigneten Umfeld für das Wachstum pathogener Mikroorganismen, es kommt zu einer Einengung des Gehörganges und die physiologische epitheliale Migration wird unterbunden. Der Entzündungsvorgang geht mit Ödem und einem entzündlichen Zellinfiltrat einher. Entzündungszellen sind zunehmend Bestandteil des Exsudates. Bei den apokrinen Schweißdrüsen kann man eine Volumenzunahme feststellen. Durch die Ödematisierung der umgebenden Gewebe und der epithelialen Hyperplasie der Ausführungsgänge der Drüsen kann es zu Okklusionen und in der Folge zu Rupturen kommen. Dies wiederum fördert die Entzündung, den Schmerz und die Fibrose im Gehörgang.

Tabelle 26.1: Ursachen der Otitis externa

Prädisponierende Faktoren
- Die anatomische Form der Ohrmuscheln verhindert eine normale Belüftung des äußeren Gehörganges. Daraus entsteht eine Erhöhung der Feuchtigkeit im Inneren, was zu einer Veränderung des Mikroklimas führt
- Klimafaktoren, wie eine Erhöhung der Umgebungstemperatur und -feuchtigkeit
- Übermäßige Zerumenproduktion
- Zu große Haardichte im Gehörgang
- Obstruktive Ursachen, wie nasopharyngeale Polypen bei der Katze und Neoplasien der Talgdrüsen bei Hund und Katze

Primäre Ursachen
- Parasiten wie Milben (Otodectes, Sarcoptes, Notoedres, Demodex) oder hämatophage Fliegen können an den Ohrmuscheln Dermatitiden hervorrufen
- Zu den allergischen Ursachen zählen die atopische Dermatitis, die Futtermittelallergie und die Kontaktallergie
- Man unterscheidet primäre Keratinisationsstörungen, wie die idiopathische Seborrhoe, und sekundäre, die als Nebenwirkung einer Endokrinopathie (Hypothyreoidismus, Imbalance der Sexualhormone) in Erscheinung treten
- Fremdkörper (Grannen der Gramineen) und Reste topischer Medikationen
- Veränderungen der Drüsen (Hyperplasie der Talgdrüsen)
- Autoimmunerkrankungen (Pemphigus foliaceus, Pemphigus vulgaris, bullöses Pemphigoid, Lupus usw.)
- Viruserkrankungen (Poxvirus der Katze, Staupe des Hundes)
- Idiopathische Ursachen: In dieser Gruppe findet man Erkrankungen wie die hyperplastische Otitis externa (Cocker Spaniel), die juvenile Zellulitis, die sterile eosinophile Follikulitis der Ohrmuschel und die proliferative eosinophile Otitis externa

Sekundäre Ursachen
- Bakterien: *S. intermedius*, *Pseudomonas* spp., *Proteus* spp., *E. coli* und *Klebsiella* spp. sind die am häufigsten isolierten Erreger
- Hefen: *M. pachydermatis* ist ein häufiger Befund im gesunden Ohr. Aber unter bestimmten Bedingungen (prädisponierende Faktoren) können die Hefen übermäßig proliferieren. Alleine oder zusammen mit Bakterien können sie Ursache für eine erythematöse und zeruminöse Otitis externa sein
- Reizungen durch Kontakt: Bei der Anwendung von otologischen Präparaten (Neomycin, Propylenglykol) kann es zu Reizungen kommen

Perpetuierende Faktoren
- Progressive pathologische Veränderungen: Dazu zählen die Hyperplasie und die Hyperkeratose der Epidermis, das Ödem und die Fibrose der Dermis und die Hyperplasie und Dilatation der Talgdrüsen. Diese Veränderungen führen zu Stenosen im Gehörgang
- Veränderungen der epithelialen Zellmigration: Dieser Mechanismus gewährleistet, dass es zu einer kontinuierlichen und fortdauernden Beseitigung von Zerumen, Talg, Keratindetritus sowie von überzähligen Bakterien und Hefen aus dem äußeren Ohr kommt. Entzündungsprozesse oder Stenosen stören die physiologische Zellmigration der Epithelzellen im Gehörgang nach außen nachhaltig. Es kommt zu einer Verlangsamung, einem Stopp oder sogar zu einer Umkehrung besagten Migrationsflusses
- Veränderungen am Trommelfell: Das »falsche Mittelohr« und das Cholesteatom können aus einer Invagination des Trommelfelles entstehen. Die Invaginationen bilden Taschen und werden nach und nach mit keratinhaltigem Detritus angefüllt. Die Materialansammlung bildet einen optimalen Nährboden für Bakterien und einen permanenten Infektionsherd
- Otitis media: Entzündungen des mittleren Ohres mit Erguss in die Paukenhöhle können mit alleiniger lokaler Behandlung kaum zur Abheilung gebracht werden und sind eine ständige Infektionsquelle für das äußere Ohr

Der Lipidgehalt des Zerumens nimmt ab. Die Ursache dafür ist in der vermehrten Sekretion der apokrinen Drüsen zu finden. Es kommt zu einer Erhöhung der Feuchtigkeit im Gehörgang und zu einer Verminderung des Anteiles an Talg (reich an Lipiden). Traumata, Erreger und Parasiten können die Keratinozyten, die das Trommelfell bekleiden, schädigen. Es kann zu Veränderungen des epithelialen Migrationsflusses kommen und zu einer Anschoppung von keratinhaltigem Detritus im Gehörgang.

Die Otitis wird durch eine einzige oder durch multifaktorielle Ursachen ausgelöst. Nur eine gewissenhafte Aufarbeitung erlaubt es, alle Elemente zu entschlüsseln, welche die Otitis ausgelöst oder zu ihrer Auslösung beigetragen haben. Eine schematische ätiologische Klassifizierung, wie sie z. B. von AUGUST (1986) entwickelt und von GRIFFIN (1993–1998) modifiziert wurde, und welche die Ursachen der Entzündung des äußeren Ohres in prädisponierende und perpetuierende Faktoren und in primäre und sekundäre Ursachen unterteilt, ist von großem Nutzen (Tabelle 26.1).

Prädisponierend werden Faktoren genannt, die das Risiko einer Otitis externa erhöhen. Diese Faktoren sind nicht in der Lage, alleine eine Erkrankung hervorzurufen, sind sie jedoch gepaart mit Primärursachen oder perpetuierenden Faktoren, behindern sie die Heilung und fördern Rezidive.

Primäre Ursachen sind von alleine imstande, eine Otitis externa hervorzurufen.

Sekundäre Ursachen können in einem schon veränderten Ohr oder gemeinsam mit einem oder mehreren prädisponierenden Faktoren eine Otitis bewirken.

Perpetuierende Faktoren sind in der Lage, einen Heilungsvorgang zu behindern. Sie sind das Ergebnis einer chronischen Entzündung, die zu pathologischen Veränderungen der Haut und der Adnexe im Gehörgang führt. Prädisponierende Faktoren sowie primäre und sekundäre Ursachen sind für sich genommen oder in ihrer Summenwirkung geeignet, perpetuierende Faktoren entstehen zu lassen.

26.2.2 Klinisches Bild

Das klinische Vorgehen bei einer Otitis externa sieht sechs wesentliche Schritte vor:
1) Erhebung einer ausführlichen Anamnese.
2) Beurteilung des Allgemeinverhaltens des Tieres.
3) Beurteilung der Effloreszenzen an der Ohrmuschel und in anderen Regionen des Körpers.
4) Beurteilung von Quantität und Qualität von Zerumen und / oder Exsudat und Probenentnahmen.
5) Palpation des Gehörganges.
6) Otoskopische Untersuchung.

Eine systematische Untersuchung erlaubt es, vielfältige Informationen zu gewinnen, die letztendlich die Formulierung einer ätiologischen Diagnose und einer korrekten Prognose ermöglichen.

Juckreiz am Ohr, der nur im Frühling auftritt, lässt den Schluss auf eine atopische Dermatitis zu. Wenn ein Tier den Kopf nach einer Seite hin gebeugt hält, so leidet es wahrscheinlich an einer Otitis media. Zum Unterschied dazu zeigt ein Patient, der an einer Fremdkörperotitis oder einer hochgradig ulzerösen Otitis (Pseudomas-Infektion) leidet, oft Aggression, wenn man das Ohr auch nur leicht berührt.

Ein Entzündungsgeschehen umfasst meistens auch die Ohrmuschelhaut. Die wahrgenommenen Effloreszenzen können Primärsymptome einer Krankheit oder die Folgen von Automutilationen sein.

Krusten und Schuppen am Rand der Ohrmuscheln sind stark verdächtig für eine Räude, die Sarkoptes-Räude beim Hund (Abb. 26.2) und die Notoedres-Räude bei der Katze, sowie für Leishmaniose, Sebadenitis und idiopathische Seborrhoe beim Hund.

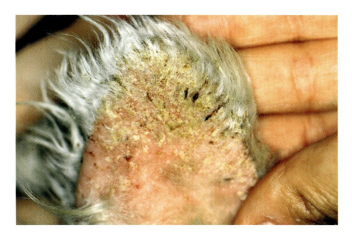

Abb. 26.2
Krusten am Ohrmuschelrand bei einem Hund mit Sarkoptes-Räude.

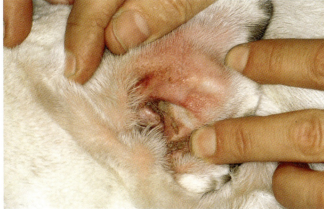

Abb. 26.3
Erythem an der Ohrmuschel bei einem Hund mit atopischer Dermatitis.

Erythem (Abb. 26.3), Ödem und in chronischen Fällen Hyperpigmentierung der Innenseite der Ohrmuschel (Abb. 26.4) findet man meistens bei Hunden mit atopischer Dermatitis oder Futtermittelallergie.

Honigfarbene Krusten an der Innenseite der Ohrmuschel sind symptomatisch für Pemphigus foliaceus (Abb. 26.5), während Ulzera und Krusten am Ohrmuschelapex charakteristisch für eine Insektenstichdermatitis oder einer Vaskulitis sind (Abb. 26.6).

Ulzera an der Innenseite der Ohrmuschel und am Orificium des Ohrkanals findet man bei einer Infektion mit *Pseudomonas* spp., Candida und Autoimmunerkrankungen (Pemphigus vulgaris, bullöses Pemphigoid und Arzneimittelexanthem) (Abb. 26.7).

Othämatome mit oder ohne nässende Hautentzündungen sind sekundäre Läsionen als Folge von starkem Juckreiz.

Bei der Katze kommt es am Apex des Ohrmuschelknorpels bei einer Chondritis oder im Verlauf von Diabetes mellitus zu Verformungen nach medial oder lateral. Erythem, Exfoliation und Ulzera am Ohrmuschelrand sind Begleitsymptome der aktinischen Dermatitis und des Plattenepithelkarzinoms (Abb. 26.8).

Sind die Veränderungen am Ohr nur Teil einer allgemeinen Symptomatik, weist dies auf eine dermatologische Erkrankung hin, die diffus oder systemisch mit Hautsymptomen einhergehen kann, wie z. B. Lupus erythematodes, Pemphigus foliaceus oder Leishmaniose.

Auch der Charakter des Exsudates kann nützliche Hinweise liefern. Ein Exsudat, das dunkel und mit Granula (kaffeesudartig) versetzt ist, weist auf eine parasitäre Otitis hin, während braungelbes Exsudat mit einem stechend-süßlichen Geruch Hinweis auf Hefen (Malassezia) und Staphylokokken oder auf Demodikose ist (Abb. 26.9). Grüngelbes, übelriechendes, cremiges Exsudat ist ein Anzeichen für eine Infektion mit *Pseudomonas* spp.

Beim Palpieren des äußeren Gehörganges beurteilt man die Anwesenheit von proliferativen Veränderungen (Abb. 26.10) und / oder Verkalkungen sowie von Juckreiz oder Schmerz. Juckreiz spricht für ein allergisches, parasitäres Geschehen oder für eine Infektion mit Hefen (Malassezia), Schmerzhaftigkeit bei der Palpation spricht für hochgradige bakterielle Infektionen (*Pseudomonas aeruginosa*).

Proliferation und Verkalkungen sind Ausdruck eines entzündlichen oder infektiösen, jedenfalls chronischen Geschehens. In diesen Fällen kann die Prognose nur sehr vorsichtig sein.

Die otoskopische Untersuchung ermöglicht es, den äußeren Gehörgang darzustellen, Fremdkörper aufzufinden und die Integrität des Trommelfelles zu beurteilen. Das Trommelfell ist mit dieser Methode nicht immer ganz darstellbar. Im Zweifelsfall müssen spezielle Untersuchungsverfahren eingesetzt werden (Tympanometrie, Untersuchung mit einer Nasenschlundsonde). Falls der Verdacht einer einseitigen Ohrentzündung vorliegt, erscheint es ratsam, das gesunde Ohr zuerst zu untersuchen. So verhindert man eine Kontamination von einem Ohr zum anderen.

Falls der Ohrgang ödematös oder schmerzhaft ist, einerlei ob hyperplastisch oder stenotisch, leitet man eine entzündungshemmende und eine antibiotische Therapie über 5 bis 7 Tage ein, bevor man den Patienten erneut zu einer otologischen Untersuchung bestellt.

26.2.3 Diagnose

Die Diagnose Otitis externa wird klinisch gestellt und erfolgt anhand charakteristischer Symptome. Wenn eine chronische Form der Erkrankung vorliegt, muss eine begleitende Otitis media abgeklärt werden. Das Symptombild der Mittelohrentzündung kann eine große Ähnlichkeit mit der Außenohrentzündung zeigen. Typisch sind Schmerzhaftigkeit im Kiefergelenk beim Öffnen des Maules, Ödem und Entzündungen im Gewebe rund um die Paukenhöhle und das Horner-Syndrom. Im Zuge einer Mittelohrentzündung erscheint das Trommelfell weißlich-trübe, manchmal gewölbt, aber nicht unbedingt gerissen. Einige Autoren haben in bis zu 59 % der Fälle ein intaktes Trommelfell im Zusammenhang mit Otitis media festgestellt.

Die zytologische Untersuchung des Exsudates ermöglicht es, Infektionen, bakterielle Besiedelung und Seborrhoe darzustellen. Findet man neutrophile Granulozyten mit intrazellulären Bakterien, so bezeichnet man dies als bakterielle Infektion (Abb. 26.11). Wenn man hingegen im Zerumen und zwischen abgeschilferten Epithelzellen Bakterien wahrnimmt, so sollte in diesem Fall von bakterieller Überwucherung gesprochen werden (Abb. 26.12). Man sollte sich aber auch vor Augen führen, dass die Haut im Gehörgang sowie die Haut in anderen Körperregionen von einer bakteriellen Follikulitis befallen sein kann. Findet man kein eitriges Sekret, so kann trotzdem eine Infektion vorliegen. GRIFFIN und PARWAN (1993) haben hier Beurteilungskriterien formuliert, mit denen man die Entscheidung über das Vorhandensein einer Infektion bei Abwesenheit von neutrophilen Granulozyten systematisieren kann. Nach diesem Schema spricht man dann von einer Infektion, wenn man ein stäbchenförmiges Bakterium oder fünf Kokken pro Feld in Ölimmersion (1000×) sieht. Außerdem wird die Anwesenheit von > 4 Hefen beim Hund und > 1 Hefe bei der Katze als pathogene Malassezia-Besiedelung beurteilt. Eine **bakterielle Untersuchung** sowie ein **Antibiogramm** sind indiziert, wenn eine Mittelohrentzündung vorliegt oder wenn bei einer hochgradigen Otitis externa Stäbchen (*Pseudomonas* spp., *Proteus* spp.) vorge-

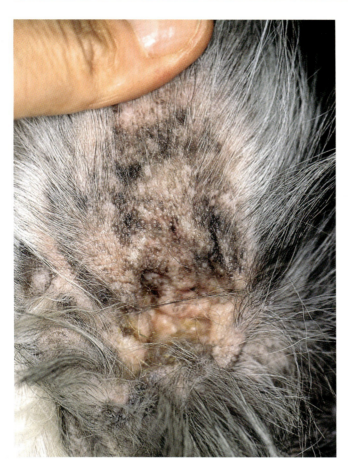

Abb. 26.4
Hyperpigmentierung an der Innenseite der Ohrmuschel bei einem Hund mit chronischer Futtermittelallergie.

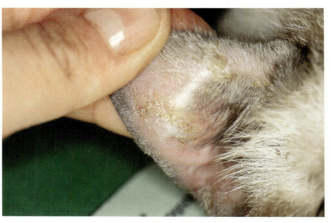

Abb. 26.5
Honigfarbene Krusten an der Innenseite der Ohrmuschel bei einer Katze mit Pemphigus foliaceus.

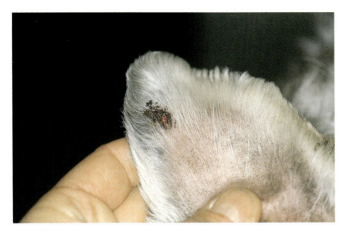

Abb. 26.6
Ulzera und Kruste an der Ohrmuschelspitze bei einem Hund mit Vaskulitis.

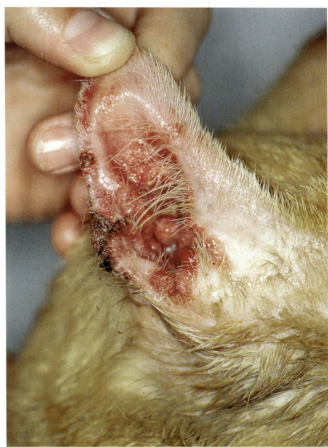

Abb. 26.7
Ödem, Erythem und Ulzera an der Innenseite der Ohrmuschel bei einer Katze mit einer Arzneimittelallergie.

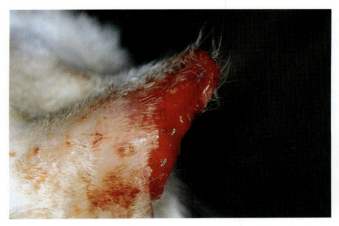

Abb. 26.8
Ausgedehnte Ulzera am Ohrmuschelrand bei einer Katze mit Plattenepithelkarzinom.

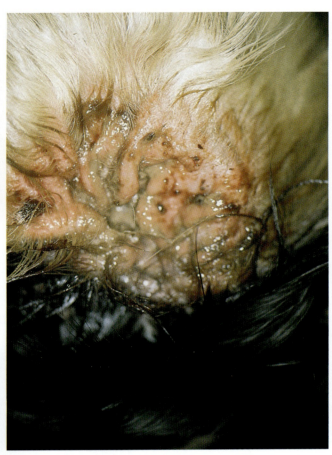

Abb. 26.9
Schmutziggelb-braunes Exsudat bei einem Hund mit einer Otodemodikose.

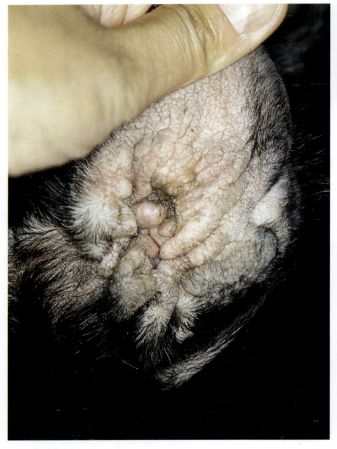

Abb. 26.10
Proliferative Otitis.

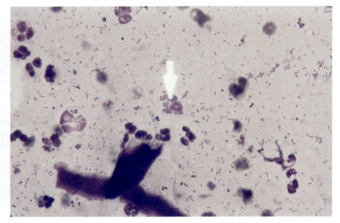

Abb. 26.11
Mikroskopische Ansicht einer Exsudatprobe aus dem Ohr eines Hundes mit eitriger Ohrentzündung. Neutrophile Granulozyten und intrazelluläre Bakterien (1000x).

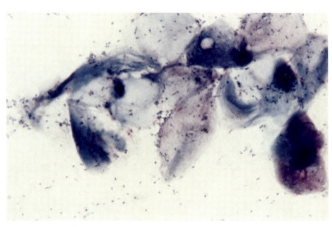

Abb. 26.12
Mikroskopische Ansicht der Zerumenprobe eines Hundes mit Seborrhoe. Keratinozyten mit zahlreichen anhaftenden Bakterien (400x).

funden werden. Beide führen zwangsläufig zu einer systemischen Therapie mit Antibiotika.

Liegen zeitgleich eine Otitis externa und Otitis media vor, entnimmt man für beide Regionen getrennt Proben des Exsudats, da verschiedene Erreger beteiligt sein können.

26.2.4 Therapie

Will man einen Therapieerfolg bei einer Otitis externa erzielen, muss eine gründliche Reinigung des Gehörganges vorgenommen werden, um anschließend eine geeignete lokale Therapie durchzuführen. Bei hartnäckigen Otitiden werden entzündungshemmende und zur Bekämpfung von Erregern auch systemische Medikamente eingesetzt. Einen dauerhaften Erfolg wird man aber nur dann erzielen, wenn prädisponierende, perpetuierende Faktoren und primäre Ursachen erkannt und unter Kontrolle gebracht werden.

Ohrgangspülungen ermöglichen das Entfernen von Zerumen und von Exsudat aus dem Gehörgang. Im Exsudat können bakterielle Toxine und Detritus vorliegen, die zum Entzündungsprozess beitragen und einige Medikamente (Gentamicin, Polymyxin), die man lokal appliziert, unwirksam werden lassen.

Falls der Meatus acusticus externus sehr schmerzhaft ist, wird der Patient sediert bzw. in Vollnarkose gelegt. In Vollnarkose muss das Tier – falls eine Trommelfellruptur vorliegt – intubiert werden, damit die Spüllösung, aber auch das Exsudat nicht in den Pharynx und dann in die Lunge gelangen kann (Aspirationspneumonie).

Will man einen besseren Reinigungseffekt erzielen, sollte man vor der Applikation von Spüllösungen keratolytische Substanzen instillieren. Propylenglykol, Vaselinöl und Glyzerin haben eine sanfte keratolytische Wirkung. Sie werden bei einer milden Otitis ceruminosa eingesetzt. Oberflächenaktive Substanzen (Surfaktante) sind stärker wirksame keratolytische Wirkstoffe. Sie emulgieren Zerumen und Fette, so dass diese dann aufgelöst und ausgeschwemmt werden können. In dieser Gruppe ist das Dioktyl-Natrium-Sulfosuccinat am wirksamsten. Ebenfalls über eine gute keratolytische Wirkung verfügt Squalen. Es ist besonders bei Otitiden mit hochgradiger Zerumenproduktion wirksam. Harnstoffperoxyd und Carbamidperoxid sind gute Detergenzien und werden vor allem bei eitrigen Ohrentzündungen verwendet. Diese Produkte haben eine gute keratolytische Wirkung; bei Kontakt mit Exsudat wird Sauerstoff freigesetzt. Es bildet sich Schaum und der Detritus wird aufgelöst und lässt sich so ausspülen. Mit Ausnahme vom Squalen ist der Großteil der keratolytischen Substanzen ototoxisch und sollte deshalb nicht bei einem rupturierten Trommelfell eingesetzt werden. Eine gute und gründliche Spülung sollte dem Einsatz dieser Substanzen folgen.

Nach der Spülung kann es von Vorteil sein, trocknende Wirkstoffe wie Borsäure, Benzoesäure, Essigsäure oder Salizylsäure zu applizieren. Die Kombination von 2,5%iger Milchsäure mit 0,1%iger Salizylsäure ist ein handelsübliches Produkt.

Die **lokale Therapie** ist das Mittel der Wahl bei Entzündungen des äußeren Ohres. Die Wirksubstanz muss aber anhand des klinischen Bildes und des zytologischen Befundes ausgesucht werden. Die Wahl der Trägersubstanz ist wesentlich für den Erfolg und richtet sich nach der Qualität des vorliegenden Exsudates. Wenn exfoliative, krustige Läsionen mit einem trockenen Zerumen vorliegen, sind ölige Träger von Vorteil. Im Unterschied dazu eignen sich Lotionen oder wässrige Lösungen bei exsudativen und feuchten Läsionen besser.

Bei einem Erythem, einem Ödem und progressiven pathologischen Veränderungen sind topische Glukokortikoide indiziert. Sie reduzieren Juckreiz, Erythem, Ödem und Exsudatproduktion, induzieren eine Atrophie der Talgdrüsen und verringern die Fibrose im Ohrkanal. Zum Therapieauftakt greift man nach potenzierten Kortisonen wie Betamethasonvalerat oder Fluoquinolonacetonid, für eine Dauertherapie eignen sich Kortisone mit geringerer Wirkungsstärke wie das 0,5- bis 1%ige Hydrokortison.

Bei Infekten werden Antibiotika eingesetzt. Wird die Diagnose Otitis erstmalig gestellt, sollte auf Produkte mit Neomycin oder Polymyxin zurückgegriffen werden, potentere Antibiotika (Gentamicin, Tobramycin) kann man bei schwerwiegenderen Fällen oder bei Rezidiven einsetzen.

Einprozentiges Sulfadiazin-Silber ist bei einer Otitis externa mit *Staphylococcus intermedius*, *Pseudomonas aeruginosa* oder Proteus als Erreger sehr wirksam. Indem 1,5 ml Creme in 13,5 ml Aqua destillata vermengt werden, kann eine otologische Lösung hergestellt werden, von der dann 0,5 ml pro Ohr zweimal am Tag verabreicht werden.

Bei eitrigen Otitiden, insbesondere wenn *Pseudomonas* spp. die Erreger sind, ist es wichtig, das Exsudat aus dem Gehörgang zu entfernen, bevor man therapeutisch aktiv wird. Eiter ist imstande, Antibiotika zu inaktivieren (z. B. Polymyxin). Regelmäßige Spülungen mit Wasser und Essig (1:1) oder Tris-EDTA halten den Gehörgang sauber und ermöglichen einen optimierten Einsatz von Antibiotika. Insbesondere wurde festgestellt, dass Tris-EDTA Gentamicin, Enrofloxacin, Amikacin und Neomycin in ihrer Wirkung potenziert.

Wenn man in der zytologischen Untersuchung eine erhöhte Anzahl an Hefen (mehr als 4 pro Feld in Ölimmersion) findet, sind Antimykotika (Miconazol oder 1%iges Clotrimazol) indiziert.

Konnte in der zytologischen Untersuchung des Zerumens eine bakterielle Überwucherung festgestellt werden, werden sinnvollerweise Präparate mit 0,25%igem Chlorhexidindigluconat verwendet. Regelmäßige Reinigung mit keratolytischen Wirkstoffen und eine Therapie mit Präparaten mit 1%igem Hydrokortison sind bei zeruminösen und desquamativen Otitiden, die mit einer idiopathischen Seborrhoe vergesellschaftet sind, sehr wirksam.

Bei schweren und hartnäckigen Fällen von Otitis externa, bei progressiven pathologischen Veränderungen, die zu einer Stenose des Gehörganges führen, und bei Otitis media ist eine systemische Therapie indiziert. Die Auswahl des **Antibiotikums** richtet sich nach den Ergebnissen des Antibiogramms. Wenn die Möglichkeit einer Auswahl besteht, so sollte man jene Wirkstoffe vorziehen, die besser in das Knochengewebe eindringen können und/oder eine anerkannte Wirksamkeit bei Mittelohrentzündungen besitzen. Hier seien die Kombinationspräparate Trimethoprim und Sulfadiazin (25 mg/kg, BID), Baquiloprim und Sulfadimethoxin (15–30 mg/kg, alle 12 bis 48 Stunden) sowie Clindamycin (7–10 mg/kg, BID), Cephalexin (22 mg/kg, BID), Enrofloxacin (5–20 mg/kg, SID) und Marbofloxacin (2,5–5 mg/kg, SID) genannt.

Werden bei einer Mittelohrentzündung auch Malassezien gefunden, muss zusätzlich eine Therapie mit **Antimykotika** *per os* durchgeführt werden. Ketoconazol (10 mg/kg, BID) und in therapieresistenten Fällen Itraconazol (5 mg/kg, BID) sind die Mittel der Wahl bei dieser Art von Infektion.

Die antibiotische und/oder die antimykotische Therapie muss nach Abheilung der klinischen Symptome noch eine Woche fortgesetzt werden.

Wenn der Ohrkanal stark ödematisiert und entzündet ist, und wenn chronisch pathologische Veränderungen zu einer Stenose des Meatus acusticus führen, erscheint es sinnvoll, **Glukokortikoide** über eine kurze Periode auch systemisch zu verabreichen. Dafür eignen sich Triamcinolon (0,1–0,2 mg/kg) und Prednisolon (1–2 mg/kg) *per os* einmal täglich über 4 bis 7 Tage und danach an alternierenden Tagen bis zu einer größtmöglichen Rückbildung der proliferativen Veränderungen. Bei hochgradigen Stenosen oder bei ungenügendem Erfolg der systemischen Therapie bietet sich noch eine intraläsionale Anwendung von Triamcinolonacetonid an.

Bei massiven pathologischen Proliferationen, die sich als therapieresistent erweisen, und wenn es zu Verkalkungen im Gehörgang gekommen ist, ist die chirurgische Therapie indiziert. Es sei hier noch einmal darauf hingewiesen, dass konservative und chirurgische Therapie nur einen Teil des Problems lösen können (Stenosen, Zubildungen usw.). Primäre Ursachen wie allergische Erkrankungen müssen erkannt und angegangen werden; nur so wird man eine Kontrolle über das Krankheitsgeschehen erhalten.

Teil 3

Dermatologische Erkrankungen

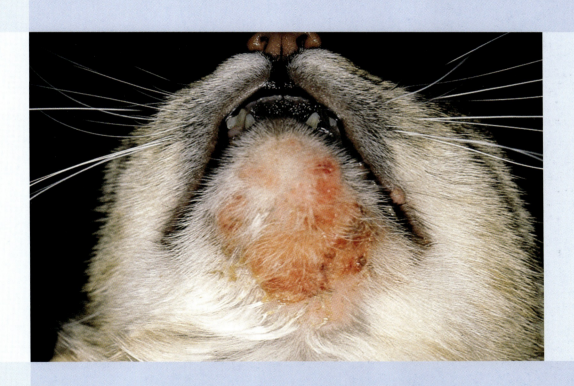

27 Bakterielle Hauterkrankungen

27.1 Pyodermie

27.1.1 Ätiologie und Pathogenese

Staphylokokken sind bei Hautinfektionen die am häufigsten anzutreffenden Erreger. Dies gilt insbesondere für *Staphylococcus intermedius*, der für den Hund den wichtigsten pathogenen Keim darstellt. Aber auch andere koagulase-positive Staphylokokken und andere gram-negative Erreger wurden gelegentlich im Verlauf von Pyodermien bei dieser Tierart identifiziert. Bei der Katze wurden bei oberflächlichen Pyodermien am häufigsten *St. aureus*, *St. simulans* und *St. intermedius* gefunden. Es wird diskutiert, ob die Mikroflora der Kaniden zwei unterschiedliche Populationen von *St. intermedius* kennt. Die eine ist im Haarfollikel lokalisiert und vermehrt sich dort auch, zusätzlich kommt es von dort ausgehend gelegentlich zu einer Kolonialisierung der Hautoberfläche. Die andere Population bewohnt die Schleimhäute, sie wird diesbezüglich hauptsächlich an den Nares, im Oropharynx und in der Aftergegend gefunden. Durch die Fellpflege wird der Keim auf das Fell verbracht. Dieser zweiten Population wird die Fähigkeit nachgesagt, sich bei Störungen des Gleichgewichtes der bakteriellen Flora der Haut oder bei Entzündung (Allergie) wie ein pathogener Keim zu verhalten und eine Infektion auszulösen.

Staphylokokken sind gram-positive Keime, die von einer Polysaccharidkapsel ummantelt sind. Diese hat die Aufgabe, die Adhäsion der Bakterien an der Wirtszelle zu gewährleisten sowie Schutz vor natürlichen antibakteriellen Erregern (Bakteriophagen, Komplement, Lysozyme) und vor phagozytären Wirtszellen zu bieten. Die pathogenen Stämme stellen eine ganze Reihe von bakteriellen Enzymen und Toxinen her, deren Bedeutung aber noch nicht vollständig erfasst ist. Die Bekanntesten seien hier in Erinnerung gerufen:

- Exfoliativtoxin. Dieses Toxin ist beim Kind für die Dermatitis exfoliativa neonatorum verantwortlich. Auch beim Hund ist eine ähnliche Pathologie bekannt.
- Protein A (*St. aureus* und *St. intermedius*). Es reagiert mit Fc-Fragmenten von Immunoglobulinen und spielt eine wichtige Rolle bei der Entstehung der Pyodermie.
- Koagulase (*St. aureus*, *St. intermedius* und *St. hyicus*). Sie fördert die Anlagerung von Fibrinogen, wodurch die Bakterien aggregiert bleiben und das Erkennen durch phagozytierende Wirtszellen erschwert wird.
- β-Laktamase. Dieses Enzym befähigt zur Resistenzbildung gegen Penicillin.

Unterschiede in der Ausstattung mit Toxinen und proteolytischen Enzymen bei den Stämmen von *Staphylococcus intermedius*, die von Tieren mit oder ohne Pyodermie isoliert wurden, sind bis zum heutigen Tag nicht nachgewiesen worden. Nachgewiesen wurde aber eine unterschiedliche Virulenz. Staphylokokkenstämme, die eine Pyodermie auslösen können, sind zu einer größeren Adhärenz an extrazelluläre Matrixproteine befähigt als jene Stämme, die von gesunden Tieren isoliert wurden.

Die gesunde Haut verfügt über eine Reihe von wirksamen Abwehrmechanismen, um einer Penetration von Erregern entgegenzuwirken: den Hydrolipidfilm, die Hornschicht und die kutane Mikroflora, die von der normalen Hautflora gestellt wird (siehe Kapitel 1). Bei einem funktionierenden Öko-

Tabelle 27.1: Prädisponierende Faktoren für bakterielle Infektionen

Anatomische und strukturelle Gegebenheiten
- Dünne und kompakte Hornschicht
- Geringe Menge an Hydrolipidfilm (Hund und Katze)
- Hohe Dichte an Haarbalgmündungen (Hund)
- Hautfalten

Physikalische Faktoren
- Hohe Luftfeuchtigkeit
- Hohe Temperatur

Immunschwäche
- Idiopathisch (Deutscher Schäferhund, Pit Bull)
- Infektionen (Ehrlichiose, Leishmaniose, FIV, FeLV)
- Iatrogen (Dauertherapie mit Glukokortikoiden)

Allergische Erkrankungen
- Flohbissallergie
- Atopische Dermatitis
- Futtermittelallergie

Parasitäre Erkrankungen
- Sarkoptes-Räude
- Notoedres-Räude
- Cheyletiellose
- Demodex-Räude

Pilzerkrankungen
- Dermatophytose

Metabolische und ernährungsbedingte Erkrankungen
- Hypothyreoidismus
- Hyperadrenokortizismus
- Hepatokutanes Syndrom
- Zink-reaktive Dermatose
- Fütterungsimbalancen

Keratinisationsstörungen
- Idiopathische Seborrhoe
- Akne der Katze
- Schnauzer-Komedo-Syndrom
- Sebadenitis
- Follikuläre Dysplasie

Traumata
- Biss- und Kratzverletzungen (Katze)

FeLV: Felines Leukämievirus
FIV: Felines Immundefizienzvirus

system und intakten Abwehrmechanismen der Haut gelingt es potenziell pathogenen Keimen, welche gemeinsam mit der physiologischen bakteriellen Hautflora das Organ besiedeln, kaum, eine Pyodermie auszulösen. Damit es bei einem Individuum zur Etablierung einer bakteriellen Infektion kommt, bedarf es verschiedener Faktoren, die einen oder mehrere Abwehrmechanismen schädigen oder behindern (Tabelle 27.1). Je nachdem, ob einer oder mehrere dieser Faktoren vorhanden oder nicht vorhanden ist bzw. sind, werden die Infektionen als primär (ohne augenscheinliche primäre Ursache) oder als sekundär eingestuft.

Speziesunterschiede bei Hund und Katze müssen im gleichen Maße berücksichtigt werden wie prädisponierende Faktoren. Hund und Katze haben im Vergleich zum Menschen ein dünneres und kompakteres Stratum corneum, und die Zwischenzellräume sind in geringerem Ausmaß vom Hydrolipidfilm durchdrungen. Die Haut des Hundes hat eine hohe Dichte an Haarbalgmündungen, die nicht über einen Schutzfilm verfügen.

Umweltfaktoren wie hohe Feuchtigkeit und Temperatur fördern die bakterielle Belastung der Haut. In wenig belüfteten Hautgegenden wie der Achsel oder in den Hautfalten kommt es zu einer Feuchtigkeitsansammlung und zu höheren Temperaturen. Diese Faktoren sind auch eine gute Erklärung für die primäre Lokalisation von oberflächlichen Pyodermien in diesen Regionen und für die jahreszeitliche Häufung der Hautentzündungen im Sommer.

Bei Individuen, die an allergischen Erkrankungen leiden, führt das Entzündungsgeschehen zu einer Funktionsstörung der Hautbarriere und zu einem transepidermalen Flüssigkeitsverlust. Laut MASON und LLOYD (1989) kommt es, zu einer höheren Permeabilität der Haut für Toxine der Staphylokokken, nachdem die Mastzellen im Verlauf einer Überempfindlichkeitsreaktion Entzündungsmediatoren freisetzen, was wiederum das Auftreten einer Pyodermie fördert. Die höhere Permeabilität erlaubt auch den Austritt von Serumbestandteilen aus der Blutbahn an die Hautoberfläche. Diese Bestandteile begünstigen die Entwicklung der Bakterien. Letztendlich lösen Allergien hochgradigen Juckreiz aus. Die Tiere kratzen sich, und die selbstzugefügten Verletzungen werden bevorzugt von Keimen besiedelt.

Die Seborrhoe ist eine Keratinisierungsstörung, die durch Schuppenbildung und das Entstehen von fettigem Fell gekennzeichnet ist. Die Zusammensetzung der bakteriellen Hautflora bei Hunden mit Seborrhoe ist zum Großteil von pathogenen Stämmen geprägt. Ebenfalls wurden bei diesen Tieren erhöhte Werte an Eikosanoiden in der Haut gemessen. Diese Derivate der Arachidonsäure haben eine proinflammatorische Wirkung. Entzündungen, Verstopfungen und Dysplasien der Haarfollikel fördern das Entstehen einer Infektion (Follikulitis). Demodikose und Dermatophytose sind die häufigsten Ursachen für eine Follikelentzündung; die Akne der Katze, das Schnauzer-Komedosyndrom, die Sebadenitis und die follikuläre Dysplasie sind die Krankheiten, die zu einer Follikelobstruktion führen.

Hypothyreoidismus und Hyperadrenokortizismus sind Hormonstörungen und führen zu einer sekundären Immundefizienz und zu metabolischen Veränderungen. Gerade bei älteren Patienten sind diese Zusammenhänge bei wiederkehrenden Pyodermien zu bedenken.

27.1.2 Klassifikation anhand des klinisches Bildes

Die bakteriellen Hautentzündungen werden anhand der Tiefe der betroffenen Schichten in Oberflächenpyodermien, oberflächliche und tiefe Pyodermien eingeteilt (Tabelle 27.2).

27.1.3 Oberflächenpyodermien

27.1.3.1 Pyotraumatische Dermatitis

Ätiologie und Pathogenese
Die pyotraumatische Dermatitis (akute nässende Dermatitis, »hot spot«) entsteht durch Automutilation (Beknabbern, Benagen) und ist die Folge von hochgradigem Juckreiz an einer bestimmten Körperstelle. Meist tritt sie als Komplikation einer Flohbissallergie auf; sie kann aber auch im Verlauf anderer allergischer Geschehen entstehen. Sie entwickelt sich sekundär nach Applikation von reizenden Substanzen auf die Haut oder bei Infestation mit anderen Parasiten. Hauptsächlich betroffen sind Tiere mit langem und dichtem Fell; feuchtes Klima im Sommer begünstigt das Vorkommen. Durch eine intensive Traumatisierung entstehen innerhalb kürzester Zeit sehr großflächige Läsionen. Während einer pyotraumatischen Dermatitis findet eine massive heterogene bakterielle Kolonialisierung der Oberfläche der entzündeten Hautoberfläche statt, aber eine echte Infektion liegt nicht vor.

Klinisches Bild
Die klassische Effloreszenz ist hochgradig gerötet und nässend sowie von Haarlosigkeit und Exsudation geprägt (Abb. 27.1). Anfänglich besteht eine klare Trennlinie zwischen kranker und gesunder Haut. Wenn keine geeigneten therapeutischen Maßnahmen gesetzt werden, so breitet sich das Geschehen aus und es kann daraus eine echte Infektion entstehen (Abb. 27.2).

Diagnose
Das akute Auftreten, das Vorhandensein einer primären Ursache (Flöhe, Applikation reizender Substanzen) und das klinische Bild erlauben es, eine Diagnose zu stellen. Mit einer zytologischen Untersuchung kann man die massive bakterielle Kolonialisierung feststellen und die Diagnose bestätigen. Eine rekurrierende pyotraumatische Dermatitis, die mit einer Polyarthropathie einhergeht, kann ein Hinweis auf eine Borrelio-

Tabelle 27.2: Klassifizierung und Charakteristika von Pyodermien

Oberflächenpyodermien

Pyotraumatische Dermatitis
- Exsudative Plaques, akutes Erscheinen, starker Juckreiz
- Oft mit Flohbefall assoziiert

Intertrigo
- Nässende, gerötete, mit schmierigen und übelriechenden Massen bedeckte Hautoberfläche
- Auf die Hautfalten beschränkt, oft mit starkem Juckreiz, Rasseprädisposition (Mops, Bulldogge, Perser, Exotic)

Oberflächliche Pyodermie

Impetigo
- Subkorneale Pusteln und epidermale Schuppenkränze an der haarlosen Haut
- Vor allem bei Jungtieren und bei immungeschwächten Tieren (Impetigo bullosa)

Mukokutane Pyodermie
- Ödem, Fissuren und Krusten an den Lippen und anderen mukokutanen Übergängen
- Rasseprädisposition (Deutscher Schäferhund und Schäferhundmischlinge)

Bakterielle Follikulitis
- Folliculäre Papeln und Pusteln, epidermale Schuppenkränze
- Fokale Erhabenheiten mit vorstehenden Haarbüscheln und multifokale Alopezie (Kurzhaarrassen)
- Stumpfes Haarkleid, Seborrhoe und Hypotrichose (Langhaarrassen)
- Miliare Dermatitis (Katze)
- Kann mit hochgradigem Juckreiz einhergehen

Tiefe Pyodermie

Pyotraumatische Follikulitis und Furunkulose
- Exsudative Plaques, die von Pusteln und Papeln umgeben sind
- Hochgradiger Juckreiz, Rasseprädisposition (Bernhardiner, Golden Retriever, Rottweiler)

Nasale Follikulitis und Furunkulose
- Papeln, Pusteln und Krusten am Nasenspiegel und -rücken, hochgradiger Juckreiz

Kinnfollikulitis und -furunkulose
- Folliculäre Papeln und Knötchen, die oft ulzerös sein können
- Hauptbetroffene sind Kurzhaarrassen

Interdigitale Furunkulose
- Hämorrhagische Blasen und Knötchen
- Häufig ist dieses Krankheitsbild mit anatomischen Missbildungen, mit einer Demodikose, einer Hypothyreose oder einer sterilen Pyogranulomatose vergesellschaftet

Follikulitis, Furunkulose und Zellulitis des Deutschen Schäferhundes
- Erythematöse Papeln, hämorrhagische Blasen, Ulzera, Fisteln und Krusten
- Hochgradiger Juckreiz, Schmerzhaftigkeit bei der Palpation

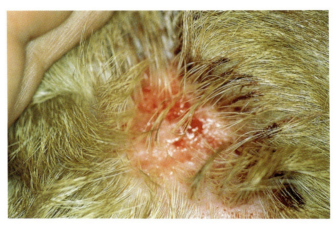

Abb. 27.1
Pyotraumatische Dermatitis (»hot spot«). Eine erythematöse und exsudative Effloreszenz am Stamm eines Hundes mit einer Flohbissallergie.

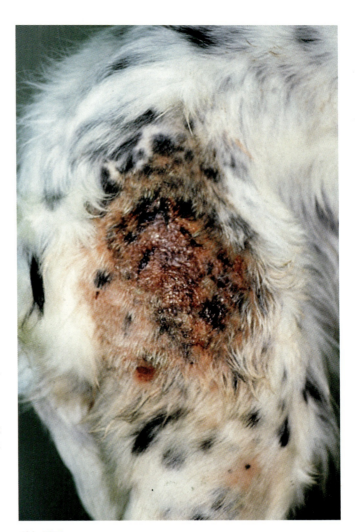

Abb. 27.2
Eine sekundäre tiefe Pyodermie als Folge einer unsachgemäß therapierten pyotraumatischen Dermatitis.

se sein. Erreger dieser systemischen bakteriellen Infektion ist *Borrelia burgdorferi*, eine Spirochäte. Mit einer serologischen Untersuchung wird die Diagnose bestätigt.

27.1.3.2 Intertrigo

Ätiologie und Pathogenese
Überall dort, wo Haut in Falten liegt, finden sich Prädispositionsstellen für Intertrigo. Besonders davon betroffen sind

Rassehunde wie Mops, Bulldogge, Pekingese und Rassekatzen wie Perser-, die Exotic- und die Himalaja-Katzen. Bei all diesen Rassen gehören diese anatomischen Missbildungen zum Rassestandard. Bei Tieren anderer Rassen findet man diese Veränderungen bei Hormonstörungen und Übergewicht. Die Reibung an der Innenseite der Falte durch die einander gegenüberliegenden Seiten, die geringe Belüftung, die gesteigerte Feuchtigkeit und Temperatur sind Faktoren, die diese Veränderungen hervorbringen. Mazeration und Ansammlung von Drüsensekret fördern die Besiedelung durch Bakterien und Malassezien. Enzyme und Metaboliten der Mikroorganismen, die an der epidermalen Oberfläche wuchern, ziehen eine Irritation an der Haut des Wirtes mit sich.

Klinisches Bild
Läsionen können sich in unterschiedlichen Gegenden manifestieren.

Bei brachycephalen Rassen kann man besonders gut die Manifestation einer **Gesichtsfaltendermatitis** beobachten: Durch Anheben einer Falte kann man eine nässende und gerötete Hautoberfläche erkennen, die mit schmierigen und übelriechenden Massen bedeckt ist (Abb. 27.3). Bei Tieren mit hellem Fell kommt es zu bronzefarbenen Verfärbungen. Eine Lippenfaltendermatitis kann unangenehmen Mundgeruch verursachen.

Eine **Scheidenfaltendermatitis** entsteht bei älteren, übergewichtigen und besonders bei frühzeitig kastrierten Hündinnen. Hier kommt es zu einer Einsenkung der juvenilen Scheide in eine Hautfalte und in der Folge sammeln sich dort Urin und Scheidensekrete an, was wiederum zu Ulzera und Bakterienproliferation führt.

Schwanzfaltenintertrigo betrifft Hunde mit kupierten Ruten oder mit Ringelschwänzen, wie man sie besonders bei der Englischen und bei der Französischen Bulldogge kennt. Bei schwerwiegenden Fällen kann die angeborene Missbildung den Abfluss aus dem Analbeutel oder den Kotabsatz behindern. Wenn es zu einer Ansammlung dieser organischen Materialen kommt, entsteht Mazeration in den betroffenen Hautfalten.

Diagnose
Signalement (Rasseprädisposition) und klinische Geschichte (Übergewicht, Hormonstörungen) erlauben es, die Diagnose zu stellen. Im Verlauf einer klinischen Untersuchung kann man durch Hochheben einer Falte unterschiedliche Ausprägungen der Entzündung, des Exsudates und der Hauterosion diagnostizieren. In der zytologischen Untersuchung wird man zwar eine massive bakterielle Wucherung, aber keine echte Entzündung feststellen (die meisten Bakterien liegen extrazellulär und nur wenige sind von den neutrophilen Granulozyten phagozytiert).

27.1.4 Oberflächliche Pyodermien

Die oberflächliche bakterielle Hautentzündung (oberflächliche Pyodermie) ist eine echte Infektion, die die obersten Schichten der Haut und der Follikel betrifft. Dazu zählt man die Impetigo, die mukokutane Pyodermie und die oberflächliche bakterielle Follikulitis.

27.1.4.1 Impetigo
Subkorneale Pusteln in (fast) haarlosen Hautbereichen (Abdomen, Leiste) kennzeichnen die Impetigo (Abb. 27.4).

Ätiologie und Pathogenese
Der Infektionserreger der Welpenpyodermie ist meist *St. intermedius*, betroffen sind hauptsächlich Jungtiere. Die Erkrankung ist nicht ansteckend.

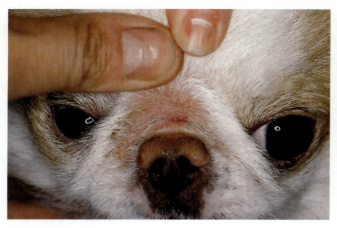

Abb. 27.3
Intertrigo. Gesichtsfaltendermatitis bei einem Mops.

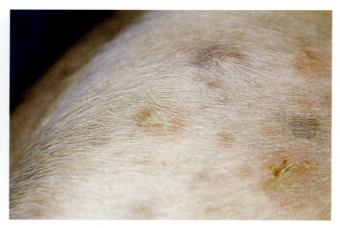

Abb. 27.4
Impetigo. Pusteln an der abdominalen Haut.

Geschwächte erwachsene Tier und solche mit einer Störung der normalen Immunität erkranken an der **Impetigo bullosa**. Das Erregerspektrum reicht von *Pseudomonas* spp. bis zu *E. coli*. Hyperadrenokortizismus, Diabetes mellitus und Hypothyroidismus sind jene Krankheiten, die sehr oft Primärursache für diesen Zustand bei adulten Tieren sind.

Bei Katzenwelpen wurde eine pustulöse Dermatitis mit *Pasteurella multocida* und β-hämolysierende Streptokokken als Erreger beschrieben. Die Bakterien sind Teil der physiologischen oralen Flora der Katze. Die Keime werden während der normalen Pflege vom Muttertier auf die Welpen übertragen. Ein übermäßiges Belecken wird als Auslöser der Infektion angesehen.

Klinisches Bild
Die Pustel als Primärefloreszenz kennzeichnet diese Pyodermie. Unter Aussparung der Follikel manifestiert sie sich vor allem in der Achsel- und in der Leistengegend. Da die Pusteln äußerst fragil sind, wird man bei der klinischen Untersuchung meist nur epidermale Colleretten (Abb. 27.5) und Krusten vorfinden. Katzenwelpen haben meist eine dorsale Manifestation der Effloreszenzen (Rücken, Hals und Kopf). Juckreiz ist ungewöhnlich.

Bei der Impetigo bullosa sind die Pusteln größer und schlaffer als bei der gewöhnlichen Impetigo.

Diagnose
Signalement (Welpen), Krankheitsverlauf sowie primäre (Pusteln) und sekundäre (epidermale Schuppenkränze und Krusten) Effloreszenzen erlauben es, die Diagnose zu stellen. Die primären (Papeln, Pusteln) und sekundären (Alopezie, Schuppen, Colleretten) Läsionen der oberflächlichen Pyodermien ähneln sehr denen der immunbedingten Erkrankungen, wie z. B. der sterilen eosinophilen Pustulose, den allergischen Erkrankungen (insbesondere Futtermittelallergie) und dem Pemphigus foliaceus. Wesentliche Hinweise für die Diagnose kann die zytologische Untersuchung von intakten Pusteln geben. Mögliche Primärerkrankungen metabolischen Ursprungs (Hyperadrenokortizismus, Hypothyreoidismus) und andere Einflüsse, die eine Defektimmunopathie hervorrufen können (Neoplasie, Leishmaniose, Ehrlichiose), müssen bei einer bullösen Impetigo abgeklärt werden. Eine bakterielle Kultur zur Keimisolierung und ein Antibiogramm erscheinen sehr sinnvoll.

27.1.4.2 Mukokutane Pyodermie
Diese Entzündung manifestiert sich an den Lippen, an der perioralen Haut und an anderen mukokutanen Übergängen.

Ätiologie und Pathogenese
Bis heute ist die Ätiologie unbekannt. Es scheint aber eine starke Rasseprädisposition zu bestehen; der Deutsche Schäferhund und seine Kreuzungen sind am häufigsten betroffen.

Klinisches Bild
Zu Beginn findet man Erythem und Ödem symmetrisch in beiden Mundwinkeln.

Später, insbesondere bei chronischen Fällen (Abb. 27.6), entstehen Fissuren, Krusten und fallweise auch Depigmentierung. Ähnliche Effloreszenzen kann man auch am Nasenspiegel, an den Augenlidern, an der Scheide, am Präputium und am Anus vorfinden.

Diagnose
Die typische Qualität der Effloreszenzen bei Deutschen Schäferhunden ist bereits ein starker Hinweis für diese Erkrankung. Die Probe für die zytologische Untersuchung muss unterhalb der Krusten gewonnen werden. Üblicherweise kann man zahlreiche neutrophile Granulozyten mit intrazellulären Bakterien feststellen. Das dermato-histopathologische Bild präsen-

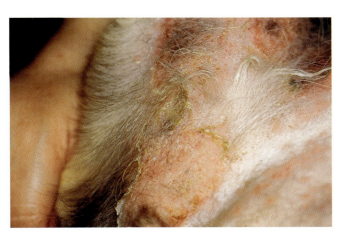

Abb. 27.5
Impetigo. Epidermale Collerette in der Leistengegend.

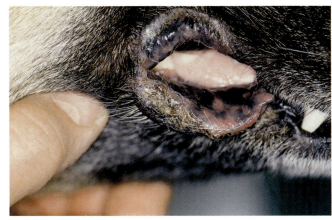

Abb. 27.6
Fissuren und Krusten an der Lippe bei einem Deutschen Schäferhund mit einer mukokutanen Pyodermie.

tiert sich mit neutrophilen intrakornealen Pusteln, Krusten und einer lymphoplasmazellulären Grenzflächendermatitis.

Die wichtigsten Differentialdiagnosen sind die Intertrigo der Lefze, der (diskoide) Lupus erythematodes, das Arzneimittelexanthem, die Zink-reaktive Dermatitis, das hepatokutane Syndrom und einige Autoimmunerkrankungen wie der Pemphigus erythematodes und das bullöse Pemphigoid. Mit Ausnahme der Intertrigo der Lefze kann man diese Gruppe von Krankheiten nur mit Hilfe einer dermato-pathologischen Untersuchung bestätigen. Die Autorin hat aber die Erfahrung gemacht, dass Sekundärinfektionen stets als Kontamination vorhanden sind, weshalb man vor einer Biopsie Antibiotika verabreichen sollte (Cefalexin oder die Kombination Amoxicillin und Clavulansäure).

27.1.4.3 Oberflächliche bakterielle Follikulitis

Die oberflächliche bakterielle Follikulitis ist eine Infektion der Haarbälge.

Ätiologie und Pathogenese

Der am häufigsten gefundene Erreger ist *St. intermedius*. Chronische Traumata, Verstopfungen und Entzündungen der Haarbälge sind einige der Ursachen, die der Entstehung einer Infektion Vorschub leisten. Einen Verschluss der Haarbalgmündung findet man bei einer seborrhoeischen Dermatitis, bei einer follikulären Dysplasie und bei der Demodikose. Reizende Substanzen (Shampoo), Pilzinfektionen und allergische Erkrankungen sind häufig mitverantwortlich für das Entstehen von Follikelentzündungen. Veränderungen des Immunsystems (Allergien, hormonelle und metabolische Störungen) sind prädisponierend für das Aufkommen von Follikelentzündungen.

Klinisches Bild

Erste Effloreszenzen, die man im Verlauf einer oberflächlichen bakteriellen Follikulitis wahrnehmen kann, sind Papeln und follikuläre Pusteln. Diese Läsionen verändern sich bald und an ihre Stelle treten Krusten, epidermale Schuppenkränze, Hyperpigmentierung und Alopezie. Eine für dieses Krankheitsbild charakteristische Effloreszenz ist die seborrhoeische Plaque: Es lässt sich ein hyperpigmentiertes Zentrum mit einem krustigen, erythematösen Rand erkennen (Abb. 27.7), besonders in Arealen mit geringer Behaarung (Achsel, Leiste).

Das klinische Erscheinungsbild divergiert deutlich zwischen kurz- und langhaarigen Hunden. Bei Patienten mit kurzem Fell sieht man anfangs nur umschriebene Stellen mit abstehenden Haarbüscheln. Vom Umfang her entsprechen sie der darunterliegenden Papel. Die Veränderungen haben eine gewisse Ähnlichkeit mit Quaddeln, auch wenn sie deutlich kleiner sind; sie bilden sich jedoch nicht zurück. Am Ende der Entwicklung findet man kleine, umschriebene, haarlose Stellen (Abb. 27.8).

Eine Sonderform findet man bei der Englischen Bulldogge mit follikulärer und epidermaler Hyperkeratose, die mit einer Papillomatose einhergeht. Beim Dalmatiner kommt es zu einer Braunverfärbung des weißen Fells. Diese Veränderung nimmt ihren Ausgang von den infizierten Follikeln.

Bei Patienten mit langem Fell sind die Veränderungen in ihrer Ausprägung deutlich milder. Aus der Vorgeschichte kann man vom Tierbesitzer erfragen, ob das Fell seinen Glanz verloren hat und ob ein ungewöhnlicher Haarausfall wahrgenommen wurde. Um die Veränderungen (Seborrhoe, Erythem und epidermale Schuppenkränze) sichtbar zu machen, kommt man um das Abscheren des Felles oft nicht umhin.

Die oberflächliche bakterielle Follikulitis kommt bei der Katze selten vor. Sie entwickelt krustige Papeln (miliare Dermatitis) am Stamm und runde haarlose und krustige Läsionen am Kopf (Abb. 27.9).

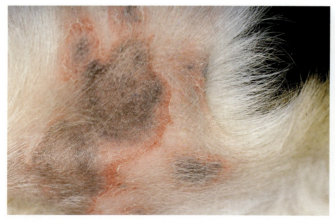

Abb. 27.7
Seborrhoeische Plaque in der Leiste bei einem Hund mit oberflächlicher bakterieller Follikulitis.

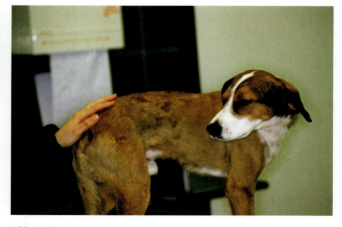

Abb. 27.8
Multifokale Alopezie bei einem Hund mit bakterieller Follikulitis.

Diagnose

Follikuläre Infektionen zeigen einen typischen klinischen Verlauf. Jedoch können auch Pilze (Dermatophyten) und Parasiten (*Demodex* spp.) eine ähnliche Symptomatik hervorbringen. Mehrfache Hautgeschabsel, eine trichoskopische Untersuchung und eine Pilzkultur sind bei Alopezie, Schuppung und follikulären Papeln immer angezeigt. Falls sich eine Pustel findet, so kann der Inhalt zytologisch untersucht werden, um eine bakterielle Haarbalgentzündung zu bestätigen und einen Pemphigus foliaceus auszuschließen.

Es soll aber nicht unerwähnt bleiben, dass auch eine Mehrfachinfektion möglich ist, so kann z. B. ein bakterieller Infekt mit einer Dermatophytose oder einer Demodikose einhergehen.

Wenn man bedenkt, dass die Pyodermie meist eine sekundäre Erscheinung ist, so ist es unumgänglich, die Primärerkrankung zu identifizieren, um eine vollständige Heilung zu erzielen. Bei Infektionen, die mit chronischem oder saisonalem Juckreiz einhergehen, sollten allergische Krankheiten abgeklärt werden. Wenn es innerhalb von drei Monaten nach Absetzen der Antibiotika wiederholt zu Rückfällen kommt, so sollte nach hormonellen Krankheiten und anderen Ursachen für eine Immunschwäche gesucht werden. Persistiert eine Seborrhoe nach einwandfrei durchgeführter Antibiotika-Therapie, so kann eine Biopsie über Keratinisierungsstörungen Auskunft erteilen.

27.1.5 Tiefe Pyodermien

Die tiefe Pyodermie reicht bis in die tiefe Dermis, manchmal auch in die Subkutis, wo sie zur Zerstörung von Follikeln führen kann. Auch Allgemeinsymptome können sich manifestieren, die Heilung geht nicht ohne Narbenbildung ab.

Ätiologie und Pathogenese

Die tiefe Pyodermie kann eine Fortentwicklung einer oberflächlichen Pyodermie sein, sie entsteht sekundär nach hochgradigen Follikelentzündungen oder nach Inokulation von pathogenen Erregern in die tiefen Gewebe.

Pilzinfektionen und Demodikose sind die beim Hund am häufigsten angetroffenen Primärerkrankungen. Bei der Katze zählen Abszesse und Phlegmonen nach Traumatisierungen durch Bisse und Kratzer zu den am häufigsten diagnostizierten tiefen Pyodermien.

Bei der Entscheidung, ob sich eine Infektion ausbreiten kann oder nicht, spielt das Immunsystem des Wirtes eine entscheidende Rolle. Bei der tiefen Pyodermie des Schäferhundes hat man einen primären Defekt der zellvermittelten Immunität als Ursache festgestellt. Andere Ursachen für eine Immunschwäche sind eine langandauernde Therapie mit Glukokortikoiden oder systemische, metabolische (Hyperadrenokortizismus, Hypothyreoidismus), protozoäre (Leishmaniose, Ehrlichiose) und virale Erkrankungen (Retrovirusinfektion). Patienten, die daran erkranken, sind verwundbarer und nur in beschränktem Ausmaß imstande, die Ausbreitung bakterieller Infekte in tiefe Gewebe zu unterbinden. Primäre Keratinisierungsstörungen sind ein prädisponierender Faktor für eine Furunkulose; Katzenakne wiederum für eine Kinnfurunkulose. Die Keime, die aus solchen Veränderungen isoliert werden, sind: *Pasteurella multocida* und β-hämolysierende Streptokokken. Das Schnauzer-Komedo-Syndrom erfährt oft eine sekundäre Infektion mit *St. intermedius*. Eine ausführlichere Besprechung der primären Keratinisierungsstörungen erfolgt in den Kapiteln 36 und 39.

Auch wenn *St. intermedius* der Haupterreger beim Hund ist, so findet man bei dieser Art von Infektion auch andere pathogene Keime, wie z. B. *Proteus* spp., *Pseudomonas* spp. und *E. coli*. In Phlegmonen und subkutanen Abszessen der Katze findet man für gewöhnlich *Pasteurella multocida*, *Corynebacterium* spp., *Actinomyces* spp., *Bacteroides* spp., *Rhodococcus equi*, *Corynebacterium pseudotuberculosis* und *Fusobacterium* spp. Die Vektoren dieser Erreger sind Bisse und Kratzer, die üblicherweise im Kampf erworben werden.

Klinisches Bild

Das klinische Erscheinungsbild ist stark von der Körperregion, der Tiefe der Läsionen und der Immunantwort des Tieres abhängig. Der Juckreiz kann unterschiedlich stark sein.

Die weniger ausgeprägte Form zeigt sich als lokalisiertes Geschehen mit rötlichen Papeln, die sich über hämorrhagische Blasen zu Ulzera und Krusten (Abb. 27.10) entwickeln. Violette, ödematöse und schmerzhafte Läsionen breiten sich großflächig aus und sprechen für einen schweren Verlauf. An der veränderten Hautoberfläche finden sich auch zahlreiche Fisteln, aus denen ein hämorrhagisch-purulentes Exsudat austritt (Abb. 27.11). Wo die Haut konstantem Druck ausgesetzt ist (Schwielen) bzw. auch am Körperstamm, liegen solche Veränderungen eher vor.

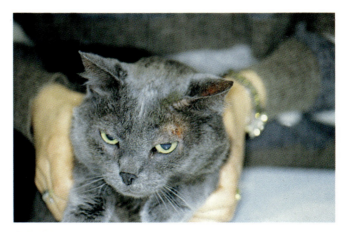

Abb. 27.9
Runde, krustige und haarlose Stellen am Kopf einer Katze mit bakterieller Pyodermie.

Die **pyotraumatische Follikulitis** und **Furunkulose** kann sehr leicht mit einer pyotraumatischen Dermatitis verwechselt werden. Sie manifestiert sich mit Vorliebe beim Bernhardiner, Rottweiler und Golden Retriever, die Prädilektionsstellen sind Wangen und Hals (Abb. 27.12). Starker Juckreiz begleitet das Krankheitsgeschehen. Exsudative Plaques, die am Rand von Pusteln und Papeln gesäumt sind, stellen typischen Läsionen dar. *St. intermedius* löst diese Veränderungen aus.

Die **nasale Follikulitis** und **Furunkulose** ist eine tiefe Infektion mit akutem Aufkommen, die am Nasenrücken und im rostralen Gesicht lokalisiert ist (Abb. 27.13). Am Anfang findet man am Nasenrücken wenige, stark juckende Papeln und Pusteln. Das betroffene Individuum neigt dazu sich zu kratzen und sich die Nase mit Nachdruck zu reiben. Innerhalb kürzester Zeit entstehen ulzerös-krustige Veränderungen.

Die **Follikulitis** und **Furunkulose des Kinns** (Hundeakne) ist ein chronisches Entzündungsgeschehen bei Junghunden von Kurzhaarrassen (Doggen, Boxer). Die bakterielle Infektion ist eine sekundäre Folge eines Traumas. Zu Beginn stehen follikuläre Papeln, die in zeitlicher Abfolge zuerst zu kleinen Knötchen anschwellen, um dann zu ulzerieren und ein hämorrhagisch-eitriges Exsudat freizusetzen (Abb. 27.14). Meist lässt sich aus dieser Art von Veränderung *St. intermedius* isolieren. Die Kinnakne der Katze ist eine Keratinisierungsstörung, aus der sich sehr leicht eine Furunkulose entwickeln kann (Abb. 27.15). *Pasteurella multocida* und β-hämolysierende Streptokokken sind dafür verantwortlich.

Die **interdigitale Furunkulose** beim Hund ist eine wiederkehrende Entzündung. Ihre Therapie kann sehr frustrierend sein. Eine primäre Ätiologie ist nicht immer eruierbar. Man nimmt jedoch an, dass ungünstige anatomische Verhältnisse zu

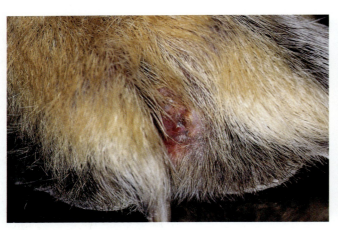

Abb. 27.10
Zwischenzehenfurunkulose. Eine ulzerierte hämorrhagische Blase.

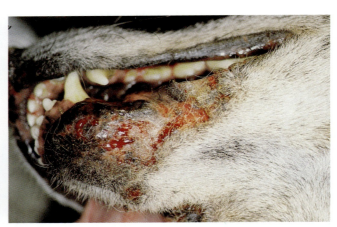

Abb. 27.11
Erosionen und hämorrhagisch purulentes Exsudat am Kinn eines Hundes mit tiefer Pyodermie.

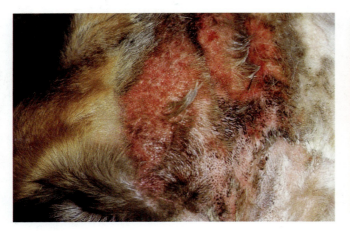

Abb. 27.12
Pyotraumatische Follikulitis und Furunkulose am Hals eines Bernhardiners.

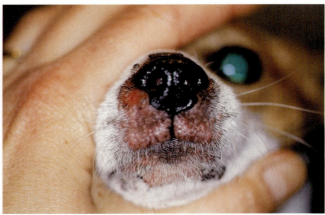

Abb. 27.13
Krustige ulzeröse Effloreszenzen bei einem Hund mit nasaler Furunkulose, die sich am Nasenspiegel und am rostralen Maulende befinden.

einer fortwährenden prädisponierenden Traumatisierung der Pfoten führen. Chronische Entzündungen im Zwischenzehenbereich entstehen im Verlauf von allergischen, parasitären (Demodikose, *Pelodera strongyloides*) und hormonellen (Schilddrüsenunterfunktion) Erkrankungen sowie im Verlauf von Pilzinfektionen (Dermatophytose, Malassezia-Dermatitis). Einige Rassen (Bulldogge, Basset Hound, Doggen, Boxer) neigen zu sterilen Pyogranulomen, die sich dann sekundär infizieren.

Die **Follikulitis**, die **Furunkulose** und die **Zellulitis des Deutschen Schäferhundes** sind tiefgehende kutane Infektionen, die für die Rasse charakteristisch sind. Sie gehen mit einem primären idiopathischen Defekt der T-Zellen-Immunität einher. Bei entsprechender Veranlagung kommt es bei einem chronischen immunologischen Reiz (Flohbissallergie, Futtermittelallergie) zum Ausbruch der Krankheit. Eine Kontrolle über das Krankheitsgeschehen erreicht man nur über eine lang andauernde Verabreichung von Antibiotika. Wird die Medikation abgesetzt, kann es sehr leicht zu einem Rückfall kommen. Davon betroffen sind erwachsene Tiere (ab dem 5. Lebensjahr) beiderlei Geschlechts. Das Verteilungsmuster erstreckt sich von der Kruppe über den Stamm zur Leiste und zur lateralen Seite der Oberschenkel (Abb. 27.16). Zu Beginn findet man Papeln, Pusteln, hämorrhagische Blasen und Erosionen. Die Effloreszenzen breiten sich aus und erfahren eine Entwicklung hin zu konfluierenden ulzerösen und nekrotischen Plaques. Die Läsionen sind schmerzhaft und mit einer regionalen Lymphadenopathie vergesellschaftet.

Subkutane Abszesse sind beim Hund selten, umso häufiger treten sie bei der Katze auf. Sie sind das Ergebnis von Beiß- oder Kratzverletzungen. Zu Beginn sind die Läsionen schmerzhaft, ödematös und geschwollen, um später zu fluktuieren und zu fisteln. Durch die zahlreichen Fisteln an der

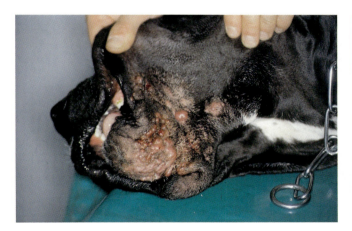

Abb. 27.14
Multiple Knötchen an der Kinnhaut bei einer Dogge, die an Kinnfurunkulose leidet.

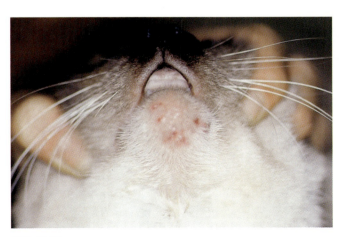

Abb. 27.15
Knötchen und eine hämorrhagische Blase bei einer Katze mit Kinnakne.

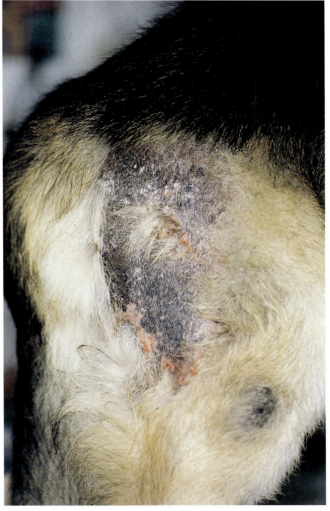

Abb. 27.16
Konfluierende, hyperpigmentierte und ulzeröse Plaques am Oberschenkel eines Deutschen Schäferhundes mit tiefer Pyodermie.

Hautoberfläche treten große Mengen an hämorrhagisch-purulentem Exsudat aus.

Diagnose

Die Diagnose tiefe Pyodermie kann anhand der charakteristischen klinischen Symptome (hämorrhagische Blasen, Fisteln, Ulzera) und nach Auffinden einer bakteriellen Infektion in der zytologischen Untersuchung gestellt werden. Eine tiefgehende Pyodermie oder eine rezidivierende Pyodermie, die trotz Einsatz von Routineantibiotika in der Therapie erfolglos blieb, sowie eine Pyodermie, die in der zytologischen Untersuchung stäbchenförmige Bakterien gezeigt hat, bedürfen einer bakteriologischen Untersuchung und eines Antibiogramms.

Die wichtigsten Differentialdiagnosen der tiefen Pyodermien sind die tiefen Mykosen, die immunbedingten Erkrankungen (Lupus, steriles Pyogranulom, Arzneimittelexanthem) und die Neoplasien. Es kann aber durchaus sein, dass eine der Differentialdiagnosen mit der Pyodermie koexistieren kann, sie kann sogar die Primärerkrankung darstellen. Eine Demodikose löst häufig eine tiefe Pyodermie aus. Insbesondere beim Zwischenzehengranulom und der Gesichtsfurunkulose liegt oft die Demodikose als Auslöser der Pyodermie vor. Eine unterlassene Untersuchung hinsichtlich dieser Parasitose wird einen nur teilweisen Therapieerfolg mit Antibiotika zur Folge haben.

Hautgeschabsel (am besten gleich mehrere), die zytologische Untersuchung des Exsudates, Pilzuntersuchung und zuletzt die Biopsie der Läsionen sind die Mittel der Wahl, um eine Krankheit von der Differentialdiagnosenliste zu bestätigen oder zu verwerfen.

Die Schilddrüsenunterfunktion, die Leishmaniose und die Ehrlichiose sind Erkrankungen, die zu einer sekundären Immunschwäche führen. Spezifische Tests sind dann notwendig, wenn es zu Rezidiven der tiefen Pyodermie kommt und man keine anderen Ursachen dafür ausmachen kann.

27.1.6 Therapie

Zwei Ziele müssen erreicht werden, um von einer zufriedenstellenden Therapie sprechen zu können: Das Abklingen der Symptome und das Verringern einer Rezidivgefahr. Da bakterielle Infektionen zum größten Teil sekundär bedingt sind, ist es auch unumgänglich, die Primärursache zu diagnostizieren und zu behandeln.

Wenn eine Oberflächenpyodermie (Intertrigo und nässende pyotraumatische Dermatitis) zeitgerecht therapiert wird, so wird eine topische Therapie mit einem antibakteriellen Shampoo und eventuell einer antibiotischen Salbe (2%iges Mupirocin) genügen. Der Einsatz von Glukokortikoiden zur Kontrolle des Juckreizes ist in diesen Fällen gerechtfertigt.

Oberflächliche und tiefe Pyodermien bedürfen eines systemischen Antibiotikaeinsatzes in Kombination mit einer lokalen Therapie, um einen größtmöglichen Therapieerfolg zu erzielen. Bei Erstdiagnose einer oberflächlichen Pyodermie wird man auf ein so genanntes Erstantibiotikum zurückgreifen (siehe unten), das sich empirisch bewährt hat. Bei Rezidiven ist es besser, eine Bakterienkultur mit Antibiogramm anzusetzen, um die Antibiotikaauswahl gezielt treffen zu können. Bei tiefen Pyodermien sollte man in jedem Fall eine bakterielle Untersuchung mit Resistenztest durchführen, um den Erreger zu bestimmen und das Antibiotikum gezielt auszuwählen.

27.1.6.1 Allgemeine Richtlinien für den Einsatz von Antibiotika in der Veterinärdermatologie

Staphylococcus intermedius ist der Haupterreger der oberflächlichen Pyodermie. Zu ca. 70 % synthetisieren die Staphylokokken **β-Laktamasen** und in den meisten Fällen sind nicht-penicillinasefeste Penicilline unwirksam. Die Resistenzlage von Staphylokokken gegenüber den Cephalosporinen der ersten Generation (Cefalexin, Cefadroxil), dem Oxacillin und der Kombination Amoxicillin / Clavulansäure ist sehr gut (0–5 %).

Die beschränkte **Hautpenetrationsfähigkeit** bestimmter Antibiotika (nur 4–5 % des Herzauswurfes erreichen das Organ) schließt deren Einsatz von vornherein aus, so z. B. bei den Tetrazyklinen, die eine geringe Gewebedurchdringung haben und deshalb nicht zum Einsatz kommen sollten. Die empfohlenen Präparate darf man nicht unterdosiert verabreichen. Im Vergleich zu anderen Organen werden sie bei der Therapie von Hauterkrankungen in einer deutlich höheren Dosierung verabreicht.

Die Erreger einer Pyodermie befinden sich sowohl **extra-** als auch **intrazellulär**: Ein wirksames Antibiotikum muss also eine gute Diffusion sowohl in die extrazelluläre Gewebsflüssigkeit als auch in die phagozytierenden Entzündungszellen aufweisen. In gewissen Fällen ist eine intrazelluläre Ansammlung sogar unerlässlich, wie z. B. bei Infektionen mit Mykobakterien. Zu den Pharmaka mit der Eigenschaft, in den Leukozyten eine gute Wirksamkeit gegen Staphylokokken zu haben, zählen die Fluorchinolone (Enrofloxacin, Difloxacin, Marbofloxacin), Lincosamide (Lincomycin, Clindamycin), die Makrolidantibiotika (Erythromycin) und Azalide (Azithromycin).

Ein Erstantibiotikum, das geeignet für die Pyodermie sein will, muss vor allem zwei Eigenschaften aufweisen: Es muss **bakterizid** sein, insbesondere wenn die betroffenen Tiere immungeschwächt sind, und es muss mit einem **engen Wirkspektrum** ausgestattet sein, ansonsten sind Entgleisungen der Darm- und Hautflora mögliche unerwünschte Nebenwirkungen. Bakterizide Antibiotika sind z. B. Cefalexin und das Kombinationspräparat Amoxicillin / Clavulansäure.

Die **Einsatzdauer** sollte nie kürzer als 3 Wochen sein und sollte sich auf jeden Fall bei einer oberflächlichen Pyodermie eine Woche und bei einer tiefen Pyodermie zwei Wochen über die vollständige Remission hinaus erstrecken. Im Allgemeinen ist eine so lange Verabreichung problemlos. Bei Bedarf kann man über die gesamte Dauer Milchsäurebakterien und/oder Vitamine verabreichen. Vor Therapieabschluss ist eine tierärztliche Beurteilung unumgänglich, da die Haut zuerst an der Oberfläche und dann in der Tiefe abheilt, und nur durch das Abtasten und Palpieren kann man noch bestehende Entzündungsherde ausmachen.

27.1.6.2 Antibiotika bei Erstdiagnose der oberflächlichen Pyodermie

Die Auswahl des Antibiotikums wird durch den Schweregrad und die Frequenz der Rezidive bestimmt. Wenn eine oberflächliche Pyodermie das erste Mal bei einem Tier in Erscheinung tritt, kann man sich auf empirisch bewährte Präparate verlassen: potenzierte Sulfonamide, Erythromycin, Lincomycin oder Clindamycin.

Die Kombination **Trimethoprim-Sulfonamid**, wie z. B. Trimethoprim-Sulfadiazin oder Trimethoprim-Sulfamethoxazol, in der Dosierung von 15–30 mg/kg, BID, ist ein gutes Bakterizid für eine Ersterkrankung. Das Medikament beeinflusst die bakterielle Folsäuresynthese und hemmt die Neubildung bakterieller Nukleotide. Es sind zahlreiche Fälle von Arzneimittelallergie beschrieben worden (insbesondere beim Dobermann), die mit Polyarthritis, Fieber, Glomerulonephritis und Arzneimittelexanthem als charakteristische Symptome einhergehen. Bei 15 % der behandelten Patienten wurde eine geringgradige Keratokonjunktivitis sicca als Nebenwirkung erhoben. Wenn die wahrscheinliche Therapiedauer drei bis vier Wochen überschreiten sollte, der Patient ein Dobermann ist oder das Tier einer Rasse angehört, die eine Prädisposition für Keratokonjunktivitis sicca hat, sollte man den Einsatz von Sulfonamiden vermeiden. Bei Staphylokokken sind bis zu 30 % Resistenzen gegenüber Sulfonamiden festgestellt worden (Italien).

Eine aktuellere Kombination ist Baquiloprim und Sulfadimetoxin. Der Vorteil dieser Kombination ist eine langwirksame bakterizide Wirkung (bis zu 72 Stunden). Daraus ergeben sich eine geringere Frequenz der Verabreichung und eine Reduzierung der Nebenwirkungen. Die Dosierungsempfehlungen sind 30 mg/kg, alle 48 Stunden für den Hund und alle 24 Stunden für die Katze.

Erythromycin und **Tylosin** sind bakteriostatische Makrolidantibiotika, welche die Synthese von ribosomalem Eiweiß hemmen. Das Dosierungsschema sieht jeweils 10–15 mg/kg, TID, und 10 mg/kg, BID, vor. Erythromycin hat neben der Notwendigkeit einer dreimal täglichen Verabreichung den Nachteil, dass es zu Erbrechen führen kann und es sehr rasch zu einer plasmid-induzierten Resistenz kommt. Auch beim Tylosin sind Gastritis und Erbrechen gelegentlich auftretende Nebenwirkungen. **Lincomycin** und **Clindamycin** sind bakteriostatische Lincosamide, die jeweils in der Dosierung von 20 bzw. 10 mg/kg, BID, verabreicht werden müssen. Auch gegen diese Gruppe werden sehr rasch Resistenzen gebildet, zusätzlich existiert eine Kreuzresistenz mit Erythromycin. All diese Gründe führen dazu, dass diese Antibiotika nur für sehr kurz andauernde Therapien geeignet sind. Auch Therapiewiederholungen schließen sich aus. Der Vorteil der Makrolidantibiotika ist ihre ausgezeichnete Durchdringungstiefe in der Haut und dass sie intrazellulär wirken, wo sich die pathogenen Keime befinden.

27.1.6.3 Antibiotikaeinsatz bei tiefen Pyodermien und/oder Rezidiven

Die Auswahl des Antibiotikums richtet sich nach den Ergebnissen des Antibiogramms. Im Allgemeinen sind Antibiotika gut verträglich (eine Ausnahme bildet Rifampicin) und eignen sich gut für den lang andauernden und hoch dosierten Einsatz. Resistenzen werden selten beschrieben. **Cephalosporine der ersten Generation**, wie Cefalexin (15–30 mg/kg, BID) oder Cefadroxil (20–30 mg/kg, SID) haben eine gute bakterizide Wirkung auf gram-positive Erreger. Sie greifen an der Bakterienwand an, indem sie die Quervernetzung der Polypeptide unterbinden. Dank ihrer ausgezeichneten Penetrationsfähigkeit sind sie bestens für den Einsatz bei tiefen Pyodermien geeignet. Da sie zu Brechreiz führen können, sollte man sie auf vollen Magen verabreichen.

Die Kombination **Amoxicillin/Clavulansäure** hat eine bakterizide Wirkung mit einem breiten Spektrum. Der Wirkungsmechanismus funktioniert über die Inhibition der Zellwandsynthese und es kommt selten zu Resistenzbildungen. Die Dosierungsempfehlung ist 15–25 mg/kg, BID. Um eine bessere enterale Absorption zu gewährleisten, sollte das Medikament auf vollen Magen verabreicht werden.

27.1.6.4 Antibiotikaeinsatz bei stäbchenförmigen Bakterien und bei hartnäckigen Pyodermien

Bei stäbchenförmigen Bakterien, die meist auch gram-negativ sind, zeigen die bisher beschriebenen Antibiotika manchmal keine Wirkung. In diesen Fällen kann man, wenn der Resistenztest die entsprechende Empfindlichkeit anzeigt, auf Chinolone und auf Rifampicin zurückgreifen.

Chinolone hemmen die DNS-Synthese und haben ein breites Wirkungsspektrum. Enrofloxacin (5 mg/kg, SID), Difloxacin (5 mg/kg, SID) und Marbofloxacin (2 mg/kg, SID) sind gut verträglich und entwickeln selten Resistenzen. Diese Gruppe erzielt insbesondere einen therapeutischen Wirkspiegel im Zellinneren, was eine bakterizide Wirkung gegen stäbchenförmige Bakterien ermöglicht. Diese Antibiotikafamilie sollte besonders schwerwiegenden, hartnäckigen Fällen vorbehalten bleiben. Ihr Einsatz ist bei oberflächlichen Pyodermien und bei Pyodermien in Erstdiagnose nicht gerechtfertigt. Seit kurzem wird eine doppelt bis viermal so hohe Dosierung der Chinolone empfohlen, wenn der Infektionserreger nur eine mittlere Empfindlichkeit aufweist (Enro- und Difloxacin 10–20 mg/kg, SID, und 5 mg/kg, SID, bei Marbofloxacin).

Rifampicin ist ein bakterizides Antibiotikum, das die DNS-abhängige RNS-Polymerase hemmt. Dank seiner guten Lipidlöslichkeit und der Fähigkeit, sich in den neutrophilen Granulozyten zu kumulieren, zeigt es eine gute Wirksamkeit bei Staphylokokken und dringt gut in chronische, granulomatöse und vernarbte Läsionen ein. Die Dosierungsempfehlung lautet 5–10 mg/kg, SID. Da sich gegen dieses Medikament sehr rasch Resistenzen entwickeln, sollte man es stets mit einem anderen bakteriziden Antibiotikum kombinieren, das kein Chinolon ist (z. B. ein Cephalosporin). Da Rifampicin die Gefahr nicht unerheblicher Nebenwirkungen, wie z. B. eine Anhebung der hepatischen Enzyme und die Ausbildung einer hämolytischen Anämie in sich birgt, ist es notwendig Blutbild und Untersuchung der Leberenzymwerte der Therapie voranzustellen und außerdem einmal wöchentlich eine Verlaufskontrolle durchzuführen. Die Therapiedauer sollte nie länger als drei Wochen betragen.

27.1.6.5 Topische Therapie

Durch den Einsatz topischer Therapeutika kann man eine nicht unerhebliche Beschleunigung der Heilung von Pyodermien erzielen. Mit Hilfe des Einsatzes von **Shampoos** kann man den Detritus aus Gewebe und Bakterien beseitigen und fördert die Drainage fistelnder Läsionen. Eine gute Anleitung »über richtiges Shampoonieren« und über die korrekte Kontaktdauer – sie sollte nie kürzer als 10 bis 15 Minuten sein, um dem pharmakologischen Wirkungsmechanismus die notwendige Zeit einzuräumen – kann den Tierbesitzer zur Mitarbeit motivieren. Die Produktpalette im Handel ist sehr groß und man sollte über die einzelnen Präparate genau Bescheid wissen, um eine fallbezogene, optimierte Auswahl zu treffen. Je nachdem, wie sich der Fall darstellt, sollte der Tierbesitzer parallel zur Antibiotika-Applikation den Hund ein- bis zweimal in der Woche shampoonieren.

Zweieinhalbprozentiges **Benzoylperoxid** ist ein wirksames Oxidationsmittel mit antibakterieller Wirkung. Außerdem hat die Wirksubstanz keratolytische, juckreizstillende, entfettende und die Follikel reinigende Eigenschaften. Benzoylperoxid kann auf der Haut von Tieren stark dehydrierend und reizend wirken, weshalb man Tiere mit einer stark irritierten, trockenen und sensiblen Haut nicht damit behandeln sollte. Ebenfalls stark reizend wirkt es bei Augenkontakt. **Der Einsatz bei der Katze ist kontraindiziert.** Benzoylperoxid eignet sich besonders bei stark exsudativen Effloreszenzen, bei tiefen Pyodermien und bei der Demodikose mit Komplikationen.

Zehnprozentiges **Ethyllaktat** ist eine ausgezeichnete antibakteriell wirksame Substanz. Ihre bakterizide Wirkung ist mit jener von Benzoylperoxid vergleichbar, sie hat aber eine deutlich geringere Residualwirkung. Durch eine weniger austrocknende und reizende Wirkung eignet sich dieses Produkt bei oberflächlichen Pyodermien, die im geringeren Maße exsudativ sind.

Chlorhexidin in einer 2- bis 4%igen Konzentration hat eine vorzügliche antibakterielle Wirkung und eine zufriedenstellende Aktivität gegen Malassezien. Die reinigende Wirkung auf die Follikel ist mit der von Benzoylperoxid nicht vergleichbar, die Substanz ist aber weniger reizend und sie wird bei lang andauernden Therapien besser vertragen. Der Einsatz dieses Mittels ist besonders bei gemischten Infektionen mit Bakterien und Hefen angezeigt. Bei Kontakt mit den Augen kann eine Keratitis ausgelöst werden.

Sowohl **Schwefel** als auch **Acetylsalicylsäure** in der 2%igen Konzentration wirken beide antibakteriell, juckreizstillend und keratoplastisch. Deshalb kommt diesen Substanzen eine Bedeutung bei oberflächlichen Pyodermien zu, die von Schuppung und trockener Seborrhoe begleitet sind.

Dichlorfen in 2%iger (Lotion) und 6%iger (Shampoo) Konzentration zeigt eine Wirksamkeit gegen Bakterien und Hefen. Es wirkt stark entfettend und adstringierend. Die Verwendung dieser Substanz ist bei gemischten Infektionen mit Bakterien und Hefen angezeigt, insbesondere, wenn sie mit fettigem und übelriechendem Exsudat (fettige Seborrhoe) einhergeht.

Polyvidon-Jod wirkt rasch bakterizid, fungizid, viruzid und sporizid, aber es hat auch reizende und sensibilisierende Eigenschaften. Seine geringere bakterizide Wirkung und seine verminderte Schutzfunktion vor Reinfektionen bei einer möglichen bakteriellen Wiederbesiedlung der Haut machen es dem Benzoylperoxid unterlegen. Aufgrund der reizenden Eigenschaften sowie der äußerst unangenehmen Nebenwirkung, dass es in hellem Fell gelbe Flecken hinterlässt, ist das Mittel immer weniger in Verwendung.

Antibiotika in Cremeform haben in der Veterinärdermatologie einen beschränkten Nutzen. Da etliche Präparate in der Kombination mit Kortisonen angeboten werden, wird vom Einsatz bei Pyodermien abgeraten. Das 2%ige Mupirocin wird ausschließlich lokal eingesetzt und hat eine exzellente bakterizide Wirkung auf gram-positive Keime. Diese Eigenschaften befähigen es zum Einsatz bei lokalisierten, tiefen Pyodermien (Kinn, Zwischenzehenbereich). Das Antibiotikum gehört zu keiner Gruppe der oralen Antibiotika, es wird systemisch nicht resorbiert, aber es dringt sehr gut in Granulome ein, die infolge einer tiefen Pyodermie entstehen können. Die Anwendung: Eine lokale Applikation zwei- bis dreimal am Tag mit einer leichten Massage, um die Resorption zu verbessern. Da der Wirkstoff von *Pseudomonas* spp. hergestellt wird, eignet es sich nicht bei Infektionen mit diesem Keim.

27.1.6.6 Idiopathische wiederkehrende Pyodermien

Von idiopathischer Pyodermie spricht man, wenn es nicht möglich ist, eine Primärursache auszumachen. Hier besteht jederzeit die Möglichkeit eines Rückfalles. Wenn es zu einem Rezidiv nur wenige Tage nach Absetzen des Antibiotikums kommt, so kann es auch sein, dass das Antibiotikum zu früh abgesetzt wurde, ohne dass sämtliche Infektionsherde restlos beseitigt wurden. In diesem Fall genügt es, die unterbrochene Therapie wieder aufzunehmen und etwas länger fortzusetzen. Von einem echten Rezidiv spricht man, wenn es Wochen oder Monate nach Therapieende und eventuell auch regelmäßig wiederkehrend zu Rückfällen kommt. Hier sollte man eine immunstimulierende Therapie und/oder eine Erhaltungstherapie mit Antibiotika in Erwägung ziehen.

Bei Verdacht eines Immundefektes kann es von Vorteil sein, eine antibiotische und eine **immunstimulierende Therapie** zu kombinieren. Es muss aber klar sein, dass Immunstimulantien nicht die Abwehrkraft eines immunologisch voll funktionsfähigen Tieres stärken – bei einem immundefizienten Tier können jedoch eventuelle Mängel des Immunsystems korrigiert werden. Nach erfolgreicher Genesung wird das Antibiotikum abgesetzt, die Immunstimulierung aber fortgesetzt, mit dem Ziel, einem Rezidiv zuvorzukommen. Zwei immunstimulierende Präparate, die autologe Vakzine und das Staphylokokken-Phagenlysat (Staphage Lysate®) seien hier erwähnt. Durch Isolierung und Anzüchtung des Erregers unmittelbar von den Läsionen des Patienten kann man **autologe Vakzine** herstellen. Mehrfach wurden Erfolge beschrieben, bis heute blieb eine Bestätigung unter kontrollierten Bedingungen jedoch aus.

Staphage Lysate® ist ein Staphylokokken-Bakterienlysat. Es entsteht durch die Lyse von *Staphylococcus aureus*. Dieses Produkt scheint sowohl die humorale als auch die zelluläre Immunität, sei es spezifisch oder unspezifisch, zu stimulieren. Es wird von Erfolgsquoten bei bis zu 30% der Fälle berichtet. Beide Produkte werden ein- oder zweimal in der Woche subkutan verabreicht.

Wenn trotz immunstimulierender Therapie der erhoffte Erfolg ausbleibt, so muss auf eine **Erhaltungstherapie mit Antibiotika** gesetzt werden. Antibiotika im Langzeiteinsatz dürfen nur wenig toxisch sein und nicht zu Resistenzbildung neigen. Diesen Bedingungen werden die Cephalosporine und das Kombinationspräparat Amoxicillin/Clavulansäure gerecht. Wenn sich das Rezidiv erst sieben oder mehr Tage nach einer vollständigen antibiotischen Therapie einstellt, so beginnt man mit einer Pulstherapie (entweder jeweils eine Woche Verabreichung gefolgt von einer Woche Pause oder jeweils drei Tage Verabreichung gefolgt von drei Tagen Pause). Tritt der Rückfall schon vor Wochenfrist ein, führt man mit der Volldosis wiederum eine Remission herbei, um dann mit der halben Dosis oder einer Vierteldosis fortzusetzen. Frequenz und Dosis können dem Fall angepasst kontinuierlich erhöht bzw. gesenkt werden, aber die Therapie wird wahrscheinlich lebenslang andauern.

27.1.7 Atypische Infektionen

27.1.7.1 Bakterielles Pseudomyzetom

Das bakterielle Pseudomyzetom (Botryomykose) ist eine tiefe, chronische pyogranulomatöse Infektion. Das Exsudat kann kleine Körnchen enthalten.

Ätiologie und Pathogenese

In den Körnchen findet man Bakterienkolonien. Meist handelt es sich um Staphylokokken, aber auch *Pseudomonas* spp., *Proteus* spp., *Streptococcus* spp. und *Actinobacillus* spp. können Verursacher sein. Zu Beginn steht meist ein Trauma wie z. B. eine Verletzung, die in die Tiefe geht, Fremdkörper oder eine Bissverletzung. Infekte im Knochengewebe (Osteomyelitis) wurden selten als Primärursache dieser septischen Vorgänge beschrieben.

Noch nicht endgültig abgeklärt ist, ob die Bildung der Körnchen durch die Herstellung von polysaccharidhaltigem Material bedingt ist, oder ob sie eine Folge der Ablagerung von Antigen-Antikörper-Komplexen durch den Wirt an der Oberfläche der Mikroorganismen sind.

Klinisches Bild und Diagnose

Klinisch manifestiert sich das Pseudomyzetom als knotige, fistelnde Effloreszenz (Abb. 27.17), aus der ein purulentes Exsudat mit körnchenähnlicher Konsistenz hervorquillt. Das Krankheitsbild muss von dem mykotischen Myzetom, dem durch Dermatophyten verursachten Pseudomyzetom sowie von Veränderungen, die bei einer Aktinomykose und Nokardiose entstehen, unterschieden werden.

Der direkte Ausstrich des klinischen Materials kann von großem Nutzen bei der Diagnosefindung sein. Trotzdem sollte man auch eine Bakterienkultur und ein Antibiogramm aus dem Exsudat ansetzen. In unklaren Fällen wird man eine histologische Untersuchung vornehmen. Hier können mittels

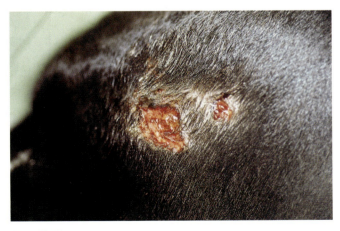

Abb. 27.17
Noduläre und fistelnde Läsion am Oberschenkel eines Hundes mit einem bakteriellen Pseudomyzetom.

Spezialfärbungen Bakterien und Pilze sichtbar gemacht und so eine ätiologische Diagnose erstellt werden.

Therapie

Mit einer ausschließlich konservativen Therapie wird man das Ziel nicht erreichen, die chirurgische Entfernung der Läsion ist die Methode der Wahl. Anschließend leitet man eine antibiotische Behandlung ein, die sich nach dem Resistenztest richtet.

27.1.7.2 Atypische Mykobakteriose

Die atypische Mykobakteriose ist eine seltene Infektionskrankheit, die meist bei der Katze beschrieben wird, die häufig zusätzlich mit FIV und FeLV infiziert ist. Der Erreger lebt im Erdboden. Die Krankheit ist durch den chronischen Verlauf und die äußerst schwierige Heilung charakterisiert. Es wurde aber auch von gelegentlichen Spontanheilungen berichtet.

Ätiologie und Pathogenese

Die Erreger der atypischen Mykobakteriose sind fakultativ pathogene Keime der Gattung Mycobacterium. Aus den Läsionen wurden am häufigsten *Mycobacterium fortuitum*, *Mycobacterium phlei*, *Mycobacterium smegmatis* und *Mycobacterium thermosensibile* isoliert. Über bereits präsente Hautverletzungen oder – wie jüngst für die Katze angenommen wurde – durch Bissverletzungen gelangen die Erreger in die Haut oder Unterhaut des Wirtes. Damit daraus eine chronische Krankheit entstehen kann, scheint aber eine Immunsuppression der Katze Voraussetzung zu sein.

Klinisches Bild und Diagnose

Die Effloreszenzen entwickeln sich nur sehr langsam: Zu Beginn sind die Veränderungen nodulär, haarlos und erythematös, später ulzerös und fistelnd. Für gewöhnlich ist die Subkutis ebenfalls involviert, und das herausfistelnde Exsudat ist hämorrhagisch-purulent (Abb. 27.18 und 27.19). Meist findet man diese Läsionen am Rücken, Abdomen und in der Leiste. Allgemeine klinische Symptome liegen in der Regel nicht vor. Nach der chirurgischen Exzision gibt es häufig Wundheilungsstörungen.

Die wichtigsten Differentialdiagnosen sind tiefe Pilzerkrankungen und sterile Pyogranulomatosen. Eine verminderte Immunabwehr ist der wichtigste prädisponierende Faktor, weshalb man beim Feststellen von tiefen, nodulären, pyogranulomatösen Läsionen immer einen FIV- und FeLV-Test vornehmen sollte. Säureresistente Organismen im zytologischen Ausstrich, die Bakterienkultur und die dermato-histologische Untersuchung bestätigen die Diagnose.

Therapie

Infekte dieser Art sind schwer zu behandeln. Ist die Katze mit Retroviren infiziert, ist die Prognose besonders vorsichtig zu stellen. Wenn die Läsionen umschrieben und nodulär sind, sollte man eine großzügige chirurgische Exzision mit anschließender antibiotischer Therapie vornehmen. Bei weit ausgedehnten Veränderungen kann man nur einen konservativen Zugang wählen. Die Antibiose erfolgt anhand von Keimisolierung und Resistenztest. Enrofloxacin (10–20 mg/kg, SID), Rifampicin (10–20 mg/kg, BID), Clarithromycin (15 mg/kg, BID), Doxycyclin (5 mg/kg, SID) und Clofazimin (2–8 mg/kg, SID) sind die am häufigsten verwendeten Antibiotika. Manchmal kommt man nicht umhin, zwei oder drei Mittel gleichzeitig und über einen sehr langen Zeitraum zu verabreichen (3 bis 6 Monate).

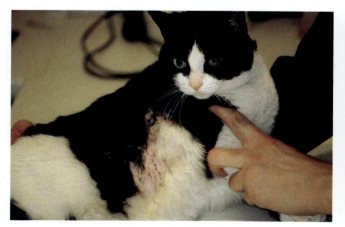

Abb. 27.18
Alopezie, Schwellung und Fistelbildung am Stamm einer Katze, die an einer atypischen Mykobakteriose erkrankt ist.

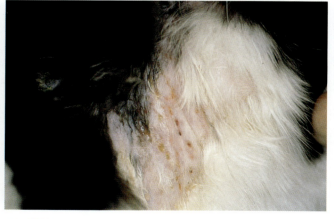

Abb. 27.19
Details aus Abb. 27.18.

27.1.7.3 Feline Lepra

Der Erreger der felinen Lepra ist *Mycobacterium lepraemurium*. Das Keimreservoir ist die Ratte. Die Infektion erfolgt durch Bisse dieser Tiere oder durch Zecken und Flöhe als Vektoren. Die klinischen Symptome sind multiple, haarlose und ulzeröse Knötchen am Kopf, an den Extremitäten und seltener am Stamm. Die Symptome werden von einer regionalen Lymphadenopathie begleitet, seltener findet man allgemeine klinische Symptome.

Die Diagnose erfolgt anhand der Vorgeschichte, des klinischen Bildes der Läsionen und nach positivem Befund des zytologischen Ausstriches oder der Biopsie.

Therapie
Wenn die Möglichkeit besteht, sollte man die Läsion chirurgisch entfernen. Bei inoperablen Verhältnissen wird die Infektion konservativ behandelt. Clofazimin (2–8 mg/kg, SID), Dapson (1 mg/kg, SID) und Rifampicin (10–20 mg/kg, BID) sind bei der Bekämpfung dieses Erregers die Chemotherapeutika der Wahl.

27.1.7.4 Aktinomykose und Aktinobazillose

Aktinomykose und Aktinobazillose sind tiefe Infektionen. Die Erreger leben als Opportunisten oder Kommensalen in der Mundhöhle, aber auch in der Umwelt.

Der Erreger der ersten Krankheit ist ein gram-positiver, stäbchenförmiger, säurelabiler Anaerobier der Gattung Actinomyces; *Actinobacillus lignieresii*, der Erreger der Aktinobazillose, ist ein kugeliger, gram-negativer Aerobier.

Es handelt sich um Sekundärinfektionen, die sich nach Bissverletzungen einstellen. Zunächst entstehen sehr ausgedehnte Phlegmonen, die sich später abszessähnlich sammeln. Über Fisteln entleert sich ein Exsudat, das gelbliche Körnchen enthalten kann.

Therapie
Chirurgische Sanierung und Gaben von Antibiotika sind die Mittel der Wahl. Für die Aktinomykose ist Penicillin, für die Aktinobazillose sind Streptomycin, Sulfonamide und Tetracycline nach Resistenztestung die Antibiotika erster Wahl.

27.1.7.5 Nokardiose

Diese seltene Infektionskrankheit wird durch gram-positive, teil-säureresistente Mikroorganismen der Gattung Nocardia hervorgerufen. Die Bakterien residieren als Saprophyten im Erdreich; Wundkontamination stellt deshalb die Hauptinfektionsquelle dar. Bei Tieren mit einer Beeinträchtigung der physiologischen Immunität kann die Infektion auch über Inhalation erfolgen.

Nocardia asteroides, *N. brasiliensis* und *N. caviae* sind die am häufigsten isolierten Vertreter dieser Erreger. Kürzlich wurde bei einer Katze mit einer tiefen, pyogranulomatösen Infektion *N. nova* in Reinkultur isoliert. Dies lässt die Vermutung zu, dass der Keim hauptverantwortlich für diese Krankheit bei der Katze ist. Die klinische Erscheinung der Läsionen entspricht jener der Aktinomykose und die Lokalisation der Veränderungen folgt den vorangegangenen Verletzungen. Die Krankheit kennzeichnet sich außerdem durch eine generalisierte Lymphadenopathie, Fieber und Dyspnoe (bei Lungeninfekten). Bei der Katze muss man differentialdiagnostisch neben der Aktinomykose auch an atypische Mykobakteriosen denken. Da die Infektion bei immundefekten Tieren häufiger auftritt, erscheint es ratsam, erkrankte Katzen serologisch auf FIV und FeLV zu testen.

Therapie
Das Abtragen von infiziertem Gewebe und eine geeignete Antibiotika-Therapie sind die zu wählenden Methoden. Bevor man sich für ein Medikament entscheidet, ist ein Resistenztest unerlässlich, da der Erreger eine große Variabilität in der Resistenzlage aufweist.

27.1.7.6 Infektionen mit Bakterien der L-Form

Bakterien der L-Form sind zellwandlos und weisen eine morphologische Ähnlichkeit mit Mykoplasmen auf. Der Nachweis gelingt kaum, selbst bei Verwendung von Spezialnährböden.

Hautinfektionen mit diesen Erregern findet man vor allem bei der Katze. Die betroffenen Tiere zeigen allgemeine Symptome wie Fieber und ein vermindertes Allgemeinverhalten und bilden Abszesse aus, die auf herkömmliche Medikation (Amoxicillin) nicht ansprechen.

Therapie
Die Infektion spricht gut auf Tetracyclin und Makrolid-Antibiotika an.

28 Pilzerkrankungen

28.1 Einleitung

Pilze sind chlorophyllfreie Eukaryoten. Bei den pathogenen Arten unterscheidet man Hefen und Schimmelpilze. **Schimmelpilze** erkennt man an den fadenförmigen, verzweigten, einheitlichen (Hyphen) oder an den durch Trennwände septierten (Zygomyzeten) Pilzzellen. Durch die Ausbildung einer größeren Anzahl von Pilzfäden, die miteinander ein Geflecht – ein so genanntes Myzel – bilden, entstehen auf Nährböden watteartige Kolonien. Von den angezüchteten Hyphen werden als Fruchtkörper Makro- und Mikrokonidien gebildet. **Hefen** sind einzellige Lebewesen, die sich durch Knospung fortpflanzen. Auf Nährböden bilden sie feuchte, mehr oder weniger glänzende Kolonien.

Die Begriffe Hefe und Schimmel schließen sich nicht gegenseitig aus. Es gibt pathogene Pilze, welche die Hefeform am Wirtstier und die Schimmelpilzform in der Umwelt annehmen. Folgerichtig werden sie als dimorph bezeichnet. *Candida albicans* bildet im Gewebe des Wirtstieres längliche, aneinandergereihte Zellen, die Ähnlichkeit mit einer Hyphe haben. Dieses morphologische Charakteristikum wird als Pseudohyphe bezeichnet. Die Mehrzahl der pathogenen Pilze von Mensch und Tier ordnet sich bei der Unterabteilung Deuteromycetes, auch als Fungi imperfecti bekannt, ein.

28.2 Oberflächliche Mykosen

Oberflächliche Mykosen betreffen die keratinhaltigen Gewebe von Haut, Haar und Krallen. Dafür sind Dermatophyten wie Microsporum und Trichophyton oder Hefen wie Malassezia (Pityrosporum) oder Candida (Monilia) verantwortlich.

Dermatophyteninfektionen (Pilze, die das Keratin von Epidermis und Haar befallen) sind bei den domestizierten Karnivoren keine Seltenheit. Sie sind auch eine wichtige Zoonose, die erkannt und radikal bekämpft sein will, auch wenn sie klinisch wenig gravierend erscheint.

28.2.1 Dermatophytose

Man kennt mehr als 38 Spezies von für Mensch und Tier pathogenen Dermatophyten. Sie werden in drei große Gattungen eingeordnet: Microsporum, Trichophyton, Epidermophyton. Viele Spezies dieser Gattungen befallen und besiedeln die Hornschicht und das Keratin von Haar und Kralle von Fleischfressern, auch wenn diese nicht zu den natürlichen Wirten zählen.

28.2.1.1 Ätiologie und Pathogenese

Etwa 98 % der Dermatophytosen der Katze werden von *Microsporum canis* hervorgerufen. Dieser Pilz hat sich sehr gut an das Zusammenleben mit der Katze angepasst. Katzen sind das wichtigste Reservoir. Trotzdem ist *M. canis* kein habitueller Bewohner der Haut der Katze. Wenn man ihn in der Pilzkultur aus Proben von Katzen findet, so ist er aktiv als Infektionserreger verantwortlich oder das Tier ist ein asymptomatischer Träger. Die Inzidenz der Krankheit schwankt zwischen 0 und 35 %, je nach Felllänge und geographischen Gegebenheiten. Der »Freigang« der Katze und der Kontakt mit anderen Tieren erhöhen das Infektionsrisiko beträchtlich. Infektionen mit *Trichophyton* spp. sind bei der Katze selten. Sie bedürfen des Kontaktes mit Nagern, die als asymptomatische Erreger gelten, oder man findet sie bei Tieren, die im ländlichen Bereich leben und dort mit Pferd und Rind Kontakt haben.

Beim Hund sind Mykosen seltener. Wenn sie auftreten, so sind sie meist Ausdruck einer Immunsuppression, einer mangelhaften Pflege (Importwelpen, die auf der Reise vernachlässigt wurden) oder der Anwesenheit einer infizierten Katze im selben Haushalt. Auch beim Hund werden die Mehrzahl der Infektionen von *M. canis* verursacht. Bei Hunden aus ländlicher Umgebung kann aber auch *Trichophyton mentagrophytes* (ein geophiler Pilz) die Ursache einer Pilzinfektion sein. Im letzteren Falle manifestieren sich die Läsionen dort, wo der Körper direkten Kontakt mit dem Boden hat.

Auch Rasseprädispositionen sind bekannt: Der Yorkshire Terrier scheint besonders anfällig für *M. canis* und der Jack Russel Terrier für Trichophyton zu sein.

Die Übertragung der Infektion erfolgt durch Sporen oder infizierte Haare. Sie kann direkt oder indirekt (z. B. Kämme, Bürsten, Schlafplätze) erfolgen. Sporen sind in der Umwelt sehr widerstandsfähig, sie können bis zu 18 Monate ansteckungsfähig bleiben. Um eine Infektion auszulösen, müssen die Sporen in die Epidermis bzw. in den Haarfollikel eindringen. Die Expositionsmöglichkeit allein verursacht nicht automatisch eine Infektion, da die Sporen durch die Fellpflege des Tieres selbst wieder verschwinden können (insbesondere bei der Katze). Die Sporen können auch am intakten Stratum corneum scheitern, oder sie müssen erfolglos der physiologischen Hautflora weichen.

Aus den Pilzsporen keimen die Hyphen, die im Haarkeratin Richtung Bulbus wachsen. Da aber die Dermatophyten nur im verhornten Haar überlebensfähig sind, stellt sich nach ca. einer Woche ein Gleichgewicht zwischen Keratinproduktion und Pilzwachstum ein. Pilze ernähren sich von Kohlenhydraten und dem Keratin, das sie mit Hilfe eines Enzyms, der Keratinase, verarbeiten. Diese Substrate entnimmt der Erreger dem anagenen Haar. Die Infektion findet ein Ende, sobald das Haar in die telogene Phase kommt oder eine Immunantwort ausgebildet wird. Die Fähigkeit des Wirtes, eine geeignete Immunantwort aufzubauen, ist der grundlegende Faktor im Laufe einer Infektion: Sehr bald werden IgM und IgG produziert, obwohl einzig die zelluläre Immunantwort entscheidend ist. Jungtiere mit ihrer noch nicht voll ausgeprägten Immunreaktionsfähigkeit haben daher ein größeres Infektionsrisiko. Gleiches gilt für Tiere während der Trächtigkeit, der Laktation oder bei Tieren mit Immun- (FIV, FeLV) oder einer allgemeinen Schwäche.

Das Vorkommen von Parasiten kann eine Pilzinfektion insofern fördern, da das Tier beim Kratzen die Hautbarriere verletzt und so den pathogenen Pilzen das Tor zur Infektion öffnet. Ebenso muss man bedenken, dass ein Tier mit Parasiten- und Pilzbefall eine Kontaminationsquelle darstellt, da beim Kratzen eine große Anzahl an infizierten Haaren in die Umwelt gelangt.

28.2.1.2 Klinisches Bild

Die **Katze** toleriert *M. canis* sehr gut: Die haarlosen Effloreszenzen zeigen bei diesen Tieren oft keine Entzündungssymptome. Asymptomatische Träger sind nicht selten.

Bei dieser Spezies ist die Vielfalt der klinischen Erscheinungen groß. Sie wird stark vom Immunstatus des Individuums beeinflusst und reicht von asymptomatischen Trägern bis zu Katzen mit verheerender Schädigung der tiefen Gewebe. Das klinische Bild der felinen Dermatophytose ist derart vielfältig, dass man diese Infektion in jeder Differentialdiagnoseliste fast aller Hauterkrankungen anführen kann. Auch die Beurteilung des Juckreizes gibt keine Entscheidungshilfe, da erkrankte Tiere sowohl mit als auch ohne Juckreiz vorkommen.

Die am häufigsten angetroffenen Formen der felinen Dermatophytose sind:

- Asymptomatische Form. Das Tier zeigt keine Effloreszenz bei positiver Pilzkultur. Im Allgemeinen wird man dann einen asymptomatischen Träger vermuten, wenn sich ein Tier oder eine Person, die in Kontakt zur Katze steht, infiziert hat. Besonders verdächtig als asymptomatische Träger sind Katzen (besonders Perser), die selbst von einer manifesten Dermatophytose geheilt sind.
- Nicht-entzündliche haarlose Flecken mit abgebrochenen oder leicht epilierbaren Haaren am Rand und Schuppung in der Mitte (Abb. 28.1). Diese Veränderungen trifft man häufiger bei Katzenwelpen an. Das Verteilungsmuster umfasst das Gesicht, die Ohren und die Pfoten. Diese Körperteile haben während des Säugens innigen Kontakt mit dem Muttertier (Trägerin).
- Kleinflächige Krusten und Schuppen, die manchmal mit Juckreiz einhergehen und einer miliaren Dermatitis nicht unähnlich sind (Abb. 28.2). Diese Form kann man als Folge unsachgemäßer, allzu aggressiver Fellpflege und daraus entstehenden kleinen Verletzungen finden.
- Kreisrunde Effloreszenzen mit Entzündung und Papeln an der Peripherie und wiedereinsetzendes Haarwachstum im Zentrum. Diese Form wird bei der Katze selten beobachtet. Man trifft sie häufiger beim Hund oder beim Menschen an.
- Generalisierte, diffuse Alopezie. Sie kann mehr oder weniger mit Schuppen, Entzündung, Krusten und Juckreiz in Erscheinung treten. Diese Variante wird häufiger bei immungeschwächten Tieren angetroffen (Abb. 28.3–28.5).
- Pseudomyzetom. Hier handelt es sich um eine granulomatöse, exsudative Entzündung der tiefen Gewebe. Sie wird vor allem bei der Perserkatze beobachtet (Abb. 28.6). Nicht ungewöhnlich ist eine Konkomitanz mit der generalisierten Form.

Ein **Hund**, der an einer Dermatophytose mit *M. canis* als Erreger erkrankt, entwickelt im Vergleich zur Katze ein eindeutigeres Krankheitsbild: Einerseits findet man gut abgegrenzte, haarlose Flecken (Abb. 28.7), andererseits eine generalisierte

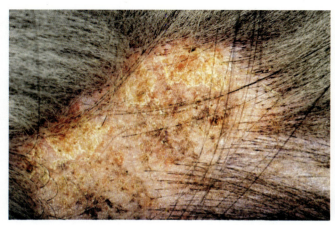

Abb. 28.1
Alopezie und Desquamation auf der Haut einer Katze mit Dermatophytose.

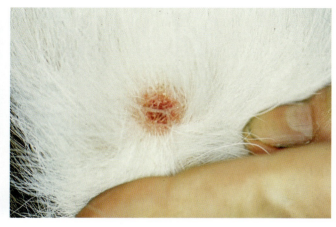

Abb. 28.2
Krustige Effloreszenz bei einer Katze mit Dermatophytose.

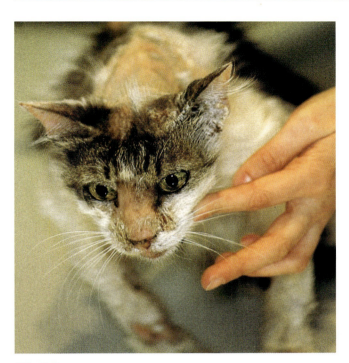

Abb. 28.3
Diffuse Alopezie und Desquamation bei einer Katze mit Dermatophytose.

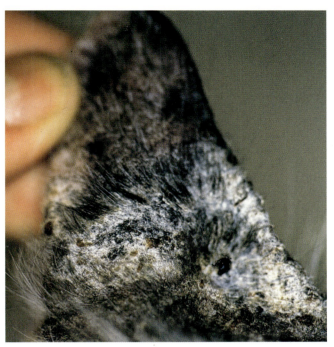

Abb. 28.4
Krusten und Schuppen auf der Ohrmuschel.

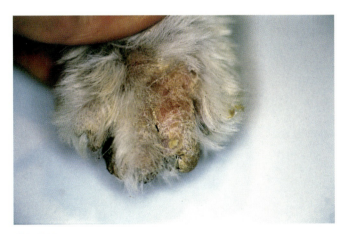

Abb. 28.5
Schuppen und Alopezie an der Pfote bei einer Katze mit einer Mykose.

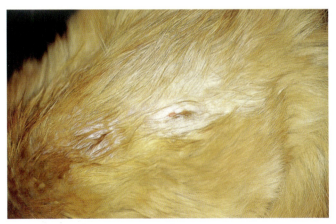

Abb. 28.6
Ulzeröse Hautknötchen bei einer Perserkatze mit Pseudomyzetom.

Form mit Erythem, Desquamation und Juckreiz (Abb. 28.8). Wenn es dann noch sekundär zu einer bakteriellen Infektion kommt, können auch Furunkel, Kerion und Granulome entstehen (Abb. 28.9). Die generalisierte Form kann auch mit einer seborrhoeischen Dermatitis mit fettigen Schuppen einhergehen (dies kann man insbesondere beim Yorkshire Terrier beobachten) (Abb. 28.10).

Eine Infektion mit *T. mentagrophytes* ist seltener. Sie betrifft Hunde, die viel Zeit im Freien und mit direktem Bodenkontakt verbringen (Jagdhunde und Hunde die zur Trüffelsuche eingesetzt werden). Prädilektionsstellen sind das Gesicht und die Extremitäten. Diese Pilzinfektion geht mit hochgradigem Juckreiz einher. Sie breitet sich langsam aus und zeigt an den betroffen Körperstellen Alopezie, Desquamation und Krusten.

Infektionen des Krallenbettes und des Krallenhorns (Onychomykose) sind sehr selten und werden meist von *M. gypseum* oder *T. mentagrophytes*, beide Erdbewohner, ausgelöst. Sie verursachen missgebildete Krallen und Exsudatbildung im Krallenfalz. Letztere ist auf eine Sekundärinfektion zurückzuführen.

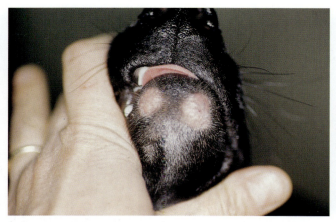

Abb. 28.7
Haarlose Stellen am Kinn eines Hundes mit einer Dermatophytose.

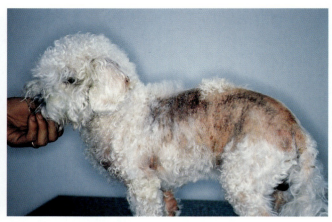

Abb. 28.8
Generalisierte Haarlosigkeit und Schuppung bei einem Hund mit Dermatophytose.

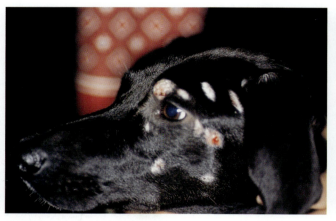

Abb. 28.9
Multiple granulomatöse Infektion (Kerion) im Gesicht eines Hundes.

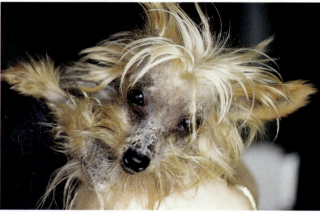

Abb. 28.10
Fettige Schuppen und Krusten im Gesicht eines Yorkshire Terriers mit Dermatophytose.

Bei Infektionen mit *Microsporum persicolor* und *T. mentagrophytes* kommt es zur Ausbildung von Effloreszenzen am Gesicht, die schuppig, papulo-pustulös oder krustös sein können. Pigmentverlust am Nasenspiegel und im rostralen Teil des Gesichts gehören ebenfalls zum Symptombild. Die Veränderungen sind denen beim Pemphigus foliaceus sehr ähnlich, weshalb er eine der wichtigsten Differentialdiagnosen ist.

Das dermatophytäre Pseudomyzetom ist beim Hund sehr selten. In der Literatur sind einige wenige Fälle mit *Microsporum canis* beschrieben worden.

28.2.1.3 Diagnose

Bedenkt man die Vielfalt der klinischen Symptome, so wundert es nicht, dass die Liste der Differentialdiagnosen sehr lang ist. Da die Infektion in erster Linie zu Lasten des Haarkeratins geht, was zu Follikulitis und fokaler Alopezie führt, sind vor allem beim Hund die wichtigsten Differentialdiagnosen die bakterielle Follikulitis und die Demodikose. Bei der generalisierten Form kommen die hormonell bedingten Dermatosen und oberflächlichen Pyodermien hinzu. Ein Kerion kann man mit Fremdkörpergranulomen, mit Leckdermatitiden oder mit neoplastischen Läsionen, wie dem Histiozytom, verwechseln. Wenn die Gesichtsform der Dermatophytose durch *M. persicolor* und *T. mentagrophytes* hervorgerufen wird, kann sie mit Pemphigus foliaceus verwechselt werden, bei Juckreiz an den Extremitäten kommen allergische Erkrankungen mit ins Spiel. Auf der Liste der Differentialdiagnosen der Onychomykose findet man bakterielle Infektionen, dystrophische Krallenerkrankungen und die lupoide Onychodystrophie, eine sehr seltene, wahrscheinlich immun-bedingte Erkrankung.

Die miliare Dermatitis der Katze ist ein Symptombild, das durch sehr viele Krankheiten ausgelöst werden kann: bakterielle Follikulitis, Allergie (Atopie, Flohbissallergie, Futtermittelallergie), Ektoparasiten (Cheyletiellose) oder Ernährungsdefizite (Mangel an ungesättigten Fettsäuren). Bei dermatophytären Pseudomyzetomen kommen die sterile noduläre Pannikulitis, bakterielle Infektionen oder tiefe Mykosen in Frage.

Jede Effloreszenz, die den Verdacht einer Dermatophytose mit sich bringt, muss sehr sorgfältig abgeklärt werden. Das Übersehen einer Pilzerkrankung kann unangenehme Folgen für Mensch und Tier haben. Die zur Verfügung stehenden diagnostischen Mittel sind folgende: Wood-Licht, direkte Untersuchung des Haares, Pilzkultur und Biopsie. Die Vorgehensweisen werden in Kapitel 4 und 6 erläutert.

28.2.1.4 Therapie

Die Dermatophytose ist im Allgemeinen eine selbstlimitierende Erkrankung. Bei einem Tier mit intaktem Immunsystem kommt es innerhalb von ein bis vier Jahren zur Spontanresolution. Trotzdem muss jedes Mal, wenn *M. canis* diagnostiziert wird, eine Therapie eingeleitet werden. Dieser Pilz gehört nicht zur physiologischen Hautflora eines Tieres und er kann Personen oder andere Tiere infizieren oder die Umwelt kontaminieren. *M. canis* hat ein hohes Potential als Zoonose und kann für Kinder und immungeschwächte Personen gefährlich sein. Laut Statistik infizieren sich 50 % jener Personen, die Kontakt zu infizierten Katzen haben, selbst mit dem Dermatophyten; in Haushalten mit Tieren mit Dermatophytose steckt sich in 70 % der Fälle wenigstens eine Person an. Letztendlich wurde berechnet, dass 15 % der Dermatophytosen tierischen Ursprungs sind. Da die Therapie in jedem Fall den Heilungsvorgang beschleunigt und so das Infektionsrisiko mindert, wird diese dringend angeraten.

Eine systemische Therapie ist in allen Fällen indiziert, auch wenn die Läsionen nur lokal sind, obwohl man bis vor einigen Jahren in diesem Punkt anderer Meinung war. Zwei wichtige Gründe sprechen dafür: 1) Auch wenn die Läsionen lokal begrenzt erscheinen, sind sie es nicht, denn von Proben, die aus klinisch gesund erscheinenden Bereichen gewonnen wurden, konnte *M. canis* angezüchtet werden. 2) Eine Studie hat nachgewiesen, dass eine alleinige topische Therapie nicht zu einer schnelleren Heilung führt, wenn man sie mit nicht-therapierten Katzen vergleicht. Die lokale Therapie hat aber sehr wohl ihre Bedeutung beim Beseitigen von Sporen und Hyphen im Fell, jenem Bereich, wo man mittels der systemischen Therapie über die Blutbahn keine Wirkung erzielen kann. So kommt es zu einer Verkürzung der Gesamttherapiedauer und zu einer Risikominderung von Kontamination und Infektion.

Ein Therapieplan umfasst immer lokale (Shampoo oder Schwammbäder ein- bis zweimal in der Woche) und systemische Maßnahmen.

Topische Therapie

Vor Beginn einer topischen Therapie ist es unumgänglich, das Fell zu scheren. Sind die Läsionen regional begrenzt, kann man sich auf ein Gebiet von 2–3 cm um die veränderten Stellen beschränken. Bei langhaarigen Tieren oder bei weit ausgedehnten Veränderungen kommt man um eine vollständige Schur nicht umhin. Dabei ist es aber wichtig, mit dem Scherer nicht zu aggressiv vorzugehen, da jede Hautverletzung eine neue Eintrittspforte für die Infektion sein kann. Um während der Therapiedauer das Fell kurz zu halten, muss der Vorgang monatlich wiederholt werden.

Lokale Behandlungsmittel werden ein- bis zweimal in der Woche bis zur Heilung aufgetragen. Die am besten geeigneten Mittel für die lokale Therapie sind Chlorhexidin, Ekonazol, Miconazol, Ketokonazol und Enilkonazol. Als sehr gut wirksames Mittel hat sich Enilkonazol bewährt. Schon nach zwei Waschungen waren die Pilzkulturen negativ. Bedacht werden sollte, dass dieses Mittel für die Verwendung bei der Katze nicht zugelassen ist. Trotzdem wurde es vielfach bei dieser Spezies eingesetzt. Man sollte aber nicht vergessen, dass bei der Katze von idiosynkratischen Reaktionen berichtet wurde, bei denen es schon nach einer Waschung zu Todesfällen gekommen ist. In einigen europäischen Staaten wurde vor kurzem ein für die Katze zugelassenes Shampoo auf Basis von Ekonazol für den Markt zugelassen. Im Handel gibt es des Weiteren Shampoos oder Lotionen auf Miconazol- bzw. Ketokonazolbasis aus der Humanmedizin. Diese Präparate sind teuer und ihre Wirksamkeit kann dem Vergleich nicht standhalten. Chlorhexidin (0,5–2 %) ist zwar weniger wirksam als Enilkonazol, aber sicherer im Einsatz bei der Katze. Um eine bessere Wirkung zu erzielen, sollte man höher konzentrierten Formulierungen den Vorzug geben (mindestens 2 %). Schaumprodukte mit 0,4 % Chlorhexidin zweimal wöchentlich haben sich als sicher und wirksam erwiesen.

Abgeraten wird von Lösungen wie Polyvidon-Jod oder verdünnter Bleichlauge, weil sie Haut und Schleimhäute reizen und wenig wirksam sind. Außerdem hinterlassen sie Flecken und unerwünschte Veränderungen der Fellfarbe.

Als ebenfalls ungeeignet haben sich Cremes und Salben erwiesen. Diese verkleben das Fell und verbleiben nicht allzu lange im Fell des Tieres. Sie können aber bei Jungtieren (unter 12 Wochen) von Nutzen sein: Hier sollte man wegen der Toxizität vom Einsatz systemischer Mittel Abstand nehmen.

Wenn das erkrankte Tier mit anderen, klinisch gesunden Tieren zusammenlebt, so sollten trotzdem alle Tiere als infiziert betrachtet und zumindest mit lokalen Behandlungsmitteln therapiert werden.

Systemische Therapie

Systemische Therapeutika, die zurzeit zum Einsatz kommen, sind Griseofulvin, Ketokonazol, Itrakonazol, Terbinafin und Lufenuron.

Griseofulvin

Griseofulvin ist ein Medikament erster Wahl bei der Bekämpfung der Dermatophytose bei allen Tieren. Griseofulvin bindet an Tubulin, wodurch die Zellteilung gestört wird; d. h., dass es nur auf Zellen in der Proliferationsphase wirkt. Aus dem Gesagten ergibt sich, dass es ein Fungistatikum und kein Fungizid ist und nur bei immunkompetenten Tieren zum Einsatz kommen sollte. Daher sollte vor Therapiebeginn gewährleistet werden, dass die Katzen FIV- und FeLV-negativ sind.

Die enterale Resorption von Griseofulvin ist nicht optimal, wird jedoch durch fetthaltige Nahrung verbessert. Die beste Resorptionsrate erzielt man mit mikronisierten Präparaten. Beim Menschen reichert sich Griseofulvin im Stratum corneum durch passive Diffusion und aktive Exkretion der apokrinen Schweißdrüsen an. In der Hornschicht ist es 36 bis 72 Stunden lang nachweisbar. Die kurze Verweildauer und die fungistatische Wirkung gebieten eine tägliche Verabreichung über lange Zeiträume. Erst wenn die Pilze vollständig durch das normale Haarwachstum und die physiologische epidermale Exfoliation ausgeschieden wurden, darf das Medikament abgesetzt werden. Die allgemeine Empfehlung für die Therapiedauer von Griseofulvin liegt bei mindestens fünf bis sechs Wochen. Die Dosierung liegt bei 40–50 mg/kg, BID, *per os*.

Die bekanntesten Nebenwirkungen von Griseofulvin sind Erbrechen und Durchfall. Hier bietet sich Ketokonazol als Alternative an. Es wurden aber auch idiosynkratische toxische Reaktionen beschrieben, die im Zeitraum von fünf Stunden bis elf Wochen nach Verabreichung des Medikamentes auftreten können. Lethargie, Fieber, Anorexie, Erbrechen, Ikterus, Durchfall, Ataxie und Angioödem sind klinische Symptome, die im Zusammenhang mit einer toxischen Reaktion (mit tödlichem Ausgang) auf Griseofulvin beobachtet wurden. Eine Knochenmarksdepression mit massiver Leukopenie wurde bei Himalaja-, Siam- und Abessiner-Katzen beschrieben. Es versteht sich von selbst, dass man das Medikament bei Katzen dieser Rassen und bei Katzen mit Störungen der blutbildenden Organe nicht einsetzen sollte. Für alle Tiere scheint es ratsam, während der Therapie einmal wöchentlich eine Blutbildkontrolle durchzuführen.

Da sich Griseofulvin als teratogen erwiesen hat, ist eine Verabreichung in den ersten zwei Dritteln der Trächtigkeit kontraindiziert. Manche Autoren verabreichten das Medikament im letzten Trächtigkeitsdrittel ohne Nebenwirkungen. Ihre Intention war es, einer Infektion der Welpen zuvorzukommen. Griseofulvin sollte nicht in den ersten sechs bis sieben Lebenswochen verabreicht werden.

Ketokonazol

Ketokonazol ist ein fungistatisches Imidazol, das die Synthese von Ergosterol hemmt, einem essentiellen Bestandteil der Zellmembran von Pilzen und Hefen. Ergosterol ist ein Schlüsselbaustein der Integrität der Zelle sowie auch für die zelluläre Proliferation.

Die Resorption von Ketokonalzol wird verbessert, wenn es mit einer sauren Mahlzeit (z. B. Tomatensaft) verabreicht wird. Die therapeutische Konzentration bleibt nach Verabreichung mindestens 10 Tage erhalten: Dies ermöglicht kürzere Behandlungsperioden als bei Griseofulvin. Ketokonazol wird in der Dosierung von 5–10 mg/kg, BID, einen Monat lang verabreicht.

Die häufigsten Nebenwirkungen sind Nausea, Anorexie und Erbrechen. Gelegentlich wurde bei der Katze hochgradige Lebertoxizität beobachtet. Da das Medikament Wechselwirkungen mit dem tierischen Cholesterolmetabolismus und seinen Derivaten (Testosteron, Kortisol und Aldosteron) hat, kann es zu einer Suppression der Nebenniere und der Testosteronproduktion kommen.

Die Verabreichung von Ketokonazol bei trächtigen und in der Laktation befindlichen Tieren sowie bei Welpen unter 6 Wochen ist kontraindiziert.

Itrakonazol

Der Wirkungsmechanismus von Itrakonazol ist vergleichbar mit dem von Ketokonazol, es ist aber um einiges wirksamer. Da es einen spezifischeren Aktionsmodus auf die Zellmembran der Pilze hat, ist die hemmende Wirkung auf die Synthese aller Hormone, die ihren Ausgang vom Cholesterol nehmen, geringer. Eine optimale Resorption wird gewährleistet, wenn das Medikament mit Futter verabreicht wird. Itrakonazol akkumuliert im Stratum corneum: Die Konzentration in keratinbildenden Geweben und in den Talgdrüsen ist zehnmal höher als im Plasma. Dieses Verhalten ermöglicht dem Medikament eine Verweildauer im Keratin von 2 bis zu 4 Wochen nach Absetzen der Therapie.

Der Nachteil von Itrakonazol sind die Kosten, der Vorteil sind die geringeren Nebenwirkungen verglichen mit Ketokonazol und Griseofulvin. Aufgrund der guten Wirksamkeit kommt es auch bei Resistenzbildungen gegen Ketokonazol und Griseofulvin zum Einsatz. Das Dosierungsschema lautet 5 mg/kg, BID, *per os*. Im Handel findet man eine 1%ige orale Lösung und 200-mg-Kapseln, die sich für einen Hund mit einem Gewicht von 40 kg eignen. Bei kleineren Patienten (z. B. Katzen) kann man eine Kapsel öffnen und den Inhalt mit Butter vermischen und zu einem Strang formen. Dieser muss im Kühlschrank gelagert werden. Der Strang beinhaltet nun 200 mg des Medikamentes und kann dann je nach Dosierung geteilt werden.

Über die notwendige Therapiedauer wird kontrovers diskutiert: Es wurden Dosierungsschemata mit tageweiser Therapie oder im alternierenden Wochenrhythmus veröffentlicht. Itrakonazol ist das Mittel der Wahl beim Pseudomyzetom der Katze. Meist stellt sich eine deutliche Verkleinerung des Umfangs des Granulomes ein, auch wenn eine vollkommene Beseitigung des Infektionsherdes nicht immer möglich ist. Wenn das Granulom von einer besonders dicken Kapsel umgeben ist, stellt dies ein Hindernis für die Diffusion des Medikamentes ins Innere dar. Hier wird man zuerst mit Itrakonazol eine Volumenverminderung des Granulomes anstreben, es anschließend chirurgisch entfernen und dann die Therapie für weitere vier bis sechs Wochen fortsetzen. Als Nebenwirkungen wurden bei der Katze bisher Anorexie, Erbrechen und eine Erhöhung eines Leberenzymes (ALT, Alanin-Amino-Transferase) beschrieben. Eine akute Lebertoxizität kommt jedoch selten vor. Die ALT ist ein guter Parameter zur Beurteilung der Resorption von Itrakonazol bei der Katze. Es besteht ein direkter Zusammenhang zwischen der Plasmakonzentration des Medikamentes und dem Serumwert der ALT. Ein leichter Anstieg bei der ALT wird stets beobachtet und ist ein Hinweis für die erfolgte Resorption des Medikamentes. Steigt der Wert übermäßig (> 200 U/l) und tritt Anorexie auf, so ist dies ein Hinweis auf übermäßige Resorption. Dann sollte man die Therapie aussetzen und/oder die Dosis herabsetzen. Erfolgt überhaupt kein Anstieg der ALT, so muss man den Modus der Medikamentenverabreichung überprüfen (vor allem, ob die Verabreichung auf vollen Magen erfolgt). Verläuft dies alles korrekt, so kann eine Dosissteigerung vorgenommen werden.

Es liegen Berichte vor, in denen es nach Gabe von Itrakonazol zu einer Vaskulitis mit tiefen, kraterförmigen Ulzera gekommen ist, die nach Absetzen des Medikamentes abgeheilt sind. Auch wenn keine Studien über teratogene Effekte vorliegen, sollte man Itrakonazol nicht an Katzen in der Trächtigkeit oder in der Laktation verabreichen.

Terbinafin
Terbinafin ist ein fungizider Wirkstoff, der die Zellwand des Pilzes schädigt. Indem es zu einer Akkumulation von Squalen führt, hemmt es letztlich die Ergosterolsynthese. Für die Katze wird eine Dosierung von 20 mg/kg, SID, oder von 10 mg/kg, BID empfohlen. Das Medikament kumuliert in hoher Konzentration im Talg, in der Hornschicht und in den Haarbälgen. Hier lassen sich auch noch zwei bis drei Wochen nach Absetzen der Medikation therapeutisch wirksame Konzentrationen nachweisen.

Terbinafin kann insbesondere bei Onychomykosen wirksam sein, wo eine herkömmliche Therapie sechs bis zwölf Monate dauert.

Das Medikament zeigt eine ausgezeichnete Wirkung gegen Dermatophyten, jedoch eine geringe bei Hefen, insbesondere bei Candida.

Lufenuron
Dieses Arzneimittel hemmt die Synthese und Polymerisation der Chitinmonomere und damit auch seine physiologische Anordnung. Derzeit findet es in der Flohprävention Verwendung. Dort unterbricht es den Zyklus, indem es die Entwicklung der Larven unterbindet.

Die Zellwand der Pilze besteht zu einem guten Teil aus Chitin. In einer Studie wurde die Wirksamkeit von Lufenuron bei Hund und Katze untersucht, die an Dermatophytose erkrankt waren. Die Patienten wurden mit Lufenuron in der Dosierung von 54–68 mg/kg (Hund) und von 51–266 mg/kg (Katze) behandelt. Laut den Autoren verschwanden die klinischen Effloreszenzen bei den Hunden und bei den meisten Katzen.

Impfstoffe
In etlichen europäischen Staaten sind Impfstoffe, gewonnen aus inaktivierten Sporen und Hyphen von Microsporum, im Handel. Ihr Einsatz ist auf die Therapie (Beschleunigung des Heilungsprozesses) und nicht auf die Prävention gerichtet. Bis zum jetzigen Zeitpunkt sind keine wissenschaftlichen Publikationen bekannt, die ihre Wirksamkeit geprüft hätten.

Verlaufskontrolle der Therapie
Die Standardtherapie sieht eine lokale (ein- oder zweimal wöchentlich) und eine systemische Therapie für wenigstens sechs Wochen vor. In der fünften Woche unterbricht man vorübergehend die topische Therapie, um dann in der sechsten Woche mit der McKenzie-Technik mit Hilfe einer Zahnbürste eine Kontrollprobe zu gewinnen. Anschließend wird die Therapie wieder aufgenommen und 2 oder 3 Wochen bis zum Vorliegen eines Testergebnisses fortgesetzt. Wenn das Endergebnis negativ ist, kann man die Therapie absetzen. Bei positivem Befund wird die Therapie bis zur zehnten Woche fortgesetzt. Dann wird die Pilzkultur wiederholt. Ist das Ergebnis immer noch positiv, muss man an einen Wechsel des Medikamentes denken (ein Wechsel zu Ketokonazol oder Itrakonazol wird angeraten), und man sollte die Umweltdekontamination, die vom Tierbesitzer durchgeführt wurde, überprüfen.

Umweltdekontamination
Da die Sporen und die Hyphen in der Umwelt überleben und bis zu 18 Monaten infektiös bleiben, ist es wichtig, auch die Umgebung des erkrankten Tieres in das Therapiemanagement mit einzubeziehen. Wenn möglich, sollte man den Lebensbereich des infizierten Patienten und die Anzahl der Personen, die mit diesem Tier in Kontakt treten, so gut wie möglich einschränken.

Teppiche und Teppichböden werden mit einem Dampfreiniger (100 °C) unter Zusatz von Desinfektionsmitteln wie Chlorhexidin oder Bleichlauge gereinigt. Alle waschbaren Oberflächen werden ein- bis zweimal wöchentlich mit Bleichlauge, die mit Wasser 1:10 verdünnt wird, behandelt. Gleichzeitig kann man diese Lösung durch zehnminütiges Eintauchen zur Reinigung von Transportbehältern, Zubehör für die Fellpflege und allen anderen Gegenständen, mit denen das Tier in Kontakt kommt, verwenden. Für jene Oberflächen, die durch eine Behandlung mit Bleichlauge Schaden nehmen würden, bieten sich Enilkonazol verdünnt mit Wasser oder 4%iges Chlorhexidin zur Desinfektion an. Wenn der betroffene Raum über eine Klimaanlage verfügt, so müssen auch die Schachtöffnungen der Anlage gründlich gereinigt werden. Die Filter sollten ausgetauscht werden.

Bestandssanierung
Haushalte und Tierheime, in denen mehr als zwei oder drei Katzen zusammenleben, sind für Besitzer und Tierarzt eine große Herausforderung: Wie kann man die Infektion von Tier und Umwelt beseitigen? Um erfolgreich zu sein, sollte man einige Grundregeln beachten:

Am Anfang steht das Anlegen einer Pilzkultur mit Hilfe der McKenzie-Technik für jedes einzelne Tier. Jene Tiere, die ein positives Ergebnis zeigen, werden von den anderen getrennt, unter Quarantäne gestellt und nach einiger Zeit erneut einer Beurteilung unterzogen. Auch über das Tierheim/den Haushalt als solches muss eine Sperrzeit verhängt werden: Es dürfen keine Tiere aus dem Bestand verkauft werden, an Ausstellungen teilnehmen oder Katzen zum Decken in den Bestand gebracht werden.

Alle infizierten Tiere, vor allem die Langhaarkatzen, müssen geschoren werden. Das abgeschorene Fell muss verbrannt und die Räumlichkeiten sowie das verwendete Gerät mit Bleichlauge, die im Verhältnis 1:10 mit Wasser verdünnt wird, desinfiziert werden.

Mit den infizierten Tieren (alle Tiere mit positivem Kulturbefund, egal ob sie erkrankt oder nur asymptomatische Träger sind) beginnt man eine lokale Therapie zweimal in der Woche mit Shampoos, Schaum oder Waschlösungen, die pilzwirksame Mittel enthalten. Während dieser Zeit wird das Fell der Katzen stets kurz geschoren gehalten. Parallel dazu startet man mit einer symptomatischen Therapie. Davon ausgenommen sind trächtige Katzen und Welpen, die jünger als zwölf Wochen sind. Für diese Tiere muss man, solange aufgrund der Trächtigkeit oder des Alters eine Kontraindikation besteht, mit der topischen Therapie auskommen. Nach vier Wochen wird die Pilzuntersuchung wiederholt. Wenn der Befund nach wie vor positiv ist, setzt man die Therapie weitere vier Wochen fort, um dann den Test zu wiederholen. Die Gesamtdauer der Therapie erstreckt sich von einigen Wochen bis zu mehreren Monaten und wird erst beendet, wenn bei allen Tieren aus dem Bestand zwei negative Proben im Abstand von 15 Tagen vorliegen.

Auch die anfänglich in der Pilzkultur negativen Katzen müssen weiterhin alle 15 Tage getestet werden. Es kommt sehr häufig vor, dass diese Tiere noch im Verlauf der folgenden Wochen nach dem Test infiziert werden. Solche Katzen muss man aus dem gesunden Bestand in den Quarantäneteil überstellen, wo sie wie die anderen Katzen therapiert werden.

Ein besonderes Augenmerk muss auf die Desinfektion der Wohnumgebung der Katzen gerichtet werden.

Desinfektion der Räumlichkeiten

Alle waschbaren Oberflächen müssen mit Chlorhexidin oder einer Bleichlauge-Wasser-Verdünnung (1:10) gereinigt werden; kontaminierte Geräte und Zubehör wie Körbchen, kleine Teppiche, Bürsten und Kämme müssen entsorgt werden. Alles, was sich nicht dekontaminieren lässt, muss vernichtet werden. Die Räumlichkeiten des Tierheimes müssen mit dem Staubsauger gereinigt und die vollen Staubsaugerbeutel unmittelbar anschließend verbrannt oder in Desinfektionslösungen getaucht werden. Käfige müssen täglich gereinigt werden. Ebenso darf man Transportbehälter und Autos, mit denen Katzen transportiert wurden, nicht vergessen. Wenn das Tierheim über eine Klimaanlage verfügt, müssen alle Schächte von Spezialfirmen gesäubert und gesaugt, die Schachtöffnungen mit 2%igen Chlorhexidinlösungen gereinigt, die Filter wöchentlich ausgetauscht oder als Alternative dazu täglich mit besagter Lösung behandelt werden.

Ausschließliche Behandlung der Welpen

Diese Vorgehensweise kommt dann zum Einsatz, wenn die korrekte Prozedur nicht vorgenommen werden kann. Sie ermöglicht es zwar, dass Welpen frei von *Microsporum canis* sind und somit die Verbreitung des Pilzes außerhalb des Bestandes unterbunden wird, bleibt aber ein fragwürdiger Kompromiss.

Zu Beginn trennt man die für die Zucht vorgesehenen weiblichen Tiere sowie die trächtigen Katzen. Man schert diese Tiere und therapiert sie zweimal in der Woche mit Shampoos, Schaum oder Waschlösungen, die Chlorhexidin oder andere pilzwirksame Mittel enthalten. Unmittelbar nach der Geburt beginnt man bei den Muttertieren mit Griseofulvin *per os*. Die Welpen werden so schnell wie möglich entwöhnt (nach dem ersten Lebensmonat) und von den restlichen Tieren getrennt. Manche Züchter trennen die Katzenwelpen unmittelbar nach der Geburt und ziehen sie in vollkommener Isolierung auf.

Mit Erreichen der vierten Lebenswoche testet man die Welpen auf Pilze. Dabei kommt die McKenzie-Technik zum Einsatz. Solange man auf die Ergebnisse wartet, werden die jungen Katzen mit Chlorhexidin, das schon in diesem Alter gut vertragen wird, topisch behandelt. Bei einer Bestätigung der erfolgten Infektion setzt die systemische Therapie ab der sechsten bis siebenten Lebenswoche ein. Auch wenn im Allgemeinen vom Einsatz von Griseofulvin bei Jungtieren vor der zwölften Lebenswoche abgeraten wird, wurde das Medikament schon bei Welpen ab der sechsten Woche verwendet, ohne dass Nebenwirkungen aufgetreten wären. Die Alternative dazu stellt Itrakonazol dar, das von den Katzenwelpen gut vertragen wird.

Nach mindestens sechs Wochen Therapie endet diese, wenn die letzte der angesetzten Pilzkulturen negativ verlief. Dies ist auch der frühestmögliche Zeitpunkt für den Verkauf der Welpen.

28.2.2 Malassezia-Dermatitis

28.2.2.1 Einleitung

Die Malassezia-Dermatitis ist eine häufige Erkrankung beim Hund, während sie bei der Katze selten vorkommt. Die klinischen Symptome sind starker Juckreiz und Erythem, außerdem können massive Hautveränderungen festgestellt werden.

28.2.2.2 Ätiologie

Lipophile Hefen der Gattung Malassezia zählen zur Klasse der Deuteromycetes und zur Familie der Cryptococcaceae. Bis heute sind acht Spezies beschrieben worden. Es ist aber wahrscheinlich, dass in den nächsten Jahren die Einteilung große Veränderungen erfahren wird, da etliche Spezies in eine einzige zusammengefasst und andere besser beschrieben werden. *Malassezia pachydermatis* ist eine rein zoophile Spezies. Sie wurde auf der Haut und im Gehörgang zahlreicher Tierarten nachgewiesen, unter anderem beim Hund, bei der Katze, beim Pferd, Schwein, Kaninchen, Rind und bei der Ziege. *M. sympoidalis*, die hauptsächlich beim Menschen vorkommt, wurde kürzlich auf der Haut von gesunden Katzen dokumentiert.

Die Zellkörper der Malassezien sind ellipsenförmige oder seltener sphärische Hefen. Ihre Wand ist multilamellär und hat eine Dicke, die von 2 bis 7 Mikron schwankt (Abb. 28.11). Auf dem Nährboden bilden Malassezien blassgelbe oder cremefarbene, glänzende, durchscheinende Kolonien, die nur wenige Millimeter Durchmesser haben.

Die Vermehrung der Malassezien erfolgt asexuell durch unipolare Knospung. Bildet sich von der Zelloberfläche langsam eine Knospe, so nimmt Malassezia ihre charakteristische Erdnuss- oder »Barbapapa«-Form an.

M. pachydermatis wächst auf Sabouraud-Dextrose-Agar und verwertet dort – falls vorhanden – kurzkettige Fettsäure. Im Gegensatz dazu benötigen alle anderen Spezies zum Wachsen den Zusatz von langkettigen Fettsäuren (z. B. Olivenöl oder Lanolin).

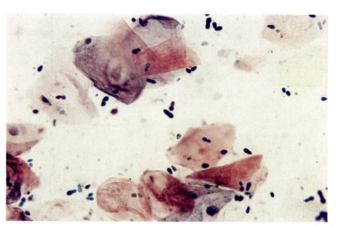

Abb. 28.11
Zytologisches Präparat mit *Malassezia* spp.

28.2.2.3 Pathogenese

Malassezia pachydermatis wird im Allgemeinen als Bestandteil der normalen Hautflora betrachtet. Die Hefe wurde im Analbeutel, in der Vulva, im Maul und an den Pfoten gesunder Hunde gefunden, wo sie als Kommensale lebt und die Besiedlung virulenter Pilze verhindert. Der Wirt unterbindet eine übermäßige Proliferation der Hefen durch Desquamation, durch die fungistatische Wirkung des kutanen Lipidfilmes und unter Zuhilfenahme unspezifischer Immunabwehrmaßnahmen wie die sekretorischen IgA, die den Zellkörper der Hefe belegen und so die Virulenzfaktoren neutralisieren. Bei einer gesunden Haut stehen Wirt und Kommensale im Gleichgewicht; wenn es aber zu einer Störung des Ökosystems Haut kommt, proliferiert Malassezia und beginnt so, sich wie ein pathogener Mikroorganismus zu verhalten.

Erkrankungen, welche die Hautbarriere verändern, erleichtern eine Infektion mit diesem Erreger. Zu den angeborenen Ursachen zählen die Hautfalten mit ihrem Stau von Feuchtigkeit und Talg, die primäre idiopathische Seborrhoe, eine Rasseprädisposition oder angeborene Mängel des Immunsystems, welche die Bildung einer Malassezia-Infektion erleichtern. Bei den erworbenen Ursachen sind Allergien und Hormonstörungen die wichtigsten prädisponierenden Faktoren.

Im Rahmen von Allergien beobachtet man eine gesteigerte Adhäsionsfähigkeit der Erreger an die Korneozyten, bei den Hormonstörungen kommt eine generalisierte erworbene Immunschwäche zum Tragen. Auch medikamentös kann das Angehen einer Malassezia-Infektion gefördert werden. Als Beispiel seien hier immunsuppressive Therapien und ausufernde antibiotische Therapien, die zu einer massiven Störung der Hautflora führen können, erwähnt. Insbesondere bei der Katze wurden Malassezia-Dermatitiden mit systemischen Erkrankungen wie FIV, FeLV, Diabetes mellitus und chronischen Herpes-Infektionen beobachtet. Davon betroffen sind besonders Devon-Rex- und Sphynx-Katzen.

Malassezien können massive Hautentzündungen durch zwei Enzyme auslösen: Die Lipase verändert das Talggleichgewicht der Haut und Zymogen aktiviert das Komplementsystem. Dies alles führt zu dem charakteristischen klinischen Bild. Es ist nicht ungewöhnlich, gleichzeitig eine bakterielle Follikulitis mit *Staphylococcus intermedius* als Erreger festzustellen. Dies lässt den Schluss auf synergistische Effekte zwischen den beiden Erregern zu.

28.2.2.4 Klinisches Bild

Die Malassezia-Dermatitis ist eine Erkrankung, die erwachsene Hunde jeden Alters und jeden Geschlechts treffen kann. Eine Rasseprädisposition besteht beim West Highland White Terrier, Pudel, Basset Hound, Shih-Tzu, Pekingese, Cocker Spaniel, Labrador, Deutschen Schäferhund und Jack Russel Terrier. Bei der Katze sind die Rassen mit genetisch determinierter Abnormalität des Haarkleides wie die Sphynx- und die Devon-Rex-Katze prädisponiert.

Zwei Krankheitsbilder treten am häufigsten mit einer Malassezia-Dermatitis in Erscheinung: einerseits eine Dermatitis mit Seborrhoe, Erythem, Krusten, Hyperkeratose und Hyperpigmentierung, andererseits eine beidseitige erythematöse, zeruminöse Otitis externa.

Die Dermatitis blüht häufig im Frühling und Sommer auf (in dieser Periode besteht eine höhere Inzidenz für Parasiten, Allergien, Pyodermien sowie größere Feuchtigkeit der Luft und der Haut) und bleibt, wenn sie nicht richtig behandelt wird, auch in den Wintermonaten bestehen. Das offensichtlichste Symptom ist der Juckreiz. Vielfach findet man einen intensiven ranzigen Geruch der Haut und ein hochgradiges Erythem. Die Haut nimmt ein seborrhoeisches Aussehen an, das fettig oder trocken sein kann. Zu Beginn findet man die Effloreszenzen am Abdomen. Sie breiten sich dann zur Leiste, den Achseln und in die Halsregion aus (Abb. 28.12). Manchmal kommt es zu erythematösen Pododermatitiden (Abb. 28.13). Wenn das Krallenbett mitbetroffen ist, entsteht eine Braunverfärbung der Krallenbasis (Abb. 28.14). Eine weitere Form ist die Cheilitis, die vor allem in den Falten der Unterlippe in Erscheinung tritt (Abb. 28.15). Bei fortgeschrittenen, chronischen Formen beobachtet man Alopezie, Lichenifikation und Hyperpigmentierung an den veränderten Stellen (Abb. 28.16).

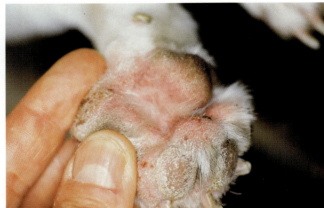

Abb. 28.13
Zwischenzehenerythem bei einer Malassezia-Infektion.

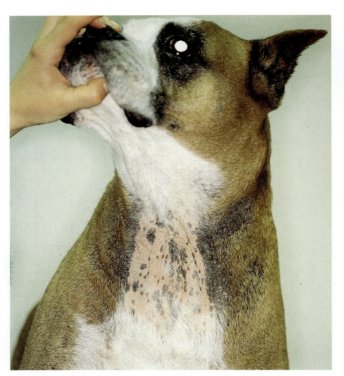

Abb. 28.12
Erythem, Alopezie und Seborrhoe am Hals eines Boxers mit Malassezia-Dermatitis.

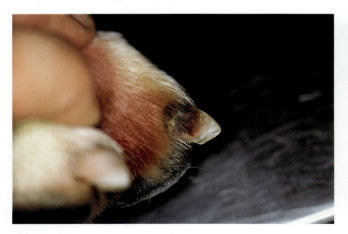

Abb. 28.14
Braunfärbung der Krallen bei einem Hund mit Malassezia-Pododermatitis.

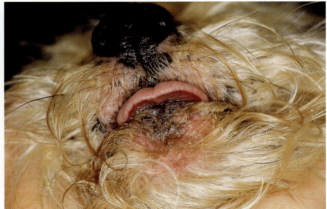

Abb. 28.15
Malassezia-Cheilitis. Man beachte das hochgradige Hauterythem.

Malassezia pachydermatis ist ein normaler Bewohner des äußeren Gehörganges und kann unter bestimmten Bedingungen übermäßig wuchern. Sie kann allein oder gemeinsam mit Bakterien die Ursache einer erythematösen, zeruminösen Otitis sein. Die Malassezia-Otitis ist eine sehr häufige Erkrankung des Hundes. Ihr Charakteristikum ist Juckreiz und die Produktion von rotbräunlichem Zerumen (Abb. 28.17). Analog zu den Dermatitiden können Hormonstörungen (Hypothyreoidismus), die Anwesenheit von Parasiten im Ohrkanal, eine primäre Seborrhoe und der Missbrauch lokaler Therapeutika, wie Antibiotika und Steroide, Prädispositionsfaktor sein.

Auch bei der Katze liegt bei einer Malassezia-Dermatitis hochgradiger Juckreiz vor. Die Erkrankung geht mit Alopezie und trockener bzw. fettiger Seborrhoe einher. Ein generalisiertes Erythem mit Desquamation (Erythroderma exfoliativum) ist eine Besonderheit bei der Katze. Auch die Paronychia

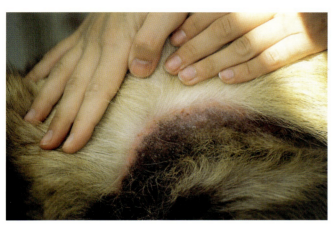

Abb. 28.16
Alopezie und Hyperpigmentierung der Haut am Abdomen bei einem Hund mit einer Malassezia-Dermatitis.

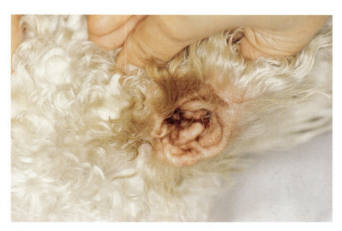

Abb. 28.17
Erythem und zeruminöse, braune Massen an der Ohrmuschel bei einem Hund mit einer Ohrentzündung.

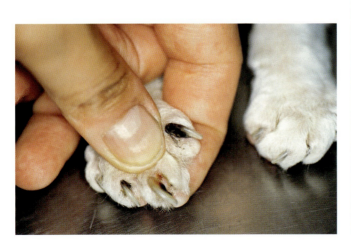

Abb. 28.18
Malassezia-Pododermatitis bei einer Devon-Rex-Katze.

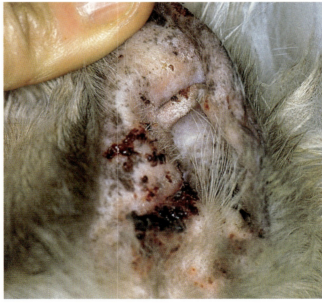

Abb. 28.19
Erythem, Ödem und Krusten an der Ohrmuschel bei einer Katze mit Malassezia-Otitis.

(Abb. 28.18) und die Otitis ceruminosa (Abb. 28.19) sind bei der Katze anzutreffen.

28.2.2.5 Diagnose

Auf die Liste der Differentialdiagnosen sollte man alle jene Krankheiten setzen, die Juckreiz und Erythem zusammen mit Seborrhoe sowie Lichenifikation und Hyperpigmentierung der Haut hervorbringen. Dazu zählen Allergien (Atopie, Futtermittelallergie, Flohbissallergie), die oberflächliche Pyodermie und Keratinisierungsstörungen. Viele der aufgezählten Krankheiten sind ihrerseits Prädispositions- oder auslösender Faktor für eine Malassezia-Dermatitis.

Die Diagnose wird mit der zytologischen Untersuchung gestellt (*siehe* Kapitel 5). Hier sei noch einmal daran erinnert, dass bei zytologischen Proben der Haut ein oder zwei, bei jenen des Ohrkanals bis zu zehn Hefen bei 400facher Vergrößerung ein physiologischer Befund sind. Erst wenn diese Werte überschritten werden, kann man von einem pathologischen Befund ausgehen. Da die Hefe ein Saprophyt ist, hat das Anwachsen in einer Pilzkultur keine diagnostische Bedeutung, wenngleich man die Anzahl der Kolonien, wie bei allen opportunistischen Mikroorganismen, als Indiz verwenden kann. Für die Probenentnahme sind mehrere Techniken bekannt: das Auftragen von Haaren und Schuppen auf den Nährboden, die direkte Apposition des Nährbodens auf die veränderten Hautstellen und das Aufbringen einer Reinigungslösung auf den Nährboden, nachdem die Hautoberfläche damit gespült wurde. Als solche eignen sich Sabouraud-Böden; die optimale Inkubationstemperatur liegt zwischen 35 und 37 °C. Aber bereits ab 25 °C kann ein Wachstum beobachtet werden.

Die histopathologische Untersuchung ist wegen der geringen Sensibilität keine geeignete Methode. Nur gelegentlich kann man Hefen in der Hornschicht bzw. in den Öffnungen der Haarbälge ausmachen.

28.2.2.6 Therapie

Da die Malassezia-Dermatitis meist nur eine sekundäre Infektion ist, liegt der Erfolg einer Behandlung in der Beseitigung der prädisponierenden Faktoren. Ein überschießendes Wachstum der Hefen setzt einen Entzündungsprozess in Gang. Hier muss mit einer gezielten, systemischen oder topischen Therapie gegen die Hefen vorgegangen und so das Gleichgewicht im Ökosystem Haut wieder hergestellt werden.

Imidazole haben eine gute Wirksamkeit: Besonders bei hochgradigen Fällen und wenn die Entzündungen weite Teile der Hautoberfläche umfassen, ist Ketoconazol 5–10 mg/kg, über eine Dauer von 20 Tagen, die Therapie der Wahl. Die systemische Therapie kombiniert man mit Shampoos auf Basis von Dichlorfen, Selen-Disulfid oder 2- bis 4%igem Chlorhexidin.

Diese Shampoos werden zweimal in der Woche appliziert. Bestehen die Veränderungen erst seit kurzem und sind sie nur fokal lokalisiert, kann man auch mit Imidazolen in der topischen Formulierung Erfolg haben.

Bei häufigen Rezidiven sollte man nach Absetzen der systemischen Therapie eine zyklische Folge mit Shampoonierung mit wirksamen Inhaltsstoffen und anschließenden Waschungen mit Enilkonazol beginnen.

28.2.3 Candida-Dermatitis

28.2.3.1 Ätiologie und Pathogenese

Candida spp. ist ein Mikroorganismus, der als Mitglied der normalen Flora im Verdauungstrakt, in den oberen Luftwegen und auf den Schleimhäuten des Genitaltraktes von Säugetieren zu finden ist. Wenn es zu Störungen im Gleichgewicht der Bakterienflora oder zu Verletzungen der Hautoberfläche kommt, so entstehen Idealbedingungen für eine Vermehrung dieses opportunistischen Erregers. Am stärksten sind jene Hautgegenden betroffen, die einen hohen Feuchtigkeitsgehalt aufweisen. Diese Bedingungen erfüllen die Zwischenzehenbereiche, die Gehörgänge und die mukokutanen Übergänge. Wenn der Erreger einmal in das Stratum corneum eingedrungen ist, wird das Entstehen der Krankheit von der Abwehrfähigkeit der zellvermittelten Immunabwehr und von der Effizienz der neutrophilen Granulozyten entschieden. Eine Immunschwäche ist ein prädisponierender Faktor für die Ausbildung der Krankheit.

28.2.3.2 Klinisches Bild

Im Verlauf der Candidiasis kann man Papeln und Pusteln beobachten, die sich zu erythematösen und exsudativen Plaques entwickeln. Diese Veränderungen betreffen die Hautfalten, den Zwischenzehenbereich, die äußere Seite der Ohrmuschel und die Krallenbetten. Juckreiz kommt konstant vor und kann hochgradig sein. Gelegentlich sieht man an den mukokutanen Übergängen ulzeröse Effloreszenzen.

Bei der Katze hat die Candida-Dermatitis Seltenheitswert. Sie äußert sich mit Erythem, Erosionen, Ulzera und Exsudat an den Friktionsstellen und im Zwischenzehenbereich.

28.2.3.3 Diagnose

Die Differentialdiagnosen umfassen die pyotraumatische Dermatitis, Intertrigo und bakterielle Infektionen (Pyodermie). Bei Effloreszenzen an den mukokutanen Übergängen muss an Autoimmunerkrankungen und an die mukokutane Pyodermie als Differentialdiagnose gedacht werden.

Mittels der zytologischen Untersuchung eines direkten Abklatsches der Läsionen kann man die zahlreichen Hefen und die neutrophilen Granulozyten nachweisen. Wesentliche Kriterien zur Unterscheidung von Candida und Malassezia sind die Knospen, die bei Candida mit einer deutlich engeren Basis der Mutterzelle aufsitzen, und das gelegentliche Vorhandensein von Pseudohyphen.

Die Hefe kann auf einem Sabouraud-Nährboden bei 25–30 °C angezüchtet werden.

28.2.3.4 Therapie

Für die Heilung dieser Erkrankung spielen prädisponierende Faktoren eine entscheidende Rolle. Deshalb muss man diese ausfindig machen und beseitigen, will man therapeutisch erfolgreich sein. Bei einer umschriebenen Form der Candida-Dermatitis wird eine lokale Therapie durchaus erfolgreich sein. Imidazole (Enilkonazol, Mikonazol) sind hierfür Substanzen erster Wahl. Diese werden dreimal täglich auf die veränderten Stellen bis zur Abheilung aufgetragen.

Bei ulzerösen Veränderungen an den Schleimhäuten und an den mukokutanen Übergängen wird man um eine systemische Therapie mit Itrakonazol oder Ketokonazol nicht herumkommen. Die empfohlene Dosierung orientiert sich an jener, die bei Dermatophytose eingesetzt wird. Terbinafin ist für die Therapie der Candidiasis **ungeeignet**.

28.3 Tiefe Mykosen

Tiefe Mykosen werden von Saprophyten, die im Erdreich leben, hervorgerufen. Einige Erreger infizieren den Wirt, indem sie bestehende Verletzungen besiedeln (tiefgehende Verletzungen, Bisse, Kratzer), andere erreichen den Wirt über die Luftwege. Besonders betroffen sind immungeschwächte Tiere, insbesondere Katzen, die an viralen Erkrankungen leiden (FIV, FeLV). Einige dieser Saprophyten sind Zoonoseerreger.

Tiefe Mykosen sind auf unserem Kontinent sehr selten. Es werden hier jene Formen beschrieben, die noch am ehesten angetroffen werden bzw. die man unbedingt erkennen sollte, da sie für den Menschen äußerst gefährlich sein können. Für weitere Informationen wird auf fachspezifische Literatur verwiesen.

28.3.1 Subkutane Mykosen: mykotisches Myzetom und Phäohyphomykose

28.3.1.1 Ätiologie, Pathogenese und klinisches Bild

Das Myzetom ist eine subkutane Infektion, die von Granulabildung gekennzeichnet ist. Dafür sind Bakterien der Gattung Actinomyces und Nokardia sowie Pilze verantwortlich.

Das **mykotische Myzetom** wird auf dem europäischen Kontinent selten angetroffen. Häufiger kommen diese Infektionen in den tropischen Gebieten um den Wendekreis des Krebses vor. Curvularia, Madurella und Torula bilden dunkle oder schwarze Körner, *Pseudoallescheria boydii* und *Acremonium hyalinum* produzieren schmutzig-weiße Granula.

Die Infektionspforte ist entweder eine tiefe oder eine offene Verletzung, die mit Erdreich kontaminiert wird. In der Umgebung der infizierten Verletzung entstehen Schwellungen und Fistelgänge, aus denen ein hämorrhagisch-eitriges Exsudat mit Granula austritt.

Ähnlich, aber ohne Granula im Exsudat, verhält es sich auch bei der **Phäohyphomykose**, einer opportunistischen Infektion, die etwas häufiger bei Hund und Katze beobachtet wird. Die Erreger sind saprophytäre Pilze wie Alternaria, Cladosporium, Bipoloris und Moniliella. Diese Mikroorganismen finden sich im Erdreich und können bei Hautverletzungen in das Gewebe eindringen, vermehren sich in der Subkutis und bilden pigmentierte Hyphen.

Knötchen sowie ulzeröse und nekrotische Läsionen, die sich an den distalen Enden der Extremitäten (Abb. 28.20) und im Gesicht manifestieren, sind kennzeichnend für diese Infektion. Aus den manchmal vorhandenen Fisteln tritt ein hämorrhagisches Exsudat aus, das frei von Granula ist. Äußerst selten werden tiefer gelegene Gewebe besiedelt (Knochen).

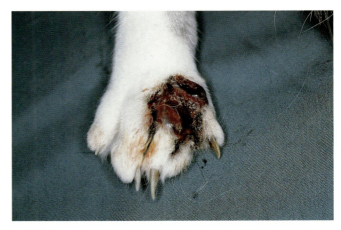

Abb. 28.20
Ulzeröse Läsion auf der Pfote einer Katze mit Pheohyphomykose, die von *Alternaria alternata* ausgeht.

28.3.1.2 Diagnose

Differentialdiagnostisch kommen für die subkutane Mykose folgende Granulome anderer Genese in Frage: sterile, atypische und nicht-atypische bakterielle Infektionen sowie Fremdkörpergranulome. Auch Neoplasien müssen in Betracht gezogen werden.

Durch die FNA und Abklatschpräparate, die direkt von den veränderten Stellen gewonnen werden, kann man ein entzündliches, pyogranulomatöses Infiltrat feststellen und vereinzelt Pilzelemente oder pigmentierte Hyphen ausmachen. Bei unklaren Fällen wird von den Biopsiepräparaten eine Spezialfärbung (PAS, Perjodsäure-Schiff) angefertigt, um die Pilzelemente besser darzustellen. Eine Erregerbestimmung ist auch mittels einer Pilzkultur möglich.

28.3.1.3 Therapie

Die chirurgische Entfernung der einzelnen Läsionen ist das Mittel der Wahl.

Rezidive an der Exzisionsstelle sind häufig. Eine antimykotische systemische Therapie wird empfohlen, um präoperativ den Umfang des Knotens zu reduzieren und postoperativ Rezidive zu verhindern. Wenn ein chirurgischer Eingriff nicht möglich ist, so sollte ebenfalls der konservative Therapieansatz gewählt werden. Die Wirkung des Chemotherapeutikums ist stark von der Art des Pilzes und vom Zustand der Immunkompetenz des Tieres abhängig. Daraus folgt, dass insbesondere bei der Katze vorab eine mögliche Infektion mit Retroviren (FIV, FeLV) abgeklärt werden sollte.

Imidazole (Itrakonazol 5 mg/kg, BID) als Monopräparat oder in Kombination mit Flucytosin (60 mg/kg, TID) sind unterschiedlich wirksam und in vielen Fällen ist die Besserung nur vorübergehend. Kommt es zu einer vollständigen Remission der Symptome, so muss die Therapie drei Monate über diesen Zeitpunkt hinaus fortgesetzt werden.

28.3.2 Tiefe Mykosen mit möglichen systemischen Komplikationen: Zygomykose und Sporotrichose

Die **Zygomykose** ist eine tiefe Infektion saprophytärer Pilze, die im Erdreich, in verrottendem Pflanzenmaterial und als Bestandteil der normalen kutanen Flora zu finden sind, wie z. B. Rhizopus, Mucor, Absidia und Mortierella aus der Ordnung der Mucorales.

Die Infektion erfolgt sowohl über den Respirations- als auch über den Verdauungstrakt und über Kontamination von offenen Hautverletzungen. Die meisten der infizierten Tiere erkranken an der gastroenteralen Form, die überwiegend letal endet. Wenn Effloreszenzen auftreten, so kann man Knötchen sehen, die entweder vereinzelt oder in Gruppen mit oder ohne Ulzera und Fistelbildung ausgebildet werden. Die Infektion kann über die Blutbahn disseminieren.

Die Erkrankung muss von anderen pyogranulomatösen Infektionen, von den sterilen Granulomen und von Neoplasien unterschieden werden. Eine zytologische Untersuchung zeigt einen pyogranulomatösen Entzündungsvorgang mit zahlreichen Lagen von Eosinophilen, die sich um die Pilzelemente (Hyphen) ansammeln.

Möchte man eine Pilzkultur des Gewebes ansetzen, so sollte man eine sterile Biopsieentnahme durchführen und diese einem spezialisierten Labor zum Anzüchten und zur Bestimmung senden.

Therapie

Die Therapie ist unterschiedlich erfolgreich: Zuerst wird eine chirurgische Entfernung mit penibler Kürettage der betroffenen Gewebe vorgenommen, dann folgt eine spezifische antimykotische Therapie. Die Auswahl des Pilzmittels sollte sich nach den Ergebnissen des In-vitro-Sensibilitätstests richten.

Die **Sporotrichose** ist eine seltene Zoonose, die von einem dimorphen Pilz, *Sporothrix schenckii*, hervorgerufen wird. Der Pilz findet sich im Erdreich und organischen Material als Saprophyt. Der Erreger nutzt Gewebsverletzungen durch Kratz- oder Bisswunden oder Verletzungen anderen Ursprungs als Eintrittspforte. Streunende Hunde und Jagdhunde haben ein höheres Risiko an dieser Infektion zu erkranken. Bei Siam-Katzen scheint es eine Rasseprädisposition zu geben.

Die Krankheit, die beim Hund sehr selten und bei der Katze relativ selten vorkommt, betrifft vor allem die subkutanen Gewebe und kann dann über das Lymphsystem streuen. So kommt es zur Besiedelung von Geweben und Organen, die weit weg von der Eintrittspforte liegen können. Bei infizierten Patienten werden selten allgemeine klinische Symptome wahrgenommen. Wenn aber ein Tier allgemeine Symptome zeigt, so muss man an eine generalisierte Erkrankung denken. Die disseminierte Form ist oft die Konsequenz einer Immunschwäche (FIV, FeLV).

Drei Formen der Erkrankung sind bekannt: die kutane, die kutan-lymphatische und die disseminierte Form.

Die **kutane Form** wird am häufigsten angetroffen. Sie manifestiert sich mit multiplen Knötchen und Plaques, die oft ulzerös und nicht schmerzhaft sind. Diese Veränderungen befinden sich in unmittelbarer Nähe der Eintrittspforten von Holzsplittern, Dornen oder, insbesondere bei der Katze, von Kratz- und Bissverletzungen. Zu Beginn entstehen bei der Katze Abszesse oder Phlegmonen, die dann großflächig ulzerieren und kaum verheilen. Durch das Pflegeverhalten der Katze kommt es nach Dissemination und Autoinokulation des pathogenen Erregers auch an anderen Hautstellen zu neuen Läsionen.

Die **kutan-lymphatische Form** beginnt am distalen Ende einer Extremität als Läsion. Von dort aus kommt es entlang der Lymphbahn zur Bildung neuer Umfangsvermehrungen. Diese Knötchen neigen zu Ulzera, aus denen rotbräunliches Exsudat quillt. Ebenfalls Teil des Krankheitsbildes ist eine regionale Lymphadenopathie, es tritt aber keine generalisierte Symptomatik auf.

Die **disseminierte Form** ist sehr selten. Sie manifestiert sich in vermindertem Allgemeinverhalten, Lethargie und Fieber.

Die Sporotrichose ist auf den Menschen übertragbar. Nach dem jetzigen Wissensstand stellt die Katze das Erregerreservoir dar. Im Exsudat aus infiziertem Gewebe und im Kot erkrankter Katzen finden sich Myriaden von Pilzen. Für die Infektion bedarf es nicht unbedingt Traumata oder Hautverletzungen; es reicht der Kontakt mit Exsudat. Der Mensch bildet die kutan-lymphatische Form aus. In der zytologischen Untersuchung des von Katzen gewonnenen Exsudats kann man Pilzelemente in großer Zahl ausmachen. Man erkennt sie an den Ausmaßen von 2–10 µm und der Zigarrenform. Beim Hund ist die Menge der Erreger im Exsudat sehr gering, daher sollte man hier eine Pilzkultur direkt aus dem infizierten Gewebe ansetzen. Die Probe sollte chirurgisch gewonnen und einem spezialisierten Labor geschickt werden. Auch ein Immunfluoreszenz-Test ist verfügbar. Er ist sehr sensibel und zeigt auch dann die Erreger in einer infizierten Probe an, wenn die Pilzkultur ein negatives Ergebnis liefern sollte.

Therapie

Die Therapie der Wahl ist Natriumjodid-Lösung in der Dosierung von 40 mg/kg, alle 8 bis 12 Stunden beim Hund und 20 mg/kg, alle 12 bis 24 Stunden bei der Katze. Da Jod beachtliche Nebenwirkungen für die Katze hat (Jodtoxikose), sollte man beim Einsatz des Medikamentes große Vorsicht walten lassen. Vergiftungssymptome beim Hund sind hochgradiger Nasen- und Augenausfluss, stumpfes Fell und Schuppung. Gelegentlich beobachtet man Erbrechen und hochgradig vermindertes Allgemeinverhalten. Bei der Katze kann man im Allgemeinen Inappetenz, Erbrechen, vermindertes Allgemeinverhalten und Herz-Kreislaufversagen feststellen. Unter der Bedingung, dass die Patienten Natriumjodid gut vertragen, sollte man die Therapie erst einen Monat nach der klinischen Heilung absetzen.

Wenn das Medikament nicht gut vertragen wird, sind Imidazolderivate (Ketokonazol, Itrakonazol) eine Alternative. Die Dosierung entspricht derjenigen, die bei Dermatophyten zum Einsatz kommt. Auch hier wird das Medikament erst 30 Tage nach der klinischen Heilung abgesetzt.

28.4 Systemische Mykosen

Als systemisch werden jene Pilzinfektionen bezeichnet, die interne Organe befallen und über hämatogene Streuung in die Haut gelangen.

Dafür verantwortliche Pilze leben im Erdreich oder in verrottendem organischen Material als Saprophyten. Die Infektion erfolgt über die Luftwege.

Hier wird einzig die Kryptokokkose abgehandelt, da sie in Europa, wenn auch selten, präsent ist. Für weiterführende Informationen über systemische Mykosen wird auf die entsprechende Fachliteratur verwiesen.

Die **Kryptokokkose** wird durch *Cryptococcus neoformans* verursacht, einen ubiquitär lebenden Saprophyten, der sich in der Umwelt, vor allem in Tauben- und Fledermauskot, vermehren kann.

Weltweit kennt man 4 Serotypen und zwei Varianten. *Cr. neoformans* var. *neoformans* (Serotypen A und D) kommt in Europa und in den USA vor; *Cr. neoformans* var. *gattii* (Serotyp B und C) findet sich hauptsächlich in Australien, Südostasien, Afrika und Südamerika.

Die Infektion erfolgt über Inhalation von Sporen durch Tiere mit einer Immunschwäche, die angeboren, sekundär nach anderen Infektionen (FIV, FeLV) oder iatrogen (nach immunsuppressiver Therapie) erworben sein kann.

Es scheint eine Prädisposition bei großen Hunderassen zu geben. Die Hauptsymptome sind neurologisch und ophtalmologisch. Nur bei 20 % der Patienten kommt es zu Hautveränderungen: Knötchen und Ulzera mit dem Verteilungsmuster Nase, Lippe und Krallenbett.

Das hauptbetroffene Organsystem der Katze ist der Respirationstrakt. Nach sekundärer Dissemination werden andere Organe wie die Haut, das ZNS und das Auge involviert. In 70 % der Fälle mit Einbezug des Respirationstraktes sind auch proliferierende Läsionen am vorderen Teil des Gesichtes und/oder Schwellungen der Nase (»Römernase«) auszumachen. Noduläre Effloreszenzen und Fistelbildungen treten auch an anderen Körperstellen in Erscheinung, insbesondere im Gesicht (Abb. 28.21) und auf den Pfoten.

Für die zytologische Untersuchung lässt sich Probenmaterial mittels FNA aus Umfangsvermehrungen und durch Abklatsch von ulzerösen Läsionen gewinnen. Die Diagnosebestätigung erhält man, wenn man im Präparat zahlreiche pleomorphe Pilzelemente findet. Sie sind rundlich, ihr Durchmesser variiert von 2–20 µm und sie sind von einer muzinhaltigen Kapsel umgeben. Diese Kapsel stellt sich im Mikroskop als heller, lichtbrechender Saum dar (Abb. 28.22). Die Spezialfärbemethode Muzikarmin nach MAYER färbt im histologischen

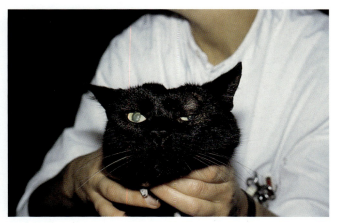

Abb. 28.21
Knötchen im Schläfenbereich bei eine Katze mit Kryptokokkose.

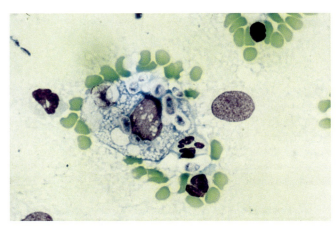

Abb. 28.22
Zytologisches Präparat bei Kryptokokkose. In einem Makrophagen sind einige phagozytierte Hefen zu erkennen. Sie sind von einem klaren Hof umgeben (Giemsa, 1000x)

Schnitt die Pilzkapsel rot-violett und ermöglicht so eine Diagnosebestätigung.

Es sind auch serologische Tests erhältlich (Latex-Agglutinationstest). Sie ermöglichen den Nachweis von *Cryptococcus-neoformans*-Antigen im Serum infizierter Tiere. Die Tests erwiesen sich sowohl in der Diagnostik als auch in der Verlaufskontrolle der Therapie als nützlich.

Therapie

Die Behandlung der Wahl umfasst Imidazolderivate wie Ketokonazol (5 mg/kg, alle 12 Stunden), Itrakonazol (5–10 mg/kg, alle 12 bis 24 Stunden) und Flukonazol (5–15 mg/kg, alle 12 bis 24 Stunden). Letzteres ist wegen seiner hydrophilen Eigenschaften besonders geeignet bei neurologischen und ophtalmologischen Symptomen. Ein weiteres therapeutisches Protokoll verwendet Flucytosin (50 mg/kg, alle 8 Stunden) kombiniert mit Ketokonazol (5 mg/kg, alle 12 Stunden) oder Amphotericin B (0,1–0,5 mg/kg, dreimal in der Woche, intravenös). Die Prognose ist immer mit Vorsicht zu stellen, insbesondere bei Katzen, die FIV- und FeLV-positiv sind.

29 Virale Erkrankungen

29.1 Virale Erkrankungen der Katze

29.1.1 Felines Leukämievirus (FeLV) und Felines Immundefizienzvirus (FIV)

Nicht kastrierte Streuner oder Freigänger sind für eine Infektion mit FIV und/oder FeLV prädisponiert. Die Infektion erfolgt durch den Austausch von Körperflüssigkeiten mit infizierten Katzen (Speichel, Blut, Sekrete und Sperma).

Eine FIV- und/oder eine FeLV-Infektion ruft bei der Katze meist sekundäre Effloreszenzen hervor, die charakteristisch sind für eine immunvermittelte Erkrankung (Tabelle 29.1) (Abb. 29.1). Sie sind auf die allgemeine Immunschwäche und/oder die andauernde Stimulierung des Immunsystems zurückzuführen. Die direkte Anwesenheit des felinen Leukämievirus in der Epidermis kann hochgradige Schuppung und Juckreiz hervorrufen. Diese kutanen Manifestationen durch das feline Leukämievirus sind aber selten.

Die erfolgte Infektion mit FeLV und/oder FIV wird serologisch bestätigt. Die Durchführung ist sehr einfach und mittels Testkit auch in der Praxis möglich. Die Therapie richtet sich hauptsächlich auf die Sekundärinfektionen.

Tabelle 29.1: Hauterkrankungen, die infolge einer FeLV- und FIV-positiven Serologie auftreten können

Bakterielle Infektionen
- Pyodermie (insbesondere Pododermatitis)
- Feline Lepra
- Atypische bakterielle Infektionen
- Botryomykose

Pilzinfektionen
- Malassezia-Infektion (insbesondere im Krallenbett)
- Generalisierte Dermatophytose
- Pseudomyzetom
- Tiefe Infektionen (Myzetome, Phäohyphomykosen, Sporotrichose)
- Systemische Infektionen (Kryptokokkose)

Parasitäre Infestationen
- Demodikose
- Pedikulose

Immunvermittelte Erkrankungen
- Stomatitis / Pharyngitis
- Plasmazelluläre Pododermatitis

Neoplastische Manifestationen (FeLV)
- Kutanes Lymphom
- Fibrosarkom

FeLV: Felines Leukämievirus
FIV: Felines Immundefizienzvirus

29.1.2 Katzenpocken (Orthopoxvirus)

Es wurden vereinzelt Fälle einer Orthopoxvirus-Infektion beschrieben. Die Infektion tritt vor allem im Herbst bei Katzen auf, die in ländlicher Umgebung leben und Kontakt mit Rindern und kleinen Wildnagern haben (mit aller Wahrscheinlichkeit sind sie Vektoren oder Erregerreservoir). Die Ansteckung erfolgt durch die Infektion einer Verletzung. Hier entsteht auch der Primäraffekt für die Virusvermehrung, der meist an den Körperenden (Kopf und Pfoten) zu liegen kommt. Es folgt eine virämische Phase, die von geringgradigem Fieber und Niedergeschlagenheit geprägt ist, diese kann auch unbeobachtet verstreichen. Nach 5 bis 16 Tagen bilden sich zahlreiche Sekundäraffekte mit dem typischen Aussehen von Pocken: multiple, zirkuläre Effloreszenzen mit Ulzera (Abb. 29.2). Ein Fünftel der Patienten zeigt auch oral ulzeröse Läsionen. Nach einigen Wochen heilen die Effloreszenzen von alleine ab. Manchmal bleiben dauerhaft Narben zurück. Bei den Katzen, die mit FIV oder FeLV infiziert sind oder bei Katzen, die mit Kortisonen behandelt werden, ist der Ausgang der Krankheit oft nicht so harmlos, sondern es kann sich daraus eine systemische Krankheit entwickeln, die mit Fieber, Konjunktivitis und Lungenentzündung einhergeht.

Eosinophile Plaques und Pocken zeigen als Effloreszenz ein ähnliches zytologisches Bild: zahlreiche eosinophile Granulozyten. Weil im ersten Fall Glukokortikoide indiziert, im zweiten aber streng kontraindiziert sind, müssen die beiden Differentialdiagnosen genau unterschieden werden.

Die Diagnose erfolgt histologisch: In den epidermalen Zellen kann man intrazytoplasmatische Einschlusskörperchen aus-

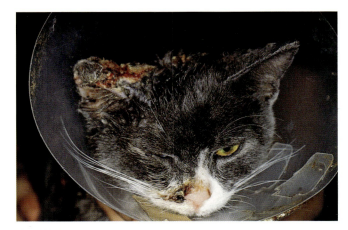

Abb. 29.1
Krustige Läsionen am Kopf einer FIV-positiven Katze, die an einer sekundären bakteriellen Infektion erkrankt ist.

machen, Schnitte können mit immunhistochemischen Spezialfärbungen bearbeitet werden oder man kann das Virus elektronenmikroskopisch darstellen.

Zur Diagnosebestätigung schickt man eine Probe mit krustigem Material von der veränderten Stelle an ein spezialisiertes Labor, welches das Virus isolieren kann. Es sind auch serologische Nachweisverfahren wie der Hämagglutinationsinhibitions-, der Komplementbindungs- und ein ELISA-Test erhältlich.

Die Katzenpocken sind im Allgemeinen für den Menschen nicht gefährlich. Es wurden aber vereinzelt Infektionen beschrieben, die auch sehr schwerwiegend sein können. Gefährdet sind Tierbesitzer mit einem nicht voll funktionsfähigen Immunsystem.

29.1.3 Feline Rhinotracheitis (Herpesvirus)

Ulzera an der oralen Mukosa (Abb. 29.3) oder an der Kopfhaut (Abb. 29.4) und am Körper sind Läsionen, die gelegentlich vom Erreger der felinen viralen Rhinotracheitis (Herpesvirus) verursacht werden. Alle betroffenen Tiere zeigten Konjunktivitis und Rhinotracheitis, die des öfteren auch rezidivieren. Das Herpesvirus kann über lange Zeit im Ganglion des Nervus trigeminus latent persistieren. Es wird bei Stress (Trächtigkeit, Geburt, Laktation, Krankheit) oder bei Glukokortikoidgaben aktiviert. Die Effloreszenzen sind rundlich, ulzerös und krustig. Sie lokalisieren sich meist am Nasenrücken und im Gesicht. Da man zytologisch vor allem eosinophile Granulozyten findet, sind die eosinophile Plaque und eine Überempfindlichkeit auf Insektenbisse die beiden wichtigsten Differentialdiagnosen.

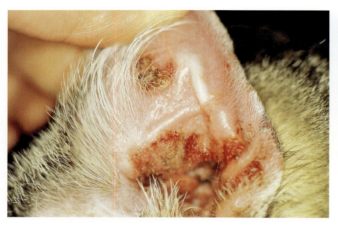

Abb. 29.2
Zirkuläre, ulzeröse und krustige Läsion auf der Innenseite der Ohrmuschel bei einer Katze mit Katzenpocken.

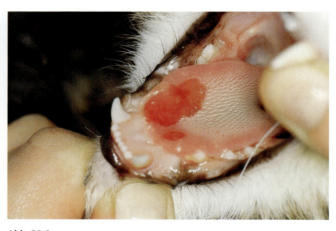

Abb. 29.3
Ulzera auf der Zunge einer Katze mit infektiöser Rhinotracheitis.

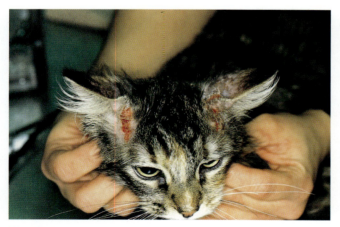

Abb. 29.4
Ulzeröse Läsionen am Kopf einer Katze mit Rhinotracheitis.

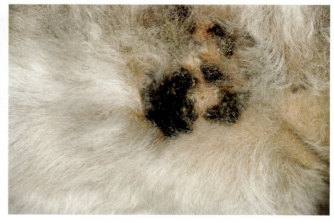

Abb. 29.5
Carcinoma squamosum *in situ* bei einer Katze.

Die Diagnose erfolgt histologisch: In den Epidermiszellen können Einschlusskörperchen (Herpesviren) sichtbar werden. Im Elektronenmikroskop kann man virale Partikel direkt darstellen. Die Diagnosebestätigung erhält man mittels molekularer Techniken (PCR). Therapieversuche mit Interferon-α *per os* und Antibiotika sind vielversprechend.

29.1.4 Feline Papillomatose (Papovavirus)

Das Virus der felinen Papillomatose wird mit multiplen, hyperpigmentierten und erhabenen Plaques und mit Fällen von Carcinoma squamosum *in situ* in Verbindung gebracht (Abb. 29.5). Die Diagnose wird histologisch gestellt: Es finden sich intrazytoplasmatische Einschlusskörperchen in den von ballonierender Degeneration betroffenen Keratinozyten. Immunhistochemische Färbungen und das Auffinden des Virus in der elektronenmikroskopischen Untersuchung bestätigen die Diagnose.

29.2 Virale Erkrankungen des Hundes

29.2.1 Staupe (Paramyxovirus)

Der Erreger der Hundestaupe ist ein Paramyxovirus. Das allgemeine und weit häufigere Krankheitsbild betrifft den Atmungs- und Verdauungstrakt sowie das ZNS. Die dermatologischen Symptome sind seltener. Sie äußern sich als Impetigo bei Welpen und nasodigitaler Hyperkeratose bei Patienten, welche die akute Phase überstanden haben.

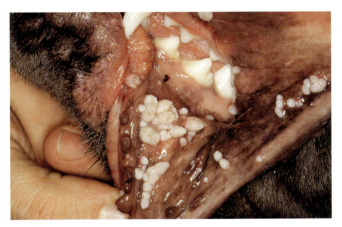

Abb. 29.6
Orale Papillomatose bei einem Hund.

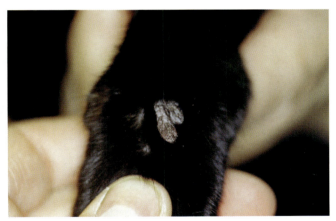

Abb. 29.7
Hautpapillom bei einem Hund.

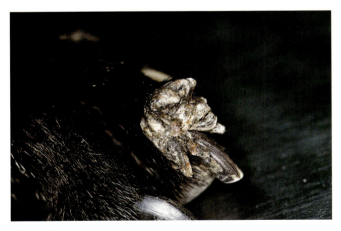

Abb. 29.8
Hyperkeratotische, wuchernde Neubildung am Ballen und im Krallenbett bei einem Hund.

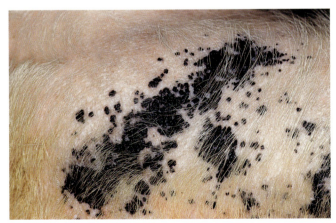

Abb. 29.9
Papeln und hyperpigmentierte Plaques bei einem Hund mit Papillomavirus-Infektion.

Für das Symptombild der nasodigitalen Hyperkeratose kommen immun-bedingte Erkrankungen (Pemphigus, Lupus, Arzneimittelexantheme), metabolische Erkrankungen (hepatokutanes Syndrom, Zink-reaktive Dermatose) und Keratinisierungsstörungen infrage. Anhand der vorangegangenen klinischen systemischen Symptomatik und unzureichendem Impfstatus lässt sich die korrekte Diagnose stellen.

29.2.2 Kanine Papillomatose (Papovavirus)

Das kanine Papillomavirus ist für die Bildung von oralen (Abb. 29.6) und kutanen (Abb. 29.7) Papillomen bei Junghunden und immungeschwächten Tieren verantwortlich.

Die Läsionen sind ansteckend, multipel, haben eine gelbliche Farbe und wachsen exophytisch und blumenkohlartig mit einer sich stark verjüngenden Basis. Die Diagnose wird histologisch gestellt: Es liegen eine charakteristische epidermale Hyperplasie und intrazytoplasmatische Einschlusskörperchen in den Keratinozyten vor. Außerdem kommt es zu deren ballonierender Degeneration. Im Allgemeinen erfahren die Papillome eine Selbstheilung, die man durch die Entfernung von ein oder zwei Papillomen beschleunigen kann. Dabei sollte man oralen Wucherungen, die das Tier stören oder durch die Futteraufnahme und durch das Kauen bluten, den Vorzug geben.

Kürzlich wurde das kanine Papillomatosevirus mit zwei anderen Effloreszenzen in Verbindung gebracht. Erstens handelt es sich um warzenartige, bleibende Wucherungen an den Ballen und im Krallenbett (Abb. 29.8) und zweitens wurden multiple, papel-ähnliche Wucherungen und pigmentierte, hyperkeratotische Plaques (Abb. 29.9) beschrieben. Ebenso wurde gelegentlich eine Fortentwicklung dieser Veränderungen zu einem Carcinoma squamosum *in situ* beobachtet.

30 Durch Protozoen hervorgerufene Erkrankungen

30.1 Leishmaniose

Verantwortlicher Erreger der Leishmaniose ist ein Protozoon. Erkranken können Mensch und Hund, es wurden aber auch Fälle bei Katzen, Nagern, Rindern und Pferden beschrieben. Ein hoher Prozentsatz der infizierten Hunde entwickelt die viszerale Form mit sehr unterschiedlichen klinischen Symptomen. Der diagnostische Nachweis kann sehr aufwendig sein und eine vollständige Heilung ist unwahrscheinlich, vor allem bei Hunden, die in endemischen Gebieten leben. Der Hund gilt als Haupterregerreservoir für die viszerale Leishmaniose des Menschen.

30.1.1 Ätiologie

Die verursachenden parasitären Protozoen zählen zur Familie Trypanosomatidae, Ordnung Kinetoplastida. Für den eigenen Entwicklungszyklus brauchen diese Mikroorganismen zwei Wirte, ein Insekt und ein Wirbeltier. Blutsaugende nachtaktive Insekten (*Phlebotomus* spp. für *Leishmania infantum*; *Lutzomya* spp. für *Leishmania chagasi*) bewirten die ca. 10–15 µm lange, geißeltragende, promastigote Form; Vertebraten sind Träger der kleineren (2–5 µm), geißellosen, amastigoten Form. Die Amastigoten bevorzugen das Innere der Zellen des retikuloendothelialen Systems des Wirtes, mit Vorliebe Makrophagen (Abb. 30.1) und dendritische Zellen. Hier findet auch die Vermehrung durch Zweiteilung statt.

Anhand der Morphologie des Protozoons, des bewirtenden Insektes, der Art der beim Wirt ausgelösten Symptome sowie anhand von serologischen Tests und der geographischen Verteilung wurden zahlreiche Arten und Unterarten von Leishmania beschrieben. Sie werden zusätzlich noch in Zymodeme (Leishmania-Arten mit ähnlichem Enzymmuster) unterteilt. Eine zweite Einteilung – in Schizodeme – erfolgt anhand der Ergebnisse des RFLP der DNS des Kinetoplasten auf Restriktionsenzyme.

Leishmania infantum ist der verantwortliche Erreger der viszeralen Leishmaniose von Hund und Mensch in Europa, Afrika, Mittlerem Osten, Indien und China. Sein Verbreitungsgebiet entspricht jenem seines Überträgers, *Phlebotomus* spp. Das Insekt gehört zur Familie der Psychodidae und lebt im ländlichen Raum in milden Klimazonen in einer Seehöhe von 100–800 m. Es verbringt sein Leben in einem begrenzten Gebiet, das nicht über 1,5 km von der Geburtsstätte hinausgeht.

In den endemischen Gebieten des Mittelmeeres schwankt die Seropositivität der Hundepopulation zwischen 10 und 40 %.

Von den serologisch positiven Hunden sind 30–60 % asymptomatische Träger, die als Erregerreservoir für andere Hunde und den Menschen dienen. Die in den letzten Jahren verzeichnete Zunahme der endemischen Gebiete wird auf eine größere Mobilität der Tierbesitzer und auf Klimaveränderungen, die das Überleben der Sandmücken in neuen Gebieten ermöglichen, zurückgeführt. Da allerdings autochthone Fälle aus Gebieten gemeldet wurden, in denen Phlebotomus nicht existiert, lassen diese die Vermutung zu, dass es einen alternativen Vektor gibt.

Leishmania chagasi ist der verantwortliche Erreger der viszeralen Leishmaniose der Neuen Welt bei Hund und Mensch. Der Vektor ist *Lutzomya* spp., ein hämatophager Phlebotomum. Das Insekt lebt in Mittel- und Südamerika und in kleinen endemischen Gebieten Nordamerikas (Ohio, Alabama, Michigan).

Es gibt noch andere Leishmania-Arten, die in der Lage sind, sowohl den Menschen als auch den Hund zu infizieren: *L. braziliensis* (Brasilien) ist Auslöser einer mukokutanen Form und *L. tropica* (Mittelmeerbecken) der kutanen Form beim Menschen und der viszeralen und kutanen Form beim Hund. *Leishmania mexicana* ist aus Hautläsionen der Katze isoliert worden. Man nimmt an, dass diese Art ihr Reservoir in Nagern hat.

30.1.2 Signalement und Anamnese

Es gibt keine Geschlechts-, Rasse- oder Altersprädilektion. Trotzdem scheint die genetische Prädisposition ein entscheidender Faktor für die Entstehung und Entwicklung der In-

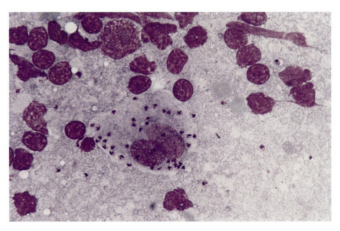

Abb. 30.1
Mikroskopische Ansicht von Amastigoten von *Leishmania infantum* im Inneren eines Makrophagen (Hemacolor®, 1000x).

fektion zu sein. Es wurde nachgewiesen, dass Hunde mit einer vorwiegend humoralen Immunantwort, die einen nur ungenügenden Schutz bietet, klinisch erkranken. Hingegen zeigen Individuen, die zwar infiziert sind, aber eine zellvermittelte Immunantwort entwickeln, keine klinischen Symptome.

30.1.3 Pathogenese

Die Übertragung der amastigoten Form erfolgt durch den Stich einer infizierten Mücke bei der Blutmahlzeit. Im Darm des Vektors kommt es zu einer starken Vermehrung durch Zweiteilung und anschließend findet die Wandlung in das promastigote, begeißelte Stadium statt. Dank der Geißel wandern die Promastigoten in den Stechrüssel des Insektes. Beim nächsten Blutmahl gelangen sie in die Haut eines Säugetieres, um dort von Makrophagen und dendritischen Zellen aufgenommen zu werden. Die Erreger überleben und vermehren sich im Inneren der Zellen des retikuloendothelialen Systems, weil Leishmanien in der Lage sind, den Säuregehalt in den Phagosomen zu neutralisieren und die Sauerstoffradikale im Inneren der Makrophagen abzufangen. Die Parasiten vermehren sich in der amastigoten Form durch Zweiteilung, bis die Wirtszelle schließlich platzt. Die freigewordenen Amastigoten werden erneut von anderen Zellen des mononukleären Phagozyten-Systems aufgenommen. Erst kürzlich wurde festgestellt, dass sich auch Langerhans-Zellen und andere dendritische Zellen mit diesen Parasiten infizieren können. Langerhans-Zellen nehmen das Antigen auf, verarbeiten es und wandern zu den lymphatischen Organen, wo sie es den T-Zellen präsentieren. Je nachdem, welche Art der T-Helferzellen auf diese Weise aktiviert wird, entwickeln sich unterschiedliche Antworten auf die Infestation. Bei resistenten Tieren wird dank der Prävalenz von T_1-Helferzellen eine effiziente zellvermittelte Immunantwort entwickelt. Wenn es in erster Linie zu einer humoralen Immunantwort kommt, bricht die Krankheit aus. In diesem Fall sind T_2-Helferzellen dominant, welche die Proliferation von B-Lymphozyten und die Synthese von Antikörpern induzieren. Antikörper opsonisieren die Leishmanien und induzieren so die Phagozytose durch Makrophagen. Auf diesem Wege kommt es zu einer sukzessiven Zunahme der infizierten Zellen. Die Antikörper-Produktion bei erkrankten Tieren wird nach und nach polyklonal und unspezifisch und führt zur Bildung von großen Mengen an zirkulierenden Antigen-Antikörper-Komplexen. Die große Menge dieser Immunkomplexe ist für die meisten Symptome der chronischen, viszeralen Form sowie für das Nierenversagen und das nephrotische Syndrom, die meistens die Todesursachen sind, verantwortlich.

Zwei Arten von Schädigungen des Wirtes werden durch den Parasiten verursacht: direkte und indirekte. Der direkte Schaden durch den Parasiten entsteht durch die granulomatöse, nicht-eitrige Entzündungsreaktion in den Geweben des Wirtes (Haut, Leber, Darm, Niere, Augen und Knochen). Der indirekte Schaden erwächst aus der Ablagerung von Immunkomplexen in den Gelenken, in der Basalmembran der Niere, des Auges und der Blutgefäße. Die Folge sind Glomerulonephritis, Vaskulitis und Uveitis.

Die Inkubationszeit ist lang und sehr unterschiedlich. Sie kann von einem Monat bis zu sieben Jahren dauern. In diesem Zeitraum kommt es zur Vermehrung und Streuung des Parasiten. Hauptbetroffene Organe sind Knochenmark, Lymphknoten, Milz und Leber.

30.1.4 Klinisches Bild

Die Leishmaniose ist eine chronische, viszerokutane Erkrankung, die sich in extrem pleomorphen Krankheitsbildern äußern kann. Aus fast allen Organen gelang der Parasitennachweis. Die Hautform der Leishmaniose ist sehr häufig. Für gewöhnlich geht sie mit einer lokalisierten bzw. generalisierten Lymphadenopathie und mit allgemeinen klinischen Symptomen wie Schwäche, vermindertem Allgemeinverhalten, Gewichtsverlust und Muskelatrophie einher. Die generelle Schwäche und das verminderte Allgemeinverhalten können die Folge von Anämie, Polyarthropathie, Muskelatrophie oder chronischer Niereninsuffizienz sein. Die Probleme im lokomotorischen Bereich, die sich als wechselnde und springende Lahmheiten äußern, sind die Folge von immunbedingten Polyarthropathien, Polymyositis und granulomatöser Osteomyelitis.

Der Parasit kann auch die Leber besiedeln und führt dort zu einer chronisch aktiven Hepatitis. Sie äußert sich in Anorexie, Erbrechen und Gewichtsverlust. Ebenfalls kann es zu intestinalen Symptomen kommen: chronisch ulzeröse Kolitis mit Diarrhoe und Melaena und/oder eine letale, akute hämorrhagische Enteritis.

Die hämorrhagische Enteritis kann auch die Folge eines unmittelbaren Schadens durch den Parasiten (granulomatöse Enteritis) oder mittelbar durch Nierenversagen sein.

Das Nierenversagen kann mittelgradig oder hochgradig sein. Dieses häufige Begleitsymptom stellt eine Sekundärkomplikation dar, die durch die Ablagerung von Immunkomplexen in den Glomerula entsteht.

Zusätzlich kann man häufig Epistaxis als Symptom beobachten. Das Nasenbluten ist die Folge von ulzerösen Läsionen am Nasenspiegel (Vaskulitis) (Abb. 30.2). Oft kommt noch eine Verbrauchskoagulopathie als Folge einer Thrombozytopenie und einer Hypergammaglobulinämie dazu; trotzdem sind Kardiopathien und Thrombosen sehr selten. Erkrankte Tiere zeigen außerdem eine nicht regenerative Anämie und eine Hypalbuminämie, die mit einer Zunahme des Gesamteiweißspiegels und des Serumglobulins sowie mit einer Verschiebung des Verhältnisses zwischen Albumin und Globulin einhergeht.

Die ophthalmologischen Symptome beschränken sich oft auf das vordere Segment des Auges. Sie sind meist mit periorbitaler Dermatitis und Blepharitis vergesellschaftet. Unmittelbare Schäden durch den Parasiten sind Keratokonjunktivitis sicca, die auf eine direkte Schädigung des Tränenapparates zurückzuführen ist, und Keratitis und/oder granulomatöse Uveitis. Zirkulierende Immunkomplexe induzieren eine Uveitis anterior. Letztere wird von Korneaödem, Engwinkelglaukom, Skleritis und Retinablutung begleitet.

Kürzlich gelang bei Hunden mit viszeraler Leishmaniose der Antikörper-Nachweis im Kammerwasser und Liquor. Die Hunde zeigten eine spongiforme neuronale Degeneration von Hirn und Kleinhirn, Aktivierung der Gliazellen und Akkumulation von Amyloid-Substanzen.

Ein Großteil der erkrankten Hunde zeigte auch Hautsymptome. Es wurde eine Hypothese formuliert, die einen Zusammenhang zwischen der Art der Effloreszenzen und der Immunkompetenz der betroffenen Tiere postuliert. Vier genau abgegrenzte Krankheitsbilder mit typischen mikro- und makroskopischen Eigenschaften sind beschrieben. Jedem Bild wurde eine andere prognostische Bedeutung zugeordnet.

1) **Symmetrische Alopezie und asbestartige Schuppen** (Abb. 30.3). Die Effloreszenzen beginnen am Kopf, um sich sukzessive am restlichen Körper auszubreiten. Bei der histologischen Untersuchung kann man in der Dermis und in der Unterhaut diffuse Infiltrate mit Makrophagen, Lymphozyten und Plasmazellen wahrnehmen. Die Parasiten, die sich im Inneren der Haut befinden, gelangen durch hämatogene Streuung in die Haut. Sie sind die unmittelbare Ursache für die Dermatitis. Dieses Bild wird am häufigsten beobachtet. Man findet es in 60 % der Fälle mit dermatologischen Symptomen und es geht mit einer sehr guten Immunkompetenz des betroffenen Tieres einher.
2) **Ulzera über den Knochenvorsprüngen, an den mukokutanen Übergängen** (Abb. 30.4) **und an den Körperenden** (Abb. 30.5). Die Ulzeration kann als direkte

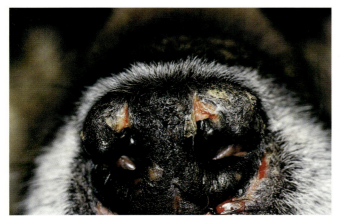

Abb. 30.2
Ulzera und Krusten am Nasenspiegel eines Hundes, der an Leishmaniose erkrankt ist.

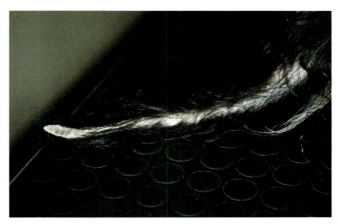

Abb. 30.3
Haarausfall und asbestartige Schuppen am Schwanz eines Hundes mit Leishmaniose.

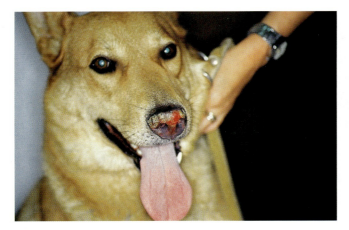

Abb. 30.4
Ulzera und Krusten am Nasenspiegel und am mukokutanen Übergang eines Hundes mit Leishmaniose.

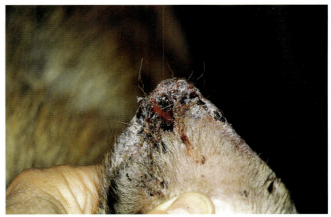

Abb. 30.5
Ulzera am Apex einer Ohrmuschel bei einem Hund mit Leishmaniose.

Folge des Befalls mit den Leishmanien auftreten oder auf eine nekrotisierende Vaskulitis, die durch die Ablagerung von Immunkomplexen entsteht, zurückzuführen sein. Diese Form tritt bei 20 % der Hunde mit Hautveränderungen auf und ist mit einem mäßigen Niveau der Immunkompetenz korreliert.

3) **Multiple Knötchen unterschiedlicher Größe** (Abb. 30.6). Das histologische Bild ist charakterisiert durch eine Ansammlung von Makrophagen, die eine hohe Anzahl an Leishmanien beinhalten, sowie eine vollkommene Abwesenheit von Langerhans-Zellen in der Haut. Dieses Muster tritt bei 12 % der erkrankten Individuen auf und wird von einer ungenügenden Immunabwehr begleitet.

4) **Generalisierte pustulöse Dermatose mit Lokalisierung am Körperstamm**. Histologisch handelt es sich dabei um subkorneale Pusteln mit einem mäßigen, nichtpurulenten Infiltrat in der Dermis und mit geringer Anzahl an Parasiten. Vier Prozent der Patienten erkranken an dieser Form, deren Pathogenese noch unbekannt ist. Es gibt auch keine Hypothese über den Zusammenhang mit dem Niveau der Immunkompetenz.

Ein und dasselbe Tier kann auch von mehreren Formen der Leishmaniose gleichzeitig betroffen sein, was wahrscheinlich auf ein Gleichgewicht von humoraler und zellvermittelter Immunität zurückzuführen ist.

Andere dermatologische Veränderungen, die im Zusammenhang mit einer Leishmaniose beobachtet wurden, sind die nasale und digitale Hyperkeratose, die Onychogryposis, die Paronychie, der nasolabiale Pigmentverlust (Abb. 30.7), die Bildung von hyperkeratotischen, hyperpigmentierten und umschriebenen Plaques und eine noduläre Dermatofibrose ohne Schädigung der Nieren, die alle nach einer geeigneten antiparasitären Therapie verschwinden. Es wurde auch eine Variante der Krankheit beobachtet, die hauptsächlich die Schleimhäute betrifft und mit Gewebezubildungen an Penis, Zunge, Nase und Mund einhergeht.

30.1.5 Diagnose

Die Diagnose der kaninen Leishmaniose kann sich mitunter als schwierig und arbeitsaufwendig gestalten. Die Gründe dafür sind unterschiedlich:

- Da das Krankheitsbild ausgesprochen pleomorph ist, kommen sehr viele Differentialdiagnosen infrage.
- Das histopathologische Bild ist oft unspezifisch und die mikroskopischen Veränderungen gleichen denjenigen, die man im Verlauf anderer infektiöser oder immunvermittelter Erkrankungen antreffen kann.
- Kein diagnostischer Test besitzt eine 100%ige Spezifität und Sensibilität. Um zu einer Diagnose zu gelangen und um im Anschluss den Therapieerfolg zu beurteilen, muss man mehr als einen Test durchführen und dessen Bedeutung und Grenzen kennen.

In Ermangelung allgemeiner klinischer Symptome müssen bei der Erkrankungsform, die mit Haarverlust und starker

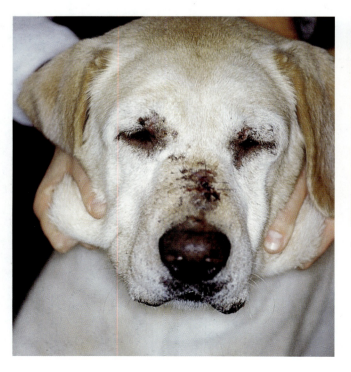

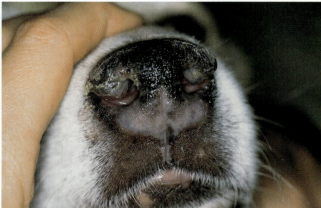

Abb. 30.7
Pigmentverlust am Nasenspiegel im Verlauf einer Leishmaniose.

Abb. 30.6
Multiple Knötchen und Ulzera am Nasenrücken bei einem Hund, der an Leishmaniose erkrankt ist.

Schuppenbildung einhergeht, Demodikose, Keratinisierungsstörungen, Sebadenitis und Pyodermie als Differentialdiagnosen in Betracht gezogen werden. Die ulzerösen Läsionen müssen vom Lupus erythematodes, von anderen Formen der Vaskulitis, tiefen Mykosen und Neoplasien unterschieden werden. Für die noduläre Form kommen Hauttumore, sterile Granulome und die noduläre Dermatofibrose differentialdiagnostisch infrage. Von der pustulösen Form sind die Pyodermie, der Pemphigus foliaceus und die Demodikose abzugrenzen.

Geht die Leishmaniose mit systemischen Symptomen einher, muss man eine Ehrlichiose abklären und bei einer generalisierten Lymphadenopathie die Möglichkeit eines Lymphoms erwägen. Polyarthritis, Glomerulonephritis und Vaskulitis sowie ulzeröse Läsionen der Haut können auch Begleitsymptome eines Lupus erythematodes sein. Auch die dermatopathologischen Muster können bei Leishmaniose und Lupus sehr ähnlich sein. Es kommt noch erschwerend dazu, dass 30 % der Hunde, die an Leishmaniose erkrankt sind, im Test auf Antinukläre Antikörper (ANA) ein positives Ergebnis zeigen; 10 % können Coombs-positiv und 13 % LE-Zellen-positiv sein.

Erkrankte Tiere neigen aufgrund der sehr schwachen, zellvermittelten Immunantwort zu Begleiterkrankungen, wie z. B. Ehrlichiose, Demodikose und Dermatophytose.

Der Weg vom Verdacht zur Diagnose einer Leishmaniose sieht unterschiedliche Untersuchungen vor (*siehe* Algorithmus, Abb. 30.8): zum Einen den direkten Nachweis und die Typisierung des Parasiten, zum Anderen die indirekte immunologische Diagnostik. Zu Ersterem zählen sich der direkte parasitologische Nachweis einerseits sowie gentechnische Methoden (Amplifizieren der DNS des Parasiten) (PCR) andererseits.

Zur indirekten immunologischen Diagnostik setzt man serologische Tests (Erkennen der Antikörper gegen Leishmania), IKT der Spätphasen-Reaktion, Stimulationstest der mononukleären Zellen des peripheren Blutes (PBMC) und Bestimmung der Produktion von Zytokinen nach Stimulation mit Leishmania-Antigen ein.

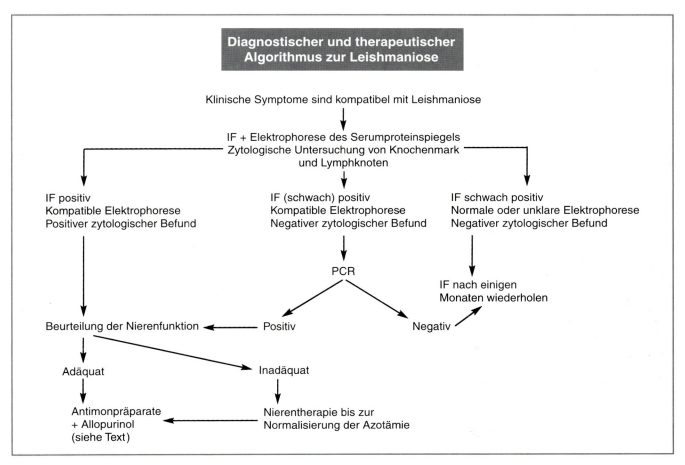

Abb. 30.8
Diagnostischer und therapeutischer Algorithmus zur Leishmaniose.

30.1.5.1 Direkter Parasitennachweis

Parasitologisch-zytologische Methode. Sie weist eine Spezifität von 100 %, aber nur eine sehr geringe Sensibilität auf. Die Probengewinnung erfolgt durch FNA aus dem Lymphknoten und dem Knochenmark. Manchmal gelingt der Parasitennachweis auch von Abklatschpräparaten von Krusten und Schuppen der Haut- oder Schleimhautknötchen. Die zytologischen Präparate sollten mit May-Grünwald-Giemsa gefärbt werden. In den Ausstrichen vom Knochenmark erscheinen die Parasiten als kleine ovale Gebilde (2–5 µm) im Inneren der Makrophagen. Im Unterschied dazu können die Parasiten in Lymphknoten- und Hautausstrichen auch extrazellulär zu liegen kommen. Bisher wurde noch keine Korrelation zwischen Anzahl der zytologisch gefundenen Parasiten und dem Schweregrad der Erkrankung festgestellt.

Parasitologisch-histologische Methode. Auch in histologischen Präparaten, die mit Hämatoxylin-Eosin gefärbt sind, kann man Leishmanien erkennen. Die Leishmanioseform, die mit Alopezie und Hyperkeratose einhergeht, und die noduläre Form weisen für gewöhnlich eine höhere Anzahl an Parasiten auf als ulzeröse und pustulöse Läsionen. Um die Sensibilität der Methode zu steigern, kommen immunhistochemische Methoden mit Verwendung von Immunperoxidase-Färbungen und immunzytochemische Methoden mit selektiver Markierung zum Einsatz.

Gentechnische Methoden. Diese Methoden können sehr nützlich sein, nicht nur zur Diagnose der Leishmaniose, sondern auch für die Verlaufskontrollen während und nach einer antiparasitären Therapie. Auch eine Unterscheidung der verschiedenen Spezies ist gentechnisch möglich. Die PCR ist eine hoch sensible und hochgradig spezifische Methode. Sie ist imstande, aus Biopsieproben auch sehr kleine Mengen an parasitärer DNS aus dem Kinetoplasten zu erkennen. Für den Test können sowohl frische als auch formalinfixierte Proben verwenden werden. Sensitivität und Spezifität sind sehr von der Art des untersuchten Gewebes abhängig: Die Methode weist bei Knochenmarksaspiraten Werte nahe 100 % auf, während sie bei Blutproben bei 60 % liegt. Das größte Handikap des Tests ist, dass er zurzeit nur von wenigen Speziallabors angeboten wird.

30.1.5.2 Tests zur Beurteilung der Immunantwort

Serologische Methoden. Sie bestimmen die gegen die Leishmanien gerichteten Antikörper. Die Tests sind der indirekte Immunfluoreszenztest (IF), Dot-ELISA und der direkte Agglutinationstest (DAT).

Diese Untersuchungsmethoden sind sehr sensibel und spezifisch (80 %). Dennoch kann man sie nicht als einziges Verfahren in der Diagnosefindung einsetzen. Sie können zu falschpositiven Werten bei widerstandsfähigen und gesunden Tieren führen, die Kontakt mit dem Parasiten hatten. Auf der anderen Seite kann es bei frisch infizierten Tieren, die noch keine nennenswerten Antikörper-Titer entwickeln konnten (Prälatenzphase), falsch-negative Ergebnisse geben. In solchen Fällen scheint es sinnvoll, den Test nach sechs bis acht Wochen zu wiederholen.

Intrakutantest (IKT). Es wird nach Inokulation von Leishmania-Antigen die (zellvermittelte) Spätphasen-Reaktion geprüft. Dieser Test verläuft bei gesunden und nicht infizierten Tieren negativ. Bei infizierten Tieren, die aber klinisch gesund sind, wurden zwei Arten der Immunantwort beobachtet:
1) Positiver Test und kein oder ein nur sehr niedriger Antikörper-Titer (resistente Individuen).
2) Negativer oder schwach positiver IKT und positiver Antikörper-Titer gegen Leishmania (diese Individuen werden Krankheitssymptome ausbilden).

Bei erkrankten Tieren verläuft die Untersuchung negativ; diese Tiere haben aber hohe Leishmania-Antikörper-Titer. Im Verlauf und im Anschluss an eine antiparasitäre Behandlungen beobachtet man, dass es zu einem Wechsel von einer primär humoralen Immunantwort zu einer hauptsächlich zellvermittelten Immunantwort kommt. Dieser Wechsel scheint mit einer Verbesserung des klinischen Zustandes und einer besseren Prognose einherzugehen.

Stimulationstest der mononukleären Zellen des peripheren Blutes (PBMC-PA) und die Bestimmung der Produktion von Zytokinen nach Stimulierung mit Leishmania-Antigen. Dieses Verfahren ist Speziallabors vorbehalten. Die Resultate können bei infizierten, aber gesunden Tieren unterschiedlich sein. Bei Tieren mit Krankheitssymptomen ist eine Inhibition der Proliferation der mononukleären Zellen des peripheren Blutes und der Produktion von Zytokinen (γ-INF und TNF-α) zu erwarten.

30.1.6 Therapie

Die Komplexität der klinischen Symptomatik und der pathogenetischen Zusammenhänge sowie die Vielfältigkeit der Immunantworten erschweren jede therapeutische Entscheidung. Eine vollständige Heilung zu erreichen, ist bei Tieren, die eine genetische Veranlagung besitzen fast unmöglich, vor allem wenn sie in endemischen Gebieten leben. Zwei Ziele liegen jedem therapeutischen Versuch zugrunde: Einerseits muss man danach trachten, den Erreger zu vernichten, auf der anderen Seite will man eine Stärkung der zellvermittelten Immunabwehr erreichen. Wenn es zu Symptomen infolge der Bildung von Immunkomplexen gekommen ist, wird man darauf bedacht sein, die Schäden klein zu halten, ohne deswegen eine Vermehrung des Erregers zu fördern und die zellvermittelte Immunität noch stärker zu inhibieren.

Die Therapie der Wahl ist eine Kombination von fünfwertigen Antimonverbindungen und Allopurinol. Pentavalentes Antimon wird bis zur Rückkehr des Serumproteinspiegels in die physiologischen Bande verabreicht, Allopurinol wird darüber hinaus weitere sechs bis zwölf Monate ohne Unterbrechung verabreicht. Bei Tieren, die in endemischen Gebieten leben, erscheint es ratsam, Allopurinol an sieben aufeinanderfolgenden Tagen einmal im Monat lebenslang zu verabreichen. Wenn es zu Rückfällen kommt, wird der Gesamtzyklus wiederholt.

Im Einsatz gegen die viszerale Leishmaniose des Hundes ist **N-Methylglucamin Antimonat** das Mittel der Wahl. Das parasitizide Medikament hemmt die Glykolyse und die β-Oxidation der Fettsäuren im Parasiten, so dass es zu einer Reduktion der intrazellulären ATP-Konzentration kommt. Der Wirkstoff führt zu einer raschen Abnahme der Parasitenanzahl. Dies wiederum fördert die Entwicklung einer zellvermittelten Immunreaktion. Das Pharmakon wird nicht peroral absorbiert. Die subkutane Verabreichung ist wegen der höheren Bioverfügbarkeit und der längeren Halbwertszeit der intravenösen oder intramuskulären Applikation vorzuziehen. Die Tagesdosis von 50–75 mg/kg ist alle zwölf Stunden an 20–30 aufeinanderfolgenden Tagen zu verabreichen. Der Zyklus muss wiederholt werden, sollte sich keine Besserung der klinischen Symptome oder eine Normalisierung des Serumeiweißspiegels in der Elektrophorese einstellen. Die Ausscheidung des Medikamentes erfolgt über die Niere, und es hat eine sehr kurze Halbwertszeit im Serum, weshalb ein Aufteilen der Tagesdosis in zwei Portionen vorzuziehen ist (alle zwölf Stunden). Lokale schmerzhafte Schwellungen an der Injektionsstelle, gastroenterale Symptome mit Anorexie und Niedergeschlagenheit stellen mögliche Nebenwirkungen dar. Es wurden auch Resistenzen einiger Leishmaniastämme gemeldet. Das in Liposomen eingekapselte N-Methylglucamin hat eine längere Halbwertszeit und sammelt sich im Inneren der Makrophagen. Diese Eigenschaften potenzieren seine Wirksamkeit.

Allopurinol ist ein Isomer des Hypoxanthins. Das Mittel hemmt die Proteinsynthese und somit die RNS-Synthese. Leishmania ist nicht imstande, selbstständig Purine zu synthetisieren und muss auf jene des Wirtes zurückgreifen. Das Allopurinol wird resorbiert und in die RNS eingebaut, die somit fehlerhaft und für die Purinsynthese untauglich wird. Allopurinol ist ein parasitostatisches Medikament, weshalb es mit anderen Mitteln verabreicht werden sollte. Kommt es als Monotherapie zum Einsatz (20 mg/kg, BID, *per os*) so vermag es wohl die klinischen Symptome zu verbessern, aber es kommt zu keiner Heilung. Da das Präparat auch als Hemmer der mikrosomalen Leberenzyme wirkt, sollte man eine gleichzeitige Verabreichung mit Azathioprin vermeiden, da es dadurch zu einer Erhöhung der Toxizität kommt.

30.1.6.1 Alternative Therapien bei Resistenzen gegen Antimonpräparate und / oder Allopurinol

Amphotericin B gehört zur Gruppe der Polyen-Antibiotika und wird von *Streptomyces nodosus* hergestellt. Es kommt bei systemischen Mykosen zum Einsatz. Seine parasitizide Wirkung gegen Leishmania beruht auf seiner Fähigkeit, sich irreversibel an das Ergosterol der Zellmembran zu binden, was zur Zerstörung des Parasiten führt. Das Mittel wird in einer Dosierung von 0,5–0,8 mg/kg, zweimal in der Woche intravenös bis zu einer Gesamtdosis von 6–16 mg/kg verabreicht. Es ist nephrotoxisch. Während der Dauer der Therapie sollten wöchentlich die Kreatininwerte gemessen werden. Kommt es zu einer Erhöhung um mehr als 20 %, so wird die Therapie für zwei Wochen ausgesetzt. Dieses Protokoll hat eine klinische Heilungsquote von 90 % und nur bei 10 % davon kommt es innerhalb eines Jahres zu einem Rückfall. Das in Liposomen eingekapselte Amphotericin B ermöglicht eine geringere Dosierung und hat somit auch eine geringere Toxizität. Die Kosten sind allerdings sehr hoch. Die empfohlene Dosierung liegt bei 3 mg/kg, es wird sehr langsam intravenös an vier bis fünf aufeinander folgenden Tagen verabreicht. Am zehnten Tag nach Beginn erfolgt eine weitere Verabreichung. Die Gesamtmenge sollte 12–18 mg/kg nicht überschreiten.

Aminosidin stammt aus der Gruppe der Aminoglykosid-Antibiotika und hat eine parasitizide Wirkung. Durch Hemmung der Proteinsynthese greift das Medikament in die ribosomalen Funktionen ein, was zu einer Veränderung der Permeabilität der Zellmembran führt. Die Dosierung lautet 5–10 mg/kg, parenteral (intramuskulär oder subkutan) BID. Aminosidin zeigt eine synergistische Wirkung mit Methylglucamin Antimoniat, was eine Dosisreduzierung des Antimonpräparates auf 60 mg/kg am Tag ermöglicht. Oto- und Nephrotoxizität beschränken den Einsatz des Medikamentes.

30.1.6.2 Immuntherapie

Da bei dieser Krankheit das Immunsystem des Wirtes die entscheidende Rolle spielt, wird in der Forschung das Augenmerk auf Substanzen gerichtet, die imstande sind, eine zellvermittelte Immunantwort zu stimulieren. In der Humanmedizin werden die therapeutischen Möglichkeiten mit γ-Interferon und Interleukin-12 erwogen. Diese beiden Zytokine induzieren bei Antigen-Präsentation die Differenzierung von Lymphozyten zu T_1-Helferzellen. So wird die zellvermittelte Immunität gestärkt.

30.1.6.3 Therapie der Symptome, die durch die Ablagerung von Immunkomplexen hervorgerufen werden

Immunsuppressiva (Kortison), die oral oder peroral verabreicht werden, sind kontraindiziert. Im Falle einer Uveitis ist der Einsatz von topischen Glukokortikoiden erlaubt, im Falle einer Glomerulonephritis, die wahrscheinlich auf Immunkomplexe zurückzuführen ist, wird davon abgeraten. Alternativ dazu kommen eine Diät, ungesättigte Fettsäuren (n-3), ACE-Hemmer und Thrombozytenaggregationshemmer zum Einsatz. Die Lehrbücher der Inneren Medizin bieten weitere, detailreichere Informationen zur Therapie der Nephrose, die durch Leishmania verursacht wurde. Wenn Hauteffloreszenzen auftreten, die auf eine Immunkomplex-bedingte Vaskulitis zurückzuführen sind, sollten 15–20 mg/kg Pentoxifyllin, TID gegeben werden.

30.1.6.4 Verlaufskontrolle der Therapie

Auch wenn ein Therapieerfolg meist klinisch sichtbar ist, so ist die beste Verlaufskontrolle trotzdem eine Serienuntersuchung des Plasmaproteinspiegels und eine Serumeiweißelektrophorese. Die Therapie sollte so lang fortgesetzt werden, bis die Eiweißwerte wieder in den Normalbereich zurückkehren. Wenn Patienten eine eingeschränkte Nierenfunktion aufweisen, ist die Prognose mit Vorsicht zu stellen.

Die serologischen Methoden (Antikörper-Bestimmung) eignen sich nicht für die Beurteilung des Therapieerfolges. Die Kombination mit einem Leishmania-IKT liefert ein zuverlässiges Bild der Immunantwort des Hundes und über Veränderungen, die im Verlauf einer Therapie eintreten. Wenn der IKT dazu übergeht, positive Ergebnisse zu liefern und gleichzeitig die Antikörper-Titer fallen, so kann man davon ausgehen, dass der Therapieverlauf günstig ist, und dass das Individuum gegen die Leishmaniose eine gesteigerte Fähigkeit zur effizienteren zellulären Immunität entwickelt.

Ist das Ziel eine Elimination des Parasiten, sollte die Therapie nicht kürzer als sechs Monate sein. Von vollständiger Heilung spricht man, wenn die klinischen Symptome abgeklungen und die Blutparameter in den Normbereich zurückgekehrt sind und die parasitologischen Untersuchungen negative Befunde liefern. Dies gilt insbesondere für die PCR, die zweimal im Abstand von sechs Monaten negativ sein muss. Bedauerlicherweise ist dies speziell in endemischen Gebieten eher die Ausnahme als die Regel, üblicherweise wird in solchen Regionen eine hohe Rezidivquote verzeichnet. In einer kürzlich veröffentlichten Studie gelang es mit intermittierenden Allopurinolgaben, Hunde jahrelang in klinischer Remission zu halten.

30.2 Toxoplasmose

Die Toxoplasmose ist eine systemische Erkrankung, die durch *Toxoplasma gondii* verursacht wird. Der parasitär lebende Einzeller befällt eine große Anzahl von Warmblütern inklusive des Menschen.

30.2.1 Ätiologie und Pathogenese

Um seinen biologischen Zyklus aufrecht zu erhalten, bedarf *Toxoplasma gondii* eines Zwischen- und eines Endwirtes. Die Katze ist Endwirt. Sie infiziert sich durch den Verzehr von Zwischenwirten (Kleinnagern und rohem [Schaf-] Fleisch). Im Dünndarm der Katze erfolgt letztendlich die geschlechtliche Fortpflanzung des Parasiten. Am Ende werden die Oozyten mit dem Kot ausgeschieden. Sobald die Oozyten sporulieren, sind sie für alle Warmblüter infektiös. Sporuliert können sie sehr lange in der Außenwelt überleben (in gemäßigten Klimazonen bis zu einem Jahr). Nach der oralen Aufnahme von Zysten kommt es zur Freisetzung der Sporozoiten und es erfolgt eine ungeschlechtliche Vermehrung in den Epithelzellen der Zottenspitzen des Dünndarms. Der Tachyzoit ist die proliferative Form des Parasiten. Er ist imstande, auf lymphatischem und hämatogenem Wege extraintestinale Organe zu besiedeln (Muskeln, Lungen, Nieren, Augen und ZNS) und dort im Gewebe Zysten zu bilden. In diesen Zysten befinden sich zahlreiche parasitäre Stadien, die sich relativ langsam vermehren (Bradyzoiten). Durch die Hybridstruktur der Zystenwand aus parasitären und wirtszelleigenen Proteinen sind sie im Allgemeinen vor Entzündungsreaktionen des Wirtes geschützt.

Die chronische Infektion verläuft im Allgemeinen symptomlos. Eine aufrechte Immunität verhindert eine Ausbreitung der Infektion. Wenn bei chronisch infizierten Individuen eine Immunschwäche auftritt, so kann es in den Gewebezysten zu einer Reaktivierung des Parasiten und zu einer neuerlichen Vermehrung kommen.

30.2.2 Klinisches Bild

Bei der Katze kann es im Verlauf einer Toxoplasmose durch eine nekrotische Dermatitis zu Hautveränderungen kommen. Die Dermatitis kann die Folge einer unmittelbaren Schädigung des Gefäßendothels durch den Erreger sein (Vaskulitis) oder aufgrund eines mittelbaren Schadens durch Antigen-Antikörper-Komplexe (Tachyzoiten), die Hautnekrosen nach einem Gewebsinfarkt auslösen, verursacht werden.

30.2.3 Diagnose

Alle Erkrankungen, die zu einer Vaskulitis führen können, kommen als Differentialdiagnosen der Toxoplasmose infrage. Da es sich für gewöhnlich um eine multisystemische Erkrankung handelt, kann man meist auch Symptome anderer Organsysteme (ZNS und Augen) erheben. Sowohl für den Menschen als auch für die Katze sind Immundefizite für die Ausbreitung der Krankheit förderlich. Aus diesem Grunde sollte man erkrankte Katzen auf FIV und FeLV testen. Es sind auch ELISA-Tests erhältlich, die eine Titer-Bestimmung der *T.-gondii*-Antikörper erlauben. Man darf aber hier nicht vergessen, dass man auch bei asymptomatischen Tieren Antikörper-Titer erheben kann. Mit Hilfe der PCR kann man den Parasiten selbst nachweisen. Die Untersuchung ist sehr spezifisch und sensibel und erlaubt eine sichere Diagnose.

30.2.4 Therapie

Die Kombination Pyrimethamin (0,25–0,5 mg/kg, BID) mit Sulfadiazin (30 mg/kg, BID) ist eine bewährte Medikation. Werden diese Pharmaka nicht vertragen, kann man auf Clindamycin oder Clarithromycin zurückgreifen.

30.3 Piroplasmose

Der Verursacher der Piroplasmose des Hundes ist das Protozoon *Babesia canis*, ein Parasit der roten Blutkörperchen. Zecken sind Überträger und Zwischenwirt.

Die klinischen Symptome in der Phase der Parasitämie sind allgemeiner Art und umfassen Fieber, Mattigkeit, Hämaturie, Thrombozytopenie und in hochgradigen Fällen eine akute Verbrauchskoagulopathie. Daneben können auch dermatologische Symptome beobachtet werden. Hier sind Petechien, Ekchymosen und Blutergüsse als Konsequenz einer Thrombozytopenie zu erwähnen. Andere kutane Veränderungen, die auf Vaskulitis und Gefäßwandnekrosen zurückgeführt werden können, sind Ödem, Ekchymosen, Ulzera und kutane Nekrosen. Das Verteilungsmuster der Läsionen umfasst Extremitäten, Ohrmuscheln, Leisten, Achseln und Skrotum.

Die Liste der Differentialdiagnosen umfasst alle systemischen Erkrankungen, die mit Vaskulitis einhergehen können.

Eine Enddiagnose der Infektion kann durch Parasitennachweis oder serologisch (indirekte IF) gesichert werden. Der Parasitennachweis kann mittels Blutausstrich (Kapillarblut) im Inneren der roten Blutkörperchen erfolgen. Imidocarbdipropionat (4–6 mg/kg, einmalig) gilt als wirksame Therapie.

30.4 Neosporose

Neospora caninum ist Erreger dieser seltenen Erkrankung. Der Zyklus des Protozoons ist noch nicht vollständig erforscht. Die Übertragung erfolgt vertikal (vom Muttertier auf das Jungtier) oder horizontal nach der Geburt. Klinisch manifestiert sich die Erkrankung mit neurologischen und muskulären Symptomen. Hautefforeszenzen sind selten. Es wurden multinoduläre oder ulzeröse pyogranulomatöse Dermatitiden an den Lidern, am Hals, am Thorax und am Perineum beschrieben. Im Inneren der Knötchen werden Tachyzoiten in den Keratinozyten, Makrophagen, Neutrophilen und Endothelzellen gefunden. Das histologische Bild der ulzerösen Läsionen geht mit Thrombosen, Hautinfarkten und nekrotisierender eosinophiler Dermatitis einher. Die wichtigste Differentialdiagnose ist die Toxoplasmose. Eine Unterscheidung der beiden Protozoen ist nur immunhistochemisch möglich.

Neospora caninum spricht gut auf Clindamycin (10–18 mg/kg, BID) und auf die Kombination Pyrimethamin (0,25–0,5 mg/kg, BID) mit Sulfadiazin (30 mg/kg, BID) an.

31 Parasitäre Erkrankungen

31.1 Einleitung

Hund und Katze sind häufig Wirte für Endo- und Ektoparasiten. Bei den Endoparasiten sind es die Helminthen, die durch ihre Migration eine Dermatitis auslösen können. Die relevanten Ektoparasiten umfassen zwei Klassen: einerseits Zecken und Milben (Akarida) mit je acht Extremitäten, andererseits Insekten, dazu gehören Läuse und Flöhe, mit je sechs Extremitäten. Andere Arthropoda – Spinnen, Mücken, Bienen, Wespen und Ameisen – können unsere Haustiere gelegentlich stechen oder beißen.

31.2 Hauterkrankungen durch Helminthen

31.2.1 Hakenwürmer

Überbelegte und hygienisch bedenkliche Hundezwinger sind das ideale Umfeld für eine Infestation von Boden und Wiesen mit den Larvenstadien von *Ancylostoma caninum* und *Uncinaria stenocephala*. Wenn eine Dermatitis durch Wanderlarven hervorgerufen wird, so findet sich meistens *U. stenocephala*. Die perkutane Einwanderung erfolgt über Hautareale mit vermehrter Schuppung bzw. – wenn auch seltener – über die Haarfollikelöffnungen. Die Larven erreichen diese durch ondulierende Bewegungen.

Anfänglich sind die Läsionen, die durch diese Parasiten induziert werden, erythematöse Papeln am Ort der Penetration. Später, wenn die Entzündung chronisch wird, entwickeln sich Alopezie und Lichenifikation. An den Ballen, die anfänglich ödematös sein können, entwickelt sich mit dem Fortschreiten der Krankheit eine Hyperkeratose. Ebenso kann man an den Krallen der betroffenen Pfoten gesteigertes Wachstum, Deformation und Bruchneigung feststellen (Onychogryposis). Dort wo die Haut direkten Kontakt mit dem Boden hat, spielt sich auch das Entzündungsgeschehen ab. An Pfoten, Brustbein, Bauchunterseite und der kaudomedialen Seite der Oberschenkel manifestiert sich die Erkrankung. Der stets vorhandene Juckreiz variiert sehr stark von Individuum zu Individuum.

Die Diagnose beruht auf der Beurteilung des Zwingers und seiner Umgebung, auf kompatiblen klinischen Symptome und auf dem Nachweis von Hakenwurmeiern in der Kotuntersuchung. Auf die Liste der Differentialdiagnosen sollte man unbedingt eine Pododemodikose, eine Kontaktdermatitis und andere Dermatitiden setzen, die von Helminthen hervorgerufen werden können, wie z. B. durch *Pelodera strongyloides*.

Therapie

Der therapeutische Schwerpunkt muss unbedingt auf Umwelthygiene und eine regelmäßige Entwurmung der Zwingerbewohner gesetzt werden. Bei chronischen Erscheinungen entsteht manchmal die Notwendigkeit einer systemischen Verabreichung von Antibiotika, um bakterielle Sekundärinfektionen zurückzuhalten. Bei einer überwuchernden Hyperkeratose der Ballen kommen Petrolatum und Propylenglykol als symptomatische Überbrückung bis zu einer Normalisierung des Keratinisierungsprozesses am Ballen zum Einsatz.

31.2.2 Pelodera strongyloides

Die Larven von *Pelodera strongyloides* verursachen durch Hautpenetration eine Dermatitis. Der Erdnematode durchlebt seinen ganzen Zyklus im Erdreich bzw. in verwesendem organischem Material.

Die kutanen Veränderungen manifestieren sich als Papeln und Krusten dort, wo die Haut unmittelbaren Kontakt mit dem Erdreich hat. Das Geschehen wird stets von hochgradigem Juckreiz begleitet, der Automutilation auslöst. Dies wiederum erleichtert das Entstehen von Sekundärinfektionen. Sind die klinischen Erscheinungen kompatibel mit dem Krankheitsbild, kann eine Verdachtsdiagnose gestellt werden, die im Hautgeschabsel beim Auffinden von kleinen beweglichen Larven (625–650 μm Länge) Bestätigung findet.

Therapie

Eine umfassende Reinigung und Desinfektion des Wohnumfeldes ist die erste und wichtigste Maßnahme. Dies alleine scheint zu genügen, um die Infektion zu beseitigen. Das Einzeltier kann man mit Ivermectin (300–400 μg/kg, s. c.) oder mit Amitrazbädern behandeln. Sollten Sekundärinfektionen den Therapieverlauf erschweren, können Antibiotika systemisch eingesetzt werden. Sehr starker Juckreiz rechtfertigt einen über wenige Tage reichenden Einsatz von kurz wirksamen Glukokortikoiden.

31.2.3 Dirofilaria immitis

Der normale Sitz des erwachsenen Herzwurmes *Dirofilaria immitis* ist das Herz. Die Larven zirkulieren in den Blutgefäßen, gelegentlich auch in subkutanem Gewebe. Ektopische Siedlungsgebiete, wie z. B. die Kutis, sind beschrieben worden, aber äußerst selten.

Hunde, welche an der kutanen Form der Dirofilariose erkrankt sind, weisen stark juckende Papeln und Knötchen auf. Die Ursache dafür sind eine Überempfindlichkeitsreaktion auf den Parasiten, eine periphere Eosinophilie und ein positiver Knott-Test. Letzterer wurde aber auch im Zusammenhang mit der okkulten Dirofilariose beobachtet.

Mit den herkömmlichen Behandlungsschemata, die für die kardiopulmonale Form der Dirofilariose eingesetzt werden, verschwindet der Juckreiz nach zwei Wochen, nach zwei Monaten heilen die klinischen Läsionen vollkommen ab.

31.2.4 Dirofilaria repens

Der adulte Wurm von *Dirofilaria repens* lebt im Unterhautbindegewebe, die Larven zirkulieren in den Blutgefäßen.

Knötchen und eine juckende, papulo-krustöse Dermatitis sind im Zusammenhang mit den Nematoden genannt worden. Für eine erfolgreiche Therapie der Läsionen muss man sowohl die adulten als auch die juvenilen Formen des Erregers bekämpfen.

31.3 Hauterkrankungen durch Akarida

31.3.1 Zecken

Zecken sind relativ große Parasiten, die mit bloßem Auge sichtbar sind. Sie sind nicht mit Haaren bedeckt, und man unterteilt sie in Lederzecken (Argasidae, Vogelparasiten und Parasiten des Ohrkanals von Karnivoren in den USA) und Schildzecken (Ixodidae, Parasiten unserer Haussäugetiere). Die häufigsten Vertreter in Mitteleuropa sind *Ixodes ricinus* und *Dermacentor reticulatus*. Hinzu kommt noch in Südeuropa *Rhipicephalus sanguineus*. Alle Drei sind dreiwirtig. Im Allgemeinen vermehren sich Zecken im Freien, mit Vorliebe auf Weiden mit hohem Gras, wo zuvor Wiederkäuer geäst haben. Rhipicephalus vermehrt sich auch in geschlossenen Räumen. Durch die klimatischen Verhältnisse in Mitteleuropa ist eine Vermehrung dieser Zecken im Freien nicht möglich, sie werden meist aus Südeuropa am Wirtstier selbst importiert. Die Paarung der Schildzecken erfolgt am Wirt oder am Boden, und das Weibchen kann bis zu 18.000 kleine, rundliche Eier ablegen, bevor es verendet. Aus dem Ei schlüpft eine sechsbeinige Larve, die auf einen Grashalm klettert, um dort auf einen vorbeikommenden Wirt zu warten. Nach der Blutmahlzeit häutet sich die Larve zur achtbeinigen Nymphe, die schon sehr stark dem adulten Tier gleicht, aber nicht geschlechtsreif ist. Je nachdem, ob zwischen den einzelnen Stadien ein Wirtswechsel erfolgt und ob die Häutung zum nächsten Stadium abseits des Wirtstieres stattfindet, sind die verschiedenen Zeckenarten bis zu dreiwirtig. Schildzecken sind nicht sehr wirtsspezifisch und ein Wechsel zwischen Herbivoren und Karnivoren ist nicht ungewöhnlich. Zecken können bis zu zwei Jahre alt werden, überleben den Winter und können auch viele Monate ohne Blutaufnahme überstehen.

Besonders in der warmen Jahreszeit fängt sich der potentielle Wirt durch das Stöbern in gefährdeten Gebieten die Zecken ein. Der durch Zeckenbiss verursachte Schaden kann sehr unterschiedlich sein: Er reicht von einer lokalen Irritation der Haut bis zu einer gefährlichen Anämie. Die durch ein Neurotoxin verursachte Zeckenparalyse ist in Europa selten. Zecken sind Vektoren für zahlreiche Krankheiten: Babesiose, Ehrlichiose, Tularämie, Rickettsiose und Borreliose. Mit den Zecken gelangen auch Bakterien auf die Haut, wodurch Sekundärinfektionen oder Abszesse, die mitunter auch sehr groß werden, entstehen können.

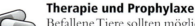

Therapie und Prophylaxe
Befallene Tiere sollten möglichst rasch von den Zecken befreit werden, um Krankheitsübertragungen zu vermeiden. Bei vereinzelten Parasiten ist eine mechanische Entfernung ausreichend. Nachdem man die Zecke durch Benässen mit einem Insektizid getötet hat, nimmt man den Parasiten mit einer leichten Drehung ab. Dabei ist es unerlässlich, die Zecke vollständig mit dem Hypostom zu entfernen, denn dieses könnte eine Fremdkörperreaktion auslösen. Wenn ein hochgradiger Befall vorliegt, so ist eine Waschung mit Amitraz empfehlenswert (0,05–0,1 %).

Um einem Zeckenbefall vorzubeugen, sollte man verhindern, dass der Hund eine verseuchte Wiese betritt, ohne mit einem wirksamen Schutz versehen zu sein. Dafür bieten sich Spraybehandlungen mit mikroinkapsuliertem Permethrin oder Fipronil an. Im Handel sind auch Amitraz-Halsbänder erhältlich.

31.3.2 Herbstgrasmilbe

Die Herbstgrasmilbe (*Trombicula autumnalis*) ist ein stecknadelkopfgroßer Parasit, der sich als adultes Tier von Pflanzenmaterial ernährt, als Larve (sechsbeinig) aber parasitiert. Die gelbrote Milbe befällt jene Körpergegenden, die den größten Bodenkontakt haben, so z. B. Zehen, Kopf, Ohren und Abdomen.

Der Befall ist selten und tritt in endemischen Gebieten meist im Sommer und Herbst auf. Der Biss der Herbstgrasmilbe löst Irritationen und Juckreiz aus, und es entsteht eine papulo-krustöse Reaktion, die manchmal auch mit Schuppung und Haarverlust einhergeht. Der Juckreiz bleibt auch einige Tage nach Abgehen der Parasiten bestehen, so dass die Vermutung einer Überempfindlichkeitsreaktion naheliegt. Im Geschabsel der krustigen Hautstellen kann man die Milbe im Mikroskop relativ einfach nachweisen.

Therapie und Prophylaxe

Trombicula lässt sich durch jedes Parasitizid (Shampoo, Lotion, Spray) töten. Wenn die Irritation sehr stark ist, wird man auch Glukokortikoide in entzündungshemmender Dosierung verabreichen. Die Richtlinien einer erfolgreichen Prophylaxe wurden im Kapitel über die Zecken erläutert.

31.3.3 Ohrmilbe

Die Ohrmilbe *Otodectes cynotis* (Abb. 31.1) mit ihren charakteristischen, langen Extremitäten gehört zur Familie der Psoroptidae. Sie besiedelt die Ohrgänge der Karnivoren. Die Milbe ist nur bedingt wirtsspezifisch, man findet sie bei Hund, Katze und Frettchen. Die Zyklusdauer beträgt 3 Wochen und findet vollständig im äußeren Gehörgang statt. Nach Ablage der Eier schlüpfen die Larven, die sich zu Proto- und Deutonymphen entwickeln, bevor sie dann zu adulten Milben werden. Alle Entwicklungsstufen der Milbe parasitieren permanent. Sie ernähren sich von Detritus und den oberflächlichen Gewebsflüssigkeiten des Wirtes. Die adulten Männchen treten mit den weiblichen Deutonymphen schon vor deren Geschlechtreife in Kopulation, weshalb es nicht ungewöhnlich ist, im Ohrausstrich kopulierende Milben zu erkennen.

Die Übertragung der Ohrmilbe erfolgt durch direkten Kontakt mit Trägern. Sie werden häufig bei Hunde- und Katzenwelpen angetroffen. Der Übergang von einem Ohr zum anderen ist für die Milben kein Problem, so dass man es gewöhnlich mit einer bilateralen Infestation zu tun hat. Durch die Nahrungsaufnahme verursachen *Otodectes* spp. Irritationen und es kommt zu einer Sensibilisierung gegen die Milbenantigene. Das Ergebnis der Besiedelung des Ohrkanals durch die Milbe ist die Produktion eines braun-schwarzen Zerumens. Die Intensität des Juckreizes ist sehr unterschiedlich und hängt vom Grad der Sensibilisierung der Individuen ab. Erst kürzlich wurde im Intrakutantest bei Katzen mit einer Ohrmilbeninfestation eine Kreuzreaktivität mit der Hausstaubmilbe festgestellt. Die beiden Milben sind phylogenetisch miteinander verwandt. Deshalb muss man vor einem IKT einen Befall mit Ohrmilben ausschließen, da es sonst zu falsch-positiven Reaktionen kommen kann. Diese Kreuzreaktionen sind nur vorübergehend und verschwinden nach einer erfolgreichen Therapie gegen die Ohrmilbe.

In seltenen Fällen können *Otodectes* spp. Areale der Haut außerhalb des Gehörganges besiedeln, wie z. B. die Haut rund um das Ohr oder des Rückens. Die pruriginöse Dermatitis ist vergleichbar mit einer Futtermittelallergie oder einer Flohallergie. Die Diagnose wird mit der mikroskopischen Untersuchung des Zerumens (für die aurikuläre Form) oder eines Hautgeschabsels (für die ektopische Form) gestellt.

Therapie und Prophylaxe

Da die Parasitose hochgradig ansteckend und nicht wirtsspezifisch ist, müssen alle Tiere, die mit dem betroffenen Individuum leben, als infiziert betrachtet werden.

Für die Behandlung beim Hund können Milbentherapeutika zum Tropfen oder zwei Tropfen Fipronil Spot-on verwendet werden, das viermal im wöchentlichen Abstand in die Ohren eingetropft wird. Bei der Katze kann neben den beim Hund erwähnten Möglichkeiten auch noch Ivermectin, 0,2–0,4 mg/kg, s. c. zweimal im Abstand von zwei Wochen eingesetzt werden. Für die »ektopischen« Formen bietet sich Fipronil-Spray an.

In letzter Zeit sind zahlreiche Alternativen für die Behandlung der Ohrräude der Katze vorgeschlagen worden. Sowohl der Einsatz von Nicht-Insektiziden im Ohr als auch die topische Applikation von Ivermectin zwischen den Schulterblättern scheinen erfolgversprechend zu sein, wenn auch mit einer deutlich längeren Behandlungsdauer. Selamectin, ein neuartiges Avermectin, hat sich, sowohl beim Hund als auch bei der Katze, in seiner topischen Applikation in der Dosierung von 6–12,5 mg/kg einmalig als sehr effizient erwiesen. Eine Sanierung der Umwelt ist nicht notwendig.

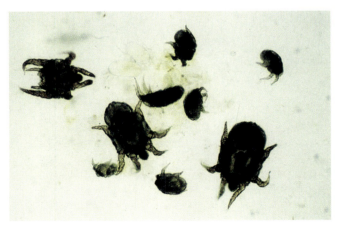

Abb. 31.1
Mikroskopische Ansicht zahlreicher Exemplare von *Otodectes cynotis* (5x).

31.3.4 Raubmilbe

Cheyletiella spp. (Abb. 31.2) ist eine relativ große Milbe (385 µm). Ihr Erkennungszeichen sind die sichelförmigen Klauen am Ende der Palpen. Hund, Katze und Kaninchen werden befallen. Man kennt drei Spezies, die an der Form ihres Sinnesorganes, das am vorderen Beinpaar zu finden ist, unterschieden werden können: *Ch. yasguri* beim Hund, *Ch. blakei* bei der Katze und *Ch. parasitivorax* beim Kaninchen. Da aber die Arten nicht sehr wirtsspezifisch sind, kann man jede der drei Spezies auch auf anderen Wirten antreffen. Die Raubmilbe lebt an der Hautoberfläche, sie bewegt sich zwischen den Haaren, sticht den Wirt und ernährt sich von Gewebeflüssigkeiten.

Der gesamte Entwicklungszyklus wird am Tier durchlaufen und dauert 21 bis 35 Tage. Das Ei wird nur sehr locker am Haarschaft befestigt. Weitere Stadien sind die Larve, die Protonymphe, die Deutonymphe und die adulte Milbe. Alle Stadien sind obligate Parasiten. Das erwachsene Weibchen kann bis zu zehn Tage frei in der Umgebung überleben.

Cheyletiella ist über direkten Kontakt mit befallenen Tieren hochansteckend. Die Übertragung kann aber auch über Gegenstände und über das verseuchte Umfeld erfolgen. Die Cheyletiellose ist ein typisches Problem von Zoofachhandlungen und allen Einrichtungen, die eine hohe Besatzdichte an Tieren haben, wie z. B. Zwinger, Zuchtanstalten und Tierpensionen. Wenn auch der Grad des Juckreizes sehr unterschiedlich sein kann, so sind die kleinen, trockenen Schuppen (Abb. 31.3), die vor allem am Rücken zu finden sind, charakteristisch für diese Parasitose. Bei der Katze wurde auch eine miliare Dermatitis beschrieben.

Die Raubmilbe kann auch den Mensch befallen. Kleine, stark juckende Papeln meist an den Unterarmen und am Abdomen sind klassische Symptome. Es besteht auch die Möglichkeit, dass die Tiere asymptomatische Träger sind und der Mensch die klinischen Symptome entwickelt.

Die Diagnose erfolgt nach der mikroskopischen Untersuchung von Proben aus Hautgeschabseln, oder man gewinnt die weißen Schuppen mit Hilfe der Klebestreifentechnik (»Scotch Tape«) und untersucht sie unter dem Mikroskop. Die Probengewinnung kann auch mit einem Flohkamm erfolgen. Im Anschluss reichert man die Probe mit Flotationsmitteln an, wie man sie bei Kotuntersuchungen verwendet. Nicht immer gelingt der Milbennachweis, so dass ein Befall nur mittels einer diagnostischen Therapie ausgeschlossen werden kann.

Therapie und Prophylaxe

Mit den handelsüblichen antiparasitären Produkten, wöchentlich über drei bis vier Wochen eingesetzt, kann man die Milbe zuverlässig bekämpfen. Beim Hund bieten sich Shampoos oder Sprays mit Pyrethroiden an. Bei der Katze verwendet man neben den Pyrethroiden (Achtung! Nur Produkte verwenden, die für die Katze zugelassen sind!) auch Ivermectin, dreimal im Abstand von zwei Wochen. Es ist wichtig, alle Tiere im Haushalt – auch die asymptomatischen Träger – und mehrfach auch die Umgebung in den Behandlungsplan mit einzubeziehen. Beide können die Quelle für Reinfestationen sein.

31.3.5 Sarkoptes-Räude

Der Erreger der Sarkoptes-Räude des Hundes ist *Sarcoptes scabiei* var. *canis* (Abb. 31.4). Die Grabmilbe ist kleiner und hat kürzere Extremitäten als die Ohrmilbe. Sie ist ein obligater, permanenter Parasit und der gesamte Entwicklungszyklus dauert etwa drei Wochen. Das trächtige Weibchen gräbt nach der Begattung Tunnel in das epidermale Keratin und deponiert dort Eier und Kot. Während sie sich sukzessive vorwärts gräbt, nimmt sie Keratindetritus und Gewebeflüssigkeit als

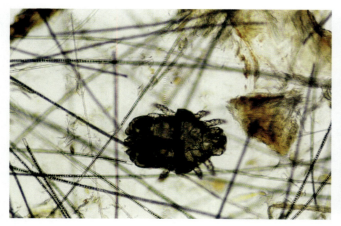

Abb. 31.2
Mikroskopische Ansicht von *Cheyletiella blakei* (10x).

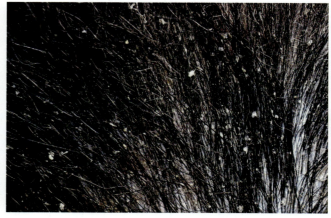

Abb. 31.3
Weißliche Schuppen am Rücken eines Hundes mit Cheyletiellose.

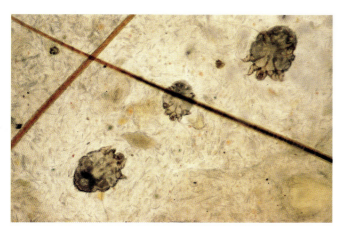

Abb. 31.4
Mikroskopische Ansicht einiger Exemplare von *Sarcopotes scabiei* (10x).

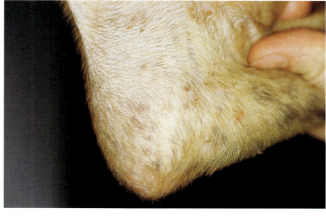

Abb. 31.5
Erythematöse Papeln am Ellbogen eines Hundes mit Sarkoptes-Räude.

Nahrung auf. *Sarcoptes scabiei* var. *canis* ist eine spezifische Milbe des Hundes. Es wurden aber auch Infestationen beim Fuchs und vereinzelt bei der Katze beschrieben. Auch der Mensch kann betroffen sein. Juckreiz und kleine Papeln sind die Effloreszenzen. Die Erkrankung ist selbstlimitierend und verschwindet nach erfolgreicher Behandlung des Hundes.

Die Übertragung erfolgt durch direkten Kontakt mit Hunden (oder Füchsen), die bereits an der Parasitose leiden. Da die Erkrankung hochgradig kontagiös ist, ist die Wahrscheinlichkeit, dass ein Hund, der Kontakt mit einem infestierten Hund hat, sich nicht innerhalb weniger Wochen ansteckt, sehr gering. Nach einer ersten Phase von 7 bis 15 Tagen kommt es zu einer stetigen Steigerung der Symptomatik (hauptsächlich Juckreiz) bis zum 21. Tag. Zu diesem Zeitpunkt sind die Hautsymptome voll entfaltet. Diese Beobachtung legt die Vermutung nahe, dass der starke Juckreiz weniger auf die direkte Einwirkung durch den Parasiten, sondern mehr auf eine allergische Reaktion zurückzuführen ist.

Die ersten sichtbaren Anzeichen sind erythematöse Papeln an Bauch und Ellbogen (Abb. 31.5). Gelegentlich kann man auch Pusteln sehen, die in der zytologischen Untersuchung eosinophile und neutrophile Granulozyten aufweisen. Erst später entwickelt sich ein Erythem und eine generalisierte, selbstzugefügte Alopezie (Haarlosigkeit an der lateralen Seite der Extremitäten ist sehr verdächtig für Räude), Schuppung und Hyperkeratose des medialen und lateralen Ohrrandes (Abb. 31.6) sowie der lateralen Seite der Ellbogen. Die Papeln sind oft von honigfarbenen Krusten bedeckt. Erkrankte Hunde zeigen eine Hyperästhesie, die durch Berührung ausgelöst wird. Sie kratzen sich unaufhörlich Tag und Nacht (auch beim Tierarzt). Oft kann man den aurikulopedalen Reflex auslösen (ein gutes, wenn auch kein pathognostisches Zeichen für Räude).

Durch den Nachweis von Milben, Eiern oder Kot im Geschabsel wird die Diagnose bestätigt. Das oberflächliche Hautgeschabsel sollte große Areale der Hautoberfläche umfassen

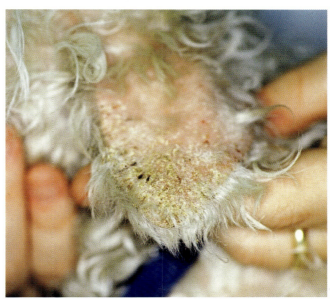

Abb. 31.6
Desquamation und Hyperkeratose am Ohrrand eines Hundes mit Sarkoptes-Räude.

(z. B. die gesamte Oberfläche der Ohrmuschel), um durch eine reichliche Menge an Schuppen und Keratindetritus die Wahrscheinlichkeit eines positiven Befundes zu erhöhen. Da die Zahl der Milben selten groß ist, kann ein Geschabsel auch negativ ausfallen. Eine klinische Verdachtsdiagnose kann ebenfalls durch das Abklingen der Symptome nach einer diagnostischen Therapie mit einem spezifischen Antiparasitikum ausgeschlossen werden. Eosinophile Pusteln im histologischen Schnitt sind ein mit der Ektoparasitose kompatibles Bild, das beim Auffinden von Milben diagnostisch ist.

Seit einiger Zeit wird auch ein ELISA für den spezifischen Nachweis von Sarkoptes-Antigen angeboten. Der Test kann von großem Nutzen sein, um Fälle mit einem geringgradigen

Befall zu diagnostizieren. Auch Tiere, die immungeschwächt sind und keinen Juckreiz zeigen, aber trotzdem mit Räudemilben befallen sind, lassen sich mit Hilfe der Serologie bestimmen (norwegische Räude).

Therapie und Prophylaxe

Erkrankte Tiere werden mit Amitraz-Waschungen (0,05 %) fünfmal alle fünf Tage behandelt. Wenn bei Tieren eine Waschung nicht möglich sein sollte, so kann Ivermectin 0,3 mg/kg dreimal alle zehn Tage verwendet werden. **Hier sei ausdrücklich darauf hingewiesen, dass Ivermectin schwere neurologische Symptome verursachen kann. Bei Collies, Shelties, Bobtails, Australischen Schäferhunden, Border Collies und ihren Mischlingen kann der Ausgang auch tödlich sein.** Milbemycin in der Dosierung von 2 mg/kg alle sieben Tage drei- bis viermal *per os* ist für diese Rassen eine praktikable Alternative. Auch Selamectin, das topisch in der Dosierung von 6–12 mg/kg, im Abstand von 30 Tagen zum Einsatz kommt, hat sich als erfolgreich im Kampf gegen diese Hundeparasitose erwiesen.

In der ersten Woche nach Therapiebeginn, in der es zum Massensterben der Milben kommt, kann es zu einem weiteren Anstieg des Juckreizes kommen, der dann im Laufe der nächsten drei bis vier Wochen kontinuierlich abnimmt. Im Allgemeinen ist es auch nicht notwendig, eine Umweltsanierung vorzunehmen, da die Milben abseits des Wirtes ohnehin nur wenige Tage überleben.

31.3.6 Notoedres-Räude

Die Milbe *Notoedres cati* (Abb. 31.7) gleicht in Form (etwas kleiner), biologischem Zyklus und Verhalten *Sarcoptes scabiei*. Notoedres ist sehr wirtsspezifisch und befällt fast ausschließlich die Katze.

Ähnlich wie die Sarkoptes-Räude ist sie hochgradig ansteckend, und sie wird durch direkten Kontakt von Tier zu Tier übertragen. Während für die USA und für Nordeuropa kaum Meldungen vorliegen, tritt die Räude in Südeuropa vor allem in freilebenden Katzenkolonien auf. Die betroffenen Körperregionen sind Kopf (Abb. 31.8), Ohren, Vorderpfoten und der Damm, wo man Krusten, Schuppen und – durch den starken Juckreiz bedingt – selbstinduzierte Traumata vorfindet. Die starke Krustenbildung bewirkt eine Dickenzunahme des Ohrrandes. Die Diagnose wird durch Parasitennachweis im Hautgeschabsel gestellt. Da die Milben der Notoedres-Räude sehr zahlreich sind, ist es nicht schwierig, sie zu finden.

Therapie und Prophylaxe

Sind Katzenwelpen älter als sechs Wochen, kann man Selamectin Spot-on, bei einem Alter über zwölf Wochen Ivermectin subkutan (0,3 mg/kg) dreimal im Abstand von zehn Tagen verabreichen. Bei jüngeren Kätzchen werden mit verdünntem Amitraz (0,025 %) Waschungen vorgenommen. Die jungen Katzen sollten die Lösung nicht schlucken. Da die Krankheit hochgradig ansteckend ist, werden alle – auch die symptomlosen – Katzen, die mit dem infestierten Tier im Haushalt leben, in den Therapieplan mit eingebunden.

31.3.7 Demodikose des Hundes

Die Demodikose des Hundes – auch rote Räude genannt – ist eine relativ häufige dermatologische Erkrankung in der Veterinärmedizin, die sich bei ungenügender Therapie und Pflege zu einem ernsten Problem entwickeln kann.

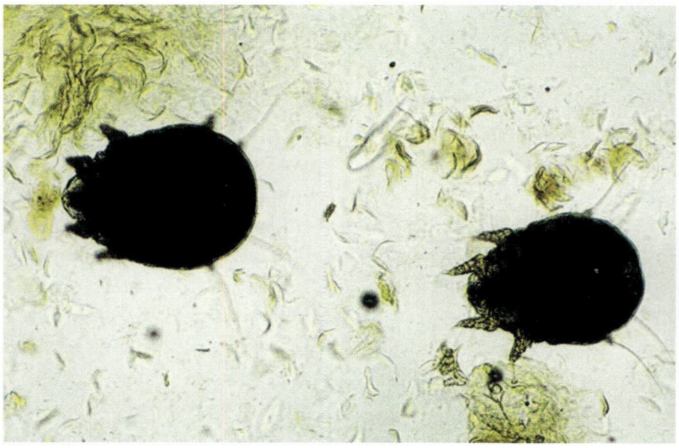

Abb. 31.7 Mikroskopische Ansicht zweier Exemplare von *Notoedres cati* (10x).

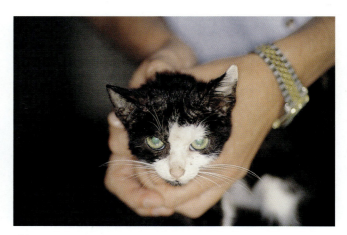

Abb. 31.8 Krustige Dermatitis am Kopf einer Katze mit Notoedres-Räude.

31.3.7.1 Ätiologie

Der Erreger der Demodikose ist *Demodex canis* (Abb. 31.9). Die Milbe lebt und vermehrt sich als obligater Parasit in den Haarfollikeln und Talgdrüsen. Bei einem hochgradigen Krankheitsverlauf kann man auch tote Milben in den Lymphknoten und in anderen Organen, wohin sie der Lymphabfluss aus den erkrankten Hautgebieten spült, oder im Kot, wohin sie durch Schlucken bei der Fellpflege gelangen, finden. Die Milbe ist ein Teil des Ökosystems Haut bei Säugetieren und verhält sich in geringer Anzahl wie ein Kommensale. Es ist nicht ungewöhnlich, sie in Gewebeproben von gesunden Tieren vor allem im Gesicht zu finden.

In der Außenwelt ist die Demodex-Milbe nicht überlebensfähig. Sie verendet rasch an Dehydratation. Der Reproduktionszyklus dauert 20 bis 35 Tage und verläuft in vier Phasen, gänzlich am Wirtstier: Aus dem Ei schlüpft eine sechsbeinige Larve; daraus entsteht eine achtbeinige Nymphe und am Ende steht das achtbeinige adulte Tier. Dieses misst 250–300 µm Länge und 40 µm Breite. Die Milbe ernährt sich von Keratindetritus und Zellflüssigkeiten. Um einer immunologischen Kontrolle zu entgehen, produziert die Demodex-Milbe keinen Kot; der Stoffwechselabfall wird in eigenen Zellen im Darmtrakt eingelagert. Bei Hunden mit generalisierter Demodikose wurden auch noch andere, morphologisch sehr ähnliche Milben gefunden: Die Erste ist kurz und hat einen stummelförmigen Schwanz. Sie weist eine Länge von 90–148 µm auf und man findet sie in den Haarfollikeln. Diese Milbenform wurde zusammen mit *Demodex canis* schon auf der Haut neugeborener Welpen nachgewiesen. Dies ist wahrscheinlich die Form, die aktiv einen Wirt besiedeln kann. Die zweite atypische, deutlich längere Form misst 334–368 µm und besiedelt den Haarbalg.

31.3.7.2 Pathogenese

Welpen werden in den ersten 72 Stunden nach der Geburt von der Mutter wahrscheinlich während des Saugaktes mit den Milben infestiert. Bei klinisch manifesten Symptomen zeigen sich gerade jene Körpergegenden zuerst betroffen, die im engen Kontakt mit dem Muttertier stehen (Gesicht, Vorderextremitäten). Da der Milbennachweis bei Totgeburten und bei Welpen, die mit Kaiserschnitt zur Welt kommen und unmittelbar nach der Geburt vom Muttertier getrennt aufgezogen wurden, bisher nicht gelang, geht man davon aus, dass eine intrauterine Übertragung nicht möglich ist. Man geht auch allgemein davon aus, dass ein Übergang der Milbe von einem Hund auf einen anderen nach dem dritten Lebenstag sehr unwahrscheinlich ist.

Kurzhaarige brachycephale Rassen (Englische und Französische Bulldoge, Mops), Dobermann, Deutscher Schäferhund, Dackel und einige Terrierrassen zeigen eine Prädisposition. Abgesehen davon gibt es auch eine individuelle, genetisch bedingte Neigung zu dieser Krankheit. Sie kann von einem, aber auch von beiden Eltern vererbt werden. Da die Prädisposition erblich ist und die Übertragung vom Muttertier ausgeht, wird

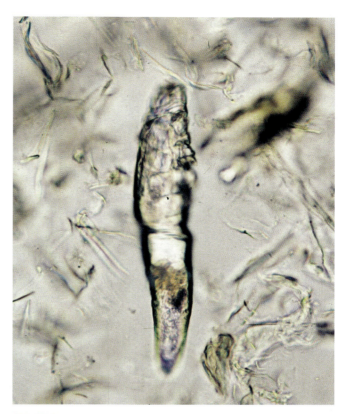

Abb. 31.9
Mikroskopische Ansicht von *Demodex canis* (40x).

dringend angeraten, Tiere, die an einer generalisierten Demodikose erkrankt sind aus der Zucht zu nehmen. Ebenso dazugehörige Eltern und Geschwister.

Bei Hunden, die an Demodikose erkrankt sind, wurden weder Fehlleistungen des angeborenen noch des humoralen Immunsystems festgestellt.

Festgestellt wurde aber eine Suppression der zellvermittelten, insbesondere der T-Zellen-Immunität. Weil sich nach der Genesung die Funktion der T-Zellen wieder normalisiert, wird vermutet, dass die Immunschwäche die Folge und nicht Ursache einer Demodikose und/oder einer sekundären bakteriellen Infektion ist.

Bei der adulten Demodikose ist die Ursache häufig in einer iatrogen induzierten Immunschwäche zu finden (Langzeittherapie mit Kortison, Progesteron und Chemotherapeutika). Weitere Ursachen für die erworbene Immunschwäche können der spontane Hyperadrenokortizismus, Hypothyreoidismus, allgemein schwächende Erkrankungen, bösartige Tumore, Ernährungsdefizite, systemische Infektionen (Leishmaniose), hochgradige enterale oder kardiopulmonale Endoparasitosen sein. Oft ist es aber nicht möglich, eine Primärursache zu erkennen, so dass man auch bei der Erwachsenenform von einer genetischen Prädisposition ausgehen muss.

31.3.7.3 Klinisches Bild

Im Allgemeinen unterscheidet man die lokalisierte und die generalisierte Demodikose. Erstere tritt gewöhnlich bei Jungtieren in Erscheinung (vor Ende des ersten Lebensjahres) mit ein oder zwei abgegrenzten, haarlosen Stellen an Gesicht oder Pfoten. Bei den meisten Tieren kommt es zu einer Spontanheilung (in bis zu 90 % der Fälle), bei den restlichen entwickelt sich die generalisierte Form. Es entstehen verteilt über den ganzen Körper zahlreiche infestierte, konfluierende Areale. Zwei besondere Formen findet man an den Pfoten (Pododemodikose) und im äußeren Gehörgang (Otodemodikose).

Liegt an den von *Demodex* spp. betroffenen Hautbezirken keine sekundäre bakterielle Infektion vor, so erkennt man (je nach Schweregrad der Erkrankung) eine nicht-entzündliche Alopezie, eine Alopezie mit Erythem und subkutanem Ödem (Abb. 31.10), Hyperpigmentierung und Schuppenbildung auch ohne Haarverlust und/oder Komedonenbildung (Abb. 31.11).

Gesellt sich eine sekundäre bakterielle Infektion dazu, so können sich Pusteln, Furunkel und hämorrhagische Bullae (Abb. 31.12), Krusten und, nach irreversibler Zerstörung der Haarfollikel, Narben bilden. An der bakteriellen Infektion sind meist nur gewöhnliche Erreger wie *Staphylococcus intermedius* oder andere koagulase-negative Erreger beteiligt. Bei der Pododemodikose und den hochgradigen Fällen kann man auch stäbchenförmige Bakterien wie *Pseudomonas* spp. und *Proteus* spp. finden

Die Pododemodikose (Abb. 31.13) wird meist als gesonderte Form betrachtet. Die Extremitäten können der einzige Manifestationsort der Krankheit sein und die Pododemodikose kann sich als äußerst therapieresistent erweisen. Der mildere Verlauf geht mit Erythem und Ödem im Zwischenzehenbereich einher. Es kann sich daraus aber auch eine Gesamtschwellung der Pfote mit Granulom- und Fistelbildung entwickeln (Abb. 31.14).

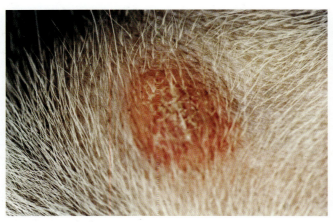

Abb. 31.10
Kutane Plaque mit Erythem und Ödem bei einem Hund mit Demodex-Räude.

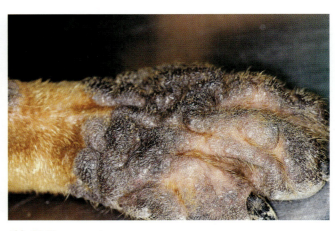

Abb. 31.11
Starke Hyperpigmentierung und zahlreiche Komedonen auf der Extremität eines Hundes mit Demodex-Räude.

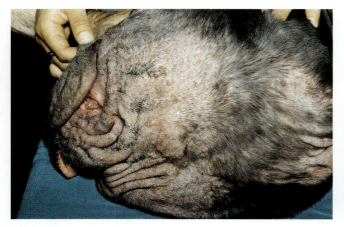

Abb. 31.12
Furunkel und hämorrhagische Blasen auf der Haut von Kinn und ventralem Halsbereich bei einem Mastino Napoletano mit Demodex-Räude.

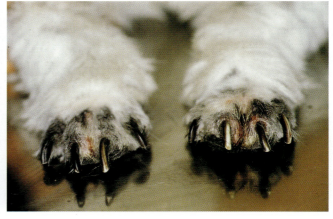

Abb. 31.13
Pododemodikose. Erythem, Ödem und Hyperpigmentierung der Zehen beider Vorderextremitäten.

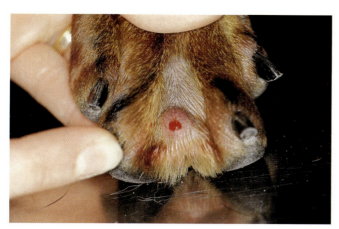

Abb. 31.14
Furunkel im Zwischenzehenbereich bei einem Hund mit Pododemodikose.

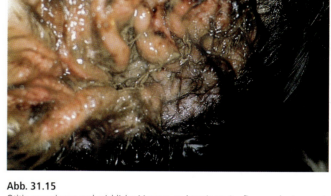

Abb. 31.15
Otitis ceruminosa und reichliche Mengen an kremigem Ausfluss an der Innenseite der Ohrmuschel bei einem Hund mit Otodemodikose.

Die Otodemodikose (Abb. 31.15) tritt meist als Teil des Symptombildes der generalisierten Demodikose auf: Bei der mikroskopischen Untersuchung des bräunlichen Exsudates einer zeruminösen Otitis lassen sich zahlreiche Milben nachweisen.

Der Juckreiz kann bei der Demodikose unterschiedlich stark sein. Milde Varianten ohne sekundäre Keimbesiedelung sind meist nicht juckend, eine hochgradige Erkrankung kann von starkem Juckreiz begleitet sein. Stellt sich zusätzlich noch eine sekundäre, bakterielle Infektion ein, kann es zu allgemeinen klinischen Symptomen wie generalisierter Lymphadenopathie, Apathie und Fieber kommen.

Stellt man die Diagnose adulte Demodikose (Beginn nach dem zweiten Lebensjahr), so sollte man sehr gründlich nach eine Primärerkrankung suchen: Eine allgemeine klinische Untersuchung, Blutbild und Blutchemie, Beurteilung der Nebennieren- und Schilddrüsenhormone sowie die Abklärung intestinaler und kardiopulmonaler Endoparasitosen sind hier angezeigt.

31.3.7.4 Diagnose

Die Diagnose wird mit einem tiefen Hautgeschabsel gestellt. Dabei bedient man sich einer Skalpellklinge Nummer 10 oder 20 oder eines Volkman-Löffels, die man mit einem Tropfen Paraffinöl anfeuchtet. Es sollte Standard sein, bei allen dermatologischen Erkrankungen des Hundes ein Hautgeschabsel durchzuführen, auch wenn eine Demodikose unwahrscheinlich erscheint. Diese Krankheit hat sehr unterschiedliche Symptombilder und man findet oft gerade dann Milben, wenn man es am wenigsten erwartet. Alternativ oder komplementär bietet sich auch die Trichoskopie an: Man entnimmt einige Haare aus der Mitte oder vom Rand der Effloreszenz. Hier sollten mit einer spitzen Pinzette vorsichtig die Haarwurzeln, die in einen Tropfen Paraffinöl auf einen Objektträger gebettet sind, angedrückt werden, so dass die Milben aus der Wurzelscheide gepresst werden und so besser darstellbar sind. Nach Auflegen eines Deckgläschens wird das Präparat bei 40facher und 100facher Vergrößerung beurteilt. Wenn man das Präparat zehn Minuten ruhen lässt, wird man die Zahl der sichtbaren Milben erhöhen, da diese spontan aus den Wurzelscheiden herauskommen. Meist ist die Anzahl der Milben sehr hoch, so dass die Diagnosestellung nicht schwierig ist. In den aktiven Phasen der Infestation sieht man auch Larven, Nymphen und Eier. Wenn man nur vereinzelt Milben feststellt, so sollte man weitere Hautgeschabsel gewinnen und beurteilen, da vereinzelte Milben ein physiologischer Befund sind. Auch die Diagnose einer Otodemodikose kann sehr einfach gestellt werden: Der Abstrich des meist üppig bräunlichen Exsudates wird mit einem Tropfen Paraffinöl versetzt, durchmischt und unter dem Mikroskop beurteilt. Die meist zahlreichen Milben sind nicht schwer zu erkennen. Wenn Pusteln vorliegen, eröffnet man diese mit der Spitze einer Spritzenkanüle und drückt einen Objektträger vorsichtig gegen das austretende Exsudat. Obwohl man bei der zytologischen Untersuchung auch Milben unmittelbar im Eiter sehen kann, können sie während des Färbevorganges vom Objektträger abgewaschen werden. Was am Objektträger übrig bleibt, sind Aussparungen mitten im Granulozytenrasen, also Abdrücke von *Demodex* spp. (Abb. 31.16). In diesen Präparaten kann man fast immer auch intrazellulär Kokken ausmachen, die Hinweis auf eine sekundäre bakterielle Infektion darstellen.

Eine Hautbiopsie ist dann sinnvoll, wenn chronische Veränderungen mit starken Bindegewebszubildungen vorliegen, wie z. B. bei einem interdigitalen Granulom, wo es schwierig oder fast unmöglich ist, ein Hautgeschabsel durchzuführen. Es ist

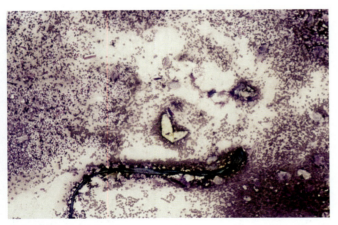

Abb. 31.16
Zytologisches Präparat einer pustulösen Demodikose. Mitten im Rasen der neutrophilen Granulozyten kann man Abdrücke sehen, welche die Demodex-Milben hinterlassen haben (Hemacolor®, 10x).

ebenso ratsam, Shar Pei und Englische Bulldogge zu biopsieren. Die Haut dieser beiden Rassen hat eine beachtliche Dicke, so dass es nicht immer leicht ist, ein ausreichend tiefes Hautgeschabsel zu nehmen.

31.3.7.5 Therapie

Bei einer lokalisierten Demodikose scheint nach Meinung einiger Autoren eine Therapie nicht notwendig zu sein, da diese Form selbstheilend ist und man Resistenzbildungen vermeiden sollte. Auch könnte eine frühe Therapie Fälle bei solchen Tieren kaschieren, die eine generalisierte Form entwickeln würden und die aus der Zucht genommen werden sollten. Andere Autoren empfehlen topische Mittel wie Rotenon oder Benzoylperoxid. Wenn die Effloreszenzen die Anzahl von fünf übersteigen, und/oder wenn sie dazu neigen, in Zahl und Ausdehnung zu wachsen, ist es ratsam eine Therapie zu beginnen, die einer generalisierten Demodikose gerecht wird.

Für diese Form der Infestation beim Hund ist das Medikament Amitraz das Mittel der Wahl und in vielen europäischen Ländern auch das einzige, das mit dieser Indikation zugelassen ist.

Amitraz

Amitraz ist ein Diamid und hemmt die Monoaminooxidase (MAO). Die Wirkung auf Demodex-Milben ist sehr gut, so dass man eine drastische Abnahme der Anzahl gefundener Parasiten von einem Kontrollgeschabsel zum nächsten feststellen kann. Das im Handel erhältliche Produkt sollte vor jedem Schwammbad verdünnt werden. Der ganze Hund sollte behandelt werden. Bei sehr starkem Befall oder bei Langhaarhunden empfiehlt es sich vorab, das Tier vollkommen zu scheren und das Scheren bei Bedarf während der Therapiedauer zu wiederholen. Wenn Tiere zusätzlich eine sekundäre bakterielle Infektion aufweisen, wenn die Veränderungen stark exsudativ bzw. zahlreiche Komedone vorhanden sind, sollte man dem Schwammbad eine Shampoobehandlung mit Benzoylperoxid in 2,5%iger Lösung voranstellen. Benzoylperoxid adstringiert, desinfiziert und befreit die Haarfollikel von Keratindetritus. So kann Amitraz besser in die Follikelinfundibulae eindringen, wo die Parasiten leben. Man muss den Hund zwischen der Shampoobehandlung und dem Schwammbad trocknen, da Amitraz sonst zu stark verdünnt und die Wirkung vermindert wird.

Je nach Land und Autor reichen die empfohlenen Verdünnungen von 0,025 % bis zu 0,125 %, und die Behandlungswiederholungen von täglich bis alle zwei Wochen. Auch die Erfolgsquoten sind sehr unterschiedlich: 22 % bleibende Heilung bei der 0,025%igen Lösung alle zwei Wochen (offizielle Empfehlung in den USA) bis zu besseren Erfolgen (bis zu 80 % der Fälle) bei Gabe der 0,125%igen Lösung täglich, indem man jeweils die vordere Körperhälfte und die hintere Körperhälfte abwechselt. Die Autorinnen dieses Buches verwenden bei einer mittelgradigen generalisierten Demodikose Amitraz in einer 0,5%igen Lösung alle 48 bis 72 Stunden. Die Haut muss mit der Amitrazlösung gründlich benetzt werden, damit dieses tief in die Follikel eindringen kann. Die Trocknung des Hundes erfolgt an der Luft. Besondere Sorgfalt muss für die Zwischenzehenräume aufgewendet werden, wo die Infestation besonders schwierig zu behandeln ist. Man sollte eine Behandlung mit Amitraz wegen seines stechenden Geruches nur im Freien oder in gut durchlüfteten Räumen durchführen. Da das Mittel auch hautreizend sein kann, wird beim Auftragen der Lösung die Verwendung von Gummihandschuhen angeraten.

Das Auftreten von Nebenwirkungen ist bei einer Therapie mit Amitraz nicht ungewöhnlich (bis zu 40 % der Fälle). Geringgradige Lethargie, vermindertes Allgemeinverhalten und temporärer Juckreiz sind die häufigsten Nebenwirkungen. Alle Symptome klingen nach wenigen Tagen wieder ab. Bei diesen Patienten kann man entweder die Frequenz der Behandlungen strecken oder das Mittel stärker verdünnen. In schwerwiegenderen Fällen treten Anorexie, PU/PD und vorübergehend Ataxie als Nebenwirkungen auf. Besonders sensibel auf Nebenwirkungen des Medikamentes sind Chihuahuas. Die Verwendung des Präparats sollte für diese Rasse unterbleiben oder man sollte zumindest die Dosierung halbieren. Amitraz verstärkt eine Glykämie, weshalb es nicht bei Tieren mit Diabetes mellitus zum Einsatz kommen sollte. Ebenso sollten Personen, die an Zuckerkrankheit leiden, keine Schwammbäder mit Amitraz vornehmen. Die Kombination mit anderen MAO-Inhibitoren (z. B. Antihistaminika wie Doxepin und Hydroxyzin) muss vermieden werden. Wenn es zu Intoxikationserscheinungen kommt, kann man Yohimbin verabreichen und eine symptomatische Notfalltherapie einleiten.

Für die Behandlung der Pododemodikose kann man die Pfoten vollständig für zehn Minuten in eine Amitrazlösung tauchen; bei einer Otodemodikose geben einige Autoren eine Amitraz-Paraffinöl-Lösung (Verhältnis 1:9) direkt ins Ohr.

Während der Therapie mit Amitraz wird beim Hund monatlich ein Kontrollgeschabsel genommen und solange fortgesetzt, bis zwei Hautgeschabsel im Abstand von zwei Wochen negativ sind. Ein negativer Befund bei der ersten Kontrolle ist selten. Gewöhnlich müssen einem solchen zwei bis drei Monate Therapie vorausgehen. Wenn nach diesem Zeitraum die Anzahl der Parasiten im Hautgeschabsel unverändert ist und wenn nach wie vor juvenile Formen zu sehen sind, muss man eine alternative Therapieform einsetzen. Eier, Larven und Nymphen sind ein Hinweis auf eine aktive Reproduktionstätigkeit der Milben. Wenn dem Besitzer Schwammbäder nicht zuzumuten oder nicht möglich sind, kann man sofort mit einer anderen Therapie beginnen.

Ivermectin

In einigen europäischen Ländern ist Ivermectin einzig für die Prophylaxe der Dirofilariose zugelassen, in anderen gibt es für Hund und Katze überhaupt keine Zulassung. Auf dem Markt befindet sich eine Injektionslösung für Rind und Schwein. In der Dosierung von 0,3–0,6 mg/kg, *per os* am Tag erwies sich das Präparat als sehr wirksam zur Behandlung der Demodikose, auch bei gegen Amitraz resistenten Fällen. Ivermectin potenziert die Wirkung der γ-Amino-n-Buttersäure (GABA). Diese spielt eine wichtige Rolle als inhibitorischer Neurotransmitter in den neuromuskulären Synapsen von Arthropoden. Da bei den Säugetieren GABA-Rezeptoren nur im Enzephalon zu finden sind und Ivermectin die Blut-Hirn-Schranke nicht überwinden kann, ist das Antiparasitikum relativ sicher. Davon ausgenommen sind Welpen vor der zwölften Lebenswoche, da die Blut-Hirn-Schranke noch nicht voll wirksam ist, sowie einige besondere Hunderassen. **Der Einsatz von Ivermectin ist bei Collies, Shelties, Bobtails, Australischem Schäferhund, Border Collies und deren Mischlingen streng kontraindiziert.** Ist eine Rassezuordnung nicht möglich sollte man Ivermectin meiden, insbesondere wenn die Tiere weißbehaarte Pfoten haben. So wie bei Amitraz kann sich die Therapie mit Ivermectin über Monate (zwei bis zehn) hinziehen und sollte erst dann beendet werden, wenn zwei Hautgeschabsel in Folge im Abstand von einem Monat negativ ausfallen.

Die am häufigsten beobachteten Nebenwirkungen sind Mydriasis, das Einknicken mit der Hinterhand und vermindertes Allgemeinverhalten. Gelegentlich kann auch Blindheit auftreten.

Alle diese Nebenwirkungen sind dosisabhängig und reversibel. Nachdem man das Präparat für einige Tage abgesetzt hat, beginnt man erneut, allerdings mit der halben Dosierung. Eine kürzlich erschienene Publikation verglich das herkömmliche Dosierungsschema mit der Medikation von 0,5 mg/kg, *per os* jeden zweiten Tag. Die Erfolgsquote war ähnlich gut wie mit der althergebrachten Methode bei deutlich weniger Fällen mit Nebenwirkungen.

Milbemycin

Milbemycin ist ebenso wie Ivermectin ein Avermectin. Beide haben einen ähnlichen Wirkungsmechanismus. Zurzeit ist das Medikament in den meisten europäischen Ländern zur Bekämpfung der Dirofilariose, von Flöhen und Endoparasiten des Hundes registriert. Die Dosierung von 1–2 mg/kg, *per os*, SID erwies sich aber bei der kaninen Demodikose als wirksam. Das Mittel wurde auch ohne Auftreten von unerwünschten Nebenwirkungen mit dieser Indikation bei Ivermectin-gefährdeten Rassen eingesetzt. Milbemycin ist eine probate Alternative im Falle von Resistenzen gegen Amitraz. Auch andere dosisabhängige Nebenwirkungen sind ausgeblieben. Natürlich kann sich auch der Einsatz von Milbemycin über Monate hinziehen. Der finanzielle Aspekt lässt das Medikament im Einsatz bei großen Hunderassen allerdings unwahrscheinlich werden.

Moxidectin

Moxidectin ist ein Avermectin, das in der Dosierung von 0,2–0,4 mg/kg bei der Therapie der generalisierten Demodikose erfolgreich scheint. Einsatz und Dosierung sind nach Meinung der Autorinnen gut abzuwägen. Es liegen Einzelmeldungen zu unerwünschten Nebenwirkungen vor. Rassen, die empfindlich auf Ivermectin reagieren, scheinen ähnliche Nebenwirkungen mit Moxidectin zu zeigen.

Ergänzende Maßnahmen

Wenn eine begleitende bakterielle Infektion vorliegt, muss diese mit vier bis sechs Wochen andauernder Antibiotika-Therapie behandelt werden. Da hauptsächlich Staphylokokken involviert sind, muss das Medikament gegen diese Erreger wirksam sein. Es bieten sich Cephalexin mit der Dosierung von 20–30 mg/kg, BID, Cefadroxil mit 20–30 mg/kg, SID oder Amoxicillin/Clavulansäure mit 15–25 mg/kg, BID an. Wenn im zytologischen Präparat stäbchenförmige Bakterien erkannt werden, sollten zunächst eine Bakterienkultur und ein Antibiogramm angelegt und dann die Wahl des Antibiotikums dementsprechend angepasst werden.

Liegen sehr tiefgehende und stark exsudative Läsionen vor, so sollte man den Beginn der Schwammbäder mit Amitraz um eine Woche verzögern, in der Zwischenzeit hochdosiert Antibiotika verabreichen und den Hund zwei- bis dreimal mit einem Benzoylperoxid-Shampoo behandeln. Damit erreicht man, dass die hochgradigen Läsionen abheilen, bevor man die Waschungen mit dem Parasitizid beginnt.

War es möglich, eine Primärursache ausfindig zu machen, sollte man diese beseitigen. Auf diesem Wege reduziert man das Risiko eines Rezidives beträchtlich. Stand der Ausbruch der Demodikose im Zusammenhang mit der Läufigkeit, so ist eine Kastration sinnvoll. Das unterbindet einen neuerlichen Krankheitsausbruch und verhindert, dass die Hündin die Krankheit an ihren Nachwuchs überträgt.

Der Einsatz von lokalen und systemischen Glukokortikoiden sowie von Progesteronen ist strengstens kontraindiziert. Eine lokale oder systemische Immunosuppression fördert eine Infestation sowie den Rückfall und hemmt den Heilungsprozess.

31.3.7.6 Prognose

Auch wenn die Therapie nach bestmöglichem Wissen durchgeführt und erst nach wiederholten negativen Hautgeschabseln abgesetzt wurde, kann man vor Rezidiven niemals sicher sein. Die Wahrscheinlichkeit nimmt ab, wenn das Tier ein Jahr in Remission bleibt. Dennoch kann es zu einem neuerlichen Ausbruch im Zusammenhang mit Stress kommen (Läufigkeit, Trächtigkeit, Laktation und schwere Erkrankungen). Manchmal stellen sich dann Rezidive ein, wenn die primäre Erkrankung außer Kontrolle gerät (z. B. der spontane Hyperadrenokortizismus) oder wenn diese nicht erhoben und behandelt wurde. In anderen Fällen kann man keine Primärursache finden, und das Tier leidet an einer angeborenen Immunschwäche. Fälle, bei denen es unmöglich ist, eine genaue Ursache der Immunschwäche zu bestimmen, neigen vermehrt zu Rezidiven und man sollte darauf drängen, diese Tiere zu kastrieren. Einerseits, um ihre Veranlagung nicht weiterzuvererben, andererseits um die stressauslösende und deshalb für die Hunde rezidivgefährdende Läufigkeit und Trächtigkeit zu verhindern.

Es gibt Fälle, die ein wöchentliches Schwammbad mit Amitraz oder die Verabreichung von Ivermectin als lebenslange Erhaltungsdosis brauchen, um den Befall mit Demodex-Milben zu kontrollieren. Nur so ist es bei diesen Hunden möglich, negative Befunde im Geschabsel zu erzielen.

31.3.8 Demodikose der Katze

Die feline Demodikose kennt drei unterschiedliche Milbenarten: *Demodex cati*, *Demodex gatoi* und eine dritte Art, die noch nicht genauer bestimmt ist (*Demodex* spp.). Der Körper von *Demodex cati* (Abb. 31.17) ist langgestreckt, die Eier sind oval und dünn. Die Milbe lebt im Haarbalg und führt zu einer krustigen und erythematösen Dermatitis, die sich an Lidern, der periokulären Haut (Abb. 31.18), an Kopf und Hals manifestiert. Der Juckreiz kann unterschiedlich stark sein, manchmal findet sich eine Otitis ceruminosa. Das Alter spielt offensichtlich als Prädispositionsfaktor keine Rolle, allerdings neigen Burma- und Siam-Katzen zur Demodikose. Bei der Perserkatze gibt es eine besondere klinische Form, die von einer fettigen Seborrhoe im Gesicht gekennzeichnet ist.

Wenn eine Katze an einer, allerdings sehr selten zu beobachtenden, generalisierten Form der Demodikose leidet, so findet sich meist eine Immunschwäche, ausgelöst durch z. B. Diabetes, FIV, FeLV oder ein Plattenepithelkarzinom *in situ*.

Bei der klinischen Untersuchung lassen sich zahlreiche fokale, haarlose Stellen feststellen. Die haarlosen Stellen sind gerötet und mit Schuppen und Krusten bedeckt. Sie sind in erster Linie am Kopf zu finden und breiten sich dann auf Hals und Stamm aus.

Demodex gatoi ist kurz und gedrungen, ähnelt *Demodex criceti* sehr und findet sich in der Hornschicht der Haut. Bei Katzen mit geringem Juckreiz kann man mit Hilfe eines oberflächlichen Hautgeschabsels den Milbennachweis durchführen. Wenn die Tiere sich aber stark belecken, kann der Befund auch negativ ausfallen. Diese Form der Demodikose scheint ansteckend zu sein, und die klinischen Veränderungen sind oft jenen sehr ähnlich, die man bei einer Notoedres-Räude oder bei hochgradigen Allergieformen antreffen kann: hochgradiger Juckreiz, Automutilation und Krusten an Kopf, Hals und den Ellbogen. Andere Fälle manifestieren sich mit multifokalem Erythem und Alopezie an den kranialen Seiten der Schenkel, an den Flanken und am Abdomen. Auch eine symmetrische Alopezie an den Flanken ist beobachtet worden.

Die Liste der Differentialdiagnosen der felinen Demodikose umfasst alle Dermatosen, die mit übertriebenem Putzverhalten einhergehen: Allergien, psychogene Alopezie, Cheyletiellose und Dermatophytose. Die Behandlung der Parasitose ist nicht schwierig. Aber gerade bei Befall mit *Demodex cati* müssen erkrankte Tiere gründlich auf mögliche schwächende Primärerkrankungen untersucht werden.

Therapie

Die lokalisierte Demodikose der Jungtiere, die ohne Primärerkrankung vorkommt, ist oft selbstheilend. Bei der generalisierten Form kommt eine 0,0125- bis 0,025%ige Amitrazlösung zum Einsatz. Die Waschungen sind wirksam und werden gut vertragen. Das Schwammbad erfasst den ganzen Körper und wird vier bis sechs Wochen lang alle fünf Tage wiederholt. Wenn eine Seborrhoe vorliegt, so stellt man der Waschung eine Behandlung mit einem antiseborrhoeischen Shampoo voran, um den Keratindetritus im Haarfollikel zu lösen. Ivermectin kann man ähnlich erfolgreich wie beim Hund einsetzen.

31.4 Hauterkrankungen durch Insekten

31.4.1 Läuse und Haarlinge

31.4.1.1 Ätiologie

Läuse und Haarlinge sind obligate, wirtsspezifische Parasiten. Die augen- und flügellosen Insekten können sich mit Hilfe der kräftigen Klammerbeine an den Haaren festklammern und von einem Haar zum anderen klettern. Der große Unterstamm der Läuse besteht aus zwei großen Ordnungen: Anoplura (saugende Läuse) und Malophaga (beißende Haarlinge). *Linognathus setosus* (die seltene Hundelaus) sowie *Pediculus humanus* und *Phthirus pubis* (Kopf- und Schamlaus des Menschen) zählen zu den Läusen, die weniger Speziesvertreter kennen. Haarlinge stellen die zahlenmäßig größere Ordnung

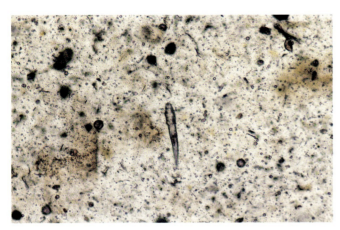

Abb. 31.17
Mikroskopische Ansicht von *Demodex cati* (50x).

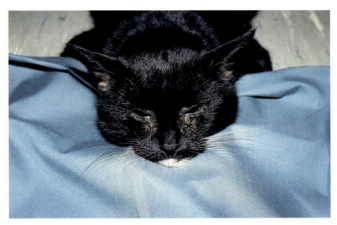

Abb. 31.18
Bilaterale krustige Blepharitis bei einer Katze mit Demodikose.

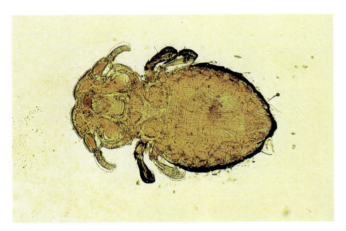

Abb. 31.19
Mikroskopische Ansicht von *Trichodectes canis* (4x).

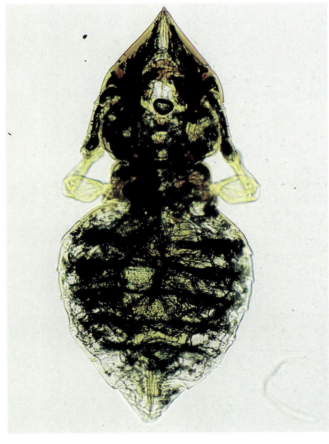

Abb. 31.20
Mikroskopische Ansicht von *Felicola subrostrata* (4x).

dar. Häufig wird der Hundhaarling (*Trichodectes canis*) (Abb. 31.19) mit seinem runden Kopf gesehen. Bei der Katze findet sich nur der Haarling (*Felicola subrostrata*) (Abb. 31.20) mit seinem charakteristischen spitz zulaufenden Kopf. Haarlinge ernähren sich von epidermalem Detritus, einige Arten können auch Blut saugen. Sie können beim Wirtstier durch ihre hohe Mobilität Unruhe auslösen. Die Paarung erfolgt am Wirt und die trächtigen Weibchen kleben die Eier mit einer Kittsubstanz an die Haare. Aus dem Ei schlüpft eine Nymphe, die sich zum adulten Organismus entwickelt. Die Zyklusdauer beträgt zwei bis drei Wochen. Fern vom Wirt überleben Laus und Haarling nur wenige Tage.

Die Übertragung von Laus und Haarling erfolgt durch direkten Kontakt von Tier zu Tier. Laus- und Haarlingsbefall kommen recht selten vor. Die Pedikulose betrifft junge oder geschwächte Tiere. Der Wirt (besonders Katzen) wird für gewöhnlich selbst mit der Infestation fertig. Läuse und Haarlinge führen zu Juckreiz (variabel). Die erhobenen Veränderungen sind die Folge von Kratzen (Exkoriationen) und Schuppen (Seborrhoe).

Da Läuse und Haarlinge sowie ihre Eier mit bloßem Auge bzw. mit einer Lupe sichtbar sind, ist die Diagnose einfach.

31.4.1.2 Therapie und Prophylaxe

Die handelsüblichen antiparasitären Mittel wie Spray, Puder oder Shampoo sind gegen Laus und Haarling wirksam. Auch Ivermectin in einer Dosierung von 0,3 mg/kg, subkutan appliziert scheint gut zu wirken. In die Behandlung müssen alle Tiere im Haushalt sowie die Umgebung einbezogen werden. 10 bis 14 Tage nach der Erstbehandlung muss man den Einsatz des Antiparasitikums wiederholen, um auch neu geschlüpfte Insekten zu erfassen. Alternativ dazu können Mittel mit Langzeitwirkung verwendet werden, z. B. Fipronil oder mikroinkapsulierte Pyrethroide.

31.4.2 Flöhe

31.4.2.1 Einleitung

Bei Säugetieren und Vögeln parsitieren mehr als 2000 Arten von Flöhen. Hund und Katze werden am häufigsten (Reihenfolge der Prävalenz) von *Ctenocephalides felis* (Abb. 31.21) (Katzenfloh, befällt Hund und Katze), *Ctenocephalides canis* (Hundefloh, befällt nur den Hund), *Pulex irritans* und *Pulex simulans* (Menschenfloh) sowie *Echidnophaga gallinacea* (Hühnerfloh) besiedelt. Der Katzenfloh ist für die meisten Flohinfestationen bei Hund und Katze verantwortlich. Abgesehen von einigen Gebieten in Irland, in denen Hunde mehr vom Hundefloh betroffen sind, ist er der am weitesten verbreitete Floh der fleischfressenden Haussäugetiere.

Bei zahlreichen Erkrankungen wurde eine Vergesellschaftung mit Flöhen postuliert wie z. B. bei Anämie, Infestation mit dem Hundebandwurm *Dipylidium caninum* und der Filaria *Dipetalonema reconditum*, bei Borreliose, *Yersinia pestis*, etlichen Virusinfektionen und Blutparasiten, bei der Katzenkratzkrankheit und bei Flohbissallergie.

31.4.2.2 Ökobiologie der Flöhe

Adulte Flöhe verlassen ihren Wirt (Hund, Katze, Frettchen, Kaninchen und kleine Säugetiere) nicht und wechseln auch nicht von einem Tier zum nächsten. Nach der Begattung beginnt das Weibchen mit der Produktion von etwa 2000 Eiern in den ihr verbleibenden ungefähr 100 Tagen. Die Eier sind glatt und trocken und fallen vom Wirtstier dort ab, wo es schläft oder sich meistens aufhält. Aus dem Ei schlüpft eine zwei Millimeter lange Larve, die sich aktiv (sie kann bis zu einen Meter am Tag zurücklegen) dorthin bewegt, wo es dunkel und ruhig ist. Dafür eignen sich Teppiche, die Flächen unter den Möbeln, Ritzen und Spalten. Die Larven ernähren sich von organischem Detritus und Flohkot, der zu 95 % aus Blut besteht und mit den Eiern zu Boden fällt. Innerhalb weniger Tage werden die drei Larvenstadien durchlaufen und bevor sich die dritte Larve einen Kokon spinnt, hat sich die Körpergröße des Parasiten verdoppelt. Aus der Puppe schlüpft das adulte Insekt, bereit, auf den nächsten vorbeiziehenden Wirt zu springen.

Die Umweltbedingungen zur Entwicklung der Larven sind an eine Temperatur über 16 °C und eine relative Luftfeuchtigkeit über 50 % gekoppelt. Unter idealen Voraussetzungen läuft der Zyklus in zwei Wochen ab. Bei ungünstigen Bedingungen verharrt der Floh bis zu 50 Wochen im Kokon. Wegen der Temperaturempfindlichkeit sind die Larven nicht imstande, im Winter im Freien zu überleben, sie sind aber sehr wohl fähig, ihren Zyklus im Haus, im Parkett, in Spalten und Ritzen aufrecht zu erhalten.

31.4.2.3 Therapie

Ausschlaggebende Faktoren für den Erfolg zur Kontrolle der Flöhe sind die Wirksamkeit eines Medikamentes und seine Sicherheit. Die Wirksamkeit wird bedingt durch:
- die Fähigkeit, adulte Parasiten zu töten (Knock-down-Effekt), bevor es zu klinischen Symptomen kommt;
- die Fähigkeit, die Weiterentwicklung der gesamten Flohpopulation zu mindern oder zu beseitigen (Wachstumsregulatoren);
- die Fähigkeit, eine Reinfestation zu unterbinden (Residualeffekt).

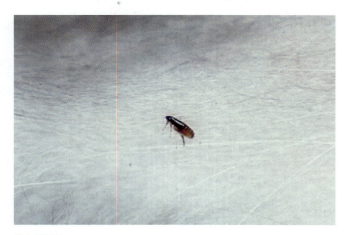

Abb. 31.21
Ctenocephalides felis auf dem Fell einer Katze.

Die chemischen Verbindungen, die bei der Flohbekämpfung effizient sind, finden sich in zwei Gruppen mit unterschiedlichen Wirkungsprinzipien: Adultizide töten die erwachsenen Flöhe, Wachstumsregulatoren hemmen das Schlüpfen aus den Eiern und unterbrechen die Weiterentwicklung der Larven. **Es ist unumgänglich, Adultizide am Körper des Tieres einzusetzen.** Adulte Flöhe sollten **vor** dem Beißen getötet werden, um empfindlichen Tieren eine allergische Reaktion zu ersparen. Adultizide vermögen aber nur ein bis fünf Prozent der Gesamtflohpopulation zu erreichen. Sie vermögen nicht den Infestationsdruck der Umgebung, die als Reservoir für die Insekten dient, zu mindern. **Es ist deshalb sinnvoll, die Behandlung mit einem Insekten-Wachstumsregulator zu kombinieren, insbesondere dann, wenn allergische Tiere betroffen sind.** Mit einem Wachstumsregulator kann man die Entwicklung der präadulten Stadien hemmen und so die restlichen 95–99 % der Flohpopulation treffen. Langfristig sind Wachstumsregulatoren allein imstande, die Anzahl der Parasiten in der Umgebung des Tieres zu senken. Sie können aber nicht den Flohbissen bei zufälligen Begegnungen mit Flöhen außerhalb der Wohnumgebung zuvorkommen.

Herkömmliche Adultizide

Insektizide, welche die Flöhe töten, wirken im Allgemeinen auf das Nervensystem der Parasiten. Im Einzelnen variiert der Wirkungsmechanismus bei den unterschiedlichen Produkten. Die Chinesen verwendeten schon vor 2000 Jahren Derivate von zerkleinerten Chrysanthemen (Inhaltsstoff: natürliche Pyrethrine) und von Wurzelextrakten der Derriswurzel (Inhaltsstoff: Rotenon) als Adultizid. Neuere Mittel verwenden synthetische Pyrethrine (Pyrethroide) oder Carbamate. Beide sind Inhibitoren der Acetylcholinesterase. Die meisten sind sehr wirksam, aber die Toxizität ist sehr unterschiedlich. Etliche sollten nicht bei Jungtieren und Katzen Verwendung finden: Eine genaue Lektüre des Beipackzettels ist unumgänglich, bevor die Mittel zum Einsatz kommen.

Der größte Nachteil der meisten Pyrethroide und Carbamate ist ihr kurzer Residualeffekt. In der Tat müssen sie meistens einmal wöchentlich eingesetzt werden. Das kürzlich auf dem Markt eingeführte **mikroinkapsulierte Permethrin** garantiert eine Wirkungsdauer von einem Monat. Die aktiven Moleküle sind vor Licht und Sauerstoff geschützt. Sie werden sukzessive am Fell des Tieres in wirksamen Mengen mindestens vier Wochen lang freigesetzt. Bei richtiger Applikation beeinträchtigen Wasser oder Shampoo die Wirksamkeit nicht. Der Knock-down-Effekt scheint hervorragend zu sein, und das Mittel scheint zusätzlich eine exzellente Wirkung gegen Mücken aufzuweisen.

Andere gängige Adultizide

Zurzeit werden lang wirksame Adultizide gerne verwendet, da sie die Anwendung erleichtern und die Handhabung für den Tierbesitzer vereinfachen.

Fipronil gehört zur Familie der Fenilpirazole und ist ein nicht kompetitiver Hemmer der γ-Amino-n-Buttersäure (GABA), der den Einstrom von Chlorid-Ionen in die Neurone blockiert. Es gibt zwei Formulierungen: das Spray (0,25%ig) und das Spot-on (10%ig). Beide sind für Hund und Katze zugelassen. Die Toxizität scheint sehr gering zu sein, auch wenn es geschluckt wird. Deshalb kann man Fipronil auch bei sehr jungen Tieren einsetzen. Die ausgezeichnete adultizide Wirkung hält mindestens drei Wochen an. Der Knock-down-Effekt ist aber gering, da es scheint, dass einige Flöhe vor ihrem Tod noch eine Blutmahlzeit nehmen und sich paaren. Weder Spray noch Spot-on-Lösung werden durch die Haut resorbiert. Das Mittel verteilt sich auf der Hautoberfläche. Um die Verteilung und damit die Wirksamkeit zu verbessern, sollte man das Tier drei Tage vor und drei Tage nach der Behandlung **nicht** baden. Nach dem dritten Tag kann das Tier auch mehrfach gebadet werden, ohne dass man Gefahr läuft, die Wirksamkeit des Parasitizids herabzusetzen. Eine kürzlich veröffentlichte Studie behauptet, dass Fipronil auch eine präventive Komponente zur Verhinderung einer Reinfestation bewirkt: Haare vom Fell eines behandelten Tieres waren *in vitro* in der Lage, das Schlüpfen der Larven aus den Eiern zu hemmen und die Larven *in vitro* zu töten.

Imidacloprid gehört zur Familie der Chloronicotinylnitroguanidine. Die Wirkung von Imidacloprid beruht auf einer Blockierung der postsynaptischen nikotinartigen Acetylcholin-Rezeptoren im Nervensystem der Insekten. Nach der Spot-on-Applikation von 10 mg/kg auf der Haut im Zwischenschulterbereich kommt es sehr rasch zu einer Verteilung. Wirksamkeit und Wirkungsdauer werden nicht von Wasser und Licht beeinflusst. Mit Fipronil gemeinsam hat es einen etwas langsamen Knock-down-Effekt, so dass es vor dem Tod der Flöhe noch zu Blutmahlzeiten kommen kann. Die durchgeführten Untersuchungen weisen eine sehr geringe Toxizität nach.

Selamectin ist eine semisynthetische Monosaccharidmodifikation von Doramectin. Es ist auch gegen Endoparasiten wirksam. Das Produkt wird sowohl beim Hund als auch bei der Katze lokal als Spot-on-Applikation in einer Dosierung von 6 mg/kg verabreicht. Die Wirkungsdauer für *Ctenocephalides felis* und *Ctenocephalides canis* ist ein Monat. Der Knock-down-Effekt ist nicht allzu hoch, so dass es vor dem Tod der Flöhe noch zu Blutmahlzeiten kommen kann. Das Mittel wird mit dem Flohkot in die Wohnumgebung des Tieres gestreut, wo es dank seiner oviziden und larviziden Wirkung zur Dezimierung der Gesamtflohpopulation entscheidend beitragen kann.

31.4.2.4 Insekten-Wachstumsregulatoren (IGR)

Die IGR wirken auf die Entwicklung präadulter Stadien der Flöhe, die einen Großteil (bis zu 99 %) der Gesamtflohpopulation stellen. Diese Wirkstoffgruppe hat eine sehr geringe Toxizität für Säugetiere, da sie in für Insekten sehr spezifische metabolische Kreisläufe eingreift. Insekten-Wachstumsregulatoren allein vermögen nicht, eine Infestation vollständig zu beheben, insbesondere dann, wenn im Haushalt Tiere leben, die ins Freie kommen. Letztere können draußen jederzeit einen neuen Floh aufnehmen. Aus diesem Grund sollten alle Tiere im Haus mit Adultiziden behandelt werden.

Es gibt zwei Klassen von IGR:

Inhibitoren der Chitinsynthese. Lufenuron hemmt die Chitinsynthese. Chitin ist das wichtigste Aufbauprotein der Insekten. Das Medikament wird einmal im Monat peroral sowohl Hund als auch Katze verabreicht (bei der Katze auch einmal alle sechs Monate subkutan). Mit dem Biss nimmt der Floh das Mittel auf. Daraufhin kann der Parasit nur mehr sterile Eier legen und er scheidet das Mittel auch mit dem Kot aus. Nach Aufnahme der Substanz seitens der Larve, die sich von diesem Kot ernährt, wird die Häutung der Larve unterbunden, was in Folge zum Tod des Parasiten führt. Wenn alle Tiere im Haushalt in die Behandlung miteinbezogen werden, so vermag Lufenuron einer weiteren Vermehrung der Flöhe zuvorzukommen und so den Infestationsdruck gering zu halten.

Agonisten der Juvenilhormone. Auch die Analoga des Juvenilhormons vermögen das Schlüpfen der Larven aus dem Ei sowie die Häutung und Verpuppung zu stören. Unreife Larven brauchen das Juvenilhormon, um sich zu entwickeln. Wenn sich aber die reife Larve verpuppen will, so muss der Spiegel des Hormons deutlich fallen. Außerdem braucht der adulte Organismus das Hormon, um Eier zu produzieren; die Konzentration im Ei darf aber nur minimal sein, wenn die Larven schlüpfen sollen. Hält man die Konzentration des Hormons mit Analoga künstlich hoch, so wird das Schlüpfen der Larven aus dem Ei und ihre Verpuppung gehemmt. Damit unterbricht man mehrfach den biologischen Zyklus in der Wohnumgebung des Tieres. Methopren, das als Umgebungsspray im Vertrieb ist, hat eine sehr geringe Toxizität; wenn man es vor direkter Sonneneinstrahlung, die das Mittel rasch abbaut, schützt, zeigt sich ein lang andauernder Residualeffekt (bis zu drei bis vier Monate). Trotzdem muss die Sprayapplikation monatlich wiederholt werden.

Ein Insekten-Wachstumsregulator neueren Datums ist das Pyriproxyfen. Im Handel befindet sich eine Sprayformulierung für Hunde mit Pyriproxyfen und mikroinkapsuliertem Permethrin. Pyriproxyfen tötet die frisch gelegten Eier noch am Wirtstier, ja vielleicht sogar noch vor der Eiablage des Weibchens. Der IGR ist am Tier etwa zwei Monate wirksam, behandelte Haare im Umfeld zeigen noch nach etwa vier Wochen einen ausreichenden Wirkspiegel. Eine neuere Studie will sogar nachgewiesen haben, das adulte Insekten nach zehn Tagen Kontakt mit dem Mittel sterben. Sowohl Toxizität als auch die notwendigen Wirkungskonzentrationen sind sehr gering.

Anwendungsformulierungen am Tier

Ausschlaggebend für den Behandlungserfolg ist die Art der in den Präparaten verwendeten Formulierung. Sie bedingt Wirksamkeit und Sicherheit. Die wichtigsten im Handel befindlichen Formulierungen für Kleintiere werden im Folgenden erläutert.

- **Puder.** Sie enthalten Pyrethrine, Pyrethroide oder Carbamate, haben einen guten Knock-down-Effekt und sind relativ sicher für Welpen und Katzen dank der geringen Konzentration der aktiven Wirkstoffe. Puder beschmutzen das Fell des Tieres und die Umgebung und trocknen die Haut aus. Es ist sehr schwierig, Puder gleichmäßig am Körper zu verteilen. Außerdem besitzen sie nur einen kurzen Residualeffekt (höchstens eine Woche).
- **Halsbänder.** Im Allgemeinen wird davon ausgegangen, dass Halsbänder eine ungenügende Wirksamkeit gegen Flöhe aufweisen, weshalb eine Empfehlung nicht sinnvoll erscheint.
- **Shampoos.** Sie enthalten Pyrethrine, Pyrethroide oder Carbamate und sind sehr nützlich, um die Gesamtanzahl der Parasiten mit einem Bad zu reduzieren. Es existiert aber praktisch kein Residualeffekt.
- **Schwammbäder, Lotionen und Sprays.** Diese werden auf Haut und Fell aufgetragen und man lässt sie ohne Ausspülen trocknen. Je nach verwendetem Mittel reicht die Wirkungsdauer von drei Tagen bis zu zwei Monaten. Da einige dieser Produkte für Katzen und Jungtiere giftig sein können, sollte man vor der Anwendung den Beipackzettel lesen und die Anweisungen des Herstellers befolgen. Man muss sich auch bewusst sein, dass die Resorption des Produktes bei einer veränderten Haut, bei Erosionen und bei Ulzera (z. B. durch Kratzen) gesteigert ist und deshalb auch der Toxizitätsspiegel früher erreicht wird. Da Katzen oft Angst vor Sprays haben, ist es schwierig, sie mit diesen Produkten zu behandeln.
- **Schaum.** Er wurde vor allem für Katzen entwickelt, die Sprays nicht akzeptieren. Der Schaum beinhaltet Pyrethroide und hat einen Residualeffekt von ein bis zwei Wochen. Er ist einfach in der Anwendung, kann aber ein klebriges Fell hinterlassen, was den Putztrieb der Katzen animiert. Dadurch können Katzen große Mengen des Mittels schlucken.
- **Spot-on.** Spot-on-Produkte erlauben eine gleichmäßige Verteilung auf der Hautoberfläche, ohne dass sie resorbiert werden. Spot-on-Formulierungen wirken ausgezeichnet bei Katzen und kleinen Hunderassen sowie bei glatthaarigen Hunderassen. Bei großen Hunderassen mit dichtem Fell ist eine gleichmäßige Verteilung nicht gewährleistet. Einige dieser Produkte benötigen eine intakte Lipidschicht der Hautoberfläche, um die Verteilung zu gewährleisten. Deshalb dürfen sie nicht unmittelbar im Anschluss an das Shampoonieren eingesetzt werden.
- **Produkte für die orale Applikation.** Im Handel erhältlich sind Adultizide oder Insekten-Wachstumsregulatoren in Tablettenform. Wirkungseintritt ist erst nach erfolgter Blutmahlzeit.

Behandlung der Umgebung

- **Sprays.** Sprays sind eine gute, wenn auch arbeitintensive Option, um die Wohnumgebung zu behandeln. In großen Wohnungen oder Häusern oder wenn viele Teppiche oder

Parkett vorhanden sind, kann der Einsatz sehr aufwendig werden. In allen Räumen, zu denen Tiere zutritt haben, muss der Wirkstoff unter die Möbel, auf und unter die Polster von Polstermöbeln, unter Teppiche sowie in die Wageninnenräume gelangen. Ein gutes Umgebungsspray muss ein IGR enthalten. In die Umgebung versprühte Adultizide können für Kleinkinder, Vögel und Fische giftig sein, außerdem töten sie nur Flöhe nach ihrem Schlüpfen aus dem Kokon. Dies ist aber der kleinste Anteil der Flohbevölkerung. In den USA (als Spray) und in vielen europäischen Ländern ist ein biologisches Pflanzenschutzmittel mit *Steinernema carpocapsae* im Handel. Dieser nützliche Nematode ist ein selektiver Insektenparasit und befällt Flöhe aller Entwicklungsstufen inklusive der Puppen und verschont andere nützliche Insekten wie Marienkäfer und Bienen. Dieser effiziente Nützling ist für Säugetiere unschädlich. Es sei hier aber erwähnt, dass der Nematode sehr leicht an Exsikkose eingeht, weshalb die behandelte Fläche möglichst feucht gehalten werden muss.

- **Fogger.** Nebelbomben sind einfach in der Anwendung, sie sind aber mit Sicherheit keine optimale Wahl. Nach Auslösung der Vernebelung wird das Mittel in einem Kreis rund um die Dose versprüht, gelangt aber kaum oder überhaupt nicht in Ecken und unter die Möbel. Der Wirkstoff wird an unnötigen Stellen verteilt wie z. B. an Tisch- und Möbeloberflächen und erreicht kaum jene Bereiche, wo es nützlich wäre, wie z. B. unter Möbeln und Teppichen.
- **Puder.** Natriumpolyborat ist seit vielen Jahren in den USA und in einigen europäischen Ländern im Handel erhältlich. Das Pulver wird direkt auf Teppiche und Polstermöbel aufgetragen. Sowohl Eier als auch Larven gehen wahrscheinlich durch Austrocknung zugrunde. Das Mittel hat einen Residualeffekt von über einem Jahr. Der Nachteil des Produktes ist seine mögliche Toxizität für Kleinkinder, wenn es in großen Menge geschluckt wird, und die große Staubbildung bei Aufbringung.

Sonstige Maßnahmen
Man kann mit Hilfe einiger mechanischer Maßnahmen in der Wohnumgebung den Flohdruck reduzieren. Waschbare Oberflächen sollten durch regelmäßige Reinigung von organischem Detritus, der Nährstoffbasis der Larven, befreit werden. Auch Staubsaugen kann rund 20 % der Larven und 60 % der Eier, Detritus und vor allem Flohkot, die Basis der Ernährung der Flöhe, entfernen. Nach Entfernen von Staub und dem Aufrichten der Teppichfasern können Sprays besser in den Teppich eindringen. Bettwäsche und Decken, auf denen der Hund schläft, sollten mit der höchstmöglichen Temperatur gewaschen werden. Von der Feuchtreinigung von Teppichen wird dringend abgeraten, da Feuchtigkeit das Schlüpfen und die Entwicklung der Larven fördert.

Ein systematischer Plan zur Flohbekämpfung
Soll eine Flohbekämpfung erfolgreich sein, muss immer ein Adultizid mit einem IGR kombiniert werden. In die Behandlungsmaßnahmen müssen alle Tiere im Haushalt miteinbezogen werden. Man darf sich nicht nur auf die Flohallergiker beschränken, da die asymptomatischen Tiere das Flohreservoir darstellen.

Im Folgendem werden einige Optionen besprochen, die je nach Lage zum Einsatz kommen können.

Adultizide:
- Erwachsene Katzen und kleine, kurzhaarige Hund kann man mit Imidacloprid, Selamectin oder Fipronil-spot-on zwischen den Schulterblättern behandeln. Die Applikation erfolgt monatlich in der Zeit von April bis November, besser ganzjährig.
- Mittelgroße und große Hunde sowie langhaarige Hunde sollten mit einem Spray auf Fipronilbasis oder mit mikroinkapsuliertem Permethrin behandelt werden. Die Applikation erfolgt monatlich in der Zeit von April bis November, besser ganzjährig.
- Bei Katzen- und Hundewelpen eignen sich Puder, die einmal in der Woche verwendet werden, bis die Welpen in ein Alter kommen, wo eine der oben angeführten Maßnahmen zum Tragen kommt.

Wachstumsregulatoren:
- In geschlossenen Räumen in Haushalten mit einem oder zwei Tieren wird ein Umgebungsspray mit Methopren einmalig verwendet. Die Tiere erhalten Lufenuron das ganze Jahr über.
- Wenn mehr als zwei Tiere im Haushalt leben, ist der Einsatz von Methoprensprays alle drei Monate besser geeignet.

Die häufigsten Ursachen für Misserfolge
Gewissenhaftigkeit und Konstanz sind die Voraussetzung einer wirkungsvollen Flohbekämpfung; die Mitarbeit des Besitzers ist der Schlüsselfaktor für den Erfolg. Wenn es zu einer neuerlichen Infestation kommt bzw. wenn es zu Rezidiven der Flohallergie kommt, liegt es nahe, einen Fehler in der Durchführung der Flohbekämpfung zu vermuten. Folgende Ursachen kommen dafür in Frage:
- die Verwendung unwirksamer Mittel;
- zu geringe Dosis oder falsche Anwendung (z. B. wurde nicht das ganze Haus behandelt oder es wurden nicht alle Tiere in die Therapie miteinbezogen);
- die Verwendung eines Adultizides ohne den Einsatz eines IGR oder umgekehrt;
- die Intervalle zwischen den Applikationen sind zu lange.

Durch Befragung des Tierbesitzers entdeckt man fast immer den Fehler. Es ist Aufgabe des behandelnden Tierarztes, das richtige Vorgehen bei der Flohkontrolle zu erklären und den Besitzer über mögliche Fehler aufzuklären.

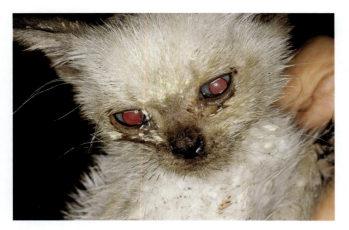

Abb. 31.22
Fliegeneier auf den Augenlidern eines Katzenwelpen.

31.5 Andere Parasiten

Auch andere als die bisher besprochenen Ektoparasiten können gelegentlich Probleme bei unseren Haustieren verursachen. Stechende Insekten, wie Mücken, Bremsen, Bienen oder Wespen, können Hund und Katze an wenig behaarten Stellen stechen. Häufig davon betroffen sind die Ohrmuscheln, Nasenrücken und die ventralen Regionen. Die Folgen eines Insektenstiches reichen von Symptomlosigkeit über papulöse Verhärtungen oder Nekrose als Folge einer Vaskulitis bis hin zu Furunkel oder Angioödem und anaphylaktischen Schockzuständen. Der kurzfristige Einsatz von Glukokortikoiden erweist sich meist als Vorteil, um die Folgen zu beseitigen oder zu reduzieren. Das Augenmerk liegt aber in der Prophylaxe: An den am meisten exponierten Stellen wird vor allem in den Abendstunden ein Repellent aufgesprüht oder man verwendet ein Insektizid mit Piperonylbutoxid, das ebenfalls eine Wirkung als Repellent hat.

Die kutane Myiasis (Abb. 31.22) ist eine parasitäre Erkrankung, die durch Fliegenmaden hervorgerufen wird. Sie manifestiert sich bei verwahrlosten und stark geschwächten Tieren an exsudativen Hautverletzungen oder an besonders verschmutzten Hautpartien, wie z. B. am Perineum bei einem Langhaarhund (z. B. Bobtail).

Kürzlich wurde bei einem aus Südamerika importierten Fila Brasileiro ein Befall mit den Maden der Dasselfliege *Dermatobia hominis* beschrieben.

Therapie

Die Maden sind mechanisch zu entfernen. Subkutan wird Ivermectin verabreicht, das jene tiefergelegenen Maden erfassen soll, die man nicht mechanisch entfernen kann. Der Patient ist mit Antibiotika zu behandeln, da die Maden Vektoren für sekundäre Pyodermien sein können. Die Beseitigung der Primärursache ist für einen Heilungserfolg ebenfalls ausschlaggebend.

32 Allergische Hauterkrankungen

32.1 Urtikaria und Angioödem

32.1.1 Ätiologie und Pathogenese

Urtikaria und Angioödem sind beim Hund selten vorkommende pathologische Erscheinungen, noch seltener findet man sie bei der Katze. Die typische Effloreszenz der Urtikaria ist die Nessel, die des Angioödems ist das diffuse Ödem. Beides entsteht nach Freisetzung vasoaktiver Substanzen aus den Mastzellen. Die Degranulation der Mastzellen kann sowohl immunologisch als auch nicht-immunologisch bedingt sein.

Einer immunologischen Reaktion liegt eine Überempfindlichkeit vom Typ I oder III zugrunde. Nicht-immunologische Reaktionen werden durch chemische Substanzen (Acetylsalicylsäure, Futterzusatzstoffe), durch Stress oder durch physikalische Noxen (Hitze, Sonne, Kälte) ausgelöst.

32.1.2 Klinisches Bild

Die Nessel ist eine lokalisierte, ödematöse Schwellung (Abb. 32.1), die innerhalb von 24 Stunden wieder verschwindet. Juckreiz kann, muss aber kein Begleitsymptom sein. Beim Angioödem liegt ein sehr ausgedehntes Ödem der Haut vor; bei der Flüssigkeit handelt es sich um seröses Transsudat. Hämorrhagische Ergüsse mit ähnlichem Umfang sind gelegentlich festzustellen. Diese Veränderungen werden bei einigen Rassen häufiger angetroffen (Boxer). Die Lokalisationen sind Kopf (Abb. 32.2), Hals und kaudale Körperregionen.

Die wichtigsten Differentialdiagnosen der Urtikaria sind die bakterielle Follikulitis, das Erythema multiforme und der Mastzellentumor; für das Angioödem kommen die juvenile Zellulitis, das Mastozytom und die infektiöse (bakterielle und mykotische) Zellulitis in Betracht.

Die Diagnose wird anhand der Vorgeschichte, der klinischen Befunde und des Ausschlusses der Differentialdiagnosen gestellt. Insbesondere bei chronischen Formen ist eine ätiologische Diagnose oft schwierig.

32.1.3 Therapie

Wenn eine ätiologische Ursache festgestellt werden kann, so wird man den besten Therapieerfolg dann erzielen, wenn man diese beseitigt. Bei der akuten Form des Angioödems ist eine symptomatische Therapie mit Epinephrin 1:1000 in der Dosierung von 0,1–0,5 ml i. m. und Predniso-

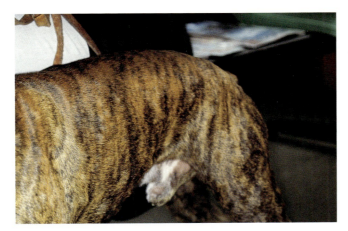

Abb. 32.1
Nesselausschlag am Rumpf eines Boxers.

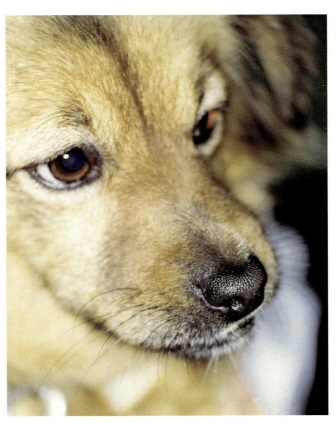

Abb. 32.2
Angioödem im Gesicht eines Hundes.

lon 2 mg/kg, i. m. oder p. o. angezeigt. Der Einsatz von Antihistaminika macht bei der akuten Form keinen Sinn, sehr wohl aber für die Prophylaxe gegen neue Krankheitsschübe oder bei chronischen Formen.

32.2 Atopische Dermatitis

Die Atopie ist eine genetisch bedingte Überempfindlichkeit. Asthma, Fieber und Dermatitis gelten beim Menschen als klassische klinische Triade. Zum Unterschied dazu sind bei Hund und Katze Juckreiz und Dermatitis (atopische Dermatitis) die häufigsten klinischen Symptome. Nach der Flohallergie ist beim Hund die Atopie die wichtigste Erkrankung der Haut. Die Atopie betrifft etwa 10 % der Hundepopulation. Zu den prädisponierten Rassen zählt man Terrier, Dalmatiner, Shar Pei, Lhasa Apso, Shih-Tzu, Boxer, Labrador Retriever, Golden Retriever, English Setter und Irish Setter.

Die Erstmanifestation der Krankheit erfolgt in 75 % der Fälle zwischen dem ersten und dritten Lebensjahr. Eine Ersterscheinung nach dem sechsten Jahr ist selten. Ebenfalls selten sind Ausbrüche vor dem sechsten Monat, da der Erkrankung eine Sensibilisierung vorangehen muss. Im ersten Jahr sind die Symptome mild und meist zeitlich begrenzt (z. B. während der Pollensaison), manchmal auch ganzjährig. Bei der Katze kann der Beginn der Atopie sehr variabel sein (zwischen dem sechsten Monat und dem 14. Lebensjahr). Die klinischen Symptome können ebenfalls saisonal begrenzt oder ganzjährig auftreten.

32.2.1 Ätiologie und Pathogenese

Eine unverzichtbare Vorbedingung für den Ausbruch einer Atopie ist die Veranlagung eines Individuums, auf den Reiz eines Antigens mit einer überschießenden IgE-Produktion (Reagin) zu reagieren. Die Reaktion ist insbesondere zu beobachten, wenn Allergene (Aeroallergene) – sei es über den Atmungstrakt, sei es perkutan – in den Organismus eindringen. Als Reaktion auf viele gewöhnliche und harmlose Umweltsubstanzen wie z. B. Pollen, Schimmel und Hausstaub kommt es zu einer Antikörperbildung und zu einer allergischen Reaktion vom Typ I (Soforttyp). Da aber nicht alle Individuen mit dieser Veranlagung Krankheitssymptome entwickeln, liegt die Vermutung nahe, dass neben den IgE noch andere Elemente des Immunsystems für die Pathogenese eine Bedeutung spielen. Allergenspezifische IgG (IgGd), Langerhans-Zellen, T-Lymphozyten und eosinophile Granulozyten scheinen eine entscheidende Rolle zu spielen. Erst kürzlich gelang es bei einem gesunden Tier das Krankheitsbild auszulösen, durch Knochenmarkstransplantation von einem Atopiker. Eine Abnormität bei den Regelmechanismen der zyklischen Nukleotide scheint der zugrundeliegende genetische Defekt zu sein, der zu einer Überstimulierung der myeloiden Zellen führt.

Aeroallergene sind Kleinstpartikel, die in der Luft schweben können, wie z. B. Pollen, Hausstaubmilbenkot, Schimmelsporen sowie tierische und menschliche Schuppen. Die Partikel lösen bei prädisponierten Tieren eine allergische Reaktion aus. Das Gewicht der komplexen Proteine oder Glykoproteine variiert von 20.000 bis 40.000 Dalton, und die Größe reicht von 2 bis 60 Mikron. Die geringe Größe erlaubt es den Molekülen, bis in die Terminalbronchien vorzudringen bzw. Haut und Schleimhaut zu penetrieren. Verteilung und Dichte der Aeroallergene werden von vielen Umweltfaktoren beeinflusst, wie Feuchtigkeit, Wind und Temperatur. Bei trockenen und windigen Klimabedingungen kommt es z. B. zu einer Verteilung von Pollen und Schimmelsporen im Umkreis vieler Kilometer.

Im Normalfall sind IgA für die lokale Abwehr auf Haut und Schleimhaut verantwortlich. Atopische Hunde haben einen Mangel an IgA, somit können Allergene das Organ besser penetrieren. Sie werden nach dem Eindringen von den dendritischen Zellen des Immunsystems (den Langerhans-Zellen), welche in Haut und Schleimhaut zu finden sind, abgefangen und verarbeitet. In den Lymphknoten präsentieren die Langerhans-Zellen die Allergene den T-Lymphozyten. Nach der Aktivierung werden die sensibilisierten T-Lymphozyten auch Gedächtniszellen genannt. Sie sind imstande, nach einem neuerlichen Reiz sofort B-Lymphozyten zu stimulieren und Immunglobuline zu produzieren (IgE im Falle von Allergien).

Bei Mensch und Maus, aber noch nicht bei Hund und Katze, wurden zwei unterschiedliche Klassen von T-Helferzellen beschrieben: T_1- und T_2-Helferzellen. Beide leiten eine Immunreaktion ein und verstärken sie in der Folge auch. Sie sind imstande, Quantität und Qualität der Immunglobulin-Produktion der B-Lymphozyten zu steuern.

T_1-Helferzellen produzieren Zytokine, die zu einer IgG-Produktion führen, welche eine zellvermittelte Immunität induzieren. T_2-Helferzellen induzieren eine IgE-Produktion und erhalten sie aufrecht. Die Tatsache, dass ein Tier eher zu einer Immunantwort der T_2-Helferzellen neigt – sie ist genetisch vorherbestimmt – erleichtert auch eine Typ-I-Reaktion bei Stimulus durch ein Allergen.

Bei einem sensibilisierten Organismus kommt es zur einer massiven Produktion von spezifischem IgE. Nachdem es zur Bildung von Antigen-Antikörper-Komplexen gekommen ist, binden sich diese an die Mastzellen der Haut. Es bedarf sehr vieler Antigen-IgE-Mastzellen-Verbindungen, damit es zu einer gleichzeitigen Degranulation dieser Zellen kommt. Es kommt zur Freisetzung von gespeicherten Substanzen (Histamin, Heparin, Kallikrein, proteolytische Enzyme) sowie zur Produktion weiterer wichtiger Entzündungsmediatoren, wie z. B. Prostaglandinen, Leukotrienen und anderen Zytokinen.

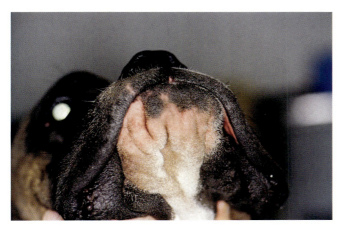

Abb. 32.3
Atopie. Gesichtserythem bei einem Boxer mit Atopie.

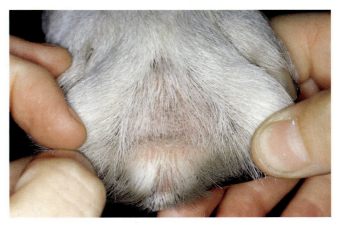

Abb. 32.4
Atopie. Erythem im Zwischenzehenbereich (Hund).

Die Absonderung dieser Substanzen führt zur Ausbildung typischer Symptome der Atopie wie Juckreiz, Erythem und Ödem.

32.2.2 Klinisches Bild

Juckreiz ist das wichtigste Symptom. Beim Hund ist das Verteilungsmuster der Symptome charakteristisch und genau umschrieben: Gesicht (Abb. 32.3), Zwischenzehenbereich (Abb. 32.4), Flexorenseite am Tarsus und Extensorenseite am Karpus, Achseln (Abb. 32.5), Leiste und Innenseite der Ohrmuschel (Abb. 32.6). In diesen Hautgegenden kann man, je nach Chronizität der Erkrankung und bestehenden Sekundärinfektionen, unterschiedliche Läsionen wie Erythem, Papeln, Pusteln, Alopezie, Hyperkeratose, Hyperpigmentierung und Lichenifikation (Hautdickenzunahme) (Abb. 32.7) ausmachen.

Sekundäre Pyodermien, Malassezia-Dermatitis, pyotraumatische Dermatitis, Leckdermatitiden an den Extremitäten und Hyperhydrose werden häufig angetroffen; ungefähr die Hälfte der Hunde zeigt Otitis externa und Konjunktivitis. Respiratorische Symptome wie Rhinitis und asthmatische Krisen sind mit Ausnahme der Basenjis (Kongo-Spitz), die für das Symptombild prädisponiert sind, eher selten.

Auch bei der Katze ist der Juckreiz das Hauptsymptom der Erkrankung. Im Unterschied zum Hund ist das Verteilungsmuster vielfältiger (Abb. 32.8 bis 32.10). Juckreiz (Abb. 32.11) und selbstinduzierte Alopezie (Abb. 32.12), Exkoriationen, miliare Dermatitis und Läsionen, die durch den eosinophilen Granulom-Komplex (Abb. 32.13) verursacht werden, sind sehr häufig beschriebene Symptome. Ebenso – wenn auch mit geringerer Frequenz – wird von Otitis externa und selten von Seborrhoe berichtet.

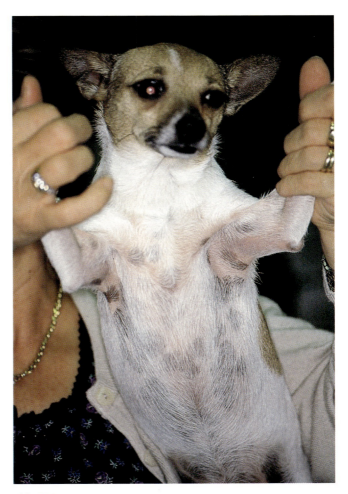

Abb. 32.5
Atopie. Erythem in der Achselgegend (Hund).

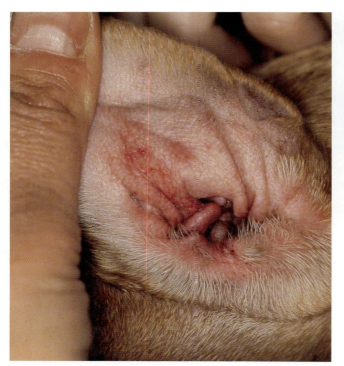

Abb. 32.6
Atopie. Erythem in der Ohrmuschel (Hund).

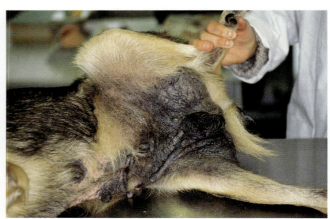

Abb. 32.7
Atopie. Hyperpigmentierung und Pachydermie der Haut in der Leiste (Hund).

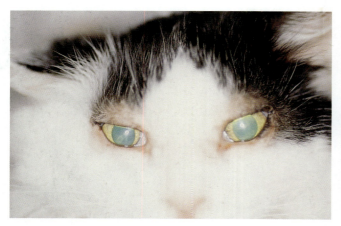

Abb. 32.8
Atopie. Erythem an den Lidern (Katze).

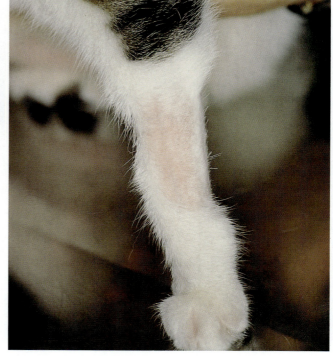

Abb. 32.9
Atopie. Selbst zugefügte Alopezie an einer Vorderextremität (Katze).

Atopische Dermatitis **255**

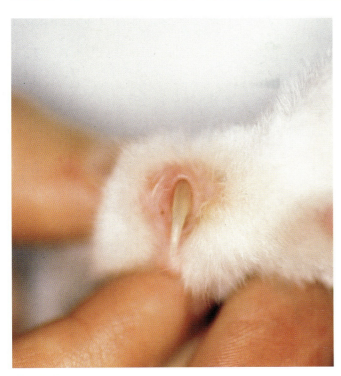

Abb. 32.10
Atopie. Erythem im Zehenendbereich (Katze).

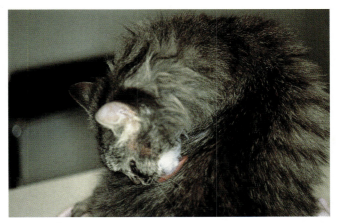

Abb. 32.11
Atopie. Juckreiz (häufiges Belecken der Flankenregion bei einer Katze mit Atopie).

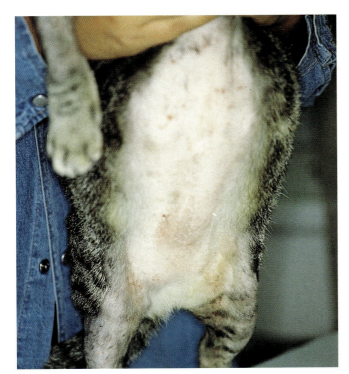

Abb. 32.12
Atopie. Selbst zugefügte Alopezie.

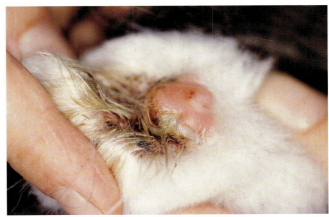

Abb. 32.13
Erythem und kollagenolytisches Granulom im Zwischenzehenbereich bei einer Katze mit atopischer Dermatitis.

Juckreiz und das Konzept des Schwellenwertes

Jedes Tier kann ein gewisses Maß an Juckreizstimuli verkraften, ohne dass es sich kratzen muss. Wenn der Reiz die Toleranzschwelle überschreitet, so kommt es zur klinischen Manifestation des Juckreizes. Diese Schwelle ist nicht für alle Tiere gleich, sie variiert unter den Individuen: Nervöse Tiere erreichen diese Schwelle früher als phlegmatische Tiere. Sekundärinfektionen, Parasitenbefall, eine trockene Haut und die simultane Präsenz von anderen Allergien oder seborrhoeischen Syndromen senken die Schwelle.

32.2.3 Diagnose

Die Diagnose Atopie beruht auf dem klinischen Verlauf, auf der Art und der Lokalisation der Effloreszenzen, auf dem sorgfältigen Ausschließen der Differentialdiagnosen und auf allergologischen Tests.

Als wichtigste Differentialdiagnosen seien hier für den Hund die Futtermittelallergien, die Sarkoptes-Räude, Insektenstichallergie und Kontaktallergie, Flohbissallergie, bakterielle Follikulitis und Malassezia-Dermatis sowie für die Katze die Flohallergie, Futtermittelallergie, Dermatophytose, Notoedres-Räude, Demodikose, Cheyletiellose und die psychogene Dermatose erwähnt.

Um einige Differentialdiagnosen auszuschließen, kann man ein Hautgeschabsel und eine koprologische Untersuchung auf Parasiten vornehmen sowie eine geeignete Flohkontrolle und eine antibiotische und antimykotische Therapie für die Sekundärinfektionen beginnen (*siehe* Kapitel 27 und 28). Nachdem man Infektionen und Parasitosen ausgeschlossen hat und ein ganzjährig auftretender Juckreiz weiterbesteht, erfolgt eine achtwöchige Ausschlussdiät, um eine Futtermittelallergie abzugrenzen.

Die Diagnose Atopie erfolgt **klinisch** und beruht auf den Kriterien von WILLEMSE (1986). Man unterscheidet Haupt- und Nebenkriterien (Tabelle 32.1). Um eine Diagnose zu bestätigen, sollten bei einem Individuum drei Haupt- und drei Nebenkriterien übereinstimmen. Vor kurzem wurden von PRÉLAUD und seinem Team ein neues System für die Beurteilung vorgestellt, das zum Teil unterschiedliche Kriterien vorsieht (Tabelle 32.2).

Da die atopische Katze kein »typisches« Symptombild entwickelt, kann man die Diagnose nicht anhand einer erarbeiteten Kriterientabelle stellen, sondern muss nach dem Ausschlussverfahren vorgehen.

32.2.3.1 Intrakutantest

Für die Identifizierung von Allergenen, die für die Atopie verantwortlich sind, ist der IKT geeignet (Abb. 32.14). Die technische Durchführung des Tests wird in Kapitel 6 erklärt. Die

Tabelle 32.1: Diagnostische Haupt- und Nebenkriterien der Atopie nach Willemse (WILLEMSE, 1986)

Hauptkriterien
- Juckreiz
- Typische Morphologie und Lokalisation der Veränderungen: Beteiligung von Gesicht und / oder Zehen
- Lichenifikation der Beugefläche am Tarsus und der Streckseite am Karpus
- Chronische Dermatitis
- Familiäre Vorgeschichte oder Rasseprädisposition

Nebenkriterien
- Auftreten der Symptome vor dem dritten Lebensjahr
- Erythem im Gesicht und Cheilitis
- Beidseitige Konjunktivitis
- Oberflächliche Pyodermie
- Hyperhydrose
- Positiver IKT
- Erhöhte Konzentration von allergenspezifischen IgGd *in vitro*
- Erhöhte Konzentration von allergenspezifischen IgE *in vitro* (ELISA / RAST)

(für die Diagnose Atopie müssen mindestens drei Hauptsymptome und drei Nebensymptome vorliegen)
ELISA: Enzyme-Linked-Immunosorbent Assay
RAST: Radio-Allergo-Sorbens-Test

Tabelle 32.2: Neue Kriterien zur Diagnose der Atopie nach Prélaud (PRÉLAUD, 1998)

Hauptkriterien
- Bilaterale Pododermatitis an den Vorderextremitäten
- Auftreten der Symptome zwischen dem 6. Lebensmonat und 3. Lebensjahr
- Juckreiz, der nach Therapie mit Glukokortikoiden abklingt
- Bilaterales Erythem an den Ohrmuscheln

Nebenkriterien
- Familiäre Vorgeschichte
- Chronische Dermatitis
- Cheilitis und Effloreszenzen an der Beugefläche des Tarsus

Interpretation der Testergebnisse muss stets mit der Klinik des Patienten abgestimmt werden, um Zusammenhänge und Aussagekraft zu beurteilen. Der Zeitpunkt der Testdurchführung ist von entscheidender Bedeutung. Wenn ein Tier unter einer saisonalen Allergie leidet, ist es wichtig, den Test in den ersten zwei Monaten nach dem Pollenflug durchzuführen. Falschnegative Ergebnisse sind sowohl am Höhepunkt des Allergendruckes (Anergie des Immunsystems) als auch zu einem Zeitpunkt, der etliche Monate vom Höhepunkt der Allergenbelastung entfern liegt (sehr niedrige Konzentration der zirkulierenden IgE), zu erwarten. Bei Patienten mit einer Überempfindlichkeit gegenüber Umweltallergenen wie z. B. Hausstaub sollte besser im Frühling getestet werden, wenn Wohnräume besser gelüftet werden und die Allergenkonzentration abnimmt.

Es gibt noch eine Reihe weiterer Faktoren, die die Reaktionsfähigkeit bei getesteten Patienten beeinflussen. Entzündungshemmende Medikamente wie Antihistaminika und Glukokortikoide führen zu falsch-negativen Testergebnissen.

Deshalb muss man kurz wirksame Präparate zwei Wochen vorher und Depotpräparate zwei Monate vor Testbeginn absetzen. Auch Trächtigkeit, Stress, Läufigkeit und systemische Erkrankungen reduzieren die kutane Reaktionsfähigkeit. Im Gegensatz dazu können sowohl Endoparasiten als auch Ektoparasiten (Sarkoptes- und Otodektes-Räude) zu falsch-positiven Resultaten führen.

Die Interpretation des IKT bei der Katze ist schwieriger, da die Haut dünner ist. Die Quaddel erhebt sich nicht so deutlich wie beim Hund, außerdem verschwindet sie rasch wieder.

32.2.3.2 Serologische Tests

Sowohl beim Hund als auch bei der Katze misst man unter Verwendung von Anti-IgE-Antikörpern (beim Hund auch Anti-IgGd-Antikörper) im serologischen Test die Menge der allergenspezifischen IgE (oder IgGd). Bei den neuesten Tests werden dafür hoch affine IgE-Rezeptoren (FcεRIα) verwendet. Die Vorteile des Testverfahrens liegen in der einfachen Handhabung, der Risikolosigkeit für den Patienten, dem geringeren Einfluss von Medikamenten und der Durchführbarkeit bei vorliegenden Dermatitiden. Auf der Negativseite steht die hohe Sensibilität bei geringer Spezifität. Es kann sehr leicht durch äußere Bedingungen zu einer Erhöhung der Serum-IgE kommen, was z. B. bei einer Endo- oder Ektoparasitose zu falsch-positiven Ergebnisse führt. Ebenfalls problematisch ist die Tatsache, dass viele im Handel erhältliche Testkits Allergengruppen statt einzelner Allergene testen. Unter diesen Umständen kann es schwierig sein zu verstehen, ob ein positives Resultat die Folge der Reaktionsfähigkeit auf ein einzelnes Allergen ist, oder ob sie eine Folge aller Allergene der Gruppe darstellt.

Letztendlich darf auch die hohe Variabilität in der Korrelation zwischen IKT und serologischen Tests bei den verschiedenen Autoren je nach geprüften Allergenen nicht unerwähnt bleiben: Die Korrelation ist bei Gräsern etwas höher, bei Hausstaub gering. Die Testverfahren mit den FcεRIα-IgE-Rezeptoren versprechen besser korrelierende Resultate zum IKT. Aufgrund der inkonsistenten Ergebnisse zwischen serologischen Tests und denen des IKT und unter Berücksichtigung der Tendenz der serologischen Tests zu falsch-positiven Ergebnissen, neigen die Autorinnen zum jetzigen Zeitpunkt für die Atopie-Diagnose sowohl beim Hund als auch bei der Katze eher zum IKT. Nur wenn dieser negativ ist oder wenn es unmöglich ist, einen IKT durchzuführen (Dermatographismus, Besitzerwunsch, keine Anästhesie bei der Katze durchführbar usw.), greifen sie auf die serologischen Tests zurück.

32.2.4 Therapie

Die Atopie ist eine chronische Erkrankung, die zwar nicht heilbar ist, aber gut unter Kontrolle gehalten werden kann. Die ideale Vorgehensweise ist die Allergenvermei-

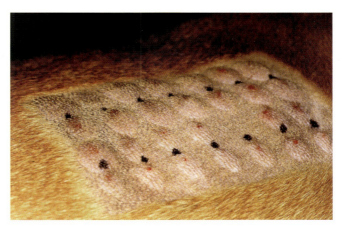

Abb. 32.14
Intrakutantest.

dung. Wenn dies nicht möglich ist, bieten sich Immuntherapie und symptomatische Therapie an.

32.2.4.1 Immuntherapie

Wenn das Tier mehr als vier Monate im Jahr Juckreiz aufweist, so ist die Immuntherapie das Mittel der Wahl. Das Prinzip beruht darauf, dass man einem Individuum jene Allergene subkutan verabreicht, welche die Krankheit auslösen. Die Erfolgsquote ist gut bis sehr gut und liegt zwischen 50 % und 80 % der behandelten Hunde und Katzen. Der Wirkmechanismus der Immuntherapie ist noch nicht vollständig geklärt: Man geht davon aus, dass es durch den gesetzten Stimulus zu einer Produktion von spezifischen IgG kommt, die kompetitiv zu den IgE an die Mastzellen binden. Außerdem scheint es so, dass die Immuntherapie die T_1-Helferzellen anregt, Interferon γ (INF) zu produzieren. INF γ hemmt die T_2-Helferzellen und damit auch die IgE Produktion.

Es gibt verschiedene Extrakte, die in der Immuntherapie Verwendung finden: phenolhaltige, wässrige Extrakte sind die am häufigsten verwendeten. Diese Darreichungsform erfordert zumindest in der Anfangsphase häufiger subkutane Injektionen. Die Allergene in Aluminiumpräzipitat oder in Glyzerin- bzw. Propylenglykolemulsion werden langsamer absorbiert. Dadurch kann das Intervall zwischen den einzelnen subkutanen Injektionen verlängert werden. Der Erfolg der Therapie kann sich sowohl nach einem Monat als auch nach sechs bis acht Monaten einstellen, und er kann vollständig oder partiell sein. Bei erfolgreicher Immuntherapie führt man sie lebenslang fort. Wenn nach einer Therapiedauer von sieben bis neun Monaten keine Ergebnisse sichtbar werden, kann man für den betreffenden Patienten die Desensibilisierung als nicht erfolgreich abbrechen.

Manchmal ist es notwendig die Desensibilisierung mit einer symptomatischen Therapie zu ergänzen, während man auf Besserung durch die Vakzinationen wartet, auch um die Vorteile der beiden zu kombinieren. Ebenso notwendig ist die Beseitigung oder die Kontrolle anderer Allergien oder von Sekundärinfektionen. Die meisten Patienten, die desensibilisiert werden, bedürfen über mehr oder weniger lange Zeiträume im Jahresverlauf einer symptomatischen Ergänzungstherapie (Antihistaminika, essentielle Fettsäuren, Glukokortikoide). Drei Viertel von ihnen kommen allerdings ohne Kortisonergänzung aus.

32.2.4.2 Symptomatische Therapie

Die symptomatische Therapie, die systemisch oder topisch verabreicht wird, bekämpft den Juckreiz. **Glukokortikoide** sind jene systemischen Arzneien, die am wirksamsten sind. Diese Medikamentengruppe unterdrückt die Entzündung. Indem sie membranstabilisierend wirkt und so die Phospholipasen hemmt, blockiert sie die Arachidonsäurekaskade und unterbricht die Entstehung der Prostaglandine und Leukotriene. Prednisolon ist das am häufigsten verwendete Kortison. Die Dosierung beträgt für den Hund 1 mg/kg, SID und 1–2 mg/kg, SID für die Katze. Sobald der Juckreiz abklingt, geht man auf eine Dosierung nur alle 48 Stunden über. Auch diese wird noch sukzessive gesenkt, bis man die kleinste notwendige Erhaltungsdosis erreicht hat (normalerweise 0,25–0,5 mg/kg, jeden zweiten Tag). Leider haben Glukokortikoide eine lange Liste an Nebenwirkungen wie PU/PD, Erhöhung der Leberenzyme, Muskelatrophie, Diabetes mellitus und Immunsuppression, die das Angehen von Sekundärinfektionen erleichtern (besonders Zystitiden).

Es ist deshalb erstrebenswert, andere Pharmaka wie z. B. **Antihistaminika**, die als reversible Hemmer der H_1-Rezeptoren im Gewebe wirken, einzusetzen. Antihistaminika vermögen die Wirksamkeit von Histamin vorab zu verhindern, sie sind aber nicht imstande, die Folgen zu bekämpfen. Antihistaminika teilt man in Präparate der ersten und der zweiten Generation ein. Antihistaminika der ersten Generation umfassen die allermeisten Präparate, die bei den Haustieren zum Einsatz kommen (Tabelle 32.3). Sie können die Blut-Hirn-Schranke passieren und dort Nebenwirkungen auslösen, so zum Beispiel Sedierung, Trockenheit der Schleimhäute, Übererregbarkeit und Durchfall. Die wirksamsten Präparate sind beim Hund das Chlorpheniramin, Diphenhydramin, Hydroxyzin, Clemastin und Cyproheptadin (Tabelle 32.3). Bei der Katze scheint Chlorpheniramin sehr gut zu wirken.

Die Präparate der zweiten Generation sind wenig lipophil, weshalb sie nicht die Blut-Hirn-Schranke überschreiten. Dies bedingt geringere sedierende und anticholinergische Nebenwirkungen. Als Beispiele für diese Gruppe seien hier Terfenadin, Astemizol, Loratidin und Cetirizin erwähnt. Bedauerlicherweise hat keines der Antihistaminika der zweiten Generation bei Hund und Katze zufriedenstellende Wirkungen gegen Juckreiz gezeigt, mit Ausnahme von Oxatomid und Cetirizin. Da die Wirkung der Antihistaminika von Patient zu Patient stark schwanken kann, erfolgt die Beurteilung, indem man ein Präparat nach dem anderen im 15-Tage-Rhythmus durchprobiert, bis sich eines als wirksam gezeigt hat.

Tabelle 32.3: Antihistaminika für Hund und Katze

Medikament	Dosierung Hund	Dosierung Katze
Chlorpheniramin	4–8 mg/kg TID	2–4 mg BID
Diphenhydramin	2 mg/kg BID	0,5 mg/kg BID
Hydroxyzin	2 mg/kg TID	2,2 mg/kg BID
Clemastin	0,05–0,1 mg/kg BID	0,3–0,6 mg BID
Cyproheptadin	0,3–2 mg/kg BID	0,3–2 mg/kg BID
Cetirizin	1 mg/kg SID	1 mg/kg SID
Oxatomid	1,5 mg/kg BID	1,5 mg/kg BID
Doxepin	10–30 mg TID	
Amitriptylin	1 mg/kg BID	

Antidepressiva mit ihrer starken antihistaminergen Komponente wurden beim Hund mit zufriedenstellendem Erfolg eingesetzt. Doxepin und Amitriptylin sind trizyklische Antidepressiva, die beim Hund Verwendung finden. Bei der Katze kann Amitriptylin zu Verhaltensänderungen führen.

Eine Futterergänzung mit **essentiellen Fettsäuren** (n-6 und n-3) im Verhältnis 5:1 oder 10:1 hat sich für die Juckreizkontrolle als sehr förderlich erwiesen. Essentielle Fettsäuren sind ein wichtiger Baustein der Zellmembran und des Lipidfilmes und sie sind ein wichtiges Element der Arachidonsäurekaskade, wo letztendlich Eikosanoide wie Prostaglandine, Leukotriene und Thromboxane entstehen. Sie entfalten ihre entzündungshemmende Wirkung als kompetitive Substrate der Arachidonsäure für die Lipoxygenase und Cyklooxygenase. Am Ende werden entzündungshemmende statt entzündungsfördernde Substrate gebildet.

Aufgrund der eingeschränkten Wirksamkeit der nicht-steroidalen Medikamente kann man damit den Juckreiz kaum unter Kontrolle bringen. Wenn nun die Einzelkomponente erfolglos bleibt, ist es oft die Kombination aus Antihistaminika mit essentiellen Fettsäuren, die den gewünschten Erfolg bringt. Der Einsatz dieser Kombinationen ermöglicht es auch, den Bedarf an Prednisolon bis zu 50 % zu senken. Bei Patienten mit einer Langzeittherapie kann man so die Nebenwirkungen auf ein Minimum reduzieren.

Cyclosporin hemmt selektiv die Aktivierung von T-Lymphozyten und blockiert die Degranulation und die Proliferation der Mastzellen und der eosinophilen Granulozyten. Ein kürzlich vorgeschlagenes Schema sieht für den atopischen Hund 5 mg/kg, SID einen Monat lang und anschließend 5 mg/kg, jeden zweiten Tag vor. Die Wirkung lässt sich nach 15 bis 30 Tagen ersehen. Der Rückgang des Juckreizes und der Effloreszenzen (Erythem, Seborrhoe usw.) ist mit jenem vergleichbar, den man mit Glukokortikoiden erzielt. Gelegentlich treten Erbrechen, Durchfall und die kutane Papillomatose als Nebenwirkung auf.

Unlängst wurden auch **Hemmer der Phosphodiesterase** erprobt. Sie erhöhen die cAMP-Konzentration und dämpfen die Zellaktivierung (Arofyllin, 1 mg/kg, BID). Der therapeutische Erfolg ist durchaus mit Kortison vergleichbar, aber wegen der starken Nebenwirkungen wie Erbrechen und Durchfall ist ihr Einsatz nur in einem beschränkten Umfang möglich.

Von einigen Autoren wurde **Misoprostol**, ein Prostaglandin-E_1-Analogon, in der Dosierung von 6 µg/kg, TID, verwendet. Dabei konnte man einen Rückgang des Juckreizes bei mehr als der Hälfte der behandelten Patienten beobachten. Kontraindiziert ist der Einsatz bei trächtigen Hündinnen, da ein Abort induziert werden kann.

Shampootherapie. Abkühlung der Haut, Zuführen von Feuchtigkeit und das mechanische Entfernen von Bakterien, Hefen und anderem organischem Detritus kann den Zustand eines Patienten mit Juckreizsymptomatik verbessern. Dafür eignen sich hypoallergene Produkte mit Detergenzien und Feuchtigkeitsspendern als Inhaltsstoffe.
- Hafermehl in kolloidaler Lösung ist sehr nützlich, um kurzfristig den Juckreiz zu lindern. Die Wirksubstanz gibt es als Shampoo oder als Reinsubstanz, die mit Wasser vermengt werden muss.
- Schwefel in kolloidaler Lösung und Salicylsäure als Einzelsubstanz oder in Kombination haben auch eine geringe juckreizstillende Wirkung. Sie ergänzen gut die keratoplastische und im Falle von Salicylsäure auch feuchtigkeitsspendende Wirkung. Shampoos mit diesen Inhaltsstoffen eignen sich gut für eine atopische Dermatitis, die mit einer trockenen Seborrhoe einhergeht.
- Urea, Glyzerin und Propylenglykol sind Substanzen mit hohem Molekulargewicht. Mit Wasser vermengt sind sie fähig, eine Irritation der Haut zu lindern, und sie schützen die Haut vor direktem Kontakt mit der Umwelt.

Antibakterielle Wirkstoffe. Die atopische Dermatitis ist prädisponierend für sekundäre bakterielle Infektionen und Malassezia-Infektionen. Beide steigern den Juckreiz und fördern des Entzündungsgeschehen. Tiere mit einer Atopie sollten regelmäßig auf diese Sekundärerreger untersucht werden, um diese Komplikation früh zu erkennen und sie je nach Bedarf mit Antibiotika und Antimykotika systemisch oder topisch behandeln zu können (*siehe* Kapitel 27 und 28).

32.3 Futtermittelallergie

Widrige Reaktionen auf Futter bei Hund und Katze können immunbedingt (Allergie im eigentlichen Sinn) und nicht immunbedingt (Intoleranz) sein. Die Intoleranz kann idiosynkratischen, metabolischen, pharmakologischen oder toxischen Ursprungs sein.

Idiosynkratische Reaktionen sind in ihrer Art den allergischen Reaktionen im eigentlichen Sinne nicht unähnlich, sie laufen aber ohne Beteiligung des Immunsystems ab. Oft kommt es dabei zu einer unspezifischen Degranulation von Mastzellen durch »histamine releasing factors« (Histaminfreisetzungsfaktoren), oder sie sind auf das im Futter enthaltene Histamin zurückzuführen. Die metabolischen Reaktionen umfassen die Intoleranz eines Patienten gegenüber bestimmten Bestandteilen der Nahrung. Als Beispiel sei die Intoleranz auf Milchzucker erwähnt, die auf einen Mangel an Laktase zurückzuführen ist. Pharmakologische Reaktionen treten dann auf, wenn bestimmte Komponenten des Futters eine pharmakologische Wirkung auf das Tier haben, wie z. B. das Methylxanthin in der Schokolade. Zuletzt sei noch auf die Lebensmittelvergiftung (toxische Reaktion) hingewiesen, die von Toxinen ausgelöst wird, die im Futter enthalten sein können oder von Mikroorganismen produziert werden, wie z. B. die Mykotoxine oder das Botulinumtoxin.

Die Futtermittelallergie ist für ca. ein bis fünf Prozent aller Dermatosen bei Hunden und für zehn bis fünfzehn Prozent aller allergischen Hauterkrankungen verantwortlich (ohne Flohbissallergie). Die Futtermittelallergie stellt 23–62 % aller nicht saisonalen Allergien.

Es gibt keine Rasse- oder Geschlechtsprädisposition, auch wenn einige Autoren der Meinung sind, dass sie für den Golden Retriever bestünde. Der Beginn der Symptomatik liegt zumeist vor dem ersten Geburtstag; vor dem sechsten Lebensmonat ist es die einzige Form von Allergie, die bisher beobachtet wurde. Bei der Katze ist das Alter der Erstsymptome sehr unterschiedlich.

Wenn die Futtermittelallergie immunbedingt ist, so gilt als Voraussetzung, dass das Tier öfter ein bestimmtes Futter zu sich nimmt, bevor es zu einer Überempfindlichkeitsreaktion kommen kann. Aus diesem Grund braucht es eine lange Zeit des Allergenkontaktes, was sich oft über Jahre hinzieht.

32.3.1 Ätiologie und Pathogenese

Ein Mehrfachkontakt mit einem Futter würde sehr bald zu einer Überempfindlichkeitsreaktion führen, wenn nicht eine Reihe von Abwehrbarrieren bestünden, die verhindern, dass Fremdproteine die Darmwand passieren und eine Immunantwort auslösen. Teil dieser Maßnahmen sind die Pankreasenzyme (sie spalten die Eiweißmoleküle und reduzieren so ihre Größe), die Darmepithelzellen und ihre Sekrete, die sezernierten und die zirkulierenden IgA sowie die Zellen der Monozyten-Makrophagen-Reihe aus dem Leber-und-Darm-assoziierten lymphatischen Gewebe (»liver and gut associated lymphoid tissue«).

Nach der ersten Antigen-Präsentation an der Schleimhaut des Magen-Darm-Traktes kommt es zu einer Immunantwort mit der Sekretion von IgA. Dies führt zu einer starken Verminderung der Antigene, die aus dem Darmtrakt resorbiert werden könnten. Antigen-IgA-Komplexe können resorbiert werden, in die Blutzirkulation übergehen, die Hepatozyten passieren und über die Galle wieder ausgeschieden werden. Dieser lokalen Reaktion kann auch noch eine, wenn auch vorübergehende, systemische immunologische Reaktion folgen. Dies mag auch die Erklärung sein, warum es möglich ist, im Blut von nicht sensibilisierten Tieren Antikörper gegen Futterbestandteile zu finden. Meist jedoch entsteht eine immunologische Toleranz.

Es ist denkbar, dass die Schutzfunktion der Darmschleimhaut durch Parasiten, Viren und Ähnliches herabgesetzt wird. So könnten dann Proteine leichter die Darmbarriere überwinden, in die Blutzirkulation gelangen und so eine allergische Reaktion auch in weit entfernten Zielorganen (z. B. in der Haut) auslösen. Es wurde ebenfalls gemutmaßt, dass eine frühzeitige Entwöhnung das Entstehen einer Futterallergie begünstigen könnte. Bei sehr jungen Tieren ist die Schutzbarriere noch nicht ganz funktionstüchtig. Wenn ein Tier die Veranlagung zur Futtermittelallergie hat, können auch Darmparasiten eine erhöhte IgE-Produktion bedingen.

Die immunologischen Zusammenhänge der Futtermittelallergie sind noch nicht vollständig erforscht. Derzeit geht man davon aus, dass der Großteil der Reaktionen vom allergischen Typ I ist, aber auch Typ III und IV spielen eine Rolle. Die **Typ-I-Reaktion** ist wahrscheinlich für den Juckreiz verantwortlich. Allergenspezifische Antikörper sind imstande, die Mastzellen in der Darmwand und in anderen Organen zu sensibilisieren und das Freisetzen von Histamin und anderen Entzündungsmediatoren zu veranlassen, wenn Antigene die gebundenen IgE vernetzen. **Typ-III-Reaktionen** könnten die Ursache für die akuten intestinalen Symptome sein (Durchfall), die man jedoch selten beobachtet. IgA-Antigen-Komplexe aktivieren das Komplementsystem, so dass es nach dem Auslösen einer Arthus-Reaktion zu einer Schädigung der kleinen Blutgefäße im Darmgewebe kommt. **Typ-IV-Reaktionen** leiten persistierenden Juckreiz ein, der auch lange nach Absetzen des Allergie auslösenden Futters anhält. Das ist der Grund, warum es sinnvoll ist, eine Eliminationsdiät für einen Zeitraum von mindestens acht Wochen anzusetzen.

Bei den bisher identifizierten Futterallergenen handelt es sich im Allgemeinen um große Eiweißmoleküle, Lipo- oder Glykoproteine mit einem Molekulargewicht von 10.000 Dalton oder mehr (normalerweise 18–36 kDa). Kleinere Proteine (Haptene) lösen nur dann eine Immunreaktion aus, wenn sie an Vektormoleküle gebunden sind. Antigene können hitze- und verdauungsstabil sein und sich erst nach Zubereitung oder Verdauung des Futters präsentieren. Die Verdauung kann die Antigeneigenschaften eines Proteins entscheidend beeinflussen, und eine enzymatische Verdauung kann das Antigenpotential löschen.

32.3.2 Klinisches Bild

Die Futtermittelallergie kann die Haut, den Verdauungs-, Atmungs- und Harntrakt sowie das ZNS einbeziehen. Symptome, die das ZNS (epileptische Anfälle), den Atmungstrakt (Asthmaanfälle) und den unteren Harntrakt (Zystitis) betreffen, sind äußerst selten. Die Mehrzahl der Tiere zeigt kutane Symptome (85–90 %) und davon weisen nur zehn bis fünfzehn Prozent auch gastrointestinale Störungen auf.

Das wichtigste dermatologische Symptom ist der Juckreiz, der praktisch in allen Fällen zu beobachten ist. Er tritt 4 bis 24 Stunden nach der Ingestion des Allergens auf und kann nach einiger Zeit den ganzen Tag über konstant vorhanden sein. Auch wenn es kein typisches Verteilungsmuster des Juckreizes bei einer Futtermittelallergie gibt, so wird er trotzdem meist an den Pfoten, in der Achsel, in der Leiste und rund um die Augen (Abb. 32.15) gefunden. Eine Otitis ist in 25 % der Fälle das einzige Symptom und in 80 % Teil des Symptombildes.

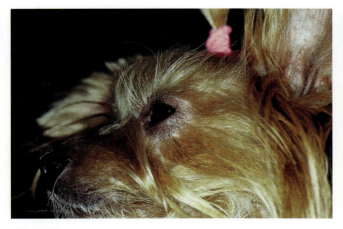

Abb. 32.15
Futtermittelallergie. Blepharitis.

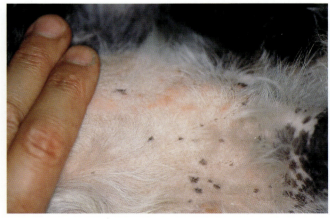

Abb. 32.16
Futtermittelallergie. Erythematöse Papeln am Abdomen einer Katze.

Die Primäreffloreszenz der Futtermittelallergie ist die Papel (Abb. 32.16). Sie tritt in ca. 40 % der Fälle auf. Häufig kommen Sekundäreffloreszenzen hinzu: Exkoriationen, chronische kutane Entzündungen, Krusten, Seborrhoe, Hyperpigmentierung (Abb. 32.17), Lichenifikation, sekundäre Pyodermie und Malassezia-Infektionen. Selten hat man andere kutane Pathologien im Zusammenhang mit einer Futtermittelallergie des Hundes beobachten können, wie etwa eine Pyodermie ohne Juckreiz, eine Sebadenitis, eine Mycosis-fungoides-ähnliche Dermatose, Urtikaria und Angioödem.

Bei der Futtermittelallergie der Katze liegt der Verteilungsschwerpunkt des Juckreizes am Kopf (Abb. 32.18), am Hals und an den Ohren; aber auch selbstzugefügte Haarlosigkeit am Abdomen und Läsionen des Eosinophilen-Granulom-Komplexes wie eosinophile Plaques und kollagenolytische Granulome sind zu beobachten.

In 25 % der Fälle leidet das Tier an einer zweiten Allergie (Atopie, Flohbissallergie). Im Allgemeinen ist die Futtermittelallergie keine saisonale Erscheinung; andererseits besteht durchaus die Möglichkeit, dass der Juckreiz nur in bestimmten Jahreszeiten auftritt, weil das Tier in diesen Jahreszeiten ein bestimmtes Futter erhält. Es kann auch sein, dass ein Tier an mehreren Allergien leidet, dass aber eine Allergie alleine noch keine klinischen Symptome ausbildet. Dies ändert sich, wenn eine zweite Allergie hinzukommt und beide gemeinsam die Juckreizschwelle überschreiten.

Das Ausscheiden des verantwortlichen Futters oder der Pollen, auf die das Tier allergisch ist, kann die andere, gleichzeitig vorliegende Allergie in einen asymptomatischen Latenzzustand überführen. Beim Menschen werden Kreuzreaktionen zwischen Lebensmittelallergenen und Pollen vermutet, wie z. B. zwischen Birke und Karotte. Ein Kontakt mit dem Pollenallergen, das für die Kreuzreaktion verantwortlich ist, kann die Überempfindlichkeit auf das Lebensmittel erhöhen und umgekehrt. Diese Kreuzreaktionen sind für das Tier bisher noch nicht bestätigt worden.

32.3.3 Diagnose

Die wichtigsten Differentialdiagnosen des Hundes sind atopische Dermatitis, Arzneimittelallergie, Flohbissallergie, Pedikulose, Sarkoptes-Räude, Malassezia-Dermatitis, Seborrhoe und Pyodermie. Bei der Katze müssen atopische Dermatitis, Flohbissallergie, psychogene Alopezie, Dermatophytose, Infestation mit *Cheyletiella* spp. und Notoedres-Räude abgeklärt werden.

Um eine Futtermittelallergie mit einer gewissen Sicherheit ausschließen zu können, muss eine **Eliminationsdiät** für die Dauer von sechs bis zehn Wochen durchgeführt werden. Eine kürzere Diätdauer kann sich als nicht ausreichend erweisen: Nur 25 % der Hunde zeigen positive Veränderungen in den ersten drei Wochen. Das wichtigste Symptom, das für die Beurteilung herangezogen wird, ist der Juckreiz. Wenn das Tier allergisch ist, sollte dieser während der Diät vollständig abklingen. Wenn sich nur eine teilweise Verbesserung einstellt (mindestens um 40 %), müssen die Diätbestandteile einer neuerlichen kritischen Prüfung unterzogen werden, oder man muss das gleichzeitige Bestehen weiterer Allergien erwägen.

Eine selbstzubereitete Diät ist hypoallergenen Produkten vorzuziehen, da es Tiere gibt, die auf kommerzielle Produkte mit Juckreiz reagieren. Es ist denkbar, dass die Verarbeitung des kommerziellen Futters die Allergeneigenschaften verstärkt. Dies wäre eine Erklärung für die Tatsache, dass gewisse Tiere die selbstzubereitete Diät gut vertragen, aber bei kommerziellen Zubereitungen mit den selben Inhaltsstoffen mit Juckreiz reagieren.

Es ist notwendig, den Tierbesitzer darüber aufzuklären, dass alles, was der Hund schluckt, für die Allergie verantwortlich sein

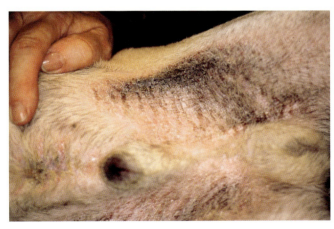

Abb. 32.17
Futtermittelallergie. Kutanes Erythem und Hyperpigmentierung an der Leiste.

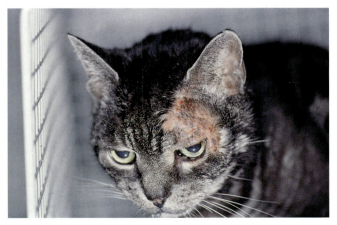

Abb. 32.18
Gesichtsdermatitis mit Erythem und Krusten bei einer Katze mit Futtermittelallergie.

kann. Deshalb müssen Hundekekse, Essensreste, Büffelhautknochen und alle *per os* eingenommenen Medikamente (z. B. Filarizida) vom Speiseplan gestrichen werden: Das Tier bekommt nur die vorgeschriebene Diät und sonst nichts zu fressen! Das heimliche »Zukommenlassen« von Leckerbissen durch ältere oder sehr junge Familienmitglieder und durch Nachbarn stellt ein nicht zu vernachlässigendes Problem dar. Dieser Personenkreis muss informiert und zur Mitarbeit aufgefordert werden: Für die gesamte Dauer der Diät darf das Tier kein anderes Futter erhalten. Freigänger sollten im Haus gehalten werden, da sie sonst alternative Futterquellen ausfindig machen. Wenn Hunde die Gewohnheit haben, Futter vom Boden aufzunehmen, sollten sie nur mit Beißkorb das Haus verlassen. Leben mehrere Tiere im Haus, so müssen diese getrennt gefüttert werden, oder alle sollten das Diätfutter erhalten. Damit verhindert man, dass das Tier mit dem Verdacht auf Futtermittelallergie unerwünschtes Futter zusichnehmen kann. Ektoparasiten und andere Allergien sollten während der Dauer der Eliminationsdiät unter Kontrolle gehalten werden.

Die Kennzeichen einer guten, selbstzubereiteten Diät sind:
1) Eine einzige und neue Quelle für Eiweiß und Kohlenhydrate. Beides sollte im bisherigen Speiseplan des Tieres nicht vorgekommen sein.
2) Die Diät sollte ausgewogen sein.
3) Die Diät muss ohne Zusätze von Öl, Butter, Margarine, Vitamine, Mineralsalze oder andere Ergänzungsstoffe auskommen.

Man sollte jene Futterbestandteile meiden, die Teil der gewohnten Küche sind, und auf Eiweiß- und Kohlenhydratquellen (z. B. Pferdefleisch und Kartoffel) zurückgreifen, die unüblich sind. Der Proband sollte diese bisher nicht gefressen haben. Diese Bestandteile werden über die ganze Zeit (6 bis 10 Wochen) in derselben Zusammensetzung verfüttert. Das Verhältnis von Proteinen und Kohlenhydraten (in gekochtem Futter) sollte ca. 1:3 bis 1:4 betragen (100 g Pferdefleisch und 300–400 g Kohlenhydrate am Tag für einen zehn Kilogramm schweren Hund). Tiere im Wachstum, können sie bis zur doppelten Menge benötigen. Verweigern Katzen die Kohlenhydrate, kann man auch ausschließlich Fleisch verfüttern. Dann sollte die Tagesdosis verdoppelt werden (100 g Fleisch pro 5 kg Körpergewicht). Da die Eliminationsdiät nach sechs bis zehn Wochen beendet wird, entstehen durch den Mangel an Vitaminen, Mengen- und Spurenelementen kaum Probleme, auch nicht bei Tieren, die sich im Wachstum befinden.

Es kann im Verlauf der Diät zu Durchfall oder Verstopfung kommen. Im Allgemeinen reicht der Wechsel der Kohlenhydratquelle oder eine größere/kleiner Menge an Wasser im Futter aus, um das Problems zu beseitigen. Es ist ratsam, die Diät schrittweise, z. B. über vier Tage, einzuführen, indem man steigende Mengen der Diätnahrung dem gewohnten Futter beimischt. Von einigen Autoren kommt auch der Rat für die Dauer der Eliminationsdiät destilliertes Wasser oder (stilles) Mineralwasser zu geben, um keine kontaminierenden Elemente wie Algen oder verschmutztes Wasser zu verabreichen.

Die Bestätigung der Futtermittelallergie erfolgt mittels einer Provokationsprobe: Wenn es nach Verabreichung des üblichen Futters innerhalb von vier Stunden bis zu zehn Tagen zu einem Juckreizrezidiv kommt, gilt die Allergie als bewiesen. Ist der Tierbesitzer motiviert, kann man auch versuchen, das Allergen zu bestimmen, indem man die einzelnen Elemente des vorangegangenen üblichen Futters einzeln im Speiseplan des Probanden hinzufügt, bis man eine allergische Reaktion erhält. Wenn es zu einem Rückfall des Juckreizes kommt, so setzt man das Tier neuerlich auf die Eliminationsdiät bis zur Remission der Symptome (im Allgemeinen innerhalb weniger Tage). Dann erst prüft man den nächsten Bestandteil. Üblicherweise wird die Allergie von einer einzigen (40 % der Fälle) oder zwei (weitere 40 % der Fälle) Komponenten ausgelöst. In seltenen Fällen sind mehrere Allergene beteiligt: drei bis fünf Bestandteile in 20 % der Fälle. Rindfleisch und Milchprodukte sind für 40–80 % der Futtermittelallergien beim Hund verantwortlich, und man sollte sie als Erstes ausschließen. Dann folgen Getreide und Korn, Schweinefleisch, Hühnerfleisch, Soja, Eier und Fisch. Bei bestimmten Gruppen von Futtermitteln, insbesondere bei Hülsenfrüchten und Meeresfrüchten, kommt es innerhalb dieser Gruppe zwischen den einzelnen Vertretern zu Kreuzreaktionen.

Wenn ein Tier an einer sekundären Pyodermie leidet, so ist es sinnvoll, die Infektion vor Beginn der Eliminationsdiät zu bekämpfen. Dadurch kann die Verbesserung der Symptome und die Remission des Juckreizes, die durch die Eliminationsdiät herbeigeführt wird, besser beurteilt werden. Wenn man aber eine Pyodermie zeitgleich behandeln muss, so ist es wichtig, die Antibiotikatherapie zwei Wochen vor Beendigung der Eliminationsdiät abzusetzen. Ähnliches gilt, wenn man kurzfristig wirksame Kortisone oder andere Medikamente gegen den Juckreiz einsetzt. Man sollte diese Arzneien jedoch meiden, um die Auswirkungen der Eliminationsdiät besser zu beurteilen.

Andere Verfahren zur Diagnose der Futtermittelallergie sind In-vitro-Tests (RAST und ELISA), IKT, gastroskopische Futtermitteltests, basophiler Degranulationstest und die kutane Biopsie. Im Allgemeinen wird aber entweder aufgrund der geringen Zuverlässigkeit oder der schwierigen Durchführbarkeit von diesen Methoden abgeraten.

32.3.4 Therapie

Da Patienten mit einer Futtermittelallergie nur zu 50 % auf eine Glukokortikoidtherapie ansprechen, ist die Allergenvermeidung oft die einzige Möglichkeit der Therapie.

Der alleinige Wechsel von einem kommerziellen Futtermittel zum nächsten wird nicht den erhofften Erfolg bringen, da alle kommerziellen Futter ähnliche Ingredienzien und Zusatzstoffe enthalten. Man findet auf dem Markt auch hypoallergene Diäten, die dann geeignet sind, wenn sie nicht die allergieauslösende Komponente beinhalten. Eine neuere Entwicklung sind hypoallergene Diäten mit Eiweißhydrolysaten. Hydrolysate sind Futtermittel, bei denen durch einen speziellen lebensmitteltechnischen Prozess die allergieauslösenden Bestandteile (Eiweiße) verändert wurden (Eiweißfragmente sind kleiner als 5–15 kDa), so dass sie ihre Fähigkeit, Allergien auszulösen, weitgehend verloren haben. Ein Teil der Patienten mit Futtermittelallergie reagiert auf jedes kommerzielle Produkt allergisch und muss deshalb mit selbstzubereitetem Futter ernährt werden. Die Bestandteile können dieselben sein, die für die Eliminationsdiät verwendet wurden, sie müssen nur mit Vitaminen und Mineralstoffen ergänzt werden.

Einige Tiere können im Laufe ihres Lebens gegen neue Allergene aus der Diät sensibilisiert werden. Dann muss von Neuem eine Eliminationsdiät durchgeführt werden. Spontanremission wurde bei Tieren noch nie beobachtet.

32.4 Kontaktallergie

Die Kontaktallergie ist eine seltene, Juckreiz auslösende Krankheit, die vor allem die haarlosen Areale der Haut betrifft.

32.4.1 Ätiologie und Pathogenese

Im Unterschied zur irritierenden Kontaktdermatitis ist die Kontaktallergie eine allergische Erkrankung mit immunologischer Pathogenese. Beim Allergen handelt es sich zumeist um ein Hapten, das perkutan eindringt, von den Langerhans-Zellen abgefangen und in den Lymphknoten den T-Lymphozyten präsentiert wird. Das Hapten induziert eine zelluläre allergische Reaktion (Typ IV). Die beiden wichtigsten daran beteiligten Zellen sind die Lymphozyten und die neutrophilen Granulozyten. Unter Versuchsbedingungen gelang es sowohl beim Hund als auch bei der Katze, innerhalb von drei bis fünf Wochen eine Kontaktallergie zu induzieren. Hingegen bedarf es unter natürlichen Bedingungen in den meisten Fällen einer Sensibilisierungsdauer von mindestens zwei Jahren.

Dass Pflanzen (*Tradescantia fluminensis*, Commelinceae) und synthetische Stoffe eine Kontaktallergie auslösen können, ist schon nachgewiesen worden, bei Teppichdeodorants, Bleichlauge und Kunststoff wird es stark vermutet. Neomycin, das als Substanz in Ohrentropfen Verwendung findet, kann ein Arzneimittelexanthem auslösen. Das klinische Bild entspricht dem der Kontaktdermatitis.

32.4.2 Klinisches Bild

Das Symptombild dieser Allergie wird charakterisiert von Erythem, Flecken, Papeln, Bläschen und Krusten. Das Verteilungsmuster ist meist auf haarlose bzw. wenig behaarte Gebiete der Haut limitiert. Nur diese Bezirke können einen engen Kontakt mit dem Allergen in der Umwelt bekommen. Die chronische Form der Erkrankung wird von haarlosen, hyperpigmentierten und verdickten Plaques geprägt.

Die Lokalisation der Läsionen ist unmittelbar von der Allergen auslösenden Substanz abhängig. Die ventrale Seite der Pfoten, das Abdomen (Abb. 32.19) und das Skrotum (Abb. 32.20) sind meist bei Allergien auf Bodenreinigungsmittel und Teppichdeodorants betroffen. Im Unterschied dazu kommt es zu Kontaktallergien auf Medikamente am Applikationsort (Abb. 32.21). Lippen und Nase reagieren oft auf Materialbestandteile (Kunststoff, Metall) der Futterschüsseln.

Anhand des klinischen Bildes ist die Kontaktallergie von der Kontaktirritation nicht zu unterscheiden. Da aber Letztere

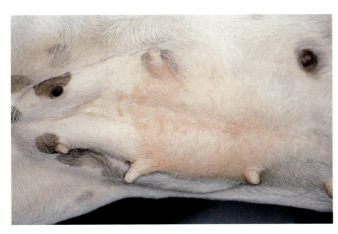

Abb. 32.19
Kontaktallergie. Abgegrenztes Hautareal an der Abdominalhaut eines Hundes.

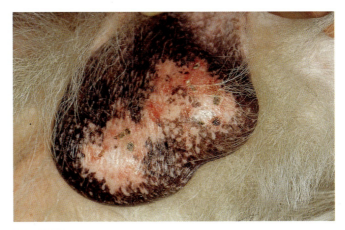

Abb. 32.20
Erythem und Krusten am Skrotum eines Hundes mit Kontaktallergie auf Reinigungsmittel.

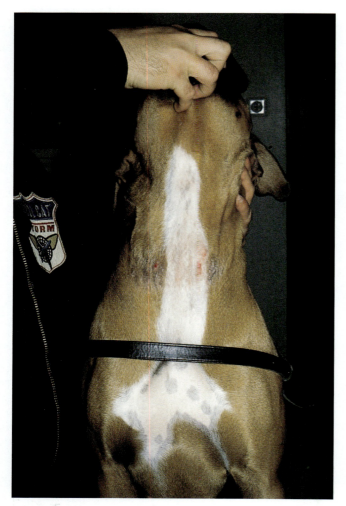

Abb. 32.21
Erythem und Exkoriationen am Hals eines Boxers mit Kontaktallergie auf ein Flohhalsband.

keine immunbedingte Erscheinung ist, kann sie schon bei Erstkontakt auftreten, bzw. können davon auch sehr junge Tiere betroffen sein (vor Vollendung des ersten Lebensjahres).

Die Kontaktallergie muss von der Irritation, der Atopie, der Futtermittelallergie, der Malassezia-Dermatitis, einer Pyodermie und Dermatitiden, die von Endoparasiten (Hakenwürmern) ausgelöst werden, unterschieden werden. Infektionen und Parasitosen werden anhand mehrerer Hautgeschabsel (Parasiten) und mit Hilfe der Zytologie (Malassezia) ausgeschlossen.

Die Bestätigung der Diagnose erfolgt durch das Abklingen der Symptome bei Allergenvermeidung und Wiederaufblühen der Effloreszenzen nach erneutem Allergenkontakt.

Der Zeitraum der Desensibilisierung darf nicht kürzer als 15 Tage sein. Mit der Wiederkehr der Dermatitis bei Allergenkontakt ist innerhalb von sieben bis zehn Tagen zu rechnen.

Der geschlossene Epikutantest eignet sich am besten zur Unterscheidung von Allergie und Irritation. Auf einem rasierten Hautfeld wird eine Lösung mit der verdächtigen Substanz aufgebracht und mit einem Gazeläppchen abgedeckt. Dort verbleibt sie 48 Stunden. Anschließend wird die Haut drei bis fünf Tage lang beobachtet. Von einem positiven Test spricht man, wenn Erythem, Ödem und Juckreiz in unterschiedlicher Ausprägung entstehen.

32.4.3 Therapie

Die Therapie orientiert sich sehr stark an der Allergie auslösenden Substanz. Eine Beseitigung bzw. Vermeidung des Allergens stellt die optimale Lösung dar. Wenn das nicht möglich ist, kann man zur Kontrolle der Pathologie Pentoxifyllin (10 mg/kg, TID) oder Glukokortikoide einsetzen. Desensibilisierungsversuche blieben erfolglos.

32.5 Flohbissallergie

Bei der Flohbissallergie sind Rasse- und Geschlechtsprädisposition nicht bekannt. Eine Flohallergie kann in jedem Alter auftreten, jedoch ist sie vor dem sechsten Lebensmonat unwahrscheinlich. Die ersten Symptome erscheinen zwischen dem dritten und fünften Lebensjahr. Wenn sich im Laufe des Lebens die Flohinfestationsrate ändert, kann die Allergie auch erst im fortgeschrittenen Alter ausbrechen. Normalerweise ist bei Flohallergikern die Flohprophylaxe falsch, mangelhaft oder gar nicht vorhanden. Nicht-allergische Tiere werden durch den Biss eines Flohs kaum oder überhaupt nicht gestört, und wahrscheinlich verspüren nur allergische Tiere einen Juckreiz. Die Flohbissallergie zeigt sich in warmen und gemäßigten Klimazonen unabhängig von der Jahreszeit. Die Symptome treten im Sommer verstärkt auf.

32.5.1 Ätiologie und Pathogenese

Die Allergene sind Bestandteile des Flohspeichels, ein hohes Molekulargewicht haben (6–58 kDa). Sie vermögen zwei oder mehr an Mastzellen gebundene IgE zu vernetzen und so eine Degranulation der Mastzellen herbeizuführen. Gereinigtes Speicheleiweiß des Flohs wurde sowohl in In-vivo- als auch in In-vitro-Tests erfolgreich verwendet. Man hat es bei der Flohallergie vor allem mit einer Typ-I-Reaktion (Soforttyp) zu tun. Durch das Wirken der IgE kommt es zur Quaddelbildung am Innokulationsort. Bei einigen Hunden spielt wahrscheinlich die Typ-IV-Reaktion (verzögerte Reaktion) ebenfalls eine Rolle. Bei diesen Tieren kommt es nach 24 bis 48 Stunden zu einer Krustenbildung am Ort der intradermalen Inokulation des Allergens. Im Serum sensibilisierter Tiere kann man IgE mittels ELISA oder RAST nachweisen.

Neuere Beobachtungen legen die Vermutung nahe, dass beim Hund für die Pathogenese der Allergie außer Typ I und IV auch andere immunologische Reaktionen eine Rolle spielen:
- Eine verzögerte zelluläre Immunantwort auf IgE-Basis. Man kann die Veränderungen nach drei bis sechs Stunden beobachten.
- Eine kutane basophile Überempfindlichkeit. Durch chemotaktische Mediatoren kommt es zur Einwanderung von basophilen Granulozyten in die Dermis. Daran binden IgE oder IgG und bei Allergenkontakt degranulieren die Zellen und setzen Entzündungsmediatoren frei.

Die meisten Hunde, die dauerhaft einer Flohinfestation ausgesetzt sind, werden den Flöhen gegenüber tolerant und bilden keine Allergie aus. Serologisch kann man bei diesen Tieren keine flohspezifischen IgE oder IgG nachweisen. Im Gegensatz dazu bilden Hunde, die nur phasenweise einem Flohdruck ausgesetzt sind, häufig eine Überempfindlichkeit aus. Innerhalb von zwölf Wochen kann ein Tier IgE oder IgG ausbilden, die zu Typ-I- oder Typ-IV-Reaktionen führen können. Wenn ein Tier einmal sensibilisiert ist, kann durch einen kontinuierlichen Flohbefall keine Toleranz herbeigeführt werden. Das Tier bleibt allergisch auf den Flohbiss. Man geht davon aus, dass Tiere, die schon von den ersten Lebenswochen Flöhen ausgesetzt sind, weniger häufig Flohbissallergien ausbilden als jene, die damit erst im Erwachsenenalter Kontakt haben.

Wenn man die Inzidenz der Flohbissallergie innerhalb der Gruppe der atopischen Hunde mit jener der Gesamtpopulation vergleicht, so kann man bei den Atopikern signifikant höhere Werte feststellen. Dies legt die Vermutung nahe, dass die Atopie einen wichtigen Prädispositionsfaktor darstellt. Man schätzt, dass rund 80 % der Hunde mit atopischer Dermatitis, die in einer flohverseuchten Umgebung leben, auch eine Allergie auf Flohbisse entwickeln.

Über die Pathogenese der Flohbissallergie der Katze weiß man sehr wenig. Unterzieht man die Katze einem IKT mit Flohextrakten, zeigen die Tiere meist eine Typ-I-Reaktion und nur sehr selten eine Reaktion vom Typ IV.

32.5.2 Klinisches Bild

Juckreiz ist das häufigste Symptom der Flohbissallergie beim **Hund**. Er manifestiert sich in Form von Benagen, Belecken und Kratzen des Lendenrückens und der Schwanzbasis am Perineum. Die pyotraumatische Dermatitis in diesen Körperregionen ist Manifestation und Folge eines plötzlichen und hochgradigen Juckreizes nach Flohbissen. Bei einem chronisch ausgeprägten Bild kann der ganze Lendenrücken (Abb. 32.22) von den Veränderungen betroffen sein. Dabei kann es auch zu einer diffusen Alopezie kommen.

Die einzige Primäreffloreszenz der Flohbissallergie sind kleine Papeln, die an der Stelle des Flohbisses entstehen. Zahlreicher sind die Sekundäreffloreszenzen: Krusten, Alopezie und Erosionen. In chronischen Fällen kommt es auch zu Lichenifikation, Hyperpigmentierung, Seborrhoe und insbesondere beim Deutschen Schäferhund zu fibropruriginösen Knötchen am kaudalen Rücken. Des Weiteren gesellen sich auch noch sekundäre Pyodermien dazu, die ihrerseits Ursache für den Juckreiz sein können.

Die klinischen Veränderungen der **Katze** sind vielfältig. Es kommt zu einer miliaren Dermatitis, selbstzugefügter Alopezie am Abdomen und in der Leiste und/oder eosinophile Plaques. Manche Katzen zeigen ein ähnliches Bild wie Hunde mit Alopezie am Lendenrücken (Abb. 32.23), andere wiederum entwickeln eine stärkere Manifestation im Bereich des Halses mit kleinen, miliaren Krusten. Liegen Außenohrentzündung sowie Juckreiz an den Extremitäten oder am Kopf vor und finden sich die Läsionen generell eher in der kranialen Körperhälfte, so sollte man die Möglichkeit einer anderen Allergien, wie z. B. einer Futtermittelallergie oder einer Atopie, bedenken.

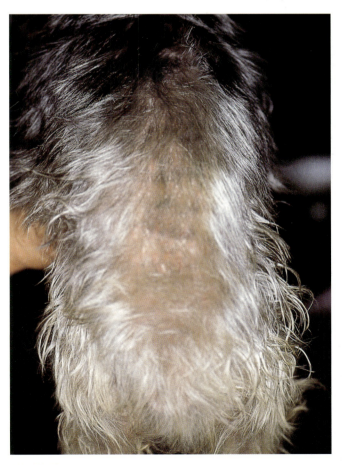

Abb. 32.22
Alopezie am Lendenrücken bei einem Hund mit Flohbissallergie.

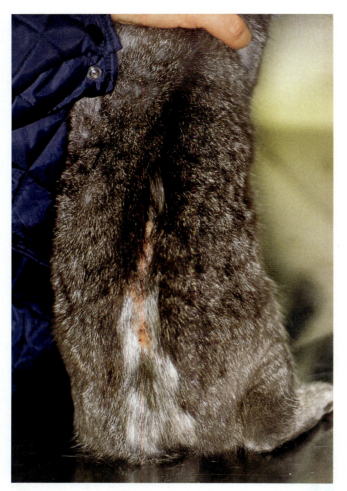

Abb. 32.23
Alopezie und krustige Dermatitis am Lendenrücken bei einer Katze mit Flohbissallergie.

32.5.3 Diagnose

Stößt man, vor allem beim Hund, auf kompatible Symptome, sollte man eine Flohdermatitis vermuten. Das Auffinden von Flöhen oder von Flohkot im Fell des Tieres bestätigt die Diagnose. Für diese Untersuchung ist ein Flohkamm mit enger Zahnung nützlich. Es ist aber nicht immer möglich, Flöhe oder ihre Exkremente zu finden. **Um die Diagnose Flohbissallergie zu stellen, ist der Parasitennachweis nicht notwendig.** Allergische Katzen sind z. B. sehr effizient (innerhalb von 48 Stunden), wenn es darum geht, Flöhe zu beseitigen. Der Nachweis von *Dipylidium caninum* ist zwar kein Beweis, aber ein sehr nützlicher Hinweis für einen Flohbefall.

Eine Diagnosebestätigung kann mit einem IKT mittels eines Extraktes vom ganzen Floh oder mittels Antigen vom Flohspeichel erfolgen. Nach intrakutaner Verabreichung von 0,05 ml der Antigen-Lösung sowie einer negativen (phenolhaltiges Lösungsmittel) und einer positiven (Histamin) Kontrolle werden die inokulierten Stellen nach 15 Minuten, 24 und 48 Stunden beurteilt. Dieser Test ist einfach in der Durchführung und zuverlässig in der Aussagekraft. Neunzig Prozent der Flohallergiker reagieren mit Quaddelbildung innerhalb von 10 bis 20 Minuten; der Rest zeigt Reaktionen nach 24 bis 48 Stunden.

Eine vorangegangene Glukokortikoidtherapie (für Depotpräparate muss eine Pause von sechs Wochen, für andere Kortisone eine Pause von zwei Wochen vor dem Test eingehalten werden) kann für ein falsch-negatives Ergebnis verantwortlich sein. Falsch-positive Werte wurden bisher noch nicht festgestellt.

Es sind auch serologische In-vitro-Tests (ELISA) mit Extrakten vom ganzen Floh oder von Speichelantigen erhältlich. Damit kann IgE im Hundeserum gemessen werden. Unklar bleibt, ob man damit nur jene Gruppe erfasst, die eine Typ-I-Reaktion aufweist, oder ob man auch jene mit einer verzögerten Reaktion vom Typ IV miteinschließt. Es gibt auch klinisch gesunde Tiere, die IgE gegen Flöhe im Serum haben, ohne deshalb unter einer Flohbissallergie zu leiden. Der Flohspeichel stellt nur 0,5 % des Extraktes vom ganzen Floh dar. Neuere Tests setzen deshalb nur mehr Flohspeichelextrakte ein und erzielen damit anscheinend bessere Testergebnisse.

32.5.4 Therapie

Für die Behandlung der Flohallergie bietet sich eine entschiedene Flohbekämpfung an (*siehe* Kapitel 31). Alternativ dazu kann man Glukokortikoide einsetzen oder eine Desensibilisierung versuchen.

Es liegen kontrollierte Doppelblindstudien sowohl mit Allergenen in wässriger Lösung als auch in Aluminiumpräzipitat vor. Die Ergebnisse dieser Untersuchungen waren enttäuschend. Die Ursache dafür kann in der Verwendung von Extrakten vom ganzen Floh anstatt nur vom Flohspeichel oder in dem zu kurz bemessenen Zeitraum (drei bis vier Monate) der Verabreichung liegen. Denkbar ist, dass man in der Zukunft mit Flohspeichelextrakten bessere Ergebnisse erzielen wird. Diese Therapie kann aber nur in der Patientengruppe mit einer allergischen Reaktion vom Typ I erfolgreich sein, nicht jedoch bei derjenigen mit einer verzögerten Reaktion vom Typ IV.

In einer Anfangsphase, während man auf das Wirksamwerden der Flohbekämpfung wartet, kann für kurze Zeitspannen täglich bzw. mehrere Wochen im 48-Stunden-Rhythmus Prednisolon in der Dosierung von 0,5–1 mg/kg verabreicht werden. Eindringlich sei hier vor der Verwendung von Depotkortisonen gewarnt. Vor allem beim Hund können nicht zu vernachlässigende Nebenwirkungen auftreten.

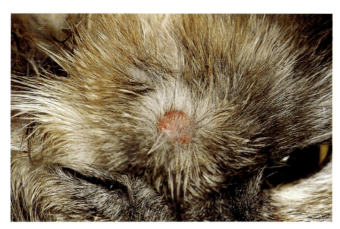

Abb. 32.24
Knötchen an der Stirn einer Katze, hervorgerufen durch eine Überempfindlichkeit auf Mückenstiche.

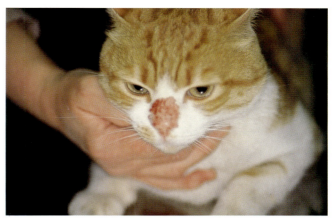

Abb. 32.25
Erythematöse krustige Plaque auf der Nase einer Katze mit Überempfindlichkeit auf Mückenstiche.

Die entschiedene und radikale Flohbekämpfung gilt zur Zeit als die beste therapeutische Option für die Flohbissallergie.

32.6 Überempfindlichkeit auf Stechmücken bei der Katze

Die Krankheit wurde zum ersten Mal als saisonale Gesichtsdermatitis mit Beteiligung von Ohrmuscheln und Nasenrücken in Australien beschrieben. Die betroffenen Katzen sind üblicherweise Freigänger und leben in Gebieten, die von Stechmückenplagen heimgesucht werden. Die Symptome verschwinden von selbst, wenn man die Katzen vor den Stechmücken schützt.

Klinisch finden sich Quaddeln, die an den Einstichstellen ca. 20 Minuten nach dem Stich entstehen und sich in den folgenden 12 bis 48 Stunden zu erythematösen und krustigen Papeln entwickeln (Abb. 32.24). Die chronischen Veränderungen sind Knötchen (Abb. 32.25), Plaques, Pigmentveränderungen (Melanoderma, Leukoderma) und Alopezie. Die Verteilung der Läsionen ist typisch: die konvexe Seite der Ohrmuscheln (Abb. 32.26), der Nasenrücken und etwas weniger häufig auch die Augenlider. An den Ballen kann man Ödeme, Hyperkeratose und Fissuren feststellen. Es gibt keine Rasseprädisposition und es sind meist Katzen betroffen, die ins Freie kommen. Juckreiz ist zwar ein konstantes, aber in seiner Intensität variables Symptom. Bei der akuten Form kommen noch Fieber und eine regionale Lymphadenopathie hinzu.

Die wichtigsten Differentialdiagnosen sind andere Allergien, wie die Atopie und die Futtermittelallergie, Infektionskrankheiten mit Pocken- oder Herpes-/Caliciviren, Autoimmun-

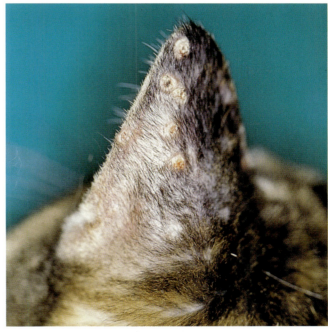

Abb. 32.26
Erythematöse Papeln und Krusten an der Ohrmuschel einer Katze mit Überempfindlichkeit auf Mückenstiche.

erkrankungen wie Pemphigus foliaceus oder erythematodes und Parasitosen, wie etwa die Notoedres-Räude. Die Diagnose wird anhand der Anamnese, des klinischen Bildes und des Therapieerfolges gestellt. Wenn man verhindern kann, dass die Mücken die Katzen stechen, so kommt es zu einem raschen Abklingen der Symptomatik.

Therapie

Die beste Therapie ist die Vorbeugung. Wenn es nicht die Möglichkeit gibt, den Patienten in geschützten Bereichen zu halten, haben Repellents eine gute Wirkung gezeigt. Bei akuten Fällen mit massivem Juckreiz kann man kurzfristig Glukokortikoide einsetzen.

32.7 Überempfindlichkeit auf Insekten und Akarida

Sowohl im Haus als auch im Freien leben viele Insekten und Spinnentiere (Akarida), die zahlreiche Allergene herstellen. Allergene wurden bisher aus Speichel, Kot und Ektoskeleton isoliert. Durch Inhalation, orale Aufnahme und auch perkutan gelangen sie in den Organismus, ebenso werden Allergene durch Stiche unmittelbar inokuliert. Diese Form der Überempfindlichkeit ist bei Atopikern sehr verbreitet. Manche Autoren gehen deshalb davon aus, dass es sich um eine Sonderform der Atopie handelt. Rasse-, Geschlechts- und Altersprädispositionen sind nicht bekannt. Der saisonale Verlauf der Krankheit ist durch den biologischen Zyklus der Insekten bedingt.

Die klinische Konstante ist der Juckreiz. Er tritt gemeinsam mit Flecken und Papeln an den haarlosen Hautstellen an Achsel, Leiste, Abdomen, Gesicht und Extremitäten auf. Die Effloreszenzen entwickeln sich sukzessive zu haarlosen, hyperpigmentierten und verdickten Plaques. Bei der Katze manifestieren sich typischerweise auch noch eosinophile Granulome und Furunkel. Die Überempfindlichkeit auf Insekten und Spinnentiere muss von der Sarkoptes-Räude, der bakteriellen Follikulitis und Furunkulose, von der Futtermittelallergie und der Kontaktallergie unterschieden werden.

Mehrfache Hautgeschabsel mit negativem Befund und eine erfolglose diagnostische Therapie mit Ivermectin erlauben es, einen Parasitenbefall (Räude) auszuschließen. Wenn man im zytologischen Präparat eosinophile Granulozyten findet, so ist dies charakteristisch für diese Überempfindlichkeit und spricht gegen eine Atopie. Die endgültige Diagnose beruht auf einer kompatiblen Anamnese (Insektenplage) und einem positiven IKT (wenn entsprechende Testallergene zur Verfügung stehen).

Falls möglich, sollten Insekten und Spinnentiere beseitigt werden. Andernfalls setzt man Repellents ein, um die Insekten mit ihren Allergenen fern zu halten. Kortison (Prednison 1 mg/kg, SID) kann bei Therapiebeginn eingesetzt werden, um den Juckreiz, der sehr heftig sein kann, zu dämpfen. Einige Autoren raten zu einer spezifischen Desensibilisierung.

Die **eosinophile Gesichtsfurunkulose** ist eine Dermatitis, die durch ein akutes Aufkommen im Gesicht gekennzeichnet ist. Auch wenn es letztlich noch nicht bewiesen ist, geht man davon aus, dass Bisse von Spinnen, Wespen und Bienen dafür verantwortlich sind.

Die Symptome erscheinen bei den betroffenen Tieren perakut, manchmal schon nach einem Spaziergang im Freien. Sie manifestieren sich durch Papeln, hämorrhagische Blasen, Knötchen und exsudative, krustige Plaques am Nasenrücken, rund um die Augen und am rostralen Ende des Gesichtes (Abb. 32.27). Intensiver Juckreiz ist ein konstanter Befund. Die Veränderungen zeigen keine Neigung sich auszubreiten und heilen in zwei bis drei Wochen wieder ab, für gewöhnlich rezidivieren sie auch nicht.

Die eosinophile Furunkulose muss von der Staphylokokken-Follikulitis und -Furunkulose, von einer Pyodermie und von der Dermatophytose unterschieden werden. Das perakute Geschehen und die eosinophile Dominanz in den zytologischen Präparaten sind sehr charakteristisch für diese Pathologie.

Therapie

Der rasche Einsatz von Glukokortikoiden (Prednisolon 1–2 mg, SID) ist sehr effizient in der Kontrolle der Symptome innerhalb von 48 Stunden. Nach zehn bis fünfzehn Tagen sollten alle Symptome verschwunden sein.

32.8 Allergische Dermatitis bei Filariose

Im Verlauf einer Infestation des Hundes mit *Dirofilaria immitis* wurden auch verschiedene kutane Symptome beobachtet. Es wurden nodulär-ulzeröse, juckende Dermatitiden an Kopf, Rumpf und Extremitäten beobachtet, die jenen Effloreszen-

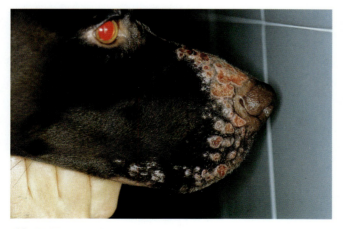

Abb. 32.27
Eosinophile Gesichtsfurunkulose bei einem Hund.

zen der Sarkoptes-Räude gleichen. Weiter wurden eine ulzeröse und juckende Dermatitis an Kopf und Extremitäten, Alopezie und Erythem an Brust und Extremitäten gesehen. Letztendlich wurden auch seborrhoeische Dermatitis und Zysten im Zwischenzehenbereich beschrieben. In den meisten Fällen fand man eine Hypereosinophilie und Hypergammaglobulinämie.

Wegen der Vielfältigkeit der Symptome ist die Liste der möglichen Differentialdiagnosen lang. Um diese abzuarbeiten müssen zahlreiche Zusatzuntersuchungen durchgeführt werden: Hautgeschabsel und Trichoskopie schließen einen Ektoparasitenbefall aus, das Betrachten von Hautstellen, die mit einer Alopezie einhergehen, im Wood-Licht und die Pilzkultur grenzen eine Pilzinfektion ab. Die Diagnose *Dirofilaria immitis* erfolgt durch das Auffinden der Larven im peripheren Blut und durch das Abklingen der Symptome nach einer Therapie gegen die Makro- bzw. Mikrofilarien.

32.9 Überempfindlichkeit auf Infektionserreger

32.9.1 Überempfindlichkeit auf Bakterien

Die Bakterienüberempfindlichkeit ist eine hochgradig juckende, pustulöse Krankheit. Proteine aus der Zellwand bzw. bakterielle Toxine sind Allergene, die Staphylokokken-spezifische IgE induzieren.

In den meisten Fällen werden parallel dazu andere Krankheiten gefunden, die eine bakterielle Infektion prädisponieren und eine Verschlechterung des Symptomenbildes herbeiführen. Als prädisponierend gelten die anderen Allergieformen (Atopie, Futtermittelallergie und Flohbissallergie), aber auch die Schilddrüsenunterfunktion. Chronische Infektionsherde, wie eine Tonsillitis oder eine Sakkulitis, wirken ihrerseits negativ auf die Krankheitsentwicklung. Die immunologischen Zusammenhänge dieser Erkrankung bei Hunden sind noch nicht in allen Details bekannt. Wahrscheinlich sind allergische Reaktionen vom Typ I und III entscheidend am Geschehen beteiligt. Man geht davon aus, dass sich bei den allergischen Tieren eine große Anzahl an Antigen-Antikörper-Komplexen bildet, die sich in den Gefäßwänden ablagern und einen Schaden verursachen (Vaskulitis). Daraus entstehen letztendlich klinische Symptome.

Die klassische klinische Manifestation ist eine hochgradig juckende Dermatitis, die mit Pusteln und Seborrhoe einhergeht. Pusteln und epidermale Schuppenkränze sind von einem erythematösen Hof gesäumt. In schwerwiegenden Fällen findet man tiefgehende Läsionen mit der Bildung von erhabener Purpura und hämorrhagischen Blasen (Abb. 32.28).

Die Liste der Differentialdiagnosen ist lang und umfasst alle Krankheiten, die sich durch Pusteln und Seborrhoe (Pyodermie, Demodikose, Dermatophytose, sterile Pustulosen), durch exfoliatives Erythem (Arzneimittelexanthem, epitheliotropes Lymphom) sowie durch Vaskulitis (immunvermittelte Erkrankungen, systemische Infektionen) als Symptom manifestieren.

Für den IKT verwendet man Verdünnungen eines Lysates mit Zellwandantigen in Kochsalzlösung. Alle Hunde zeigen nach der Inokulation von 0,1 ml der Lösung eine Sofort-Reaktion, aber nur Allergiker verzeichnen Dickenzunahme, Erythem und Exsudat an der Stelle des Einstiches. Nach 24 bis 72 Stunden kommt es infolge einer Arthus-Reaktion zu Nekrosen und Ulzera. Das inhärente Problem dieser diagnostischen Methode ist die fehlende Standardisierung des geprüften Antigens in den verschiedenen Lösungen, die in Verwendung sind. Dies erschwert die Interpretation des Testes.

Therapie

Allergenerkennung und Allergenbeseitigung sind die beste Therapie. Alternativ dazu stehen zyklische Wiederholungen einer antibiotischen Medikation oder eine Immuntherapie zur Verfügung. Dafür kann man Autovakzine, das sind therapeutische Vakzine, deren antigenetisches Material vom Patienten selbst stammt, oder Bakterienlysate (insbesondere mit *Staphylococcus aureus*) verwenden. Beide Methoden scheinen nützlich zu sein, den Einsatz von Antibiotika zu reduzieren.

32.9.2 Überempfindlichkeit auf Pilze

Die Überempfindlichkeit auf Pilze ist eine Pathologie von Hund und Katze, die zwar vermutet wird, aber noch nicht bewiesen ist.

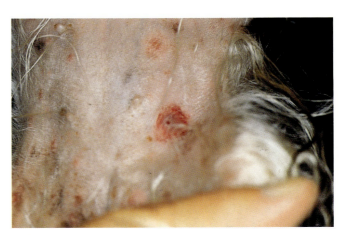

Abb. 32.28
Am Abdomen eines Hundes sieht man eine Pustel mit einer erhabenen Purpura.

Einige Autoren nehmen an, dass bei der Katze das exfoliative Erythroderma im Verlauf einer Infektion mit *Malassezia pachydermatis* und der diffusen miliaren Dermatitis, die man im Verlauf von Infektionen mit *Microsporum canis* sieht, Ausdruck einer Hypersensibilität auf Pilze ist.

Bei Hunden mit atopischer Dermatitis wurden weit höhere Werte an spezifischem IgE gegen *Malassezia pachydermatis* gemessen als bei nicht allergischen Hunden. Die gemessenen Werte standen auch in keiner Relation zur Anzahl der Malassezien. Die klinischen Erscheinungen sind bei Atopikern wesentlich stärker ausgeprägt als bei Nicht-Atopikern.

33 Immunvermittelte Erkrankungen

33.1 Einleitung

Immunvermittelte Erkrankungen sind bei Hund und Katze sehr selten. Sie stellen 1,4 bzw. 1,3 % aller kaninen und felinen Dermatopathien dar.

Man unterscheidet zwei Gruppen: die primären Autoimmunerkrankungen und die sekundären, immunvermittelten Erkrankungen. Von Autoimmunerkrankung spricht man, wenn eine spezifische Immunantwort gegen körpereigene Antigene (Autoantigene) gebildet wird. Bei der zweiten Gruppe kommt das auslösende Allergen von außen, induziert eine Immunantwort und schädigt den Organismus des Individuums, der die Reaktion ausgelöst hat. Verantwortliche Faktoren sind Medikamente, Bakterien, Viren und Protozoen. Eine wichtige Rolle kommt dabei den Superantigenen zu (das sind z. B. Toxine, die von Bakterien hergestellt werden), die in der Lage sind, große Mengen an T-Lymphozyten zu stimulieren. Die Superantigene stören die Erkennung und Beseitigung von Fremdantigenen.

Aktivierte Antikörper und Lymphozyten, die gegen das körpereigene Gewebe gerichtet sind, sind für die Gewebeschädigung verantwortlich. Diese Reaktion wird durch einen Defekt im Sicherheitssystem des immunologischen Apparates bedingt.

Die genaue Pathogenese der Autoimmunerkrankungen ist noch nicht restlos geklärt. Man vermutet aber, dass mehrere Faktoren zusammenkommen müssen, damit sich die entsprechende Pathologie entwickeln kann. Dabei hat man genetische, durch die Umwelt bedingte und infektiöse Faktoren am häufigsten als Ursache erkannt.

33.2 Pemphigus-Komplex

Der Ausdruck »Pemphigus« entstammt dem Griechischen und bedeutet Bläschen. Der Begriff wird verwendet, um eine Gruppe von Blasen bildenden Krankheiten zusammenzufassen, die histologisch von intraepidermaler Akantholyse (Ablösung der Zellen in der Stachelzellschicht) und immunologisch von Antikörper-Ablagerung in den interzellulären Räumen der Epidermis gekennzeichnet ist.

33.2.1 Ätiologie und Pathogenese

Der Pemphigus-Komplex ist charakterisiert durch die Bildung von Autoantikörpern gegen Antigen, das sich in den Zwischenzellräumen befindet. Dabei handelt es sich um die Desmosomen, die Verbindungselemente zwischen den Epithelzellen. Die Wirkung der Antikörper führt zu Akantholyse, dem Verlust des Zusammenhaltes der Stachelzellen der Epidermis, und zur Bildung von Fissuren, Bläschen und Pusteln. Dies prägt alle Varianten des Pemphigus-Komplexes. Zellen, die ihre Verbindung mit den Nachbarn verloren haben, nehmen eine rundliche Form an. Sie werden als akantholytische Zellen bezeichnet und schwimmen frei im Inneren des Bläschens und der Pustel.

Die interzelluläre Ablösung erfolgt in unterschiedlichen Ebenen, je nach Art des Pemphigus: in der Tiefe beim Pemphigus vulgaris, knapp unter der Oberfläche beim Pemphigus foliaceus. Dies ist darauf zurückzuführen, dass Antikörper gegen verschiedene desmosomale Antigene gebildet werden können. Da die verschiedenen Desmosomen unterschiedliche Lokalisationen in der Epidermis haben, erfolgen die Ablösungen in verschiedenen Ebenen. Beim Pemphigus foliaceus ist sowohl beim Menschen als auch beim Hund das Desmoglein I (DG I), ein Transmembranglykoprotein mit dem Molekulargewicht von 148 kDa, als Zielantigen betroffen. Es wurden auch Fälle mit Antikörpern gegen Desmocollin bekannt (Tabelle 33.1). Man findet diese Proteine hauptsächlich in den suprabasalen Lagen der Epidermis, was erklärt, warum man die Läsionen durch Pemphigus foliaceus vor allem in der Stachelzellschicht bzw. unter der Hornschicht findet.

Sowohl beim Menschen als auch beim Hund ist das verantwortliche Antigen beim Pemphigus vulgaris ein Glykoprotein aus der desmosomalen Einheit mit einem Gewicht von 130 kDa. Dies entspricht genau dem Gewicht von Desmoglein III (DG III). Man findet es vor allem im Stratum basale und suprabasal in der Epidermis und Mukosa. Die Ablösung im Epithel erfolgt in der Tiefe zwischen Basal- und Suprabasalschicht.

Auch andere Moleküle können, wenn auch seltener, allein oder in Zusammenhang mit DG I und DG III Ziel eines Antikörperangriffes sein (Tabelle 33.1). Bei der Katze wurden noch keine Zielantigene bestimmt, aber viele sind vom Ursprung und vom Gewicht her sehr ähnlich.

Der Schaden am Desmosom, der letztendlich zur Akantholyse führt, entsteht einerseits durch das direkte Einwirken des Antikörpers und andererseits durch die Wirkung proteolytischer Enzyme (Urokinase-type Plasminogen activator, uPA), deren Herstellung durch die Interaktion von Antigen und Antikörper in Gang gesetzt wird. Diese Enzyme sind gewöhnlich an der Steuerung von Zellmigrationen und Keratinisierungsprozessen beteiligt, wie sie im Verlauf von Epithelisierung und Vernarbung auftreten. Komplement ist für die Entstehung von Akantholyse nicht notwendig, es kann sie aber potenzieren. Genetische Faktoren wie z. B. die Rasse bil-

Tabelle 33.1: Pemphigus-Komplex

Erkrankung	Ziel-Ag	Läsion	Lokalisation	Prognose
Pemphigus foliaceus	Desmoglein I, Desmocollin I und II (gelegentlich)	Subkorneale Pustel, Krusten	Gesicht, Innenfläche der Ohrmuschel, Rumpf, Ballen	Gut, nur mit immunsuppressiver Therapie
Pemphigus vulgaris	Desmoglein II, Desmoglein I, Desmocollin I und II (gelegentlich)	Suprabasale Bläschen, Erosionen	Maulhöhle, Achseln, Leiste, mukokutane Übergänge, Krallenbetten	Vorsichtig
Pemphigus erythematosus	Desmoglein	Pusteln, Krusten, Erythem, Pigmentverlust	Gesicht, Nase	Gut
Paraneoplastischer Pemphigus	Envoplakin und Paraplakin	Erosion, Ulzera	Gesicht, Maulhöhle, mukokutane Übergänge	Infaust

den eine Prädisposition, UV-Licht und Medikamente können bei veranlagten Tieren auslösende Faktoren sein. Vor kurzem wurden bei einem Hund mit Pemphigus foliaceus nicht betroffene Hautstellen selektiv UV-Strahlung ausgesetzt und Akantholyse induziert. Dies lässt die Vermutung zu, dass man mit UV-Licht bei prädisponierten Tieren typische Effloreszenzen auslösen kann. In endemischen Gebieten Brasiliens gibt es eine infektiöse Form, die wahrscheinlich durch ein Virus bedingt ist und von stechenden Insekten übertragen wird. Fogo selvagem – so der Name – ist eine Pemphigusform, die bei genetisch prädisponierten Menschen auftritt.

Mehrere durch Medikamente ausgelöste Fälle von Pemphigus sind beschrieben worden. Man geht davon aus, dass das Medikament oder eines seiner Metaboliten sich an die Zellwand bindet, die antigenen Eigenschaften der Zellwand verändert und eine Immunantwort mit Autoimmunantikörpern auslöst. Dieses Phänomen wurde auch in der Humanmedizin beschrieben. Man unterscheidet dabei zwei Formen: Bei der einen Form wird der Pemphigus durch Überempfindlichkeit auf ein Medikament, wie z. B. beim Menschen häufig Penicillamine und Medikamente mit Sulfhydrylradikalen (SH) induziert. Nach Absetzen der Arzneien kommt es meist zu einer Spontanremission. Bei der anderen Form wird bei prädisponierten Patienten (Mensch und Tier) der Pemphigus durch das Medikament ausgelöst, aber es kommt selten zu Spontanremissionen.

Durch einen Effizienzverlust bei der Immunüberwachung und durch den Verlust an Immuntoleranz sowie durch Kreuzreaktionen zwischen Autoantigenen und Fremdantigenen, wie z. B. bei einem Virus, steigt im Alter wegen der dadurch bedingten Veränderungen des Immunsystems die Neigung zu Autoimmunerkrankungen.

33.2.2 Pemphigus foliaceus

33.2.2.1 Signalement und Anamnese

Der Pemphigus foliaceus (PF) ist die häufigste Pemphigusform bei Hund und Katze und wahrscheinlich auch die häufigste Autoimmunerkrankung dieser beiden Spezies. Statistisch stellt der Pemphigus 0,68 % der dermatologischen Fälle und 0,04 % aller Fälle in einer Tierarztpraxis dar.

Der Pemphigus foliaceus kennt zwar bei Hund und Katze keine Geschlechtsprädisposition, sehr wohl aber eine Prädisposition für die Rasse: Akita Inu, Dobermann, Neufundländer, Bearded Collie, Schipperke, Finnenspitz, Chow-Chow und Dackel. Außerdem wurden bei männlichen Sheltie-Welpen zwei Fälle von PF gemeldet, weshalb auch die Möglichkeit einer genetischen Prädisposition vermutet wird.

Die ersten Symptome zeigen sich durchschnittlich im Alter von vier Jahren, wobei 50 % der Fälle die Krankheit vor Vollendung des fünften Jahres ausbilden. Man mutmaßt, dass Hunde, die an chronischen Dermatopathien leiden (z. B. Allergien) ein höheres Risiko für PF tragen. Die Ursache dafür ist in der Krankheitsdauer einerseits und in den zahlreichen erhaltenen Medikationen andererseits zu suchen. Eine Bestätigung für diese Vermutung ist aber bisher ausgeblieben.

33.2.2.2 Klinisches Bild

Die Primäreffloreszenz ist der Fleck, daraus entsteht eine Pustel mit einem Durchmesser von ein bis zehn Millimetern, diese trocknet ein und bildet eine typische honigfarbene Kruste (Abb. 33.1). Unter der Kruste findet sich häufig eine exsudative, feuchte Oberfläche. Die Pusteln bilden sich sowohl follikulär als auch nicht follikulär. Wegen der geringen Dicke der Hornschicht bei Hund und Katze existieren die Pusteln nur für eine kurze Zeit. Wenn Follikel am Geschehen beteiligt sind, kann es zu haarlosen Stellen kommen, die von Krusten und Schuppenkränzen umgeben sind. In seltenen Fällen werden die Hautblüten von systemischen Symptomen wie Fieber, vermindertem Allgemeinverhalten, Lahmheiten, Lymphadenopathie und Ödemen begleitet. Der Juckreiz kann in seiner Intensität sehr unterschiedlich ausgeprägt sein, mitunter auch sehr heftig. Bei den Läsionen, insbesondere bei der Katze, besteht ein steter Wechsel. Häufig tritt im Sommer eine Exazerbation ein.

Das Verteilungsmuster der Veränderungen umfasst beim Hund Kopf, Nasenrücken, Nasenspiegel und die periokuläre Kutis. Weitere häufige Lokalisationen sind die Ballen mit Fissuren,

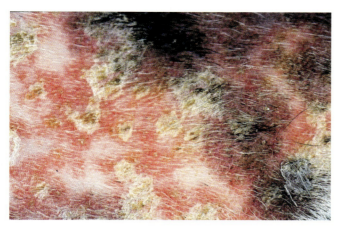

Abb. 33.1
Polyzyklische Läsionen. Erythem, Pusteln und Krusten an der Haut des Abdomens bei einem Hund mit Pemphigus foliaceus.

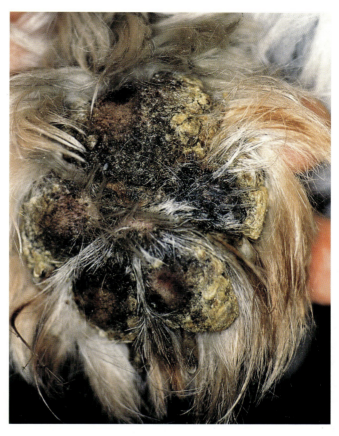

Abb. 33.2
Hyperkeratose an den Ballen bei einem Hund mit Pemphigus foliaceus.

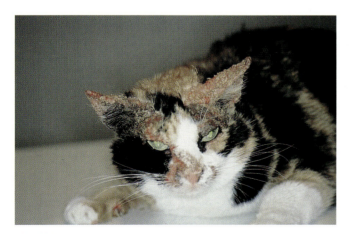

Abb. 33.3
Krustige Gesichtsdermatitis bei einer Katze mit Pemphigus foliaceus.

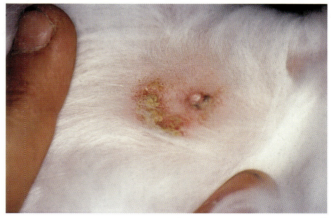

Abb. 33.4
Pusteln und Krusten rund um die Zitzen bei einer Katze mit Pemphigus foliaceus.

Hyperkeratose (Abb. 33.2) und seltener Pusteln sowie die Genitalien (Skrotum). Gelegentlich kommen generalisierte Formen vor, aber auch solche, die sich nur auf die Ballen beschränken.

Bei der Katze findet man oft, abgesehen vom Kopf (Abb. 33.3), Veränderungen auch an den Zitzen (Abb. 33.4) und in den Krallenbetten. Darin sammelt sich käsig-weißes Material an, das sehr reich an akantholytischen Zellen ist (Abb. 33.5). Seltener kann man auch Onychomadesis, Paronychia und Läsionen an den Ballen ausmachen (mit Hyperkeratose und Ulzera) (Abb. 33.6). In vereinzelten Fällen wurden am Abdomen, in der Leiste und in der Achselgegend auch breite Krusten in Schlangenlinienform gesehen.

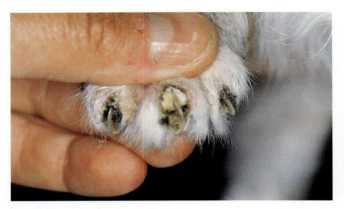

Abb. 33.5
Käsige, weißliche Masse in den Krallenbetten einer Katze mit Pemphigus foliaceus.

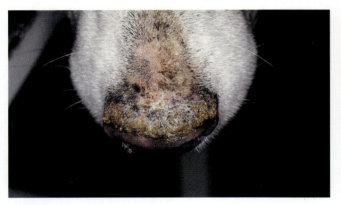

Abb. 33.7
Krusten und Pigmentverlust auf dem Nasenspiegel eines Hundes mit Pemphigus erythematosus.

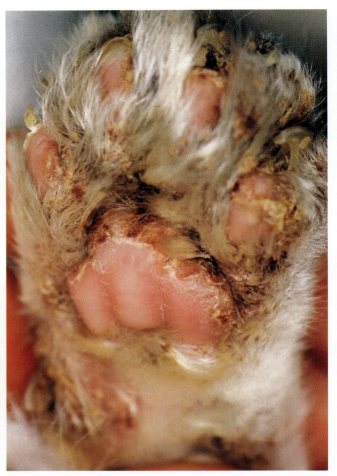

Abb. 33.6
Krusten und Erosionen an den Ballen einer Katze mit Pemphigus foliaceus.

Beim PF bleiben die Schleimhäute jedoch ohne Effloreszenzen.

33.2.3 Pemphigus erythematosus

Pemphigus erythematosus (PE) ist eine lokalisierte Variante des Pemphigus foliaceus. Beiden gemeinsam ist das histologische Bild.

Klinisches Bild
Die beiden Pemphigusvarianten zeigen ähnliche Veränderungen, wobei beim PE die Veränderungen auf das Gesicht beschränkt bleiben. Die Läsionen am Nasenspiegel gleichen jenen des diskoiden Lupus erythematodes (Ödem und Ulzera am Nasenspiegel) mit einem raschen Pigmentverlust am Planum nasale (Abb. 33.7). Ganz selten sind Veränderungen der Ballen Teil des klinischen Bildes.

Veränderungen an den Schleimhäuten sowie allgemeine klinische Symptome treten nie auf. Wenn man nur Hautblüten am Gesicht feststellt, und diese, ohne zu einer Generalisierung zu neigen, schon seit sechs Monaten und mehr persistieren, so sind dies eindeutige Hinweise für einen PE.

Sonneneinstrahlung kann parallel zum diskoiden Lupus erythematodes (DLE) zu einer Exazerbation der Läsionen führen. Eine weitere Parallele zum DLE ist, dass einige Fälle auf Niacinamid und Tetrazyklin (*siehe* im Folgenden) ansprechen.

33.2.4 Pemphigus vulgaris

Der Pemphigus vulgaris (PV) ist im Vergleich zum PF viel seltener, zeigt aber schwerwiegendere Läsionen. Pemphigus vulgaris kommt sowohl bei der Katze als auch beim Hund vor, es sind keine Prädispositionen, weder für das Geschlecht noch das Alter oder die Rasse, bekannt.

Klinisches Bild

Die Primäreffloreszenz ist die erythematöse Makula, aus der ein Bläschen entsteht. Sie endet als schlecht heilendes Ulkus und als Schuppenkranz (Abb. 33.8). Das Nikolsky-Zeichen kann positiv sein (durch seitlichen Druck lässt sich die oberste Epidermislage wegschieben). Da die Epithelablösung sehr tief zwischen basalen und suprabasalen Epithelzellen ansetzt, ist die ulzeröse Natur der Erkrankung das Hauptanzeichen.

Die betroffenen Tiere leiden meist auch an systemischen Symptomen wie generalisierter Lymphadenopathie, Fieber und gestörtem Allgemeinverhalten.

In 90 % der Fälle treten Läsionen auch an den Schleimhäuten der Maulhöhle, an Zunge und Gaumen auf. In 50 % der Fälle finden die Effloreszenzen an den Schleimhäuten der Maulhöhle ihren Ausgang. Weitere Läsionen sind an den mukokutanen Übergängen, in den Krallenbetten, an den Genitalien sowie in der Achsel- und Leistengegend zu sehen.

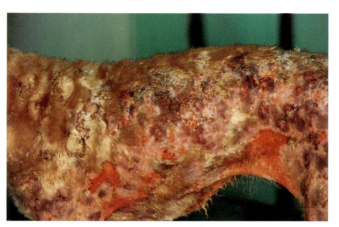

Abb. 33.8
Ausgedehnte Ulzera am Stamm eines Hundes mit Pemphigus vulgaris.

33.2.5 Pemphigus vegetans

Der Pemphigus vegetans ist eine äußerst seltene Pathologie des Hundes und wurde bisher noch nicht bei der Katze beobachtet.

Er manifestiert sich als generalisierte pustulöse Erkrankung mit knotig-papillomatösen, exsudativ-krustigen Effloreszenzen. Es werden keine Blasen gebildet. Bei den bisher beschriebenen Fällen betraf das Verteilungsmuster vor allem den dorsalen Teil des Rumpfes.

33.2.6 Chronischer, gutartiger, familiärer Pemphigus (Hailey-Hailey-Syndrom)

Der chronische, gutartige, familiäre Pemphigus ist eine seltene Erbkrankheit des Menschen. Der Erbgang ist autosomal dominant und bedingt eine Störung im Aufbau der Desmosomen. Die Betroffenen haben Bläschen und Blasen am Hals, in der Achsel und in der Leiste.

Eine Pathologie mit ähnlichem histologischen Bild wurde auch bei einer Beagle-Familie beschrieben. Der Vater und zwei weibliche Welpen (insgesamt gab es sechs Welpen im Wurf) zeigten haarlose Areale an den Sprunggelenken und dorsal am Kopf, die geringgradig erythematös und hyperplastisch waren und fokal Exfoliation und Krusten zeigten. Die Läsionen hatten einen Durchmesser von ein bis vier Zentimetern, erschienen schon vor der neunten Lebenswoche und breiteten sich langsam aus. Für das Krankheitsbild wird ein dominanter autosomaler Erbgang analog zur Erkrankung des Menschen postuliert.

33.2.7 Paraneoplastischer Pemphigus

Der paraneoplastische Pemphigus ist eine neue Autoimmundermatose, die obligat mit einem Tumor, z. B. einem Lymphom und weniger häufig Karzinom, Sarkom oder Liposarkom, assoziiert ist. Der am besten dokumentierte Fall bei einem Hund betraf eine sieben Jahre alte Bouvier-Hündin mit einem Lymphom des Thymus mit Lebermetastasen. In der Mundhöhle, an den mukokutanen Übergängen der Nase, der Scheide und des Anus waren Erosionen und Ulzera zu sehen.

Die Pathogenese der Krankheit ist zum jetzigen Zeitpunkt noch unbekannt. Beim Menschen sind mehrere Zielantigene entdeckt worden. Bei Untersuchungen der Immunpräzipitation wurden beim betroffenen Hund drei verschiedene Antikörper gefunden. Sie richteten sich gegen identische Proteine, wie sie beim Menschen gefunden wurden (Tabelle 33.1).

33.2.8 Diagnose

Die wichtigste Differentialdiagnose des PF beim Hund ist die Pyodermie. Um die beiden Krankheiten auseinander zu halten, kann man sich mit der zytologischen und mit der histologische Untersuchung helfen und/oder das Ergebnis einer antibiotischen Therapie abwarten. Andere wichtige Differentialdiagnosen für den Pemphigus-Komplex sind Erkrankungen, die mit Bläschen, Ulzera, Pusteln, Desquamation oder Krusten einhergehen. Dazu zählen das bullöse Pemphigoid und andere Dermatopathien der dermoepidermalen Übergänge wie der Lupus erythematodes, die Zink-reaktive Dermatose, die Dermatomyositis, das epitheliotrope Lymphom, MEN, TEN, Demodikose und die sterilen Pustulosen. Auch die Dermatophytose ist eine sehr wichtige Differentialdiagnose. Erst vor kurzem sind einige Fälle einer Infestation mit *Trichophyton mentagrophytes* beschrieben worden, die mit Exfoliation und Krusten am Kopf einhergingen. Die zytologische

Untersuchung des Exsudates und der Krusten zeigte akantholytische Zellen. Die Symptome in ihrer Summe gleichen sehr stark dem PE. Aus diesem Grund sollte man immer eine Pilzkultur ansetzen und von den histologischen Schnitten Spezialfärbungen anfordern, um eventuelle Pilzelemente darzustellen. Zuletzt gibt es einige Formen von generalisiertem PF, die mit starkem Juckreiz und dem Auftreten zahlreicher Eosinophiler einhergehen, und die man mit einer Sarkoptes-Räude (Hunde) und Notoedres-Räude (Katze) verwechseln könnte.

Um die vielen Erkrankungen aus der Liste der Differentialdiagnosen aufzuarbeiten, bedient man sich u. a. des Hautgeschabsels (mehrere), der Trichoskopie und der Pilzkultur, um Demodikose, Sarkoptes- und Notoedres-Räude sowie die Dermatophytose auszuschließen (*siehe* Kapitel 4).

Die zytologische Untersuchung ist sehr hilfreich, um den Pemphigus und die Pyodermie zu unterscheiden (*siehe* Kapitel 5). Die Proben sollten idealerweise aus einer intakten Pustel entnommen werden, nachdem man sie mit einer Nadel eröffnet hat. Wenn keine Pusteln aufzufinden sind, sucht man nach Krusten, entfernt sie und legt einen Objektträger auf das jetzt freiliegende Exsudat. Natürlich besteht hier immer die Möglichkeit einer bakteriellen Kontamination. In der zytologischen Untersuchung kann man akantholytische Zellen sehen: sehr kleine, oft basophile, abgerundete Keratinozyten, die einzeln oder als Cluster liegen (Abb. 33.9). Neben diesen Zellen findet man beim PF gut erhaltene, segmentierte Granulozyten und gelegentlich, mehr oder weniger je nach Fall, auch eosinophile Granulozyten.

Im Exsudat der Pyodermie findet man im Gegensatz dazu jugendliche, degenerierte (wenig segmentierte) Neutrophile, einige davon mit phagozytierten Bakterien. Da Neutrophile proteolytische Enzyme freisetzen, kann man auch im Eiter aus Pyodermien akantholytische Zellen finden. Anhand der Keratinozyten können einige zytologische Unterschiede zwischen Pyodermie und PF festgestellt werden. Freie Keratinozyten im Eiter aus einer Pyodermie liegen meist vereinzelt, sie sind nicht rund und nicht immer klein. Wenn im zytologischen Präparat eine große Anzahl akantholytischer Zellen zu finden ist, aber auch eine starke bakterielle Kontamination vorliegt, so ist eine Unterscheidung zwischen den beiden Pathologien nicht immer möglich. Eine Biopsie kann hier bei der Unterscheidung hilfreich sein.

Wegen der therapeutischen Konsequenzen und der langen, oft lebenslangen Dauer der Therapie, sollte man immer durch eine oder mehrerer Hautstanzen eine Bestätigung für die Diagnose suchen. Für die histologische Untersuchung eignen sich am besten Pusteln; wenn dies nicht möglich ist, so entnimmt man Proben von schuppigen Hautarealen. Dabei ist es wichtig, möglichst frisch veränderte Stellen zu suchen, es sollten aber auch Hautpartien mit Krusten inkludiert sein. Gerade in den Krusten lassen sich gut akantholytische Zellen ausmachen. So gelangt man zu einer Diagnose, auch wenn die sonstige Kutis unverändert ist.

Direkte und indirekte Immunofluoreszenztests (IF), wie sie in der Humanmedizin üblich sind, finden in der Veterinärmedizin kaum noch Anwendung. Mit dem direkten IF-Test hat man früher Antikörperablagerungen in den Zwischenzellräumen der Epidermis sichtbar gemacht. Beim PE kann man auch die Antikörper-Ablagerungen in der Suprabasalmembran zeigen. Wegen der zahlreichen sowohl falsch-positiven als auch falsch-negativen Ergebnisse und wegen der geringen Vorteile im Vergleich zur histologischen Diagnose mit Standardfärbungen, findet diese Färbemethode kaum mehr Verwendung. In Speziallabors stehen heute neuere Methoden zur Verfügung. Mit Einsatz von immunhistochemischen Techniken kann man Antikörper in den Interzellulärräumen färben. Diese Methoden sind eindeutig, zuverlässig und man kann auch formalinfixierte Paraffinblöcke verwenden. Wegen der Zuverlässigkeit werden diese Färbungen wahrscheinlich auch auf breiter Basis angeboten werden.

Die indirekten IF-Tests erkennen zirkulierende Autoantikörper. Wenn man für den Hund dasselbe Testsubstrat verwendet wie beim Menschen, so fällt der Test meistens negativ aus. Für den Hund sind nun andere Substrate in Erprobung, wie Lippe und Ösophagus des Hundes. Dies scheint den Test für die IF empfindlicher zu machen. Für gewöhnlich ist der ANA-Test negativ; nur beim PE kann er leicht positiv sein. Die Routinelaboruntersuchungen sind normalerweise unauffällig. Bei 15,3 % der Hunde liegt eine periphere Eosinophilie vor. Auch eine Leukozytose ist nichts Ungewöhnliches (bis zu 80.000/mm^3).

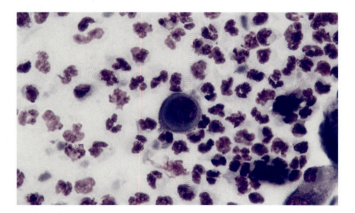

Abb. 33.9
Zytologisches Bild des Pemphigus. Akantholytische Zellen und gut erhaltene neutrophile Granulozyten (Hemacolor®, 1000x).

33.2.9 Therapie

Mit Ausnahme der Pemphigusfälle, die durch Medikamente ausgelöst werden und entweder spontan oder nach Absetzen des Medikamentes abklingen, ist die Therapie des

Pemphigus-Komplexes meist lebenslang durchzuführen. Im Allgemeinen versucht man die Minimaldosis zu finden, mit der man die Krankheitssymptome gerade noch unter Kontrolle hält, wobei Rückfälle gerade in den Sommermonaten häufig sind. Da die kutanen Läsionen meist sekundär von Bakterien kontaminiert sind, und da die Therapie von Autoimmunerkrankungen immunsuppressiv wirkt, sollte man danach streben, von Anfang an begleitend für den Zeitraum von vier bis acht Wochen mit Antibiotika zu therapieren, die aktiv gegen Staphylokokken wirken (z. B. Cephalexin 20–30 mg/kg, BID oder Amoxicillin und Clavulansäure 15–25 mg/kg, BID).

In Fällen von paraneoplastischem Pemphigus ist eine Medikation wenig wirksam: Die einzige Chance, die ein Patient hat, ist, dass entweder der Tumor entfernt wird, oder dass seine Auswirkungen unter Kontrolle gebracht werden.

Patienten mit PE sollten als Therapie eine direkte Sonneneinstrahlung vermeiden.

Im weiteren Verlauf des Kapitels wird noch ausführlich auf die immunsuppresive Therapie eingegangen.

33.3 Lupus erythematodes

Der Lupus erythematodes (LE) ist eine schubweise verlaufende Multisystemerkrankung, die Haut, Gelenke (Arthritis, Synovitis) und innere Organe (Niere, Blut) betreffen kann und von einer großen Menge an zirkulierenden Antikörpern geprägt ist. Der diskoide Lupus erythematodes (DLE) gilt als mildere, kutane Form der Erkrankung.

33.3.1 Ätiologie und Pathogenese

Die Immunpathogenese des Lupus ist noch nicht vollständig geklärt; doch im Allgemeinen geht man davon aus, dass eine multifaktorielle Ätiologie vorliegt: genetische Prädisposition, Defekte verschiedener Immunmechanismen, Hormone, infektiöse Erreger, Stress, UV-Strahlung und Medikamente. Die Krankheit wird in dem Augenblick klinisch manifest, in dem ein Angriff auf körpereigene Antigene mit Antikörpern entfacht wird. Der Schaden resultiert entweder aus einer direkten zytotoxischen Reaktion (Typ I) oder aus den Früh- bzw. Spätfolgen der Ablagerung von Immunkomplexen (Typ II).

33.3.1.1 Autoantikörperproduktion

Menschen und Tiere, die am systemischen Lupus erythematodes (SLE) erkranken, stellen zwei Arten von Antikörpern her: organspezifische und nicht-organspezifische. Die Letzteren sind die wichtigeren, vor allem jene, die Nukleoproteine als Ziel haben (ANA, antinukleäre Antikörper).

Beim Lupus erythematodes des Hundes findet man zu mehr als 90 % einen positiven ANA-Titer. Der Wert korreliert gut mit dem Verlauf der Krankheit (er steigt bei Rekrudeszenz und fällt bei Remission). Aber leider ist die Anwesenheit von ANA nicht sehr spezifisch, man findet einen erhöhten Wert genauso bei Leishmaniose und anderen systemischen Erkrankungen. Die Antikörper, die man im Zusammenhang mit Lupus fand, sind in der Tabelle 33.2 aufgelistet.

Organspezifische Antikörper sind vor allem gegen Blutzellen wie Blutplättchen, neutrophile Granulozyten, Erythrozyten und Lymphozyten gerichtet. Die Folgen für die Patienten sind eine hämatische Dyskrasie und Zytopenie. Antikörper, die sich gegen Proteine des Oberflächenendothels der Blutgefäße richten, lösen Vaskulitis aus, welche wiederum die Komplementkaskade und die Freisetzung von Entzündungsmediatoren in Gang setzt.

Beim SLE sind ständig große Mengen an Antigen vorhanden, dementsprechend werden unaufhörlich viele kleine Immunkomplexe gebildet, die sich in den Wänden kleiner Blutgefäße und an den Epithelien ablagern. Dort lösen sie Typ-III-Reaktionen (Arthus-Phänomen) aus. Am Ende stehen perivaskuläre Entzündungen und akute nekrotisierende Vaskulitiden. Diese Entzündungen sind nicht organspezifisch, kommen aber besonders im Bereich von Filtermembranen zum Tragen, was zu Glomerulonephritis, Arteritis und Vaskulitis führt.

33.3.1.2 Verursachende und fördernde Faktoren

Eine zu geringe Anzahl an T-Lymphozyten, ein Zustand der Hyperaktivität der B-Lymphozyten und ein Mangel an Komplement wurden als **Defekte des Immunsystems** bei Patienten mit Lupus gefunden. Untersuchungen haben gezeigt, dass Hunde mit einem Lupus in voller Blüte eine Lymphopenie aufweisen. Der Mangel an Lymphozyten betrifft sowohl

Tabelle 33.2: Antinukleäre Antikörper beim systemischen Lupus erythematodes (SLE) des Hundes und ihre Prävalenz (CHABANNE, 1995)

Antikörper auf Kernsubstanz	Vorkommen bei Hunden mit SLE in %
Anti-native-DNS	< 3
Antihistone	66
Antihistone	56–65
Antikörper gegen extrahierbare Kernantigene (ENA)	40
Anti-Sm	16
Anti-Ribonukleoproteinkomplex (RNP)	8
Anti-Typ 1	20
Anti-Typ 2	9
Anti-SSA	4
Anti-SSB	0
Andere Antikörper auf Kernsubstanz	
Anti-HMG1	6
Anti-HMG2	18

CD4+ (Helfer) als auch CD8+ (Suppressor) T-Lymphozyten, aber mit einer Akzentuierung der CD8+ T-Lymphozyten. Die Abnahme des Lymphozytenklons ist direkt proportional zum Schweregrad der Krankheit und eine Zunahme korreliert mit dem Erfolg der Therapie.

Auch **Mikroorganismen** sind in der Lage, eine Autoimmunantwort auszulösen, wenn die Oberflächenmoleküle der Bakterien die Eigenantigene nachbilden. Die molekulare Tarnung ist eine evolutionäre Anpassung der Mikroorganismen, die ihnen dank der starken Ähnlichkeit der Oberflächenmoleküle des Erregers mit denen des Wirtes ein Eindringen in den Wirt ermöglicht. Wenn der Wirtsorganismus auf den Erreger reagiert, so wird er gleichzeitig auf die Eigenantigene sensibilisiert. Die Reaktion hat eine Autoimmunerkrankung zur Folge.

Infizierende Viren vermögen einen zweiten Mechanismus zu aktivieren, der zur Autoimmunität führen kann: Sie bringen Zellen, die dies normalerweise nicht tun, dazu, Major Histocompatibility Complex (MHC) zu exprimieren. Die Expression der MHC führt dazu, dass der Organismus die T-Zellen als fremd erkennt und angreift. Mit anderen Worten ausgedrückt kann eine virale Infektion dazu führen, dass sonst indifferente Zellen vom Immunsystem angegriffen werden.

Da aber nicht alle Tiere mit einer Autoimmunerkrankung auf eine Infektion reagieren, scheint eine genetische Disposition Voraussetzung zu sein. Manche Individuen binden dank der Konfiguration der Oberflächenmoleküle besser an Mikroorganismen, was eine autoimmune Reaktion auslösen kann; andere wiederum verhindern eine Verbindung. Eine weitere genetische Disposition dürfte eine veränderte Expression des »Fas«-Gens darstellen, das für die Einleitung des programmierten Zelltodes der autoreaktiven Lymphozyten verantwortlich ist.

Beim Hund scheint eine **genetische Prädisposition** für die Krankheit plausibel, obwohl der Erbgang noch nicht klar ist. In einer Familie Deutscher Schäferhunde mit SLE zeigte die F1-Generation folgende Verteilung: 70 % waren krank, 15 % waren asymptomatisch und ANA-positiv und 15 % waren gesund und ANA-negativ. In derselben Familie war es möglich zu zeigen, dass der Genotypus DLA-A7 positiv zum SLE und die Genotypen DLA-A1 und -B5 negativ korreliert sind. Auch die Möglichkeit einer vertikalen Transmission eines Erregers bei einem prädisponierten Individuum wird diskutiert.

UV-Licht und Traumata können eine Exazerbation der Lupus-Läsionen bedingen, indem sie Autoantigene freilegen. Wenn der Organismus UV-Licht ausgesetzt wird, entstehen neben zahlreichen Zytokinen auch Adhäsionsmoleküle und veränderte DNS-Moleküle. Die Substanzen werden aus den Keratinozyten freigesetzt. Ähnliches geht bei einem Gewebetrauma sowie bei viralen und bakteriellen Infektionen vor sich. Die DNS-Moleküle heften sich an die Basalmembran, wo sie sich mit zirkulierenden Antikörpern zu Immunkomplexen binden, die man mit der direkten IF darstellen kann.

Zuletzt scheint es auch Fälle von SLE zu geben, die **durch Medikamente ausgelöst** wurden. Es wurde ein Fall einer Katze mit Hyperthyreoidismus veröffentlicht, die mit Propylthiouracil behandelt wurde. Dabei scheint das Element Schwefel entscheidend für den Krankheitsausbruch zu sein.

33.3.2 Diskoider Lupus erythematodes (DLE)

In der Veterinärmedizin wird mit diesem Begriff für gewöhnlich die kutane Form des Lupus bezeichnet. Er manifestiert sich am Nasenspiegel, im Gesicht, an der Scheide und am Skrotum. Im Allgemeinen ist der DLE die benigne Variante des SLE.

Collie, Deutscher Schäferhund, Belgischer Schäferhund, Sheltie, Siberian Husky, Brittany Spaniel und Deutsch Kurzhaar sind häufig betroffene Rassen. Bei Katzen ist keine Rasseprädisposition bekannt. Ein Teil der Autoren will eine Geschlechtsprädisposition für weibliche, ein anderer Teil für männliche Tiere erkannt haben.

33.3.2.1 Klinisches Bild

Die Primäreffloreszenzen, die man in mehr als 90 % der Fälle auch sehen kann, sind Pigmentverlust und Erythem am Nasenspiegel, am Philtrum und an den angrenzenden Hautarealen (Abb. 33.10). Wegen des Ödems verliert der Nasenspiegel seine Oberflächenkonfiguration und wird ganz glatt. Daraus entstehen Erosionen und Ulzera, die mit Krusten bedeckt sein können. In hochgradigen Fällen kommt es auch zu einem Gewebsverlust und Narbenbildung sowie zu Missbildungen am Knorpel.

Andere, weniger häufige Lokalisationen sind die mukokutanen Übergänge an Maul und Auge, die Ohrmuscheln, Extremitäten, Genitalien und das Skrotum (Abb. 33.11). In diesen Regionen manifestieren sich die Läsionen als schuppende, rötliche Flecke, Krusten, Erosionen, Ulzera, De- oder Hyperpigmentierung und Alopezie. Die Läsionen an der Ohrmuschel sind keilförmig, nekrotisch und wahrscheinlich die Folge einer Vaskulitis. Seltener kann man kleine Ulzera in der Maulhöhle sowie Hyperkeratose am Nasenspiegel und an den Ballen ausmachen.

Bei der Katze sind Erythem, Krusten, Ulzera und Schuppen insbesondere an der Ohrmuschel beschrieben worden (Abb. 33.12).

Diese Form des Lupus erfährt bei direkter Sonneneinwirkung eine Verschlechterung. Wiederkehrende Rückfälle in der warmen Jahreszeit sind die Regel.

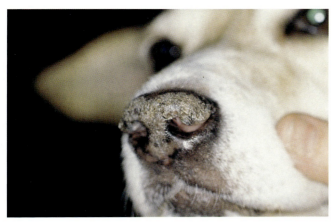

Abb. 33.10
Erythem am Nasenspiegel und am Philtrum bei einem Hund mit diskoidem Lupus.

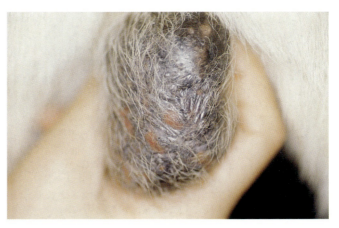

Abb. 33.11
Diskoider Lupus. Läsionen am Skrotum.

33.3.2.2 Diagnose

Die wichtigsten Differentialdiagnosen sind die mukokutane Pyodermie, die Leishmaniose, andere Krankheiten, die mit Blasenbildungen einhergehen (Dermatomyositis, PE, PV), und das uveodermatologische Syndrom. Klinische Symptome und histologische Untersuchung stellen die Diagnose. Für die Biopsieproben empfiehlt es sich, Hautstellen auszuwählen, die ihr Pigment schon verloren haben, aber noch nicht ulzerös oder mit Krusten bedeckt sind. Sinnvollerweise nimmt man die Biopsie erst nach einem dreiwöchigen Antibiotikazyklus. Andere Laboruntersuchungen ergeben physiologische Werte.

33.3.3 Systemischer Lupus erythematodes (SLE)

Der systemische Lupus erythematodes ist eine seltene Erkrankung und hat in der Hundepopulation eine Prävalenz von 0,027 %. Es ist zwar keine Geschlechtsprädisposition bekannt, man weiß aber, dass Collie, Sheltie, Beagle, Afghanischer Windhund, Irish Setter, Bobtail, Pudel und Deutscher Schäferhund zur Autoimmunerkrankung neigen. Der SLE kann beim Hund mit jedem Alter (vom sechsten Monat bis zum dreizehnten Jahr) ausbrechen, es handelt sich um eine chronische Erkrankung, bei der gelegentlich Rückfälle auftreten.

Auch bei der Katze tritt den systemischen Lupus erythematodes auf, mit einer Veranlagung für Siam, Perser und Himalaja. Ansonsten sind keine Prädispositionen bekannt.

33.3.3.1 Klinisches Bild

Die klinischen Symptome sind derartig pleomorph, dass dies der Krankheit den Beinamen »der große Imitator« eingebracht hat. Die betroffenen Organe, Organsysteme und Kombinationen daraus sind bei SLE sehr zahlreich (Tabelle 33.3). Die klassischen Symptome umfassen Fieber, nicht-erosive Polyarthri-

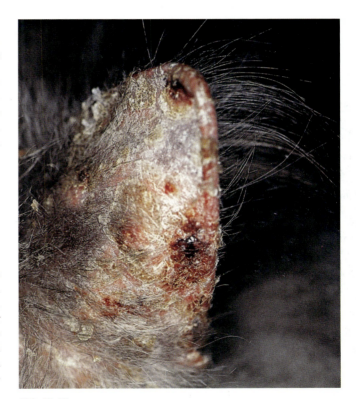

Abb. 33.12
Erythem, Krusten und Ulzera auf der Ohrmuschel einer Katze mit diskoidem Lupus.

tis, Proteinurie, hämatologische Dyskrasie, wie z. B. Anämie. Etwas mehr als 50 % der Fälle zeigen eine Hautsymptomatik.

Die kutanen Veränderungen können denen von DLE sehr ähnlich sein (Erosionen, Ulzera) und manifestieren sich am Gesicht und an den Extremitäten. Einige Tiere zeigen im Unterschied dazu Alopezie, Exfoliation, Krusten, diffuses Erythem, Hyperkeratose, Bläschen-/Blasen-Dermatitis und

Ulzera an den mukokutanen Übergängen, Ulzera an den Ballen und Nasendermatitis, Urtikaria, Purpura, noduläre Pannikulitis oder rekurrierende Pyodermie, die sich als therapieresistent gegenüber herkömmlichen Antibiotika entpuppt.

Die kutanen Läsionen erfahren eine eindeutige Verschlechterung bei Sonneneinstrahlung. Man kann auch Ulzera an der bukkalen Schleimhaut und in der Tiefe des Rachens ausmachen.

Weitere Symptome, die vor allem den Hund betreffen, sind: Lahmheit, die auf die nicht-erosive Polyarthritis zurückzuführen ist, eine hämolytische Anämie, die Coombs-Test-positiv ist, Thrombozytopenie und Leukopenie (dies ist auf eine zytotoxische Reaktion vom Typ II der Blutzellen zurückzuführen), generalisierte Lymphadenopathie, Glomerulonephritis mit Proteinurie und manchmal Hämaturie, Hypalbuminämie, Hyperazotämie und Ansteigen der Kreatininwerte im Blut.

Zusätzlich wurde das gelegentliche Auftreten von epileptischen Anfällen, von Pleuritis und von Myositis beschrieben.

Auch bei der Katze ist der SLE in der Manifestation der Symptome sehr variabel. Sie umfassen Fieber, Anämie, Glomerulonephritis, Polyarthritis und manchmal Stomatitis ulcerosa. Etwa 20 % der Fälle bei Katzen mit SLE zeigen kutane Läsionen. Diese umfassen Erosionen und Ulzera vor allem im Gesicht (Nase, Lider, Lippen und Ohrmuscheln) und an den Pfoten (Paronychia und Onychomadesis).

Nicht therapierte Tiere verenden an Nierenversagen oder an Sekundärinfektionen (z. B. Bronchopneumonie).

33.3.3.2 Diagnose

Die wichtigste Differentialdiagnose des SLE ist die Leishmaniose. Die Symptome inklusive des erhöhten ANA-Titers sind nahezu deckungsgleich. Es sind bei allen verdächtigen Fällen eine serologische Untersuchung auf Leishmania und eine Serumelektrophorese angezeigt (siehe Kapitel 30). Wenn eine nicht-regenerative Anämie, eine Thrombozytopenie oder eine Leukopenie vorliegen, sollte man eine Knochenmarksbiopsie und serologische Tests vornehmen, um eine Ehrlichiose auszuschließen.

Die Diagnose SLE wird beim Fleischfresser anhand der Erfüllung gewisser Kriterien gestellt. Es wurden in der Veterinärmedizin mehrere Kriterienkataloge erstellt, doch leider gibt es im Unterschied zur Humanmedizin, wo es einen einzigen allgemein anerkannten Katalog gibt (Tabelle 33.4), keine Einigung auf gemeinsame Parameter. Die bisher veröffentlichten Kriterienlisten sind in Tabelle 33.5 zusammengefasst.

Für die Diagnose eines SLE braucht man eine gewisse Anzahl an Laborwerten: das Blutbild, um eine eventuelle Leukopenie, eine Thrombozytopenie oder eine hämolytische Anämie zu bewerten; einen Coombs-Test, um eine regenerative Anämie zu beurteilen; die Werte der Blutchemie befinden sich für gewöhnlich in der Norm, eine Ausnahme dazu sind die Hypalbuminämie, die Hyperazotämie und eine Hyperkreatinämie bei Beteiligung der Niere sowie eine erhöhte Kreatinkinase,

Tabelle 33.3: Klinische Symptome des SLE und ihre Prävalenz in Prozenten (CHABANNE, 1995)

Symptom	Prävalenz in %
Polyarthritis	91
Effloreszenzen	60
Stomatitis	4
Glomerulonephritis	65
Hämolytische Anämie	13
Thrombozytopenie	10
Leukozytose	30
Leukopenie	20
Lymphopenie	10
Polymyositis	< 10
Atmungstrakt	< 10 (Pleuritis)
Neurologische Symptome	< 10
Myokarditis / Perikarditis	< 10
Lymphadenomegalie und Splenomegalie	50

SLE: Systemischer Lupus erythematodes

Tabelle 33.4: Kriterien der American Rheumatology Association (ARA) zur Diagnose des SLE in der Humanmedizin

Verdacht auf SLE:	Zwei positive Kriterien
Möglicher Fall von SLE:	Drei positive Kriterien oder Polyarthritis und positiver ANA-Test
Bestätigter Fall von SLE:	Vier positive Kriterien

- Schmetterlingserythem
- DLE
- UV-Empfindlichkeit
- Orale Ulzerationen
- Polyarthritis
- Pleuritis oder Perikarditis
- Nierenveränderungen und Proteinurie
- Neurologische Veränderungen
- Hämatologische Veränderungen: hämolytische Anämie, Leukopenie, Lymphopenie, Thrombozytopenie
- Immunologische Veränderungen: LE-Zellphänomen, Anti-native-DNS-AK, Anti-SmAK
- ANA-positiv

Sollte man diesen Kriterienkatalog auf den Hund anwenden, so muss man folgendes Schema beachten (HERIPET, 1999):
- Für eine Diagnose des Lupus braucht man zwingend einen positiven ANA-Wert (Leishmaniose ausschließen) oder einen positiven Nachweis von Anti-Typ-1-AK oder Anti-Sm-AK
- ANA + 3 Kriterien sind diagnostisch für SLE
- ANA + 2 Kriterien sind verdächtig für SLE

AK: Antikörper
ANA: Anti-nuclear-antigen
DLE: Diskoider Lupus erythematodes
LE: Lupus erythematodes
SLE: Systemischer Lupus erythematodes

Tabelle 33.5: Kriterien zur Diagnose des SLE in der Veterinärmedizin

A. Diagnostische Kriterien nach GRINDEM et al., 1983.
Ein oder zwei Kriterien aus Klasse I zusammen mit zwei oder mehr Kriterien aus Klasse II gelten als diagnostisch für SLE.

Klasse I	Klasse II		Klasse III	
	Klinik	*Labor*	*Klinik*	*Labor*
LE-Zellphänomen, Hämatoxylinkörperchen	Nicht erosive Polyarthritis	oder Entzündliche, sterile Synovia	Generalisierte Lymphadenopathie	Anämie, die nicht auf einen Blutverlust zurückzuführen ist
ANA	Nephropathie	oder Proteinurie, Harnzylinder, Azotämie, kompatible renale Histologie	Orale Ulzerationen	Antigewebe-Antikörper oder antizytoplasmatische Antikörper
	Hämolytische Anämie, Hepatomegalie*, Splenomegalie*, Ermüdung*	oder Hämolytische Anämie, Hämoglobinämie*, Hämoglobinurie*, Coombs*	Psychose, Konvulsionen	Hypergammaglobinämie
	Photosensible Erosionen im Gesicht, Alopezie, unspezifische Dermatitis	oder Direkte IF oder kompatible Dermatohistologie	Fieber unbekannten Ursprungs	Kryoglobulinämie
	Pleuritis, Perikarditis, Pneumonie, Myokarditis		Polymyositis, Polymyalgie	Hypokomplementämie
	Petechien	oder Thrombozytopenie	Gastroenterale Störungen**	Leukopenie**
			Periphere Neuritis	Lymphopenie**
			Vasospastisches Phänomen	Koagulopathie**

* Dieses Kriterium gilt dann als Klasse III, wenn keine weiteren vergesellschafteten Kriterien aus Klasse I und II vorhanden sind (LE-Zellen)
** Diese Symptome werden beim Hund selten beschrieben

B. Diagnostische Kriterien nach HALLIWELL, 1978.
Wenn ein oder mehrere Kriterien zusätzlich zu ANA- und / oder LE-Zellen-Test positiv sind, kann die Diagnose SLE gestellt werden:
- Eine kutane Erkrankung, die klinisch oder histologisch mit SLE kompatibel ist
- Polyarthritis mit wechselnden Lahmheiten
- Coombs-positive hämolytische Anämie
- Thrombozytopenie
- Nephropathie mit Proteinurie

C. Diagnostische Kriterien nach HALLIWELL, 1989 (Neubewertung).
Ein ANA-positiver Test mit drei Hauptkriterien oder ein ANA-positiver Test mit zwei Haupt- und zwei Nebenkriterien gelten als diagnostisch für SLE.

Hauptkriterien
- Nicht-septische Polyarthritis mit wechselnden Lahmheiten
- Eine kutane Erkrankung, die klinisch oder histologisch mit SLE kompatibel ist
- Coombs-positive hämolytische Anämie
- Hochgradige Thrombozytopenie
- Glomerulopathie und Proteinurie
- Neutropenie
- Polymyositis

Nebenkriterien
- Fieber unbekannten Ursprungs
- ZNS-Störungen
- Pleuritis

D. Diagnostische Kriterien nach DRAZNER, 1980.
Wenn ein oder mehrere Kriterien zusätzlich zu ANA- und / oder LE-Zellen-Test positiv oder antizelluläre Antikörper (Erythrozyten oder Thrombozyten) oder anti-RNA-Antikörper vorhanden sind, kann die Diagnose SLE gestellt werden:
- Ekzematöse Eruption mit oder ohne Ulzera an den mukokutanen Übergängen
- Nicht erosive Arthritis ohne Deformationen
- Hämolytische Anämie
- Thrombozytopenische Purpura
- Glomerulonephritis
- Myositis
- Myokarditis
- Interstitielle Pneumonie

ANA: Anti-nuclear-antigen
IF: Immunofluoreszenz
LE: Lupus erythematodes
SLE: Systemischer Lupus erythematodes

wenn eine Myositis vorliegt. Im Harn kann man eine Proteinurie ohne Sedimentbildung konstatieren, wenn der Patient an einer Glomerulonephritis leidet. Bei Polyarthritis bietet sich die zytologische Untersuchung des Gelenkspunktates an. Im Ausstrich der Synovia kann man nicht-degenerierte Neutrophile und einige Monozyten finden, jedoch normalerweise keine Bakterien. In der histologischen Untersuchung von kutanen Biopsien findet man oft ein ähnliches Muster wie beim DLE, aber manchmal ist das Bild unspezifischer. Im indirekten IF-Test versucht man ANA nachzuweisen. Wenn der Test positiv ist, so ist das zwar sehr verdächtig für einen SLE, aber bei einem positiven Test kommen auch andere Erkrankungen infrage. Bei der Katze sind die ANA-Werte stets geringer als beim Hund (≤ 1:40), und man hat auch positive Werte bei anderen Krankheiten wie z. B. bei FeLV. In nächster Zukunft wird es auch möglich sein, nach anderen Antikörpern als den ANA zu suchen. Ein weiterer, aber weniger spezifischer Test ist die Suche nach LE-Zellen (Lupus-erythematodes-Zellen) im Blut und/oder in der Synovia. Unter dem LE-Zellphänomen versteht man das zytologische Bild, dass neutrophile Granulozyten, manchmal auch Monozyten, eosinophile oder basophile Granulozyten nukleäres Material phagozytiert haben. Beide Tests müssen am Ende einer Therapie mit Glukokortikoiden negativ ausfallen.

33.3.4 Therapie

Details zur Therapie der Autoimmunerkrankungen werden im weiteren Verlauf dieses Kapitels ausführlich dargestellt.

In Anlehnung an eine in der Humanmedizin gültige Einteilung hat OLIVRY (1998) für den Lupus erythematodes des Hundes ein neues klinisches Klassifizierungsschema vorgeschlagen
1) Lupus-assoziierte kutane Erkrankungen.
   a) Spezifische akute/chronische Lupus-erythematodes-assoziierte Erkrankung (kutaner Lupus erythematodes oder CLE)
      – lokalisiert
      – generalisiert
      – oral
      – Lupus-assoziierte Pannikulitis
   b) Nicht-spezifische Lupus-erythematodes-assoziierte Erkrankung
      – Vaskulitis
      – Vesikulo-bullöse Läsionen
2) Systemischer Lupus erythematodes
   a) mit CLE
   b) ohne CLE

33.4 Bullöses Pemphigoid und andere Erkrankungen der dermoepidermalen Grenzschicht

Der Angriff der Antikörper gegen Struktur-Antigene der Basalmembran führt zur Ablösung der Epidermis von der Dermis. Daraus entwickeln sich subepitheliale Bläschen und Ulzera.

Noch vor wenigen Jahren wurden alle bullösen und ulzerösen Läsionen, die eine Autoantikörper-Bindung an die Basalmembran aufwiesen, als bullöses Pemphigoid diagnostiziert. Klinisches Bild, Verlauf und Prognose variieren von Fall zu Fall sehr stark. Dies lässt die Vermutung zu, dass ein und derselbe Name verschiedene Krankheiten subsummiert.

Dank des neueren indirekten IF-Tests, der spezifische Substrate verwendet, wie die »salt-split canine skin« (Gewebe von der Lippe des Hundes wird mit physiologischer NaCl infiltriert. Diese Prozedur erlaubt das Gewebe zu dehnen und die einzelnen Komponenten der Basalmembran zu trennen.), wurden auch bei den Haustieren fünf verschiedene Erkrankungen der dermoepidermalen Grenzschicht differenziert: das **bullöse Pemphigoid**, die **Epidermolysis bullosa acquisita**, der **bullöse SLE**, die **lineare bullöse IgA-Dermatose** und das **vernarbende Pemphigoid** oder **Schleimhautpemphigoid**.

33.4.1 Bullöses Pemphigoid

33.4.1.1 Ätiologie und Pathogenese

Das bullöse Pemphigoid entwickelt Auto-Antikörper, die am Kollagen XVIII (BPAg2) binden. Dieses Molekül ist transmembranal und Bestandteil des Hemidesmosoms, einer Struktur, die der Verankerung der Basalzellen der Epidermis auf der Basalmembran dient. Das beim Menschen häufiger involvierte BPAg1 wurde bisher beim Hund nicht nachgewiesen. Man geht davon aus, dass das auslösende Moment für die Blasenbildung das Binden des Autoantikörpers an das Antigen im Hemidesmosom ist. Diese Bindung aktiviert die Komplementkaskade und die Freisetzung chemotaktischer Faktoren aus den Mastzellen. Davon angelockt wandern nun Neutrophile und Eosinophile ein. Diese wiederum setzen proteolytische Enzyme frei, die das Hemidesmosom zerstören. So löst sich die Epidermis von der Dermis und es kommt zur Blasenbildung.

Beim Menschen wird gemutmaßt, dass sowohl Medikamente als auch UV-Strahlung Teil der ätiopathogenetischen Mechanismen sind. Auch beim Hund wurde eine Medikamenteninduktion des bullösen Pemphigoides vermutet, jedoch wurde in besagten Fällen nie das verantwortliche Ziel-Antigen gefunden.

33.4.1.2 Signalement und Anamnese

Diese Erkrankung ist äußerst selten und wurde bisher bei Hund, Katze, Schwein und Pferd beschrieben. Bei Hund und Katze stellt sie 14,5 % bzw. 50 % der subepidermalen bullösen Autoimmundermatitiden dar. Es ist keine Altersprädisposition bekannt. Die Diagnose wurde schon bei Hunden vor Vollendung des ersten Lebensjahres gestellt. Mit aller Wahrscheinlichkeit gibt es eine genetische Disposition, doch die zurzeit bekannten Fälle sind zu wenige, um eine Veranlagung für Geschlecht und Rasse festzustellen zu können.

33.4.1.3 Klinisches Bild

Das Symptombild ist für Hund und Katze sehr ähnlich: vesikulo-bullöse Läsionen mit Ulkus- und Krustenbildung. Die Verteilung der Läsionen unterscheidet die beiden Spezies. Die Läsionen des Hundes lokalisieren sich meist nur an wenigen Körperpartien. Sie ordnen sich fokal an und sind unauffällig in der Ausprägung. Die betroffenen Körperpartien sind die Innenseite der Ohrmuscheln, das Abdomen, die Achselgegend und die mukokutanen Übergänge. In drei Fünftel der Fälle liegen auch Veränderungen in der Maulhöhle vor (Abb. 33.13). Im Unterschied zum Pemphigus vulgaris sind die Blasen nicht so zerbrechlich und etwas straffer gespannt. Begleitend dazu treten im unterschiedlichen Ausmaß Juckreiz und Schmerz sowie eine sekundäre Pyodermie auf.

Bei der Katze sind weniger Körperteile involviert. Bläschen, Erosionen und Krusten beschränken sich für gewöhnlich auf die Maulhöhle, auf die mukokutanen Übergänge und auf die Ohrmuscheln (Abb. 33.14).

33.4.1.4 Diagnose

Beim Hund findet man die anderen bullösen Dermatitiden, den PV, den SLE, die Arzneimittelallergie, das epitheliotrope Lymphom und eine Candida-Infektion auf der Liste der Differentialdiagnosen. Bei der Katze kommen alle möglichen Ursachen für ulzeröse und erosive Dermatitiden in Gesicht und Maul infrage.

Die Diagnose richtet sich nach dem klinischen und dem histopathologischen Befund.

In der histologischen Untersuchung sieht man die dermoepidermale Ablösung und die Präsenz von Eosinophilen und Mastzellen im Inneren der Bläschen. Zum jetzigen Zeitpunkt sind die direkte und indirekte IF noch der klinischen Forschung vorbehalten.

33.4.2 Epidermolysis bullosa acquisita

33.4.2.1 Ätiologie und Pathogenese

Bei der Epidermolysis bullosa acquisita ist das Zielorgan das Kollagen Typ VII, ein Hauptbestandteil der Verankerungsfasern zwischen Epidermis und Dermis.

33.4.2.2 Signalement und Anamnese

Diese Erkrankung ist bisher nur beim Hund beschrieben worden und macht bei dieser Tierart 25 % der subepidermalen bullösen Autoimmundermatitiden aus. Drei Fünftel der veröffentlichten Fälle sind bei Dänischen Doggen beobachtet worden. Man geht davon aus, dass es bei dieser Rasse eine Veranlagung gibt.

33.4.2.3 Klinisches Bild

Bis auf einen bekannten Fall der lokalisierten Form litten alle Hunde bisher an der generalisierten Form der Krankheit.

Die **generalisierte Form** ist eine sehr schwere Erkrankung, die auf eine immunsuppressive Therapie nicht anspricht. Die dermoepidermale Ablösung tritt vor allem in der Maulhöhle,

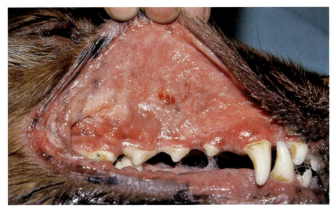

Abb. 33.13
Bullöses Pemphigoid beim Hund. Ulzera in der Maulhöhle.

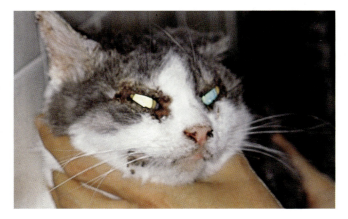

Abb. 33.14
Bullöses Pemphigoid bei der Katze. Erosionen und Krusten um die mukokutanen Übergänge.

an den mukokutanen Übergängen und an den Druckpunkten wie Achselhöhle, Leiste und Ballen (Abb. 33.15) auf. Die Läsionen beginnen zunächst als Bläschen und Ulzera in der Maulhöhle sowie als rötliche, quaddelartige Plaques. Die Effloreszenzen entwickeln sich im weiteren Verlauf zu Blasen; diese bersten und am Ende bleiben ausgedehnte Ulzera zurück. Betroffene Tiere zeigen zusätzlich allgemeine klinische Symptome wie Hyperthermie, vermindertes Allgemeinverhalten und Septikämie.

Die **lokalisierte Form** ist bis jetzt bei einem einzigen Hund beschrieben worden. Die Veränderungen betrafen Kopf und Rumpf. Sie haben sich unter Kortison in entzündungshemmender Dosierung zurückgebildet.

33.4.2.4 Diagnose

Die möglichen Differentialdiagnosen der generalisierten Form sind die anderen bullösen Autoimmunerkrankungen, der PV, die Medikamentenallergie, das epitheliotrope Lymphom und die Candidiasis.

Ähnlich wie für das bullöse Pemphigoid bedarf es für eine Diagnosebestätigung neben den klinischen Symptomen auch des histologischen Befundes. Die histologischen Veränderungen sind für die lokalisierte wie für die generalisierte Form dieselben: subepidermale Blasen ohne entzündliches Infiltrat. In vielen Fällen findet man aber am Boden der Blase Ansammlungen von Neutrophilen. Zum jetzigen Zeitpunkt sind die direkte und indirekte IF noch der klinischen Forschung vorbehalten.

33.4.3 Bullöser systemischer Lupus erythematodes

Im Verlauf eines bullösen systemischen Lupus erythematodes binden sich Autoantikörper an einen Teil des Kollagen VII. Klinisch und histologisch ist diese Krankheit nicht von der Epidermolysis bullosa acquisita zu unterscheiden. Die Erkrankung ist außerordentlich selten. Im einzigen gut beschriebenen Fall ist der bullöse SLE anhand eines Kriterienkataloges (*siehe* Diagnose SLE) diagnostiziert worden. In der histologischen Untersuchung waren vesikulo-bullöse und ulzeröse Veränderungen mit einer Ansammlung von Neutrophilen an der Grenzschicht festzustellen. Es gelang auch der Nachweis von IgG-Ablagerungen an der Basalmembran und die Bildung von Antikörpern gegen Kollagen VII. Das Tier zeigte durch immunsuppressive Therapie kaum Besserung.

33.4.4 Lineare bullöse IgA-Dermatose

Bei dieser Erkrankung werden Auto-IgA gegen ein Protein, das in der Lamina lucida (Ll) liegt, gebildet. Bisher wurde ein einziger Fall bei einer Mischlingshündin beschrieben. Die vesikulo-bullösen Veränderungen waren an den Lippen, der Zunge, den Ohrmuscheln, in der Achselgegend, in der Leiste und an den Ballen zu sehen.

Um die Krankheit zu diagnostizieren, muss man auf experimentelle direkte und indirekte IF-Techniken zurückgreifen; die histologische Untersuchung allein erlaubt es nicht, eine Unterscheidung zu den anderen bullösen Autoimmunerkrankungen zu treffen.

33.4.5 Vernarbendes Pemphigoid (Schleimhautpemphigoid)

Von dieser Krankheit sind neun Fälle beim Hund und ein Fall bei der Katze bekannt geworden. Die betroffenen Tiere zeigten einen unterschiedlichen Grad an Depigmentierung und Erythem sowie Bläschen und Erosionen, die sich an der periokulären, perinasalen Kutis und an der Haut der Ohrmuschel und in der Maulhöhle befanden.

IgG-Antikörper sind bei dieser Krankheit gegen ein 97-kDa-Antigen gerichtet, das sich in der Lamina lucida der Basalmembran befindet. Mit 32 % der Fälle ist das beim Hund die häufigste Erkrankung aus dem Kreis der Autoimmunerkrankungen der dermoepidermalen Grenzschicht.

Anhand der histologischen Untersuchung ist es nicht möglich, diese Krankheit von den anderen aus dieser Gruppe zu unterscheiden. Mit Hilfe von experimenteller direkter und indirekter IF-Techniken kann dies aber gelingen.

33.4.6 Therapie und Prognose

Die geringe Anzahl der bisher diagnostizierten Fälle liefert noch nicht genügend Daten, um allgemeine Aussagen über den Verlauf und über den Therapieerfolg zu machen.

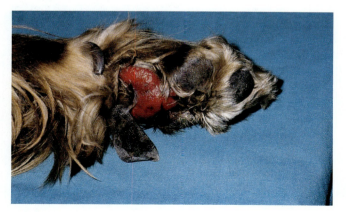

Abb. 33.15
Dermoepidermale Ablösung am Sohlenballen eines Hundes.

Der Langzeiteinsatz von immunsuppressiver Therapie scheint bei dieser Gruppe von Krankheiten angezeigt; jedoch erwies sich dieser Ansatz bei einigen Fällen von bullösem Pemphigoid und des vernarbenden Pemphigoides bei Hund und Katze als nur wenig erfolgreich. Nach dem Einsatz von Kortisonen kam es zu einer kurz währenden Remission.

Bei der Epidermolysis bullosa acquisita war bisher kein einziges der erprobten Therapieprotokolle erfolgreich. Der Einsatz immunsuppressiver Medikamente wird noch in aller Ausführlichkeit im weiteren Verlauf dieses Kapitels besprochen. Falls ein Medikament im Verdacht steht, eine bullöse subepidermale Autoimmundermatitis auszulösen, sollte man die Arznei und alle Präparate, die damit chemisch verwandt sind, vermeiden.

33.5 Kälteagglutinationskrankheit

33.5.1 Ätiologie und Pathogenese

Die Kälteagglutinationskrankheit ist eine Autoimmunerkrankung, bei der die IgM-Antikörper bei tiefen Temperaturen an die Erythrozyten binden und so eine Hämagglutination auslösen. Auch wenn der Aktivitätspeak zwischen 0 und 4 °C liegt, kann man die Wirkung von 0 bis 37 °C beobachten. Die Krankheit wird von einer Überempfindlichkeit vom Typ II ausgelöst. Sie ist idiopathisch, sowohl beim Hund als auch bei der Katze. Aber auch eine Bleivergiftung bei Hund und Katze und Infektionen des Atmungstraktes bei der Katze werden als Ursache für diese Erkrankung besprochen. Die Krankengeschichte der Patienten ist von häufigen und wiederkehrenden Vaskulitiden und Ulzera an den Extremitäten gekennzeichnet. Diese Effloreszenzen treten vor allem in der kalten Jahreszeit auf und verschwinden während der warmen Monate.

33.5.2 Klinisches Bild

An jenen Körperteilen, wo die größte Temperaturabsenkung stattfindet, also den distalen Anteilen der Extremitäten, den Ohrmuscheln (Abb. 33.16) sowie der Nasen- und Schwanzspitze, wird man auch klinische Symptome wahrnehmen können. Sie sind von intrakapillärer Hämagglutination geprägt, das heisst, es treten Thrombose und Vaskulitis auf. Die betroffenen Stellen sind schmerzhaft und als Symptome treten Erythem, Purpura, Zyanose an den Extremitäten, Nekrosen und Ulzerationen auf.

33.5.3 Diagnose

Die wichtigsten Differentialdiagnosen bei dieser Pathologie sind die Vaskulitiden anderer Ursprungs (Infektionen, Autoimmunerkrankungen u.a.), der SLE, Erfrierungen und Dermatomyositis.

Die Diagnose wird anhand der Vorgeschichte, der klinischen Symptome und des Kälteagglutinationstests gestellt. Für diesen Test wird Blut in einem EDTA- bzw. Lithiumheparinröhrchen gewonnen. Dann trägt man einen Tropfen Blut auf einen Objektträger auf und verwahrt ihn einige Minuten bei 0 bis 4 °C. Der Test gilt als positiv, wenn eine makroskopisch sichtbare Autoagglutination eintritt (Abb. 33.17). Man kann den Test beschleunigen, indem man das Blut abkühlt. Wenn man das Blut wieder auf 37 °C anwärmt, ist die Agglutination reversibel.

33.5.4 Therapie

Man sollte eine mögliche Primärursache ausschließen oder beseitigen (z. B. Saturnismus). Wenn dies nicht möglich ist, kann man dem Tier helfen, indem man es keinen tie-

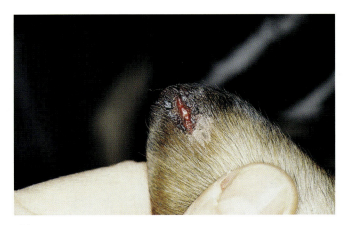

Abb. 33.16
Ulzera am Rand der Ohrmuschel bei einem Hund mit Kälteagglutinationskrankheit.

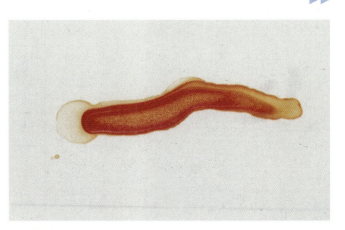

Abb. 33.17
Kälteagglutinationskrankheit. Positiver In-vitro-Kälteagglutinationstest.

fen Temperaturen auszusetzt. Immunosuppression mit Glukokortikoiden oder Azathioprin (nur für den Hund) erlaubt eine Kontrolle der Krankheitssymptome (Näheres folgt im Abschnitt über die Therapie, *siehe* Kapitel 33.7).

33.6 Uveodermatologisches Syndrom

Das uveodermatologische Syndrom ist eine seltene Erkrankung, die wahrscheinlich autoimmun bedingt ist und durch parallel bestehende granulomatöse Uveitis und kutane Depigmentierung als Charakteristika gekennzeichnet ist.

33.6.1 Ätiologie und Pathogenese

Über die Ätiopathogenese dieses Syndroms weiß man sehr wenig. Die klinische Symptomatik gleicht in vielem einer Autoimmunerkrankung des Menschen, dem Vogt-Koyanagi-Harada-Syndrom. Man geht davon aus, dass es sich um eine zellvermittelte Überempfindlichkeit auf Melanin und Melanozyten handelt. Bei einem Hund mit diesem Syndrom wurden auch Autoantikörper gefunden, die gegen Bestandteile der Retina gerichtet waren.

33.6.2 Signalement und Anamnese

Da man das Syndrom fast nur bei Akita Inu, Chow-Chow, Samojede und Siberian Husky findet, geht man von einer Prädisposition dieser Rassen aus. Eine Alters- oder Geschlechtsdisposition liegt nicht vor.

33.6.3 Klinisches Bild

Die Krankheit setzt plötzlich mit einer bilateralen Iridozyklitis ein. Ihr folgt in den darauffolgenden Tagen ein progressiver Pigmentverlust an den mukokutanen Übergängen und an der Kutis von Nase, Lippen und Lidern. Auch andere Hautareale können, wenn auch in geringerem Umfang, involviert sein: Ballen, Skrotum, Präputium und Regio perianalis. Manchmal beträgt die Zeitspanne zwischen Augensymptomen und Hauteffloreszenzen einige Monate.

Zu Beginn sieht man gut abgegrenzte Areale mit depigmentierter Haut. Hier bestehen unterschiedliche Grade an Erythem und trockener Seborrhoe. Diese Effloreszenzen neigen sehr stark zur Bildung von Ulzera, was nach dem Pigmentverlust auf die UV-Einstrahlung und die daraus resultierende Photodermatitis zurückzuführen sein dürfte. Am Rande dieser Areale kann man auch örtlich begrenzt Leukotrichose beobachten.

33.6.4 Diagnose

Die kutanen Läsionen müssen von jenen eines Lupus erythematodes und einer mukokutanen Pyodermie unterschieden werden.

Mit den Informationen aus der Vorgeschichte, den typischen klinischen Symptomen und der histologischen Untersuchung kann eine Diagnose gestellt werden.

33.6.5 Therapie

Eine unverzügliche symptomatische Behandlung zur Vermeidung irreversibler Schäden aufgrund der Iridozyklitis, wie z. B. vordere Synechie, Sekundärglaukom und Blindheit ist angezeigt. Es sollten Augenpräparate mit Atropin, Glukokortikoiden und Azathioprin verabreicht sowie eine systemische Applikation von Kortisonen in immunsuppressiver Dosierung eingeleitet werden. Um Rezidive zu vermeiden, muss man Kortisone in Langzeittherapie einsetzen (*siehe* Therapie der Autoimmunerkrankungen im Anschluss). Manche Autoren empfehlen als Alternative zum Kortison die Kombination von Tetracyclinen und Nicotinamid (500 mg/ Hund, TID von beidem).

Wenn der Therapiebeginn rasch genug verlief, besteht die Möglichkeit einer Rückbildung der kutanen Veränderungen mit Repigmentierung.

Es gilt aber, dass die Verlaufskontrolle der Therapie sich am Augenbefund zu orientieren hat. Die Uveitis kann auch nach Abklingen der Hautsymptome noch Probleme bereiten.

33.7 Therapie von Autoimmunerkrankungen

Die Therapie der Autoimmunerkrankungen von Hund und Katze ist im Allgemeinen lebenslang durchzuführen. Dabei kommen verschiedene immunsuppressive Medikamente allein oder in Kombination, je nach Fall und Spezies, zum Einsatz. Die Ausnahme zur Regel der Therapiedauer sind die durch Medikamente induzierten Bläschen bildenden Autoimmunerkrankungen (Pemphigus, Pemphigoid usw.). Hier kann man für gewöhnlich die Therapie nach Abklingen der Symptome wieder aussetzen. Ansonsten geht es bei dieser Art von Erkrankungen darum, die Minimaldosierung für den Patienten zu finden, um ihn in Remission zu halten. Exazerbationen vor allem in den Sommermonaten sind dennoch die Norm.

Da die kutanen Läsionen sehr oft von bakteriellen Sekundärinfektionen (seltener auch von Malassezien) begleitet sind und die krankheitsspezifische Therapie immunsuppressiv wirkt, ist es notwendig, von Beginn an begleitend gegen Staphylokokken wirksame Antibiotika für vier bis acht Wochen zu verabreichen (z. B. Cefadroxil 20–30 mg/kg, SID, Cephalexin 20–30 mg/kg, SID oder Amoxicillin und Clavulansäure 15–25 mg/kg, BID).

33.7.1 Lokale Therapie

Die lokale Therapie eignet sich bei den weniger problematischen und lokalisierten Formen wie PE und DLE oder als Adjuvans der systemischen Therapie. Dazu bieten sich Produkte auf Basis von Hydrokortison 2,5 %, Betamethason 0,1 % und Fluocinolon oder Amcinolon 0,1 % an, die anfänglich zweimal täglich aufgetragen werden (immer Handschuhe verwenden). Im Anschluss versucht man sukzessive, das Intervall der Verabreichungen bis zu einem 48-Stunden-Rhythmus auszudehnen. Viele Fälle kann man vor allem in den Wintermonaten ausschließlich mit einer topischen Therapie behandeln. Gelegentlich müssen Antibiotika verabreicht werden.

33.7.2 Systemische Therapie

Stellt sich die lokale Therapie als ungenügend heraus oder sind die Veränderungen sehr ausgedehnt oder besonders tiefgehend, wird man um eine systemische Therapie nicht herumkommen.

33.7.2.1 Tetracyclin und Nicotinamid
Die Kombination Tetracyclin und Nicotinamid ist die erste Wahl bei den leichteren Fällen von DLE (eventuell auch PE) beim Hund. Diese Therapie ist in 25–65 % der Fälle erfolgreich und wird auch mit Vitamin E oder mit topischen oder systemischen Glukokortikoiden kombiniert. Der genaue Wirkmechanismus ist unbekannt. Wahrscheinlich hat das Tetracyclin immunmodulierende Eigenschaften, die es befähigen, etliche Aktionsmechanismen der Leukozyten sowohl *in vivo* als auch *in vitro* zu hemmen, und die durch das Nikotinamid noch verstärkt werden. Man beginnt bei Hunden mit mehr als 10 kg KGW mit 500 mg TID von beiden Medikamenten. Wenn der Hund leichter sein sollte, beginnt man mit der halben Dosis. Tritt Besserung ein, reduziert man zuerst auf BID und später auf SID. Nebenwirkungen sind Erbrechen, Durchfall und Anorexie. In letzter Zeit wurde auch Doxycyclin in der doppelten Dosis (10–20 mg/kg, SID) allein oder in Kombination mit Nicotinamid eingesetzt.

33.7.2.2 Glukokortikoide
Sind Hund und Katze von SLE, hochgradigen Formen des DLE, von allen Formen des PF und PV oder von bullösem Pemphigoid betroffen, werden Glukokortikoide in immunsuppressiver Dosierung eingesetzt. Das Kortison wirkt direkt auf Lymphozyten und Monozyten: Es reduziert ihre Anzahl und die Produktion von Entzündungsmediatoren und Antikörpern wird gehemmt. Dafür eignen sich Prednisolon (2–4 mg/kg, SID beim Hund und 4–8 mg/kg, SID bei der Katze) oder Methylprednisolon (1,5–3 mg/kg, SID beim Hund und 3–6 mg/kg, SID bei der Katze). Falls der gewünschte Erfolg ausbleibt, kommen Dexamethason (Initialdosis 0,2–0,4 mg/kg, SID beim Hund und 0,4–0,8 mg/kg, SID bei der Katze) oder Triamcinolon in der Startdosierung von 1 mg/Katze und 0,2–0,4 mg/kg, SID beim Hund zur Verwendung. Wenn es zu starken Nebenwirkungen (PU/PD) kommt, sollte man versuchen, auch mit der halben Dosierung auszukommen.

Bei Erreichen einer zufriedenstellenden Remission und wenn keine neuen Effloreszenzen aufgetreten sind (meist nach 10 bis 20 Tagen), wird man versuchen, die Medikamentengabe zuerst auf alle 24 Stunden und dann auf jeden zweiten Tag zu strecken (dazu lässt man sich ca. zwei Wochen Zeit). Wenn keine Rückfälle auftreten, muss man Schritt für Schritt die minimal wirksame Dosis ermitteln, die notwendig ist, um die Symptomatik zu unterdrücken (Tabelle 33.9). Bei potenzierten Glukokortikoiden wie Triamcinolon und Dexamethason sollte man einen 72-Stunden-Rhythmus anstreben.

Bei nicht-behandelbaren Katzen behilft man sich mit Methylprednisolonacetat (20 mg/Katze), das je nach Bedarf wiederholt injiziert wird.

Die wichtigsten Nebenwirkungen beim Hund sind: PU/PD, Polyphagie, birnenförmiges Abdomen, Infektionsanfälligkeit und eine Erhöhung der Leberwerte, insbesondere der alkalischen Phosphatase (Cushing-Syndrom). Bei Katzen mit einer entsprechenden Veranlagung wurde mit Glukokortikoiden gelegentlich Diabetes mellitus ausgelöst, der dann auch irreversibel sein kann.

33.7.2.3 Kombinationstherapien
Da bei Anwendung einer reinen Kortisontherapie häufig Rezidive oder wegen der zu hohen minimal wirksamen Dosis unangenehme Nebenwirkungen auftreten, sucht man oft von Anfang an einen anderen immunsuppressiven Wirkstoff, der für das Kortison adjuvant und potenzierend ist, so dass eine deutliche Dosisreduzierung vorgenommen werden kann.

Das beim Hund zu diesem Zweck am häufigsten verwendete Medikament ist Azathioprin (1–2 mg/kg, SID oder alle 48 Stunden, beides *per os*). Es wird im Körper rasch in 6-Mercaptopurin umgewandelt, wo es dann verschiedene Enzyme hemmt, die an der DNS- und der RNS-Synthese beteiligt sind. Das Medikament hemmt Zellen, die sich rasch vermehren, was eine einschneidende Wirkung auf Lymphozyten der zellvermittelten und der humorale Abwehr hat. Diese Eigenschaft bedingt aber auch eine Hemmung aller anderen Zellen des Blutes. Die möglichen Nebenwirkungen sind Neutropenie, Lymphopenie, Anämie und Thrombozytopenie. Aus den besagten Gründen müssen Hunde, die diese Art von Therapie erhalten, alle zwei bis vier Wochen solange einer Blutkontrolle unterzogen werden, bis die individuelle minimal wirksame Dosis ermittelt wurde. Diese Dosis soll zugleich die Symptome unterdrücken und das Knochenmark nicht zu stark supprimieren. Sobald man sich in der Erhaltungsphase der Therapie befindet, wird alle zwei Monate eine Blutuntersuchungen durchgeführt. Wenn die Leukozyten unter 5000/mm³ fallen oder eine Thrombozytopenie auftritt, sollte man das Medikament für ein bis zwei Wochen aussetzen, dann mit der halben Dosis wieder beginnen und nach zwei Wochen die Blutuntersuchung wiederholen. Da Azathioprin eine Latenz von zwei bis drei Wochen bis zum Wirkungseintritt hat, beginnt man parallel mit den Glukokortikoiden und setzt diese Therapie auch nach Dosisreduzierung bzw. nach Absetzen des Kortisons fort. Gelingt es, den Patienten allein mit Azathioprin in Remission zu halten, wird auch hier mit einer Dosisreduzierung begonnen. Ziel ist eine Halbierung der Dosis oder ein 48-Stunden-Rhythmus.

Azathioprin ist für die Katze streng kontraindiziert, da es zu einer Knochenmarksdepression mit Todesfolge kommen kann. Bei dieser Spezies kann man Chlorambucil (bei der Katze 0,1–0,2 mg/kg, SID oder jeden zweiten Tag) verwenden. Auch Chlorambucil gehört in die Gruppe der Alkylanzien und es besteht ebenfalls die Möglichkeit einer Knochenmarkssuppression, weshalb man mit einem ähnlichen Monitoring arbeiten sollte wie bei Azathioprin.

33.7.2.4 Goldtherapie

Einige Autoren verwenden die Goldtherapie beim Pemphigus der Katze (seltener beim Hund). Aurothioglukose als Injektionslösung (1 mg/kg, einmal in der Woche intramuskulär) ist das Präparat, das am meisten verwendet wird. Eine Verbesserung der Symptome sollte nicht vor Ablauf von sechs bis zwölf Wochen erwartet werden. Während der Latenzzeit kann man zusätzlich Kortisone verabreichen, ähnlich wie schon zuvor beschrieben. Goldsalze haben eine entzündungshemmende und immunsuppressive Wirkung; sie verringern die lysosomalen Enzyme, Histamin und die Prostaglandine; sie hemmen die humorale und die zelluläre Immunität, das Komplementsystem, die Chemotaxis, die Phagozytose und die Freisetzung freier Radikale. Leider führen injizierbare Goldsalze auch zu Idiosynkrasien. Deshalb ist es ratsam, die Therapie mit einer Testdosis von 0,1 mg/kg zu beginnen und dann langsam über einen Zeitraum von zwei bis drei Wochen auf die volle Dosis zu steigern. Nach der Remission der Symptome verlängert man die Intervalle auf Injektionen jede zweite Woche bis jeden zweiten Monat. Während der Induktionsphase sollte man eine Blutkontrolle jede Woche, in der Erhaltungsphase jeden Monat vornehmen. Arzneimittel-induzierte Reaktionen, die beim Tier beschrieben wurden, sind das Erythema multiforme und die TEN. Wegen möglicher Potenzierung der Nebenwirkungen ist eine Kombination mit anderen zytotoxischen Medikamenten konsequent zu meiden.

33.7.3 Weitere Medikamente, die in der Therapie von Autoimmunerkrankungen Verwendung finden

33.7.3.1 Cyclosporin

Cyclosporin besitzt wichtige immunsuppressive Wirkungen und eine relativ geringe Toxizität. Es hemmt die Proliferation von aktivierten T-Lymphozyten, indem es das Interleukin 2 (IL-2) und Oberflächenrezeptoren hemmt und indem es die Genexpression und Transkription der messenger-RNS blockiert. Das Cyclosporin wurde in letzter Zeit sehr erfolgreich bei der Therapie von perianalen Fisteln des Deutschen Schäferhundes und bei Fällen von therapieresistenter Atopie eingesetzt. Man beginnt mit 5–10 mg/kg, SID und reduziert es auf 2–5 mg/kg, SID, kombiniert mit Ketokonazol 5 mg/kg, SID. Ketokonazol hemmt den Metabolismus von Cyclosporin. Der limitierende Faktor dieses Medikamentes sind die hohen Kosten. Gingivale Hyperplasie, Erbrechen, Durchfall und kutane Papillomatose sind bekannte Nebenwirkungen.

33.7.3.2 Cyclophosphamid

Cyclophosphamid gehört zur Gruppe der Alkylanzien und findet in der Onkologie breite Verwendung. Es wurde hoch dosiert in Kombination mit Kortison bei schweren Fällen von SLE, Vaskulitis, beim Pemphigus-Komplex und bullösen Pemphigoid eingesetzt. Die Dosierung beträgt 1,5–2,5 mg/kg, jeden zweiten Tag. Die wichtigsten Nebenwirkungen sind eine hämorrhagische Zystitis, eine Fibrose der Harnblase, gastroenterale Störungen und Knochenmarksdepression, weshalb von einer Langzeittherapie abgeraten wird.

33.7.3.3 Dapson

Dapson ist ein entzündungshemmendes und antibakterielles Medikament. Es hemmt die Wirkung der lysosomalen Enzyme, die Chemotaxis der Neutrophilen, die Degranulation der Mastzellen, die Synthese von Immunglobulinen und Prostaglandinen, den alternativen Weg der Komplementaktivierung und die Immunantwort der T-Lymphozyten.

Der Einsatz von Dapson brachte beim Hund in 50 % der Fälle von PF und PE gute Erfolge. Manchmal gelingt es mit Dapson, die minimal wirksame Dosis von Kortison und Azathioprin zu senken. In Kombination mit Glukokortikoiden oder allein wird Dapson bei der Vaskulitis eingesetzt. Die Dosierung für den Hund lautet: 1 mg/kg, TID, 2 bis 4 Wochen lang, dann BID oder SID und zuletzt jeden zweiten Tag oder zweimal in der Woche als Erhaltungsdosis. Die Nebenwirkungen sind Anämie, Leukopenie, Thrombozytopenie, Erhöhung der Leberwerte bis zu einer hochgradigen Hepatotoxikose. Deshalb ist ein Monitoring im Zwei-Wochen-Rhythmus angebracht. Katzen sind besonders anfällig für Nebenwirkungen.

33.7.3.4 Pentoxifyllin

Pentoxifyllin ist ein Derivat des Methylxanthin. Die Wirkungen auf das Immunsystem sind sehr vielfältig. Anfänglich fand das Medikament Verwendung bei Vaskulitiden (10 mg/kg, TID). Gegenwärtig wird es bei der atopischen Dermatitis, bei der Schäferhund-Pyodermie, dem Erythema multiforme und bei einigen Autoimmunerkrankungen erprobt. Es ist durchaus denkbar, dass es in der nächsten Zukunft Bestandteil der Protokolle bei Autoimmunerkrankungen wird.

33.7.3.5 Vitamin E

Vitamin E hat entzündungshemmende Eigenschaften und wurde bei den milden Fällen von DLE und PE eingesetzt. Bei einer Dosierung von 400–800 IU/Tier, BID oder TID, muss man mindestens ein bis zwei Monate warten, um den Erfolg beurteilen zu können.

33.7.3.6 Sonnenschutzfaktoren

Es ist bekannt, dass einige Autoimmunerkrankungen wie der DLE und PE bei UV-Einwirkung die Neigung zeigen, sich zu verschlimmern bzw. der Patient rückfällig wird. Daher ist es sinnvoll, die Therapie mit Sonnenschutzfaktoren zu ergänzen. Als Präparate kommen Gelformulierungen mit hohen Faktoren (SPF [Sun Protection Factor] > 20) infrage. Gele diffundieren besser ins Gewebe und hinterlassen keine Spuren. Diese Formulierungen sind jedoch nicht einfach zu finden und teuer.

33.8 Arzneimittelexantheme

33.8.1 Ätiologie und Pathogenese

Jede nicht erwünschte und nicht geplante Folge einer Medikamentenverabreichung wird als Arzneimittelreaktion bezeichnet. Man unterscheidet zwei Kategorien: die unerwünschten pharmakologischen Wirkungen und die toxischen Reaktionen.

33.8.1.1 Pharmakologische Wirkungen

Die unerwünschten pharmakologischen Wirkungen, auch als Nebenwirkungen bezeichnet, sind das Resultat der Aktion des pharmakologischen Moleküls auf Gewebe und Organe im Organismus. Die Nebenwirkungen sind eng an die Dosismenge gekoppelt, das Problem ist vorhersehbar, sie haben meist einen gutartigen Verlauf und sind nicht toxischer Art. Zu dieser Gruppe der unerwünschten Nebenwirkungen zählen:

1) Überdosierung der Arznei. Sie läuft bei den meisten Patienten mit dem gleichen Symptommuster ab und ist durch ein Übermaß an pharmakologischer Wirkung bedingt.
2) Ökologisches Ungleichgewicht der bakteriellen Flora der Haut und der Schleimhäute. Dies erlaubt anderen, möglicherweise pathogenen Mikroorganismen zu wachsen.
3) Wechselwirkung mit anderen Medikamenten, wie kompetitive Inhibition durch Verdrängung an den Bindestellen, Inhibition oder Stimulation wichtiger metabolischer Enzyme zum Abbau des Medikamentes oder Interferenz bei der Freisetzung einer Substanz durch eine andere.

33.8.1.2 Toxische Reaktionen

Toxische Reaktionen sind nicht vorhersehbar und idiosynkratisch bedingt. Sie treten unabhängig von der Dosis und vom pharmakologischen Effekt in Erscheinung. Sie sind das Ergebnis von allergischen und nicht-allergischen Mechanismen.

Immunologische Reaktion

Es gibt einige wichtige Kriterien, die über das Potenzial eines Medikamentes entscheiden, ob eine Immunreaktion mittels aktivierter Lymphozyten bzw. mittels spezifischer Antikörper ausgelöst werden kann:

1) Molekulare Eigenschaften der Arznei. Makromoleküle, wie Eiweiß und Kohlenhydrate, sind schon von sich aus antigen wirksam. Sie bedürfen keines metabolischen Abbaus. Die Fähigkeit kleinerer Moleküle, Haptene genannt, Immunreaktionen auszulösen, ist stark von ihrer Neigung abhängig, im Gewebe an Makromoleküle zu binden. Gewebemoleküle sind Proteine, aber auch Nukleinsäuren und Lipide. Die Bindungen sind stabil, da reversible Bindungen, wie ein Großteil der Medikamente sie mit Serumalbumin oder -globulin eingeht, nicht ausreichen, um eine Immunantwort auszulösen. Manche Medikamente polymerisieren zu großen Komplexen, die imstande sind, das Immunsystem zu aktivieren.

Glücklicherweise kann ein Großteil der Arzneien mit Gewebekomponenten keine kovalenten Bindungen eingehen. Man ist der Meinung, dass eine klinische Sensibilisierung durch das Vorhandensein von Nebenkontaminanten induziert wird, bzw. dass Substanzen mit einem reaktiven Potenzial erst durch Metabolisierung entstehen. Ebenso müssen eventuelle Kreuzreaktionen beachtet werden.

2) Kriterien, die im Wesentlichen beim Individuum liegen. Die Art der Medikamentenverabreichung, der immunogene Druck oder das Veranlagungspotenzial um Antigene zu erkennen, beeinflussen die Reaktion. Auch die Fähigkeit, eine Arznei zu metabolisieren, ist entscheidend für den Ausbruch einer Allergie. So ist z. B. bekannt, dass bei bestimmten Individuen die Acetylierung von Sulfonamiden langsamer und mit Bildung von aktiven Metaboliten wie Hydroxylaminen abläuft. Das führt zu einer stärkeren Inzidenz der Medikamentenreaktion. Es ist möglich, dass der Dobermann an solch einem Defekt in der Acetylierung und deshalb mehr als Hunde anderer Rassen an Sulfonamidunverträglichkeit leidet.

3) Umweltfaktoren. Das UV-Licht kann die chemische Zusammensetzung eines Medikamentes oder die Reaktion des Patienten verändern (Photoallergische Reaktionen).

Bei der immunbedingten Arzneimittelunverträglichkeit sind vier Typen der Überempfindlichkeiten beteiligt:

Typ I – IgE vermittelt
Diese Art der Überempfindlichkeit wurde im Zusammenhang mit Immunseren, L-Asparaginasen, Impfstoffen und Giften gesehen.

Die Reaktion vom Soforttyp stellt sich in wenigen Minuten ein. Die wichtigsten Symptome sind Juckreiz, Urtikaria, Bronchospasmus, Larynxödem, anaphylaktischer Schock, starker Blutdruckabfall und Tod. Einige Reaktionen vom Typ I (Urtikaria) stellen sich erst nach Stunden oder Tagen nach der Medikamentenverabreichung ein. Wenn ein Medikament an zellgebundenen IgE von Gewebemastzellen und von zirkulierenden Basophilen bindet, werden diese Zellen aktiviert, sie setzen Histamin und andere Entzündungsmediatoren frei und rufen Symptome hervor.

Typ II – zytotoxisch
Die Reaktion vom Typ II ist für die Veränderungen bei der hämolytischen Anämie, der Thrombozytopenie, dem SLE, der Polymyositis, bei der tubulären Nephropathie, Hepatitis und Sklerodermie verantwortlich. Das Medikament kann auch eine latent vorhandene Erkrankung auslösen. Ist dies so, kann es sein, dass das Tier auch nach Absetzen des verursachenden Medikamentes trotzdem einer lebenslangen Therapie bedarf. Es gibt drei Arten von Mechanismen, die zu Organschädigung (Haut, Nieren, Herz, Lunge, Muskel, peripheres Nervengewebe und Blutzellen) zytotoxischer Art führen können:
1) Das Medikament bindet an Proteine, Glykoproteine, Lipide und Phospholipide der Zelloberfläche. So gelangt das Hapten an die Zelloberfläche, was die Zelle für zytotoxische Reaktionen der humoralen und zellulären Immunabwehr sensibilisiert: Zelllysis und Phagozytose durch Makrophagen sind die Folgen. Wenn das Medikament selektiv nur an die Zellen eines Organes bindet, oder wenn aktive Metaboliten von einem Organ gebildet werden, kommt es zu spezifischen Organschäden (z. B. Leber).
2) Arzneimittel-Antikörper-Komplexe entstehen in den Körperflüssigkeiten, binden an die Zelloberfläche und schädigen die Zelle.
3) Das Medikament provoziert eine direkte Immunantwort gegen ein gewebespezifisches Autoantigen.

Typ III – durch Immunkomplexe bedingt
Hauptverantwortlich für diese Reaktion sind lösliche Immunkomplexe. Wenn Antigene lange genug im Kreislauf verharren, entstehen spezifische Antikörper. Durch die Verbindung von Antigen und Antikörper entstehen Immunkomplexe. Die Ablagerung von Immunkomplexen in die Gefäßwände aktiviert die Komplementkaskade und löst eine Vaskulitis aus. Die daraus entstehenden Symptome sind Fieber, Arthritis, Nephritis, Ödem sowie Nesselausschläge und papuläre Ekzeme (Serumkrankheit). Diese entsteht frühestens sechs Tage nach der erstmaligen Medikamenteneinnahme. Die Latenzzeit spiegelt den notwendigen Zeitraum wider, der nötig ist, um die Antikörper-Produktion anzukurbeln. Beim Menschen kann die Typ-III-Reaktion von Penicillin, Sulfonamid, Aminosalicylsäure und Streptomycin ausgelöst werden.

Typ IV – zellulär
Der Arzneimittelreaktion vom verzögerten Typ liegt eine Aktivierung spezifischer T-Zellen zugrunde. Wenn T-Zellen ein Autoantigen erkennen, setzen sie Lymphokine frei, die Lymphozyten, Makrophagen und andere Zellen innerhalb von ein bis drei Tagen anlocken. Ein Beispiel für diese Reaktion ist die Kontaktdermatitis (z. B. Ohrtropfen mit Neomycin). Sie kann aber auch die Ursache anderer Arzneimittelreaktionen sein.

Nicht-immunologische Reaktion
Nicht-immunologische Reaktionen werden nicht von Wechselwirkungen zwischen Antigen und dem Immunsystem ausgelöst. Sie könnten auf eine nicht-immunologische Aktivierung der Entzündungskaskaden oder nur durch die Wirkung einzelner Systeme des Immunsystems bedingt sein.

Es werden vier Mechanismen diskutiert, die diese Reaktionen auslösen können:
1) Das Medikament führt direkt zur Freisetzung von Entzündungsmediatoren aus den Mastzellen, was Urtikaria und Angioödem verursacht (z. B. Opiate, Polymyxin B, Röntgenkontrastmittel).
2) Das Medikament aktiviert den alternativen Weg der Komplementkaskade, was zu Urtikaria führt (z. B. Röntgenkontrastmittel).
3) Das Medikament kann Störungen im Metabolismus der Arachidonsäure verursachen, indem es den Ablauf der Cyclooxygenase hemmt (z. B. anaphylaktoide Wirkungen der Acetylsalicylsäure und anderer nicht-steroidaler Antiphlogistika). Die Metaboliten der Arachidonsäure gelangen statt dessen in den Kreislauf der Lipoxygenase, aus der die SRS-A (Slow Reacting Substance of Anaphylaxis) hervorgeht.
4) Das Medikament kann die Regelsysteme der Immunabwehr hemmen (Suppressor T-Lymphozyten).

33.8.2 Klinisches Bild und Differentialdiagnosen

Die toxischen Reaktionen sind selten und idiosynkratisch. Weil sie so schlecht vorhersehbar sind, ist es umso wichtiger sie zu erkennen, sobald sie sich manifestieren. Dann sollte man sehr rasch das Medikament absetzen und bei Bedarf eine symptomatische Therapie einleiten.

Die klinische Manifestation kann sehr vielfältig sein und ist weder von der Spezies noch von der Rasse abhängig (Tabelle 33.6). Die einzige Ausnahme stellt der Dobermann dar, bei dem ein Defekt bei der Entgiftung von Sulfonamiden vorliegt und der deshalb oft Arzneimittelreaktionen zeigt.

33.8.2.1 Urtikaria

Urtikaria ist die klassische Typ-I-Reaktion. Sie wird von IgE ausgelöst. Das Antigen bindet an mindestens zwei IgE-Antikörper, die sich auf der Zelloberfläche der Mastzellen befinden (Brückenbildung), und löst die Freisetzung von vasoaktiven Mediatoren aus (Histamin, Heparin usw.). Dies führt zu Vasodilatation, zu einem Ödem in der Dermis und in der Subkutis und zum Auftreten der typischen Quaddel.

Boxer zeigen für Urtikaria eine Veranlagung; bei der Katze ist das Krankheitsgeschehen äußerst selten. In der Veterinärmedizin wurden Typ-I-Reaktionen nach Verabreichung von Vakzinen, Levamisol, Antibiotika und Barbituraten beobachtet. Das Geschehen ist perakut und verschwindet nach wenigen Stunden (maximal 24 Stunden). Es spricht sehr gut auf Glukokortikoidgaben an (für gewöhnlich kommt Dexamethason intravenös zum Einsatz). Die wichtigsten Differentialdiagnosen sind die Follikulitis, Zellulitis, Vaskulitis, das Erythema multiforme, das kutane Lymphom und der Mastzellentumor.

Auch das Angioödem (häufig an Kopf und Larynx) und die Anaphylaxie, mit weit ernsteren Konsequenzen, ordnen sich hier ein. Wenn ein Patient bekanntermaßen mit einer Urtikaria auf ein bestimmtes Medikament reagiert, so ist die Vermeidung dieses Medikaments das oberste Gebot, da das Risiko eines anaphylaktischen Schocks sehr groß ist.

Tabelle 33.6: Formen und auslösende Ursachen des Arzneimittelexanthems in der Veterinärmedizin

Form des Arzneimittelexanthems	Klinische Symptome	Arznei
Urtikaria und Angioödem	▪ Quaddel ▪ Ödem (vor allem im Gesicht)	Penicillin, Ampicillin, Cephalosporine, Tetrazykline, Ivermectin, Moxidectin, Levamisol, Amitraz, Shampoos
Erythroderma und exfoliatives Exanthem	▪ Diffuses oder fleckiges Erythem ▪ Exfoliation	Sulfonamide, Levamisol, Lincomycin, Itrakonazol, Hydroxin, Chlorphenamin, Acepromazin
Makulo-papulöses Exanthem	▪ Makula ▪ Papula ▪ Purpura ▪ Hyperthermie	Penicillin, Sulfonamide, Griseofulvin, Diethylcarbamazin, Hydroxin, Amitraz, Shampoo
Vaskulitis	▪ Makula ▪ Ekchymosen ▪ Petechien ▪ Hämorrhagische Blasen ▪ Nekrosen ▪ Ulzera	Injektionen (Tollwutvakzine), Penicillin, Amoxicillin, Erythromycin, Enrofloxacin, Erythromycin, Itrakonazol, Ivermectin, Furosemid
Vesikulo-pustulöse Effloreszenzen	▪ Bläschen ▪ Pusteln ▪ Ulzera ▪ Krusten	Sulfonamide, Penicillin, Ampicillin, Cephalosporine, Diethylcarbamazin, Vakzine, Triamcinolon, Tiabendazol
Erythema multiforme	▪ Runde oder polyzyklische, erythematöse, sich peripher ausdehnende und zentral abheilende Effloreszenzen ▪ Kutane Ulzera ▪ Mukokutane Ulzera (bei Erythema multiforme major sind < 50 % der Körperoberfläche betroffen)	Sulfonamide, Amoxicillin, Cefalexin, Enrofloxacin, Erythromycin, Gentamicin, Lincomycin, Tetrazykline, Aurothioglukose, Diethylcarbamazin, Ivermectin, Levamisol, D-Limonen, Itrakonazol
Fixes Arzneimittelexanthem	▪ Erythematöse Plaques ▪ Bläschen ▪ Krusten ▪ Die Manifestation ist meist am Skrotum	Diethylcarbamazin, Ampicillin, Amoxicillin, L-Thyroxin, Aurothioglukose
TEN	▪ Erosionen ▪ Ulzera ▪ Mukokutane Ulzera ▪ Hyperthermie ▪ Vermindertes Allgemeinverhalten ▪ > 50 % der Körperoberfläche sind betroffen	Sulfonamide, Penicillin, Ampicillin, Cefalexin, Griseofulvin, Levamisol, D-Limonen, Aurothioglukose

TEN: Toxische epidermale Nekrolyse

38.8.2.2 Erythroderma und exfoliatives Exanthem

Das Erythroderma ist ein kutanes Erythem, das diffus oder fleckenartig in Erscheinung tritt (Abb. 33.18). Das Erythem ist die Folge einer Gefäßdilatation und verschwindet bei Druck auf die Kutis (z. B. bei der Diaskopie wird durch Druck auf die Haut die Hyperämie verdrängt). Häufig findet sich das Erythem in Begleitung eines exfoliativen Exanthems. Dann können die Haare zusammen mit großflächigen Schuppen sehr leicht ausgerissen werden (Abb. 33.19).

Der histologische Befund ist unspezifisch. Die wichtigsten Differentialdiagnosen sind die Allergie, die Sarkoptes- und die Demodex-Räude, Autoimmunerkrankungen, das epitheliotrope Lymphom, Seborrhoe, TEN und EM. Sulfonamide, Penicilline, Levamisol und Färbemittel sowie topische Präparate sind in der Veterinärmedizin dafür bekannt, dass sie derartige Reaktionen auslösen können.

33.8.2.3 Makulo-papulöses Exanthem

Juckende Makulae und Papulae sind das typische Erscheinungsbild dieses seltenen Exanthems (Abb. 33.20). Gelegentlich wird das Symptombild von Purpura an den Schleimhäuten begleitet, manchmal auch von Fieber. Die Pathogenese dieser Läsionen ist unbekannt, man vermutet aber, dass eine Form der zellulären Immunität daran beteiligt ist. Bei den Tieren trat diese Reaktion bei Griseofulvin und zahlreichen Antibiotika auf. Die Differentialdiagnosen sind die Follikulitis, die Flohbissallergie, die Futtermittelallergie und die Sarkoptes-Räude.

33.8.2.4 Vaskulitis

Als Vaskulitis bezeichnet man eine Gefäßentzündung, meist der postkapillaren Venulae, in der Dermis. Eine bekannte Ursache ist eine Überempfindlichkeitsreaktion vom Typ III. Im Blutkreislauf zirkulierende Komplexe lagern sich in der Ge-

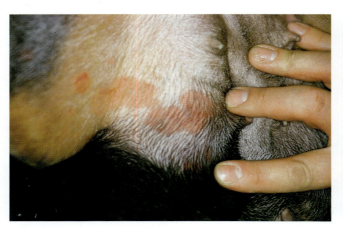

Abb. 33.18
Arzneimittelexanthem. Erythematöse Makula.

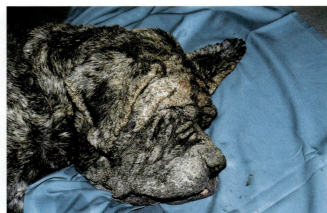

Abb. 33.19
Arzneimittelexanthem. Exfoliatives Erythroderma im Gesicht eines Hundes.

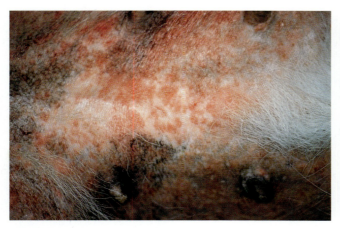

Abb. 33.20
Arzneimittelexanthem. Reaktion mit Bildung von Papeln und Makulae.

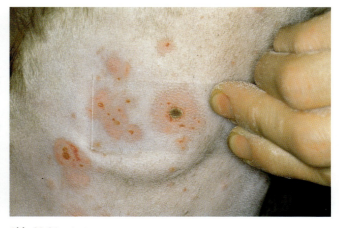

Abb. 33.21
Vaskulitis. Ulzera und hämorrhagische Purpura, die durch Druck mittels eines Objektträgers nicht verschwindet (Diaskopie).

fäßwand ab und lösen eine zytotoxische Reaktion durch neutrophile Granulozyten aus. Die Folgen sind Entzündung und Nekrose der Endothelzellen, Gefäßverschluss, hämorrhagische Diathese, Hypoxie und Nekrose im Gewebe. Die dazugehörigen Symptome sind Purpura (Abb. 33.21) (rötlich-violette Flecken, die mit der Diaskopie verschwinden), Ekchymosen, Petechien, hämorrhagische Blasen, Nekrosen, Ulzera und Krusten. Die Nekrose betrifft meist die Körperakren wie z. B. den Apex der Ohrmuscheln, die Schwanzspitze, die Pfoten und das Krallenbett. In den betroffenen Körperregionen ist die Blutzirkulation prinzipiell etwas träger, so dass es zu einer vermehrten Ablagerung von Immunkomplexen und daraus resultierenden schwerwiegenderen Vaskulitiden kommt. Vaskulitis wird bei Verabreichung von Itrakonazol und Vakzinen beim Hund und durch Penicillin und Febendazol bei der Katze beschrieben.

Petechiale Blutungen können aber durch eine Thrombozytopenie oder andere Blutgerinnungsstörungen verursacht werden. Auch diese können eine Arzneimittelreaktion oder ein Symptom einer Autoimmunerkrankung (Typ-III-zytotoxische-Reaktion) sein und sollten abgeklärt sein, bevor man sich auf die Diagnose Vaskulitis festlegt.

33.8.2.5 Vesikulo-pustulöses Exanthem: Pemphigus, Lupus und bullöses Pemphigoid

Eine Arzneimittelreaktion kann Ursache oder Auslöser einer kutanen Autoimmunerkrankung wie z. B. des Lupus erythematodes, des bullösen Pemphigoides oder des Pemphigus foliaceus sein (siehe vorangegangene Abschnitte dieses Kapitels). Immer dann, wenn aus der Anamnese eine dem Ausbruch der Autoimmunerkrankung vorangehende Medikamentenverabreichung hervorgeht, sollte man von einer Arzneimittelreaktion ausgehen, die meist sehr gut auf eine immunsuppressive Therapie anspricht. Nicht alle pathogenetischen Zusammenhänge sind restlos geklärt. Wahrscheinlich bindet das Medikament an Strukturen der Haut und löst so eine gegen die Haut gerichtete, zytotoxische Autoimmunreaktion aus. So trifft es beim bullösen Pemphigoid die Basalmembran, beim Lupus die epidermale Basalschichte und beim Pemphigus Desmosomen der Keratinozyten der Stachelzellschichte.

Die vesikulo-bullösen Exantheme haben folgende Differentialdiagnosen: Pemphigus-Komplex, bullöses Pemphigoid, Lupus erythematodes, EM, TEN, epitheliotropes Lymphom und ulzeröse Stomatitis. Lupus, Pemphigus und bullöses Pemphigoid erfahren ihre Enddiagnose erst in der histologischen Untersuchung einer Hautbiopsie.

Pemphigoid-ähnliche Reaktionen sind beim Hund im Zusammenhang mit Triamcinolonazetat beobachtet worden.

Lupoide Veränderungen wurden für den Menschen mit Hydralazin und Procainamid, bei den Tieren mit Antibiotika, Triamcinolon und Impfstoffen gemeldet.

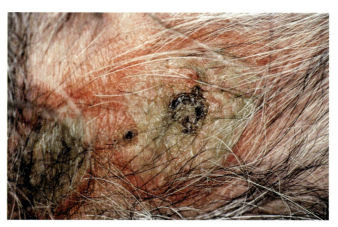

Abb. 33.22
Erythem, Bläschen und Blase.

Pemphigus-ähnliche Läsionen traten bei der Verabreichung von Trimethoprimsulfat, Cefalexin, Triamcinolon, Ampicillin, Vakzin, Doxycyclin, Cimetidin und topischen Insektiziden auf.

33.8.2.6 Erythema multiforme

Das Erythema multiforme (EM) ist eine der am häufigsten registrierten Arzneimittelreaktionen. Die Läsionen können sehr vielfältig sein, weshalb der Begriff Erythem mit dem Eigenschaftswort »multiforme« ergänzt ist. Die Pathogenese ist noch nicht vollständig geklärt. Allgemein wird angenommen, dass im Rahmen einer Immunreaktion durch T-Lymphozten bei einzelnen Epithelzellen, an die ein Molekül des Medikamentes gebunden ist, der Tod induziert wird. Diese Zellen begehen eine Art »Selbstmord«, auch programmierter Zelltod oder Apoptose genannt.

Die typische Primäreffloreszenz ist die erythematöse, erhabene Papel. Ihre Form kann rund, bogenförmig oder serpiginös mit einer zentralen Aufhellung sein (Rosette oder »target lesion«). Andere Läsionen können rötliche Flecken, Schuppenkränze, persistierende Urtikaria-Plaques, Bläschen und Blasen, die gemeinsam mit den Rosetten auftreten, sein (Abb. 33.22). Zwei Merkmale kennzeichnen diese Veränderungen: Sie treten akut auf und sind symmetrisch.

Wenn neben den Reaktionen auf der Haut auch Veränderungen an der Mundschleimhaut zu sehen sind und allgemeine klinische Symptome (vermindertes Allgemeinverhalten, Anorexie, Zunahme der Körpertemperatur) festgestellt werden, spricht man von **Erythema multiforme major**. Betreffen die Läsionen nur die Haut und nicht große Hautareale von Ulzera und Exsudation, so spricht man von Erythema multiforme minor. **Erythema multiforme minor** ist eine gutartige Erkrankung, die nach Absetzen des auslösenden Medikamentes spontan abheilt. Auch EM major hat meist eine gute Prognose, auch wenn eine symptomatische Therapie notwendig ist.

Die Diagnose EM wird durch eine histologischen Untersuchung gestellt. Apoptotische Zellen in allen epidermalen Schichten, die oft auch noch von Lymphozyten gesäumt sind (Satellitose), fügen sich zum charakteristischen Bild. Bei Hund und Katze wurde EM im Zusammenhang mit Infektionskrankheiten und als Medikamentenreaktion gesehen. Es sind aber auch Fälle bekannt geworden, die als idiopathisch eingestuft wurden. Bei der Katze fand man das Entstehen dieser Art von Reaktion nach Gaben von Aurothioglukose, Penicillin, Cefalexin, Sulfonamiden, Griseofulvin und Propylurazil. Beim Hund wurde EM von folgenden Medikamenten ausgelöst: Sulfonamiden, Chloramphenicol, Diethylcarbamazin, Levamisol, Gentamycin, L-Thyroxin und Penicillin.

Zu den Differentialdiagnosen von EM zählen: bakterielle Follikulitis, Dermatophytose, Demodikose, Urtikaria und andere vesikulöse und pustulöse Erkrankungen.

33.8.2.7 Fixes Arzneimittelexanthem

Das Wesensmerkmal des fixen Arzneimittelexanthems ist, dass jedes Mal, wenn einem Patienten ein Medikament verabreicht wird auf das er sensibilisiert ist, an ganz bestimmten Stellen Hautläsionen entstehen. Die Veränderungen sind scharf abgegrenzte erythematöse Plaques. Gelegentlich sieht man auch Bläschen und Ulzera. Prädilektionsstelle ist das Skrotum. Spätestens sieben bis zehn Tage nach Absetzen der Medikamente klingen die Symptome wieder ab und hinterlassen hyperpigmentierte Flecken. Beim Hund findet man diese Veränderungen im Zusammenhang mit Diethylcarbamazin, Flucytosin, Aurothioglukose, Amoxicillin, Clavulansäure, bei der Katze bei Clemastin und Enrofloxacin. Im histologischen Schnitt sind die Veränderungen dem EM nicht unähnlich, weshalb dieses Exanthem als lokalisierte Variante betrachtet wird.

Die Pathogenese ist unbekannt und hat vielleicht mit dem Umstand zu tun, dass in bestimmten Gegenden mehr Moleküle an den Keratinozyten haften. Dies hat zur Folge, dass die zytotoxischen Lymphozyten, welche die Apoptose induzieren, länger im betreffenden Gewebe verweilen. Auch die Möglichkeit einer Typ-IV-Überempfindlichkeitsreaktion ist gegeben, vor allem, weil sie sich erst einige Tage nach der Medikamentenverabreichung einstellt.

33.8.2.8 Toxische epidermale Nekrolyse

Die toxische epidermale Nekrolyse (TEN) ist eine fulminant verlaufende Erkrankung, die mit hochgradiger Symptomatik einhergeht: Die Epidermis nekrotisiert in ihrer gesamten Tiefe und löst sich ab. Es hinterbleiben ausgedehnte erodierte und ulzeröse Areale. Die Pathogenese ist unklar und der immunologische Reaktionstyp umstritten. Neuere Studien haben in den frühen Stadien die Anwesenheit aktivierter, zytotoxischer Lymphozyten nachgewiesen. Sie könnten die Ursache für die massive Schädigung der Keratinozyten sein (massive Apoptose der Keratinozyten). Bei der Katze wurden Fälle von TEN bei der Gabe von Cefaloridin, Etacillin, Ampicillin, FeLV-Antiserum, Griseofulvin, Aurothioglukose, Penicillin und Cefalexin und beim Hund bei Levamisol, Cephalosporinen, Sulfonamiden, Flucytosin und Ampicillin gesehen.

Klassisch für diese Erkrankung ist das Nikolski-Phänomen: Durch seitlichen Druck lässt sich die oberste Epidermislage abstreifen, es entstehen exsudative Erosionen. Erosionen und Ulzera können so ausgedehnt sein, dass es wegen des Flüssigkeits- und Proteinverlustes, aufgrund des elektrolytischen Ungleichgewichtes und wegen sekundärer bakterieller Infektionen häufig zum Tod des erkrankten Tieres kommt. Die Folgen eines so großen Hautdefektes sind mit jenen eines Brandopfers mit Verbrennungen dritten Grades vergleichbar (Abb. 33.23 und 33.24). Die Patienten zeigen ein vermindertes Allgemeinverhalten, sind anorektisch und haben Fieber. Eine intensive, symptomatische Therapie mit intravenösen Infusionen von Flüssigkeiten und Antibiotika ist notwendig. Der Ausgang der Krankheit ist ungewiss.

Die Diagnosebestätigung erfolgt mittels histopathologischer Untersuchung einer Hautbiopsie.

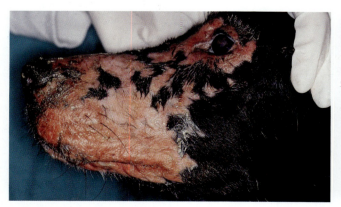

Abb. 33.23
Toxische epidermale Nekrolyse. Ausgedehnte Ulzera im Gesicht eines Hundes.

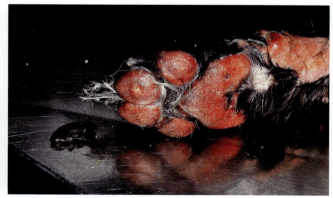

Abb. 33.24
Toxische epidermale Nekrolyse. Vollständige Ablösung des Epithels und Ulzeration der Ballen mit Verlust der Krallenplatte.

Die Differentialdiagnosen von TEN sind der PV, das bullöse Pemphigoid, der SLE, EM major, Verbrennungen und Tumore der hämatopoetischen Zellen (Lymphom, maligne Histiozytose).

33.8.2.9 Neue Systematik für das Erythema multiforme und die toxische epidermale Nekrolyse (HINN, 1998)

Das EM mit seinen Varianten minor und major, die toxische epidermale Nekrolyse und andere ulzeröse Erkrankungen sind Thema kontroverser Diskussionen – sowohl die klinischen und histologischen Aspekte betreffend als auch die Mechanismen der Ätiopathogenese. OLIVRY et al. haben vor kurzem eine neue Klassifizierung erarbeitet, die sich an klinischen Symptomen orientiert, wie sie von BASTUJI-GARIN für die Humanmedizin vorgeschlagen wurden (Tabelle 33.7).

moepidermale Ablösung von bis zu zehn Prozent der Körperoberfläche und Schleimhautmanifestationen an einem oder mehreren Körperarealen.

Übergangsform. Wenn sich die Hautläsionen wie beim SJS zeigen, jedoch zwischen 10 % und 30 % der Oberfläche involviert sind, spricht man von der Übergangsform.

Toxische epidermale Nekrolyse. Es ist die generalisierte landkartenartige, erythematöse, mit Purpura einhergehende Form des Exanthems. Von einen TEN spricht man, wenn sich die Haut zu mehr als 30 % ablöst.

Tabelle 33.7: Systematik des Erythema multiforme und der toxischen epidermalen Nekrolyse

	Läsionen (Als % der Körperoberfläche)	Effloreszenzen	Anzahl unterschiedlicher Lokalisationen mit Schleimhautschädigung
EM minor	< 50	< 10	0–1
EM major	< 50	< 10	> 1
SJS	> 50	< 10	> 1
Übergangsform	> 50	10–30	> 1
TEN	> 50	> 30	> 1

EM: Erythema multiforme
TEN: Toxische epidermale Nekrolyse
SJS: Steven-Johnson-Syndrom

Erythema multiforme minor. Die Rosetten (Schießscheibenphänomen) treten allein, vereinzelt oder polyzyklisch auf. Es ist die Schleimhaut von nur einer Körperregion betroffen. Die dermoepidermale Ablösung betrifft weniger als zehn Prozent der Körperoberfläche.

Erythema multiforme major. Die klinischen Symptome manifestieren sich wie bei EM minor mit der Ausnahme, dass die Schleimhaut von mehr als einer Körperregion betroffen ist.

Steven-Johnson-Syndrom. Die betroffene Hautoberfläche macht mehr als 50 % der Oberfläche aus. Das landkartenartige, erythematöse, mit Purpura einhergehende Exanthem zeigt der-

Diese klinische Einteilung hat auch zu einer Neuordnung der histopathologischen und ätiologischen Beurteilung jeder einzelnen Form geführt. So ergab diese Beurteilung der ätiopathogenetischen Zusammenhänge, dass das EM beim Hund wie beim Mensch häufiger mit Erregern wie z. B. Viren als mit Arzneimittelreaktionen in Verbindung steht. Im Unterschied dazu werden SJS und TEN durch Medikamente ausgelöst.

Diese Neuordnung hat auch ergeben, dass die einzelnen Formen histologisch nicht zu unterscheiden sind.

33.8.2.10 Injektionsreaktion

Die Reaktionen auf eine Injektion können vielfältig sein und von verschiedensten Medikamenten ausgelöst werden, wie z. B. Steroiden, Vakzinen, Ivermectin und unterschiedlichen Antibiotika. Bei Verabreichung von Steroiden kann es zu vorübergehendem Haarverlust an der Injektionsstelle kommen. Dies ist durch die Wirkung der Glukokortikoide auf die Haarfollikel bedingt. Ähnliches kann man auch nach Impfungen mit einer Tollwutvakzine sehen. Da hier die Ursache eine tiefe Vaskulitis ist, hat man es mit bleibenden Schäden zu tun. Weitere Läsionen reichen von Krusten über Ulzera, Granulome und Nekrosen (Abb. 33.25) bis zu Pigmentveränderungen.

Bei der Katze findet man die gravierendste Veränderung nach einer Injektion: das Fibrosarkom. Diese Neubildungen sind bösartig (sie zeigen eine geringe Neigung zur Metastasenbildung), sie rezidivieren gerne und treten auch schon bei sehr jungen Katzen auf.

33.8.2.11 Kontaktdermatitis

Erythem, starker Juckreiz, Schmerzhaftigkeit und gelegentlich Ulzera treten lokalisiert, wie z. B. an der Ohrmuschel (Abb. 33.26) als Konsequenz einer Verabreichung eines Ohrtherapeutikums, auf. Als Ganzkörpermanifestation sieht man die Läsionen nach Shampootherapien, medizinischen Bädern und Applikationen antiparasitärer Mittel.

Beim Zwergschnauzer kommt eine besonders schwerwiegende Form vor, die superfizielle suppurative nekrotische Dermatitis. Bei den bekannten Fällen trat sie nach der Applikation von Shampoos bzw. Insektiziden auf. Die dabei beobachteten Effloreszenzen waren: erythematöse Papeln, Pusteln und nekrotische Plaques am Stamm. Dazu kamen noch Fieber und vermindertes Allgemeinverhalten als allgemeine klinische Symptome.

33.8.3 Diagnose der Arzneimittelallergie

Die zuverlässigsten Kriterien bei der Diagnose eines Arzneimittelexanthems sind:
- Die vorausgegangene Verabreichung eines Medikamentes (Anamnese);
- kompatible Symptome;
- kompatible Histopathologie;
- Abklingen der Symptome nach dem Absetzen des Medikamentes.

Die Laboruntersuchungen sind normalerweise unspezifisch und leisten keine Hilfestellung bei der Bestätigung der Diagnose Arzneimittelallergie.

Nützliche Hinweise für die Diagnose sind folgende Tatbestände:
- Die Reaktion steht mit keiner der pharmakologischen Wirkungsmechanismen in Einklang;
- die Reaktion kann schon mit kleinsten Dosen ausgelöst werden;
- gewöhnlich verstreicht zwischen dem ersten Tag der Medikamenteneinnahme und dem Ausbruch der Symptome eine gewisse Zeit (mindestens fünf bis sieben Tage); dies spricht für eine immunologische Reaktion;
- Effloreszenzen und Symptome sind charakteristisch für eine Arzneimittelallergie;
- man kann mit einer weiteren Verabreichung des Medikamentes das Krankheitsbild erneut auslösen (von dieser Probe wird aber abgeraten);
- chemisch verwandte Substanzen können ähnliche Krankheitsbilder auslösen.

33.8.4 Therapie

Die einzig wirksame Therapie ist das Absetzen aller Medikamente, die zum Zeitpunkt des Krankheitsausbruches gegeben wurden. Nachdem das Tier in Remission ist, kann man, wenn unbedingt notwendig, die Medikamentengabe wieder aufnehmen. Dabei wird ein Medikament nach dem anderen gegeben und das Tier streng kontrolliert, um eine neuerliche Medikamentenreaktion frühzeitig erkennen zu können. Dann sollte man das Medikament vermeiden, das am stärksten in Verdacht steht die Reaktion ausgelöst zu haben. Wenn mehrere Medikamente verabreicht wurden, so ist die Wahrscheinlichkeit groß, dass das zuletzt hinzugekommene

▶▶

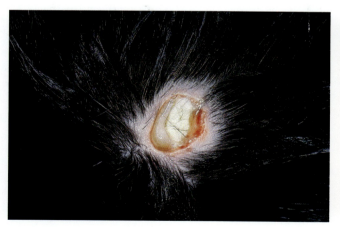

Abb. 33.25
Nebenwirkung einer Injektion. Tiefgreifende Ulzeration.

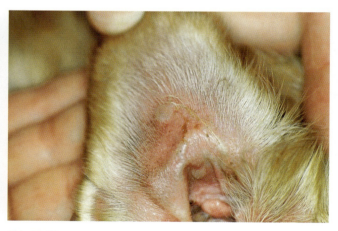

Abb. 33.26
Diffuses Erythem mit Bläschen an der Ohrmuschel bei einem Hund mit Kontaktallergie nach Verwendung eines otologischen Medikamentes.

die Reaktion verursacht hat. Außerdem ist bekannt, dass gewisse Medikamentengruppen häufiger Exantheme auslösen als andere. Dazu zählen die antibakteriellen Medikamente und hier insbesondere Sulfonamide, Penicilline und Cephalosporine.

In schweren Fällen mit allgemeinen klinischen Symptomen ist es unumgänglich, eine systemische, suppurative Therapie mit Flüssigkeitsersatz mittels Venenkatheder bzw. Kanüle einzuleiten. Bis zur Besserung der Symptome sollte man als Richtlinie 70 ml Ringerlaktat/kg/Tag verbreichen.

Wenn Pusteln, Krusten, Erosionen und Ulzera als Effloreszenzen präsent sind, so ist es ratsam, Antibiotika zu verabreichen, um den Patienten vor bakteriellen Sekundärinfektionen zu schützen. Bei der Auswahl des Antibiotikums sollte man ein Mittel wählen, das nicht aus der selben Familie stammt wie das unter Verdacht stehende und deshalb abgesetzte Medikament.

Die Verwendung von Glukokortikoiden wird kontrovers diskutiert. Es scheint aber so, dass weder die Erfolgsquote noch die Geschwindigkeit des Abklingens von Symptomen durch die Verabreichung von Steroiden verbessert werden kann.

33.8.5 Prognose

Die Prognose ist günstig. Als vorsichtig zu bewerten ist sie bei einem anaphylaktischen Schock, bei der TEN und bei schweren Fällen von EM major.

Eine neuerliche Verabreichung des verantwortlichen Medikamentes ist sehr gefährlich und sollte auf jeden Fall vermieden werden.

33.9 Vaskulitis

33.9.1 Systematik

Die Vaskulitis ist ein entzündlicher Prozess, der die Gefäßwände betrifft. Bei den kutanen Vaskulitiden der Kleintiere sind fast ausschließlich die kleinen Blutgefäße betroffen. Im Unterschied zum Menschen leiden Hund und Katze selten unter Gefäßwandentzündungen der mittleren und großen Blutgefäße. Eine einzige Ausnahme stellt die Polyarthritis nodosa dar (hier führt ein immunologischer Angriff auf die Wände mittelgroßer Gefäße zu Nekrosen). Aus diesem Grunde orientiert sich die Systematik in der Veterinärmedizin eher an den infiltrierenden Entzündungszellen (Tabelle 33.8).

Neutrophile Infiltrate kennzeichnen eine Arzneimittelreaktion, infektiöse Erkrankungen, wie z. B. eine Septikämie durch gram-negative Bakterien oder bei einer Rickettsiose, sowie Autoimmunerkrankungen wie den Lupus erythematodes. Daneben gibt es auch idiopathische Formen. **Lymphozyten** als Infiltrat überwiegen bei der Dermatomyositis, der familiären Vaskulopathie des Deutschen Schäferhundes, dem kutanen Lymphom und der Tollwutimpfstoff-induzierten Pannikulitis. Bei der fortgeschrittenen neutrophilen Vaskulitis finden sich ebenfalls Lymphozyten in der Gefäßwand.

Eosinophile Infiltrate findet man im Zusammenhang mit Insektenstichen, beim eosinophilen Granulom und bei Mastzellentumoren.

Die **granulomatöse Vaskulitis** ist bei unseren Haustieren sehr selten. Die Präsenz des histiozytären Infiltrates verursacht oft einen Gefäßverschluss. Diese Reaktion wird vor allem in der Skrotalhaut bei Arzneimittelexanthemen beobachtet. Lymphohistiozytäre Infiltrate in der Wand und im Lumen von tief verlaufenden Gefäßen sind Teil des histologischen Bildes der multizentrischen lymphomatoiden Granulomatose, einer seltenen Form des Lymphoms.

Bei geringerer Schädigung der Gefäßwand und bei Abwesenheit von entzündlichen Infiltraten spricht man von einer **Vaskulopathie** bzw. von einer zellarmen Vaskulitis. Diese Form stellt vielleicht eine eigene pathologische Form dar oder die Spätphase einer Vaskulitis (nachdem das Infiltrat die Gefäßwand wieder verlassen hat). Das Phänomen kann bei der Dermatomyositis, der Tollwutimpfstoff-induzierten Pannikulitis, der familiären Vaskulopathie des Deutschen Schäferhundes und der renalen und kutanen Vaskulopathie des Grey Hound beobachtet werden. Bei all diesen Pathologien kennt man die Ursache für die Gefäßwandschädigung nicht. Einzig bei der Tollwutimpfstoff-induzierten Pannikulitis ist die Ätiologie bekannt. Im Lumen der Gefäßwand gelang der Nachweis des Tollwut-Antigens.

Tabelle 33.8: Einteilung der Vaskulitis anhand der beteiligten Entzündungszellen

Neutrophile Vaskulitis	■ Arzneimittelexanthem ■ Infektionskrankheiten ■ Autoimmunerkrankungen ■ Idiopathische Erkrankungen
Lymphozytäre Vaskulitis	■ Dermatomyositis ■ Familiäre Vaskulopathie des Deutschen Schäferhundes ■ Kutanes Lymphom ■ Tollwutimpfstoff-induzierte Pannikulitis ■ Spätphase einer granulozytären Vaskulitis
Eosinophile Vaskulitis	■ Reaktion auf Insektenstiche ■ Eosinophiles Granulom ■ Mastzellentumor
Granulomatöse Vaskulitis	■ Arzneimittelallergie ■ Multizentrische lymphomatoide Granulomatose

33.9.2 Ätiologie und Pathogenese

Die Vaskulitis ist die Folge einer Schädigung der Blutgefäßwand. Der Schaden entsteht durch direkte Einwirkung eines Erregers oder indirekt durch immunologische Vorgänge, die sich in der Gefäßwand (oder in ihrer Nähe) abspielen. Die Ereignisse sind die Folge systemischer oder allergischer Erkrankungen, aber genauso können sie idiopathisch, wahrscheinlich genetisch bestimmt sein. Nach Ablagerung von Immunkomplexen in der Gefäßwand wird die Komplementkaskade aktiviert. Die Komplementproteine C5a und C3a stimulieren die Degranulation von Mastzellen mit Freisetzung von TNF-α. Dieser lockt Granulozyten an, die lysosomale Enzyme freisetzen. Daraus entstehen die Gefäßschädigungen mit Exsudation von Fibrin, Mikrohämorrhagien, Ödemen und klinisch sichtbare Effloreszenzen.

33.9.2.1 Infektionen

Einige Organismen, wie *Sarcocystis canis* und *Rickettsia* spp., kann man unmittelbar in der Gefäßwand nachweisen, wo sie direkt Schaden anrichten. Andere Krankheitserreger, insbesondere gram-negative Bakterien, schädigen die Gefäßwand indirekt durch die Bildung von Endotoxinen. Auch Leishmania wurde kürzlich in granulomatösen Vaskulitiden nachgewiesen.

33.9.2.2 Immunbedingte Ursachen

Eine Medikamentenreaktion ist die am häufigsten vorkommende Ursache bei der immunvermittelten Vaskulitis. Es kommt zur Ablagerung von Antigen-Antikörper-Komplexen in der Gefäßwand. Die wichtigsten Auslöser sind Antibiotika, Itrakonazol und der Tollwutimpfstoff.

Auch allergische Erkrankungen können nach Herstellung von IgE Immunkomplexe bilden, sich in den Gefäßwänden ablagern und eine Vaskulitis verursachen.

Die Vaskulitis ist ein fixer Bestandteil der klinischen Symptomatik bei SLE und bei der Kälteagglutinationskrankheit. Beim SLE kommt es nach Ablagerung von Immunkomplexen in die Gefäßwand zu Veränderungen. Bei der Kälteagglutinationskrankheit handelt es sich um eine Überempfindlichkeitsreaktion vom Typ II. Dabei kommt es bei niedrigen Temperaturen (0–4 °C) zu Anlagerung von Kryoglobulin an die roten Blutkörperchen, wodurch Agglutination, Thrombose und Vaskulitis ausgelöst werden (*siehe* Kapitel 33.5).

33.9.2.3 Erblich bedingte und idiopathische Ursachen

Bei den erblichen Vaskulitiden ist die renale und kutane idiopathische Vaskulitis des Greyhound diejenige mit den gravierendsten Konsequenzen. Weitere rassebedingte Erkrankungen aus dieser Gruppe sind die idiopathische und erbliche Vaskulopathie des Deutschen Schäferhundes, die sich im Alter von vier bis sieben Wochen klinisch manifestiert, und das erbliche Nasenpyogranulom und die Vaskulitis des Scottish Terriers sowie die Ohrrandvaskulitis des Jack Russel Terriers.

Bei bestimmten Vaskulitisformen kennt man die genauen Ursachen nicht, wie z. B. bei der proliferativen thrombovaskulären Ohrrandnekrose. Die Erkrankung zeigt keine Prädisposition für das Geschlecht, für die Rasse oder das Alter. Die Tiere zeigen keinerlei Symptome einer systematischen Erkrankung.

33.9.2.4 Andere Ursachen

Auch andere Erkrankungen neoplastischen oder kardiovaskulären Ursprungs können Ursache für Thromben und Embolien sowie eine Vaskulitis sein.

33.9.3 Klinisches Bild

Die klinischen Symptome der Vaskulitis umfassen erhabene Purpura, hämorrhagische Blasen (Abb. 33.27), kraterförmige, wie ausgestanzte Ulzera (Abb. 33.28) und deltaförmige Gewebeinfarkte, insbesondere an den Ohrmuscheln, und Nekrosen. Die Veränderungen betreffen häufiger die rumpffernen Körperteile, da hier der Durchmesser der Gefäße kleiner wird und damit die Wahrscheinlichkeit steigt, dass kleine Thromben das Gefäß verlegen. Gelegentlich kann man auch Blutungen im Nagel sehen. Sind sehr tief liegende Gefäße betroffen, was sehr selten vorkommt, kann man auch subkutan tastbare Knötchen, Ödeme an den Extremitäten, Polyarthritis und Myopathie feststellen.

Die **renale und kutane idiopathische Vaskulopathie des Greyhound** scheint keine Geschlechtsprädisposition aufzuweisen und tritt zwischen sechs Monaten und sechs Jahren auf. Die Effloreszenzen, die das Krankheitsbild begleiten, sind kraterförmige, wie ausgestanzte Ulzera, die vor allem am Karpus, Tarsus und an der Innenseite der Schenkel entstehen. Einige Tiere leiden auch an einer renalen Vaskulopathie, die aufgrund des daraus folgenden akuten Nierenversagens zum Tode führt. Bei diesen Patienten kommt es in den glomerulären Arteriolen zu thrombotisch-nekrotischen Veränderungen.

Die **familiäre Vaskulopathie des Deutschen Schäferhundes** löst bei betroffenen Welpen Fieber und generalisierte Lymphadenopathie und manchmal Gelenksödeme und Lahmheit aus. Die kutanen Veränderungen umfassen Ödeme an der Nase, Ulzera am Ohrrand sowie Schwellung und Pigmentverlust an den Ballen, welche einschmelzen und ulzerieren können. Anhand der histologischen Untersuchung lässt sich die Vaskulitis und die Kollagenolyse darstellen. Es wird behauptet, dass diese Veränderung durch die Erstimpfung bei den Welpen ausgelöst wird, allerdings sind Beweise bis heute nicht erbracht worden (*siehe* Kapitel 39).

Die **proliferative thrombovaskuläre idiopathische Ohrrandnekrose** beginnt am Apex des Ohrrandes, um sich dann

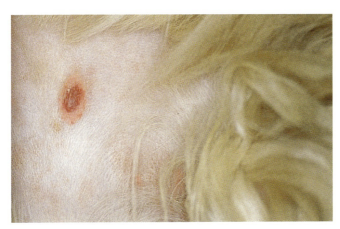

Abb. 33.27
Vaskulitis. Erhabene Purpura, hämorrhagische Bulla.

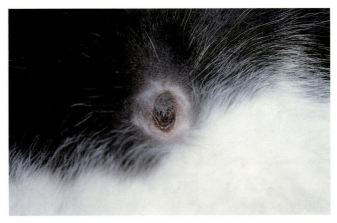

Abb. 33.28
Vaskulitis. Kraterförmige, wie ausgestanzt erscheinende Ulzera.

auf die konkave Fläche der Ohrmuschel auszubreiten. In der Mitte eines betroffenen Areals liegt eine Ulzera. Das sie umgebende Gewebe ist verdickt und hyperpigmentiert. Mit der Zeit breitet sich das ulzeröse Areal aus und es entsteht eine Missbildung der Ohrmuschel.

Die **Kälteagglutinationskrankheit** manifestiert sich für gewöhnlich an den Ohrmuscheln, an den Ballen, der Nase und der Schwanzspitze – meist bei niedrigen Temperaturen.

Die **Tollwutimpfstoff-induzierte Pannikulitis** geht mit Alopezie und Hyperpigmentierung an der Injektionsstelle einher. Die histologischen Veränderungen sind sehr flüchtig (wenige Lymphozyten in der Gefäßwand). Oft ist es einfacher, die atrophischen Veränderungen der Haarfollikel und der Epidermis auszumachen.

Die **Dermatomyositis** zeigt Erythem, Bläschen, Pusteln, Krusten sowie indolente und nicht juckende Ulzera rund um die Augen, am Nasenrücken, an den Lippen, der Konkavfläche und der Spitze der Ohrmuscheln und an der Schwanzspitze. An den Knochenvorsprüngen der Extremitäten wie Karpus, Ellbogen, Tarsus, Sprunggelenk, Phalanx und Brustbein kann man ebenfalls Effloreszenzen sehen. Gelegentlich treten an den Ballen vorübergehende ulzeröse Veränderungen auf (*siehe* Kapitel 36).

33.9.4 Diagnose

Eine gewissenhafte Anamnese sowie eine gründliche klinische Untersuchung sind besonders bei Verdacht einer Vaskulitis von Bedeutung. Eine ausführliche Abklärung über erhaltene Medikationen, das Abklären von allgemeinen klinischen Symptomen und die Beurteilung, ob die Rasse des betroffenen Tieres für die idiopathische Vaskulitis prädisponiert ist, ist dabei von großem Nutzen.

Die Diaskopie ist eine nützliche Hilfsuntersuchung zum Abklären einer Purpura: Durch Druck mit einem durchsichtigen Gegenstand lässt sich eine Hyperämie wegdrücken, die Blutung jedoch bleibt (Abb. 33.21).

Weitere hilfreiche Untersuchungen sind ein Blutausstrich (man versucht Protozoen wie z. B. Babesia nachzuweisen), eine Blutkultur (zum Nachweis einer Septikämie), serologische Untersuchungen und eine Eiweißelektrophorese (zur Beurteilung einer möglichen Infestation mit Leishmania) sowie der ANA-Test und spezifische Tests für die Suche nach LE-Zellen (für die SLE-Diagnose). Bei Verdacht einer Kälteagglutinationskrankheit trägt man einen Tropfen EDTA-Blut auf einen Objektträger auf und verwahrt ihn einige Minuten bei 0–4 °C. Der Befund ist positiv, wenn es zu einer Agglutination kommt.

Die Bestätigung der Diagnose Vaskulitis erhält man mittels einer histologischen Untersuchung.

33.9.5 Therapie

Die Suche und Beseitigung der Primärursache ist wesentlich für den therapeutischen Erfolg, insbesondere bei Vaskulitiden, die auf einen Erreger rückgeführt werden können. Wenn es nicht gelingt die Primärursache zu beseitigen, wenn man keine Primärursache ausmachen kann, wie bei den idiopathischen Formen oder bei einer unbekannten Ätiologie, muss man auf eine medikamentöse Therapie zurückgreifen. Kortison kann hilfreich sein: Verabreichung von 2–4 mg/kg Prednisolon, alle 24 Stunden für sieben bis vierzehn Tage bis zum Abklingen der akuten Symptome. Dann sollte man die Dosis reduzieren und versuchen, die Symptome der Krankheit mit Verabreichungen jeden zweiten Tag zu kontrollieren. Bei Therapieresistenz kann Dapson (Dimethylsulfon) eingesetzt werden. Dapson hemmt die Adhäsion der Neutrophilen an die Gefäßwand und man setzt es am besten in Kombination mit Kortison in der Dosierung von 1 mg/kg, TID, ein. Bei der Katze sollte das Medikament nicht verwendet werden, da es zu schweren Nierenschädigungen und zu einer hämolytischen Anämie führen kann.

Pentoxifyllin (10 mg/kg, zwei- bis dreimal täglich) verbessert die Verformbarkeit der Erythrozyten und der weißen Blutkörperchen. Dadurch steigt die periphere Durchblutung und die Plättchenaggregation wird zurückgehalten. Es ist das Mittel der Wahl bei der Ohrrandnekrose. Bei hochgradigen Veränderungen an der Ohrmuschel sollte man aber einem chirurgischen Eingriff den Vorzug geben, um die nekrotischen Stellen zu entfernen. Pentoxifyllin kann auch bei den idiopathischen Formen der Vaskulitis wirksam sein.

33.10 Alopecia areata

Zu den seltenen Autoimmunerkrankungen von Hund und Katze zählt die Alopecia areata. Charakteristisch sind fokale, nicht-entzündliche Stellen mit Haarausfall.

33.10.1 Ätiologie und Pathogenese

Das Zielorgan dieser Autoimmunreaktion ist der in der Wachstumsphase befindliche (anagene) Haarfollikel. Es sind jedoch noch nicht alle Details der Pathogenese bekannt. Bei Hunden mit Alopecia areata wurden Autoantikörper gegen die innere Wurzelscheide des Haarfollikels, gegen die Bulbusmatrix und die Trichohyalingranula gefunden. Es wurden auch rund um den Follikel unterschiedliche Anhäufungen von T-Lymphozyten (CD4+, CD8+) sowie dendritische Zellen vom Typ CD1+ nachgewiesen. Bei einer weiteren Variante der Erkrankung, der Pseudopelade, werden Autoantikörper gegen den Isthmus des Haarfollikels entwickelt. Es scheint dafür keine Prädisposition bezüglich des Alters oder Geschlechts zu geben. Dackel sind öfter Träger dieser Krankheit als andere Rassen.

33.10.2 Klinisches Bild

Die betroffenen, haarlosen Hautstellen sind durch eine scharfe Grenze von der normal behaarten Haut getrennt. Die Haut dieser Bezirke ist am Anfang gerötet, später hyperpigmentiert. Obwohl man die Veränderungen oft an Kopf (Abb. 33.29), Hals und Rumpf findet, so können auch alle Bereiche des Körpers betroffen sein. Das Verteilungsmuster kann asymmetrisch und symmetrisch sein und die Anzahl der betroffenen Stellen variiert von Fall zu Fall. Wenn es zu einer Spontanheilung kommt, so ist das nachwachsende Haar zu Beginn weiß.

33.10.3 Diagnose

Die infrage kommenden Differentialdiagnosen sind: Impfreaktionen, follikuläre Dysplasie, Demodikose, Dermatophytose, bakterielle Follikulitis und endokrine Alopezien.

Zusatzuntersuchungen sind die Trichoskopie und die kutane Biopsie. In der Trichoskopie kann man anagene Bulbi sehen, die vollkommen missgestaltet sind. Die histologische Untersuchung bestätigt die Diagnose.

33.10.4 Therapie

Es gibt keine spezifische Therapie gegen die Alopecia areata von Hund und Katze. Zahlreiche Präparate wurden mit unterschiedlichem Erfolg ausprobiert wie z. B. Kortisone, Cyclosporin, Minoxidil. Bei einem Großteil der Hunde und Katzen kam es zwischen sechs Monaten und zwei Jahren zu einer Spontanremission der klinischen Symptome.

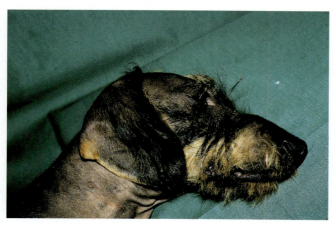

Abb. 33.29
Haarlose Bezirke am Kopf und Hals bei einem Rauhhaardackel mit Alopecia areata.

Tabelle 33.9: Beispiel eines Therapieschemas für eine Autoimmunerkrankung (Hund mit 25 kg KGW)

Antibiotikum: Präparat _Cefadroxil_ Dosierung _750 mg SID_
Beginn _14. Oktober_ Ende _30. November_

Azathioprin:
Vom _14. Oktober_ bis _auf weiteres_ Dosierung _50 mg SID_
Vom _____ bis _____ Dosierung _____

Kortison: Präparat _Prednisolon_ Formulierung _25 mg Tabletten_

Datum	Anzahl Tabletten Morgen	Abend	Anmerkungen	Datum	Anzahl Tabletten Morgen	Abend	Anmerkungen
14.10.	1	1		29	1	–	
15.10.	1	1		30	2		
16	1	1		31	–		
17	1	1		1.11.	2		
18	1	1		2	–		
19	1	1		3	2		
20	1	1		4	–		
21	1	1		5	2		
22	1	1		6	–		
23	1	1		7	2		
24	2	–		8	–		
25	1	–		9	2		
26	2	–		10	–		
27	1	–		11	1	–	Kontrolle
28	2	–	Kontrolle	12	–		

34 Hormonelle Erkrankungen

34.1 Einleitung

Wenn Tiere an hormonellen oder metabolischen Störungen erkranken, kann es sowohl zu kutanen als auch zu systemischen Symptomen kommen. Symmetrische Alopezie und Veränderungen in der Dichte und Farbe des Felles sind klassische Veränderungen der Hormonerkrankungen. Dazu kommen Seborrhoe, zeruminöse Otitis und rekurrierende bakterielle Infektionen.

Dieses Kapitel wird sich mit Klinik und Therapie der gängigsten hormonellen Erkrankungen mit kutaner Symptomatik beschäftigen. Bezüglich seltener Erkrankungen, deren Pathologie noch umstritten ist und bei denen deshalb der Forschungsprozess andauert, wird auf die entsprechende Fachliteratur verwiesen.

34.2 Hyperadrenokortizismus

34.2.1 Hyperadrenokortizismus des Hundes

Der Hyperadrenokortizismus ist eine Endokrinopathie, die mit einem chronisch erhöhten Spiegel des Serumglukokortikoids einhergeht.

34.2.1.1 Ätiologie und Pathogenese

Die Ursache des Hyperadrenokortizismus kann sowohl in einer übermäßigen Produktion von Kortisol durch die Nebenniere liegen (spontane Form) als auch die Folge von exogen zugeführten Glukokortikoiden sein (iatrogene Form).

Die spontane Form entsteht durch Neoplasien, welche die Pars anterior oder seltener die Pars intermedia der Hypophyse (Mikro- oder Makroadenome) betreffen, oder sie ist auf Adenome oder Karzinome der Nebenniere zurückzuführen. Die Mikro- oder Makroadenome stellen beim Hund ca. 80–85 % der Fälle von spontanem Hyperadrenokortizismus dar. Da die Mikro- oder Makroadenome Adrenokortikotrophes Hormon (ACTH) im Überfluss herstellen, kommt es zu einer bilateralen Hyperplasie der Nebennieren. Die Hyperplasie lässt sich vor allem an der Zona fasciculata und der Zona reticularis ausmachen. Die beiden Teile der Nebennierenrinde (NNR) sind ihrerseits für eine übermäßige Kortisolproduktion verantwortlich. Gelegentlich kann man trotz Hyperadrenokortizismus die Hyperplasie durch Ultraschall nicht darstellen, da bei diesen Tieren die NNR zwar nicht hyperplastisch ist, jedoch Funktionsstörungen aufweist.

Funktionelle Nebennierentumore bilden ca. 15–20 % der Fälle von spontanem Hyperadrenokortizismus beim Hund. Diese Neoplasien (Adenom, Adenokarzinom) sind meist unilateral, schütten in voller Autonomie große Mengen an Kortisol aus, sind von der hypophysären / hypothalamischen, negativen Feedbackschleife entkoppelt, und an der kontralateralen Seite kommt es zur Atrophie der Nebenniere.

Der sekundäre oder iatrogene Hyperadrenokortizismus entsteht durch zugeführte Glukokortikoide oft in Folge von lang andauernden Therapien mit oralen, parenteralen oder topischen Präparaten. Durch diese Therapieformen kann man die meisten klinischen Symptome auslösen, die man auch beim spontanen Hyperadrenokortizismus sieht. Es kommt ebenfalls zu einer Störung der Nebennierenfunktionen und zu einem Anstieg der Leberenzyme.

34.2.1.2 Signalement

Ältere, kleinwüchsige Hunde erkranken häufiger als andere an Hyperadrenokortizismus. Bei Boxer, Pudel und Dackel kennt man eine Rasseprädisposition. Aber auch andere Rassen und Mischlinge können an dieser Endokrinopathie erkranken.

34.2.1.3 Klinisches Bild

Die zahlreichen klinischen Symptome, die man im Zusammenhang mit Hyperadrenokortizismus sieht, sind zum Großteil die Konsequenz der hohen Serumglukokortikoidspiegel. Ihre Manifestation wird durch vielfältige Faktoren beeinflusst wie die Lokalisation der Neoplasie (Hypophyse oder Nebennieren), das Alter und die Rasse des Tieres. Bei einem hypophysären Adenom kommt es zu einer graduellen Ausprägung der Symptome. Bei einem hypophysären Karzinom bzw. bei Adenomen oder Karzinomen der Nebennieren kann man oft eine sehr rasche Symptomentwicklung sehen. Ältere Tiere sind anfälliger für die katabole Wirkung der Glukokortikoide, weshalb sie früher Symptome zeigen als jüngere Tiere. Hunde kleiner Rassen prägen im Unterschied zu großgewachsenen Hunden eher das klassische Krankheitsbild mit einer Vielfalt an klinischen Symptomen aus.

Polyurie (PU) und Polydipsie (PD) sind die häufigsten Symptome und laufen der kutanen Manifestation um 6 bis 12 Monate voraus. In 32–82 % der Fälle wird das Symptom ausgeprägt und in 50 % der Fälle zeigt der Hund auch Polyphagie. Andere systemische Symptome sind Müdigkeit, Präputium pendulans, Muskelatrophie, Libidoverlust und stille Läufigkeiten. Erkrankte Tiere zeigen oft ein vermindertes Allgemeinverhalten, verweigern körperliche Bewegung, neigen zu Muskelatrophie und Schwäche. Nahezu eine Konstante ist das

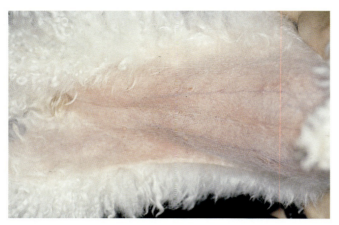

Abb. 34.1
Kutane Atrophie bei einem Hund mit Hyperadrenokortizismus.

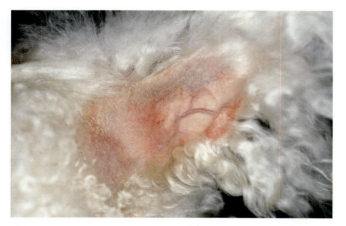

Abb. 34.2
Verstärkte Gefäßzeichnung auf der Kutis einer Ohrmuschel bei einem Hund mit Hyperadrenokortizismus.

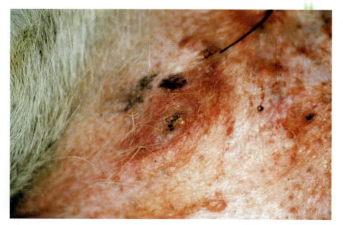

Abb. 34.3
Kutane Petechien und Ekchymosen bei einem Hund mit Hyperadrenokortizismus.

birnenförmige Abdomen, welches die Folge einer Hypotonie der Abdominalmuskulatur ist.

Der Hyperadrenokortizismus führt zu unterschiedlichen klinischen Symptomen. Der Verlust an Glanz des Felles, Exfoliation und trockene Seborrhoe sowie eine milde Hypertrichose können die einzigen Symptome sein, die anfänglich in Erscheinung treten. Mit der Zeit kann man eine symmetrische Alopezie an den Flanken ausmachen, die eine Ausbreitung auf den restlichen Stamm erfährt oder zu einer Mottenfraßalopezie führt. Besonders wenn das Fell dunkel oder rötlich ist, hellt es bis hin zu blonden Verfärbungen auf. Bleiben die Verfärbungen auf die Haarspitzen beschränkt, so hat dies mehr mit Einwirkungen der Umwelt (Sonnenstrahlen) als mit Hormonstörungen zu tun. Eine Verlangsamung des physiologischen Haarzyklus durch die Hormonerkrankung führt dazu, dass das Haar länger als vorgesehen im Follikel verbleibt und ein Austausch verzögert wird.

Hunde mit Hyperadrenokortizismus haben eine dünne, hypotone und unelastische Haut (Abb. 34.1) mit deutlicher Gefäßzeichnung (Abb. 34.2). Außerdem findet man Ekchymosen und Petechien, die schon von geringfügigen Verletzungen ausgelöst werden können (Abb. 34.3), trockene Seborrhoe, Komedonen (Abb. 34.4) und Calcinosis cutis. Sie ist an den dorsalen Partien des Halses lokalisiert, in der Leiste und in der Achsel. Man erkennt sie an den harten und rosaroten Papeln und Plaques (Abb. 34.5). Mit der Zeit neigen die Plaques zur Ulzeration. Sehr oft beobachtet man aufgrund des heftigen Juckreizes Selbstverletzungen.

Sekundäre Pyodermie und Demodikose sind Komplikationen, die das Krankheitsbild oft begleiten. Die charakteristische Pyodermie bei Hunden mit Hyperadrenokortizismus erkennt man an den übergroßen Pusteln und dem geringen Entzündungsgeschehen. Vergleicht man dann die Heilungsdauer dieser Fälle mit denen einer gewöhnlichen Pyodermie, so sind die Verzögerung und die Rückfälle trotz Antibiotikaeinsatzes auffällig. Die Demodikose betroffener Hormonpatienten erweist sich trotz korrekter antiparasitärer Therapie als hartnäckig. Der Parasitenbefall erscheint für gewöhnlich gemeinsam mit einer Pyodermie.

Bei Hunden mit einem hypothalamischen Tumor (vor allem Makroadenome) können auch neurologische Symptome an der Tagesordnung sein: Horner-Syndrom (Abb. 34.6), Anisokorie, Blindheit, Hyperästhesie und Konvulsionen.

34.2.1.4 Diagnose

Die Erstsymptome wie PU/PD sind nicht sehr spezifisch und werden als Manifestation vieler systemischer Krankheiten gefunden, insbesondere bei chronischer Nephritis und Hepatitis, Diabetes mellitus und Diabetes insipidus.

Bei der bilateralen Alopezie ohne PU/PD kommen die Schilddrüsenunterfunktion, die durch Sexualhormone be-

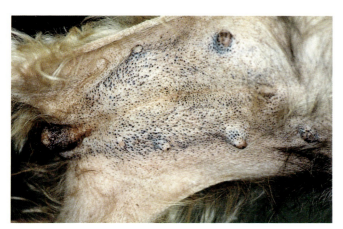

Abb. 34.4
Zahlreiche Komedonen am Abdomen eines Hundes mit Hyperadrenokortizismus.

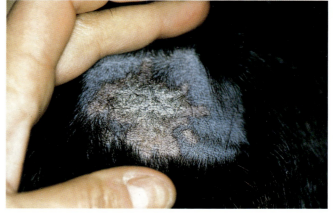

Abb. 34.5
Calcinosis cutis (Hund).

dingte Alopezie, follikuläre Dysplasien und Haarausfall, der auf die Melanindefekte zurückzuführen ist, als Differentialdiagnosen infrage.

Um die endgültige Diagnose Hyperadrenokortizismus zu stellen, sollten neben den charakteristischen klinischen Symptomen auch die Veränderungen bei bestimmten Werten der Blutenzyme und im Harn, ein passender Befund aufgrund der Ultraschalluntersuchung der Nebennieren, die Hautbiopsie und die Ergebnisse spezifischer Tests einbezogen werden.

Die Erkrankung bewirkt beim Hund Veränderungen verschiedenster Laborparameter: Stressleukogramm (Neutrophilie, Lymphopenie und Eosinophilie), das spezifische Gewicht des Harns ist erniedrigt und geht mit Proteinurie einher, zusätzlich kann man auch zu hohe Werte sowohl für das Kortisol-/Kreatinin- als auch für das Protein-/Kortisol-Verhältnis im Harn finden.

Die wichtigsten Veränderungen der Blutchemie sind eine Erhöhung des Kortisols, der Triglyzeride, der Glukose und der alkalischen Phosphatase (das thermostabile Isoenzym) sowie die Erniedrigung des Harnstoff-Stickstoffs und Abweichungen von den Normwerten bei den Elektrolyten (Chlor und Natrium).

Die abdominale Sonographie ermöglicht die Darstellung der Zunahme des Volumens der Nebennieren. Sie sind bei einem hypophysären Adenom bilateral vergrößert, hingegen nur monolateral bei einem adrenären Tumor. Es besteht natürlich auch die Möglichkeit eines bilateralen Tumors der Nebennieren, was jedoch extrem selten vorkommt. Mit der Computertomographie (CT) können auch Makro- oder Mikroadenome der Hypophyse dargestellt werden.

Für eine ausführliche Darstellung der spezifischen Tests wird der Leser auf Kapitel 6 verwiesen.

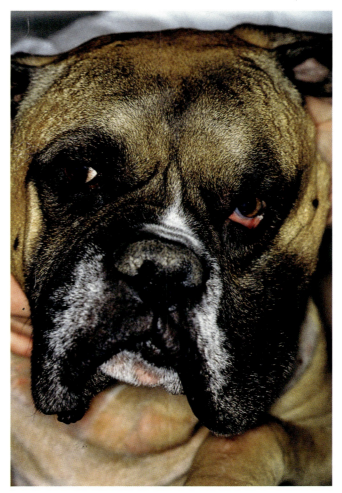

Abb. 34.6
Horner-Syndrom bei einem Hund mit einem hypophysären Makroadenom.

34.2.1.5 Therapie

Neben der spezifischen Therapie ist es notwendig, sekundäre Infektionen zu unterdrücken und metabolische Störungen – sofern vorhanden (Diabetes mellitus) – auszugleichen.

Beim **iatrogenen Hyperadrenokortizismus** setzt man sinnvollerweise das Kortison allmählich ab. Betroffene Tiere sind besonders 3 bis 12 Monate nach dem Absetzen unter Stress anfällig für Addison-Krisen (Nebennierenversagen). Damit der Patient diese übersteht, braucht er vorübergehend Hydrokortison in einer Dosierung von 0,2–0,5 mg, SID oder Prednisolon 0,1–0,2 mg/kg, SID. Bei Besserung setzt man das Medikament innerhalb von sieben bis vierzehn Tagen wieder ab.

Die Symptome des iatrogenen Hyperadrenokortizismus verschwinden im Laufe von drei bis vier Monaten. Um die Abheilung einer Calcinosis cutis zu beschleunigen, kann man Dimethylsulfoxid (DMSO) lokal einsetzen.

Ein **primärer Hyperadrenokortizismus**, der auf ein **hypophysäres Adenom** zurückzuführen ist, kann durch Entfernen beider Nebennieren oder durch die Hypophysektomie angegangen werden. Patienten, die solchen Maßnahmen unterzogen werden, bedürfen einer intensiven Betreuung mit prä- und postoperativer Therapie. Diese Tiere benötigen im Anschluss an die Operation eine lebenslange Hormonsubstitution.

Ein konservativer Therapieansatz des Hyperadrenokortizismus sieht den Einsatz von Pharmaka vor, die entweder auf die Nebennieren, auf die Adenohypophyse oder auf das ZNS wirken.

Das Medikament der Wahl bei der Behandlung dieser Krankheitsform ist zurzeit **o,p-DDD (Mitotane)**. Das Medikament führt selektiv eine Nekrose der Zona fasciculata und der Zona reticularis herbei.

Die Zona glomerulosa – die Produktionsstätte der Mineralokortikoide – scheint gegen die Wirkung von o,p-DDD resistent zu sein. Es sind aber auch Fälle gemeldet worden, bei denen auch dieser Teil der NNR zerstört wurde, was für die betroffenen Patienten eine lebenslange Hormonsubstitution mit Mineralokortikoiden erfordert, um Addison-Krisen zu vermeiden. Man beginnt mit 25–50 mg/kg, alle 24 Stunden für sieben bis zehn Tage. Das Medikament muss mit dem Futter vermengt oder auf vollen Magen verabreicht werden. Die Tagesdosis kann auch auf zweimal täglich aufgeteilt werden. Wenn das Tier an einem Diabetes mellitus leidet, so darf man nicht vergessen, dass o,p-DDD den Bedarf an Insulin herabsetzt, so dass die Hunde von hypoglykämischen Krisen betroffen sein können.

Die Therapie mit Mitotane erfordert eine regelmäßige tierärztliche Kontrolle. Am täglich gemessenen Wasserkonsum kann man sich grob orientieren, denn er spiegelt die Werte des Serumglukokortikoides wieder. Dieser Parameter allein ist nicht ausreichend, um den Therapieverlauf zu überprüfen, da es auch Fälle der Endokrinopathie ohne das Symptom PD gibt. Der ACTH-Stimulationstest ist der verlässlichste Test, um den Zerstörungsgrad der NNR zu messen (*siehe* Kapitel 6). Er wird eingesetzt, wenn der Hund weniger als 60 ml/kg Wasser pro Tag zu sich nimmt oder spätestens am neunten Tag nach Therapiebeginn. Wenn sich sowohl der Prä- als auch der Poststimulationswert des Serumglukokortikoides im physiologischen Bereich befinden, hat man das erste Etappenziel erreicht. Falls die Prä- und die Poststimulationswerte nicht in eine normale Bandbreite zurückgekehrt sind, wird man die Therapie fortsetzen und den Test so lange alle drei bis fünf Tage beurteilen, bis man das erwünschte Ziel erreicht hat. Hier angelangt, setzt man mit der Erhaltungsdosis fort. Sie entspricht der Tagesmenge der Startphase, wird jedoch nur einmal in der Woche verabreicht.

Die wichtigsten Nebenwirkungen der Therapie mit o,p-DDD sind Erbrechen und Durchfall. Dem steuert man entgegen, indem das Medikament mit einer Mahlzeit verabreicht und die Tagesdosis auf zwei- bzw. dreimal aufteilt wird. Eine Intoxikation mit dem Medikament führt zu Lethargie, Schwäche, Erbrechen, Durchfall und allen Erscheinungen, die im Zusammenhang mit einem zu geringen Serumglukokortikoidspiegel stehen. Letzteren bekommt man wieder in den Griff, indem man die Medikation aussetzt und Prednison (0,1 mg/kg, SID) oder Hydrokortison (0,2–1 mg/kg, SID) verabreicht.

Wenn nach einigen Monaten mit Erhaltungsdosis die Symptome des Hyperadrenokortizismus erneut auftreten (einige Autoren sind der Ansicht, dass dies in bis zu 60 % der Fälle erfolgt), sollte man mit der Induktion von vorne beginnen. Die tägliche Verabreichung erfolgt fünf bis vierzehn Tage lang. Wenn man nach erfolgreicher Induktion und nach Überprüfung der Prä- und der Poststimulationswerte mittels ACTH-Test wieder Normalwerte erreicht hat, kehrt man wieder zum Wochenrhythmus zurück. Allerdings muss die Erhaltungsdosis um 25–50 % höher als zuvor angesetzt werden.

Um die unangenehmen Komplikationen eines Rezidives zu vermeiden, ziehen es manche Autoren vor, die NNR vollständig zu zerstören und einen lebenslangen Hormonersatz für Kortison und Mineralokortikoide zu praktizieren. Dieses Ziel erreicht man, indem man o,p-DDD in einer Dosierung von 50–75 mg/kg/Tag bei großen und mittelgroßen Hunden und von 100 mg/kg/Tag bei kleinen Rassen verabreicht. Die Tagesdosis wird auf vollen Magen gegeben und auf dreimal geteilt verabreicht. Nach 25 Tagen setzt man das Medikament ab. Parallel dazu gibt man Kortisonazetat (1 mg/kg, BID). Das Kortison wird eine Woche über den Zeitpunkt des Absetzens des o,p-DDD hinaus verabreicht. Im Anschluss reduziert man die Dosierung auf 0,5 mg/kg, BID, eine Menge, die der Patient lebenslang erhalten sollte. Außerdem scheint es angeraten, das Tier mit dem Mineralokortikoid Fludrokortison (0,0125 mg/kg, SID) und mit Kochsalz (0,1 g/kg, SID) zu supplementieren.

Aber auch mit diesem Protokoll kann es Rückfälle geben. In diesen Fällen ist es notwendig, mit der Mitotane-Therapie von vorne zu beginnen.

Trilostan ist ein Enzymhemmer der 38-Hydroxysteroid-Dehydrogenase. Das Medikament hemmt die Steroidgenese und findet in der Humanmedizin zur Behandlung des Hyperadrenokortizismus Verwendung. Trilostan wurde kürzlich auch zur Behandlung des Hyperadrenokortizismus beim Hund mit ermutigenden Ergebnissen eingesetzt. Die lebenslange Dosis beträgt 10 mg/kg. Bis jetzt sind noch keine Nebenwirkungen bekannt.

Ketokonazol ist ein Imidazolderivat, das bei der Pilzbekämpfung zum Einsatz kommt. Das Präparat hemmt sowohl beim Menschen als auch beim Hund die Steroidgenese. Die empfohlene Dosierung beträgt 10–30 mg/kg, SID. Bei den behandelten Tieren konnte man eine Abnahme des Serumglukokortikoidspiegels sehen, und zwar sowohl bei solchen mit Neoplasien der Nebenniere als auch bei jenen mit hypophysären Tumoren. Die Ergebnisse waren aber weniger überzeugend als jene beim Einsatz von Mitotane, auch Rezidive waren häufiger anzutreffen. Das Therapieschema sieht vor, dass man mit 5 mg/kg, SID für einige Tage beginnt. Wenn keine idiosynkratischen Reaktionen auftreten, steigert man die Dosierung um 5 mg/kg pro Woche bis zur Volldosis von 15 mg/kg, BID. Die Antwort des Patienten auf die Therapie wird mit dem ACTH-Stimulationstest überprüft. Eine Medikation sollte dem Test um ein bis drei Stunden vorausgehen, da Ketokonazol die Steroidgenese hemmt, ohne zerstörende Wirkung auf die NNR zu besitzen.

L-Deprenyl übt eine selektive Hemmung auf die Monoaminooxidase (MAO) aus. Die MAO ist an der Enzymsynthese des Dopamins beteiligt. Durch die Hemmung des Enzyms erhöht sich der Serumspiegel des Neurotransmitters, was zu einer Hemmung der ACTH-Sekretion in der Pars intermedia der Hypophyse führt. L-Deprenyl scheint in der Lage zu sein, einen Hyperadrenokortizismus unter Kontrolle zu halten, wenn er auf eine Dysfunktion der Pars intermedia zurückzuführen ist (ca. 30 % der Fälle, die von der Hypophyse ausgehen). Das Medikament wird in der Anfangsdosis mit 1 mg/kg für 30 bis 60 Tage verabreicht und kann in der Dosierung verdoppelt werden, sollte sich nach dieser Zeit keine Wirkung einstellen. Die Antwort auf die Therapie erfolgt stufenweise und durch Kumulation. Da das Medikament die Nebenniere nicht zerstört, riskiert man keine Addison-Krisen.

Weil aber das Medikament nur auf die Neoplasien der Pars intermedia wirkt, stellt sich in 70 % der Fälle von hypophysärem Hyperadrenokortizismus kein Erfolg ein.

Bei **Tumoren der Nebennieren**, die einen Hyperadrenokortizismus zur Folge haben, ist der chirurgische Eingriff das Mittel der Wahl. Oft ist die kontralaterale, gesunde NNR atrophisch. Deshalb ist es notwendig, postoperativ eine Substitutionstherapie mit Gluko- und Mineralokortikoiden über einige Monate durchzuführen. Ein ACTH-Stimulationstest im Abstand von zwei bis vier Wochen überprüft, ob die Funktionalität der atrophierten Nebenniere zurückgekehrt ist.

Wenn ein chirurgischer Eingriff nicht möglich oder nicht erwünscht ist, kann man auf die konservative Therapie zurückgreifen. Ketokonazol erweist sich manchmal sowohl bei Adenomen als auch bei Karzinomen der Nebenniere als wirksam. Da das Medikament keinerlei zerstörerische Wirkung auf den Tumor selbst hat, kann es die Fortentwicklung der Neoplasie aber nicht stoppen.

o,p-DDD hat im Unterschied dazu eine zytotoxische Wirkung auf die Zellen der NNR und scheint deshalb geeigneter für die Therapie dieser Form der Neoplasie.

Höhere Dosierungen (bis zu 150 mg/kg, alle 24 Stunden) und längere Zeiten der Induktion (im Vergleich zu den Fällen mit hypophysärem Hyperadrenokortizismus) sind notwendig, um einen Wirkungseintritt zu sehen. Rezidive während der Erhaltungstherapie sind sehr häufig.

34.2.2 Hyperadrenokortizismus der Katze

34.2.2.1 Signalement

Der Hyperadrenokortizismus kommt bei der Katze selten vor. Die Hormonstörung trifft man bei diesen Tieren meist zwischen dem sechsten und dem zwölften Lebensjahr an, wobei 80 % der betroffenen Tiere weiblichen Geschlechts sind.

Ebenfalls etwa 80 % der Fälle sind auf ein Adenom oder ein Adenokarzinom der Hypophyse zurückzuführen. Die iatrogene Form ist dagegen bei dieser Spezies selten.

34.2.2.2 Klinisches Bild

Die klassischen Symptome des Hyperadrenokortizismus der Katze sind PU / PD, Polyphagie, Muskelschwäche und ein birnenförmiges Abdomen. Außerdem sieht man sehr häufig ein gleichzeitiges Auftreten einer anderen Hormonstörung, dem Diabetes mellitus (in 75–100 % der Fälle).

Bei Auswertung der Blutchemie gehört die Hyperglykämie mit einer durch Kortisol induzierten Insulinresistenz zu den häufig angetroffenen Befunden. Ebenso lässt sich eine Hypercholesterinämie diagnostizieren. Sie ist eine Folge der Insulinresistenz und der Zunahme der Lipolyse. Außerdem liegt bei einem Drittel der Katzen eine Erhöhung der alkalischen Phosphatase vor. Urea liegt meist im physiologischen Bereich.

Fünfzig Prozent der Katzen mit Hyperadrenokortizismus zeigen kutane Veränderungen; insbesondere multifokale Alopezien, eine trockene Seborrhoe und sekundäre Infektionen

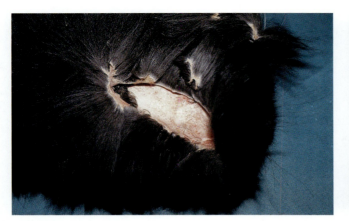

Abb. 34.7
Kutane Lazeration bei einer Katze mit Hyperadrenokortizismus.

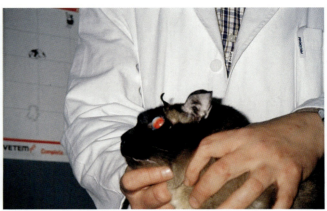

Abb. 34.8
Laterales Umknicken des kaudalen Randes der Ohrmuschel bei einer Katze mit Hyperadrenokortizismus.

(Abszesse, Pyodermie, Demodikose) sind zu erkennen. Besonders augenfällig ist die extrem dünne und fragile Haut. Bei jeder noch so kleinen Verletzung können große Lazerationen entstehen (Abb. 34.7).

Der iatrogene Hyperadrenokortizismus ist bei der Katze, wie bereits bemerkt, sehr selten. Die klinischen Bilder des iatrogenen und des spontanen Hyperadrenokortizismus sind deckungsgleich. Ein Symptom, das allerdings ausschließlich bei der iatrogenen Form in Erscheinung tritt, ist das Umknicken des apikalen Randes der Ohrmuschel nach lateral (Abb. 34.8).

34.2.2.3 Diagnose

In Ermangelung kutaner Symptome ist der Diabetes mellitus die erste Differentialdiagnose. Bei Alopezie sollten auch das telogene Effluvium und die selbstzugefügte Alopezie berücksichtigt werden. Bei Vorliegen von kutaner Brüchigkeit müssen die kutane Asthenie, eine Neoplasie des Pankreas und die hepatische Lipidose auf die Liste der Differentialdiagnosen gesetzt werden.

Die beim Hund bewährten spezifischen Tests können ebenso bei der Katze Verwendung finden. Diesbezüglich wird auf Kapitel 6 verwiesen. Dort finden sich eingehendere Details.

34.2.2.4 Therapie

Wird bei Katzen ein Nebennierentumor diagnostiziert, so sollte dieser bei unilateralem Auftreten exzidiert werden.

Für die Behandlung des hypophysären Hyperadrenokortizismus liegen Berichte vor, in denen einerseits eine chirurgische Entfernung vorgenommen, andererseits ein konservativer Therapiezugang gewählt wurde.

Beim konservativen Zugang kommen o,p-DDD und Metyrapon zum Einsatz. Die publizierten Ergebnisse über den Einsatz von **o,p-DDD** waren widersprüchlich, die verwendeten Protokolle nicht einheitlich. Die Dosierung betrug 25–50 mg/kg, alle 24 Stunden. **Metyrapon** hemmt die 11-beta-Hydroxylase, die für die Konversion von 11-Desoxykortisol in Kortisol verantwortlich ist. Das Medikament wurde mit Erfolg als präoperative Medikation in der Dosierung von 45 mg/kg, BID verabreicht. Es sind aber noch weitere Untersuchungen nötig, um den korrekten Bedarf bei dieser Spezies zu formulieren.

Unglücklicherweise werden Katzen mit Hyperadrenokortizismus oft erst in der Spätphase der Krankheit in die Tierarztpraxis gebracht. Meist zeigen die Tiere zu diesem Zeitpunkt bereits einen manifesten, insulinresistenten Diabetes mellitus, fokale Alopezie und kutane Fragilität. Zu so einem späten Zeitpunkt muss die Prognose sehr vorsichtig gestellt werden.

34.3 Hypothyreoidismus

Die Schilddrüsenunterfunktion ist eine der häufigsten Endokrinopathien des Hundes. Man unterscheidet eine kongenitale und eine erworbene Form. Der kongenitale Hypothyreoidismus ist bei der Katze bisher ein singuläres Ereignis; es wurde ein einziger Fall beschrieben.

34.3.1 Ätiologie und Pathogenese

Sowohl bei jungen Hunden als auch bei jungen Katzen findet man einen primären kongenitalen Hypothyreoidismus, der sich als Dysgenie der Schilddrüse oder als gestörter Syntheseprozess des Schilddrüsenhormons manifestiert.

Die erworbene Schilddrüsenunterfunktion wird in eine primäre und eine sekundäre Form eingeteilt. Bei der primären Form kommt es zu einer unzureichenden Bereitstellung des Schilddrüsenhormons durch die Drüse selbst. Bei der sekundären Variante ist die Unterfunktion durch eine ungenügende Produktion an hypophysärem TSH bedingt.

Die lymphozytäre Thyreoiditis ist die häufigste Erkrankung der Schilddrüse. Die Ätiopathogenese ist noch nicht vollkommen erforscht. Die meisten Autoren gehen davon aus, dass es sich um eine Autoimmunerkrankung handelt. Dabei spielen sowohl die humorale als auch die zelluläre Immunabwehr eine Rolle. Bei über 50 % der an einer Schilddrüsenunterfunktion erkrankten Tiere fand man Antikörper (AK) (Anti-T_3 und Anti-T_4), die gegen Thyreoglobulin gerichtet waren. Da man aber auch bei gesunden Hunden und bei Hunden, die an anderen Endokrinopathien leiden, diese AK finden kann, ist man sich über deren Bedeutung noch im Unklaren.

Die zweite Ursache für einen primären erworbenen Hypothyreoidismus ist eine Schilddrüsenneoplasie. Sie kann Atrophie und Degeneration der Drüse induzieren.

Die sekundäre Schilddrüsenunterfunktion ist sehr selten. Man kennt sie im Zusammenhang mit hypophysärem Zwergwuchs oder hypophysärer Neoplasie.

Schilddrüsenhormon-Rezeptoren finden sich in zahlreichen Geweben. In der Kutis sind sie insbesondere in den Sebozyten anzutreffen, in den Zellen der äußeren Haarfollikelwurzelscheide und in der Dermalpapille. Dank dieses dichten Besatzes hat das Schilddrüsenhormon einen entscheidenden Einfluss auf den Follikelzyklus und die Talgproduktion. Das Schilddrüsenhormon ist ein steuerndes Element der Lipogenese und der Konzentration der Fettsäuren im Serum und in der Kutis; es stimuliert die Fibroblasten und die Kollagensynthese und beeinflusst die Dicke der Dermis, indem es die Synthese und den Katabolismus der Glykosaminoglykane lenkt.

34.3.2 Signalement

Der angeborene Hypothyreoidismus macht sich schon in den ersten Monaten des Lebens bemerkbar. Die Welpen scheinen weniger aktiv und schlafen viel. Das Wachstum ist verzögert und die Tiere leiden unter Zwergwuchs. Auch die mentale Entwicklung bleibt zurück. Der Kropf ist zwar ein pathognomes Symptom, ist jedoch nicht immer vorhanden.

Betrachtet man nur die Hunde mit erworbenem Hypothyreoidismus, so kann man in dieser Gruppe Vertreter aller Rassen antreffen. Es ist jedoch eine gewisse Häufung bei Doggen, Bulldoggen, Dobermann, Shar Pei, Golden Retriever, Irish Setter, Pointer und Cocker Spaniel festzustellen. Betroffen sind Tiere im Alter von sechs bis zehn Jahren. Es gibt keine Geschlechtsprädisposition.

34.3.3 Klinisches Bild

Der Mangel an Schilddrüsenhormon führt zu systemischen und kutanen Veränderungen.

Zu den klassischen dermatologischen Symptomen des Hypothyreoidismus zählen eine bilateral-symmetrische Alopezie am Rumpf und ein stumpfes Fell. Die Haare lassen sich relativ leicht ausreißen und wachsen nach dem Scheren nicht nach. Ebenso findet man verdickte Haut, die sich bei Berührung kalt anfühlt, Seborrhoe und wiederkehrende kutane Infektionen. Außerdem treten Hypotrichose und Alopezie in Körperregionen auf, die besonders bestimmten Traumata ausgesetzt sind wie Druckpunkte, Perineum, Schwanz (Abb. 34.9), Nasenrücken (Abb. 34.10) und Hals (durch das Halsband) (Abb. 34.11).

Beim Boxer und beim Irish Setter kann man, weil die Haare in der Telogenphase nicht abgestoßen werden, auch Hypertrichose beobachten. Das Fell dieser Hunde kann sich aufhellen. Der Effekt der Farbveränderung lässt sich mit Umwelteinflüssen auf das Haar erklären, weil dieses länger als sonst im Follikel verbleibt.

Gelegentlich sind Komedonen und eine zeruminöse Entzündung des äußeren Gehörganges Teil des Symptombildes. Pyodermie und Malassezia-Dermatitis sind häufige Begleiterscheinungen der Hormonstörungen. Die sekundären Infektionen sind die Folge von auftretenden Mängeln im kutanen Schutzwall, einer Schwächung des lokalen und systemischen Immunsystems und einer Seborrhoea oleosa. Bei Individuen mit dieser Hormonstörung wurde eine geringere Aktivität der Δ-6-Desaturase festgestellt. Das Enzym nimmt eine Schlüsselposition im Haushalt derjenigen Fettsäuren ein, die Bausteine und Funktionsträger im epidermalen Schutzwall sind. Bei etlichen Individuen wurde auch eine Immunschwäche beschrieben, die vor allem die neutrophilen Granlozyten und T-Lymphozyten betrifft. Tendenziell verschwinden diese Veränderungen, wenn der Patient mit Schilddrüsenhormon supplementiert wird.

Der Mangel an Schilddrüsenhormon spiegelt sich auch in einer Aktivitätsreduzierung der Fibroblasten und einer Veränderung im Kollagenmetabolismus wider. Wundheilungsverzögerungen an traumatisierten Hautpartien und übermäßige Bindegewebseinlagerung (Kallusbildungen) sind charakteristisch.

Bei hypothyreoten Hunden kommt es zu einer Verlangsamung des Katabolismus der Glykosaminoglykane und zu einer Akkumulierung von Hyaluronsäure. Dieses Substrat vermag große Mengen an Wasser zu binden. Das darauf folgende Ödem verleiht der Haut eine größere Dicke, eine tiefere Temperatur und es kommt (selten) zu Bläschen, die mit viskösem Material (Muzin) gefüllt sind.

Die häufigsten systemischen Symptome der Schilddrüsenunterfunktion sind Somnolenz, geringe Belastbarkeit bei körperlicher Bewegung, Polyphagie und die Neigung zu Kälteempfindlichkeit.

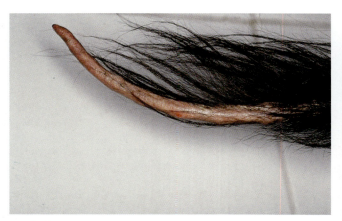

Abb. 34.9
Alopezie am Schwanz (Rattenschwanz) bei einem Hund mit Hypothyreoidismus.

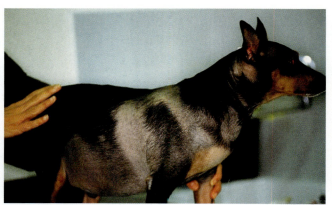

Abb. 34.11
Alopezie an den Druck- und Friktionsstellen bei einem Hund mit Hypothyreoidismus.

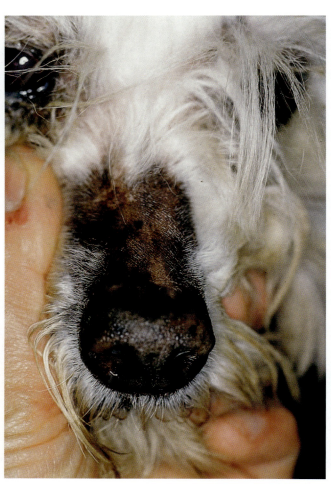

Abb. 34.10
Alopezie am Nasenrücken bei einem Hund mit Hypothyreoidismus.

Die seltenen neurologischen Zeichen sind Folge einer Arteriosklerose, die durch Hyperlipidämie und Myxödem entstehen, wie z. B. das Horner-Syndrom, Larynxparalyse, Megaösophagus, Para- und Tetraparese, Myopathie, Ataxie, Konvulsionen und in schweren Fällen Koma. Symptome an den Augen sind korneale Lipidose, Keratokonjunktivitis sicca und Hornhautulzera. Bradykardie ist ein häufiges Symptom, gastroenterale Störungen wie Durchfall und Erbrechen sind selten.

Hypothyreote Hündinnen können im Anöstrus verharren oder unfruchtbar sein; Rüden weisen Mängel in der Spermiogenese auf. Gynäkomastie und Galaktorrhoe findet man bei 25 % der nicht kastrierten Hündinnen mit Schilddrüsenunterfunktion, manchmal sind davon aber auch kastrierte weibliche Tiere und Rüden betroffen. Das Phänomen wird mit einem hohen Prolaktinspiegel erklärt, der durch eine hypothalamische Überproduktion an TRH bedingt ist.

Durch eine Veränderung der Lipogenese kommt es zu einer Steigerung der Serumwerte von Triglyzeriden und Cholesterol.

Hypothyreote Patienten zeigen oft eine geringgradige, nicht regenerative Anämie und Störungen der Blutplättchenfunktion.

34.3.4 Diagnose

Wegen der Vielfalt und der großen Anzahl unterschiedlicher Symptome, die eine Unterfunktion der Schilddrüse begleiten können, wird man die Hormonstörung oft auf einer Differentialdiagnosenliste für kutane und systemische Erkrankungen finden. Für viele Hunde stellt der Hypothyreoidismus die Primärursache für Pyodermie, Malassezia-Dermatitis, Demodikose, Seborrhoe und wiederkehrende Ohrenentzündungen dar. Beim Screening dieser Tiere finden sich oft eine Hypercholesterinämie und eine Erhöhung der Triglyzeridwerte. Normochromatische und normozytäre Anämie sind als Befund weniger konstant (30 % der Fälle). Der histologische Befund ist nicht pathognomonisch. Details zu den spezifischen Diagnosetests finden sich in Kapitel 6.

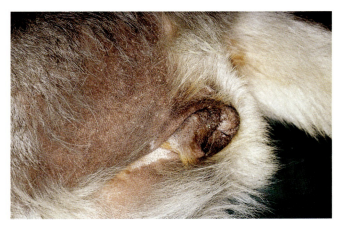

Abb. 34.12
Alopezie und Hyperplasie der Scheide bei einer Hündin mit Hyperöstrogenismus.

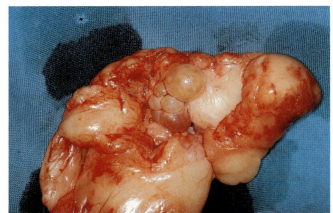

Abb. 34.13
Polyzystischer Eierstock.

34.3.5 Therapie

Die Supplementierung mit Levothyroxin (T₄) ist bei Hunden die Therapie der Wahl. Die empfohlene Dosierung liegt bei 20 µg/kg, BID. Bei Patienten mit zusätzlichen Herzproblemen sollte man vorsichtig mit geringeren Mengen (5 µg/kg, BID) in die Therapie einsteigen. Stufenweise verdoppelt man alle 15 Tage die Dosierung, bis man die Standarddosierung erreicht. Die Pharmakokinetik variiert bei den einzelnen Tieren sehr stark. Die Serumkonzentration kann sich bei unterschiedlichen Patienten, die dieselbe Dosierung erhalten, bis zum Vierfachen unterscheiden. Um zu überprüfen, ob die Hormonsubstitution adäquat ist und auch nach jeder Dosisänderung sollte man nach zwei bis vier Wochen einen (»post-pill«-)Test ansetzen. Weitere Details zur Methodik sind in Kapitel 6 ausgeführt.

Eine Verbesserung der allgemeinen klinischen Symptome sieht man schon nach wenigen Wochen, bei den kutanen Symptomen kann man damit frühestens nach einem Monat rechnen. Eine weitgehende Normalisierung stellt sich nach ca. fünf Monaten ein.

34.4 Hyperöstrogenismus der Hündin

Der Hyperöstrogenismus ist bei der Hündin ein selten auftretendes Hormonungleichgewicht. Bei der Katze wurde bisher ein einziger Fall beschrieben. Die häufigste Ursache sind Eierstockzysten und in geringerem Maße Östrogen-produzierende Eierstocktumore.

34.4.1 Signalement

Die Englische Bulldogge besitzt eine Rasseprädisposition für die Entstehung von Eierstockzysten und die daran geknüpften Hormonstörungen. Die Hündinnen erkranken im Erwachsenenalter (zwei bis sieben Jahre). Bei der zweiten Variante, dem Östrogen-produzierenden Eierstocktumor, sind keine Rasseveranlagungen bekannt. Betroffene Tiere sind jedoch ebenfalls meist älter.

34.4.2 Klinisches Bild

Die typische Manifestation beider Ursachen ist die bilaterale und symmetrische Alopezie an Perineum, Leisten und Flanken. Bei chronischen Fällen kommt es auch an den Friktionspunkten (Halsbandbereich) zu Haarausfall. Später kann der Haarverlust den ganzen Stamm umfassen. An der Haut von Abdomen und Perineum findet man zahlreiche Komedonen, das Fell ist trocken und stumpf.

Die Hündinnen leiden an Zyklusstörungen, und Zitzen und Vulva weisen eine Größenzunahme auf. Oft stellt sich eine Endometritis und in Folge eine Pyometra ein.

34.4.3 Diagnose

Bei gleichzeitigem Auftreten von Haarausfall und Zyklusstörungen ist eine Diagnose einfach. Wenn die Veränderungen nicht so eindeutig und die Vergrößerung der Zitzen und der Vulva (Abb. 34.12) nicht besonders prominent sind, muss man andere Hormonstörungen (Hypothyreoidismus, Hyperadrenokortizismus) und Follikeldysplasien (Alopecia X) ebenfalls abklären.

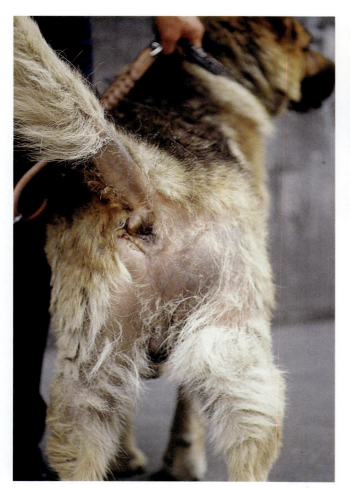

Abb. 34.14
Sertoli-Zell-Tumor. Alopezie und Hyperpigmentierung der Kutis am Perineum.

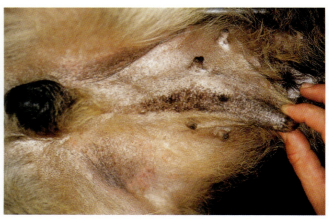

Abb. 34.15
Erythematöse lineare Dermatitis an der ventralen Raphe an Präputium und Skrotum bei einem Hund mit Sertoli-Zell-Tumor.

Die endgültige Diagnose ergibt sich aus der Krankengeschichte, dem charakteristischen Symptombild und dem Ausschluss anderer Endokrinopathien mittels Screenings und spezifischer Tests. Die histologische Untersuchung kann nützlich sein, um eine Dysplasie der Follikel auszuschließen. Die Ultraschalluntersuchung stellt Neoplasien und Zysten am Eierstock dar.

34.4.4 Therapie

Das Mittel der Wahl ist die Ovariohysterektomie (Abb. 34.13). Nach drei bis sechs Monaten klingen die Symptome wieder ab.

34.5 Sertoli-Zell-Tumor

Bei etwa einem Drittel der Rüden, die an einem Sertoli-Zell-Tumor erkranken, zeigen sich Alopezie und ein Feminisierungssyndrom. In der Blutbahn dieser Hunde wurden hohe Werte an Östrogen gefunden. Diese Werte manifestieren sich als kutane und hämatologische Veränderungen sowie als Veränderung der Prostata und des Verhaltens.

Es erkranken erwachsene und ältere Tiere an diesen Tumoren, eine Veranlagung für bestimmte Rassen liegt nicht vor. Kryptorchide Tiere haben ein höheres Erkrankungsrisiko. Folgt man einigen Autoren, so zeigt sich das Feminisierungssyndrom bei 15 % der Tumore mit skrotaler Lokalisation der Hoden, bei 50 % der Tumore mit inguinaler Lokalisation und bei 70 % mit Lokalisation im Abdomen. Selten wurden vergleichbare Symptome im Zusammenhang mit Seminomen und Zwischenzelltumoren gesehen.

Es ist eine erbliche Variante beim Zwergschnauzerrüden beschrieben worden. In diesen Fällen manifestierte sich der Sertoli-Zell-Tumor gemeinsam mit Pseudohermaphroditismus, Kryptorchismus und Feminisierungssyndrom.

34.5.1 Klinisches Bild

Im Verlauf der Auswirkungen des Sertoli-Zell-Tumors kommt es zu unterschiedlich starkem, bilateralem Haarverlust an Hals, Hüften, Flanken und Perineum (Abb. 34.14). In den betroffenen Gegenden kann die Haut dünner sein und ist meistens hyperpigmentiert. Das Fell ist trocken, glanzlos und hat ein wolliges Aussehen. Ein sehr charakteristisches Symptom, das aber nicht immer ausgebildet wird, ist die lineare erythematöse Dermatitis, die sich an der Raphe von Präputium und

Skrotum manifestiert (Abb. 34.15). Andere klinische Symptome sind Vergrößerung der Zitzen, Präputium pendulans, geringes Interesse für läufige Hündinnen, Prostatahypertrophie, Thrombozytopenie und Anämie.

Die Diagnose wird durch das Auffinden des Hodentumors bestätigt. Wenn sich der veränderte Hoden im Hodensack befindet, wird die Diagnose erleichtert. Ein Hoden weist die Umfangsvermehrung auf, der kontralaterale ist hingegen meist atrophisch. Nicht ertastbare Tumore kann man mittels Ultraschall darstellen. Weist der Tumor weniger als 0,5 cm Durchmesser auf (Mikroadenome), ist man auf eine histologische Untersuchung angewiesen. Liegt der Verdacht nahe, dass sich der Tumor im Abdomen befindet, so kann man ihn oft mit Hilfe der Ultraschalluntersuchung sichtbar machen. Die Enddiagnose kann erst histologisch gestellt werden.

34.5.2 Therapie

Die chirurgische Entfernung des erkrankten Hodens ist kurativ. Die Symptome vergehen nach ca. drei Monaten. Anämie und Thrombozytopenie können jedoch irreversibel sein.

35 Umweltbedingte Erkrankungen

35.1 Photodermatitiden

Farbgebende Moleküle (Cromophore) sind Bestandteil der Haut. Bei Auftreffen von UV-Strahlung wandeln diese Moleküle die Lichtenergie in chemische Energie um. Die chemische Energie löst eine Ereigniskaskade aus, die eine Schädigung von Lipiden, Proteinen und der Erbsubstanz im Gewebe zur Folge hat. Die Auswirkungen der Kaskade sind Schäden an der Zellmembran, am Enzymsystem der Epidermis und Mutationen des Erbmaterials, die für neoplastische Veränderungen verantwortlich sind.

Das ultraviolette Licht wird anhand der Wellenlänge in UVA (320–400 nm), UVB (290–320 nm) und UVC (200–290 nm) eingeteilt. Je kürzer das Wellenspektrum ist, desto höher die Energieladung und desto größer das Schädigungspotenzial. Das Ozon in der Atmosphäre absorbiert den Großteil dieses kurzwelligen Lichtes, insbesondere das gesamte UVC und den Großteil von UVB. Im Gegensatz dazu passiert das UVA vollständig und UVB in einer 100- bis 1000fach geringeren Menge die Atmosphäre. Die Haut vermag UVA und UVB zu absorbieren. Die entstehende Schädigung umfasst Erythem, Hyperplasie der Epidermis, Hyperpigmentierung, Bindegewebsschädigung, Nekrose der Keratinozyten (»sunburn cells«) und neoplastische Entartungen. Die Schutzmaßnahmen, die von der Kutis in Gang gesetzt werden, um sich vor den Auswirkungen abzuschirmen, sind vielfältig: Enzymsynthese, Antioxidantien und Stress-Protein schützen die Zellen vor den Folgen des Oxidationsstresses. Die Zelle verfügt über eigene molekulare Reparaturmechanismen, die aktiv werden, bevor sich die Zellen replizieren. Der Prozess der Pigmentierung durch die Melanozyten der Basalschicht der Epidermis ist ein natürlicher Schutzmechanismus, um UV-Strahlung zu absorbieren und die Schädigung der angrenzenden Zellen zu minimieren.

Wenn die Schutzmaßnahmen gegen eine übermäßige Strahlung ausgeschöpft sind, kommt es zu einer Solardermatitis, die von phototoxischen und photosensiblen Reaktionen gekennzeichnet ist. Die phototoxischen Reaktionen sind Dermatitiden, deren Schweregrad direkt mit der Menge an absorbierter Strahlung korreliert ist (dosisabhängig). Photosensibilität führt zu einer erhöhten Anfälligkeit der Haut auf die Schadwirkung der Sonneneinstrahlung, weil in die Haut photodynamische Substanzen eingelagert wurden, die topisch oder systemisch (Medikamente) verabreicht wurden.

35.1.1 Solardermatitis

Die Solardermatitis (aktinische Dermatitis) entsteht in Hautregionen, die hell sind oder einen schütteren Haarwuchs aufweisen. Auch Bereiche, die aufgrund chronischer Traumata durch Narbengewebe ersetzt und depigmentiert sind, können von einer aktinischen Dermatitis betroffen sein. Die Geschwindigkeit des Entstehung der Symptome hängt von der Dauer und von der Intensität der Sonneneinwirkung ab.

Die schädliche Wirkung auf epitheliale und endotheliale Zellen verursacht epidermale Nekrose, Gefäßdilatation, Ödem und Erythem.

Beim Hund manifestieren sich zwei Varianten: die nasale Solardermatitis und die Solardermatitis der Extremitäten und des Rumpfes.

35.1.1.1 Nasale Solardermatitis

Die nasale Solardermatitis ist eine phototoxische Reaktion der Haut an wenig pigmentierten Arealen der Nase. Naturgemäß wird man sie in Gegenden mit warmem und sonnigem Klima und vor allem im Sommer häufiger beobachten können.

Signalement
Der Australian Sheepdog sowie alle Hunde mit depigmentiertem und vernarbtem Gewebe am Nasenrücken sind für diese Erkrankung gefährdet. Die Dermatitis zeigt einen saisonalen Rhythmus mit Rückfällen im Sommer.

Klinisches Bild
Die Läsionen sind auf nicht-pigmentierte, wenig behaarte Hautbezirke begrenzt (Abb. 35.1), die der Sonneneinwirkung ausgesetzt sind. Anfänglich sieht man Erythem, Ödem und Schuppung. Hält die Sonneneinstrahlung an, kommt es rund um die betroffenen Hautpartien zu Haarausfall. Sehr rasch

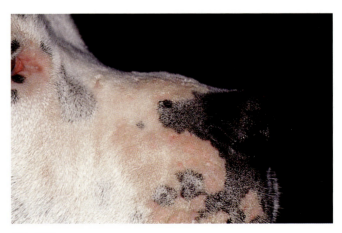

Abb. 35.1
Aktinische Dermatitis. Erythem und Ödem der nicht pigmentierten Gesichtshaut.

werden auch diese Areale in den Entzündungsprozess einbezogen. Mit der Zeit erfahren die Veränderungen eine krustige und exsudative Entwicklung, die am Ende zu einer Ulkusbildung führt. In chronischen Fällen findet man an den rostralen Enden der Nares vertikale Fissuren (Rhagaden), die sehr leicht bluten können.

Wenn man den Patienten rasch mit einer Sonnenschutzcreme mit einem hohen Lichtschutzfaktor behandelt, so können die Läsionen abheilen und reepithelisieren. Wird aber zu spät eingegriffen, kommt es lediglich zu einer sekundären Abheilung, das heißt zu Narbenbildung. Narbengewebe ist im Vergleich zur unverletzten Haut weit weniger mit Schutzfaktoren gegen Sonneneinstrahlung ausgestattet. Die Folge ist, dass die Läsionen eine progressive Verschlechterung und Ausdehnung gegenüber den gerade abgeheilten Effloreszenzen erfahren. Aus diesen Läsionen kann ein Plattenepithelkarzinom entstehen.

Diagnose
Die Liste der Differentialdiagnosen umfasst alle jene Erkrankungen, die sich entweder ausschließlich an der Nase manifestieren oder die von der Nase ihren Ausgang nehmen, bevor sie sich auf den restlichen Organismus ausbreiten. Zu diesen Erkrankungen gehören DLE, Dermatomyositis, Epidermolysis bullosa, Pemphigus foliaceus, Pemphigus erythematosus, Arzneimittelexantheme, Follikulitis und Furunkulose mit Bakterien oder Pilzen als Ursache, Leishmaniose, nasale eosinophile Follikulitis und Neoplasien (Lymphom, Plattenepithelkarzinom). All diese Differentialdiagnosen haben im Unterschied zur Solardermatitis keine Prädilektion für die depigmentierte Kutis.

Die Diagnose nasale Solardermatitis beruht auf einer ausführlichen Anamnese und dem Aufkommen der Symptome auf nicht pigmentierter Kutis.

Bei der chronischen Form ist es wegen des Narbengewebes und des Pigmentverlustes oft schwierig zu verstehen, ob die Photodermatitis eine Primär- oder Sekundärerkrankung ist (in Folge eines DLE). Wenn es sich bei der Solardermatitis um eine Primärerkrankung handelt, kann man ein vollständiges Abklingen der Symptome erreichen, wenn der Patient strikt vor der direkten Sonneneinwirkung geschützt wird.

Die Enddiagnose erfolgt histologisch.

Therapie
Liegt der Beginn der Photodermatitis in der unmittelbaren Vergangenheit, so genügt ein ausreichender Schutz vor Sonnenstrahlen, um eine klinische Genesung zu erzielen. Liegt eine starke Entzündung vor, so können Glukokortikoide topisch oder systemisch (Prednisolon 1 mg/kg, SID) über sieben bis zehn Tage eingesetzt werden. Chronische Läsionen sind oft von Ulzera geprägt und mit Sekundärerregern besiedelt, weshalb eine Therapie mit Antibiotika *per os* angezeigt ist. Sehr wichtig ist es, dass das Tier vor Sonnenschein geschützt wird, um den Läsionen die Möglichkeit einer raschen Abheilung zu geben und um Rezidive zu verhindern. Wenn eine Separation im Haus nicht möglich ist, so ist die häufige Anwendung von Zinkoxid oder Sonnencremes mit hohem Schutzfaktor (> 15) eine gangbare Alternative.

Von einigen Autoren kommt die Empfehlung, die depigmentierten Hautstellen mit schwarzer Tinte zu behandeln oder die Stellen zu tätowieren. Abgesehen von der Tatsache, dass beide Vorkehrungen mit nicht unbeträchtlichen Problemen behaftet sind, kann es im Zusammenhang mit Tinte zu Kontaktallergien kommen.

35.1.1.2 Solardermatitis des Rumpfes und der Extremitäten
Körperregionen, deren Haut kein oder wenig Pigment sowie wenig Fell aufweisen, sind für eine aktinische Dermatitis gefährdet, wenn sie über lange Zeiträume der Sonne ausgesetzt sind (Abb. 35.2). Die Krankheit kann sich als aktinische Dermatitis, aktinische follikuläre Zysten und Pyodermie und als Epidermitis und aktinische Nekrose manifestieren.

Dalmatiner, Bull Terrier, Pointer und Windspiel zeigen eine Veranlagung für diese Erkrankung. Eine Voraussetzung für das Ausbrechen der Läsionen bei prädisponierten Tieren ist, dass das Tier in warmen und sonnigen Klimazonen lebt und ausgedehnte Sonnenbäder nimmt. Die Kutis des Abdomens ist am meisten von den Auswirkungen der Sonneneinstrahlung betroffen. Das Ausmaß der Schäden hängt von der Zeitspanne des Sonnenbades mit UV-Strahlen ab.

Die **aktinische Follikulitis** beginnt akut. Man findet sie bei Bull Terriern, Dalmatinern und beim Boxer (insbesondere bei den Albinos). Erythematöse follikuläre Papeln sind klinisch als Effloreszenzen zu sehen. Sie sind vollkommen auf Bereiche

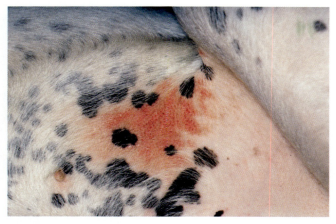

Abb. 35.2
Erythem und Ödem der depigmentierten Kutis am Rumpf eines Hundes mit aktinischer Dermatitis.

mit weißer Haut und weißem Fell beschränkt. Die Läsionen zeigen einen intermittierenden Verlauf und Antibiotika haben keine oder kaum Wirkung.

Aktinische folliculäre Zysten und **Pyodermie** sind Veränderungen, die als Folge einer wiederkehrenden Solardermatitis zu Tage treten. Man findet sie meist ventrolateral am Brustkorb. Zu Beginn der Veränderungen entstehen Schäden an den Follikeln, aus denen sich Zysten bilden, die durch traumatische Einwirkungen bersten können. Es folgen sekundäre Infektionen. Die klinischen Effloreszenzen sind Komedonen und Abszesse. Die Läsionen sprechen gut auf Antibiotika an, aber der Heilungsvorgang ist erst dann abgeschlossen, wenn das gesamte Keratin, das sich in der Blase befindet, transepidermal abgestoßen wird.

Die **Epidermitis** und die aktinische Nekrose sind Veränderungsmuster, die ausschließlich den Bull Terrier betreffen. Nach einem langen Sonnenbad kann die der Sonne ausgesetzte Haut mit intensivem Erythem und Exfoliation reagieren. Die Stellen sind schmerzhaft und nach drei Tagen kommt es zur epidermalen Nekrose. Sie betrifft alle Schichten der Epidermis.

35.1.2 Aktinische Keratose

Durch die chronische Einwirkung von Sonnenstrahlen kann es bei weißer Haut, die für eine aktinische Dermatitis veranlagt ist, zu Verdickungen kommen, die mit Plaques und dicken, anhaftenden Schuppen bedeckt sind. Diese Veränderungen bezeichnet man als aktinische Keratose und betrachtet sie als Präkanzerose. Wenn Hautareale einer chronischen Einwirkung von Sonnenstrahlen ausgesetzt sind, neigen sie zur Bildung von Hämangiomen, Hämangiosarkomen und Plattenepithelkarzinomen.

Therapie
Das Vermeiden von Sonnenstrahlen ist die wirksamste Therapie. Wenn dies nicht möglich ist, sollte Sonnenschutzcreme zum Einsatz kommen. Einige Autoren berichten bei milden Fällen von Erfolgen mit der Kombinationstherapie von β-Karoten (30 mg/kg, BID für 30 Tage) mit Glukokortikoiden in entzündungshemmender Dosierung. Bei der aktinische Keratose kommt Acitretin in der Dosierung von 0,5–1 mg/kg, SID, zum Einsatz.

35.1.3 Solardermatitis der Katze

Es sind die weißen Katzen, die an dieser chronischen Form der Solardermatitis erkranken. Die Ursache ist eine zu lange Sonnenexposition. Für blauäugige, weißhaarige Katzen scheint es eine Rasseprädisposition zu geben. Die betroffenen Bereiche sind die apikalen Teile der Ohrmuschel (Abb. 35.3), die Nase und die Augenlider.

Zu Beginn stehen Erythem und Exfoliation mit progressivem Haarverlust am Ohrmuschelrand. Die Hautveränderungen erfahren mit der Zeit eine Verschlechterung. Das Erythem intensiviert sich, und es treten Erosionen und Krusten am Ohrrand in Erscheinung. Ähnliche Veränderungen lassen sich oft auch am Lidrand und auf der Nase ausmachen.

Leider stehen sehr oft die aktinische Keratose und das Plattenepithelkarzinom am Ende der Entwicklung.

Die Veränderungen müssen von Dermatophytose, Notoedres-Räude, Vaskulitis, PF, PE und DLE unterschieden werden.

Die endgültige Diagnose erhält man durch die histologische Untersuchung.

Therapie
Die Therapie der Wahl ist eine Vermeidung der Sonneneinwirkung, indem man die Katze im Haus behält. Im Frühstadium scheint β-Karoten wirksam zu sein.

Wenn chronische und irreversible Läsionen vorliegen, sollte man chirurgische Maßnahmen ergreifen. Kommt diese Option nicht infrage, wird man Acitretin in der Dosierung von 5–10 mg pro Katze, SID, verschreiben. Die Therapie sollte von einem monatlichen Monitoring der Leberenzyme und der Triglyzeride begleitet sein. Sollte an der Ohrmuschel ein Plattenepithelkarzinom diagnostiziert werden, so ist eine radikale Resektion beider Ohrmuscheln notwendig.

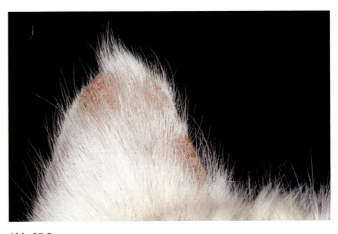

Abb. 35.3
Alopezie und Erythem an der Ohrmuschel einer Katze mit aktinischer Dermatitis.

35.2 Irritierende Kontaktdermatitis

Die irritierende Kontaktdermatitis ist eine nicht-immunologische, entzündliche Reaktion der Kutis. Sie wird durch direkten Kontakt einer irritierenden Substanz mit der Haut ausgelöst.

Die Reaktion tritt bei den betroffenen Individuen ohne eine vorangegangene Sensibilisierungsperiode ein. Der Schweregrad der Läsionen wird durch die Eigenschaften der irritierenden Substanz sowie die Zeit des Kontaktes und seiner Konzentration bestimmt.

Die Substanzen, die am stärksten im Verdacht stehen das Krankheitsbild auszulösen, sind Chemikalien, Seifen, Detergenzien, konzentrierte Säuren und Basen sowie Insektizide. Korrodierende Substanzen führen bei Kontakt unmittelbar zu einer heftigen Reaktion; andere Substanzen (Seifen, Detergenzien) sind weniger giftig und führen erst nach mehrfachem Kontakt zu einer kutanen Reaktion.

Es gibt keine Alters-, Geschlechts- oder Rasseprädisposition. Die topographische Verteilung der Läsionen ist von der Art der Substanz abhängig, die die Läsion auslöst.

Wenn die verantwortliche Substanz ein Haushaltsreinigungsmittel ist, findet man die Veränderungen an wenig bis gar nicht behaarten Stellen: insbesondere am Abdomen, am Brustkorb, den Achseln, Ballen und im Zwischenzehenbereich. Ist die reizende Substanz ein Shampoo oder ein Floh- oder Zeckenhalsband, treten die Läsionen dort auf, wo die Mittel mit der Haut Kontakt hatten. Veränderungen, die sich ausschließlich an der Haut von Lippen und Kinn manifestieren, können ein Hinweis auf Reinigungsmittel sein, die verwendet wurden, um die Futterschüssel zu säubern.

35.2.1 Klinisches Bild

Die irritierende Kontaktdermatitis ist eine Erkrankung, die mit hochgradigem Juckreiz einhergeht. Zu Beginn kann man als klinische Veränderungen Erythem und Papeln beobachten, die sich dann zu Krusten, Exkoriationen, Hyperpigmentierung und Lichenifikation entwickeln. Als Komplikation kann ein pyotraumatisches Geschehen hinzukommen.

Die Pathologie muss zwischen Kontaktallergie, Atopie, Futtermittelallergie, Malassezien-Dermatitis, Pyodermie und parasitärem Geschehen unterscheiden. Letzteres kommt vor allem dann in Betracht, wenn Läsionen an den Pfoten lokalisiert sind (Pelodera und Hakenwurmlarven).

Infektionen und Parasitenbefall kann man mit Hilfe der zytologischen Untersuchung (Malassezia) und mehrerer Hautgeschabsel (Parasiten) ausschließen.

Eine Unterscheidung von Kontaktallergie (siehe Kapitel 32) und irritierender Kontaktdermatitis ist anhand der Klinik nicht möglich. Einzig die Vorgeschichte kann die entscheidenden Hinweise geben. Die Kontaktdermatitis erfordert keine immunologische Reaktion und tritt deshalb bereits bei Erstkontakt auf, weshalb die Krankheit auch schon bei sehr jungen Tieren (vor Vollendung des ersten Jahres) ausgebildet werden kann. Ein weiterer wichtiger Hinweis, der für die Kontaktdermatitis und gegen die Kontaktallergie spricht, ist gegeben, wenn im Umfeld des Patienten andere Tiere an ähnlichen Krankheitsbildern leiden.

Die Bestätigung der Diagnose erfolgt, wenn nach Beseitigung des reizenden Mittels die Symptome abklingen und wenn bei neuerlichem Kontakt die Effloreszenzen wieder aufblühen. Die histologische Untersuchung kann nicht immer zur Abklärung der Krankheit beitragen.

35.2.2 Therapie

Die Therapie richtet sich nach der reizenden Substanz, die für die Erkrankung verantwortlich ist, und nach der Möglichkeit ihrer Beseitigung.

Sind Entzündung und Juckreiz sehr heftig, kann man versuchen, mit Prednisolon (1 mg/kg, p. o. SID) über fünf bis sieben Tage eine Linderung zu erwirken.

Seit kurzem wird der Einsatz von Pentoxifyllin (10 mg/kg, BID) diskutiert.

35.3 Verbrennungen und Verätzungen

Ursachen für eine Verbrennung können Hitze (Abb. 35.4), Strom und Sonnenexposition sein; für die Verätzung kommen chemische Mittel (Abb. 35.5) infrage. Durch unsachgemäße Verwendung z. B. von zu heißen Heizkissen kommt es zu Verbrennungen, sehr häufig insbesonders dann, wenn sie auf dünnen Hautstellen zu liegen kommen. Verbrennungen bzw. Verätzungen können die Epidermis und die oberflächliche Dermis (partiell) oder bei schwerwiegenderen Fällen auch die tiefe Dermis und die Adnexe (vollständig) betreffen.

Aus den Erstsymptomen Erythem und Ödem entwickeln sich Nekrose, Krusten und Ulzera (Abb. 35.6). Die Läsionen sind sehr schmerzhaft und es kommen sehr leicht Sekundärinfektionen hinzu. Vor allem bei einer vollständigen Nekrose kommt es zu einer gänzlichen Blockade der Durchblutung. Die Folge ist, dass auch jede Unterstützung der Immunabwehr in diesem Bereich aussetzt, was das Entstehen von Sekundärinfektionen erheblich begünstigt. Zu Beginn kommt es zu einer Besiedelung mit gram-positiven Bakterien, aber schon nach drei bis fünf Tagen kippt das Verhältnis zugunsten von gram-negativen Populationen um. Hier sei insbesondere *Pseudomonas aeruginosa* erwähnt. Verbrennungen und Verätzungen erfordern einen geeigneten und raschen Einsatz von Antibiotika. Die Abheilung der Läsionen erfolgt sekundär mit der Ausbildung von großflächigen Narben (Abb. 35.7).

Verbrennungen, die in einer Sonnenexposition ihre Ursache haben, zeigen im Unterschied zur Solardermatitis die Veränderungen an der pigmentierten Haut. Diese absorbiert ca. 50 % mehr an Sonnenstrahlen verglichen mit hellen Hautarealen. Von derartigen Veränderungen ist der Dalmatiner betroffen. Man findet ulzeröse und nekrotische Veränderungen, die ausschließlich an den schwarzen Arealen zu finden sind. Die Läsionen treten ca. eine Woche nach der vermeintlich zu langen Sonneneinwirkung auf.

Die Ursache, die für Verbrennung und Verätzung verantwortlich ist, und der Prozentsatz der geschädigten Hautoberfläche entscheiden über den Schweregrad der Verletzungen. Wenn der Verlust der Hautoberfläche ein bestimmtes Ausmaß überschreitet (> 25 %), bedingt dies einen beträchtlichen Verlust der Barrierefunktion, die den Organismus von der Außenwelt schützt. Damit verbunden ist ebenfalls ein beachtlicher Verlust an Flüssigkeiten und Elektrolyten. Diese Verluste sind lebensgefährlich. Die eintretenden, zum Teil gravierenden Komplikationen sind Septikämie, Schock, Nierenversagen, Anämie und Atemnot.

35.3.1 Therapie

Bei ausgedehnten Verbrennungen und Verätzungen von über 25 % der Hautoberfläche ist eine Intensivtherapie mit Flüssigkeits- und Elektrolytersatz notwendig, noch bevor man sich den Hautverletzungen widmet.

Verletzungen dieser Art verheilen sehr langsam. Eine gründliche Küretage mit dem Entfernen von nekrotischer Haut und eitrigem Material ist die Basis für einen guten Heilungserfolg.

▶▶

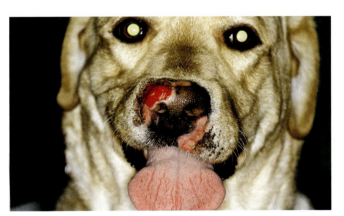

Abb. 35.4
Erythem und Pigmentverlust am Nasenspiegel nach einer Verbrennung.

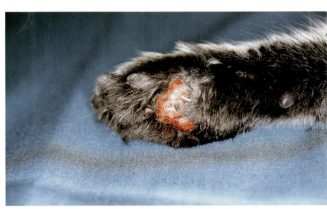

Abb. 35.5
Erythem und Epithelverlust am Sohlenballen nach einer Verätzung bei einer Katze.

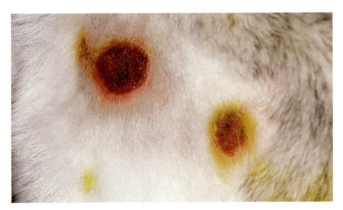

Abb. 35.6
Nekrose und Schorf nach einer Verätzung.

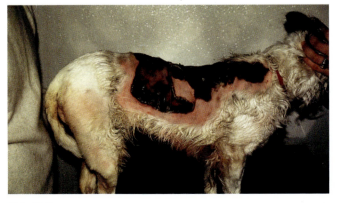

Abb. 35.7
Vernarbungen und Krustenbildung über ein ausgedehntes Gebiet am Rumpf bei einem Hund, der sich mit einer Heizdecke verbrannt hat.

Tägliche Wundreinigung mit einem Desinfektionsmittel (Polyvidon-Iod) und eine antiseptische Versorgung z. B. mit Sulfadiazin-Silber sind empfehlenswert. Nicht empfehlenswert sind okklusive Verbände, da sie einer bakteriellen Kolonisierung förderlich sein können.

35.3.2 Erythema ab igne

Wenn ein Tier lange und immer wieder einer mäßigen Wärmequelle ausgesetzt ist, kann das zu einer klinischen Veränderung führen, die mit dem lateinischen Begriff *Erythema ab igne* bezeichnet wird. Von diesen Veränderungen betroffen sind Hunde und Katzen, die es lieben auf Heizkörpern oder sehr nahe an Wärmequellen wie Kaminen und Öfen zu liegen. Wenn Tiere zu lange auf einer Wärmflasche oder einem Heizkissen liegen bleiben, kommt es ebenfalls zu diesen Veränderungen. Meist ist davon die Haut des Rumpfes und des lateralen Thorax betroffen. Die klinischen Veränderungen manifestieren sich als Alopezie, Erythem mit zentralem Pigmentverlust und peripherer Hyperpigmentierung.

Die Läsionen verschwinden von selbst, sobald man das Tier von den Wärmequellen fern hält. Andernfalls kann man eine Entwicklung zu Nekrose, Exkoriationen und Ulzera beobachten, die in haarlosem Narbengewebe endet.

35.4 Schwielen

Die Schwiele oder Kallus ist ein runder oder ovaler hyperkeratotischer Plaque, der sich über Knochenvorsprüngen bildet. Besonders große Hunde neigen zur Schwielenbildung. Ellbögen, Sprunggelenk, Sitzbeinhöcker und die ventrale Thoraxkante (am Sternum) sind Lokalisationen am Körper, die für solche Veränderungen prädisponiert sind. Besonders betroffen sind jene Tiere, die auf harten Unterlagen liegen und schlafen, wie z. B. Holz und Zement. Wenn Schwielen an anderen Stellen entdeckt werden, so kann das ein Hinweis auf orthopädische Störungen (Tiere nehmen beim Schlafen ungewöhnliche Haltungen ein) oder auf eine Schilddrüsenunterfunktion sein.

Meistens müssen Schwielen nicht therapiert werden. Will man eine weiche und geschmeidige Haut an diesen Stellen, so kann man dies mit Emollientia und keratolytischen Substanzen (Propylenglykol, Milchsäure) versuchen. Sollen Rezidive verhindert werden, muss man dem Tier eine weiche Unterlage (Liegebett, Schaumgummimatte) zum Liegen zur Verfügung stellen.

Die **Kalluspyodermie** ist eine tiefgehende Infektion, die in Folge von wiederholten Traumata entstehen kann. Diese Fälle muss man sowohl systemisch mit Antibiotika als auch lokal mit antibiotischen Salben (Mupirocin) behandeln. Für eine detaillierte Beschreibung der Therapie *siehe* Kapitel 27. Von einem chirurgischen Ansatz wird abgeraten, da es sehr häufig zu Nahtdehiszenzen kommt.

36 Erbliche und angeborene Krankheiten

36.1 Dermatomyositis

36.1.1 Einleitung

Die Dermatomyositis ist eine entzündliche Erkrankung von Haut, Muskulatur und Blutgefäßen, welche in erster Linie Collies, Shelties und ihre Kreuzungen betrifft. Es wurden auch Fälle beim Australian Sheepdog und ein Fall bei einem Pembroke Welsh Corgi (ein ungewöhnlicher Fall mit Krankheitsausbruch im Erwachsenenalter) gemeldet. Bei anderen Rassen und Mischlingen gibt es vereinzelt Beschreibungen dieser Krankheit.

Zusammenhänge mit dem Geschlecht, der Farbe und dem Typ des Felles sind nicht gegeben. Die Krankheit tritt vermehrt innerhalb von Familien auf, der Vererbungsmodus scheint autosomal dominant zu sein.

Die Läsionen werden zumeist zwischen der siebten und elften Lebenswoche sichtbar. Oft werden sie aber erst zwischen dem dritten und sechsten Monat wahrgenommen.

Das Ausbrechen der Krankheit im Erwachsenenalter ist bei Collies sehr selten, bei Shelties selten. Betroffene Hunde können als Welpen leichte und vorübergehende Veränderungen zeigen, um dann im Erwachsenenalter, bedingt durch auslösende Faktoren wie Östrus, Traumata, Sonnenstrahlen, Trächtigkeit, Geburt und Laktation, Rezidive mit einer hochgradigen Symptomatik auszubilden.

36.1.2 Ätiologie und Pathogenese

Die Ätiopathogenese der Dermatomyositis ist unbekannt; es werden aber mehrere Hypothesen diskutiert. Die Tatsache, dass eine geringe Anzahl an Rassen von der Krankheit betroffen ist und dass der Krankheitsausbruch schon in sehr jungem Alter erfolgt, spricht für eine genetische Disposition. Ein autosomal dominant vererbtes Gen könnte der Auslöser der Krankheit sein. Bei Tieren mit homozygoten Genen kommt es zu schweren Verlaufsformen. Auf der anderen Seite gibt es nur eine sehr geringe Korrelation zwischen Krankheit und dem DLA-Genkomplex. Der Collie besitzt einen angeborenen Mangel der C2-Fraktion des Komplementsystems. Dies wiederum scheint ein Prädispositionsfaktor für die Dermatomyositis und vieler immunbedingter Probleme. Außerdem wurden hohe Werte an zirkulierenden Immunkomplexen gemessen, die durch die Krankheit bedingt sind. Dies legt die Vermutung eines Autoimmun-Mechanismus als Ursache der Krankheit nahe. Im Allgemeinen steigen die Werte im Blut vor der klinischen Manifestation kutaner Effloreszenzen. Ihr Serumspiegel korreliert mit dem Schweregrad der Erkrankung. Bei einem milden Verlauf fallen die gemessenen Werte zu Beginn der klinischen Abheilung der Läsionen. Bei einem mittelgradigen Verlauf kommt es nach einem Anstieg zu einer Plateaubildung; bei schweren Verlaufsformen findet der Anstieg kein Ende. Diese Beobachtungen lassen die Vermutung zu, dass die Immunkomplexbildung eher der Entzündung vorangeht, als dass sie die Folge des Krankheitsgeschehens wäre, und dass sie für die Manifestation der Effloreszenzen mitverantwortlich ist. Zum Beispiel könnte die Vaskulitis, wie man sie bei hochgradigen Fällen beobachten kann, eine Folge hoher Konzentrationen an zirkulierenden Immunkomplexen sein.

Die Dermatomyositis hat viel mit dem SLE gemein; so sehr, dass es gelegentlich weder klinisch noch histologisch möglich ist, die beiden Krankheiten anhand der kutanen und muskulären Symptome zu unterscheiden. Aus diesem Grund kamen einige Autoren zu dem Schluss, dass die klinischen Bilder Ausdruck ein und derselben Autoimmunerkrankung sind. Fest steht, dass indirekte IF, ANA- und/oder LE-Zellen-Test beim Lupus positiv und bei der Dermatomyositis negativ ausfallen. Gelegentlich können sie auch beim Lupus negativ sein.

Da die Krankheit ihren Ausgangspunkt über den Knochenvorsprüngen nimmt, kann man davon ausgehen, dass Traumata, Druck und Reibung prädisponierend für die Hauteffloreszenzen sind. Auch gibt es eine Korrelation zwischen Traumata – sie sind der Ablagerung zirkulierender Immunkomplexe im betroffenen Gewebe förderlich – und dem anschließenden Aufkommen von Effloreszenzen.

Manche Autoren gehen davon aus, dass die Kombination von Veranlagung oder genetischem Defekt und einem Erreger (Virus) die Ursache für das Entstehen einer Dermatomyositis sein könnte. Bei erkrankten Menschen wurden in den Endothelzellen der Muskeln Eiweißstrukturen entdeckt, die große Ähnlichkeit mit Strukturen des Picornavirus aufweisen. Ob aber tatsächlich ein Zusammenhang mit der Erkrankung besteht, steht noch nicht fest. Ein Kind mit Dermatomyositisläsionen im Frühstadium wies Strukturen auf, die dem Coxsackie-Virus ähnlich waren. Dieses Kind hatte im Vergleich zur Kontrolle erhöhte AK-Spiegel gegen das Coxsackie-B-Virus. Bei der Maus löst das Virus eine Dermatomyositis aus. Die Krankheitssymptome bleiben auch lange Zeit, nachdem man das Virus nicht mehr nachweisen kann, bestehen. Dies alles lässt den Schluss zu, dass die Immunantwort des Wirtes ein entscheidender Faktor der Pathogenese und auch für das Perpetuieren der Krankheit ist. Bei einigen erkrankten Hunden gelang es, in Kot und Hautgeschabsel enterale Picornaviren nachzuweisen. Bei einem Hund wurden aus Hautproben Caliciviren isoliert.

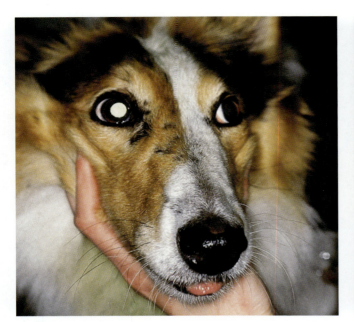

Abb. 36.1
Gesichtsnarben bei einem Collie mit Dermatomyositis.

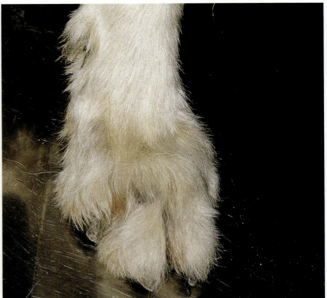

Abb. 36.2
Narben an der Pfote bei einem Collie mit Dermatomyositis.

36.1.3 Klinisches Bild

Als Effloreszenzen findet man Erythem, Bläschen, Pusteln, Krusten sowie schmerzfreie und nicht-juckende Ulzera rund um die Augen, am Nasenrücken, an den Lippen, der Konkavfläche der Ohrmuschel und der Schwanzspitze. Die klinischen Veränderungen sind jenen der Vaskulitis sehr ähnlich. Die Veränderungen an den Extremitäten treten über den Knochenhöckern auf: an Karpus, Ellbogen, Tarsus, Sprunggelenk, Phalanx und Sternum.

Ältere Läsionen verheilen, indem sie bleibende, hypo- oder hyperpigmentierte Narben bilden (Abb. 36.1 und 36.2). Gelegentlich treten auch vorübergehende Ulzera an den Ballen auf. Es wurden auch Bläschen und Ulzera an den mukokutanen Übergängen und an den Schleimhäuten beschrieben sowie Epiphora und Konjunktivitis.

Der Schweregrad der Läsionen ist sehr unterschiedlich: geringgradig mit Spontanabheilung und keinerlei Narbenbildung; mittelgradig mit Spontanabheilung, aber mit Narbenbildung; hochgradig mit progressivem Verlauf der Krankheit ohne Anzeichen einer Remission. Manche Fälle zeigen einen Verlauf mit wiederkehrendem Charakter: Es wechseln sich Perioden mit Remission und Rekrudeszenz ab. In den allermeisten Fällen heilen die Veränderungen unter Narbenbildung vor dem sechsten bis achten Lebensmonat ab.

Fast alle Hunde mit Hauteffloreszenzen zeigen auch muskuläre Symptome. Der Entzündungsprozess der quergestreiften Muskulatur entwickelt sich relativ spät im Verlauf der Krankheit. Klinisch kann man eine Atrophie – vor allem, aber nicht nur – der Gesichtsmuskulatur (Temporalis und Masseter) feststellen sowie Schwäche, klammen Gang, Schwierigkeiten beim Fressen bis hin zur Unfähigkeit zum Kauen, Speichelfluss und Megaösophagus. Es wurden auch Herzbeschwerden beschrieben. Die Symptomatik der Myositis erscheint akut zwei bis drei Monate nach dem Aufkommen der Hautsymptome und regrediert einige Monate nach Abheilen der kutanen Läsionen.

Leichte Verläufe können klinisch auch ohne Symptome einer Myositis einhergehen. Was man aber sehr wohl findet, sind Veränderungen im Elektromyogramm und in der histologischen Untersuchung. Es wurden beim Hund auch Fälle beschrieben, die zwar eine Dermatitis, aber keine Myositis zeigten oder umgekehrt. Im Allgemeinen lässt sich festhalten, dass die Myositis beim Sheltie milder verläuft als beim Collie, so dass sie auch übersehen werden kann.

36.1.4 Diagnose

Die wichtigste Differentialdiagnose der Dermatomyositis ist der SLE, die Polymyositis, die Leishmaniose und andere Ursachen für Vaskulitis. Die prädisponierte Rasse, das Alter des Tieres bei Ausbruch der Symptome und die charakteristischen Effloreszenzen sollten das Augenmerk sehr stark auf die Möglichkeit einer Dermatomyositis richten. Eine Bestätigung der Diagnose erhält man durch die histologische Untersuchung von Haut und Muskel, durch Elektromyographie und die familiäre Vorgeschichte aus der Anamnese.

36.1.5 Therapie

Die milden Formen der Dermatomyositis heilen von selbst und bleiben deshalb oft unbeobachtet, oder es bleiben kleine Narben zurück. Bei den mittelschweren Formen kommt Pentoxifyllin in der Dosierung von 20 mg/kg, am Beginn TID, später BID, mit Futter verabreicht zum Einsatz. Vitamin E (200–800 IU pro Tag) und / oder ungesättigte n-3-Fettsäuren weisen bei geringgradigen Läsionen eine gute Wirkung auf. Bei schweren Verläufen kann man mit einer immunsuppressiven Therapie ähnlich wie bei den Autoimmunerkrankungen versuchen, die Krankheit zu stoppen. Dafür verwendet man Prednisolon (1–4 mg/kg, SID, später alle 48 Stunden) in der Kombination mit Azathioprin (1–2 mg/kg, SID, später alle 48 Stunden).

Bei geringgradigen und mittelgradigen Formen ist die Prognose gut. Auch bei hochgradigen Verlaufsformen kann sie günstig sein. Limitierungen erwachsen aus der Muskelatrophie, die dem Hund Kau- und Schluckbeschwerden verursacht und der daraus resultierenden Gefahr einer Aspirationspneumonie. Traumata und Sonnenexposition sind konsequent zu meiden. Dies könnte zu einer Verschlimmerung der Symptome führen. Tiere mit einer diagnostizierten Dermatomyositis sollten von der Fortpflanzung ausgeschlossen werden.

36.2 Letale Akrodermatitis des Bull Terriers

Die Akrodermatitis ist eine autosomal rezessiv vererbte Krankheit, die ein letales Syndrom bei Welpen des Bull Terriers bedingt.

Die betroffenen Hunde zeigen einen Serumspiegel von Zink und Kupfer, der weit unter den Normwerten liegt, was die Vermutung zulässt, dass es sich bei der Krankheit um eine Stoffwechselstörung dieser Mengenelemente handelt. Welpen, die an dieser Krankheit leiden, sind meist die kleinsten im Wurf, sie haben eine hellere Pigmentierung und ein trockenes und mattes Fell. Ein angeborener Defekt am harten Gaumen behindert die Welpen beim Saugen, beim Kauen und beim Abschlucken. Dies mag die Ursache sein, warum die Welpen Kümmerer bleiben. Im Alter von 6 Wochen entstehen die ersten Hyperkeratosen und Fissuren an den Ballen sowie Ulzera und Krusten im Gesicht, an den Ohren und im Zwischenzehenbereich. Es sind ebenfalls Papeln und Pusteln im Lippenbereich und rund um den Anus evident. Mit der Zeit kommen sekundäre bakterielle Infektionen wie Furunkulose im Zwischenzehenbereich sowie Follikulitis und Furunkulose in Hautbezirken, die am stärksten von Traumata betroffen sind wie Ellbogen, Sprunggelenk und Gesicht, zum Vorschein.

Durch eine hochgradige Immunsuppression kommt es auch zu Infektionen im Magen-Darm- und im Atmungtrakt. Die durchschnittliche Lebenserwartung für die Welpen beträgt sieben Monate. Mit einer Therapie, die sekundäre Infektionen bekämpft und unter Kontrolle hält, kann sich die Lebenserwartung ein wenig verlängern. Hochdosierte Zinksupplementierung verändert den Krankheitsverlauf nicht.

36.3 Epidermolysis bullosa

Die Epidermolysis bullosa (EB) ist eine seltene, erbliche und Bläschen bildende Erkrankung von Mensch und Tier. Die betroffenen Individuen zeigen angeborene Strukturanomalien der dermoepidermalen Verankerung. Man unterscheidet drei Formen der EB beim Tier: Epidermolysis bullosa simplex mit intraepidermaler Spaltbildung in der Basalschicht der Epidermis; Epidermolysis bullosa junctionalis mit junktionaler Spaltbildung in der Lamina lucida der Basalmembran; Epidermolysis bullosa dystrophica mit dermolytischer Spaltbildung aufgrund eines Mangels an Kollagen VII in den Verankerungsfibrillen (*siehe* Kapitel 1).

Mehrere Fälle von **Epidermolysis bullosa junctionalis** wurden bei Hund und Katze beobachtet. Bei allen betroffenen Tieren sah man die Veränderungen schon wenige Stunden nach der Geburt bzw. spätestens in der sechsten Woche. Die Tiere waren Vertreter der Rassen Beauceron, Deutscher Schäferhund, Pointer und Siam-Katzen. Sie entwickeln Bläschen und Blasen auf den Ballen, in der Mundhöhle und auf der Zunge, z.T. bereits in den ersten 24 Stunden ihres Lebens. Auf der behaarten Haut kommt es an jenen Stellen zu Bläschenbildung, die Druck und Zug besonders stark ausgesetzt sind. Bei der Katze ist im Verlauf einer Epidermolysis bullosa junctionalis der auffälligste Vorgang die Paronychie und das Ausschuhen der Kralle.

Die ersten Fälle von **Epidermolysis bullosa simplex** sind ursprünglich bei Collies beschrieben worden. Gegenwärtig sind sich die meisten Autoren einig, dass dies in Wirklichkeit Fälle von Dermatomyositis vor Manifestation muskulärer Symptome sein könnten. Kommt man auf die Unterscheidung von Epidermolysis bullosa simplex und Dermatomyositis zu sprechen, so kann man festhalten, dass fast alle Hunde mit Dermatomyositis klinische, histologische oder elektromyographische Symptome zeigen, während Hunde mit einer EB frei davon sind. Während bei der EB das Erzeugen eines Bläschens häufig auftritt, hat dies bei der Dermatomyositis Seltenheitswert.

Die **Epidermolysis bullosa dystrophica** wurde bisher bei einer Europäischen Hauskatze, bei einer Perserkatze, bei einem Akita Inu und einem Beauceron beschrieben. Die beiden Katzen zeigten Paronychie, Verlust der Krallen sowie Ulzera in der Maulhöhle auf der Zunge, am Metakarpus und an den Ballen. Bei den Hunden mit Epidermolysis bullosa dystrophi-

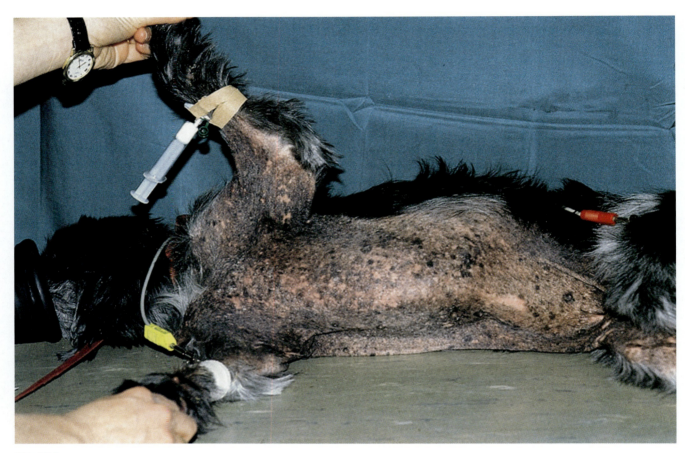

Abb. 36.3
Alopezie und fettige Haut am Abdomen eines Cockers, der an einer idiopathischen Seborrhoe leidet.

ca zeigten sich als Symptome Fissuren und Ulzera an den Ballen, Onychodystrophie sowie Erosionen und Krusten an den mukokutanen Verbindungen und den Druckpunkten.

Bei kompatibler histologischer Untersuchung und passendem Alter (neugeboren oder sehr jung) kann die Diagnose gestellt werden. Wenn andere Bläschen bildende subepidermale Krankheiten unterschieden werden müssen, so kann man sich auf das Alter der Erstsymptome stützen oder aufwendige immunhistochemische Untersuchungen in Anspruch nehmen.

36.4 Primäre idiopathische Seborrhoe

Die primäre idiopathische Seborrhoe ist eine genetisch bedingte Keratinisierungsstörung, die bei Hund und Katze auftritt. Sie kann sowohl die Epidermis als auch das Epithel des Follikels, die Haarkutikel und die Krallen betreffen. Da die Keratinisierungsstörung genetisch bedingt ist, kommt es sehr früh im Welpenalter zur Bildung von klinischen Symptomen, die im Erwachsenenalter eine Verschlimmerung erfahren, da Sekundärinfektionen hinzutreten können.

Die am häufigsten betroffenen Rassen sind Cocker Spaniel, WHWT, English Springer Spaniel, Basset Hound, English Setter, Dobermann und Labrador Retriever.

Beim Cocker Spaniel scheint die idiopathische Seborrhoe auf einen Strukturdefekt der Epithelzellen zurückzuführen sein: Die Zellerneuerung von Epidermis und Talgdrüsen scheint drei- bis viermal schneller abzulaufen als bei gesunden Hunden (acht Tage gegenüber 21 Tagen). Die Infundibula der Haarfollikel und die Talgdrüsen sind hyperproliferativ. Außerdem stößt man bei betroffenen Cocker Spanieln auf fettige Haut und Haare, Otitis ceruminosa externa und juckende seborrhoeische Plaques, die vor allem am ventralen Hals und am Stamm zu finden sind (Abb. 36.3).

Beim WHWT wurde nachgewiesen, dass ein autosomal rezessives Gen für die primäre Seborrhoe verantwortlich ist. Als häufigste klinische Manifestation findet man die hyper-

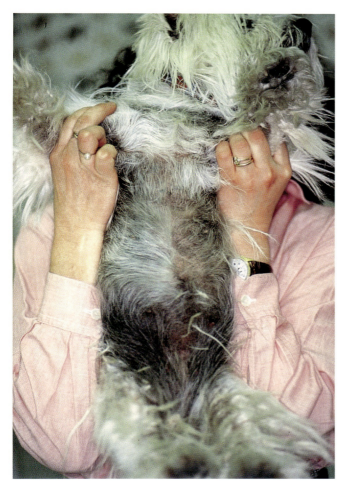

Abb. 36.4
Seborrhoea oleosa bei einem WHWT mit primärer Seborrhoe.

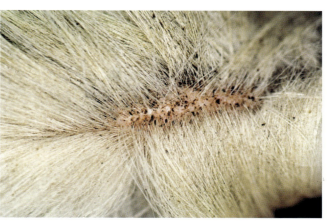

Abb. 36.5
Komedonen am Rumpf bei einer Perserkatze mit Seborrhoea oleosa.

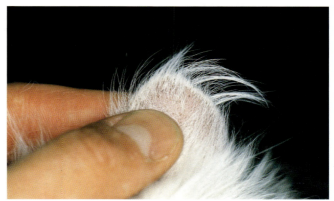

Abb. 36.6
Ohrrandseborrhoe bei einer Perserkatze mit Seborrhoe.

plastische zeruminöse Entzündung des äußeren Ohres, Exfoliation und stumpfes Fell sowie insbesondere in den faltenreichen Hautbereichen Keratinmanschetten (»follicular cast«) und fettiges Fell (Abb. 36.4), diskrete multiple und konfluierende, krustige und juckende Plaques und nicht zuletzt trockene und spröde Krallen.

Irish Setter und Dobermann zeigen bei einer primären Seborrhoe übermäßige, trockene Schuppung mit einem matten und trockenen Fell (trockene Seborrhoe). Die idiopathische Seborrhoe ist für sich genommen keine Krankheit die mit Juckreiz einhergeht, es können aber sehr leicht Sekundärinfektionen durch Bakterien oder Hefen (Malassezien) entstehen. Dies kann zu starkem Juckreiz führen.

Die Differentialdiagnose umfasst alle Erkrankungen, die sekundär eine Seborrhoe induzieren können (Allergien, Ektoparasitosen, Mangelernährung) (*siehe* Kapitel 12). Die endgültige Diagnose erfolgt histologisch.

Bei der Katze wurde die primäre idiopathische Seborrhoe bei den Rassen Perser, Himalaja und Exotic beiderlei Geschlechts gemeldet. Bei der Perserkatze wurde nachgewiesen, dass ein autosomal rezessives Gen für den Defekt verantwortlich ist. Die klinische Symptomatik wird bei hochgradigen Fällen schon in den ersten Lebenstagen manifest, bei mildem Verlauf nach ca. sechs Wochen (Abb. 36.5 und 36.6). Das Fell der betroffenen Tiere erscheint fettig und im Ohrkanal und in den Hautfalten finden sich wachsartige Materialansammlungen.

Die Diagnose wird histologisch gestellt.

Therapie

Die idiopathische Seborrhoe ist unheilbar. Es gibt allerdings sehr viele Maßnahmen, um das Leben für das Tier erträglich zu gestalten. Wenn man Sekundärinfektionen mit

Bakterien oder Malassezien diagnostiziert, sollte man diese mit systemischen und topischen Maßnahmen bekämpfen. Die Behandlung mit Shampoos ist nicht nur Hilfe und Synergie für die systemische Therapie, sondern gepaart mit einem rehydrierenden Balsam die wirksamste Erhaltungstherapie.

Auch wenn man dem Tierbesitzer am Anfang einer Therapie mit topischen Präparaten allgemeine Richtlinien mit auf den Weg geben kann, darf man nicht vergessen, dass es eine große Bandbreite in der Therapieantwort gibt, die nicht nur von der Art der Seborrhoe abhängig ist, sondern auch starke individuelle Unterschiede aufweist. Als allgemeine Regel gilt, dass man stets mit dem am wenigsten aggressiven und sichersten Präparat beginnt und es mit einem Balsam kombiniert. Schwefel und Acetylsalicylsäure haben weniger Nebenwirkungen als Benzoylperoxid und Teer. Anfangs wird wird das Shamponieren zwei- bis dreimal in der Woche verordnet, bis es zu einer Normalisierung der Seborrhoe kommt. Um den erreichten Erfolg zu sichern, werden die Bäder in größeren Zeitabständen fortgesetzt.

Antiseborrhoeische Produkte verfügen über keratolytische und keratoplastische Wirksubstanzen. Keratolytika verringern die Kohäsion zwischen den Korneozyten, erleichtern das Abschwemmen der Schuppen und machen die Hornschicht geschmeidiger. Keratoplastika »normalisieren« die epidermale Zellerneuerung und den Keratinisierungsvorgang, indem sie auf die Zellen des Stratum basale zytostatisch wirken. Die gängigsten Inhaltsstoffe der Shampoos sind Teer, Schwefel, Acetylsalicylsäure, Benzoylperoxid und Seleniumdisulfid (Tabelle 36.1).

Teer wirkt keratolytisch, keratoplastisch, juckreizstillend, entfettend und vasokonstriktiv. Die keratoplastische Wirkung des Teers entsteht durch die Hemmung der DNS-Synthese in der Basalschicht. Aufgrund seiner entfettenden Wirkung ist das Einsatzgebiet die Seborrhoea oleosa und er hat eine bessere Wirkung als Schwefel und Acetylsalicylsäure. Bitumenhaltige Steinkohle ist das Ausgangsprodukt zur Gewinnung des Destillationsproduktes Steinkohleteer. Im Verlauf der Destillierung werden Tausende von Substanzen gebildet, weshalb eine Standardisierung des Endproduktes nicht möglich ist. Die unterschiedlichen Herstellungsverfahren, die Temperaturschwankung, die Raffinierung und die unterschiedlichen Kohlesorten beeinflussen den Reinheitsgrad des Teers und die Wirksamkeit. All diese Gründe erfordern deshalb, dass man vor Einsatz des Produktes aufmerksam die Gebrauchsanleitung liest und den Anweisungen Folge leistet. Bei einer Seborrhoea oleosa ist eine 4%ige Lösung indiziert. In dieser Konzentration kann es schon zur Austrocknung der Haut kommen, weshalb man nach dem Bad einen rehydrierenden Balsam verwenden sollte. Bekannte Nebenwirkungen sind eine Reizung der Haarbälge, der unangenehme Geruch, eine Gelbverfärbung des weißen Haarkleides und die Photosensibilisierung. Der Einsatz bei der Katze ist kontraindiziert.

Schwefel wirkt nicht nur keratolytisch und keratoplastisch, sondern auch juckreizstillend. Ebenfalls erzielt man damit einen Effekt gegen Bakterien und Pilze. Die keratoplastische Wirkung beruht auf zytostatischen Komponenten, die keratolytische und die antibakterielle Wirksamkeit kommt durch die Bildung von Schwefelwasserstoff und Pentathionsäure zustande. Die keratolytischen Wirkungen von 2%igem Schwefel und Acetylsalicylsäure (auch 2%ig) sind zueinander synergetisch.

Acetylsalicylsäure wirkt keratolytisch, keratoplastisch, juckreizlindernd und bakteriostatisch. Die Keratolyse kommt durch eine pH-Senkung zustande, die dem Keratin ermöglicht Wasser anzuziehen und zu einer Schwellung der Zellen im Stratum corneum führt. Die synergistische Wirkung mit Schwefel scheint dann optimal zu sein, wenn beide Substanzen in derselben Konzentration in Lösung sind (normalerweise 2 %). Die Pathologien, die von dieser Shampoo-Kombinationstherapie am meisten profitieren, sind die primäre idiopathische Seborrhoe (insbesondere die trockene Form), die Sebadenitis, Ichthyose und die Ohrranddermatitis. Diese Kombination ist auch die einzige mögliche Therapie für die Formen der fettigen Seborrhoe der Katze (Kinnakne und Fettschwanz).

Benzoylperoxid besitzt eine gute keratolytische Wirkung und verfügt über antibakterielle und entfettende Eigenschaften. Besonders ausgeprägt ist die Fähigkeit, aus den Follikeln Keratindetritus, Talgdrüsendetritus und Bakterien zu entfernen. Teilweise ist seine entfettende Wirkung auf die Inhibition der Talgdrüsenaktivität zurückzuführen.

Benzoylperoxid eignet sich besonders für die idiopathische fettige primäre Seborrhoe beim Cocker Spaniel und Basset Hound. Das Produkt kann sehr stark reizen, insbesondere wenn es höher als in der 5%igen Konzentration vorliegt. Da die entfettende Wirkung sehr stark sein kann, scheint es angeraten, jeder Applikation eine rückfettende Balsampflege folgen zu lassen. Außerdem sollte man bedenken, dass dunkles Fell nach dem Baden zu Aufhellungen neigt. Hunde mit schwarzem Fell können ein rot-bräunliches Fell bekommen. Der Einsatz bei der Katze ist kontraindiziert.

Tabelle 36.1: Antiseborrhoeische Produkte und ihre Indikationen

2%iger Schwefel und 2%ige Acetylsalicylsäure	■ Seborrhoea sicca (Hund) ■ Ichthyose ■ Sebadenitis ■ Ohrranddermatose ■ Oberflächliche Pyodermie mit trockenen Schuppen ■ Akne (Katze) ■ Fettschwanz (Katze)
Teer	■ Idiopathische Seborrhoea oleosa (Hund)
Benzoylperoxid	■ Komedonen, Keratinmanschetten ■ Tiefe exsudative Pyodermien ■ Demodikose
Seleniumdisulfid	■ Seborrhoea oleosa (Cocker Spaniel) ■ Malassezia-Dermatitis

Seleniumdisulfid wirkt keratolytisch, keratoplastisch und entfettend. Der keratoplastische Effekt geht darauf zurück, dass Seleniumdisulfid den Turnover der Epithelzellen hemmt, der keratolytische Effekt beruht darauf, dass es die Bildung von Wasserstoffbrücken im Keratin stört. Die Substanz hat einen guten Residualeffekt und eine zufriedenstellende Wirkung bei der idiopathischen Seborrhoe des Cocker Spaniels. An den mukokutanen Übergängen und am Skrotum kann es zu Irritationen kommen. Derzeit gibt es auf dem Markt keine Produkte mit Seleniumdisulfid.

Nach der Therapie der Seborrhoea oleosa mit stark entfettenden Mitteln und zur Behandlung der trockenen Seborrhoe ist es besonders nützlich, einen Balsam mit Emollientia oder rehydrierenden Mitteln einzusetzen.

Emollientia sind Weichmacher der Haut. Einige sind in der Gruppe der Pflanzenöle (Sonnenblumenöl, Sesamöl) zu finden, andere sind Kohlenwasserstoffverbindungen (Paraffin und Paraffinöl) und wiederum andere enthalten Lanolin. Diese Wirkstoffgruppe verringert den kutanen Wasserverlust, indem sie die Austrocknung der obersten Schichten der Epidermis einschränkt. Ein Balsam sollte unmittelbar nach dem Baden aufgetragen werden. Zu diesem Zeitpunkt ist die Haut noch nass und die Hornschicht noch mit Wasser gesättigt.

Rehydrierende Mittel sind z. B. Propylenglykol, Glyzerin, kolloidaler Hafer, Urea und Milchsäure. Diese Substanzen werden vom Stratum corneum absorbiert und entfalten dort eine hygroskopische Wirkung. Die Auswirkungen des Feuchtigkeit spendenden Effektes hängt von der Konzentration dieser Mittel in wässriger Lösung ab. Sowohl Propylenglykol als auch Urea erzielen diese Wirkung mit einer Konzentration unter 20 %.

In der systemischen Therapie zur Kontrolle der idiopathischen Seborrhoe beim Hund werden Retinoide, Vitamin A, ungesättigte n-3-Fettsäuren, Vitamin D_3 und Glukokortikoide eingesetzt.

Bei der idiopathischen Seborrhoe des Cocker Spaniels erwies sich in der Gruppe der **Retinoide** das Etretinat (1 mg/kg, SID) als sehr wirksam. Um Fortschritte im Krankheitsverlauf zu beurteilen, sollte man das Pharmakon zumindest zwei bis drei Monate lang verabreichen. Wenn Patienten auf diese Therapie deutlich ansprechen, brauchen sie eine lebenslange Erhaltungstherapie. Dafür liegen mehrere mögliche Protokolle vor. Bewährt hat sich die Verabreichung an fünf von sieben Tagen in der Woche, jeweils eine Woche Therapie und eine Woche Pause, oder der ganze Zyklus im Monatsrhythmus. Bei Hunden, die eine Langzeittherapie mit Retinoiden erhalten, kann es zu einer Keratokonjunktivitis sicca und einer Störung der Leberfunktionen und des Fettstoffwechsels als Nebenwirkungen kommen. Diese Veränderungen sind nicht gravierend. Es ist trotzdem sinnvoll, die Produktion der Tränendrüsen, die Leberfunktionen und die Serumspiegel der Triglyzeride regelmäßig zu kontrollieren. Etretinat ist in verschiedenen europäischen Ländern aus dem Verkehr gezogen und durch Acitretin ersetzt worden. Es soll bei der idiopathischen Seborrhoe des Hundes mit ähnlich gutem Erfolg wirksam sein. Die hohen Kosten und die Notwendigkeit einer lebenslangen Therapie sind jedoch stark limitierende Faktoren.

Einigen Autoren erzielten mit der Verabreichung von 600–800 IU/kg Vitamin A, SID, *per os* mit fettreichen Mahlzeiten, gute Ergebnisse. Nach drei Wochen Therapie sind bereits die ersten Zeichen einer Besserung wahrzunehmen, aber es ist notwendig, acht bis zehn Wochen abzuwarten, bevor man ein abschließendes Urteil fällen kann. Um die Symptome in Remission zu halten, ist eine lebenslange Therapie mit Vitamin A notwendig.

Die Supplementierung mit **Fettsäuren** kann in einzelnen Fällen nutzbringend sein (vor allem bei der trockenen exfoliativen Form der Seborrhoe des Dobermanns), aber selten sind Fettsäuren alleine ausreichend.

Vitamin D_3 in der Dosierung von 10 ng/kg, SID, verhilft dem Cocker Spaniel mit einer primären idiopathischen Seborrhoe zu einer Verbesserung der Symptome, indem es die Geschwindigkeit der Zellerneuerung in der Basalschicht verringert. Da das Vitamin nachhaltig den Serumspiegel von Parathormon senken kann, empfiehlt es sich, regelmäßig die Blutelektrolyt-Werte zu kontrollieren.

Für Katzen mit einer primären idiopathischen Seborrhoe, die schon von Geburt an besteht, gibt es bis heute keine wirksame Therapie. Aus diesem Grund ziehen es Züchter vor, diese Tiere zu euthanasieren. Bei Welpen mit milderen Verlaufsformen und mit Krankheitsausbruch nach der sechsten Woche kann man mit einer intensiven Fellpflege und mit regelmäßigen Shampoobehandlungen die Symptome beherrschen. Bis heute wurden bei der Katze Retinoide noch nicht zur systemischen Therapie eingesetzt.

36.5 Ichthyose

Unter Ichthyose versteht man eine Gruppe seltener, erblicher Hauterkrankungen, die sowohl beim Hund als auch bei der Katze mit einer schweren, diffusen Verhornungsstörung und Dickenzunahme nahezu der gesamten Haut einhergeht. Die Krankheit zeigt eine signifikant höhere Manifestation beim WHWT, während eine signifikante Prädisposition nach Geschlechtern nicht bekannt ist.

Aufgrund der geringen Anzahl von veröffentlichten Fällen ist eine genaue Unterteilung, wie sie beim Menschen etabliert ist, nicht möglich. Untersuchungen an den kutanen Ultrastrukturen von Hund und Katze, die an diesem Defekt leiden, zeigen, dass es zu Veränderungen der Trichohyalingranula und der Tonofilamente der Keratinozyten kommt. Außerdem kann man eine Zunahme der DNS- und RNS-Synthese in den

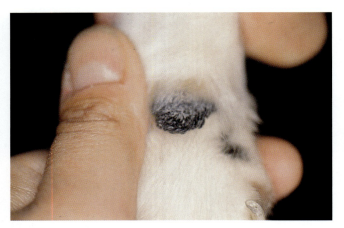

Abb. 36.7
Hyperkeratose am Metakarpalballen eines Hundes.

Zellen des Stratum basale beobachten. Dies ist ein Hinweis auf eine epidermale Überaktivität.

Klinisch manifestiert sich die Krankheit von Geburt an. Die Hautoberfläche der erkrankten Tiere ist von erhabenen, warzenartigen, fest haftenden, gelblichen Plaques bedeckt. Sie geben dem Tier ein faltiges Aussehen. Das Stratum corneum der Ballen und des Nasenspiegels sind ebenfalls von Hyperkeratose betroffen. Weitere Symptome können Erythroderma und Alopezie sein.

Das Erscheinungsbild des wenige Wochen alten Welpens liefert meist schon die Diagnose. Bestätigung erfolgt durch die histologische Untersuchung.

Die Krankheit ist unheilbar. Um das Leben dieser Tiere erträglich zu gestalten, bedarf es einer intensiven Pflege mit Applikation topischer Präparate, die Keratolytika, Feuchtigkeitsspender und Weichmacher enthalten. Acitretin in der Dosierung von 1 mg/kg, SID, kann gute Ergebnisse liefern. Eine Besserung ist aber erst nach sechs Monaten Therapie zu erwarten.

36.6 Schnauzer-Komedo-Syndrom

Bei dieser Erkrankung, von der ausschließlich Zwergschnauzer betroffen sind, treten entlang der Rückenmedianen multiple Komedonen auf. Die Läsionen zeigen große Ähnlichkeit mit dem Naevus comedonicus des Menschen. Wegen dieser Ähnlichkeit vermutet man, dass es sich wie beim Menschen um eine folliküläre Dysplasie auf genetischer Basis handelt.

Die Komedonen befinden sich vor allem entlang der Linea dorsalis mediana vom Hals bis zum Kreuzbein. Zu Beginn sind die Veränderungen nicht schmerzhaft, aber wenn eine sekundäre bakterielle Kontamination der Follikel hinzutritt, können sich Juckreiz und Schmerz einfinden. Um die Diagnose bestätigen zu können, muss man eine histologische Untersuchung durchführen. Da es sich um einen angeborenen Defekt handelt, kann man die Symptome lindern, das Tier jedoch nicht heilen.

Therapie
Liegen gleichzeitig bakterielle Sekundärinfektionen vor, bedürfen diese einer antibiotischen Therapie. Zur Langzeittherapie für das Primärgeschehen empfiehlt sich Benzoylperoxid.

Hat die topische Therapie keinen ausreichenden Erfolg, können systemisch Retinoide eingesetzt werden.

36.7 Hyperkeratose der Ballen

Die Hyperkeratose der Ballen wurde in Würfen von Irish Terrier und Bordeauxdogge beschrieben. Vereinzelte Fälle wurden auch bei anderen Hunderassen gesehen. Man vermutet, dass die Übertragung an ein autosomal rezessives Gen gekoppelt ist.

Die klinischen Symptome treten ab dem sechsten Monat in Erscheinung: Hyperkeratose (Abb. 36.7) und kutane Hörner an den Ballen aller vier Pfoten.

Die Diagnose wird histologisch gestellt, es existiert jedoch keine kurative Therapie. Eine symptomatische Bekämpfung kann mit 50%igem Propylenglykol versucht werden.

36.8 Natale und perinatale Alopezien

36.8.1 Kongenitale Alopezien und Hypotrichosen

Die kongenitalen Alopezien und Hypotrichosen betreffen Welpen nach der Geburt und in den ersten Lebenswochen. Man kennt mehrere Ursachen, die für das Krankheitsbild verantwortlich sein können: das vollkommene Fehlen der Haarbälge; vorhandene jedoch unterentwickelte Haarbälge; Follikelatresie oder Hypoplasie, die von anderen ektodermalen Defekten begleitet werden, wie z. B. einer anormalen Zahnung.

Es gibt Rassen, die bewusst mit einer kongenitalen Alopezie gezüchtet werden, wie z. B. der Chinese Crested Dog und der Mexican Hairless Dog. Hypotrichose gehört zum Rassestandard von Sphinx- und Rex-Katzen. Häufig entstehen auf der Haut von haarlosen Rassen Mitesser und Zysten, die sich mit Bakterien infizieren können.

Pathologische kongenitale Hypotrichosen sind bei vielen Rassen erhoben worden, wie z. B. beim American Cocker Spaniel, dem Deutschen Schäferhund, beim Pudel, Rottweiler und Yorkshire Terrier. Für den Deutschen Schäferhund wurde eine an das X-Chromosom gebundene Vererbung nachgewiesen.

Andere Tiere werden mit einem schütteren Fell geboren und erfahren in den Folgemonaten eine fortschreitende Ausdünnung ihres Haarkleides. Eine weitere Gruppe kommt mit intaktem Fellkleid auf die Welt, entwickelt aber bald eine Hypotrichose. Für gewöhnlich ist die Hypotrichose symmetrisch und betrifft die Schläfen, die Ohrmuscheln und den ventralen Rumpf.

Pathologische kongenitale Hypotrichosen kommen bei Katze bei der Rassen Siam, Birma, Burma und Devon Rex vor. Die Katzenwelpen kommen vollkommen haarlos oder nur mit einem leichten Flaum bedeckt, der in den Wochen darauf ausfällt, auf die Welt. In der Literatur sind einige Fälle von Burma-Katzen beschrieben, die auch ohne Sinushaare, Krallen und linguale Papillen das Licht der Welt erblickten. Die Diagnose der Alopezie und der Hypotrichose stellen klinische und histologische Untersuchung gemeinsam.

36.8.2 Dysplasie der schwarzen Haare

Die Dysplasie der schwarzen Haare ist eine erbliche Erkrankung, die Welpen mit einem zwei- bzw. dreifarbigen Fell befällt. Die Symptome der Dysplasie zeigen sich mit ca. einem Monat. Die Missbildung wurde sowohl bei Mischlingen als auch bei Rassehunden wie Basset Hound, Cavalier King Charles, Pointer, American Cocker Spaniel u. a. beobachtet.

Es sind nur jene Haarfollikel betroffen, die schwarze Haaren produzieren. Sichtbare Läsionen sind Haarverlust und Exfoliation (Abb. 36.8). Bei der Geburt haben die Welpen ein unauffälliges Fellkleid, doch schon nach zwei bis vier Wochen kann man den Verlust des Haarglanzes beobachten. Die klinischen Veränderungen verlaufen progressiv und im sechsten bis neunten Lebensmonat findet man eine totale Alopezie.

Die Hypothese lautet, dass die Follikeldysplasie durch einen Defekt in der Proliferation der follikulären Matrixzellen und einen fehlerhaften Transfer des Pigmentes von den Melanozyten zu den Keratinozyten bedingt ist. Das Ergebnis ist eine missgestaltete Haarkutikula.

Wenn man eine Alopezie diagnostiziert, die nur die schwarz behaarten Areale betrifft, so ist das sehr verdächtig für diese Krankheit. In der mikroskopischen Untersuchung von schwarzen Haaren findet man sowohl im Schaft als auch in der Wurzel Melaninmakroaggregate, die auch die Haarrinde und das Haaroberhäutchen deformieren können. Die Bestätigung einer Diagnose erhält man histologisch.

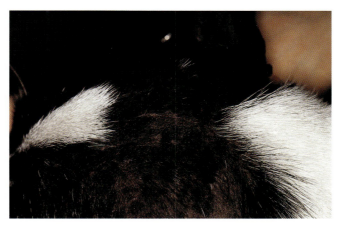

Abb. 36.8
Eine Alopezie, die auf die schwarzbehaarten Hautareale beschränkt ist.

36.9 Tardierte angeborene Alopezien

Diese Formen der Alopezie sind zwar genetisch bedingt, manifestieren sich aber nicht natal oder perinatal. Die wichtigsten Vertreter dieser Gruppe sind die Farbmutantenalopezie, die Schablonenkrankheit und die Dysplasie des Irischen Wasserspaniels sowie des Portugiesischen Wasserhundes.

36.9.1 Farbmutantenalopezie

Die Farbmutantenalopezie ist eine Erkrankung der Hunde mit blauem oder isabellfarbenem Schlag. Diese Fellfarbe ist jeweils eine Mutation der Farbe Schwarz bzw. Braun. Man kennt die Ursache der Haarmissbildung nicht genau. Es scheint aber, dass die Gene im Locus D, insbesondere das Allel d, das für die Verdünnung der Fellfarbe verantwortlich ist, eine entscheidende Rolle spielen. Da aber nicht alle Hunde mit einem verdünnten Farbschlag die Krankheit ausbilden, liegt die Vermutung nahe, dass noch weitere Faktoren eine Rolle spielen. Weimaraner haben eine Farbverdünnung und zeigen diese Erkrankung selten.

In den Haaren der betroffenen Hunde findet man große Melaninklumpen, die die Kutikula und den Kortex des Haares missbilden (Abb. 36.9). Der Defekt ist wahrscheinlich durch einen fehlerhaften Transfer des Melanins von den Melanozyten zu den Keratinozyten und durch eine veränderte Lagerung in den Keratinozyten bedingt. Hauptbetroffene sind der Dobermann, der Dackel, das Italienische Windspiel, Yorkshire Terrier und Chihuahua. Beim Dobermann sind 93 % der blauen Farbmutanten von der Krankheit betroffen. Die Erkrankung tritt im Lebensalter zwischen sechs Monaten und zwei Jahren auf. Die klinische Manifestation geht mit einer unterschiedlich starken Ausdünnung des Haarkleides bis zu

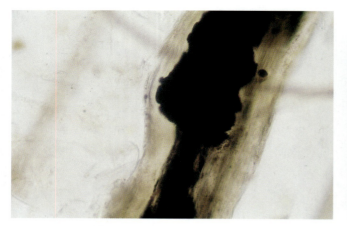

Abb. 36.9
Farbmutantenalopezie. Melaninaggregate, die den Kortex des Haarschaftes deformieren (Lichtmikroskop, 10x).

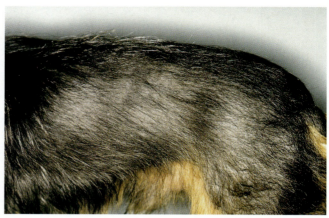

Abb. 36.10
Farbmutantenalopezie. Hypotrichose, die auf die Hautareale mit blauem Farbschlag beschränkt ist.

seinem vollkommenen Verlust einher. Das Verteilungsmuster erstreckt sich über Rücken und Rumpf vor. Es sind ausschließlich Haarbezirke mit blauem Farbschlag betroffen, der Brand bleibt stets ausgespart (Abb. 36.10). Die Alopezie entsteht durch Haarbruch.

Eine wiederkehrende bakterielle Follikulitis gehört zu den üblichen Komplikationen dieser Krankheit. Die klinischen Symptome sind Papeln (Abb. 36.11) und Pusteln. Mit einer geeigneten antibiotischen Therapie *per os* klingen diese Hautblüten aber bald ab. Juckreiz ist Teil des Symptomkomplexes der Farbmutantenalopezie. Die Intensität verstärkt sich bei Präsenz einer Sekundärinfektion. Im Rahmen der Differentialdiagnose sind andere Pathologien der Follikel wie die Dermatophytose, Demodikose und bakterielle Follikulitis abzuklären. Erfolgt der Ausbruch der Krankheit im späteren Alter und bei prädisponierten Rassen (Dobermann), kommen Hypothyreoidismus und die wiederkehrende Flankenalopezie hinzu.

In der trichoskopischen Untersuchung kann man die Melanosomen (große Melaninklumpen) sehen, die die Haarrinde missgestalten. Diagnostische Sicherheit kann nur die histologische Untersuchung geben.

Therapie
Es gibt keine Heilung. Wenn man im Verlauf der Untersuchung auf Bakterien stößt, wird man diese mit Antibiotika *per os* bekämpfen. Die Therapie mit Shampoos kann sehr hilfreich sein, sei es zur Kontrolle bakterieller Infekte, sei es um die Follikel von keratin- und melaninhaltigem Detritus zu befreien. Als Wirksubstanzen bieten sich Benzoylperoxid und Ethyllaktat an.

36.9.2 Schablonenkrankheit

In dieser Gruppe von Genodermatosen, die erst mit einigen Monaten manifest werden, finden sich zwei Syndrome wieder. Das häufigere der beiden Syndrome betrifft Dackel, Chihuahua (Abb. 36.12), Italienisches Windspiel, Whippet und Greyhound. Weibliche Tiere sind häufiger betroffen. Die klinischen Symptome treten ab dem sechsten Lebensmonat auf. Die progressive Alopezie zeigt folgendes Verteilungsmuster: beidseits an der Regio postauricularis, an der ventralen Halsseite, am Abdomen und kaudomedial an den Hinterextremitäten. Bei genauer Betrachtung der Haut an den betroffenen Stellen kann man feststellen, dass die Haare nicht vollständig verschwunden, sondern dass sie klein und dünn, sprich miniaturisiert, sind.

Beim zweiten Syndrom handelt es sich um eine progressive Alopezie der Ohrmuscheln beim Dackel. Hier sind Rüden öfter betroffen als weibliche Tiere und die Veränderungen beginnen nach dem sechsten Monat. Der Haarverlust entwickelt sich fortlaufend bis zu einer vollkommenen und symmetrischen Haarlosigkeit, der Ohrmuscheln.

36.9.3 Folliculäre Dysplasie des Irischen Wasserspaniels und des Portugiesischen Wasserhundes

Der Haarverlust wird im Alter von zwei bis drei Jahren manifest. Eine Geschlechtsdisposition ist nicht bekannt. Die Veränderungen zeigen sich am laterodorsalen Hals, am Stamm und an der Kaudalfläche der Hinterextremitäten. Zu Beginn der Symptomatik ist auch eine partielle Wiederkehr der Haare möglich. Diese sind allerdings dünn und brechen leicht. Ein-

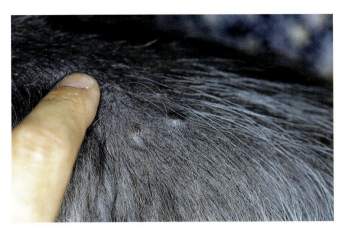

Abb. 36.11
Farbmutantenalopezie. Papeln und Pusteln am Rumpf.

gehende Untersuchungen beim Irischen Wasserspaniel haben die Zunahme von 17-Hydroxyprogesteron vor und nach einer Stimulierung mit ACTH festgestellt. All dies sind Hinweise auf eine anormale Steroidgenese. Bei dieser Rasse wurde auch eine autosomal dominante Vererbung festgestellt.

36.10 Chèdiak-Higashi-Syndrom

Bei Perserkatzen bedingt ein autosomal rezessives Gen die Farbverdünnung. Die Missbildung der Lysosomen betrifft nicht nur die Melanozyten, sondern auch andere Zellen wie neutrophile Granulozyten und Makrophagen. Dieser Defekt führt zu großen Aggregaten von Melanin im Fell, was wiederum eine Farbmutation mit sich bringt. Der okulokutane Defekt bedingt partiellen Albinismus mit Lichtscheue, Immunsuppression und Störungen des Komplementsystems.

36.11 Erbliche Kollagenopathien

36.11.1 Ehlers-Danlos-Syndrom

Das Ehlers-Danlos-Syndrom, besser bekannt als kutane Asthenie, umfasst eine ganze Gruppe von angeborenen Bindegewebsmissbildungen, die sich klinisch mit einer erhöhten Dehnbarkeit und Fragilität der Haut zeigen.

Die betroffenen Individuen weisen eine abnorme Hautverletzlichkeit auf. Die Wunden bluten kaum und ähneln breiten Rissen in einem Tuch. Die Verletzungen vernarben rasch, doch es kommt zu Narbenbildung im Sinne von »Zigarettenpapier-Narben«, die wenig widerstandsfähig sind. Der Zugwiderstand

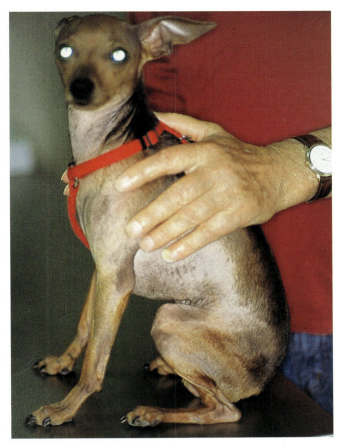

Abb. 36.12
Schablonenkrankheit. Alopezie ventral am Hals und am Rumpf.

ist beim Hund um den Faktor 40, bei der Katze um den Faktor 10 verringert. Bei manchen Tieren kann man eine übermäßig große Anzahl an Hautfalten sehen. Die Haut weist eine übergroße Dehnbarkeit auf. Bei der Katze war es möglich, die Verantwortlichkeit eines rezessiven Genes nachzuweisen. Die Tatsache, dass erkrankte Hundewelpen meist von gesunden Tieren stammen, lässt hier eine ähnliche Pathogenese vermuten.

Die wichtigsten Differentialdiagnosen sind bei der Katze das »skin fragility syndrome« als Symptom eines Hyperadrenokortizismus und beim Hund die kutane Atrophie nach einer sehr langen Periode topischer Applikation von Glukokortikoiden. Vorgeschichte und Alter beim Auftreten der Erstsymptome (natal oder perinatal) sind ausschlaggebende Elemente für die Diagnosefindung. Eine Diagnosebestätigung kann histologisch erfolgen, doch nur mit Hilfe der Elektronenmikroskopie. Diese Möglichkeit steht nur wenigen spezialisierten Einrichtungen zur Verfügung. Elektronenmikroskopisch lassen sich bänderförmige ungeordnete Kollagenfibrillen erkennen.

Im Vergleich dazu sind diese bei gesunden Tieren zylindrisch und streng geordnet.

> **Therapie**
> Die Erkrankung ist unheilbar. Bei betroffenen Katzen wird zu einer chirurgischen Entfernung der dritten Phalangen aller Extremitäten angeraten, um zu verhindern, dass das Tier sich selbst Verletzungen zufügt.

36.11.2 Kollagenapathie der Ballen des Deutschen Schäferhundes

Die Kollagenapathie der Ballen des Deutschen Schäferhundes deckt sich sowohl im klinischen als auch im histologischen Bild mit der familiären Vaskulopathie des Deutschen Schäferhundes (*siehe* Kapitel 36.11.3) und manifestiert sich bei Welpen schon in den ersten Lebensmonaten. Die bekannten Fälle wurden alle in einem Wurf entdeckt, was die Vermutung einer erblichen Pathogenese zulässt.

Die Läsionen treten ausschließlich an den Ballen aller vier Pfoten auf. Die Ballen sind weicher als normal. Mit unterschiedlicher Ausprägung treten Ödem, Depigmentierung und Krusten auf. Die Welpen zeigen keine allgemeinen klinischen Symptome, die Lahmheit kann aber – je nachdem, ob Ulzera auftreten und abhängig von der Anzahl der betroffenen Ballen – unterschiedlich ausgeprägt sein. Die Diagnose kann nur histologisch gestellt werden. Es ist keine Therapie bekannt. Einige Tiere haben eine renale Amyloidose ausgebildet und sind im Alter zwischen zwei und drei Jahren verstorben.

36.11.3 Familiäre Vaskulopathie des Deutschen Schäferhundes

Diese Krankheit ist im Symptombild deckungsgleich mit der Kollagenapathie der Ballen, wie sie im vorangegangenen Kapitel beschrieben wurde. Im Unterschied dazu treten aber auch Läsionen an der Nase, der Schwanzspitze und am Ohrrand auf.

37 Psychogene Erkrankungen

37.1 Einleitung

Die psychogenen Dermatosen umfassen all jene Krankheiten, die ohne Juckreiz und ohne objektiv erfassbare physische Ursachen zu einer selbstzugefügten Schädigung führen.

Der Ursprung dieses Verhaltens ist in einer psychischen Störung zu suchen, die das Tier zu stereotypen Verhaltensmustern (obsessiv-kompulsive Störung) zwingt. Die klinischen Manifestationen dieser Störungen bestehen in der zwanghaften Wiederholung ritueller und stereotyper Verhaltensweisen.

Drei Faktoren spielen eine wichtige Rolle in der Ätiopathogenese des Krankheitsbildes: eine Rasseprädisposition, die Lebensweise und die Charaktereigenschaften des Tieres. Die folgenden Kapitel befassen sich mit den häufigsten Erkrankungen aus dieser Gruppe: akrale Leckdermatitis, psychogene Dermatitis und Alopezie der Katze (*siehe auch* Kapitel 17).

37.2 Akrale Leckdermatitis

Die häufigste psychogene Dermatose des Hundes ist die akrale Leckdermatitis.

Man trifft diese Dermatosen häufig bei großen Hunderassen mit ängstlichem Charakter an. Rüden scheinen für die Verhaltensstörung prädisponiert zu sein. Die wichtigste auslösende Ursache scheint Langeweile zu sein, insbesondere, wenn die Hunde über viele Stunden allein im Zwinger oder zu Hause bleiben müssen. Oft ist eine geringfügige Verletzung der Auslöser. Dann beginnt das Tier die betroffenen Stellen zu bearbeiten.

Klinisch manifestiert sich die Verhaltensstörung beim Hund mit nervösem und zwanghaftem Belecken und Benagen der distalen Pfoten. Die Veränderungen sind durch einzelne und einseitige Läsionen gekennzeichnet. Zu Beginn sieht man eine Alopezie, die mit Anhalten der Autotraumatisierung erodiert, Krusten bildet und sich verdickt. Am Ende stehen verhärtete, exsudative Plaques und Knötchen (Abb. 37.1). Erosionen und Ulzera tragen ihrerseits dazu bei, Juckreiz, Schmerz und zwanghaftes Belecken zu verstärken. Es beginnt ein Teufelskreis, der nur schwer zu durchbrechen ist.

Die chronischen Läsionen sind Plaques. Die Kutis an diesen Stellen ist mit Bindegewebe durchsetzt, hyperpigmentiert und oft ulzerös; üblicherweise sind diese Läsionen an Karpus und Tarsus lokalisiert.

Die Verdachtsdiagnose einer akralen Leckdermatitis kann nur durch Ausschluss von Infektionen mit Bakterien und Pilzen, von Allergien (Futtermittelallergie und Atopie) und von Gelenksschmerzen bestätigt werden.

Der Behandlungsversuch einer akralen Leckdermatitis kann sich teilweise sehr schwierig und erfolglos gestalten. Die alleinige Therapie der kutanen Läsionen ist so lange nicht ausreichend, als man nicht den auslösenden Faktor beseitigt, der für die Selbsttraumatisierung verantwortlich ist.

Wenn die Ursache des Problems in der Vereinsamung des Tieres wegen der überlangen, verbrachten Zeit liegt, so ist dem Besitzer anzuraten, den Hund mit zur Arbeit zu nehmen. Wenn dies nicht möglich sein sollte, kann eventuell ein zweiter Hund – wenn der Patient ein Rüde ist, sollte eine Hündin gewählt werden – zur Lösung des Problems beitragen.

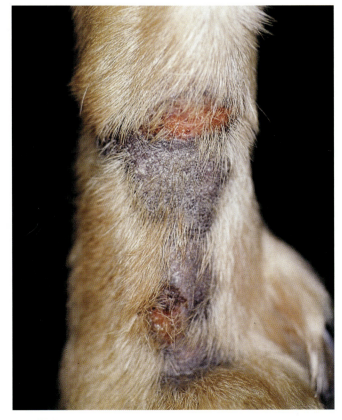

Abb. 37.1
Erodierte, krustige und verdickte Plaque an der dorsalen Seite der Vorderpfote eines Hundes.

Therapie

Eine Therapie mit Psychopharmaka ist dann gerechtfertigt, wenn diese nur kurzfristig appliziert werden, bis andere Maßnahmen wie eine Änderung der Gewohnheiten und / oder eine Verhaltenstherapie greifen.

Die Medikamente, die zum Einsatz kommen, lassen sich in vier Gruppen einordnen: Neuroleptika, Antidepressiva, Anxiolytika und Morphinantagonisten.

Viele Substanzen in der Gruppe der **Neuroleptika** (Major Tranquilizer) sind Derivate des Phenothiazin. Sie blockieren die Dopaminrezeptoren im ZNS. Chlorpromazin (1–3 mg/kg, BID), Acepromazin (1–3 mg/kg, TID) und Haloperidol (0,5–1 mg/kg, SID) sind die geläufigsten Medikamente, die beim Hund zum Einsatz kommen. Eine unangenehme Nebenwirkung von Chlorpromazin und Acepromazin ist die Somnolenz, welche bei Haloperidol nicht auftritt.

Von den **Antidepressiva** weiß man, dass besonders Doxepin (0,5–2 mg/kg, BID), Amitriptylin (1–3 mg/kg, BID) und in schwerwiegenden Fällen Clomipramin (1–3 mg/kg, SID) und Fluoxetin (1 mg/kg, SID) beim Hund gute Wirkung zeigen. Diese Wirkung beruht auf der Hemmung der präsynaptischen Serotonin- und Norepinephrinaufnahme. Amitriptylin und Doxepin haben auch Antihistamin-ähnliche Eigenschaften, weshalb diese Medikamente bei der Annahme, dass die autotraumatischen Läsionen auch eine psychogene Komponente haben, insbesondere bei Atopikern ein sinnvolles Einsatzgebiet bieten.

Anxiolytika, wie die Benzodiazepine (Diazepam 0,25–1 mg/kg, BID) und einige Antihistaminika (Hydroxyzin 2,2 mg/kg, TID) können von Nutzen sein. Ihre Wirksamkeit ist aber bei dieser Pathologie insgesamt schlechter als die der Antidepressiva. Eine häufige Nebenwirkung der Anxiolytika ist Somnolenz.

Naltrexon (2,2 mg/kg, SID) hemmt die Wirkung der Endorphine. Eine Studie ergab eine 70%ige Wirksamkeit bei Tieren mit akraler Leckdermatitis.

Ein Verband bzw. eine Halskrause ist unumgänglich, wenn man die Fortsetzung der Zwangshandlung unterbinden will. Liegen chronische Infektionen vor, sollte man immer eine bakterielle Infektion vermuten. Diese Art von Veränderungen verlangt eine antibiotische Therapie *per os* über einen Zeitraum von mindestens sechs Wochen oder von mindestens zwei Wochen über die klinische Abheilung hinaus.

Bei Veränderungen im Anfangstadium kann man auch einen Versuch mit topischem 1%igem Hydrokortisonacetat in Dimethylsulfoxid oder mit Triamcinolon intraläsional starten.

Bei sehr kleinen Veränderungen ist auch an eine chirurgische Exzision zu denken. Wesentlich ist aber dann, dass man das Tier am Belecken und Benagen der chirurgischen Wunde hindert.

37.3 Psychogene Dermatitis und Alopezie der Katze

Die psychogene Dermatitis und Alopezie der Katze ist das Ergebnis eines chronischen Beleckens mehr oder weniger ausgedehnter Hautareale, ohne dass eine physische Ursache zu erkennen ist. Katzen jeden Alters und jeden Geschlechts können betroffen sein. Man weiß, dass bei Siam-, Burma-, Himalaja- und Abessiner-Katzen eine Rasseprädisposition vorliegt.

Der wichtigste, aber bei weitem nicht der einzige Grund, der die Tiere dazu bringt, sich in einer derart übermäßigen Art und Weise zu pflegen (Abb. 37.2), ist der Verlust der Kontrolle über das eigene Territorium. Eine solche Situation entsteht, wenn ein neues Tier in den Haushalt aufgenommen wird, wenn eine Katze vorübergehend in ein Katzenheim kommt oder wenn die Katze mit der Familie in ein neues Haus umzieht.

Die klinische Symptomatik ist von der Intensität der Fellpflege durch die Katze abhängig. Wenn das Tier sich selbst sanft

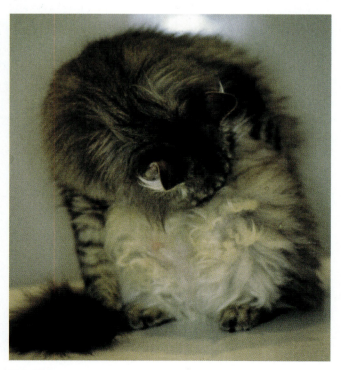

Abb. 37.2
Übermäßige Fellpflege bei einer Katze.

reinigt, werden die Veränderungen nicht über eine Alopezie hinausgehen (Abb. 37.3). Das Verteilungsmuster zeigt multiple und ausgedehnte Veränderungen am Lendenrücken, am Perineum, an der medialen Seite der Hinterextremitäten und am Abdomen.

Energische Pflege bedingt, dass die betroffenen Gebiete weiter ausgedehnt sind. Das Verteilungsmuster verlagert sich mehr auf die distalen Partien der Extremitäten, auf Abdomen und Flanken. Die Veränderungen umfassen Alopezie, Abrasionen, Ulzera und nicht zuletzt auch exsudative Plaques, die eosinophil sein können. Selten hingegen bringen solche Tiere ihre Unruhe nicht durch Belecken zum Ausdruck, sondern indem sie sich ihre Haare mit den Zähnen ausreißen.

Wenn ein reiner Haarverlust vorliegt, so umfasst die Liste der Differentialdiagnosen die Dermatophytose, Demodikose, Cheyletiellose und allergische Erkrankungen (atopische Dermatitis, Futtermittelallergie und Flohspeichelallergie). Umfassen die Veränderungen auch Ulzera und eosinophile Plaques, so müssen davon Infektionen (Bakterien und Pilze), Neoplasien und alle Krankheiten, die mit der Ausformung von eosinophilen Plaques einhergehen können, unterschieden werden.

Hat man alle Krankheiten der Differentialdiagnosenliste (*siehe* Kapitel 17, 19 und 20) ausgeschlossen, kann man die Diagnose psychogene Dermatitis und Alopezie stellen.

Therapie

Die beste Therapie ist es, die Ursache für den Stress zu beseitigen und/oder das Tier einem Fachtierarzt für Verhaltenstherapie zu überweisen. Wenn Exkoriationen und Ulzera vorliegen, ist es notwendig, auch eine antibiotische Therapie zu beginnen, um eine Sekundärinfektion zu bekämpfen. Zu Beginn kann die Therapie mit Psychopharmaka von Nutzen sein, um die Störung der Katze zu kontrollieren. Phenobarbital (2,2–6,6 mg/kg, BID) und Diazepam (1–2 mg alle 12–24 Stunden) werden mit Erfolg eingesetzt. Einige Autoren sind sowohl mit Naloxan, einem Morphinantagonisten in der Dosierung 1 mg/kg, SID s. c., als auch mit Fluoxetin (1 mg/kg, SID), einem Antidepressivum, erfolgreich. Clomipramin, ein weiteres Antidepressivum, wurde in der Dosierung von 0,4 mg/kg ebenfalls erfolgreich verwendet. Die Autorinnen erzielen mit Haloperidol (1 mg/kg, SID) gute Erfolge. Das Medikament wird bis zu einer Normalisierung des Verhaltens des Individuums verabreicht, um dann sukzessive reduziert zu werden, bis es ganz abgesetzt wird.

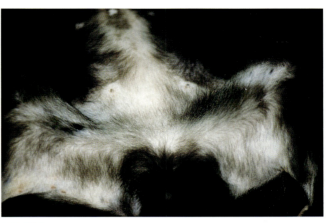

Abb. 37.3
Selbst zugefügte Alopezie am Abdomen einer Katze mit psychogener Dermatose.

38 Neoplastische Erkrankungen mit Bezug zur Haut und paraneoplastische Syndrome

38.1 Kutanes Lymphom

Das kutane Lymphom ist eine neoplastische Proliferation der T-Lymphozyten in der Haut. Bei der Katze ist ein Großteil der Lymphome viralen Ursprungs (FeLV).

Die primären kutanen Lymphome werden in zwei Varianten eingeteilt. Bei der ersten Form ist nur die Dermis betroffen (**nicht-epitheliotropes Lymphom**), bei der zweiten kommt es zu einer primären Besiedelung der Epidermis. In einem zweiten Schritt kann es zu einer Ausdehnung in die Dermis kommen (**epitheliotropes Lymphom**). Das nicht-epitheliotrope Lymphom tritt typischerweise bei älteren Hunden und Katzen auf. Bei der Katze ist es im Gegensatz zum Hund die häufigste Form des kutanen Lymphoms.

Das epitheliotrope Lymphom zeigt seinerseits drei Formen: die pagetoide Retikulose (eine gutartige Variante, die auf die Epidermis beschränkt ist), die Mycosis fungoides (bösartige Form mit Involvierung von Epidermis und Dermis) und das Sézary-Syndrom, die leukämische Variante.

Das epitheliotrope Lymphom stellt überwiegend eine neoplastische Erkrankung älterer Tiere dar. Der Altersdurchschnitt beträgt neun Jahre. Airedale Terrier, Pudel und Cocker Spaniel zeigen eine Veranlagung, es gibt jedoch keine Geschlechtsprädisposition. Chronische Erkrankungen gelten als prädisponierend (26 %): Atopie, Seborrhoe, Pyodermie und Kontaktdermatitis. Mancherorts sieht man diese Erkrankung auch als langes präkanzeröses Stadium an. Die mittlere Lebenserwartung beträgt ab dem Zeitpunkt der Diagnose sieben Monate.

38.1.1 Ätiologie und Pathogenese

Die entarteten Lymphozyten beim nicht-epitheliotropen Lymphom bilden eine heterogene Gruppe großzelliger Lymphozyten. Immunhistochemische Untersuchungen beim Hund haben gezeigt, dass der Großteil dieser Tumore von T-Zellklonen (CD4 und CD8) gebildet werden. B-Zellklone sind eher selten. Auch bei der Katze stammen die meisten epithelialen Lymphome von T-Zellklonen ab. Bei 40 % dieser Neoplasien war es möglich, das feline Leukämievirus (FeLV) mit Hilfe einer PCR nachzuweisen. Darunter befanden sich auch Katzen, die einen negativen serologischen Test vorzuweisen hatten.

Beim epitheliotropen Lymphom des Hundes findet man hauptsächlich CD8+T-Lymphozyten, weniger häufig CD4-CD8- (doppelnegative) und sehr selten CD4+T-Lymphozyten. In 65 % dieser Fälle werden γδ-Rezeptoren exprimiert, während es bei der pagetoiden Retikulose 100 % sind.

Mycosis fungoides und Sézary-Syndrom wurden auch schon bei der Katze diagnostiziert. Zur Zeit mangelt es aber noch an immunhistochemischen Techniken, die eine Typisierung der Lymphozyten bei dieser Spezies erlauben würde.

38.1.2 Klinisches Bild

Klinisch manifestiert sich das nicht-epitheliotrope Lymphom meist mit multifokaler Knötchenbildung, seltener durch einzelne Knötchen (Abb. 38.1). Die Neubildungen gehen für gewöhnlich mit Alopezie und Erythem einher. In 20 % der Fälle manifestiert sich der Tumor als exfoliatives Erythroderma. Die erkrankten Tiere zeigen allgemeine klinische Symptome. Der Verlauf der Erkrankung ist sehr rasch. Der Tumor metastasiert schnell in die regionalen Lymphknoten und in die inneren Organe. Selten findet man eine mono- oder biklonale Gammopathie und Hyperkalzämie.

Beim epitheliotropen Lymphom verursachen die in die Epidermis einwandernden T-Lymphozyten unterschiedliche Krankheitsbilder. Je nach Tumorstadium und -form (Mycosis fungoides, pagetoide Retikulose oder Sézary-Syndrom) können die Symptome unterschiedlich sein. Zu Beginn entwickelt sich die Neoplasie sehr langsam (sechs Monate bis zwei Jahre), auch treten Fälle von vorübergehender spontaner Remission auf.

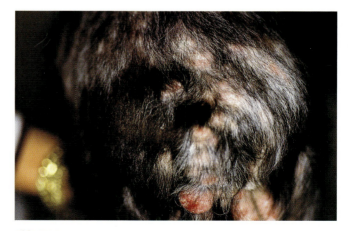

Abb. 38.1
Multiple erythematöse Knoten am Rücken eines Hundes mit epitheliotropem Lymphom.

Beim Menschen unterscheidet man vier Hauptstadien.

Makulastadium. Es ist charakterisiert durch ein fleckiges Hauterythem, das meist vereinzelt auftritt, manchmal stark juckt, manchmal auch asymptomatisch ist, spontan verschwindet und auch wiederkommt. Dieses Stadium kann sich über Monate oder Jahre ziehen, bevor es zum Plaquestadium fortschreitet.

Plaquestadium. Es finden sich flach erhabene, rosarot bis violett gefärbte Plaques. Das Stadium geht auch mit Schuppen, Alopezie und Juckreiz einher.

Erythroderma. Dieses Stadium kann sowohl den Beginn der Neoplasie markieren als auch die Fortsetzung des Plaquestadiums sein. Die Haut zeigt ein diffuses, juckendes Erythem mit starker Schuppung. In diesem Stadium kann die Neoplasie mit systemischer Symptomatik und Hyperthermie einhergehen.

Tumorstadium. Hier zeigen sich Knötchen, oft dort, wo zuvor die Plaque zu sehen war. Dies ist die aggressive Phase der Neoplasie.

Bei Hund und Katze kann man Läsionen sehen, die jenen des Menschen nicht unähnlich sind, aber auch andere, die nur bei diesen Spezies auftreten.

Das Makulastadium wird selten beobachtet. Dies mag auch damit zu tun haben, dass das Fell eine Beobachtung besonders in jenen Fällen verhindert, die ohne Juckreiz einhergehen. Erschwerend kommt noch hinzu, dass eine eventuelle Spontanremission den Besitzer davon abhält, das Tier einem Tierarzt vorzustellen.

Das Plaquestadium (Abb. 38.2) wird am häufigsten erhoben – sowohl bei Mycosis fungoides als auch bei der pagetoiden Retikulose. Die Effloreszenzen können einzeln oder multipel auftreten. Sie können mit Erythem, mit oder ohne Juckreiz und mit Schuppung einhergehen. Bei der Katze findet man oft eine einzelne Plaque, auch wenn im Krankheitsverlauf noch weitere hinzukommen. Diese Veränderungen können stark jucken und die Ursache für Selbstverletzungen sein.

Bei 80 % der Fälle zeigt sich auch Erythroderma. Die Veränderung betrifft eng umschriebene Hautbezirke wie auch sehr ausgedehnte Hautareale. Sie geht meist mit Alopezie, Schuppung und Juckreiz einher (Abb. 38.3).

Im Tumorstadium des Hundes treten meist multiple Knötchen (Abb. 38.4) auf, die oft ulzerös sind. Das Stadium kennzeichnet sich durch infiltratives Wachstum der entarteten Zellen, die eine geringere Affinität für die Epidermis aufweisen und deshalb in die Dermis diffundieren und über Blut und Lymphe metastasieren. Bei der Katze sind einzelne Noduli das Kennzeichen dieses Stadiums.

Bei Hunden mit epitheliotropem Lymphom findet man bei etwa einem Drittel der Fälle Schleimhautläsionen: ulzeröse Plaques in der Maulhöhle (Abb. 38.5), an Konjunktiven, Nase und Scheide. Beim erkrankten Hund kann man eine Depigmentierung des Nasenspiegels und der Lippen (Abb. 38.6) beobachten.

Ein Symptombild, das nur beim Hund auftritt, besteht aus Erythem, Juckreiz und Noduli, die man im Zwischenzehenbereich findet, oft auch als einzige Veränderung der Erkrankung.

Das Sézary-Syndrom ist charakterisiert durch die Präsenz von neoplastischen Zellen mit großen hirnwindungsförmigen Kernen im peripheren Blut. Zu Beginn findet man Läsionen mit wiederkehrender Dermatitis, die sich über ein erythematöses, präkanzeröses Stadium zum eigentlichen Sézary-Syndrom (Terminalstadium) hin entwickelt. Die Beteiligung der

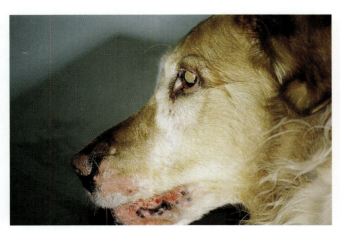

Abb. 38.2
Erythematöse Plaque im Gesicht eines Hundes mit epitheliotropem Lymphom.

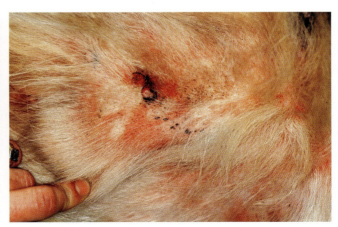

Abb. 38.3
Epitheliotropes Lymphom. Diffus-erythematöses Stadium.

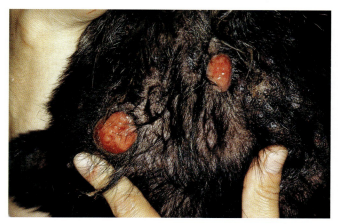

Abb. 38.4
Ulzeröse Knoten am Rücken eines Hundes mit epitheliotropem Lymphom.

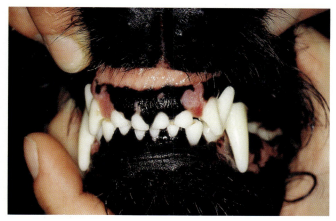

Abb. 38.5
Ulzeröse Plaque in der Maulhöhle eines Hundes mit epitheliotropem Lymphom.

Lymphknoten ist anfangs selten, im fortgeschrittenen Stadium aber möglich. Im Endstadium sind sie stets beteiligt. Bei der Sektion von Tieren im Tumorstadium werden Metastasen in Milz und Leber gefunden.

38.1.3 Diagnose

Die Differentialdiagnosen des nicht-epitheliotropen Lymphoms umfassen andere multizentrische Neoplasien wie die Histiozytose, den Mastzelltumor sowie bakterielle Infektionen, Pilzinfektionen und die Leishmaniose, die alle mit einer Knötchenbildung einhergehen können. Die Enddiagnose wird histologisch gestellt.

Aufgrund der Vielfalt der klinischen Symptome des epitheliotropen Lymphoms ist die Liste der Differentialdiagnosen sehr lang. Das Zwischenzehen-Erythem, das von Knötchen und Juckreiz begleitet sein kann, könnte auch von einer Parasiten-bedingten Pododermatitis (Demodex), von einer bakteriellen Infektion (Furunkulose) und von Allergien (atopische Dermatitis, Futtermittelallergie und Kontaktallergie) herrühren.

Die desquamativ-erythematöse Form muss von Seborrhoe, Arzneimittelexanthem, Pyodermie und Leishmaniose unterschieden werden.

Beim diffusen oder lokalisierten erythematösen Stadium kommen Allergien wie atopische Dermatitis oder Futtermittelallergie infrage. Bei Beteiligung der Schleimhäute sollte man an Autoimmunerkrankungen wie den Pemphigus vulgaris, das bullöse Pemphigoid, den Lupus erythematodes und die Arzneimittelallergien als Differentialdiagnosen denken.

Bei einem Pigmentverlust am Nasenspiegel müssen Autoimmunerkrankungen und Leishmaniose ausgeschlossen werden.

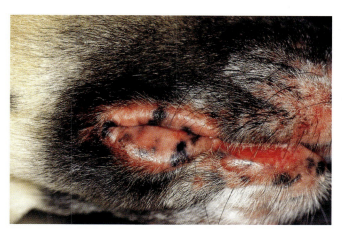

Abb. 38.6
Erythem und Pigmentverlust an der Lippe eines Hundes mit epitheliotropem Lymphom.

Das Blutbild bei Mycosis fungoides und bei der pagetoiden Retikulose weist teilweise physiologische Werte, teilweise veränderte Werte auf: Anämie, Lymphozytosen, Lymphopenie und Neutrophilie. Beim Sézary-Syndrom kommt zu den dermatologischen Symptomen eine Leukämie als Teil des Symptombildes hinzu. Entartete Lymphozyten (Sézary-Zellen) erkennt man an den hyperchromatischen und hirnwindungsförmigen (zerebriformen) großen Zellkernen. Sie sind von Anfang an im peripheren Blut zu finden.

Histologische Untersuchung und kompatible klinische Symptome ermöglichen es, zu einer Diagnose aller Lymphomvarianten zu kommen. Die Immunhistochemie erlaubt eine genaue Typisierung der Zellart.

38.1.4 Therapie

Für die Therapie des nicht-epithelialen Lymphoms mittels chemotherapeutischer Protokolle wird auf Fachbücher verwiesen.

Für das epitheliale Lymphom gibt es zurzeit keine Heilung. Man hat nur die Möglichkeit einen symptomatischen Behandlungsansatz zu wählen. Für einige Patienten kann man damit klinisch eine Verbesserung erzielen und ihre Lebensqualität erhöhen; eine Lebensverlängerung kann man damit kaum erreichen. Man unterscheidet lokale und systemische Chemotherapien.

Topische Chemotherapie
Senfgas. 10 mg Mechlorethamin werden in 50 ml fließendem Wasser aufgelöst. Das Kompositum wird lokal jeden zweiten Tag auf die Läsionen aufgetragen, bis man eine klinische Remission der Läsionen erzielt. Dann geht man auf Applikationen zweimal pro Woche und später zweimal im Monat zurück. Der Einsatz bringt vor allem in den Frühstadien gute Erfolge; allerdings wirkt ein langdauernder Einsatz kanzerogen. Bei 40–70 % der Menschen löst das Kompositum eine hochgradige Kontaktdermatitis aus; diese Nebenwirkung wurde zwar bisher beim Hund nur sehr selten beobachtet, doch sind diese Nebenwirkungen beim Tierbesitzer aufgetreten. Nach dem Wissensstand der Autorinnen kam Senfgas bisher bei der Katze noch nicht zum Einsatz.

Systemische Chemotherapie
Prednison. Im Zusammenhang mit dieser Neoplasie kommt Prednison allein oder in Kombination mit anderen Medikamenten wie Isotretinoin oder Vincristin und Doxorubicin zum Einsatz. In der Dosierung von 2 mg/kg, SID, ist es imstande, die klinische Symptomatik bei einigen Patienten bis zu acht Monate zu unterdrücken.

Retinoide. Eine Studie untersuchte die Wirksamkeit von Isotretinoin in der Dosierung von 2 mg/kg, SID bei fünf Hunden. Drei von ihnen zeigten in den ersten vier Monaten nach Therapiebeginn eine deutliche Besserung (50 %) der Symptome. In einem Fall mit pagetoider Retikulose gelang es sogar, die Symptome für acht Monate zum Verschwinden zu bringen. Dabei kann Isotretinoin in der Dosierung 2 mg/kg, SID, kombiniert mit Prednison 2 mg/kg, SID, eingesetzt werden.

Der Wirkungsmechanismus scheint darauf zu beruhen, dass die beiden Pharmaka die phänotypische Transformation, die durch Chemikalien, Strahlung und Wachstumsfaktoren ausgelöst werden kann, hemmen.

Cyclophosphamid, Doxorubicin, Vincristin und Prednisolon. In unterschiedlicher Kombination eingesetzt blieb der Erfolg bei der Tumorbehandlung beim Hund aus.

Fettsäuren. Die Supplementierung mit Fettsäuren hat in letzter Zeit Eingang in die Tumortherapie des Menschen gehalten. In einer klinischen Untersuchung kam Färberdistelöl (mit 76 % Anteil an Linolensäure) beim Hund zum Einsatz. Bei sechs von acht Fällen zeigte sich ein deutlicher Rückgang der Symptome. Eine andere Literaturstelle berichtet von zwei Fällen, die mit 3 ml/kg zweimal in der Woche behandelt wurden. Bei einem der beiden Tiere wurde eine Symptomremission für 15 Monate erzielt.

38.2 Histiozytäre Neoplasien

Diese Gruppe umfasst benigne und maligne Neubildungen von Hund und Katze. Beim Hund sind fünf Formen bekannt: kutanes Histiozytom, kutane Histiozytose, systemische Histiozytose, lokalisiertes histiozytäres Sarkom und generalisiertes histiozytäres Sarkom (maligne Histiozytose). Bei der Katze werden diese Tumore nur sehr selten beschrieben, es kommen drei Formen vor: histiozytäre epitheliotrope Proliferation, angiozentrische Histiozytose und das histiozytäre Sarkom.

In diesem Kapitel werden das Histiozytom und die kutane Histiozytose des Hundes besprochen. Für die anderen Tumorformen wird auf die entsprechende Fachliteratur verwiesen.

38.2.1 Kutanes Histiozytom

Das kutane Histiozytom ist eine gutartige kutane Neoplasie meist junger Hunde. Man vermutet, dass es sich eher um eine reaktive Hyperplasie der Langerhans-Zellen als um einen echten Tumor handelt.

Eine Geschlechtsdisposition ist nicht bekannt. Bei den Rassen sind Boxer, Cocker Spaniel, Labrador Retriever, WHWT, Rottweiler, Dobermann und Shar Pei aber signifikant häufiger genannt. Der Tumor tritt meist vor dem vierten Lebensjahr auf, selten später.

Klinisch sieht man meist solitäre, gut abgegrenzte Hautknoten (Abb. 38.7), die oft haarlos und ulzerös sind und üblicherweise am Kopf, den Ohrmuscheln und Gliedmaßen lokalisiert sind.

Die Remission dieser gutartigen Neoplasie ist in fast allen Fällen spontan und geht ohne Rezidive einher.

Fälle mit multiplen Histiozytomen in unterschiedlichen Lokalisationen mit Neigung zur Rezidivbildung sind sehr selten. Diese Variante findet man beim Shar Pei und seinen Mischlingen. In diesen Fällen verharren die Neubildungen deutlich länger. Einzelne oder ganze Gruppen der Knötchen können spontan abheilen, um dann, teilweise auch erst nach etlichen Monaten, an anderen Stellen zu rezidivieren. Es ist nicht un-

Histiozytäre Neoplasien **341**

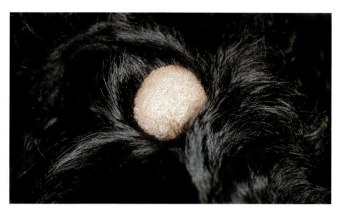

Abb. 38.7
Histiozytom. Kutaner umschriebener Knoten bei einem Hund.

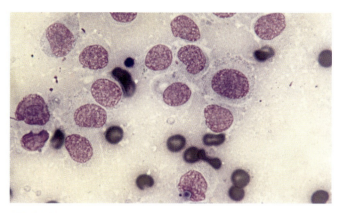

Abb. 38.8
Zytologisches Bild eines Histiozytoms. Mononukleäre Rundzellen mit großen exzentrischen Kernen (Hemacolor®, 1000x).

gewöhnlich, dass bei dieser Form die regionalen Lymphknoten mitreagieren. Sie sind nicht schmerzhaft und kehren nach Verschwinden der Läsion zu ihrer Normalgröße zurück.

In den seltensten Fällen wurde bei einem persistierenden, multiplen Histiozytom des Junghundes die Entwicklung einer malignen viszeralen Histiozytose mit Beteiligung von Lunge, Lymphknoten, Milz, Pankreas und Leber beobachtet.

Diagnose
Im zytologischen Präparat, das mit der Technik der FNA aus dem Knoten gewonnen wird, kann man einen mononukleären Rasen mit Rundzellen sehen, die einen großen, exzentrischen Kern aufweisen (Histiozyten) (Abb. 38.8). Die Diagnosebestätigung erfolgt durch die histologische Untersuchung.

Therapie
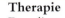
Da diese Neubildungen normalerweise einer Spontanresolution entgegen gehen, ist keine Therapie nötig. Man wird sich auf eine Verlaufskontrolle beschränken. Wenn der Knoten ulzerös ist, kann es nützlich sein, eine antibiotische Therapie zu verschreiben, um das Angehen eines Sekundärerregers zu verhindern. Die chirurgische Exzision ist nur dann angeraten, wenn sich die Neubildung an ungünstigen Stellen entwickelt, die Druck und Reibung ausgesetzt sind. Eine absolute Kontraindikation besteht für den Einsatz von Glukokortikoiden oder jede andere immunsuppressive Therapie. Sie hemmen die Aktivität der CD8+ T-Lymphozyten. Die weißen Blutzellen sind für die spontane Remission der Neoplasie hauptverantwortlich.

38.2.2 Kutane Histiozytose

Die kutane Histiozytose ist eine gutartige Proliferation der dermalen und subkutanen Histiozyten. Sie betrifft Hunde im

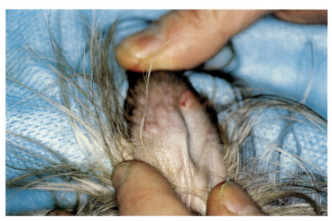

Abb. 38.9
Kutane Histiozytose. Multiple Knötchen an der Ohrmuschel eines Hundes.

Alter zwischen dem dritten und neunten Lebensjahr. Es scheint weder eine Geschlechts- noch eine Rasseprädisposition zu geben, obwohl es Berichte über ein vermehrtes Aufkommen bei Collie und Sheltie gibt.

Klinisch zeigt sich die Proliferation in Form von solitären bis multiplen Knoten, die vor allem am Kopf und dort insbesondere an den Ohrmuscheln (Abb. 38.9), am Nasenrücken, am Hals, am Perineum und an den distalen Enden der Extremitäten in Erscheinung treten. Die Läsionen kommen und gehen ohne offensichtlichen Grund oder Zusammenhang. Bei dieser Krankheitsform sind weder die regionalen Lymphknoten betroffen noch gibt es systemische Implikationen. Die Diagnose erfolgt mittels der histologischen Untersuchung.

Eine spontane Remission wird selten beobachtet. Mit Kortison (Prednisolon 2 mg/kg, SID) und anderen immunsuppressiven Medikamenten wie z. B. Cyclosporin (5 mg/kg, SID) erreicht man ein Verschwinden der klinischen Symptome. Andere Autoren waren mit der Kombination Tetracyclin /

Nicotinamid erfolgreich (beide Komponenten in der Dosierung 250 mg TID bei Hunden mit einem Gewicht < 10 kg oder 500 mg TID, wenn das Tier mehr als 10 Kilogramm wiegt).

Der Zeitraum bis zum Abklingen der Läsionen kann sehr unterschiedlich sein (15 bis 30 Tage). Dies hängt nicht zuletzt von der gewählten Therapie ab. Rezidive sind bei beiden Medikamenten üblich. In solchen Fällen muss man auf lang andauernde, immunmodulierende oder immunsuppressive Protokolle zurückgreifen, mit denen es gelingt, langfristig die Krankheit unter Kontrolle zu bringen.

Die kutanen Läsionen der systemischen Histiozytose sind sehr ähnlich. Zusätzlich dringen histiozytäre Infiltrate zahlreich in innere Organe und andere Gewebe ein.

38.3 Übertragbarer venerischer Tumor

Der übertragbare venerische Tumor des Hundes ist eine seltene benigne Neoplasie, die nur in Ausnahmefällen eine maligne Fortentwicklung zeigt. Betroffen sind hauptsächlich streunende Hunde, die in warmen Klimazonen leben.

Die Tumorzellen haben einige anormale Chromosomen. Sie können durch direkten Schleimhautkontakt bei der Kopulation übertragen werden. Der Zeitraum zwischen der Übertragung der neoplastischen Zellen und einer klinischen Manifestation beträgt für gewöhnlich drei Wochen. Bei ein und demselben Tier kommt es durch das Belecken zu einer Streuung des Tumors in andere Hautgegenden.

Während seiner aktiven Wachstumsphase kann die Neoplasie von sich aus die zelluläre Immunität hemmen. Folgt man einigen Autoren, so sind die Veränderungen beim Rüden meist gutartig. Bei den Hündinnen findet man oft Metastasen in den regionalen Lymphknoten. Diese Beobachtung kann ein Hinweis für einen hormonellen Einfluss auf den Verlauf sein.

Die Läsionen sind lokalisierte, solitäre bis multiple oder diffuse blumenkohlartige, weiche Knoten von roter Farbe, welche leicht zerfallen und zu bluten beginnen und an den äußeren Genitalien (Glans penis, in der Tiefe des Präputiums und in der Vagina) sowie auf der Haut von Gesicht und Extremitäten zu finden sind. Die betroffenen Tiere belecken intensiv die Neubildungen und fördern so Ulzera, Hämorrhagie und Sekundärinfektionen.

Diagnose
In einem zytologischen Abklatsch von ulzerösen Umfangsvermehrungen findet man zahlreiche mononukleäre Zellen mit einem großen exzentrischen Kern und intrazytoplasmatischer Granula (die Zellen sind denen eines Histiozytoms nicht unähnlich). Die Bestätigung erfolgt histologisch.

Therapie
Eine spontane Remission ist selten und in 17 % der Fälle kommt es zu einer Metastasenbildung in den inneren Organen. Wenn die Neoplasie chirurgisch oder mit Radiotherapie therapiert wird, zeigt der Tumor eine Rezidivquote von 33–68 %. Die Chemotherapie ist die wirksamste Therapie für diese Neoplasie. Mit dem Einsatz von Vincristin (0,025 mg/kg, i. v., einmal in der Woche vier bis sechs Wochen lang) erzielt man Heilungserfolge von 90 %. In den seltenen Fällen, in denen die Tumorzellen nicht auf Vincristin ansprechen, kann man auf Doxorubicin (0,5 mg/m², i. v., einmal in der Woche sechs Wochen lang) oder Vinblastin (0,15 mg/kg, i. v., einmal in der Woche) zurückgreifen. Da der Tumor starke antigene Eigenschaften hat, bauen wiedergenesene Individuen eine zelluläre Immunabwehr auf, die etwa zwei Jahr anhält.

38.4 Plattenepithelkarzinom in situ

Das multizentrische Plattenepithelkarzinom *in situ* (Bowen's disease) ist eine neoplastische Erkrankung der Katze, die beim Hund extrem selten vorkommt.

Im Unterschied zum Plattenepithelkarzinom scheint bei dieser Variante das UV-Licht keine Rolle in der Ätiopathogene-

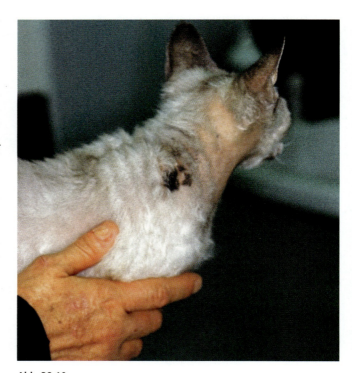

Abb. 38.10
Plattenepithelkarzinom *in situ*. Hyperkeratotische Plaques am Hals einer Devon Rex.

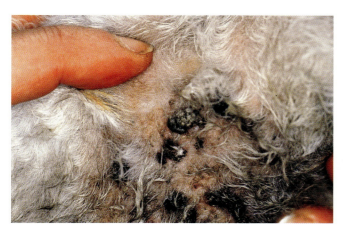

Abb. 38.11
Plattenepithelkarzinom *in situ*. Detail aus Abb. 38.10.

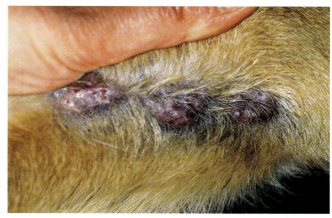

Abb. 38.12
Noduläre Dermatofibrose. Multiple Knötchen distal an der Extremität bei einem Deutschen Schäferhund.

se des Tumors zu spielen. Vielmehr scheint es eine maligne Transformation einer viralen Papillomatose zu sein. In 45 % der Fälle bei der Katze wurde das Papillomavirusantigen isoliert. Bei einigen Katzen trat der Tumor nach einer längeren Progesterontherapie auf. Es scheint, dass die Immunsuppression eine wichtige Rolle im Geschehen spielen könnte. Vor kurzem wurden auch fünf Fälle bei Katzen gemeldet, bei denen Demodex-Milben, und zwar ausschließlich im tumorös veränderten Gewebe, gefunden wurden.

Die tumoröse Entartung ist häufiger bei älteren Katzen zu finden. Die multifokalen Veränderungen sind am Kopf, am Hals (Abb. 38.10), am Abdomen und an den Extremitäten zu sehen. Die Läsionen bestehen typischerweise aus Makulae und Plaques, die gut abgegrenzt, hyperpigmentiert und hyperkeratotisch sind (Abb. 38.11). Sie können ein warziges Aussehen annehmen, und an der Hautoberfläche können sich Hauthörner bilden. Die Neubildungen können auch jucken und deshalb Ursache für Selbstverletzungen sein, Krusten und Geschwüre bilden und leicht bluten.

Die Diagnose Plattenepithelkarzinom wird histologisch gestellt.

Dieser Tumor neigt nicht zur Metastasenbildung. Verschiedenen Berichten zufolge ist der Einsatz von Acitretin in der Dosierung 3 mg/kg, SID, erfolgreich. Damit soll es gelungen sein, eine weitere Ausdehnung oder den Schweregrad der Läsionen und die klinische Symptomatik in Grenzen zu halten. Bei infizierten Ulzera ist der Einsatz von Antibiotika sinnvoll.

38.5 Paraneoplastische Syndrome

Paraneoplastische Syndrome sind Symptomkomplexe, die durch Fernwirkung eines malignen Prozesses im Organismus bzw. in vom Tumor nicht direkt betroffenen Organen verursacht werden. Die Syndrome verschwinden wieder nach Beseitigung der Neoplasie. Im Rahmen dieses Kapitels folgt eine kompakte Zusammenstellung der paraneoplastischen Syndrome unter dem Gesichtspunkt, dass die Haut durch die Fernwirkung der Neoplasie betroffen ist.

38.5.1 Noduläre Dermatofibrose

Eine noduläre Dermatofibrose erkennt man an der Ausbilung multipler derbelastischer Knötchen, die man am Kopf, am Rumpf und an den Extremitäten finden kann (Abb. 38.12). Die Präsenz der Knötchen ist mit Nierenleiden assoziiert, wie z. B. polyzystische Nieren, dem renalen Zystadenom und renalen Adenokarzinom. Die Nierensymptomatik manifestiert sich erst drei bis fünf Jahre nach Erscheinen der derbelastischen Hautveränderungen. Bei Hündinnen kann auch ein multiples Leiomyom des Uterus die Ursache dafür sein.

Bisher wurde die Dermatofibrose einzig beim Hund und zwar vornehmlich beim Deutschen Schäferhund, aber auch bei anderen Rassen wie Boxer, Golden Retriever und Mischlingen beschrieben. Beim Deutschen Schäferhund wird eine hereditäre Prädisposition vermutet, die an ein autosomal dominantes Gen gekoppelt ist.

Es werden mehrere ätiopathogenetische Hypothesen diskutiert. Eine besagt, dass das Wachstum der Kollagennaevi durch einen Wachstumsfaktor aus dem Nierengewebe induziert wird. Eine zweite Hypothese besagt, dass es sich um zwei verschiedene Krankheiten handelt, die sich am selben genetisch prädisponierten Individuum manifestieren. Einschränkend muss festgehalten werden, dass, wenn man die erkrankte Niere chirurgisch entfernt, auch die Naevi verschwinden. Zuletzt wurde von einigen Autoren die Möglichkeit einer retroviralen

Infektion erwogen, die eine fibroproliferative Reaktion auslöst.

Die Diagnose noduläre Dermatofibrose erfolgt zunächst klinisch, sie erhält Bestätigung durch die histologische Untersuchung der Knötchen und durch eine Ultraschalluntersuchung der Nieren.

38.5.2 Hepatokutanes Syndrom

Das hepatokutane Syndrom (metabolische epidermale Nekrose, Erythema necrolyticum migrans) tritt sowohl beim Hund als auch bei der Katze auf und ist gekennzeichnet durch eine Degeneration der epidermalen Keratinozyten, die mit einer Leberzirrhose, einem Bauchspeicheldrüsentumor (Glukagonom) oder einem Diabetes mellitus vergesellschaftet ist.

Die kausalen Zusammenhänge sind noch nicht restlos geklärt; man vermutet aber, dass es in Folge der Leberfunktionsstörungen (Zirrhose) oder der Hyperglukagonämie (Pankreasneoplasie) zu einer Hyperaminoazidämie kommt, die eine Eiweißunterversorgung der Epidermis bedingt. Manche Autoren sehen auch einen Zusammenhang mit einem Mangel an essentiellen Fettsäuren und Zink.

Bei der Katze ist bisher ein einziger Fall beschrieben worden, dieser war mit einem Bauchspeicheldrüsentumor assoziiert.

Es sind vor allem ältere Hunde von diesem Syndrom betroffen. Zu Beginn sind die kutanen Veränderungen die einzigen sichtbaren Symptome. Bei einigen Tieren gehen sie mit allgemeinen klinischen Symptomen wie PU / PD einher.

Die Primäreffloreszenzen sind Bläschen, die leicht bersten, und von Erosionen, Ulzera und Krusten gefolgt werden. Sie sind an Stellen zu finden, die am ehesten Traumata ausgesetzt sind, insbesondere am Gesicht, den mukokutanen Übergängen der Lippen und der Lider, den distalen Enden der Extremitäten, den Ellbogen (Abb. 38.13), Sprunggelenken, externen Genitalien (Abb. 38.14) und an den Ballen, wo häufig eine Hyperkeratose vorliegt (Abb. 38.15).

Wenn die Ursache für die Erkrankung ein Leberversagen ist, so kann man erhöhte Leberenzyme (besonders betroffen ist die alkalische Phosphatase und die Alaninaminotransferase), Hypalbuminämie, Hyperglykämie und höhere postprandiale Gallensäuren sowie eine nicht regenerative, normozytäre Anämie feststellen. Die Ultraschalluntersuchung ist im Verlauf einer Zirrhose diagnostisch besonders wichtig, da sie die Parenchymveränderungen aufzeigt.

Bei Tieren mit einer Assoziierung des Syndroms mit einem Pankreastumor findet man in der blutchemischen Untersuchung keine Besonderheiten, mit Ausnahme einer Hypalbu-

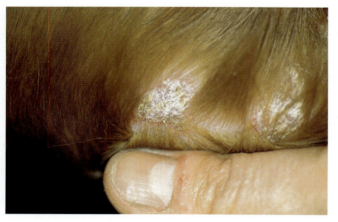

Abb. 38.13
Hepatokutanes Syndrom. Hyperkeratotische Plaques am Ellbogen eines Hundes.

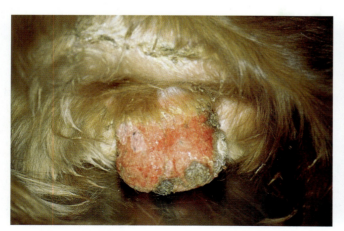

Abb. 38.14
Ulzeration und Krusten am Skrotum bei einem Hund mit hepatokutanem Syndrom.

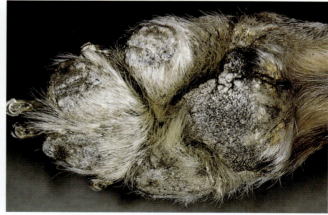

Abb. 38.15
Hyperkeratose der Ballen bei einem Hund mit hepatokutanem Syndrom.

minämie. Auch die Ultraschalluntersuchung ergibt meist physiologische Befunde.

Bei der Katze wurden erythematös-exsudativ veränderte Areale im Achselbereich, in der Leiste und der proximalen Region der Extremitäten mit Haarausfall beschrieben. Die Veränderungen breiteten sich sukzessive auf das Abdomen und die lateralen Thoraxpartien aus. Die Haut am dorsalen Rücken war verdickt und mit anhaftenden Schuppen bedeckt. Die Blutuntersuchungen zeigten keine Anomalitäten. Die Diagnose eines Adenokarzinoms der Bauchspeicheldrüse wurde nach Autopsie gestellt.

Beim Hund sind der Pemphigus foliaceus, der SLE und die Zink-reaktive Dermatitis die wichtigsten Differentialdiagnosen. Die Diagnose erfolgt mit Hilfe der histologischen Untersuchung. Wenn eine Lebererkrankung vorliegt, so kann die Diagnose auch mittels Ultraschalluntersuchung bestätigt werden.

Bei der Katze muss man als Differentialdiagnose die Thymomassoziierte exfoliative Dermatitis, FeLV- oder FIV-assoziierte Dermatitis und den Pemphigus foliaceus berücksichtigen. Leider ist das Syndrom ein Zeichen für die Begleitung einer schweren systemischen Erkrankung. Wenn die Krankheit die Folge eines Leberproblems ist, sind die Heilungsmöglichkeiten vom Schweregrad des Leberproblems abhängig. Auch wenn man mit Glukokortikoiden eine Besserung der kutanen Symptomatik erzielen kann, ist der Einsatz von Kortisonen bei Lebererkrankungen kontraindiziert. Da der Leberschaden mit einem Mangel an Aminosäuren, ungesättigten Fettsäuren und Zink vergesellschaftet scheint, kann eine Supplementierung dieser Komponenten nicht von Nachteil sein. Manche Autoren empfehlen die tägliche Fütterung mit einem Ei pro fünf Kilogramm Körpergewicht für den Hund, Zinksulfat (10 mg/kg, alle 24 Stunden) und ungesättigten Fettsäuren. Wenn Sekundärerreger wie Bakterien oder Malassezia als Komplikation hinzutreten, sollte man diese behandeln.

38.5.3 Amyloidose

Unter Amyloidose versteht man die extrazellulären Ablagerungen von Proteinen, wie man es bei einem Myelom sehen kann. Die Eiweißablagerung besteht aus Amyloid L, das aus Immunglobulin-Leichtketten meist vom Typ λ gebildet wird.

Die kutanen Manifestationen dieser seltenen Erkrankung sind Papeln, Plaques und multiple Knoten, die meist ulzerös sind. Das Verteilungsmuster umfasst die Zunge, das Zahnfleisch, die Körperdruckpunkte (Ellbogen), die Zwischenzehenräume und die Ballen. Gelegentlich kommt es gleichzeitig zu Vaskulitis. Dann kann man oft schon nach leichten Verletzungen Blutergüsse sehen. Konstantes Symptom dieses Syndroms ist eine mono- und/oder polyklonale Hypergammaglobulinämie.

Durch das Auftragen von DMSO auf die Haut kommt es zum Abbau der Amyloidsubstanzen und zu einem Abklingen der kutanen Symptomatik.

Die Diagnose wird histologisch gestellt.

38.5.4 Paraneoplastische Alopezie der Katze

Die paraneoplastische Alopezie der Katze geht mit einem progressiven Verlust der Haare einher und ist mit einem Adenokarzinom der Bauchspeicheldrüse oder einem Gallengangskarzinom assoziiert. Das Syndrom betrifft erwachsene Katzen und folgt oder tritt gleichzeitig mit systemischen Problemen wie Inappetenz, Lethargie und Gewichtsverlust auf.

Zu Beginn lässt sich der Haarverlust am Abdomen, in der Leiste (Abb. 38.16) und an den ventralen Teilen der Extremitäten ausmachen. Nach und nach breitet sich die Alopezie auf die Achselhöhlen und die Ventralseite von Hals und Kopf aus. Bei vielen der erkrankten Katzen kann man ein ununterbrochenes Belecken der haarlosen Stellen beobachten, was den charakteristischen »gebohnerten« Glanz der Haut erklärt.

Die Ballen sind meist mitbetroffen und glänzen ebenso. Exfoliation (Abb. 38.17) und Fissuren sind ebenfalls charakteristisch. Im Krallenfalz kann man oft wachsige, schwarze Massen sehen (Abb. 38.18), da eine Malassezia-Dermatitis ein häufiger Begleitumstand ist.

Blutchemische Untersuchungen zeigen keine Besonderheiten. Eine Ultraschalluntersuchung kann beim Vorliegen eines Gallengangskarzinoms von großem Nutzen sein. Anders verhält es sich bei einem pankreatischen Adenokarzinom, das sich mit dieser Untersuchungstechnik nur schwer darstellen lässt.

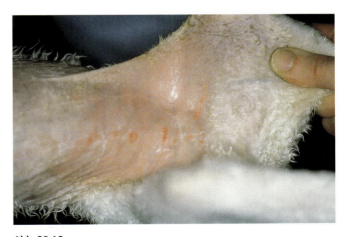

Abb. 38.16
Alopezie und wachsig-glänzender Schein der Haut in der Leiste bei einer Katze mit Gallengangskarzinom.

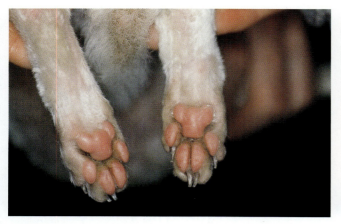

Abb. 38.17
Glänzende und leicht schuppende Ballen bei einer Katze mit Gallengangskarzinom.

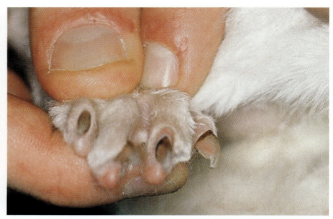

Abb. 38.18
Schwarze und wachsähnliche Massen in den Krallenfalzen bei einer Katze mit Gallengangskarzinom.

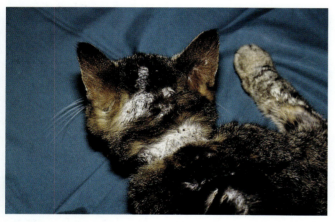

Abb. 38.19
Alopezie und dicke, anhaftende Schuppen bei einer Katze mit Thymom.

In diesen Fällen kann man nur mit Hilfe der laparoskopischen Untersuchung oder mit einer Autopsie diagnostische Gewissheit erhalten.

Die dermato-histologische Untersuchung zeigt eine kutane und follikuläre Atrophie, die pathognostisch ist.

Die Prognose ist für das Tier infaust. Beide Neoplasien haben eine starke Neigung zur Metastasenbildung in der Leber und in der Lunge. Bei einer frühzeitigen Diagnose und chirurgischer Entfernung kommt es schon zwei Monate nach dem Entfernen des Tumors zur Remission der Symptome.

38.5.5 Thymom-assoziiertes exfoliatives Erythem der Katze

An diesem Syndrom erkranken ältere Katzen. Die betroffenen Tiere zeigen anfangs eine nicht juckende, exfoliative Dermatitis mit Lokalisation an Kopf und Ohrmuscheln, die sich graduell auf Rumpf und Extremitäten ausbreitet.

Zu Beginn sieht man an der veränderten Haut eine leichte Schuppung, aber mit Fortschreiten der Krankheit werden die Schuppen zunehmend größer (Abb. 38.19) und Haarausfall setzt ein. Auch wenn anfänglich Juckreiz kein Problem für die erkrankten Tiere ist, kann es bei Aufkommen der Erythrodermie durch eine Sekundärinfektion mit Malassezien zu Juckreiz kommen. Die Katzen beginnen sich intensiv zu belecken. Jetzt sind auch Ansammlungen von schwarzen, wachsigen Massen um die Lippen, die Augen und in den Gehörgängen zu sehen. Weitere Symptome dieses Syndroms können eine Myasthenia gravis, Polymyositis und Myokarditis sein.

Es handelt sich um eine meist benigne Neoplasie. Eine chirurgische Entfernung führt auch zum Verschwinden der dermatologischen Symptomatik.

38.5.6 Paraneoplastischer Pemphigus

Der am besten dokumentierte Fall betraf eine sieben Jahre alte Bouvier-Hündin und war mit einem Lymphosarkom im Thymus mit Metastasen in der Leber vergesellschaftet. Die klinische Manifestation zeigte Erosionen und Ulzera in der Maulhöhle sowie an den mukokutanen Übergängen von Nase, Scheide und Anus. Histopathologisch waren die Veränderungen sowohl mit einem Erythema multiforme als auch mit einem Pemphigus vulgaris kompatibel. Eine detailliertere Beschreibung hierzu findet sich im Kapitel über die immunbedingten Erkrankungen (siehe Kapitel 33).

38.5.7 FeLV-assoziierte Riesenzelldermatose der Katze

Man sieht dieses Syndrom selten bei FeLV-erkrankten Katzen. Kennzeichen sind krustige, hauptsächlich an Kopf und Gesicht lokalisierte Läsionen. Die äußerst geringe Inzidenz bei FeLV-positiven Katzen und das sehr geringe Aufkommen von Hauteffloreszenzen lassen die Vermutung zu, dass es sich nicht um eine direkte Konsequenz der Virusinfektion handelt. Wahrscheinlicher ist, dass die neoplastische synzytiale Transformation, die man histologisch vorfindet, durch eine Rekombination des Virus mit bereits im Wirt vorhandenen Onkogenen ausgelöst wird.

38.5.8 Toxische epidermale Nekrolyse

Die toxische epidermale Nekrolyse tritt meist als Medikamentenreaktion auf, manchmal auch mit einer Neoplasie vergesellschaftet. Die hochgradige Reaktion bedingt, dass die Haut in ihrer gesamten Dicke nekrotisiert. Sie bildet Blasen, die nach Ablösung einen großen erodierten oder ulzerösen Bezirk hinterlassen.

Die toxische epidermale Nekrolyse wurde gemeinsam mit einem Fibrosarkom der Milz beschrieben. Eine ausführliche Darstellung findet sich im Kapitel über die immunbedingten Erkrankungen (siehe Kapitel 33).

38.5.9 Cushing-Syndrom

Das Cushing-Syndrom ist die Folge eines Adenoms oder Adenokarzinoms der Hypophyse oder der Nebenniere. Die Haut als betroffenes Organ zeigt Alopezie, Atrophie, Hyperpigmentierung, Komedonen, sekundäre bakterielle Infektionen und Calcinosis cutis. Allgemeine klinische Symptome dieses Syndroms sind PU / PD und Polyphagie. Im Kapitel über hormonelle Erkrankungen wird näher auf die Krankheit eingegangen (siehe Kapitel 34).

38.5.10 Feminisierungssyndrom

Das Feminisierungssyndrom ist mit einem Sertoli-Zell-Tumor assoziiert. Diese Neoplasie ist für die hohen Östrogenwerte verantwortlich (siehe Kapitel 34). Sehr selten treten diese Veränderungen bei Hodentumoren der interstitiellen Zellen oder bei Seminomen auf.

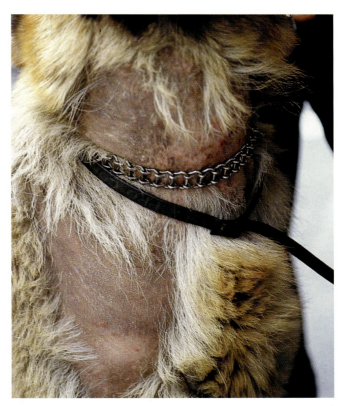

Abb. 38.20
Sertoli-Zell-Tumor. Alopezie und Hyperpigmentierung der Haut des Halses.

In der Klinik werden mehrere unterschiedliche Symptomkombinationen mit bilateraler symmetrischer Alopezie, Vergrößerung der Zitzen, Präputium pendulans und Verhaltensveränderungen (Interesse von Seiten anderer Rüden) gesehen. Der Haarverlust wird zuerst am Hals (Abb. 38.20) und im Flanken-, Perineal- und Genitalbereich sichtbar. Er kann im Verlauf der Hormonstörung den ganzen Stamm betreffen. Das Fell ist trocken und matt.

Nach Entfernung des Hodentumors klingen üblicherweise auch die klinischen Hautsymptome nach etwa drei Monaten ab.

38.5.11 Hyperöstrogenismus der Hündin

Zu diesem Syndrom kommt es bei älteren Hündinnen mit einer funktionellen, Östrogen produzierenden Eierstockneoplasie (siehe Kapitel 34). Klinisch sieht man eine bilaterale symmetrische Alopezie, die sich an Perineum, Leisten und Flanken manifestiert. Am Abdomen und an der Vulva finden sich zahlreiche Komedonen. Die äußeren Genitalien und die Zitzen sind vergrößert und meist berichtet der Hundehalter von Zyklusstörungen. Nach der Ovariohysterektomie bilden sich die Symptome innerhalb von drei Monaten zurück.

39 Idiopathische Erkrankungen

39.1 Sebadenitis

Die Sebadenitis ist eine gelegentlich auftretende Erkrankung von Hund und Katze. Es werden zahlreiche Hypothesen einer an sich wenig klaren Ätiopathogenese diskutiert. Einige Autoren vertreten die Ansicht, dass die Krankheit die Folge einer genetisch bedingten Entwicklungsstörung der Talgdrüsen ist. Andere Autoren präferieren die Hypothese eines zellulär- und autoimmunbedingten Angriffes auf bestimmte Teile der Talgdrüsen. Ein weiterer Standpunkt geht davon aus, dass die Talgdrüsen an einer Keratinisierungsstörung leiden, die zu einer zunehmenden Verlegung der Drüsengänge führt und als Konsequenz in einer Drüsenentzündung mündet. Wiederum andere Gruppen behaupten, dass ein Defekt im Lipidmetabolismus für die Keratinisierungsstörung und die Drüsenentzündung verantwortlich ist.

Eine Geschlechtsprädisposition ist nicht bekannt. Pudel, Magyar Vizsla und einige nordische Rassen wie Akita Inu und Samojede sind häufiger betroffen als andere.

39.1.1 Klinisches Bild

Die Krankheit bricht bei jungen adulten Tieren aus und es gibt drei klinische Varianten.

Die erste betrifft den Magyar Viszla. Sie äußert sich mit haarlosen ringförmigen und polyzyklischen Stellen am Rumpf und Kopf. Wenn man das Haarkleid genau prüft, so finden sich man kleine Haarbüschel, die von Manschetten aus Follikelkeratin umgeben sind. Die von der Alopezie betroffenen Hautbezirke sind trocken und von feinen weißen Schuppen bedeckt, die man leicht von der Hautoberfläche entfernen kann.

Beim Pudel tritt zuerst eine gut sichtbare Hyperkeratose auf; später kommt Alopezie hinzu. Das Haarkleid ist stumpf und meist mit anhaftenden weißlichen Schuppen an die Haut »angeklebt«. Zu Beginn finden sich die Veränderungen an Kopf und Ohrmuscheln, um sich dann auf Hals und Rumpf auszubreiten.

Eine generalisierte Seborrhoea oleosa ist die Variante, die beim Akita Inu (Abb. 39.1) vorkommt. Die Haut der betroffenen Tiere zeigt Papeln, Pusteln und fettigen, gelblich-braunen Keratindetritus. Insgesamt macht das Fell einen fettigen Eindruck. Die Haarschäfte sind durch Keratindetritus miteinander verklebt (Keratinmanschetten) (Abb. 39.2). In einem zweiten Schritt stellt sich Haarausfall ein. Der Akita Inu ist mehr als andere Rassen von sekundären Pyodermien betroffen.

Bei dieser Erkrankung ist Juckreiz keineswegs immer vorhanden. Wenn aber zum Primärgeschehen eine bakterielle Infektion oder eine Malassezia-Dermatitis hinzukommt, so kann das Krankheitsgeschehen auch Juckreiz auslösen. Viele der betroffenen Tiere leiden auch an einer Otitis externa ceruminosa.

Es wurden auch einige Fälle von perakuter Sebadenitis beschrieben. Davon waren Tiere verschiedenster Rassen betroffen. Die klinische Manifestation geht mit generalisiertem exfoliativem Erythroderma einher. Der Juckreiz kann unterschiedlich stark ausgeprägt sein. Erythroderma und Juckreiz klingen mit der Zeit ab, stattdessen breitet sich eine Alopezie aus. Aus eigener Erfahrung wissen die Autorinnen, dass dieser Form eine gastroenterale Symptomatik vorangeht oder sie be-

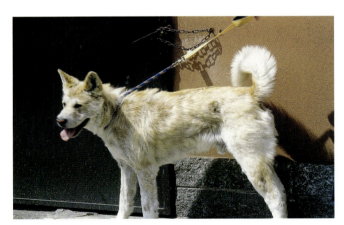

Abb. 39.1
Sebadenitis. Hypotrichose und stumpfes Fell bei einem Akita Inu.

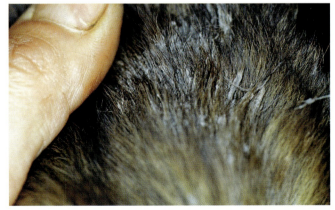

Abb. 39.2
Sebadenitis. Seborrhoe und Keratinmanschetten (»follicular cast«) an der Ohrmuschel.

gleitet. Manche Fälle sind mit einer Futtermittelallergie vergesellschaftet.

Bedenkt man, dass für die Krankheit eine erbliche Komponente vermutet wird, sollte man die betroffenen Tiere von der Zucht ausschließen.

Die Sebadenitis der Katze äußert sich klinisch mit anulären multiplen Arealen. An diesen Stellen zeigt die Haut eine exfoliativ-krustige Dermatitis mit Alopezie und Keratinmanschetten (»follicular cast«). Zu Beginn sieht man die Effloreszenzen an Kopf, Hals und Ohrmuscheln. Nach und nach ist die ganze Hautoberfläche betroffen. Erkrankte Tiere zeigen auch unspezifische, allgemeine klinische Symptome (Anorexie, Lethargie usw.).

39.1.2 Diagnose

Zu den wichtigsten Differentialdiagnosen gehören Hautinfektionen mit Bakterien, Pilzen und Parasiten, die idiopathische Seborrhoe, Follikeldysplasien und endokrinologische Erkrankungen. Bei den Varianten mit exfoliativem Erythroderma sollte zusätzlich noch die Möglichkeit von Malassezia-Dermatitis, Arzneimittelexanthem und epitheliotropem Lymphom bedacht werden.

Über Hautgeschabsel und Pilzkulturen wird der Ausschluss von Dermatophytosen geführt. In der trichoskopischen Untersuchung sieht man die Haarkeratinmanschetten (»follicular cast«). Diesen Befund kann man auch bei Demodikose, Seborrhoe, Leishmaniose, bei der Vitamin-A-reaktiven Dermatitis und bei Follikeldysplasien erheben.

Die Enddiagnose Sebadenitis wird histologisch gestellt.

39.1.3 Therapie

Bei milden Formen der Sebadenitis kann das Geschehen mit einer topischen Therapie kontrolliert werden. Shampoos mit keratolytischen Wirkstoffen und ein Balsam mit Weichmachern leisten hier gute Dienste. Wenn die Ergebnisse nicht zufriedenstellend sind, kann der Einsatz eines Sprays mit Propylenglykol in 50- bis 70%iger Konzentration versucht werden, das täglich aufgetragen wird.

Einige Tiere zeigen eine Besserung bei Verabreichung von ungesättigten Fettsäuren. Glukokortikoide scheinen nicht in der Lage zu sein, den Verlauf der Krankheit zu beeinflussen.

Bei schweren Fällen kann der Einsatz von Retinoiden überlegt werden. Einige Autoren berichten, dass in 60 % der Fälle von Hunden mit Sebadenitis mit Retinoiden eine 50%ige Reduktion der Symptome gelang (Schuppen und Alopezie).

Isotretinoin (1–2 mg/kg, SID) und Acitretin / Etretin (0,5–2 mg/kg) sind die Retinoide, die verwendet werden. Isotretinoin kommt dabei bei Magyar Vizsla und Pudel zum Einsatz; Akita Inus sprechen besser auf Acitretin an. Eine klinische Besserung stellt sich erst nach ein bis zwei Monaten ein. Bei Erfolg wird die Therapie lebenslang durchgeführt. Obwohl bisher keine gravierenden Nebenwirkungen publiziert wurden, sollten routinemäßig Cholesterol, Triglyzeride und Lipide im Blut sowie die Tränenproduktion gemessen werden.

Bei schweren Fällen, die nicht auf Retinoide angesprochen haben, wurde Cyclosporin (5 mg/kg, BID) mit gutem Erfolg eingesetzt.

39.2 Vitamin-A-responsive Dermatose

Ursprünglich wurde diese Krankheit beim Cocker Spaniel beschrieben. In der Zwischenzeit fand man diese Pathologie auch bei anderen Rassen wie Labrador Retriever, Zwergschnauzer und Gordon Setter. Die Krankheit bricht bei erwachsenen Tieren als seborrhoische Dermatitis mit den charakteristischen Keratinmassen aus, die zu einer Dilatation der Haarbälge (Komedonen) und hyperkeratotischen Plaques führen, welche vor allem am ventralen und lateralen Thorax zu finden sind. Das Fell dieser Tiere ist trocken und stumpf, das Haar kann leicht epiliert werden. Ein häufiges Begleitgeschehen ist eine zeruminöse Entzündung des äußeren Ohrkanals. Differentialdiagnostisch müssen Sebadenitis, generalisierte Demodikose und Follikeldysplasien unterschieden werden.

Eine kompatible histologische Untersuchung und ein Therapieerfolg mit einer Vitamin-A-Supplementierung sind diagnostisch.

Therapie

Therapeutisch wird Vitamin A in einer Dosierung von 600–800 IU/kg, p. o., BID, mit einer fettreichen Mahlzeit verabeicht. Nach drei Wochen sollte eine Verbesserung der Symptome eintreten; nach acht bis zehn Wochen sollte die Haut geheilt sein. Um eine Wiederkehr der Läsionen zu verhindern, bedarf es einer lebenslangen Vitamin-A-Supplementierung.

39.3 Nasodigitale Hyperkeratose

Die nasodigitale idiopathische Hyperkeratose ist ein Problem des älteren Hundes, es liegen weder Rasse- noch Geschlechtsdisposition vor.

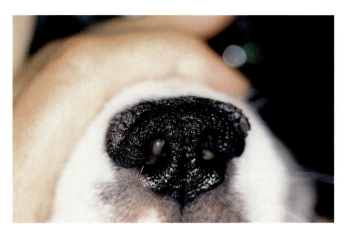

Abb. 39.3
Hyperkeratose des Nasenspiegels.

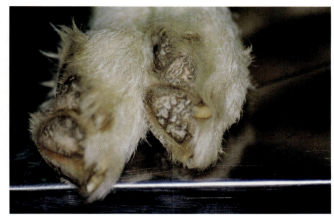

Abb. 39.4
Hyperkeratose der Ballen.

Die Effloreszenzen bestehen aus einer Hyperkeratose am Nasenspiegel (Abb. 39.3) und an den Ballen (Abb. 39.4). Es kommt zu einer Eintrocknung des Nasenspiegels, das Stratum corneum ist zerklüftet und neigt zu Fissurenbildung. Die Ballen zeigen unterschiedliche Grade an Hyperkeratose. Die Veränderung kann man besonders am Ballenrand ausmachen. Dort wo die Tragflächen der Ballen sind, kommt es zur Abnutzung, weshalb Veränderungen hier weniger in Erscheinung treten. Am Rand der Ballen dagegen kann es zu bizarren Hornauftürmungen kommen, die Ursache für Lahmheiten sein können.

In die differentialdiagnostischen Überlegungen müssen die hereditären Keratinisierungsstörungen, Infektionskrankheiten wie Staupe und Leishmaniose, Autoimmunerkrankungen wie Pemphigus foliaceus und Lupus erythematodes, das Arzneimittelexanthem, Stoffwechselstörungen wie die Zink-reaktive Dermatose und das hepatokutane Syndrom sowie Neoplasien wie das epitheliotrope Lymphom miteinbezogen werden. Wenn typische Läsionen ohne Mitbeteiligung der umgebenden Haut vorliegen, ist das ein starker Hinweis für das Vorliegen eines nasodigitalen, hyperkeratotischen Geschehens.

Eine Enddiagnose kann die histologische Untersuchung geben.

39.4 Katzenakne

Die Katzenakne ist eine Keratinisierungsstörung idiopathischer Natur. Bei einem Großteil der Katzen manifestiert sich diese Krankheit konstant, eine weitere Gruppe weist einen zyklischen Krankheitsverlauf auf. Man kennt noch nicht alle Elemente, die zur Entwicklung des Krankheitsgeschehens beitragen; eine Disposition für die Seborrhoe, eine veränderte Sebumproduktion, Immunsuppression, Virusinfektionen und Stress scheinen Faktoren zu sein, die das Geschehen verschlimmern.

Zu Beginn sieht man am Kinn und um die Unterlippe kleine Komedonen (Abb. 39.5). Die Läsionen können in diesem Stadium verharren und symptomlos bleiben oder sie können sich in Richtung einer papulo-krustösen Dermatitis und Cheilitis entwickeln. In hochgradigen Fällen kommt es zur Ausbildung von Furunkulose und Zellulitis (Abb. 39.6). Die Keime, die am häufigsten isoliert werden, sind *Pasteurella multocida*, β-hämolysierende Streptokokken, Staphylokokken, *Malassezia* spp. und Dermatophyten.

Die Differentialdiagnosen der Akne im Komedonenstadium sind Demodikose, Dermatopyhtose und Malassezia-Dermatitis. Bei tiefen Infektionen, die mit Ödem am Kinn einhergehen, muss man primäre bakterielle Infektionen, tiefe Mykosen und das kollagenolytische Granulom ausschließen.

Die Diagnosebestätigung erfolgt durch die histologische Untersuchung.

Therapie

Bei einer Akne im Komedonenstadium sollte eine topische Therapie mit reinigenden und keratolytischen Substanzen wie z. B. Benzoylperoxid, Ethyllaktat und ein Kombinationspräparat aus Acetylsalicylsäure und Schwefel Verwendung finden. Auch Vitamin-A-haltiges Gel erwies sich bei einigen Fällen als erfolgreich. Wenn eine Sekundärinfektion vorliegt, sollten systemisch Antibiotika zum Einsatz kommen, auch wenn einige Autoren von einer vollständigen Abheilung der Furunkulose mit der topischen Applikation von 2%igem Mupirocin, BID, berichten. Ungesättigte Fettsäuren scheinen eine positive Wirkung auf Katzen mit einer wiederkehrenden Akne zu haben.

Eine Studie zeigte, dass ein Drittel der Katzen mit Akne mit Isotretinoin (2 mg/kg, SID) wirksam behandelt werden konn-

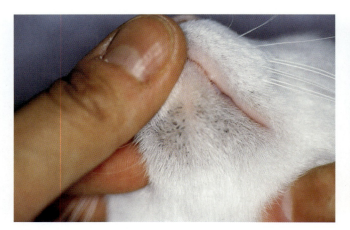

Abb. 39.5
Komedonen bei einer Katze mit Kinnakne.

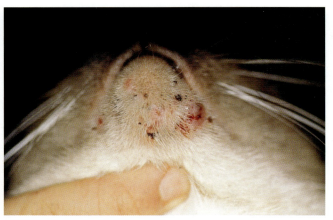

Abb. 39.6
Kinnfurunkulose bei einer Katze.

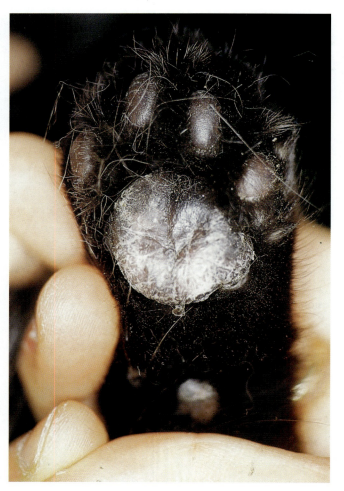

Abb. 39.7
Weichelastische Umfangsvermehrung am Sohlenballen bei einer Katze mit plasmazellulärer Pododermatitis.

ten. Um eine Verbesserung der klinischen Symptome zu erzielen, muss die Therapie einen Monat durchgeführt werden. Es ist bei unter Therapie stehenden Patienten angeraten, regelmäßig die Cholesterol-, Lipid- und Triglyzeridspiegel zu kontrollieren.

39.5 Plasmazelluläre Pododermatitis

Diese Erkrankung der Katze ist sehr selten und ihre Ätiologie ist unbekannt. Als wahrscheinlichste Hypothesen gelten immunbedingte Mechanismen bzw. Strukturanomalien der Ballen.

Es scheint keine Prädisposition für Rasse, Geschlecht oder Alter zu geben. Zu Beginn kommt es zur Schwellung eines oder mehrerer Ballen, insbesondere der Sohlenballen (Abb. 39.7). Sie verlieren ihre derbelastische Konsistenz, schwellen an, beim Tasten fühlen sie sich weich und schlaff an und verfärben sich violett. In der Anfangsphase kann die Krankheit symptomfrei verlaufen. In chronischen Fällen kommt es zu Ulzera und Sekundärinfektionen, die Schmerz und Blutergüsse nach sich ziehen.

Bei den betroffenen Tieren kann man eine hochgradige Hypergammaglobulinämie feststellen.

Normalerweise sind keine systemischen Erkrankungen festzustellen, jedoch liegt gelegentlich bei Katzen mit einer plasmazellulären Pododermatitis auch eine lymphoplasmazelluläre Stomatitis, ein positiver FIV-Test, Glomerulonephritis und renale Amyloidose vor.

Die Krankheit hat ein charakteristisches Aussehen und muss von sterilen Granulomen, von Granulomen, die mit Bakterien oder Pilzen infiziert sind, von eosinophilen Granulomen, Reaktionen auf Insektenstiche und von Neoplasien unterschieden werden. In der zytologischen Untersuchung der FNA von geschwollenen Ballen kann man zahlreiche Plasmazellen ausmachen. Außerdem zeigt die Serumelektrophorese eine polyklonale Hypergammaglobulinämie.

Diagnostische Sicherheit kann durch die histologische Untersuchung erreicht werden.

Therapie

Beim Vorliegen einer plasmazellulären Pododermatitis werden die ulzerösen Ballen chirurgisch entfernt. Einige Autoren haben Doxycyclin in einer Dosierung von 10 mg/kg, SID, eingesetzt. Bei etwa drei Viertel der Fälle kam es zu einer Verbesserung der Läsionen, beim restlichen Viertel kam es zur vollständigen Abheilung.

39.6 Komplex des eosinophilen Granuloms und der miliaren Dermatitis

Die klassische Einteilung des eosinophilen Granulom-Komplexes umfasst drei klinisch klar voneinander getrennte Läsionen: das **eosinophile Plaque**, das **kollagenolytische Granulom** und das **indolente Ulkus**. In letzter Zeit wurde eine **eosinophile Dermatitis** beschrieben und dieser Gruppe hinzugefügt. Die Läsionen wurden zusammengefasst, sowohl aufgrund des gleichzeitigen Auftretens der Läsionen als auch, weil es bei allen zu einer Gewebe- bzw. Bluteosinophilie kommen kann und sie Ausdruck einer Allergie sein können.

Die **miliare Dermatitis** wurde der Gruppe ebenfalls hinzugefügt, weil sie histologisch Ähnlichkeiten mit dem eosinophilen Plaque aufweist und die Ursachen für die Krankheit gleichlautend sind, wie z. B. eine Allergie.

»Eosinophiler-Granulom-Komplex« ist keine ätiologische Diagnose, sondern eine Symptomdiagnose, denn die Ätiopathogenese kann bei ein und demselben klinischen Bild sehr unterschiedlich sein.

39.6.1 Eosinophile Plaque

Die eosinophile Plaque ist eine gut abgegrenzte Effloreszenz, die leicht erhaben, rund oder oval, erythematös, geringgradig

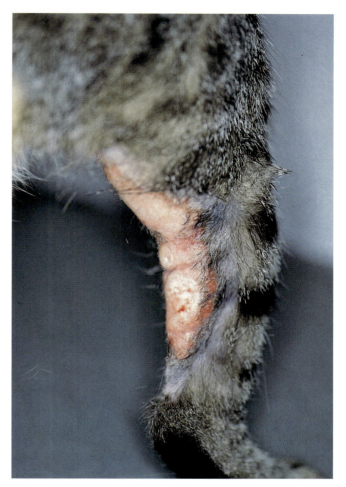

Abb. 39.8
Eosinophile Plaque an der Kaudalfläche der Hinterextremität einer Katze.

exsudativ und ulzerös ist und normalerweise am Abdomen und an der Innenseite der Hinterextremitäten zu sehen ist (Abb. 39.8). Seltener findet man Plaques im Gesicht, in der Nähe des Mundes und in anderen Regionen des Körpers. Die Läsionen jucken und die Katze leckt sich beharrlich. Katzen jeden Alters und jeden Geschlechts sind davon betroffen. Die am meisten anerkannte Hypothese geht davon aus, dass das Entstehen von Plaques auf einen massiven Juckreiz der Haut zurückzuführen ist. Der Juckreiz bringt die Katze dazu, sich ständig zu lecken. Dabei kommt es durch die raue Zunge zu einer Traumatisierung der Hautstelle. Dieser Standpunkt wird untermauert von der Tatsache, dass man Plaques selten an Körperstellen findet, die für die Zunge der Katze nicht erreichbar sind, wie die Augenlider oder die Konjunktiven. Als Primärursache kommen Krankheiten allergischer Natur infrage, wie die Flohbissallergie, die Futtermittelallergie oder die atopische Dermatitis. Insbesondere die Läsionen im Perianalbereich sind häufig mit einer Futtermittelallergie kombiniert. Sekundäre bakterielle Infektionen verschlimmern den Juckreiz und fördern die Bildung von Plaques.

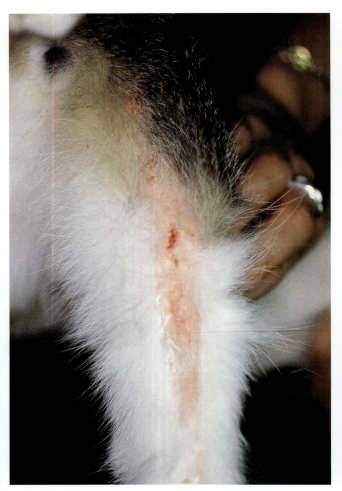

Abb. 39.9
Lineares kollagenolytisches Granulom.

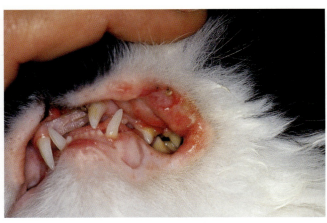

Abb. 39.10
Kollagenolytisches Granulom im Mundwinkel einer Katze.

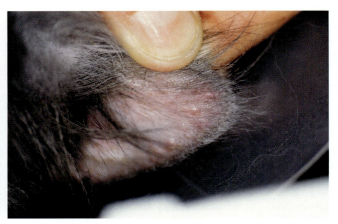

Abb. 39.11
Kollagenolytische Granulome an der Ohrmuschel einer Katze.

Durch ein Abklatschpräparat von der Läsion kann man zytologische Proben gewinnen. Manchmal ist es von Vorteil, vor der Probengewinnung die Oberfläche der Läsion mit der Kante des Objektträgers zu schaben. Erkennungsmerkmal ist die Präsenz von zahlreichen eosinophilen Granulozyten. Damit ist die Diagnose auch schon gesichert. Hat man es mit Tieren zu tun, die noch nicht mit Antibiotika behandelt wurden, kann man auch degenerierte neutrophile Granulozyten mit und ohne phagozytierte Bakterien (Zeichen für eine bakterielle Infektion) sowie mit und ohne Präsenz von extrazellulären Mikroorganismen (Kontamination) finden.

39.6.2 Kollagenolytisches Granulom

Das kollagenolytische Granulom (auch als lineares oder eosinophiles Granulom bezeichnet) ist ein längliches, gut abgegrenztes, erhabenes, beim Tasten hartes, gelblich-rötliches Plaque, das oft an der Kaudalfläche einer oder beider Hinterextremitäten lokalisiert ist (Abb. 39.9). Diese Läsionen sind asymptomatisch und gehen ohne Haarverlust einher. Wenn sie ulzerös sind, zeigen sich weiße Granula, die aus degeneriertem, abgesondertem Kollagen bestehen und abgestoßen werden. Ist das Granulom ulzerös, infiziert es sich und ist eine Quelle für Juckreiz. Seltener entwickelt sich das Granulom an anderen Stellen wie Kinn, Mundwinkel (Abb. 39.10), Ohrmuschel (Abb. 39.11), am Rand der Ballen (Abb. 39.12), im Zwischenzehenbereich (Abb. 39.13), im Krallenfalz oder in der Maulhöhle (Abb. 39.14) als papulöse noduläre Läsion. Das kollagenolytische Granulom tritt bei Katzen aller Rassen auf, verstärkt aber bei jungen erwachsenen Tieren. Parallel zu den anderen Formen des Komplexes des eosinophilen Granuloms sind die Ursachen für das kollagenolytische Granulom bei einer Futtermittelallergie, Flohbissallergie und der atopischen Dermatitis zu suchen. Eine Ausnahme ist das Granulom der Maulhöhle, das idiopathischen Ursprungs ist. Der Verlauf kann stark variieren. Es treten spontane Remissionen und plötzliche Rezidive auf.

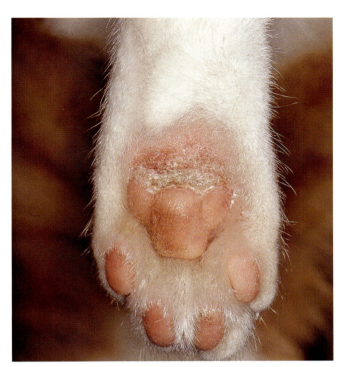

Abb. 39.12
Kollagenolytisches Granulom am Sohlenballen einer Katze.

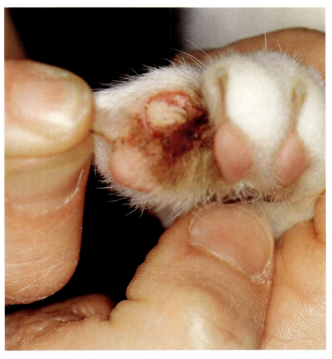

Abb. 39.13
Kollagenolytisches Granulom im Zwischenzehenbereich.

Neben den Ursachen allergischer Natur sind in letzter Zeit neue Pathomechanismen ins Gespräch gekommen, wie Insektenstiche (Stechmücken), Fremdkörperreaktionen, erbliche genetische Faktoren und virale Infekte.

Wenn die vorliegenden Läsionen ulzerös sind, kann die Probengewinnung für die Zytologie durch Apposition vorgenommen werden. Der Befund entspricht dem des eosinophilen Plaques. Feinnadelaspirationen sind aufgrund der geringen Größe der Knötchen schwer durchzuführen. Sie enthalten sehr viele eosinophile Granulozyten.

39.6.3 Indolentes Ulkus

Das indolente Ulkus ist eine Läsion, die ulzerös ist und einen nekrotischen Boden und erhabene Ränder zeigt. Die Lokalisation kann mono- oder bilateral an der Oberlippe sein (Abb. 39.15). Indolent bedeutet nicht schmerzhaft. Das Ulkus tritt bei Katzen aller Rassen und jeden Alters auf und kann zusätzlich zu eosinophilen Plaques oder linearen Granulomen auftreten. Auch kann es im Zusammenhang mit Allergien auftreten. Einige Autoren unterscheiden zwei Formen:
1) Die erste Form beginnt mit einer knotigen, harten Schwellung der Lippe, die sich später ulzerös mit proliferierenden Rändern entwickeln kann. Histologisch ist sie identisch mit dem kollagenolytischen Granulom und wahrscheinlich handelt es sich auch um ein Granulom mit

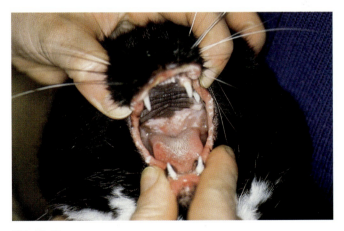

Abb. 39.14
Kollagenolytisches Granulom am Gaumen. Die Katze zeigt gleichartige ausgedehnte Veränderungen auch entlang des Randes beider Lippen.

Lippenlokalisierung. Aus diesen Gründen sollte man diese Form nicht als indolentes Ulkus bezeichnen.
2) Die zweite Form beginnt als geringgradig exsudative und krustige Erosion an der Lippe, besonders auf Höhe des Eckzahnes. Später kommen nicht unerhebliche Schwellung und Ulzera hinzu. Dieses eigentlich indolente Ulkus reagiert gut auf Antibiotika und oft genug nicht auf Glukokortikoide.

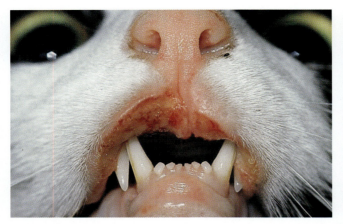

Abb. 39.15
Indolentes Ulkus an der Oberlippe.

Die Ätiologie dieser Form könnte ursächlich traumatisch bedingt sein. Möglicherweise sind der Kaninus und/oder die traumatisierende Wirkung der Katzenzunge mit den daraus folgenden, sekundär bedingten bakteriellen Infekten und Bindegewebeproliferationen dafür verantwortlich (bakterielle Cheilitis).

39.6.4 Eosinophile Dermatitis

WILKINSON (1984) und MASON (1988, 1991) haben die eosinophile Dermatitis, eine neue Variante des eosinophilen Komplexes, bei zwei australischen Katzen beobachtet und dem Komplex des eosinophilen Granuloms zugeordnet.

Bei den betroffenen Katzen sah man Papeln, Erosionen, Krusten und Pigmentverlust am Nasenrücken, krustige und papulöse Erosionen an den Ohrmuscheln, Schuppung, Fissuren und Ödem an den Ballen und eine periphere Lymphadenopathie mit geringgradigem Fieber.

Diese Veränderungen werden in Zusammenhang mit einer Überempfindlichkeit auf Mückenstiche gebracht. Sie treten hauptsächlich im Sommer auf, und die klinischen Symptome erfahren eine Besserung, wenn man die Katzen in Räumen hält, die vor Steckmücken gesichert sind (*siehe* Kapitel 32).

39.6.5 Miliare Dermatitis

Hirsekorngroße Papeln und Krusten, die auf Rumpf und Kopf des Tieres verteilt sind, bezeichnet man als miliare Dermatitis (Abb. 39.16). Diese Veränderungen treten gemeinsam mit Juckreiz und selbstinduzierter Alopezie auf, wobei es weder eine Häufung nach Altersgruppen noch nach Rassen gibt.

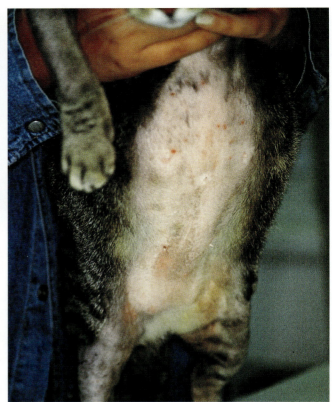

Abb. 39.16
Alopezie und miliare Dermatitis am Abdomen und Thorax einer Katze.

Die miliare Dermatitis ist ein Reaktionsmodell, das Antwort auf viele unterschiedliche Ätiologien allergischen, parasitären und infektiösen (inklusive Dermatophyten) Ursprungs ist.

Die fachgerechte Aufarbeitung der miliaren Dermatitis erfordert eine Pilzkultur, die Suche nach Parasiten mit Hautgeschabsel und Klebestreifentest, eine Flohkontrolle und, falls angezeigt, eine hypoallergene Diät, IKT und Hautbiopsie.

39.6.6 Therapie

Einige kollagenolytische Granulome vergehen vor allem bei Jungtieren (ein Jahr oder jünger) spontan. Für die kollagenolytischen Granulome, die nicht von selbst abklingen, sowie für die miliare Dermatitis, das eosinophile Plaque und die anderen eosinophilen Dermatitiden sollte sich die Therapie nach der ätiologischen Diagnose richten.

Das diagnostische Vorgehen sieht für die Erkennung der Ursachen von Plaque, Granulom und miliarer Dermatitis den Ausschluss und/oder die Therapie von Infektionskrankheiten (Dermatophytose, Pyodermie, Cheyletiellose), eine geeignete Flohkontrolle, eine hypoallergene Diät und den IKT oder den serologischen Allergietest (ELISA) vor.

Wenn es gelingt, die verantwortlichen Aeroallergene zu bestimmen, so ist die Desensibilisierung eine gute Therapieoption. Wenn es nicht gelingt, eine bestimmte Ursache ausfindig zu machen, so kann man eine symptomatische Therapie beginnen, z. B. mit Antihistaminika (Tabelle 39.1) und essentiellen Fettsäuren oder in hartnäckigeren Fällen mit Glukokortikoiden (Methylprednisolonacetat 20 mg/Katze, alle zehn Tage, dreimal hintereinander; Prednisolon 1–2 mg/kg, jeden zweiten Tag). Vom Einsatz von Megestrolacetat wird wegen der suppressiven Wirkung auf das Knochenmark dringend abgeraten.

PLR 120 (Palmidrol) ist ein Hemmstoff der Degranulation der Mastzellen und wurde bei Katzen mit eosinophilen Plaques und Granulomen eingesetzt. In einer Untersuchung gelang der Nachweis, dass es bei mehr als der Hälfte (65 %) der behandelten Tiere zu einer Abnahme von Juckreiz, Erythem, Alopezie und Ausdehnung der Läsionen kommt.

Viele Fälle von indolentem Ulkus kann man gut mit Antibiotika behandeln.

In refraktären Fällen, die auf Antibiotika und/oder Glukokortikoide nicht ansprechen, oder in Fällen, wo es häufig zu Rezidiven kommt, kann man Kryotherapie, chirurgische Exzision, Radiotherapie. CO_2-Lasertherapie, Goldsalze und Immunmodulation einsetzen.

In letzter Zeit gerzielten einige Autoren mit Cyclosporin (5 mg/kg, SID) gute Erfolge bei Plaques und Granulomen. Weniger zufriedenstellend waren die mit dem Medikament erzielten Resultate im Einsatz beim indolenten Ulkus.

Wenn Steckmücken die Ursache der eosinophilen Dermatitis sind, so besteht die Therapie darin zu verhindern, dass das Tier von den Mücken gestochen wird. Hierzu werden einerseits Repellents verwendet und andererseits die Tiere während der Abend- und Nachtstunden im Haus behalten.

Tabelle 39.1: Antihistaminika für den Einsatz bei der Katze

Medikament	Dosierung	
Chlorpheniramin	2–4	mg/Katze BID
Oxatomid	15	mg/Katze BID
Cyproheptadin	0,3–2	mg/kg BID
Clemastin	0,6	mg/Katze BID
Amitriptylin	5–10	mg/Katze SID/BID
Diphenhydramin	0,5	mg/kg BID
Hydroxyzin	2,2	mg/kg BID

39.7 Eosinophiles Granulom des Hundes

Das eosinophile Granulom des Hundes ist eine seltene Erkrankung, die sich durch Plaques und Knoten und durch ein massives eosinophiles Infiltrat äußert. Mit der Gabe von Glukokortikoiden klingen die Symptome sehr schnell ab.

Die Ätiopathogenese der Krankheit ist unbekannt: Bisher konnten weder Traumata am Ort des Geschehens noch Bakterien, Viren oder Pilze aus den Granulomen isoliert werden. Die am häufigsten betroffenen Hunde sind der Siberian Husky und der Cavalier King Charles Spaniel. Meist sind die betroffenen Hunde junge adulte Rüden.

Die asymptomatischen Läsionen finden sich als wuchernde (Zunge) oder ulzeröse (Gaumen) Massen zum Großteil in der Maulhöhle. Weniger häufig entwickeln sich kutane Papeln, Plaques und Knötchen an Abdomen, Präputium, Zehen, Flanken und im äußeren Gehörgang.

Differentialdiagnostisch kommen tiefe bakterielle und mykotische Infektionen und Neoplasien infrage. Die Diagnose erfolgt histologisch.

Therapie

Das eosinophile Granulom bildet sich unter einer Kortisontherapie (Prednisolon 0,5–2 mg/kg, SID, p. o.) innerhalb von 10 bis 20 Tagen vollkommen zurück. Rezidive sind selten.

39.8 Juvenile Zellulitis

Die juvenile Zellulitis ist eine seltene, pustulöse Erkrankung, die im Gesicht, an den Ohrmuscheln und an den submandibulären Lymphknoten auftritt.

Im Alter von drei Wochen bis vier Monaten können ein oder mehrere Welpen eines Wurfes daran erkranken. Die Ursache ist noch unbekannt, aber aufgrund der Tatsache, dass mit Glukokortikoiden Therapieerfolge erzielt werden, liegt die Vermutung von immunologischen Vorgängen nahe. Das Aufkommen der Symptome ist akut: Schwellung, Erythema und pustulöse Dermatitis, die periokulär, perilabial, im Ohrkanal und rund um die Genitalien lokalisiert sind (Abb. 39.17). Das Geschehen wird oft von einer massiven regionalen Lymphadenopathie begleitet. Nach und nach sind auch tiefe Gewebsschichten betroffen. Fisteln mit reichlich purulentem Exsudat öffnen sich an der Hautoberfläche. Nur ein rasches therapeutisches Eingreifen verhindert eine ausgedehnte Narbenbildung. Fünfzig Prozent der betroffenen Welpen zeigen allgemeine klinische Sympto-

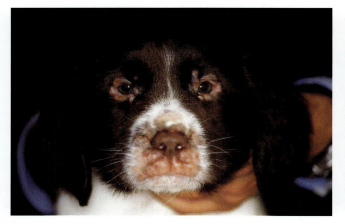

Abb. 39.17
Schwellung und pustulöse Dermatitis im Gesicht eines Welpen mit juveniler Zellulitis.

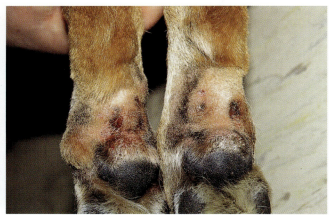

Abb. 39.18
Fisteln und Ödeme in den Karpalbeugen bei einem Deutschen Schäferhund.

me wie Fieber, hochgradig vermindertes Allgemeinverhalten und Anorexie. Gelegentlich tritt diese Pathologie gemeinsam mit einer sterilen nodulären Pannikulitis auf.

In der Anfangsphase findet man in der zytologischen Untersuchung ein steriles pyogranulomatöses Infiltrat.

Therapie

Therapeutisch wird solange Prednisolon in immunsuppressiver Dosierung (2 mg/kg, SID, p. o.) verabreicht, bis sich die klinischen Läsionen deutlich zurückbilden. Dies dauert normalerweise zehn bis vierzehn Tage. Im Anschluss wird eine reduzierte Dosis jeden zweiten Tag über ein bis zwei Monate gegeben. Wenn Sekundärinfektionen vorliegen, kombiniert man Antibiotika dazu.

39.9 Steriles Pyogranulom

Das sterile Pyogranulom ist eine seltene idiopathische Erkrankung des Hundes, die von granulomatösen Infiltraten geprägt ist. Darin lassen sich definitionsgemäß keine Fremdkörper oder Erreger wie Bakterien, Pilze oder Parasiten nachweisen.

Die Veränderungen betreffen Hunde aller Rassen, jeden Alters und beiderlei Geschlechts. Am Kopf, vor allem am Nasenrücken, an den Ohrmuscheln und an den Pfoten befinden sich haarlose, indolente Papeln, Plaques und Knötchen.

Als Differentialdiagnosen kommen alle Granulome infrage, die auf Bakterien, Pilze und Fremdkörper zurückzuführen sind. Eine endgültige Diagnose kann erst nach negativen Befunden der Bakterien- und der Pilzkultur sowie einem kompatiblen histologischen Bild gestellt werden.

Therapie

Die Therapie sieht den Einsatz von immunsuppressiven und immunmodulierenden Medikamenten vor.

Bei Tieren, die an einem sterilen Pyogranulom leiden, war der Einsatz von Tetracyclin und Nicotinamid (250 mg von beiden Präparaten, TID, bei einem Gewicht < 10 kg und von 500 mg bei einem Gewicht > 10 kg) recht erfolgreich; ein Erfolg stellt sich aber erst 15 bis 20 Tage nach Therapiebeginn ein. Prednison und Prednisolon in immunsuppressiver Dosierung (2 mg/kg, SID) führen zu einem rascheren Abklingen (sieben bis vierzehn Tage) der Läsionen. Wenn sich keine zufriedenstellende Antwort auf die Glukokortikoide einstellt, kann der Einsatz von Azathioprin (1–2 mg/kg, SID) oder Cyclosporin (5 mg/kg, SID) bis zur Remission in Erwägung gezogen werden. Dann wird der Rhythmus der Verabreichung auf jeden zweiten Tag gestreckt.

In einigen Fällen wurden die Medikamente nach unterschiedlichen Zeitperioden abgesetzt und die Tiere blieben rezidivfrei.

39.10 Metatarsale Fisteln des Deutschen Schäferhundes

Die metatarsalen Fisteln des Deutschen Schäferhundes sind eine seltene, idiopathische und für die Rasse und seine Mischlinge typische Erkrankung. Die Ätiopathogenese ist unbekannt.

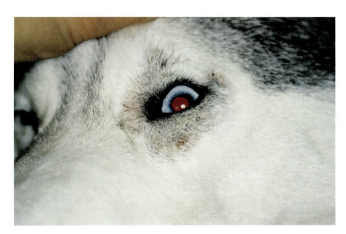

Abb. 39.19
Zink-reaktive Dermatose. Kutane Krusten an den Lidern.

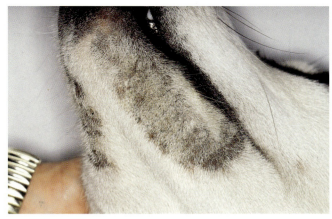

Abb. 39.20
Zink-reaktive Dermatose. Kutane Krusten am Kinn.

Bei den betroffenen Tieren wurden Antikollagen-Typ-I- und -II-Antikörper gefunden. Es scheint eine Veranlagung für das männliche Geschlecht zu geben.

Der Beginn der Krankheit liegt zwischen dem zweiten und achten Lebensjahr und sie verläuft anfangs asymptomatisch. Die Läsionen liegen zentral, beidseitig an der plantaren Seite des Metatarsus, knapp unter den metatarsalen Ballen. Sehr selten sind auch die Metacarpi betroffen. Mit der Zeit kommt es zu einer Fistel mit einem serös-hämorrhagischen Exsudat (Abb. 39.18). Der Hund beleckt die Läsionen üblicherweise intensiv. Die metatarsale Fistel kann die einzige Erkrankung sein oder aber gemeinsam mit einer tiefen Pyodermie, wie sie für diese Rasse charakteristisch ist, in Erscheinung treten.

Die wichtigsten Differentialdiagnosen sind Fremdkörpergranulome und tiefe bakterielle und mykotische Infektionen. Die symmetrischen metatarsalen Läsionen sind aber ein starker Hinweis für diese Krankheit.

Entnimmt man aus den noch nicht fistelnden Läsionen mit einer FNA eine Probe, sieht man ein pyogranulomatöses Infiltrat ohne bakterielle Beteiligung (steril). So kann die Erkrankung von infizierten Granulomen unterschieden werden.

Da Fisteln zumeist sekundär infiziert sind, sollte man vor der Entnahme von Hautstanzen drei Wochen Antibiotika verabreichen.

Therapie

Bei infizierten Effloreszenzen ist eine Gabe von Antibiotika über drei Wochen zwingend (Cefalexin, Amoxicillin / Clavulansäure).

Frische Läsionen, die nicht infiziert sind, heilen unter Kortisontherapie (Prednisolon 1–2 mg/kg, SID) in 14 bis 28 Tagen. Manchmal gelang es mit Vitamin E den Bedarf an Glukokortikoiden in der Erhaltungsphase zu reduzieren.

Andere Hunde zeigten mit Immunmodulierung gute Erfolge: Tetrazyklin und Niacinamid (500 mg von beiden Präparaten, TID).

39.11 Zink-reaktive Dermatose

Die Zink-reaktive Dermatose umfasst zwei Syndrome. Vom Syndrom I sind der Siberian Husky, der Alaskan Malamute und seltener der junge erwachsene Bullterrier betroffen. Festgehalten werden muss, dass erkrankte Hunde durchweg eine ausgewogene Ernährung erhalten. Da dieses Syndrom fast nur bei diesen Rassen gesehen wird, kann von einer genetischen Prädisposition gesprochen werden. Beim Alaskan Malamute wurde ein genetischer Defekt der intestinalen Zinkabsorption festgestellt.

Das Syndrom II manifestiert sich bei Welpen schnellwüchsiger Rassen, die mit Phytat-reicher Diät oder übertriebener Kalziumbeimengung gefüttert werden. Beide Substanzen hemmen die Zinkabsorption im Darm.

Das Syndrom I zeigt sich vor allem im Gesicht: Lippen, Ohrmuscheln, Lider (Abb. 39.19) und Kinn (Abb. 39.20). Außerdem kann man Läsionen an den Druckpunkten wie Ellbogen und äußere Genitalien sehen. An diesen Stellen sind Erythem, Alopezie und an der Kutis festanhaftende Schuppen zu sehen. Seborrhoe, Verlust des Fellglanzes und eine Hyperkeratose der Ballen sind weitere Symptome, die man im Zusammenhang mit dieser Pathologie ausmachen kann. Häufig gesellen sich

Bakterien und Malassezien als Sekundärerreger hinzu. Juckreiz kann unterschiedlich stark vorhanden sein, wenn aber Sekundärerreger hinzukommen, ist er oft sehr heftig.

Die klinischen Symptome des Syndroms II sind kutaner und systemischer Art. Die betroffenen Hunde können ein vermindertes Allgemeinverhalten, Anorexie und eine generalisierte Lymphadenopathie zeigen. Hyperkeratotische Plaques an jenen Körperstellen, an denen die Haut Traumata am stärksten ausgesetzt ist sowie Hyperkeratose und Fissuren an Ballen und Nasenspiegel sind Merkmale einer klinischen Reaktion der Haut. Auch hier können Sekundärinfektionen als Komplikation hinzukommen.

Die Diagnose beider Syndrome beruht auf einer gewissenhaften Erhebung der Vorgeschichte, den typischen, klinischen Effloreszenzen und einem kompatiblen histologischen Befund. Da Bakterien und Malassezien eine konstante Kontaminante sind, sollte man vom Exsudat, das unter den Krusten liegt, eine zytologische Untersuchung vornehmen. Wird durch die zytologische Untersuchung eine Infektion bestätigt, sollte man der Biopsieentnahme eine antibiotische und / oder antimykotische Therapie voranstellen.

Therapie

Beim Syndrom I ist eine lebenslange Zinksupplementierung mit Zinksulfat in der Dosierung von 10 mg/kg, alle 24 Stunden oder Zinkmethionin 1,7 mg/kg, alle 24 Stunden notwendig. Die Zinksalze können eine Magenirritation auslösen, weshalb es angeraten scheint, die Tagesdosis auf zweimal aufzuteilen und mit den Mahlzeiten zu verabreichen. Die Mahlzeit sollte gleichzeitig keine Milchprodukte oder Käse enthalten, da diese reich an Kalzium sind und deshalb die Resorption von Zink aus dem Verdauungstrakt hemmen. Eine Besserung der klinischen Symptome kann nicht vor einem Monat nach Therapiebeginn erwartet werden. Wenn die Reaktion auf die perorale Therapie nicht zufriedenstellend ist, kann man versuchen, Zinksulfat intravenös in der Dosierung von 10–15 mg/kg, SID, zu verabreichen. Stellt sich eine klinische Besserung der Symptome ein, kann man einen Rückfall der klinischen Symptome mit Einzelinfusionen im Rhythmus von einmal im Monat bis jedem sechsten Monat unterbinden. Eine kürzlich durchgeführte Studie kam zu dem Schluss, dass man bei Patienten, die nicht auf die Supplementierung mit Zink ansprechen, mit der Zugabe von Kortison in einer geringen Dosierung bessere Ergebnisse erzielen kann. Das Kortison steigert die Resorptionsrate für Zink aus dem Verdauungstrakt und hat eine hemmende Wirkung auf die Seborrhoe.

Will man die Effloreszenzen von Welpen, die an einem Syndrom II leiden, zur Abheilung bringen, muss deren Ernährung zwei bis drei Wochen lang mit Zink ergänzt werden (Dosierung siehe Syndrom I). Nach etwa einem Monat Zinkergänzung wird man klinisch die Verbesserungen feststellen können. Sind die Läsionen einmal gänzlich abgeheilt, kann die Supplementierung ohne die Gefahr einer Rezidive abgesetzt werden.

Eine topische Therapie kann von großem Nutzen sein. Während man auf den Wirkungseintritt der Zinkergänzung wartet, wird der Allgemeinzustand des Felles durch den Einsatz eines antiseborrhoischen Shampoos mit darauffolgendem feuchtigkeitsspendenden Balsam verbessert. Mit topisch appliziertem Propylenglykol kann eine Verbesserung bei den hyperkeratotischen Plaques und Krusten erwirkt werden.

39.12 Xanthomatose

Die Xanthomatose zeichnet sich durch kutane papulo-noduläre Läsionen bei Individuen mit einer Störung im Lipidstoffwechsel aus. Diese Veränderungen treten bei Katzen mit einer erblich-bedingten Hyperlipoproteinämie auf und bei Hund und Katze mit Diabetes mellitus, wenn dieser durch Megestrolacetat oder sehr fetthaltige Fütterung ausgelöst wird.

Die klinischen Effloreszenzen sind Papeln, Plaques und gelblich-weiße, oft ulzeröse Knötchen. Die Läsionen provozieren oft einen Juckreiz, sind aber selten schmerzhaft. Sie sind meist von einem erythematösen Hof umgeben. Man findet sie am Kopf, an den Extremitäten und insbesondere an den Zehen und den Knochenvorsprüngen.

Die wichtigsten Differentialdiagnosen sind die miliare Dermatitis, das eosinophile Granulom, die Calcinosis cutis und der multizentrische Mastzellentumor. Die definitive Diagnose erhält man mittels des charakteristischen histologischen Bildes bei Tieren mit den klinischen Symptomen der Hypercholesterinämie und der Hypertriglyzeridämie.

Therapie

Durch eine Beseitigung der auslösenden Ursache wird man eine Veränderung im Fettstoffwechsel erwirken und so auch die kutanen Symptome verbessern. Bei Katzen mit einem von Megestrolacetat hervorgerufenen Diabetes mellitus stellt sich nach Absetzen des Medikamentes sukzessive eine Verbesserung ein. Bei den Katzen mit einer angeborenen Hyperlipoproteinämie können durch Fütterung von fettarmen Diäten schon nach einem Monat deutliche Verbesserungen erzielt werden.

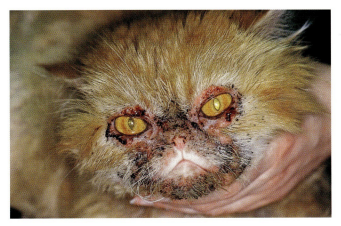

Abb. 39.21
Erythem und exsudative Massen an den Gesichtsfalten einer Perser-Katze.

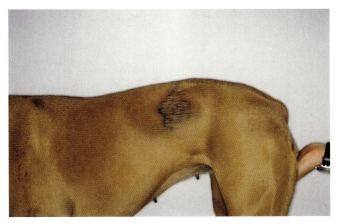

Abb. 39.22
Haarloses Areal und Hyperpigmentierung an den Flanken eines Hundes mit saisonaler Flankenalopezie.

39.13 Gesichtsdermatitis der Perserkatze

Die Gesichtsdermatitis der Perserkatze (»dirty face disease«) ist eine idiopathische Erkrankung der erwachsenen Katze, die keine Geschlechtsdisposition zeigt. Besonders betroffen sind die Hautareale im Gesicht um die Augen, um die Lippen und am Kinn (Abb. 39.21). Die klinischen Veränderungen bestehen aus braun-rötlichen Ansammlungen von exsudativen Massen, vor allem in den Gesichtsfalten. Oft geht die Dermatitis mit einer Otitis ceruminosa einher. Zu Beginn sind die Läsionen symptomlos, wenn jedoch mit der Zeit eine sekundäre Infektion mit Bakterien oder Malassezien hinzukommt, entzündet sich die unter den Massen befindliche Haut und Juckreiz stellt sich ein.

Therapie

Zurzeit ist keine heilende Therapie bekannt. Einige Tiere sprechen vorübergehend auf Antibiotika und Antimykotika, andere auf Kortison an. Nach der erfolgreichen Beseitigung der Erreger bedarf es als Erhaltungsmaßnahme einer täglichen Reinigung der Falten durch den Besitzer.

39.14 Follikuläre Dysplasien und idiopathische Alopezie

Diese Gruppe von idiopathischen Krankheiten umfasst Produktionsstörungen des Haares, die sowohl auf einer Unterbrechung des physiologischen Follikelzyklus als auch auf Strukturdefekten des Haares beruhen, und die beide zu einer Missbildung des Haares führen. In der ersten Gruppe findet man die saisonale Flankenalopezie, die »post clipping alopecia« und die Alopecia X. In der zweiten Gruppe steht die Follikeldysplasie des Dobermanns und des Siberian Husky.

Andere genetisch bedingte follikuläre Dysplasien (Farbmutantenalopezie, follikuläre Dysplasie der schwarzen Haare, Schablonenkrankheit, follikuläre Dysplasie des Irischen Wasserspaniels und des Portugiesischen Wasserhundes) werden im Kapitel über erbliche und angeborene Krankheiten besprochen (*siehe* Kapitel 36).

39.14.1 Saisonale Flankenalopezie

Als zyklische oder saisonale Flankenalopezie wird eine Erkrankung bezeichnet, die mit einer vorübergehenden, umschriebenen, scharf begrenzten, mono- oder bilateralen, in der Flanke lokalisierten Alopezie (Abb. 39.22) einhergeht. Sie erscheint im Winter oder im Frühling. Das Auftreten der Läsionen während bestimmter Jahreszeiten lässt einen Zusammenhang mit der Tageslichtlänge als wichtiges Element für die klinische Manifestation vermuten. Kurz- und Drahthaarhunde (Dobermann, Pinscher, Boxer, Englische Bulldogge, Airedale Terrier und Zwergschnauzer) scheinen prädisponiert zu sein; Geschlecht und Zyklusphase haben keinen Einfluss. Meistens sind junge erwachsene Tiere (zweites bis fünftes Lebensjahr) betroffen. Die betroffenen, haarlosen Hautbezirke sind oft hyperpigmentiert; nach drei bis vier Monaten kommt es zu einem Nachwachsen der Haare. Nach einigen Jahren kann die Alopezie auch dauerhaft ausgeprägt werden.

Bei den betroffenen Tieren wurden keine Endokrinopathien diagnostiziert. Durch die positive Antwort auf eine Therapie mit Melatonin (5 mg/Hund, BID) könnte man ein Ungleichgewicht zwischen Prolaktin und Melatonin vermuten. Das

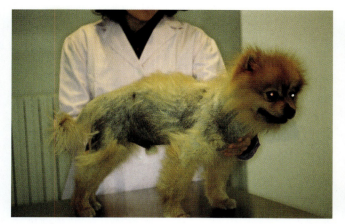

Abb. 39.23
Alopezie am Stamm eines Zwergspitzes mit Alopecia X.

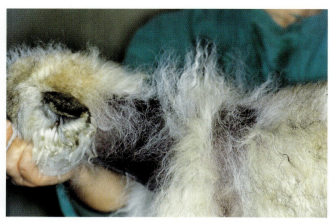

Abb. 39.24
Alopezie am Hals und stumpfes Haarkleid bei einem Zwergspitz mit Alopecia X.

Melatonin muss einige Monate vor dem erwarteten Eintreffen des Haarausfalles verabreicht werden (im September bei Winteralopezie und im Februar bei Frühlingsalopezie).

Die Veränderungen bedürfen einer Abklärung in Richtung solcher Endokrinopathien, die für Follikelatrophien verantwortlich sind, wie Hyperadrenokortizismus, Hypothyreoidismus, Hoden- und Eierstockneoplasien und Eierstockzysten, sowie die Alopezien mit infektiösem (Dermatophytose) und parasitärem (Demodikose) Hintergrund.

Die endgültige Diagnose stellt der Histopathologe.

39.14.2 »Post clipping alopecia«

Mit diesem Namen wird ein Phänomen bezeichnet, das mit einem stark verzögerten Haarwachstum nach dem Scheren bei den Hunden nordischer Rasse einhergeht, wie Chow-Chow und Siberian Husky. Es können auch Mischlingshunde davon betroffen sein. Bei all diesen Hunden kann es nach dem Scheren bis zu 24 Monaten zu keinem Haarwuchs kommen. Meist jedoch kann man die Wiederkehr von Haaren innerhalb eines Jahres beobachten.

Klinisch sieht man die geschorene Hautstelle ohne Haare, während die restliche Hautoberfläche o. B. ist.

Einige Autoren sind der Meinung, dass die Ursache in einer geringen Durchblutung der betroffenen kutanen Areale zu suchen ist. Andere vertreten die Ansicht, dass die genannten Rassen eine sehr lange Ruhephase (Monate) des Follikels haben. Erfolgt das Scheren zu Beginn des Zyklus, wird die Haarlosigkeit so lange anhalten, bis der Follikel in seine Wachstumsphase kommt. Deshalb ist es eher ein physiologisches als ein pathologisches Phänomen.

Die wichtigsten Differentialdiagnosen sind die Endokrinopathien (Hyperadrenokortizismus, Hypothyreoidismus, Hoden- und Eierstocksneoplasien). Spezifische Hormontests (Hyperadrenokortizismus und Hypothyreoidismus) und Ultraschalluntersuchungen (Östrogen-sezernierende Neoplasien von Hoden und Eierstock) sind notwendig, um diese Krankheitsgruppe ausschließen zu können.

39.14.3 Alopecia X

Diese Krankheit ist unter mehreren Namen bekannt: Wachstumshormonmangel des erwachsenen Hundes, kastrationsreaktive, o,p-DDD-reaktive, Testosteron-reaktive, Biopsiereaktive Dermatose. Davon betroffen sind Hunde mit einem dichten Fellwuchs, insbesondere Chow-Chow, Samojede und Zwergspitz.

Klinisch kommt es zu einem schrittweisen Haarausfall am Rumpf, Hals und der Kruppe (Abb. 39.23). Haut und Haare erscheinen trocken und stumpf (Abb. 39.24). Vermutete Störungen der Geschlechtshormone konnten bisher nicht mit Gewissheit bestätigt werden. Manche Tiere weisen nach Stimulation mit Xylazin einen niedrigen Wachstumshormonspiegel auf. Einige Autoren vermuten beim Zwergspitz mit diesem Symptombild das Vorhandensein eines subklinischen Cushing-Syndroms.

Alopecia X spricht auf unterschiedlichste Therapien an. Dabei wurde bisher kein einziger Wirkungsmechanismus nachgewiesen: Kastration, Testosteron, Östrogen, Wachstumshormon, o,p-DDD oder mechanische Traumata (z. B. eine Biopsie). All diese Therapieformen zeigten einen vorübergehenden Erfolg; die Alopezie kann nach einigen Monaten oder Jahren wiederkehren.

Es ist denkbar, dass an der Basis dieser Krankheit ein lokaler Follikeldefekt steht, der verhindert, dass der Follikel am Ende der Ruhephase (telogene Phase) in die Wachstumsphase (anagene Phase) wechselt. Jede dieser Therapien wirkt auf die Follikelrezeptoren und stimuliert das Wachstum, das aber am Ende der nächsten Ruhephase wieder unterbrochen wird. Folgt man jüngst veröffentlichten Daten, scheint die Therapie mit Trilostan (10 mg/kg, SID) eine erfolgversprechende Alternative zu sein.

39.14.4 Folliküläre Dysplasie des Dobermanns

Mit diesem Begriff bezeichnet man eine angeborene Missbildung von Haar und Haarbalg. Sie führt nach und nach zu einer Veränderung in der Struktur des Follikels.

Die folliküläre Dysplasie des Dobermanns tritt bei schwarz- und braunhaarigen Tieren im Erwachsenenalter (ein bis vier Jahre) auf. Klinisches Merkmal ist eine partielle Alopezie, die an den Flanken beginnt – ähnlich wie bei der Farbmutantenalopezie – und sich dann auf den gesamten dorsalen Lendenrücken ausdehnt. Die Veränderungen sind asymptomatisch. Tritt eine bakterielle Follikulitis hinzu, kann es auch zu Juckreiz kommen.

Die wichtigsten Differentialdiagnosen sind die Endokrinopathien (Hyperadrenokortizismus und Hypothyreoidismus), die saisonale Flankenalopezie und die Follikulitiden infektiösen (Bakterien und Pilze) und parasitären (Demodikose) Ursprungs.

Wenn man einige Haare aus den betroffenen Gegenden trichoskopisch untersucht, kann man die Melaninaggregate in der Haarrinde ausmachen. Melaninklumpen sind ebenfalls im Keratindetritus zu sehen. Dieser Detritus (Komedonen) verstopft die Haarbalgausgänge in den betroffenen Hautarealen.

Die Diagnosebestätigung erfolgt durch die histologische Untersuchung.

Literatur

Lehrbücher

GRIFFIN CE, KWOCHKA KW, MACDONALD JM: Current Veterinary Dermatology. Mosby-Year Book, St. Louis, 1993.

SCOTT DW, MILLER WH, GRIFFIN CE: Small animal dermatology. Saunders, Philadelphia, 6th ed., 2001.

1 Ökosystem Haut: Aufbau und Funktion

ALHAIDARI Z, VON TSCHARNER C: Anatomie et physiologie du follicule pileux chez les carnivores domestiques. Prat Méd Chir Anim Comp, 32: 181, 1997.

BAKER BB, MAIBACH HI, PARK RD et al: Epidermal cell renewal in the dog. Am J Vet Res, 34: 93, 1973.

BARRIGA OO, ALKHALIDI NW, MARTIN S, WYMAN M: Evidence of immunosuppression by *Demodex canis*. Veterinary Immunology Immunotherapy, 32: 37, 1992.

BOND R, SAIJONMAA-KOULUMIES LEM, LLOYD DH: Population sizes and frequency of *Malassezia pachydermatis* at skin and mucosal sites on healthy dogs. Journal of Small Animal Practice, 36: 147, 1995.

BOND R, FERGUSON EA, CURTIS CF et al: Factors associated with elevated cutaneous *Malassezia pachydermatis* populations in dogs with pruritic skin disease. Journal of Small Animal Practice, 37: 103, 1996.

BOND R, HOWELL SA, HAYWOOD PJ, LLOYD DH: Isolation of *Malassezia sympodialis* and *Malassezia globosa* from healthy pet cats. Veterinary Record, 141: 200, 1997.

COTSARELIS G, SUN TT, LAVKER RM: Label-retaining cells reside in the bulge area of pilosebaceous unit: implications for follicular stem cells, hair cycle and skin carcinogenesis. Cell, 61: 1329, 1990.

COX HU, SCHMEER N, NEWMANN SS: Protein A in *Staphylococcus intermedius* isolated from dogs and cats. American Journal of Veterinary Research, 47(9): 1881, 1986.

CREED RFS: The histology of mammalian skin, with special reference of the dog and cat. The Veterinary Record, 70(8): 171, 1958.

DRAIZE JH: The determination of the pH of the skin of man and common laboratory animals. Journal of Investigative Dermatology, 5: 77, 1942.

FEHRER SL, BOYLE MDP, HALLIWELL REW: Identification of protein A from *Staphylococcus intermedius* isolated from canine skin. American Journal of Veterinary Research, 49(5): 697, 1988.

HARVEY RG, LLOYD DD: The distribution of *Staphylococcus intermedius* and coagulasenegative staphylococci on the hair, skin surface within the hair follicles and on the mucous membranes of the dogs. Veterinary Dermatology, 5(2): 75, 1994.

HARVEY RG, LLOYD DH: The distribution of bacteria (other than staphylococci and Propionibacterium acnes) on the hair, at the skin surface and within the hair follicles of dogs. Veterinary Dermatology, 6(2): 79, 1995.

IHRKE PJ, SCHWARTZMAN RM, MCGINLEY K et al: Microbiology of normal and seborrhoeic canine skin. American Journal of Veterinary Research, 39: 1487, 1978.

KENNIS RA, ROSSER EJ, OLIVIER NB, WALKER RW: Quantity and distribution of Malassezia organisms on the skin of clinically normal dogs. Journal of the American Veterinary Association, 208(7): 1048, 1996.

MASON IS, LLOYD DH: Scanning electron microscopical studies of the living epidermis and stratum corneum in dogs. In: IHRKE PJ, MASON IS, WHITE SD (Hrsg.), Advances in veterinary dermatology. Pergamon Press, Oxford, volume 2th, 1993.

MASON IS, MASON KV, LLOYD DH: A review of the biology of canine skin with respect to commensals *Staphylococcus intermedius*, *Demodex canis* and *Malassezia pachydermatis*. Veterinary Dermatology, 7(3): 119, 1996.

MCBRIDE ME: Physical factors affecting skin flora and disease. In: NOBLE WC (Hrsg.), The skin microflora and microbial skin disease. Cambridge University Press, Cambridge, 1993.

MORIELLO KA, DE BOER DJ: Fungal flora of the coat of pet cats. American Journal of Veterinary Research, 52(4): 602, 1991.

MORIELLO KA, KUNKLE G, DE BOER DJ: Isolation of dermatophytes from the haircoats of stray cats from selected animal shelters in two different geographic regions in the United States. Veterinary Dermatology, 5(2): 57, 1994.

PLANT JD, ROSENKRANTZ WS, GRIFFIN CE: Factors associated with prevalence of high *Malassezia pachydermatis* numbers on dog skin. Journal of the American Veterinary Medical Association, 201(6): 879, 1992.

STRICKLAND JH, LOIS CALHOUN M: The integumentary system of the cat. American Journal of Veterinary Research, 24(102): 1018, 1963.

3 Dermatologischer Untersuchungsgang

HALLIWELL REW: Skin diseases of old dogs and cats. Vet Rec, 126: 389, 1990.

IHRKE PJ, FRANTI CE: Breed as a risk factor associated with skin diseases in dogs seen in northern California. Calif Vet, 39: 13, 1985.

SCOTT DW: Examination of the integumentary system. Vet Clin North Am Small Anim Pract, DW11: 499, 1981.

SCOTT DW, PARADIS M: A survey of canine and feline skin disorders seen in an university practice. Can Vet J, 31: 830, 1990.

4 Einfache Zusatzuntersuchungen für die Praxis

NOLI C: Diagnostic methods for the practitioner. Kirk's current veterinary therapy XIII. Saunders, Philadelphia, 1999.

5 Zytologische Untersuchung

CLINKENBEARD KD et al: Diagnostic cytology: bacterial infections. The Compendium, Small Animal, 17(1): 71, 1995.

FERRER L, DOMINGO M: Cytologie cutanée tumorale. Les indispensable de dermatologie. PMCAC, Paris, 1991.

FOURNEL-Fleury C et al: Color atlas of cancer cytology of the dog and cat. PMCAC, Paris, 1994.

MARSHALL C: Cytologie cutanée non tumorale. Les indispensable de dermatologie. PMCAC, Paris, 1991.

MEYER DJ: Sample management. The Compendium on Continuing Education for the Practicing Veterinarian, 9(1): 10, 1987.

ROVETA G, SCANZIANI E, CANIATTI M: Biopsia per aspirazione con ago sottile e biopsia con ago »TruCut« nella diagnosi delle neoplasie cutanee. Veterinaria, 6(1): 75, 1992.

6 Zusatzuntersuchungen mit Unterstützung eines externen Labors

DUNSTAN RW: A user's guide to veterinary surgical pathology laboratories or, why do I still get a diagnosis of chronic dermatitis even when I take a perfect biopsy? Vet Clin North Am Small Anim Pract, 20: 1397, 1990.

MECHELLI L, FLORIDI C, FONDATI A: La biopsia cutanea nella diagnosi dermatologica veterinaria. Veterinaria, 5(1): 93, 1991.

SOUSA CA, NOETON AL: Advance in methodology for diagnosing allergic skin diseases. Veterinary Clinics of North America Small Animal Practice, 20: 1419, 1990.

YAGER JA, WILCOCK BP: Skin biopsy: revelations and limitations. Can Vet J, 29: 969, 1988.

7 Juckreiz beim Hund

REINKE SJ: The clinical approach to the pruritic dog. In: WHITE SD (Hrsg.), The veterinary clinics of North America. Saunders, Philadelphia, volume XVIII, 1988.

WILLEMSE T: Atopic skin disease: a review and a reconsideration of diagnostic critreria. J Small Anim Pract, 27: 77, 1986.

WILLEMSE T: Approccio diagnostico al prurito nel cane e nel gatto. Waltham International Focus, 2(2): 2026, 1992.

10 Nicht entzündliche Alopezie und diffuse Alopezie beim Hund

MILLER WH: Colour dilution alopecia in doberman pinschers with blue or fawn coat colours: a study on the incidence and histopathology of this disorder. Veterinary Dermatology, 1: 113, 1990.

MILLER WH: Follicular dysplasia in adult black and red doberman pinschers. Veterinary Dermatology, 1: 181, 1990.

MILLER MA, DUNSTAN RW: Seasonal flank alopecia in boxers and Airdale terriers: 24 cases (1985–1992). JAVMA, 203(11): 1567, 1993.

ROPERTO F et al: Colour dilution alopecia (CDA) in ten Yorkshire terriers. Veterinary Dermatology, 6(4): 171, 1995.

SCHMEITZEL LP, LOTHROP CD: Hormonal abnormalities in pomeranians with normal coat and in pomeranians with growth hormoneresponsive dermatosis. JAVMA, 197(10): 1333, 1990.

12 Trockene Seborrhoe, fettige Seborrhoe und Exfoliation beim Hund

AUGUST JR et al: Congenital ichtyosis in a dog: comparison with the human ichthyosiform dermatoses. Comp Cont Educ Pract Vet, 10: 40, 1988.

HORWITZ LN, IHRKE PJ: Caine seborrhea. In: KIRK RW (Hrsg.), Current veterinary therapy 6th. Saunders, Philadelphia, 1977.

KWOCHKA KW, RADEMAKERS AM: Cell proliferation kinetics of epidermis, hair follicles, and sebaceous glands cocker spaniels with idiopathic seborrhea. Am J Vet Res, 50: 1918, 1989.

KWOCHKA KW: Cell proliferation kinetics in the hair root matrix of dogs with healthy skin and dogs with idiopathic seborrhea. Am J Vet Res, 51: 1570, 1990.

13 Pigmentstörungen des Hundes

GUAGUÈRE E, ALHAIDARI Z: Disorders of melanin pigmentation in the skin of dogs and cats. In: KIRK RW (Hrsg.), Current veterinary therapy X. Saunders, Philadelphia, 1989.

NAGATA M et al: Pigmented plaques associated with papillomavirus infections in dogs. Proceedings AAVD/ACVD, 10: 14, 1994.

14 Knötchen und Fisteln beim Hund

FERRER L, DOMINGO M: Cytologie cutanée tumorale. Les indispensable de dermatologie. PMCAC, Paris, 1991.

FOURNEL-FLEURY C et al: Color atlas of cancer cytology of the dog and cat. PMCAC, Paris, 1994.

MARSHALL C: Cytologie cutanée non tumorale. Les indispensable de dermatologie. PMCAC, Paris, 1991.

15 Juckreiz bei der Katze

FOIL C: Diagnostic approach to the pruritic cat. In: WHITE SD (Hrsg.), The veterinary clinics of North America. Saunders, Philadelphia, volume XVIII, 1988.

WHITE SD: Diagnosi differenziale del prurito nel gatto. Veterinary International, 2: 24, 1993.

WILLEMSE T: Approccio diagnostico al prurito nel cane e nel gatto. Waltham International Focus, 2(2): 2026, 1992.

18 Papel, Pustel, Kruste, Schuppenkranz und Furunkel bei der Katze

MASON KV: Mosquito bite-caused eosinophilic dermatitis in cats. JAVMA, 198(12): 2086, 1991.

WILKINSON GT: A possible further clinical manifestation of the feline eosinophilic granuloma complex. JAAHA, 20: 325, 1984.

21 Knötchen und Fisteln bei der Katze

FERRER L, DOMINGO M: Cytologie cutanée tumorale. Les indispensable de dermatologie. PMCAC, Paris, 1991.

FOURNEL-FLEURY C et al: Color atlas of cancer cytology of the dog and cat. PMCAC, Paris, 1994.

KUNKLE GA: La diagnosi differenziale dei noduli e dei tragitti fistolosi nel gatto. Veterinary International, 1: 2, 1993.

MARSHALL C: Cytologie cutanée non tumorale. Les indispensable de dermatologie. PMCAC, Paris, 1991.

22 Erkrankungen des Nasenspiegels

ANGARANO DW: Dermatoses of the nose and the footpads in dogs and cats. In: KIRK RW (Hrsg.), Current veterinary therapy X. Saunders, Philadelphia, 1989.

GRIFFIN CE: Differential diagnosis of nasal diseases. In: KIRK RW (Hrsg.), Current veterinary therapy VIII. Saunders, Philadelphia, 1983.

MACDONALD JM: Depigmentazione nasale. In: GRIFFIN CE, KWOCHKA KW, MACDONALD JM (Hrsg.), Terapia dermatologica veterinaria. Utet, Torino, 1995.

23 Erkrankungen der Krallen

BERGVALL K: Treatment of symmetrical onychomadesis and onichodystrophy in five dogs with omega 3 and omega 6 fatty acids. Veterinary Dermatology, 9: 263, 1998.

BOORD MJ, GRIFFIN CE, ROSENKRANTZ WS: Onychectomy as a therapy for symmetric claw and claw fold disease in the dog. JAAHA, 33: 131, 1997.

CARLOTTI DN: Claw disease in dogs and cats. EJCAP, 9(1): 21, 1999.

MUELLER RS, OLIVRY T: Onychobiopsy without onychectomy: description of a new biopsy technique for canine claws. Vet Derm, 10(1): 55, 1999.

SCOTT DW, MILLER WH: Disorders of the claw and clawbed in cats. The Compendium, 14 (4): 449, 1992.

SCOTT DW, MILLER WH: Disorders of the claw and clawbed in dogs. The Compendium, 14(11): 1448, 1992.

SCOTT DW, ROUSSELLE S, MILLER WH: Symmetrical lupoid onychodystrophy in dogs: a retrospective analysis of 18 cases (19891993). JAAHA, 31: 194, 1995.

24 Pododermatitis und Erkrankungen der Ballen

GUAGUÈRE E, HUBERT B, DELABRE C: Feline pododermatoses. Veterinary Dermatology, 3(1): 1, 1992.

WHITE S: Pododermatitis. Veterinary Dermatology, 1(1): 1, 1989.

25 Erkrankungen der Analbeutel und der Aftergegend

BURROWS CFF, ELLISON GV: Rectoanal disease. In: ETTINGER SJ (Hrsg.), Textbook of veterinary internal medicine. Saunders, Philadelphia, 6th ed., 1991.

DOTY RL, DUBAR I: Color, odor, consistency, and secretion rate of anal sac secretions from male, female, and earlyandrogenized female beagles. Am J Vet Res, 35: 729, 1974.

GRIFFITHS LG, SULLIVAN M, BORLAND WW: Cyclosporin as the sole treatment for anal foruncolosis: preliminary results. J Small Anim Pract, 40: 569, 1999.

GUAGUÈRE E: Dermatoses anales et périanales du chien. L'officiel des dermatologistes, 6: 33, 1996.

HALNAN CRE: The diagnosis of anal sacculitis in the dog. J Small Anim Pract, 17: 527, 1976.

MATHEWS KA, AYRES SA, TANO CA et al: Cyclosporin treatment of perianal fistulas in dogs. Can Vet J, 38 (1): 39, 1997.

MATUSHEK KJ, ROSIN E: Perianal fistulas in dogs. The Compendium-Small Animal, 13(4): 621, 1991.

VAN DUIJKEREN E: Disease condition of canine anal sacs. J Small Anim Pract, 36: 12, 1995.

26 Otitis externa

COLE LK et al: Microbial flora and antimicrobial susceptibility patterns of isolated pathogens from the horizontal ear canal and middle ear in dogs with otitis media. J Am Vet Med Assoc, 212: 5348, 1998.

GOTTHELF LN: Small animal ear diseases: An illustrated guide. Saunders, Philadelphia, 2000.

GRIFFIN CE: Otitis externa and media: In: GRIFFIN CE et al (Hrsg.), Current veterinary dermatology. Mosby Year Book, St Louis, 1993.

SCOTT DW, MILLER WH, GRIFFIN CE: External ear diseases. In: Small animal dermatology. Saunders, Philadelphia, 6th ed., 2001.

27 Bakterielle Hauterkrankungen

CREE RGA, NOBLE WC: In vitro indices of tissue adherence in *Staphylococcus intermedius*. Letters App Micro, 20: 68, 1995.

DE BOER DJ, MORIELLO KA, THOMAS CB, SHULTZ KT: Evaluation of a commercial staphylococcal bacterin for management of idiopathic recurrent superficial pyoderma in dogs. Am J Vet Res, 51: 636, 1990.

FEHRER SL, BOYLE P, HALLIWELL REW: Identification of protein A in *Staphylococcus intermedius* isolated from canine skin. Am J Vet Res, 47: 9, 1986.

HARVEY RG, LLOYD DH: The distribution of *Staphylococcus intermedius* and coagulasenegative staphylococci on the hair, skin surface, within the hair follicles and on the mucous membranes of dogs. Vet Derm, 5: 75, 1994.

IHRKE PJ, SCHWARTZMAN RM, MCGINLEY K et al: Microbiology of normal and seborrhoic canine skin. Am J Vet Res, 39: 1487, 1978.

MCEWAN NA: Bacterial aderence to canine corneocytes. In: VON TSCHARNER C, HALLIWELL REW (Hrsg.), Advances in veterinary dermatology. Ballière Tindall, Londra, 1990.

MARRACK P, KAPPLER J: The staphylococcical enterotoxin and their relatives. Science, 248: 750, 1990.

MASON IS, LLOYD DH: The role of allergy in development of canine pyoderma. JSAP, 30: 216, 1989.

MASON IS, LLOYD DH: Scanning electron microscopical studies of the living epidermis and stratum corneum in dogs. In: IHRKE PJ, MASON IS, WHITE SD (Hrsg.), Advances in veterinary dermatology. Pergamon Press, Oxford, 131, volume 2, 1993.

MASON IS: Canine pyoderma. Proceedings of the 13th AAVD/ACDV Meeting, Nashville, 69, 1997.

NOLI C, KOEMAN JP, WILLEMSE T: A retrospective evaluation of adverse reactions to trimethoprimsulphonamide combinations in dogs and cats. The Veterinary Quarterly, 17: 123, 1996.

PAPICH MG: Antibacterial therapy for skin infections. Proceedings of the 13th AAVD/ACDV Meeting, Nashville, 44, 1997.

SAJONMAA-KOULUMIES LM, LLOYD DH: Carriage of bacteria antagonistic towards *Staphylococcus intermedius* on canine skin and mucosal surfaces. Vet Derm, 6: 187, 1995.

SCOTT DW, MILLER WH, GRIFFIN CE: Bacterial skin diseases. In: Muller and Kirk's small animal dermatology. Saunders, Philadelphia, 6th ed., 2001.

SOMERVILLE-MILLAR DA, NOBLE WC: Resident and transient bacteria of the skin. J Cut Path, 1: 260, 1974.

WERNER LL, BRIGHT JM: Druginduced immune hypersensitivity disorders in two dogs treated with trimethoprim sulfadiazine: case reports and drug challenge studies. JAAHA, 19: 783, 1982.

28 Pilzerkrankungen

BOND R, SAIJONMAA-KOULUMIES LEM, LLOYD DH: Population size and frequency of *Malassezia pachydermatis* at skin and mucosal site on healthy dogs. JSAP, 36: 147, 1995.

BOND R, FERGUSON EA, CURTIS CF et al: Factors associated with elevated cutaneous *Malassezia pachydermatis* populations in dogs with pruritic skin disease. JSAP, 37: 103, 1996.

BOND R et al: Isolation of Malassezia sympodalis and Malassezia globosa from healthy pet cats. The Veterinary Record, 141: 200, 1997.

BORDEAU P, WHITE S: Le gendre Malassezia et son interet en dermatologie des carnivores. Proceedings of GEDAC congress, 91, 1995.

CARNEY HC, MORIELLO KA: Dermatophytosis: cattery management plan. In: GRIFFIN CE, KWOCHKA K, MACDONALD J (Hrsg.), Current veterinary dermatology. Mosby Year Book, St Louis, 1993.

DE BOER DJ, MORIELLO KA: Inability of topical treatment to influence the course of experimental feline dermatophytosis. 10th Proceedings Annual AAVD/ACVD Meeting, 38, 1994.

ELEWSKI BE: Mechanisms of action of systemic antifungal agents. J Am Acad Dermatol, 28(5): S28, 1993.

FOIL CS: Dermatophytosis. In: GRIFFIN C, KWOCHKA K, MACDONALD J (Hrsg.), Current veterinary dermatology. Mosby Year Book, St Louis, 1993.

GUAGUÈRE E, PRÉLAUD P: Etude rétrospective de 54 cas de dermite à *Malassezia pachydermatis* chez le chien: résultats épidémiologiques, cliniques, cytologiques et histopathologiques. Prat Méd Chir Anim Comp, 31: 309, 1996.

HEIT MC, RIVIERE J: Antifungal therapy: Ketoconazole and other azole derivatives. The Compendium, Small Animal, 17(1): 21, 1995.

KENNIS RA, ROSSER EJ, BARI OLIVIER N et al: Quantity and distribution of Malassezia organisms on the skin of clinically normal dogs. JAVMA, 208(7): 1048, 1996.

MEDLEAU L, RAKICH PM: *Microsporum canis* pseudomycetomas in a cat. JAAHA, 30: 573, 1994.

MORIELLO KA, DE BOER DJ: Efficacy of griseofulvin and itraconazole in the treatment of experimental feline dermatophytosis. 10th Proceedings Annual AAVD/ACVD Meeting, 50, 1994.

PLANT JD, ROSENKRANTZ WS, GRIFFIN CE: Factor associated with and prevalence of high *Malassezia pachydermatis* numbers on dog skin. JAVMA, 201, 6(9): 879, 1992.

SCOTT DW, MILLER WH, GRIFFIN CE et al: In: Muller and Kirk's small animal dermatology. Saunders, Philadelphia, 6th ed., 2001.

WHITE-WEITHERS N, MEDLEAU L: Evaluation of topical therapies for the treatment of dermatophyteinfected hairs from dogs and cats. JAAHA, 31: 250, 1995.

29 Virale Erkrankungen

BENNETT M et al: Feline cowpoxvirus infection. J Small Anim Pract, 31: 167, 1990.

CARNEY HC, ENGLAND JJ, Hogin EC et al: Papillomavirus infection of aged Persian cats. J Vet Diagn Invest, 2: 294, 1990.

HARGIS AM, GINN PE, MANSELL JEKL et al: Ulcerative facial and nasal dermatitis and stomatitis in cats associated with feline herpesvirus 1. Vet Derm, 10(4): 267274, 1999.

SCOTT DW, MILLER WH, GRIFFIN CE: Viral skin disease. In: Muller and Kirk's small animal dermatology. Saunders, Philadelphia, 6th ed., 2001.

30 Durch Protozoen hervorgerufene Erkrankungen

BOURDOISEAU G, BONNEFONT C, HOAREAU E et al: Specific IgG1 and IgG2 antibody and lymphocyte subset levels in naturally Leishmania-infantum-infected treated and untreated dogs. Journal of Veterinary Immunology and Immunopathology, 59: 21, 1997.

FERRER L, RABANAL R, FONDEVILA D et al: Skin lesions in canine leishmaniasis. Journal of Small Animal Practice, 29: 381, 1988.

FERRER L: Leishmaniasis. In: KIRK RW, BONAGURA JD (Hrsg.), Current veterinary therapy XI. Saunders, Philadelphia, 1992.

FERRER L, AISA MJ, ROURA X et al: Serological diagnosis and treatment of canine leishmaniasis. Veterinary Record, 136: 514, 1995.

FERRER L, SOLANO-GALLEGO L, ARBORIX M et al: Evaluation of specific immune response in dogs infected by *Leishmania infantum*. Veterinary Dermatology, 11 (suppl 1): 3, 2001.

FONDATI A: Treatment of canine leishmaniasis. Proceedings of ESVD Workshop on Dermatological Therapy. Cremona, 138, 1999.

FONDEVILA D, VILAFRANCA M, FERRER L: Epidermal immunocompetence in canine leishmaniasis. Veterinary Immunology and Immunopathology, 56: 319, 1997.

FONT A, ROURA X, FONDEVILA D et al: Canine mucosal leishmaniasis. Journal of the American Animal Hospital Association, 32: 131, 1996.

GRAMICCIA M, GRADONI L, ORSINI S: Decreased sensitivity to meglumine antimoniate (glucantime) of *Leishmania infantum* isolated from dogs after several courses of drug treatment. Annals of Tropical and Medical Parasitology, 86: 613, 1992.

LAMOTHE J: Essai de traitement de la leishmaniose canine par l'amphotéricine B (39 cas). Pratique Medicale et Chirurgienne des Animaux de Compagnie, 32: 133, 1997.

LESTER SJ, KENYON JE: Use of allopurinol to treat visceral leishmaniasis in a dog. Journal of the American Veterinary Medical Association, 209(3): 615, 1996.

MANCIANTI F, PEDONESE F, POLI A: Evaluation of dot enzyme-linked immunosorbent assay (dotELISA) for the serodiagnosis of canine leishmaniasis as compared with indirect immunofluorescent assay. Veterinary Parasitology, 65: 1, 1996.

OLIVA G, GRADONI L, CIARAMELLA P et al: Activity of liposomial amphotericine B (AmBisome ND) in dogs naturally infected with Leishmania infantum. Journal of Antimicrobial Chemotherapy, 36: 1013, 1995.

OLIVA G, GRADONI L, CORTESE L et al: Comparative efficacy of meglumine antimoniate and aminosidine sulphate, alone or in combination, in canine leishmaniasis. Annals of Tropical Medicine and Parasitology, 92(2): 165, 1998.

PINELLI E, KILLINK-KENDRICK R, WAGENAAR J et al: Cellular and humoral immune response in dogs experimentally and naturally infected with *Leishmania infantum*. Infection and Immunity, 62: 229, 1994.

SAINT-ANDRÉ MARCHAL I, MARCHAL T, MOORE PF et al: Infection of canine Langerhans cells and interdigitating dendritic cells by Leishmania infantum in spontaneous canine leishmaniasis. Revue de Médicine Vétérinaire, 148(1): 29, 1997.

SCOTT DW, MILLER WH, GRIFFIN CE: Protozoal skin disease. In: Muller and Kirk's small animal dermatology. Saunders, Philadelphia, 6th ed., 2001.

SLAPPENDEL RJ, TESKE E: The effect of intravenous or subcutaneous administration of meglumine antimoniate (glucantime) in dogs with leishmaniasis. A randomized clinical trial. The Veterinary Quarterly, 19(1): 10, 1997.

SLAPPENDEL RJ, FERRER L: Leishmaniasis. In: GREEN CE (Hrsg.), Infectious diseases of the Dog and Cat. Saunders, Philadelphia, 2th ed., 1998.

TASSI P, ORMAS P, MADONNA M et al: Pharmacokinetic of N-methylglucamine antimoniate after intravenous, intramuscular and subcutaneous administration in the dog. Research in Veterinary Science, 56: 144, 1994.

VALLADARES JE, ALBEROLA J, ESTEBAN M et al: Disposition of antimony after the administration of N-methylglucamine antimoniate to dogs. Veterinary Record, 138: 181, 1996.

VALLADARES JE, FREIXAS J, ALBEROLA J et al: Pharmacokinetics of liposome-encapsulated meglumine antimoniate after intramuscular and subcutaneous administration in dogs. American Journal of Tropical Medicine and Hygiene, 57(4): 403, 1997.

VERCAMMEN F, DE DEKEN R: Antibody kinetics during allopurinol treatment in canine leishmaniasis. The Veterinary Record, 139: 264, 1996.

31 Parasitäre Erkrankungen

DE JAHAM C, PARADIS M: Topical (pour on) ivermectin in the treatment of feline otoacariasis. 13th Proceedings of the Annual Members' Meeting AAVD/ACVD, Nashville, 34, 1997.

DUCLOS DD, JEFFERS JG, SHANLEY KJ: Prognosis of treatment of adult-onset demodicosis in dogs: 34 cases (1979–1990). JAVMA, 204(4): 616, 1994.

FONDATI A: Efficacy of daily oral ivermectin in the treatment of 10 cases of generalized demodicosis in adult dogs. Veterinary Dermatology, 7: 99, 1996.

GARFIELD RA, REEDY LM: The use of oral milbemycine oxime (Interceptor) in the treatment of chronic generalized demodicosis. Veterinary Dermatology, 3(6): 231, 1992.

GEORGI JR, GEORGI ME: Parasitology fo veterinarians. Saunders, Philadelphia, 5th ed., 1990.

GRIFFIN CE: Scabies. In: GRIFFIN CE, KWOCHKA KW, MACDONALD J (Hrsg.), Current veterinary dermatology. Mosby Year Book, St Louis, 1993.

KWOCHKA KW: Demodicosis. In: GRIFFIN CE, KWOCHKA KW, MACDONALD JM (Hrsg.), Current veterinary dermatology. Mosby Year Book, St Louis, 1993.

MEDLEAU L, RISTIC Z, MCELVEEN DR: Daily ivermectin for treatment of generalized demodicosis in dogs. Veterinary Dermatology, 7: 209, 1996.

MORIELLO KA: Cheyletiellosis. In: GRIFFIN CE, KWOCHKA KW, MACDONALD J (Hrsg.), Current veterinary dermatology. Mosby Year Book, St Louis, 1993.

PARADIS M, LAPIERRE E: Efficacy of daily ivermectin treatment in a dog with amitrazresistent generalized demodicosis. Veterinary Dermatology, 3(2): 85, 1992.

SARIDOMICHELAKIS MN, KOUTINAS AF, GIOULEKAS D: Sensitization to dust mites in cats with Otodectes cynotis infestation. Proceedings 14th Annual Congress ESVD/ECVD, Pisa, 174, 1997.

32 Allergische Hauterkrankungen

BOURDEAU P et al: Positive reactions to allergenic challenge in healthy dogs. Part 2 Patch test. In: KWOCHKA KW et al (Hrsg.), Advances in veterinary dermatology III. Butterworth Heinemann, Boston, 1998.

CARLOTTI DN, REMY I, PROST C: Food allergy in dogs and cats. A review and report of 43 cases. Vet Derm, 1: 55, 1990.

CARLOTTI DN: Therapy of flea allergy dermatitis. Proceedings 12th Annual Meeting ESVD/ECVD, Barcelona, 18, 1995.

CASE LP, CAREY DP, HIRAKAWA DA: Nutritionally responsive dermatoses. In: Canine and feline nutrition. Mosby, St Louis, 1995.

CHALMERS SA, MEDLEAU L: Feline atopic dermatitis: Its diagnosis and therapy. Veterinary Medicine Therapy, 342: 52, 1994.

COOK CA et al: The in vitro diagnosis of flea bite hypersensitivity: Flea saliva vs whole flea extracts. Proceedings 3rd Veterinary Dermatology World Congress, Edinburgh, 170, 1996.

FRANK GR et al: Salivary allergens of Ctenocephalides felis: Collection, purification and evaluation by intradermal skin testing in dogs. Proceedings 3rd Veterinary Dermatology World Congress, Edinburgh, 26, 1996.

HALLIWELL REW: Hyposensitization in the treatment of fleabite hypersensitivity: results of a doubleblind study. JAAHA, 17: 249, 1981.

HALLIWELL REW et al: Aspects of the immunopathogenesis of flea bite dermatitis in dogs. Vet Immunol Immunopathol, 17: 483, 1987.

HALLIWELL REW, GORMAN NT: Nonatopic allergic skin diseases. In: HALLIWELL REW, GOMAN NT (Hrsg.), Veterinary clinical immunology. Saunders, Philadelphia, 1989.

HALLIWELL REW: Clinical and immunological aspects of allergic skin diseases in domestic animals. In: VON TSCHARNER C, HALLIWELL REW (Hrsg.), Advances in veterinary dermatology. Ballière Tindall, Philadelphia, volume 1, 1990.

HALLIWELL REW: Management of dietary hypersensitivity in the dog. J Sm Anim Pract, 33: 156, 1992.

HALLIWELL REW: Clinical and immunological response to alumprecipitated flea antigen in immunotherapy of flea allergic dogs: results of a doubleblind study. In: IHRKE PJ, MASON IS, WHITE SD (Hrsg.), Advances in veterinary dermatology. Pergamon Press, Oxford, volume 2, 1993.

HARVEY RG: Food allergy and dietary intolerance in dogs: a report of 25 cases. J Sm Anim Pract, 34: 175, 1993.

HELTON RHODES K: Food hypersensitivity/intolerance. Proceedings of the 19th Annual Waltham/OSU Symposium, 12, 1995.

HILL PB, MORIELLO KA, DE BOER DJ: Concentrations of total serum IgE, IgA, and IgG in atopic and parasitized dogs. Veterinary Immunology and Immunopathology, 44: 105, 1995.

HODGKINS E: Food allergy in cats: considerations, diagnosis and management. PetVet, 24: 8, 1991.

JEFFERS JG, MEYER EK, SOSIS EJ: Responses of dogs with food allergies to single ingredient dietary provocation. JAVMA, 209(3): 608, 1996.

KUNKLE GA, MILCARSKY J: Double-blind flea hyposensitization trial in cats. JAVMA, 186: 677, 1985.

KUNKLE GA, HORNER S: Validity of skin testing for diagnosis of food allergy in dogs. JAVMA, 200(5): 677, 1992.

MARSELLA R et al: Use of pentoxifilline in the treatment of allergic contact reactions to plants of the Commelinceae family in dogs. Veterinary Dermatology, 8: 121, 1997.

MURDOCH RD et al: Effects of food additives on leukocyte histamine release in normal and urticaria subjects. Royal College Phys London, 21(4): 251, 1987.

OLIVRY T et al: Allergic contact dermatitis in the dog. Vet Clin North Am Small Anim Pract, 20: 1443, 1990.

PRÉLAUD P: Basophil degranulation test in the diagnosis of canine allergic skin diseases. In: VON TSCHARNER C, HALLIWELL REW (Hrsg.), Advances in veterinary dermatology. Ballière Tindall, Londra, volume 1, 1990.

PRÉLAUD P, GAGUÈRE E, ALHAIDARI et al: Re-evaluation of diagnostic criteria of canine atopic dermatitis. 14th ESVD/ECVD Congress Proceedings, 169, 1997.

REEDY LM: Results of allergy testing and hyposensitization in selected feline skin diseases. JAAHA, 18: 618, 1982.

REEDY LM, MILLER WH: Allergic skin diseases of dogs and cats. Saunders, Philadelphia, 1989.

REEDY LM, MILLER WH: Food hypersensitivity. In: Allergic skin diseases of dogs and cats. Saunders, Philadelphia, 1989.

ROOSJE PJ, WILLEMSE T: Cytophilic antibodies in cats with miliary dermatitis and eosinophilic plaques: passive tranfer of immediate type hypersensitivity. The Veterinary Quarterly, 17: 66, 1995.

ROSSER EJ: Diagnosis of food allergy in dogs. JAVMA, 203(2): 259, 1993.

ROUDEBUSH P, COWELL CS: Results of a hypoallergenic diet survey of veterinarians in North America with a nutritional evaluation of homemade diet prescriptions. Vet Derm, 3: 23, 1992.

SCOTT DW, MILLER WH, GRIFFIN CE: Skin immune system and allergic skin diseases. In: Muller and Kirk's small animal dermatology. Saunders, Philadelphia, 6th ed., 2001.

TIZARD IR: Veterinary immunology. Saunders, Philadelphia, 5th ed., 1996.

WHITE SD: Food hypersensitivity in 30 dogs. JAVMA, 188: 695, 1986.

WHITE SD, MASON IS: Dietary allergy. Workshop report 6. In: VON TSCHARNER C, HALLIWELL REW (Hrsg.), Advances in veterinary dermatology. Ballière Tindall, Londra, volume 1, 1990.

WILLEMSE T: Atopic skin disease: a review and a reconsideration of diagnostic criteria. J Small Anim Pract, 27: 771, 1986.

33 Immunvermittelte Erkrankungen

BENNET D et al: Two cases of pemphigus erythematosus (the Senear-Usher syndrome) in the dog. J Sm Anim Pract, 26: 219, 1985.

BENSIGNOR E, CARLOTTI DN: A propos de quatre cas de pemphigus foliaceus avec atteinte exclusive des coussinets. Prat Med Chir Anim Comp, 32: 481, 1997.

CARPENTER JL et al: Idiopathic cutaneous and renal glomerular vasculopathy of Greyhounds. Vet Pathol, 25: 401, 1988.

CHABANNE L, FOURNEL C, MONIER JC: Diagnostic du lupus érythémateux systémique canin. Prat Méd Chir Anim Comp, 30: 115, 1995.

CRAWFORD MA, FOIL CS: Vasculitis: clinical syndromes in small animals. Comp Cont, 11(4): 400, 1989.

DICKSON NJ: Cold agglutinin disease in a puppy associated with lead intoxication. J Small Animal Practice, 31: 105, 1990.

GIGER U et al: Sulfadiazine-induced allergy in six dobermann pinschers. JAVMA, 186(5): 479, 1985.

GRIFFIN CE: Pinnal diseases: The complete manual of ear care. Solvay Veterinary Inc, Princeton, 21, 1985.

GRIFFIN CE: Pemphigus foliaceus: recent findings on the pathophysiology and results of treatment. The Virbac Small Animal Dermatology Symposium, Edinburgh, 1993.

GRINDEM C, JOHNSOH KH: Systemic lupus erythematosus: literature review and report of 42 new canine cases. JAAHA, 19: 489, 1983.

HINN AC, OLIVRY T, LUTHER PB et al: Erythema multiforme, Stevens-Johnsonsyndrome and toxic epidermal necrolysis in the dog: clinical classification, drug exposure and histopathological correlations. Journal of Veterinary Allergy and Clinical Immunology, 6(1): 13, 1998.

IWASAKI T et al: Effect of substrate on indirect immunofluorescence test for canine pemphigus foliaceus. Vet Pathol, 33: 332, 1996.

IWASAKI T, MAEDA Y: The effect of ultraviolet light (UV) on the severity of canine pemphigus erythematosus. Proceedings of the American Academy of Veterinary Dermatology, Nashville, Tennessee, 86, 1997.

MASON KV: Subepidermal bullous drug eruption resembling bullous pemphigoid in a dog. JAVMA, 190(7): 881, 1987.

MASON KV, DAY MJ: A pemphigus foliaceus like eruption associated with the use of ampicillin in a cat. Austr Vet J, 64: 223, 1987.

MASON KV: Fixed drug eruption in two dogs caused by diethylcarbamazine. JAAHA, 24: 301, 1988.

MCEWAN NA, MCNEIL PE, KIRKHAM D et al: Drug eruption in a cat resembling pemphigus foliaceus. JSAP, 28: 713, 1987.

MCMURDY MA: A case resembling erythema multiforme major (Stevens-Johnson syndrome) in a dog. JAAHA, 26: 297, 1990.

MEDLEAU L et al: Trimethoprim-sulphonamide associated drug eruptions in dogs. JAAHA, 26: 306, 1990.

MEDLEAU L et al: Erythema multiforme and disseminated intravascular coagulation in a dog. JAAHA, 26: 643, 1990.

MONIER JC, FOURNEL C, LAPRAS M et al: Systemic lupus erythematosus in a colony of dogs. Am J Vet Res, 49(1): 46, 1988.

NOLI C et al: A retrospective evaluation of adverse reactions to trimethoprim-sulfonamide combinations in dogs and cats. Veterinary Quarterly, 17: 123, 1995.

NORRIS DA: Pathomechanisms of photosensitive lupus erythematosus. Journal of Investigative Dermatology, 100: 58S, 1993.

OLIVRY T, ALHAIDARI Z, CARLOTTI D et al: Le lupus érythémateux discoïde du chien: a propos de 22 observations. Prat Médic Chir Anim Comp, 3: 205, 1987.

OLIVRY T: Cutaneous manifestations of lupus erythematosus in the dog: a proposal for a revised classification. Proceedings Corso SIDEV Immunopatologia cutanea, Cremona, 1998.

PRÉLAUD P, MIALOT M, KUPFER B: Accident cutane medicamenteux evoquant un pemphigus foliaceus chez un chat. Point Vet, 23: 313, 1991.

ROSENBAUM MR, KERLIN RL: Erythema multiforme major and disseminated intravascular coagulation in a dog following application of a d-limonene based insecticidal dip. JAVMA, 207: 1315, 1995.

ROSENKRANTZ WS: Cutaneous drug reactions. In: GRIFFIN CE, KWOCHKA KW, MACDONALD J (Hrsg.), Current veterinary dermatology. Mosby Year Book, St Louis, 1993.

ROSENKRANTZ WS: Pemphigus foliaceus. In: GRIFFIN CE et al (Hrsg.), Current veterinary dermatology. Mosby Year Book, St Louis, 1993.

ROSENKRANTZ WS: Cutaneous drug reaction. In: GRIFFIN CE et al (Hrsg.), Current veterinary dermatology. Mosby Year Book, St Louis, 1993.

SCARAMPELLA F: Proceedings annual meeting. SIDEV, Cremona, autunno 1998.

SHANLEY KJ et al: Canine benign familial chronic pemphigus. In: Advances in veterinary dermatology. Ballière Tindall, Londra, volume 2, 1993.

SCOTT DW: Pemphigus vegetans in a dog. Cornell Vet, 67: 374, 1977.

SCOTT DW, HALLIWELL REW, GOLDSCHMIDT MH et al: Toxic epidermal necrolysis in two dogs and a cat. JAAHA, 15: 271, 1979.

SCOTT DW, MILLER WH: Erythema multiforme in dogs and cats. Literature review and case material from the cornell university college of veterinary medicine (1988–1996). Veterinary Dermatology, 10: 297, 1999.

VAN HEES J et al: Levamisole-induced drug eruptions in the dog. JAAHA, 21: 255, 1985.

VITALE CB, GROSS TL, MAGRO CM: Vaccine-induced ischemic dermatopathy in the dog. Veterinary Dermatology, 10(2): 131–142, 1999.

34 Hormonelle Erkrankungen

BEALE KM, MORRIS DO: Treatment of canine calcinosis cutis with dimetylsulfoxide gel. Proceedings AACVD/ACVD, Mavi, 97, 1998.

FELDMAN EC, MARCK RE: Urine cortisol: creatinine ratio as a screening test for hyperadrenocorticism in dogs. JAVMA, 200: 1637, 1992.

FELDMAN EC, NELSON RW: Canine and feline endocrinology and reproduction. Saunders, Philadelphia, 2th ed., 1996.

HUANG H et al: Iatrogenic hyperadrenocorticism in 28 dogs. J Am Anim Hosp Assoc, 35: 200, 1999.

HURLEY K et al: The use of trilostane for the treatment of hyperadrenocorticism in dogs. Proceedings ACVIM, 16: 700, 1998.

PANCIERA DL: Canine hypothyroidism. Part I. Clinical findings and control of thyroid hormone secretion and metabolism. Comp Cont Educ, 12: 689, 1990.

PANCIERA DL: Clinical manifestation of canine hypothyroidism. Vet Med, 92: 44, 1997.

PANCIERA DL: Treating hypothyroidism. Vet Med, 92: 58, 1997.

35 Umweltbedingte Erkrankungen

DUNSTAN RW et al: The light and the skin. In: KWOCHKA K et al (Hrsg.), Advances in veterinary dermatology III. Butterworth-Heinemann, Boston, 1998.

ROSENKRANTZ WS: Solar dermatitis. In: GRIFFIN CE et al (Hrsg.), Current veterinary dermatology. Mosby Year Book, St Louis, 1993.

SCOTT DW, MILLER WH, GRIFFIN CE: Environmental skin diseases. In: Muller and Kirk's small animal dermatology. Saunders, Philadelphia, 6th ed., 2001.

36 Erbliche und angeborene Krankheiten

CERUNDOLO R, LLOYD DH, MC NEIL PE, EVANS H: An analysis of factors underlying hypotrichosis and alopecia in Irish water spaniels in United Kingdom. Veterinary Dermatology, 11: 107, 2000.

HARGIS AM et al: Familial canine dermatomyositis. Initial characterization of the cutaneous and muscolar lesions. AJP, 116(2): 234, 1984.

HARGIS AM et al: A skin disorder in three shetland sheepdogs: comparison with familial canine dermatomyositis of collies. Comp Cont, 7(4): 306, 1985.

HARGIS AM et al: Prospective study of familial canine dermatomyositis. Correlation of the severity of dermatomyositis and circulating immune complex levels. AJP, 123(3): 465, 1986.

HARGIS AM et al: Complement levels in dogs with familial canine dermatomyositis. Vet Imm Immunopathol, 20: 95, 1988.

HARGIS AM et al: Severe secondary amyloidosis in a dog with dermatomyositis. J Comp Path, 100: 427, 1989.

HARGIS AM, MUNDELL AC: Familial canine dermatomyositis. The Compendium, 14(7): 855, 1992.

HAUPT KH et al: Familial canine dermatomyositis: clinical, electrodiagnostical and genetic studies. Am J Vet Res, 46(9): 1861, 1985.

HAUPT KH, HARGIS AM: Familial canine dermatomyositis. In: Kirk RW (Hrsg.), Current Veterinary Therapy. Saunders, Philadelphia, volume X, 1989.

KUNKLE GA et al: Dermatomyositis in collie dogs. Comp Cont, 7(3): 185, 1985.

KUNKLE GA: Canine dermatomyositis. A disease with an infectious origin. The Compendium, 866, luglio 1992.

REST JR: Pathology of two possible genodermatoses. JSAP, 30: 230, 1989.

SCOTT DW, SCHULTZ RD: Epidermolysis bullosa simplex in the collie dog. JAVMA, 171: 721, 1977.

SCOTT DW, MILLER WH, GRIFFIN CE: Congenital and hereditary defects. In: Muller and Kirk's small animal dermatology. Saunders, Philadelphia, 6th ed., 2001.

37 Psychogene Erkrankungen

GOLDBERGER E, RAPOPORT JL: Canine acral lick dermatitis: Response to the antiobsessional drug clomipramine. J Am Anim Hosp Assoc, 27: 179, 1991.

HARTMANN L: Cats as possible obsessive-compulsive disorder and medication models. Am J Psychiatry, 152: 1236, 1995.

ROMATOWSKI J: Two cases of fluoxetine-responsive behaviour disorders in cats. Feline Pract, 26: 14, 1998.

SCOTT DW, MILLER WH, GRIFFIN CE: Psychogenic skin diseases. In: Muller and Kirk's small animal dermatology. Saunders, Philadelphia, 6th ed., 2001.

SWANEPOEL N et al: Psychogenic alopecia in a cat: response to clomipramine. J S Afr Vet Assoc, 69: 22, 1998.

WILLEMSE T et al: The effect of haloperidol and naloxone on excessive grooming behavior of cats. European Neuropsychopharmacol, 39: 45, 1994.

38 Neoplastische Erkrankungen mit Bezug zur Haut und paraneoplastische Syndrome

BEALE KM, BOLON B: Canine cutaneous lymphosarcoma: epitheliotropic and non-epitheliotropic, a retrospective study. Advances in Veterinary Dermatology, 2: 273, 1992.

BOND R et al: Metabolic epidermal necrosis in two dogs with different underlying diseases. Vet Rec, 136: 466, 1995.

CACIOLO PL, NESBITT GH, PATNAIK AK et al: Cutaneous lymphosarcoma in the cat: a report of nine cases. JAAHA, 20: 49, 1984.

FIVENSON DP et al: Dermal dendrocytes and T-cells in canine mycosis fungoides, support for animal model of human cutaneous T-cell lymphoma. Cancer, 70(8): 2091, 1992.

GOLDSMITH MH: Cutaneous lymphosarcoma. In: Skin tumors of dog & cat. Pergamon Press, New York, 1992.

HEALD PW, EDELSON RL: Cutaneous T-cell lymphomas. In: Fitzpatrick's Dermatology in general medicine. Mc Graw-Hill, New York, 5th ed., 1999.

IWAMAMOTO KS, BENNET LR, NORMAN A et al: Linoleate produces remission in canine mycosis fungoides. Cancer Letter, 64: 17, 1992.

PATEL A et al: A case of metabolic epidermal necrosis in a cat. Veterinary Dermatology, 7: 221, 1996.

PETERSON A, WOOD S, ROSSER E: The use of safflower oil for the treatment of mycosis fungoides in two dogs. Proceedings 15th AAVD/ACVD Meeting, Maui, Hawaii, 1999.

POISSON L, OLIVRY T, LAGOURETTE P: Réticulo se pagétoide généralisée (forme de Ketron-Goodman) chez un chien. Prat Méd Chir Anim Comp, 31: 219, 1996.

SCOTT DW, MILLER WH, GRIFFIN CE: Lymphohistiocytic neoplasms. In: Muller and Kirk's small animal dermatology. Saunders, Philadelphia, 6th ed., 2001.

STOECKLI R, SUTER MM, SCOTT DW: Canine epidermotropic lymphoma associated with the intercellular deposition of immunoglobulin on direct immunofluorescence testing. Companion Animal Practice, 1(7): 36, 1987.

VITALE CB et al: Diet induced alteration in lipid metabolism and associated cutaneous xantoma formation in 5 cats. In: KWOCHKA KW et al (Hrsg.), Advances in veterinary dermatology. Butterworth-Heinemann, Oxford, volume 3, 1998.

WHITE SD, ROSYCHUK RAW, SCOTT K: Use of isotretinoin and etretinate for the treatment of benign cutaneous lymphoma in dogs. J Amer Vet Med Assn, 202: 387, 1993.

39 Idiopathische Erkrankungen

GAGUÈRE E, PRÉLAUD P: Efficacy of cyclosporin in the treatment of 12 cases of eosinophilic granuloma complex. Veterinary Dermatology, suppl 1, 11: 31, 2000.

JULIFF WF, HELMAN RG: Linear granuloma involving the tongue of a cat. Feline Practice, 14(1): 39, 1984.

KUNKLE GA: Exudative, erosive or ulcerative lesions: eosinophilic granuloma complex. Proceedings 8th Annual Meeting of the ESVD, Luxemburg, 1991.

KWOCHKA KW: Symptomatic topical therapy of scailing disorders. In: GRIFFIN CE, KWOCHKA KW, MACDONALD JM (Hrsg.), Current veterinary dermatology, the science and art of therapy. Mosby Year Book, St Louis, 1993.

LATIMER C, DUSTAN RW: Eosinophilic plaque involving eyelids of a cat. JAAHA, 23: 649, 1987.

MACEWEN EG, HESS PW: Evaluation of effect of immunomodulation on the feline eosinophilic granuloma complex. JAAHA, 23: 519, 1987.

MANNING TO et al: Three cases of feline eosinophilic granuloma complex (Eosinophilic ulcer) and observations on laser therapy. Seminars in Veterinary Medicine and Surgery (Small Animal), 2(3): 206, 1987.

MASON KV, EVANS AG: Feline eosinophilic granuloma: a further clinical manifestation and etiology. Proceedings AAVD/ACVD, 1988.

MASON KV, EVANS AG: Mosquito bite-caused eosinophilic dermatitis in cats. JAVMA, 198 (12): 2086, 1991.

POWER HT: Eosinophilic granuloma in a family of specific pathogen free cats. Proceedings AAVD/ACVD, 6: 45, 1990.

REEDY LM: Results of allergy testing and hyposensitization in selected feline skin diseases. JAAHA, 18: 618, 1982.

ROSENKRANTZ WS: Feline eosinophilic granuloma complex. In: GRIFFIN CE, KWOCHKA KW, MACDONALD JM (Hrsg.), Current veterinary dermatology. Mosby Year Book, St Louis, 1993.

RUSSEL RG, SLATTUM MM, ABKOWITZ J: Filamentous bacteria in oral eosinophilic granuloma of cat. Vet Pathol, 25: 249, 1988.

SCARAMPELLA F, ABRAMO F, NOLI C: Clinical and histological evaluation of an analogue of palmitoylethanolamide, PLR 120 (comicronized Palmidrol INN) in cats with eosinophilic granuloma and eosinophilic plaque: a pilot study. Veterinary Dermatology, 12: 29, 2001.

SCOTT DW: Observations on the eosinophilic granuloma complex in cats. JAAHA, 11: 261, 1975.

SCOTT DW, MILLER WH, GRIFFIN CE: Primary seborrhea in dogs and cats. In: Muller and Kirk's small animal dermatology. Saunders, Philadelphia, 6th ed., 2001.

WILKINSON GT: A possible further clinical manifestation of the feline eosinophilic granuloma complex. JAAHA, 20: 325, 1984.

Stichwortverzeichnis

A
Abszess 193, 195
–, Hund 109
–, Katze 145
Acepromazin 334
Acetylsalicylsäure 198, 326, 351
Acitretin 317, 327, 343, 350
ACTH
–, endogenes 63
Actinobacillus
–, *ligneresii* 201
–, spp. 199
Actinomyces spp. 201
adultizides Insektizid 247
Agonisten der Juvenilhormone 248
Akarida 234–244, 268
Akita Inu 349
Akne
–, Kinn-
– –, Katze 129, 145, 188, 193, 351f.
aktinische Keratose 317
Aktinobazillose 201
Aktinomykose 165, 201
–, Katze 145
Alaskan Malamute 359
Albinismus
–, Hund 103
–, (und) Nasenspiegel 153
Allergie 53, 192, 214, 298
–, Diagnose
– –, Katze 117
–, Flohallergie
– –, Hund 77
–, Flohbiss- 21, 79, 187f., 264–266
– –, Diagnose 266
– –, Hund 70, 72
– –, Katze 115, 117, 124f., 129
– –, Therapie 266f.
–, Futtermittel- 21, 165, 169, 180, 187, 259–263
– –, Diagnose 261f.
– –, Hund 70, 73, 75, 77, 79
– –, Katze 115, 123, 125
– –, Therapie 262f.
–, Hund 99, 107
–, Katze 129
–, Kontakt- 165, 263f.
Allopurinol 228f.
Alopecia
–, areata 300
– –, Hund 81, 83, 85, 88
– –, Katze 119f., 123, 126
–, »post clipping« 85
–, X 88, 362f.
Alopezie 29f., 35
–, »black hair follicle dysplasia« 85
–, (der) Farbmutanten 85, 88, 329f.

–, fokale
– –, Hund 76, 81–84, 119
– –, Katze 119–121
–, hereditäre
– –, Hund 85
–, idiopathische 361–363
–, Injektionsstellen
– –, Hund 81
–, kongenitale 328f.
– –, Hund 85
– –, Katze 123
–, Leck-
– –, Katze 125
–, (durch) Melaninmissbildungen
– –, Hund 85
–, multifokale
– –, Hund 81
– –, Katze 119–121
–, Narbengewebe
– –, Hund 85
–, nicht entzündliche
– –, Hund 85–89
–, paraneoplastische
– –, Hund 85
– –, Katze 119f., 345f.
–, »post clipping alopecia« 362
–, progressive der Ohrmuscheln des Dackels 330
–, psychogene
– –, Katze 123, 126, 334f.
–, Schablonenkrankheit 85, 88
–, selbstverursachte
– –, Katze 119
–, symmetrische
– –, Katze 123–126
– – –, bilaterale 115
– – –, Ursachen 123
–, Traktions-
– –, Hund 81, 83
–, wiederkehrende Haarlosigkeit der Flanken 85
–, zyklische Flanken- 85, 88
Alternaria spp. 215
Amcinonid 287
Aminosidin 229
Amitraz 233f., 238, 242f.
Amitriptylin 258, 334, 357
Amoxicillin 196f.
Amphotericin B 229
Amyloidose 345
Anagen-Telogen-Verhältnis 36
Analbeutel 171–176
–, Abszess 173f.
–, Adenokarzinom 174
–, Erkrankungen 171–176
–, Flora 171
–, Neoplasie 174

–, Verstopfung 173
Anamnese
–, allgemeine 17
–, Antibiotika 21
–, dermatologische 17
ANA-Test 276, 280, 282, 299
Ancylostoma caninum 233
Angioödem 25, 251f.
Ankylostoma 165
Antibiogramm 58, 196, 199
Antibiotikum 184, 196f.
Antihistaminikum 258, 357
Antiparasitika 21
Apoptose 293
Arofyllin 258
Arzneimittelallergie siehe Arzneimittelexanthem
Arzneimittelexanthem 180, 289–297
–, Ätiologie und Pathogenese 289f.
–, auslösende Ursachen 291
–, Diagnose 296
–, fixes 294
–, Hund 81, 83, 91
–, Katze 115, 119, 135
–, Therapie 296f.
Aspergillose und Nasenspiegel 149
Astemizol 258
Atopie 252–259
–, Hund 70f.
–, Katze 115f., 123, 126
–, WILLEMSE-Kriterien 256
atopische Dermatitis 21, 165, 187, 252–259
–, Ätiologie und Pathogenese 252f.
–, Diagnose 256f.
–, Hund 21, 73, 179f.
–, Katze 117, 129
–, klinisches Bild 253–256
–, Therapie 257–259
Aurothioglukose 288
äußeres Ohr 177
Autoantikörper 271, 277, 286, 300
Autoimmunerkrankungen
–, Therapie 286–289
Azalide 196
Azathioprin 287f., 323, 358
Azithromycin 196

B
Babesia
–, *canis* 231
–, spp. 299
Bakterien
–, atypische 165
– –, Hund 91, 94, 109
– –, Katze 132, 147
–, Hund 94

–, Katze
– –, intrazelluläre 139
Bakterienkultur 196, 199
Bakterienüberempfindlichkeit 269
–, Hund 70
Baquiloprim 184, 197
Basaliom
–, Hund 109
– –, pigmentiertes 106
Benzodiazepine 334
Benzoesäure 183
Benzoylperoxid 198, 326, 330, 351
beta-hämolysierende Streptokokken 191
beta-Karoten 317
Betamethason 183, 287
Biopsie 207
–, Haut- 55–58, 60
– –, Hund 73, 83, 89, 94
»black hair follicle dysplasia« 85
Bläschen 24
Blase 24f.
Blastomykose
–, Hund 109
–, (und) Nasenspiegel 149
Blutversorgung der Haut 4
Borrelia burgdorferi 189
Borsäure 183
Botryomykose 199f.
–, Hund 109
–, Katze 145
bullöses Pemphigoid 165, 178, 180, 282f., 293
–, Hund 91
–, Katze 135
–, Krallen 157
–, Nasenspiegel 149
Bull Terrier 323

C
Calcinosis cutis
–, Hund 109
Candida 180, 214
–, *albicans* 203
Carbamat 247
Carbamidperoxid 183
Cefadroxil 196f.
Cephalexin 184, 196
Cephalosporine 197
Cetirizin 258
Chèdiak-Higashi-Syndrom 331
Cheilitis 212
Cheyletiella 21, 31
–, Hund 70f., 95, 98
–, Katze 117, 125, 132
–, spp. 236
Cheyletiellose

–, Hund 71
–, Katze 115, 123, 141f.
Chinolone 196f.
Chlorambucil 288
Chlorhexidin 198, 207, 214
Chlorlaktophenol 33
Chlorpheniramin 258, 357
Chlorpromazin 334
Chondritis 180
Cladosporium spp. 215
Clarithromycin 200, 231
Clavulansäure 196
Clemastin 258, 357
Clindamycin 184, 196f., 230
Clofazimin 200
Clomipramin 334f.
Clotrimazol 184
Cocker Spaniel 350
Collerette *siehe* Schuppenkranz
Collie 321
Comedo *siehe* Mitesser
Ctenocephalides
–, *canis* 246
–, *felis* 246
Cushing-Syndrom 61, 347
–, Diagnose 62
–, Hund 85, 95
–, Katze 123, 126, 136, 138, 141
Cyclophosphamid 340
Cyclosporin 258, 288, 341, 350, 357f.
Cyproheptadin 258, 357

D
Dapson 201, 288f., 299
Demodex
–, Hund 93
–, Katze 116, 120
–, (und) Krallen 161
Demodex 32
–, *canis* 12, 239
–, *cati* 125, 132, 244
–, *gatoi* 125, 132, 244
–, spp. 193
Demodikose 32, 165, 169, 192f., 196
–, Diagnose 241f.
–, Hund 75, 78f., 81f., 85, 87, 91, 99, 108, 157, 238–244
–, Katze 116, 119, 123, 244
–, Krallen 161
–, Therapie 242f.
Depigmentierung *siehe* Pigmentverlust
Dermacentor reticulatus 234
Dermatitis
–, akrale Leck- 333
–, aktinische 315
– –, Nasenspiegel 152
–, akute nässende 188f.
–, allergische 169
–, Atopie 252–259
– –, Hund 70f.
– –, Katze 115f., 123, 126
– –, WILLEMSE-Kriterien 256

–, atopische 21, 165, 187, 252–259
– –, Ätiologie und Pathogenese 252f.
– –, Diagnose 256f.
– –, Hund 21, 73, 179f.
– –, Katze 117, 129
– –, klinisches Bild 253–256
– –, Therapie 257–259
–, eosinophile 356
–, Gesichts- der Perserkatze 129, 135, 361
–, Kandida- 214f.
–, Kontakt- 169, 296, 318
– –, Hund 70, 73
–, Kontaktallergie 165
–, Malassezia- 210–214
– –, Diagnose 214
– –, klinisches Bild 211–214
– –, Pathogenese 211
– –, Therapie 214
–, miliare 115, 129, 192, 206, 265, 356
–, psychogene 333–335
– –, Katze 334f.
–, pyotraumatische 188f., 318
– –, Hund 91
–, Solar- 315–317
– –, (der) Extremitäten 316f.
– –, Hund 315f.
– –, Katze 317
– –, nasale 315f.
– –, (des) Rumpfes 316f.
–, superfizielle suppurative nekrotische 296
–, ulzerative Collie- 91
dermatologisches Datenblatt 17
Dermatomyositis 103, 166, 297, 299, 321–323
–, Hund 81, 83, 104
–, Nasenspiegel 149
Dermatophyten 12, 193, 203
–, Hund 72
–, Katze 117
–, Krallen 160f.
Dermatophyte Test Medium 39
Dermatophytose 35, 169, 187, 203–210
–, Bestandssanierung 209f.
–, Diagnose 206f.
–, Hund 75, 79, 81f., 85, 88
–, Katze 115–117, 119, 123, 125, 129, 132, 141f.
–, klinisches Bild 204–206
–, Nasenspiegel 149, 153
–, Therapie 207–210
–, Umweltdekontamination 209
Dermatose
–, akrale Leck- 165
–, lineare bullöse IgA- 284
–, psychogene 165, 333
–, zink-reaktive 95, 99, 165, 187, 359
– –, Krallen 158
– –, Nasenspiegel 166

Dermatosparaxis
–, Katze 135, 138
Dermis 4
dermoepidermale Grenzschicht 282–285
Deutscher Schäferhund
–, familiäre Vaskulopathie 297f., 332
–, Kollagenapathie der Ballen 332
–, metatarsale Fisteln 358f.
–, noduläre Dermatofibrose 343f.
–, tiefe Pyodermie 91, 189, 193, 195
Dexamethason 287
Diabetes mellitus 180, 191
–, Hund 70
–, Katze 123, 135, 138, 141
–, Krallen 157
Diaskopie 24, 292, 299
Diazepam 334f.
Dichlorfen 198, 214
Differentialdiagnose 30
Difloxacin 196f.
Dimethylsulfoxid (DMSO) 306
Dioktyl-Natrium-Sulfosuccinat 183
Diphenhydramin 258, 357
Dirofilaria
–, *immitis* 233f., 268f.
–, *repens* 234
»dirty face syndrom« der Perserkatze 129, 135, 361
Dobermann 197, 324f., 363
Doxepin 258, 334
Doxorubicin 340, 342
Doxycyclin 200, 287, 353
Drüsen
–, apokrine 7, 178
–, ekkrine 7
–, Talg- 7, 179
–, Zerumen 178f.
– –, Neoplasie 178
Dysplasie
–, follikuläre 187, 192
– –, Dobermann 363
– –, idiopathische 361–363
– –, Irischer Wasserspaniel 330f.
– –, Portugiesischer Wasserhund 330f.
–, (der) schwarzen Haare 85, 329

E
EDTA (Ethylendiamintetraessigsäure) 184
Effloreszenzen *siehe unter* Haut
Effluvium
–, anagenes 85, 88
–, telogenes
– –, Hund 88
– –, Katze 123
Ehlers-Danlos-Syndrom 331f.
Ehrlichiose 196
Eiter
–, Hund 75
eitrige Hautentzündung *siehe* Pyodermie

Ekonazol 207
Ektoparasiten
–, Katze 116
Eliminationsdiät 261
–, Hund 73
–, Katze 117
Emollentia *siehe* Weichmacher
Enilkonazol 207
Enrofloxacin 184, 196, 200
Entzündungsmuster /-zellen
–, Zytologie 48–53
eosinophile Granulozyten 48, 51, 53
–, Hund 79
–, Katze 132, 147
eosinophile Plaque 25, 165, 265, 335, 353f.
–, Katze 115, 117, 135, 138
epidermale Collerretten 191
Epidermitis 317
Epidermolysis bullosa 323f.
–, dystrophica
– –, Katze 135
–, erworbene 283f.
–, junctionalis
– –, Katze 135
Erkrankung
–, (der) dermoepidermalen Verbindung
– –, Hund 91
–, Prädisposition für dermatologische Erkrankungen
– –, Altersgruppe 19
– –, Geschlecht 19
– –, Rasse 18f.
Erosion 27f.
–, Hund 91
– –, Ätiologie 91
– –, Katze 135–140
– –, Lokalisation
– –, Hund 91
– –, Nasenspiegel 150
Erythema 23
–, *ab igne* 320
–, multiforme 91, 293–295
– –, Hund 93, 95
– –, Katze 129, 135, 141
–, necrolyticum migrans 344f.
Erythroderma 24, 292, 338
–, exfoliatives 337
– –, Katze 346
Erythromycin 197
Escherichia coli 171, 191, 193
Essigsäure 183
Ethyllaktat 198, 330, 351
Etretin *siehe* Acitretin
Etretinat 327
»euthyroid sick syndrom« (EES) 61
Exfoliation 26
Exkoriation 27

F
Färberdistelöl 340
Färbung zytologischer Proben 46

Felicola subrostrata 245
feline Lepra 145, 201
felines Immundefizienzvirus (FIV) 219
Feminisierungssyndrom 347
Fettsäuren 340
–, essentielle 161, 357
– –, Krallen 161
–, ungesättigte 323, 345, 350
Fibrosarkom 165, 295
–, Hund 109
–, Katze 145
Fipronil 234f., 246f.
Fistel 28, 146
–, Anal- 174
–, Cyclosporin 175
–, metakarpale des Deutschen Schäferhundes 166
–, metatarsale des Deutschen Schäferhundes 166, 358f.
Fleck 23
Flohbefall 246–249
–, Hund 77
–, Katze 117, 125
–, Therapie 246f.
Flohdermatitis
–, Hund 75, 79
Flohkontrolle
–, Katze 117
Fludrokortison 306
Fluocinolon 287
Fluoquinolonacetonid 183
Fluoxetin 334f.
»follicular cast« *siehe* Keratinmanschette
Follikulitis
–, aktinische 316
–, bakterielle 189, 192f.
– –, Hund 75, 79, 81, 83, 108
– –, Katze 119
–, Furunkulose
– –, Kinn 189, 194
– –, nasale 189, 194
– –, pyotraumatische 189, 194
–, Hund 79, 108
–, lymphozytäre murale
– –, Katze 115, 119, 123, 126
Furunkel
–, Hund 75f.
–, Katze 129–132
Furunkulose 52
–, eosinophile 268
– –, Hund
– – –, Nase 75
– – –, Katze 129
–, Hund 79, 85
–, interdigitale 189, 194
Fütterungsimbalancen 187

G

Gehörgang 177
Geschwür 28
Glukokortikoide 183, 258, 287, 357f.

–, Katze 119f.
Glyzerin 183, 327
Goldtherapie 288
Gonaden-Tumor
–, Hund 85, 88
Grabmilbe *siehe* Sarcoptes
Granulom
–, eosinophiles 165, 297
– –, Hund 109, 168, 357
– –, Komplex 353–357
– –, Fremdkörper 165
– –, Hund 109
– –, Katze 145
–, kollagenolytisches 354f.
– –, Katze 129, 132, 145
– –, Krallen 157
–, Zwischenzehen- 169
– –, Hund 165
Griseofulvin 207f.

H

Haarbalg 4
–, -trichter 5
Haarlinge *siehe unter* Läuse
Haarwachstumsphase
–, anagene 6
–, telogene 6
Haarzyklus 6
Hakenwürmer 165
Haloperidol 334f.
Hämangioperizytom 109
Hamartom 26
Harnstoffperoxyd 183
Haut
–, Aufbau 1–7
– –, Sinneswahrnehmung 4
–, Biopsie 55–58, 60
–, Effloreszenz
– –, primäre 23–26
– –, sekundäre 26–29
–, Funktion 10f.
–, Immunsystem 10
–, Mikroflora 11f.
–, Ökosystem 11
–, zytologischer Normalbefund 47f.
– –, Adipozyt 48
– –, Keratinozyt 47f.
– –, Korneozyt 47
– –, Melanozyt 47f.
Hautgeschabsel
–, oberflächliches 33f.
– –, Hund 72
–, tiefes 32f., 241
– –, Hund 82, 87
Hefe 12, 180, 203
–, Hund 112
Helminthen 233
hepatokutanes Syndrom 165, 187, 344f.
–, Hund 95, 99
–, Katze 141
hereditäre Hyperlipoproteinämie 360
Herpesvirus

–, Katze 115, 220f.
Histamin 65, 69
Histiozyt 49, 52
Histiozytom
–, Hund 109, 340f.
Histiozytose
–, Hund 109
Hormone
–, androgene 10
–, östrogene 10
–, Sexual- 10, 85
Hydrokortison 183, 287, 306
Hydroxyzin 258, 334, 357
Hyperadrenokortizismus *siehe auch* Cushing-Syndrom 187, 191, 193
–, Hund 76, 88, 303–307
– –, Diagnose 62, 304f.
– –, klinisches Bild 303f.
– –, Therapie 306f.
–, Katze 119f., 307f.
Hyperkeratose
–, Ballen
– –, Hund 328
–, Nasenspiegel 149, 151
–, nasodigitale 152, 350f.
Hyperöstrogenismus 311f., 347
Hyperpigmentierung 29f.
–, Hund 105–108, 311f.
– –, Ursachen 106
Hyperthyreoidismus 76, 85, 88, 178, 187, 191, 193, 195f., 213, 308–311
–, Diagnose 310
–, Katze 141, 157
–, Krallen 157
–, Therapie 311
Hypotrichose 29
–, kongenitale 328

I

Ichthyose 327f.
–, Hund 95
–, Katze 141
–, kongenitale der Krallen 157
IgE 252
Imidacloprid 247
immunstimulierende Therapie 199
Immuntherapie 257f.
Impetigo 189–191
–, Hund 76
Impfstoffe
–, autologe 199
–, *Microsporum canis* 209
indirekter Immunfluoreszenztest 228
Infektion
–, atypische bakterielle
– –, Katze 129, 135, 139
–, bakterielle
– –, Hund 70, 72, 77
– –, Katze 115f., 129, 139
–, Malassezien-
– –, Hund 71, 100, 107f.
– –, mykotische 169
– –, tiefe 196

–, Pilz- 193
– –, subkutane
– – –, Katze 129, 139
– –, systemische
– – –, Katze 129, 135, 145
– –, tiefe
– – –, Katze 135, 139, 145
Insektenstich 149
–, Hund 70, 75 78
–, Katze 115, 117, 129, 132, 149, 152, 267f.
Insekten-Wachstumsregulator 247–249
Intertrigo 189
–, Hund 91, 93
Intrakutantest (IKT) 63–65, 228, 256f., 266
Irish Setter 325
Isotretinoin 340, 350
Itrakonazol 184, 208
Ivermectin 233, 235f., 238, 243f., 246
–, Katze 117
Ixodes ricinus 234

J

Juckreiz 20–22, 180, 212, 253, 256, 260, 353
–, Hund 69
–, Intensität 21
–, Katze 115–118, 120, 125, 138
–, Mediatorsubstanzen 69
–, Schwellenwert 256
–, Ursache
– –, Hund 70
– –, Katze 115, 123
juvenile Zellulitis 75, 79, 178, 357f.

K

Kälteagglutinationskrankheit 285f., 299
–, Krallen 157
–, Nasenspiegel 149
Kamm 31
Karzinom
–, Lungen-
– –, Krallen 157
– –, Metastasen 157, 165
– –, Plattenepithel- 149, 180, 317
– – –, Hund 91, 109
– – –, *in situ*
– – –, Katze 145 342f.
– – –, Katze 132, 135, 139, 145
– – –, Krallen 157
– – –, Nasenspiegel 149
Katzenpocken 219
Keratinisationsstörungen
–, Krallen 157
–, primäre 178, 193
Keratinmanschette 37, 349
–, Hund 87, 98
Keratinozyt 3, 47f.
Keratoakanthom und Krallen 157
Kerion 52, 205

–, Hund 110
Ketokonazol 184, 207f., 214, 307
Klebestreifenabklatsch
–, Hund 37, 72
Klebsiella 178
Knötchen 25
–, Hund 109–112
–, Katze 145–147
Kochsalz 306
kollagenolytisches Granulom 129, 132, 145, 157, 354f.
Kollagenopathie
–, (der) Ballen des Deutschen Schäferhundes 332
–, erbliche 331f.
kolloidaler Hafer 327
Kontaktallergie 165, 263f.
Kortikosteroide *siehe* Steroide
Kortisol-Kreatinin-Verhältnis (U-C/C) 61f.
–, Kombination 62
Kortison 299
–, -azetat 306
Krallen 157–163
–, bakterielle Infektionen 157, 160
–, Biopsie 161
–, Hyperthyreoidismus 157
–, Hypothyreoidismus 157
–, Keratinisationsstörung 157
–, kollagenolytisches Granulom 157
–, Krankheiten 157–163
–, toxische epidermale Nekrolyse 157
–, Veränderung 158
–, virale Infektionen 162
Krankheitserreger 51f.
–, bakterieller 51
–, Leishmania 52
–, Malassezia 51
–, Staphylokokken 51
Kruste 26
–, Hund 75f., 79, 150
–, Katze 129
–, Nasenspiegel 150
Kryptokokken 169
Kryptokokkose 217f.
–, Hund 109, 149
–, Katze 129, 139, 145
–, Krallen 149
–, Nasenspiegel 154
kutane Asthenie
–, Katze 135, 138
kutane Calcinosis
–, Katze 145
kutane Myiasis 250
kutanes Fragilitätssyndrom (»skin fragility syndrome«)
–, Katze 135f.
Kutis *siehe* Haut

L
Lagerung zytologischer Proben 47
Langerhans-Zellen 10, 224, 252, 340

Läuse
–, (und) Haarlinge 244–246
– –, Hund 70
– –, Katze 117
–, Katze 115
L-Deprenyl 307
Leckgranulom
–, Hund 109
Leishmania 299
Leishmaniose 52, 75, 78, 85, 91, 95, 103f., 180, 187, 193, 196, 223–230
–, Diagnose 226–228
–, Hund 109, 112, 179
–, klinisches Bild 224–226
–, Krallen 157
–, Nachweis 228
–, Nasenspiegel 149, 154
–, Pathogenese 224
–, Therapie 228–230
– –, Verlaufskontrolle 230
Lentigo *siehe* Sprosse
letale Akrodermatitis des Bull Terriers 323
Leukose
–, Katze 219
Leukotriene 69
Levothyroxin 311
L-Formen von Bakterien 201
Lichenifikation 29
Lincomycin 196f.
Lincosamide 196
Linognatus setosus 244
Lipom
–, Hund 109
Loratidin 258
Lufenuron 207, 209
Lupus erythematodes 178, 180, 277–282, 293, 297
–, Ätiologie und Pathogenese 277f.
–, diskoider 278f.
– –, Hund 103
– –, Katze 135
–, Katze 129
–, Krallen 157
–, Nasenspiegel 149
–, systemischer 279–282, 298
– –, bullöser 284
– –, Diagnose 280–282
– –, Hund 103
– –, Katze 135
– –, Nasenspiegel 149, 154
– –, Therapie 282
–, Zellen 282, 299
Lymphom
–, Diagnose 339
–, epitheliotropes
– –, Hund 70, 73, 75, 81, 83, 91, 95, 103f., 110
– –, Katze 115, 118, 123, 125, 129, 135, 141f., 149
– –, Nasenspiegel 149
–, Hund 109
–, Katze 139, 145

–, kutanes 297, 337–340
– –, epitheliotropes 337
– –, nicht-epitheliotropes 337
–, Therapie 340
lymphomatoide Granulomatose 297
Lymphozyt 10, 50, 53
–, T- 337
– –, Helferzellen 224, 252

M
Macula 23
Makrolidantibiotika 197
Makromelanosom
–, Hund 88
Makrophagen 52
–, Hund 79
–, Katze 132, 139, 147
Malassezia 37, 46, 169, 171, 180, 203, 210–214
–, Diagnose 214
–, Hund 70, 100, 107f.
–, Katze 117
–, klinisches Bild 211–214
–, Krallen 157f., 161f.
–, *pachydermatis* 12, 211, 270
–, Pathogenese 211
–, *sympoidalis* 211
–, Therapie 214
Marbofloxacin 184, 196f.
Mastozyt / Mastzelle 10, 51, 53, 252
–, Katze 132, 139, 147
Mastozytom / Mastzellentumor 297
–, Hund 70, 73, 109
–, Katze 129, 132, 139, 145
Mastozytose
–, Hund 73
McKenzie-Technik 38
Mechlorethamin 340
Melanin 4
–, -missbildung 85
Melanom
–, Hund 106, 109
–, Krallen 157
Melanosom
–, Hund 105
Melanozyt 4f.
–, Hund 103, 105
Melanozytom
–, Hund 106
Melatonin 361f.
Membrana basalis 3
–, Katze 135
metabolische epidermale Nekrose 166, 344f.
–, Hund 95, 99
–, Katze 135, 141
Methopren 248
Methylglucamin Antimonat 229
Methylprednisolon 287
–, -acetat 357
Metyrapon 308
Miconazol 184, 207
Microsporum

–, *canis* 31, 39, 82, 165, 203f., 270
– –, Katze 120, 145
– –, Krallen 157, 160
–, *gypseum* 205
– –, Krallen 157, 160
–, *persicolor* 206
– –, Nasenspiegel 149, 153
Milbemycin 238, 243
Milben 178
Milchsäure 183
Minoxidil 300
Misoprostol 259
Mitesser (*comedo*) 26, 37
Mitotane 306, 308
Morbus Cushing *siehe* Cushing-Syndrom
Moxidectin 243
Mückenstich
–, Hund 75, 78
–, Katze 149, 152, 267f.
Mupirocin 198, 351
Mycobacterium lepraemurium 201
Mycosis fungoides 337
Myiasis
–, Hund 109
–, kutane 250
Mykobakteriose 165
–, atypische 200
– –, Katze 145
Mykose
–, Nasenschleimhaut 149
–, Nasenspiegel 149
–, subkutane 165
– –, Hund 109
–, systemische 217f.
– –, Hund 109
–, tiefe 165, 170, 196, 215–217
– –, Hund 91, 94
– –, Krallen 157
– –, Nasenspiegel 149, 154
Myositis 322
Myzetom
–, echtes
– –, Katze 145
– –, Hund 109
–, mykotisches 215

N
Naevus 26
–, organoider
– –, Hund 100
–, Pigment-
– –, Hund 105
–, Talgdrüsen-
– –, Hund 100
Nahtdehiszenz
–, Katze 136
Naloxan 335
Naltrexon 334
Narbe 29
–, bleibende 322
–, Hund 81
–, Katze 120

Nasenspiegel
–, Erkrankungen 149–155
–, idiopathische Trockenheit 149
–, nasale Trockenheit 152
–, tiefe Mykosen 154
nasopharyngeale Polypen 178
»neck lesion« 116f., 119, 135f., 138
Nekrose
–, aktinische 317
–, proliferative thrombovaskuläre idiopathische Ohrrand- 298f.
Neomycin 183
Neoplasie
–, histiozytäre 340–342
–, hormonproduzierende Hoden- 88, 100
–, Hund 111
–, Katze 139, 147
–, übertragbare venerische 342
Neosporose 231
Neotrombicula autumnalis 165
Nessel siehe Quaddel
neutrophile Granulozyten 48f., 52
–, Hund 78
–, Katze 132, 139, 154
Nicotinamid 287, 342, 358
Niereninsuffizienz
–, Hund 69f.
Nierenversagen 174, 224, 280, 319
–, Hund 298
–, Katze 141
Nikolski-Phänomen 91
N-Methylglucamin Antimonat 229
Nocardia 201
noduläre Dermatofibrose 165
–, Deutscher Schäferhund 343f.
–, Hund 109
Nodulus siehe Knötchen
Nokardiose 165, 201
–, Katze 145
Notoedres 33
–, *cati* 132, 238

O

Ohrgangspülung 183
Ohrmilbeninfestation 235
Ohrmuschel 177–179
Ökosystem Haut
–, Bakterien 11
Onychodystrophie
–, idiopathische 161
– –, Krallen 157
–, lupoide 206
– –, Krallen 157
Onychogryposis 158
Onychomykose 205
o,p-DDD siehe Mitotane
Orthopoxvirus
–, Katze 219
Othämatom 180
Otitis 260
–, Exsudat 180
–, externa 177–184

– –, Antibiogramm 180
– –, Ätiologie und Pathogenese 178f.
– –, bakterielle Untersuchung 180
– –, Diagnose 180, 183
– –, perpetuierende Faktoren 178f.
– –, prädisponierende Faktoren 178f.
– –, Therapie 183f.
– –, Ursache 178
– – –, primäre 178
– – –, sekundäre 178
– –, zytologische Untersuchung 180
–, Malassezia- 213
–, media 179f.
Otodectes cynotis 235
Otodemodikose 182, 240f.
Oxacillin 196
Oxatomid 258, 357

P

pagetoide Retikulose 337
Palmidrol 357
Pannikulitis 297
–, sterile noduläre
– –, Hund 109
– –, Katze 145
– –, Tollwutimpfstoff-induzierte 299
Papel 24, 192, 194
–, Hund 75, 77
–, Katze 129–132
Papillom
–, Hund 221f.
–, inverses und Krallen 157
Papillomatose
–, feline 221
–, kanine 222
Papillomavirus 343
–, Hund 106, 222
Papovavirus
–, felines 221
–, kanines 222
Paramyxovirus
–, Hund 221f.
paraneoplastisches Syndrom 343–347
–, Katze 123, 126, 129
–, Thymom
– –, Katze 141
Parasitose
–, Katze 131, 142
Paronychia 213
Pasteurella multocida 191, 193f.
»pattern baldness alopecia« siehe Schablonenkrankheit
Pelodera strongyloides 194, 233
Pemphigus 170, 271–277, 293
–, Ätiologie und Pathogenese 271f.
–, chronischer gutartiger familiärer 275
–, Diagnose 275f.
–, erythematosus 272, 274
– –, Hund 103
–, foliaceus 24, 52, 165, 178, 180, 206, 271–274

– –, Hund 70, 73, 75, 78f., 81, 83, 91, 95
– –, Katze 115, 117–119, 129, 132, 135, 139, 142
– –, Krallen 157, 161f.
–, Hund 94, 105
–, Nasenspiegel 149
–, paraneoplastischer 275, 346f., 272
–, Therapie 276f.
–, vegetans 275
–, vulgaris 165, 178, 180, 271, 274f.
– –, Hund 91
– –, Katze 135
– –, Krallen 135, 157
Penicillin 201
Pentoxifyllin 230, 289, 300, 318
Permethrin 234
Perserkatze 129, 135, 361
Phagenlysat 199
Phäohyphomykose 170, 215f.
–, Hund 109
–, Katze 129, 145
Phenobarbital 335
Photodermatitis 315–317
Pigmentierung des Fells 11
Pigmentinkontinenz
–, Hund 103
Pigmentverlust 29
–, entzündlicher
– –, Hund 104
– –, Nasenspiegel 150
–, Hund 103–108
–, Ursachen 103
–, nasaler
– –, Hund 103
–, Nasenspiegel 153
–, nicht entzündlicher 151
– –, Hund 104
– –, Nasenspiegel 150
–, physiologischer und Nasenspiegel 152f.
Pilzkultur 37–41, 83, 207
–, Hund 103
Piroplasmose 231
Plasmazelle 50, 53
Pocken siehe Orthopoxvirus
Pododemodikose 240
Pododermatitis 165–170, 212
–, plasmazelluläre 165, 352f.
Polymyxin 183
Polyvidon-Jod 198, 207
portosystemischer Shunt
–, Hund 70
Poxvirus
–, Katze 115, 129, 165, 178
Prednisolon 184, 258, 287, 299, 306, 318, 323, 341, 357f.
Prednison 306, 340
Propylenglykol 183, 327, 350
Prostaglandine 69
Proteus spp. 178, 199
Pseudomonas 179
–, spp. 178, 180, 190, 199

Pseudomyzetom
–, bakterielles 199f.
–, dermatophytäres 206
–, Hund 109
–, Katze 145
Pseudopelade 300
psychogene Dermatosen 165, 333
Psychopharmaka 334f.
Pudel 349
Pustel 24, 194, 272
–, follikuläre 75, 192
– –, Hund 75, 78
–, Hund 75, 78
–, Katze 129
–, nicht follikuläre
– –, Hund 75
–, subkorneale 190
Pyodermie 52, 169, 187, 189, 304, 316
–, diffuse
– –, Hund 76
–, Hund 75, 78f., 95, 105, 107
–, idiopathische wiederkehrende 198f.
–, Katze 129, 132, 135, 139
–, Klassifikation 188
–, Krallen 162
–, mukokutane 103f., 189, 191f.
–, Nasenspiegel 135, 154
–, Oberflächen- 188–190
–, oberflächliche 60, 189–193
– –, Hund 76
–, prädisponierende Faktoren 187
–, Schwielen 320
–, Therapie 196
–, tiefe 60, 193–196
– –, Deutscher Schäferhund 91, 189, 193, 195
– –, Diagnose 196
– –, Hund 75
Pyrethrin 247
Pyrethroid 236, 246
Pyrimethamin 231
Pyriproxyfen 248

Q

Quaddel 25, 251

R

Rasse
–, Prädisposition für dermatologische Erkrankungen 18f.
Räude
–, Demodex- 187, 192
– –, Katze 115f.
–, Notoedres- 21, 115f., 129, 141, 165, 179, 187, 238
–, Otodektes- 21
– –, Katze 115f., 129
–, Sarkoptes- 21, 33, 70f., 75, 77, 79, 95, 99, 178f., 187, 236–238
rehydrierende Mittel 327
Reizungen durch Kontakt 178
Retinoide 327, 340, 350

Retinol *siehe* Vitamin A
Rhagade 28
Rhinotracheitis
–, Katze 220f.
Rickettsia spp. 298
Rifampicin 197, 201
Ripicephalus sanguineus 234
Russel-Körperchen 50

S

Salizylsäure 183
saprophytische Pilze 12
Sarcocystis canis 298
Sarcoptes 33
–, Hund 99
–, *scabiei* 236
Schablonenkrankheit 85, 88, 330
Schilddrüsenunterfunktion *siehe* Hypothyreoidismus
Schimmelpilze 203
Schnauzer 328
Schnauzer-Komedo-Syndrom 187, 193, 328
Schuppen 26f.
–, Hund 95
–, mikroskopische Untersuchung 37
–, psoriasiforme
– –, Hund 98
–, ptiriasiforme
– –, Hund 98
Schuppenbildung 95
–, Form
– –, Hund 98
–, kutane
– –, Hund 95
Schuppenkranz (*collerette*) 27
–, Hund 75f., 79
–, Katze 129
Schwefel 198, 326, 351
Schwiele 29, 320
–, Hund 109
Scotch-Test *siehe* Klebestreifenabklatsch
Sebadenitis 188, 349f.
–, Hund 85, 88, 95, 99, 179
–, Katze 115, 119, 141
Seborrhoe
–, fettige
– –, Hund 100f.
– – –, Ursache 100
– –, idiopathische
– – –, Hund 101
– –, Katze 141
–, idiopathische 178, 187
– –, Hund 179
– –, Katze 325
– –, primäre 324–327
– – –, Cocker Spaniel 95, 149, 324
–, trockene
– –, Hund 95–99
– – –, Ursache 95
– –, Katze 141–143
Selamectin 235, 238

Seleniumdisulfid 214, 326f.
Senfgas 340
Serotonin 69
Sertoli-Zell-Tumor 312f., 347
Sézary
–, -Syndrom 337
–, -Zellen 339
Shampoo 198, 259, 326
Sheltie 321
Siberian Husky 359
Sinusitis perianalis 173
»skin test« *siehe* Intrakutantest
Sohlenballen 166
Sonnenbrand
–, Hund 93
–, Nasenspiegel 149
Sonnenschutzfaktoren 289
Spinnentiere *siehe* Akarida
Sporotrichose 216f.
–, Hund 109
–, Katze 145
Sprossen 23
–, Hund 106
Squalen 183
Staphage Lysate® 199
Staphylococcus
–, *aureus* 187
–, *intermedius* 12, 178, 187, 192–194, 211
–, *simulans* 187
Staphylokokken 69, 180, 187
Staupe
–, Hund 221f.
Stechmücke 250, 267
steriles Pyogranulom
–, Hund 109, 358
Steven-Johnson-Syndrom 295
Störung
–, obsessiv-kompulsive
– –, Katze 123
Sträuben der Haare 11
Streptococcus spp. 199
Streptomycin 201
Substanz P 69
Sulfadiazin 184
–, -Silber 184, 320
Sulfadimethoxin 197
Sulfonamide 201
–, potenzierte 197
Surfaktante 183

T

T_4
–, Gesamt- 61
Teer 326
Terbinafin 209
Terfenadin 258
Test
–, ANA- 276, 280, 282, 299
–, Immunfluoreszenz- 276
–, Intrakutan- (IKT) 63–65, 228, 256f., 266

– –, Allergene 64
– –, Hund 73
–, Klebestreifenabklatsch 37
– –, Hund 72
–, serologischer- (In-Vitro-) 257, 266
–, Stimulations-
– –, ACTH 62f., 306
–, Suppressions-
– –, Dexamethason
– – –, hoch dosierter 62f.
– – –, niedrig dosierter 62
Tetracyclin 201, 287, 341, 358
Thermoregulation 10
Thymom 346
Tobramycin 183
toxische epidermale Nekrolyse (TEN) 166, 294f., 347
–, Hund 91, 93
–, Katze 135
Toxoplasmose 230f.
Triamcinolon 184, 287, 334
trichilemmales Keratin 8
Trichoblastom
–, Katze 145
–, pigmentiertes
– –, Hund 106
Trichodectes canis 245
Trichophyton
–, *mentagrophytes* 39, 203, 205, 275
– –, Krallen 160
– –, Nasenspiegel 149, 153, 157
–, spp. 203
– –, Hund 82
Trichoskopie 34–37, 206
–, Hund 82, 87
Trilostan 307
Trimethoprim 184, 197
–, -Sulfonamid 197
Trombicula autumnalis 234
–, Hund 70, 72
–, Katze 115f.
Trommelfell 178
–, Integrität 180
TSH
–, endogenes 61
Tylosin 197

U

Überempfindlichkeit
–, Bakterien- *siehe* Bakterienüberempfindlichkeit
–, Insekten- 268
– –, Insektenstich/-biss 149
– – –, Hund 70
– – –, Katze 115, 117, 129, 132
– –, Mückenstich
– – –, Hund 75, 78
– – –, Katze 267f.
– – –, Nasenspiegel 149, 152
–, Pilze 269f.
–, Spinnentiere 268
Übergewicht

–, Katze 141
Ulzera
–, Hund 91–94
– –, Ätiologie 91
–, indolentes Ulkus 135, 138, 355f.
– –, Katze 135
–, Katze 135–140
– –, Ätiologie 135
–, Lokalisierung
– –, Hund 91
–, Nasenspiegel 150
Uncinaria stenocephala 233
Untersuchung
–, bakteriologische 58–60
–, dermatologische 13, 17, 22–30
– –, Datenblatt 17
– –, Geräte und Instrumente 13–15
–, direkte des Haares 207
–, Nebenniere 61–63
–, Schilddrüse 61
–, zytologische 43–53, 214, 275f.
– –, Hund 72, 78, 83, 111
– –, Katze 147
Urea 327
Urticaria pigmentosa
–, Katze 129, 132
Urtikaria 25, 251f., 291
uveodermatologisches Syndrom 104, 106, 286

V

Vakzine *siehe* Impfstoffe
Vaselinöl 183
Vaskulitis 292f., 297–300, 321f.
–, Ätiologie und Pathogenese 298
–, Diagnose 299
–, Einteilung 297
–, Hund 91, 165, 181
–, Katze 135
–, klinisches Bild 298f.
–, Krallen 157
–, Nasenspiegel 149
–, Ohrrandvaskulitis des Jack-Russel-Terriers 298
–, (des) Scottish Terriers 298
–, Therapie 299f.
–, Tollwutimpfstoff-induzierte 299
–, zellarme 297
Vaskulopathie 297
–, familiäre des Deutschen Schäferhundes 297f., 332
–, kutane des Greyhound 297
–, renale und kutane des Greyhound 297f.
Verätzungen 165, 318–320
–, Hund 91, 93
Verbrennungen 165, 318–320
–, Hund 91, 93
– –, Heizkissen 93
vernarbendes Pemphigoid 284
Vinblastin 342
Vincristin 340, 342

Virus
–, Hund 221f.
–, Katze 135, 219–221
Viszla (Magyar) 349
Vitamine
–, A 327, 350f.
–, D_3 327
–, E 359
Vitiligo 23
–, Hund 103
–, Nasenspiegel 149, 153
Vogt-Koyanagi-Harada-Syndrom 286

W

Weichmacher 327
West Highland White Terrier (WHWT) 324

WILLEMSE-Kriterien 256
Wood-Licht 31f., 207

X

Xanthomatose 360
–, Katze 129, 132, 145, 165

Z

Zecken 234
Zellen
–, Akanthozyten 52, 162, 170, 276
– –, Hund 78, 83
– –, Katze 132, 139
– –, Nasenspiegel 154
–, Endothel- 10
–, Epithel- 132
–, Langerhans- 10

Zerumen 178
Zink 345, 359
zink-reaktive Dermatose 95, 99, 158, 165f., 187, 359
zirkulierende Immunkomplexe 321
Zirkumanaldrüsen 7
Zwergspitz 362
Zygomykose 216
Zyste
–, aktinische folliculäre 316
–, epitheliale des Krallenbettes 157
–, Hund 109, 112
Zytologie
–, Entzündung 49
–, eosinophiler Granulozyt 48, 51
–, Histiozyt 49
–, Krankheitserreger 51

–, Lymphozyt 50
–, Mastzelle 51
–, neutrophiler Granulozyt 48f.
–, Normalbefund 47f.
–, Plasmazelle 50
–, Probenfixierung 46
–, Probengewinnung 43
– –, Abklatsch 44f.
– –, Exzision 57f.
– –, Feinnadelaspiration 43
– – –, Hund 111
– –, Klebestreifen 46
– –, Nadelfission 44
– –, oberflächliches Geschabsel 45
– –, Stanzmesser 56
– –, Stieltupfer 45
– –, tiefes Gewebe 60
–, Russel-Körperchen 50

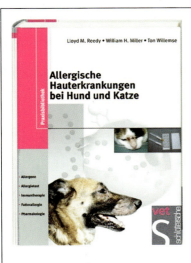

Lloyd M. Reedy · William H. Miller · Ton Willemse

Allergische Hauterkrankungen bei Hund und Katze

Praxisbibliothek

2002. 268 Seiten, 38 Fotografien, 8 Strichzeichnungen, 30 Tabellen, 19,5 x 26,0 cm, Hardcover
ISBN 3-87706-589-9

€ 52,– / sFr 87,–

»Es ist kein Zweifel, dieses Buch ist nach dem derzeitigen Wissensstand das Standardwerk über Allergien bei Hund und Katze. Die Übersetzung und deutsche Bearbeitung ist tadelsfrei. Wer mehr will, als den Reflex Juckreiz, Allergieverdacht = Kortison, kommt um dieses Buch nicht herum.«
Berliner und Münchener Tierärztliche Wochenschrift

»Die Autoren sind hochkarätige Spezialisten auf ihrem Gebiet. Aussagekräftige Fotos und Tabellen begleiten einen detaillierten Überblick über die wichtigsten Hauterkrankungen mit allergischer Ätiologie bei Hund und Katze. […] Das schön gestaltete Buch sollte im Bücherregal jeder Praxis und Klinik stehen.« *Tierärztliche Umschau*

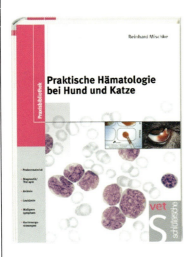

Reinhard Mischke

Praktische Hämatologie bei Hund und Katze

Praxisbibliothek

2003. 216 Seiten, 93 Farbfotos, 16 schematische Abbildungen, 43 Tabellen, 19,5 x 26,0 cm, Hardcover
ISBN 3-87706-716-6

€ 60,– / sFr 99,–

»Der Autor hat die Themen in vorbildlicher Weise klar gegliedert und ausführlich erklärt. Zahlreiche Fotos, Zeichnungen und Tabellen von hervorragender Qualität sind in den Text eingeführt. Die Therapievorschläge des Autors sind ausführlich und praxisnah. […] Dies ist ein Buch von einem Praktiker für Praktiker, denn es vermittelt anschaulich sowohl theoretische Grundlagen, die gut erklärt werden und praxisnahe Tipps und Therapievorschläge, die gut umgesetzt werden können.« *Kleintiermedizin*

»Hervorragende Farbfotos und aussagekräftige Abbildungen und Tabellen zeichnen dieses praxisorientierte Nachschlagebuch aus. Der klinisch tätige Tierarzt und Studierende der Veterinärmedizin können auf dieses wichtige Werk nicht verzichten. Das Buch ist sehr zu empfehlen.« *Tierärztliche Umschau*

»[…] ein umfassendes und gleichzeitig überschaubares Nachschlagewerk, mit dem der namhafte Autor dem Praktiker eine effektive Integration der hämatologischen Diagnostik und Therapie in den Praxisalltag ermöglicht.« *Deutsches Tierärzteblatt*

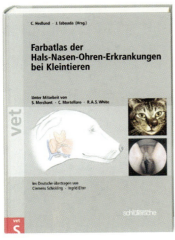

Cheryl S. Hedlund · Joseph Taboada (Hrsg.)

Farbatlas der Hals-Nasen-Ohren-Erkrankungen bei Kleintieren

Unter Mitarbeit von S. Merchant, C. Mortellaro, R.A.S. White

Ins Deutsche übertragen von Dr. med. vet. Clemens Schickling und Dr. med. vet. Ingrid Elter

2002. 208 Seiten, 353 Farbfotos und Röntgenbilder, 64 Zeichnungen, 21,0 x 27,5 cm, Hardcover
ISBN 3-87706-662-3

€ 88,– / sFr 142,–

»Die Fülle von ausgezeichneten Farbbildern in einem handlichen Buch, die interessante Auswahl und der anschauliche Text machen das Buch zu einer sehr wertvollen Ergänzung in der tierärztlichen Hausbibliothek.«
Berliner und Münchener Tierärztliche Wochenschrift

»Insgesamt ist dieser Farbatlas als eine echte Bereicherung der klinisch orientierten veterinärmedizinischen Literatur zu werten.«
Tierärztliche Praxis

Stand November 2003. Änderungen vorbehalten.

schlütersche